分子生物学
歯科小事典

監修　西澤俊樹
編集　花田信弘
　　　今井　奬
　　　西原達次

財団法人　口腔保健協会

推薦の言葉

埼玉医科大学ゲノム医学研究センター
副所長　　　須田　立雄

　昨年ノーベル化学賞を受賞した田中耕一さんの出現によって，ノーベル賞も随分身近なものになった．昔から，その時代を特徴づける重要な研究課題はノーベル賞の受賞テーマに反映されるといわれている．「医学研究」の時代ごとの特徴は，ノーベル生理医学賞の受賞テーマをみると一目瞭然である．20世紀の100年間を20年ずつに区分すると，病原体の発見と予防法の確立 (1901-1920年)，ビタミンの発見と概念の確立 (1921-1940年)，糖代謝の解明 (1941-1960年)，生体高分子化合物の研究 (1961-1980年)，情報伝達機構の解明 (1981-2000年) に大凡分けることができる．それらの研究テーマを解明する重要な研究手段としての学問領域も時代と共に移り変わり，1981年以降2002年までの最近22年間にノーベル生理医学賞の受賞に輝いた研究領域は，細胞生物学・分子生物学5件，生化学5件，免疫学3件，薬理学・薬学3件，生理学2件，遺伝学2件，発生生物学1件，病理学1件であった．このことをみても，「細胞生物学・分子生物学」という学問領域が近年特に脚光を浴びている事実が理解されると思う．

　その集大成として，2003年4月14日，ヒトの全遺伝情報(ヒトゲノム)の解読を進めてきた日米欧の国際チームは，現代の技術では解読不能な1％を除く残り99％のヒトゲノムの解読を完了したと宣言した．ワトソンとクリックがDNAの二重ラセン構造を明らかにしたのは1953年4月末のことだったので，ちょうど50年ぶりの快挙である．今回の成果を土台にして，21世紀は医薬品開発や生命の神秘の解明が大きく前進すると期待されている．

　一方，わが国の歯科大学，大学歯学部は，医学部から離れて独立した学部として発展してきた．いわゆる"二元論"の考えの下でわが国の歯学部は成長してきたのである．それは歯科医学を医学の一分野と考えるには，あまりにも技術を学ぶことが重要であったためであろうと思われる．また，「歯科医学は医学や工学上の発見や理論を応用する学問であ

る」とする考えが主流を占め,「サイエンスとしての歯科医学の発展」が遅れてしまった.このことが現在の歯科医学の地盤沈下の原因の一つであるということもできると思う.医学生が大学に入学すると必ず学ぶ「診断学」が歯科医学では欠如していることも大きな問題である.近年,口腔疾患と心内膜炎,糖尿病,老人性痴呆などの全身疾患との関係が何かと取沙汰されているが,「歯科臨床の疾病の診断学」が確立されていないために,それらの関係を論ずる議論も今一つ説得力に欠けている,と思うのは私だけではないと思う.

このような時に,国立保健医療科学院の西澤俊樹,花田信弘,今井　奨,九州歯科大学の西原達次各氏が中心になって「分子生物学歯科小事典」の発刊を企画し,多くの方々の努力によってこの程無事に発刊されたことは誠にグッドタイミングな出来事であった.近年,科学の進歩はますます細分化,専門化の道を辿り,その正確な理解と把握は個人の能力をはるかに超えてしまった.特に分子生物学における知識と技術の進歩は想像以上で,新しい用語や造語を理解するにも苦労の多いのが現状である.すでにこの領域では6年前に「分子細胞生物学辞典(東京化学同人,1997年)」が刊行されているが,今回刊行された「分子生物学歯科小事典」では歯科領域における科学論文の理解を助けるために,分子生物学関連用語3,000語に加え,歯科領域でよく用いられる解剖学用語も含めた2,000語を見出し語として採用し,他の見出し語同様英語を付記して,索引に記載している.このようなアイディアは歯科領域の読者に必ずや歓迎されるものと信じている.

本書が歯科領域における「分子生物学」と「細胞生物学」の定着に大きな役割を果すことを祈念すると共に,歯学生,歯科医師ばかりでなくコ・メディカルの方々にも多く活用されることを望んでやまない.また,本書を活用することにより,知識はより明確化され,研究と臨床に役立つことを信じ,本書を推薦したいと思う.

2003年6月

序

　世は情報化時代へと移行し，日常用語や造語そして略語などの単語としての正しい理解や使用方法が，情報伝達の円滑なる基盤としてますます不可欠な要素となってきている．学問の分野においても然りである．近年における科学の進歩と拡がりは学問および技術のいずれにおいても加速され，今や，それらに関する用語・造語・略語は洪水のごとく世に溢れている．これら単語の全てに関しその正確な意味や使用方法を学ぶことは，すでに個人としての守備範囲を大きく逸脱しており，とりわけ免疫・発生・神経生理などの純生物学，および細胞融合・遺伝子組換え・クローン技術などの生物工学において，分子生物学としての学問・技術のフォローも限界に近づいている．加えて，当然のごとく口腔科学領域においても，それら最新の学問・技術の歯科研究への応用に凌ぎが削られており，実際，基礎学問に限らず歯科関連の論文や記事を読むにつけても，また関連学会や講演会に参加するにつけても，日々新しい用語・造語・略語が頻繁に飛び交い，時としてその理解に戸惑いを感じる．今日もまた情報メディアでは，SARS*なる言葉が飛び交っている．そんな時の確実な方策は，その都度その分野の専門書や専門事典を紐解くことであるが，個人での備えには限界があり，また遺憾ながら，分子生物学的用語を口腔科学の立場から歯科用に解説を加えた事典類は稀有と言わざるを得ない．

　そこで，歯科研究に携わる研究者，研究者を目指す歯学生，そして実際に歯科医療に携わる歯科医師や歯科衛生士，等々の人々を対象に，また口腔科学を教える際の教科書の副読本として，この領域で学び研究するために役立つ分子生物学事典の実現を企画した．そのため，本書の特色を口腔科学からみた分子生物学と位置付け，生物学の基礎から応用まで，さまざまなジャンルから口腔保健領域でも使用される用語・造語・略語，および分子生物学の一般基礎知識として知っておきたい用語・造語・略語を厳選し，口腔科学の立場から歯科向けに平易に解説する旨を企画主旨とした．

見出し語は，分子生物学関連用語として，約3,000語を編集委員会で慎重に選択した．用語の重要度によって大項目，中項目，小項目，単語に便宜的に分類し，それぞれに応じた文字量で執筆を依頼した．執筆者は口腔科学および歯科基礎科学領域の研究者とし，必要な場合は編集者が口腔科学の立場からのコメントを，それに加えさせていただいた．

　本書のもう一つの特色は，歯科領域における論文の読み書きに簡便に役立たせることを目的に，本事典に歯科用語辞典としての機能を合わせ持たせたことである．そのため，前記分子生物学関連用語に加え歯科領域で頻用される解剖学的用語も含めた約2,000単語を，解説なしではあるが見出し語として採用し，他の見出し語同様英語を付記し，それら全ての見出し語に相当する英単語の索引を巻末に置いた．

　最後に，快く解説をお引き受け下さった執筆者各位をはじめとし，出版に絶大なるご努力をいただいた各編集委員および口腔保健協会の出版関係者諸氏に，心から感謝の意を表したい．この事典が一人でも多くの人々に末永く使用されるよう，また学問の進展に合わせ改訂が幾たびも繰り返されるよう，そして，さらにより良い事典として育って行くよう，切に願うものである．

2003年6月吉日

監　修　西澤　俊樹

＊ **サーズ SARS** ［severe acute respiratory syndrome, 重症急性呼吸器症候群］　2002年11月，中国広東省で始まった動物（ハクビシン，アライグマなど）由来と思われる，新型肺炎ウイルスと呼ばれる新種のコロナウイルス（RNAウイルス）による感染症である．症状として38度以上の発熱や肺炎による呼吸困難があり，重症化する割合は高齢者ほど高く，致死率は10％前後，特に65歳以上では50％と報告されている．感染経路は患者との直接・関接的接触感染が主であり，空気感染の可能性は低い．2003年6月現在日本にはまだ上陸していないが，経済面も含め，世界的規模で影響が出だしている．

執筆者一覧

監　修
　西澤　俊樹　　国立保健医療科学院口腔保健部

編集委員
　花田　信弘　　国立保健医療科学院口腔保健部
　今井　　奨　　国立保健医療科学院口腔保健部
　西原　達次　　九州歯科大学口腔微生物学講座

執筆者

赤川　清子	王　　宝禮	小関　健由	竹内　　叶
赤川　久義	大井田新一郎	小西　良子	武内　博朗
赤田　弘正	大内　章嗣	小長谷昌功	竹原　直道
秋房　住郎	大崎　康吉	小室　勝利	田中　幸江
安居院宣昭	岡田　義昭	佐藤　拓一	種市麻衣子
安彦　善裕	岡橋　暢夫	佐藤　　裕	田村　慎一
安孫子宜光	奥山　堅司	柴田健一郎	千葉　　丈
阿部　一彦	小倉　淳郎	島田　俊雄	寺下　正道
阿部　昌子	落合　邦康	城座　映明	豊島　邦昭
安細　敏弘	葛西　正孝	進藤　正信	中島　啓介
飯島　洋一	柏原　嘉子	菅原　　稔	中村　隆範
五十君靜信	春日　文子	杉山　和良	中山　浩次
石崎　　明	加藤　哲男	鈴木　和男	西澤　一俊
和泉　雄一	加藤　裕久	鈴木　邦明	西島　正弘
伊藤　嘉典	釜阪　　寛	鈴木　健之	西村　栄作
稲永　清敏	菅野　　純	仙波伊知郎	野口　知雄
稲葉　大輔	岸　　光男	泉福　英信	野地　澄晴
岩見　憲道	絹見　朋也	高橋　直之	林　寿恵子
上原　至雅	工藤由起子	高橋　信博	廣瀬　健二
江藤亜紀子	栗田　智子	高橋　信義	深澤　秀輔
江頭　　威	小島　朝人	田上　順次	福井　一博

福島　和雄	眞木　吉信	村田　貴俊	大和　建嗣
福島　誉子	松久保　隆	森田　詠子	横田　恭子
藤原　智子	水落　利明	森谷　俊樹	吉村　文信
細川　隆司	水沢左衛子	柳　　壹夫	米満　正美
堀田　國元	宮崎　秀夫	矢野　　明	鷲尾　純平
前川　秀彰	宮村　達男	山河　芳夫	和田　昭仁
前田　伸子	武笠　英彦	山田　　正	

(五十音順)

凡　　例

用語の選定について
1. 分子生物学的用語のなかで，口腔保健領域でもよく用いられる用語，および一般基礎知識として知っておきたい用語を厳選し，重要度に応じた解説を加えた．
2. 分子生物学的用語以外で，歯科領域で頻用される専門用語を解説なしで見出し語に採用し，頭に❖のマークをつけた．ただし，本書のなかで関連した見出し語がある場合は，参照するよう➔で示し，❖マークは省いた．

見出し語について
1. 見出し語は，原則として①仮名見出し，②漢字見出し，③対応する英語の順に並べた（ただし，漢字が入らない見出し語の場合，仮名見出しはつかない）．
2. アルファベットやアラビア数字はそのままのかたちで仮名見出しの中に入れたが，特殊な読み方をするものには，カタカナで読み仮名をつけた．
　　　例：「SOS おうとう　SOS 応答」
　　　　　「50％ちしりょう　50％致死量」
　　　　　「ハットばいち　HAT 培地」
　　　　　「ハチマル・ニイマルうんどう　8020 運動」

見出し語の配列
1. 五十音順に配列した．
2. 配列にあたって，濁音・半濁音は清音と同一視し，拗音・促音は直音と同一視した．
3. 長音はそれに相当する母音として扱った．
4. 数字，アルファベット，ギリシア文字は，五十音読みにして配列した．

5. 化学物質の異性体を表す接頭語，また結合の位置を表す数字やアルファベットなどは，配列順序から除外した．
6. （ ）と《 》の中の語も，配列順序から除外した．

見出し語の記号

1. （ ）は，直前の語の代わりに用いてもよいものや，直前の語と適宜に置き換えて使うものを示す．
   例：「関節後結節（突起）」　「遠心頬側面（唇側面）稜角」
2. 《 》は，省略してもよい語を示す．
   例：骨髄巨《大》細胞
3. 〈 〉は，限定，範囲，説明などを示す．
   例：中心隆線〈歯冠の〉
4. ［ ］は同義語および略語を示す．
   例：アルカリ性ホスファターゼ
   ［アルカリホスファターゼ，ALP，Al-P，ALPase］

その他の記号

1. ☞ は，その見出し語と関連した用語を示す．
2. ➔ は，本書の中で参照すべき見出し語を示す．

索引について

1. 巻末に英語索引をつけた．
2. 英語，それに対応する日本語，掲載ページ（太字）の順に並べた．
3. 本文中に解説がない語（❖マークのある語）については，ページを細字にした．
4. 本文中の見出し語が英語のみの場合，日本語は省略してある．
5. ギリシア文字で始まる語は，下のように読み替え，それぞれのアルファベットの最初に配列した．
   α　a，β　b，γ　g，λ　l，μ　m

あ

Rh しきけつえきがた　Rh 式血液型　Rh blood group system　　ABO 式血液型とともに異型輸血反応を惹起する主要な血液型である．特に Rh⁻ の母親が Rh⁺ の胎児を妊娠した場合，新生児溶血性疾患の危険がある．しかし，Rh 不適合予防法の発達により，新生児溶血性疾患の頻度は激減した．

RA テスト　rheumatoid arthritis test　[RA 試験，リウマチ試験]　　慢性関節リウマチ（RA）の診断用検査で，患者血清中に存在する免疫グロブリン反応性の自己抗体（リウマトイド因子：RF）をラテックスなどを用いた凝集反応や ELISA 法などにより検出する．慢性感染症，慢性肝炎，シェーグレン症候群などでも陽性を示す．☞ 自己免疫，免疫グロブリン，ELISA

RN アーゼ　ribonuclease, RNase　[リボヌクレアーゼ]　　RNA を特異的に分解する酵素の総称である．RNA 鎖の末端から分解するエキソ型と内部を切断するエンド型に分けられる．すべての生物がもっているが，1個の細胞にも各種の酵素が存在し，多くはエンド型として分離同定されている．ピリミジン残基に特異的な RN アーゼ A，プリン残基に特異的な RN アーゼ U2，グアニル酸残基の 3′ 側のホスホジエステル結合に特異的に働くために構造決定に使われている RN アーゼ T1，特異性がほとんどない RN アーゼ T2，シトシン（C）残基特異的な RN アーゼ CL，RNA と DNA の混成二本鎖の RNA のみを分解する RN アーゼ H などが知られている．二本鎖 RNA に特異的なもの，前駆体 RNA のプロセッシングに働くもの，DNA にも働くヌクレアーゼも多数ある．安定性の高いものが多いので，mRNA 標品を扱うときに混入を避けることが重要である．RN アーゼ A は特定領域の変異を検出する RN アーゼ・プロテクション法に使われる．初期の逆転写酵素には RN アーゼ H が存在したが，現在は欠損変異体からクローン化された酵素を使っている．☞ RNA

RNA　ribonucleic acid　[リボ核酸]　　リボヌクレオチドより構成される核酸である．DNA と化学的によく似た枝分かれのない長い分子である．DNA と同じように糖，リン酸，塩基からできているが，糖がリボースなので，リボ核酸と呼ばれる．リボヌクレオチドのリン酸と糖の水酸基とが共有結合でつながった分子である．DNA とは異なり，通常は一本鎖が基本で，構成する塩基はアデニン（A），ウラシル（U），グアニン（G），シトシン（C）の 4 塩基で，DNA のチミン（T）の代わりに U が使われている．

　一部の RNA ウイルスを例外として，DNA が遺伝情報の記録・保存に関係しているのに対して，RNA は遺伝情報をタンパク質に翻訳するまでの過程において，情報伝達 RNA（mRNA），リボソーム RNA（rRNA），転移 RNA（tRNA）として働いている．しかし生命の起源にさかのぼると，RNA が遺伝情報の主体であったとされる「RNA ワールド仮説」が出ている．これはリボザイム（RNA と enzyme からの造語）の発見から提唱されている．つまり RNA 自身が，酵素の働きをする，例えば合成された mRNA 前駆体を成熟 mRNA に変換する活性，自己スプライシング現象の発見などからきている．

　リボースは 2′-OH 基をもつため，DNA よりも，不安定で，アルカリや温度による影響を受けやすい．さらに実験試料や，実験者の汗や唾液に多量の RNA 分解酵素が含まれているので，RNA を調製するときには細心の注意が必要である．一本鎖の RNA と DNA がお互いに相補性をもっているとハイブリッドを形成することが知られている．DNA を試料とするサザンブロット法に対して，RNA を試料として同じような分析を行うことをノーザンブロット法という．これは特定の mRNA を検出する法で，抽出した RNA を電気泳動で分離し，これをそのままナイロンメンブランに転写し，特定の遺伝子断片をプローブとして，ハイブリダイゼーションを行う．この方法で遺伝子が mRNA に転写されているか否か，そのサイズ，および転写の程度を推定することができる．真核生物ではより感度が高く，簡便な RT-PCR などの方法が多用されるようになったが，原核生物の遺伝子発現の研究ではまだ有効な分析法である．☞ 運搬 RNA，核，核酸，コドン，伝令 RNA，ノーザンブロット，リボース，リボソーム

RNA ウイルス　RNA virus　　動物 RNA ウイ

ルスは，ゲノム RNA の性状と複製の様式によって基本的分類がなされる：ゲノムサイズが mRNA のサイズと等しい陽性（プラス）一本鎖 RNA をゲノムとするウイルス（ピコルナウイルス科，フラビウイルス科など．ポリプロテインが合成され，その切断によってウイルスタンパク質ができる），ゲノムサイズより小さい複数の mRNA をコードする陽性一本鎖 RNA のウイルス（トガウイルス科，コロナウイルス科，カリシウイルス科など），1 つの陰性（マイナス）一本鎖 RNA のウイルス（パラミクソウイルス科，ラブドウイルス科など），いくつかのセグメントの陰性（マイナス）一本鎖 RNA のウイルス（オルトミクソウイルス科など），両性 RNA ウイルス（アレナウイルス科，いくつかのブニヤウイルス科のウイルスなど），二本鎖 RNA ウイルス（レオウイルス科，オルビウイルス科，ビルナウイルス科など），逆転写 RNA ウイルス（レトロウイルス科，スプーマウイルス属，レンチウイルス属など），unconventional RNA ウイルス（デルタ型肝炎ウイルス）などである．

ウイルス RNA の複製と転写は，ウイルスのゲノムにコードされている RNA 依存 RNA ポリメラーゼによって行われる．RNA ポリメラーゼによる複製の誤りの頻度は，10^3～10^4 塩基対あたり 1 塩基対のエラーであり，DNA 複製（10^8～10^{11} 塩基対あたり 1 塩基対のエラー）よりはるかに高く，これが RNA ウイルスの突然変異と進化が早い基本的要因である．ラブドウイルス科（狂犬病ウイルスなど），オルトミクソウイルス科（インフルエンザウイルス A，B，C 型など），パラミクソウイルス科（麻疹ウイルス，おたふくかぜウイルスなど），トガウイルス科（風疹ウイルスなど），フラビウイルス科（日本脳炎ウイルスなど）などは，エンベロープウイルスである． ☞ ウイルス

RNA ぶんかいこうそ　RNA 分解酵素 RNAase　→ RN アーゼ

RNA ポリメラーゼ　RNA polymerase　［RNA ヌクレオチドトランスフェラーゼ］　EC 2.7.7.6．一般に，DNA を RNA に転写する DNA 依存性 RNA ポリメラーゼをいう．その他の RNA を合成する酵素には，RNA のウイルスの RNA レプリカーゼ，プライマー RNA を合成す

るプライマーゼなどがある．原核細胞の RNA ポリメラーゼは 1 種類であるが，真核細胞では 3 種類の酵素が存在する．

RPMI 1640　動物細胞培養用の市販液体合成培地で，通常 10 ％ウシ胎児血清および各種抗生物質を添加して用いる．Moore らにより開発された培地で，Roswell Park Memorial Institute の頭文字．

アイカムワン　ICAM-1　［CD54, intercellular adhesion molecule-1］　細胞接着分子のうち免疫グロブリンスーパーファミリーに属する糖タンパクで，アイカムワンと呼ばれている．通常単球および血管内皮細胞に発現が認められるが，炎症性サイトカインや内毒素によって T，B リンパ球，血管内皮細胞，胸腺細胞，樹状突起細胞，線維芽細胞，ケラチノサイト，軟骨細胞，上皮細胞などで発現が誘導される．分子量は非還元条件下で 55.4 kDa，還元条件下では糖鎖付加の違いより 76～114 kDa で，リガンドは LFA-1（CD11a/CD18），Mac-1（CD11b/CD18），leukosialin（CD43）である．細胞外領域は 5 つの免疫グロブリン様領域から構成されており，領域 1 は LFA-1 と，領域 3 は Mac-1 と結合する．抗原提示反応における T 細胞─抗原提示細胞のほか，T 細胞─T 細胞，T 細胞─B 細胞の接着にも関与しており，co-stimulatory signal が T 細胞活性化に重要な役割を果たしている．

炎症反応では好中球─血管内皮細胞または好中球，リンパ球との相互作用による，歯肉溝上皮，あるいは接合上皮からの好中球の血管外遊走，間質内の移動，歯周ポケット内への遊出に深く関与していると考えられており，この接着経路を抑制し，免疫反応抑制，抗炎症作用を誘導する試みがなされている．☞ 免疫グロブリンスーパーファミリー，細胞接着，接着因子，接着性タンパク質

IgE　immunoglobulin E　［免疫グロブリン E, γE］　ヒト血清中に 0.00005 mg/ml の濃度で存在する極微量な免疫グロブリンである．肥満細胞や好塩基球の膜表面にみられる．このクラスは寄生虫に感作されることによっても産生されると考えられている．即時型アレルギー発症に深い関連がある．☞ 抗体，花粉症

IgA　immunoglobulin A　［免疫グロブリン A, γA］　ヒト血清中に 3.5 mg/ml の濃度で存在する免疫グロブリンである．IgA の 80 ％以上は単量体として存在する．唾液，気管支分泌液，初乳，乳汁，生殖器分泌液中に存在する IgA は，分泌型 IgA（sIgA）と呼ばれ主として二量体を形成しており，セクレタリーコンポーネント（secretory com-

真核生物における RNA ポリメラーゼの種類と転写される RNA の種類

RNA ポリメラーゼ I	rRNA
RNA ポリメラーゼ II	mRNA
RNA ポリメラーゼ III	tRNA, 5S rRNA

ponent）と呼ばれる分泌性タンパク質が結合することにより消化液などのタンパク分解酵素による分解から保護されている．☞ 抗体，分泌型IgA

IgM　immunoglobulin M　［免疫グロブリンM，γM］　ヒト血清中に 1.5 mg/ml の濃度で存在する免疫グロブリンである．五量体構造をとっており，血清中の免疫グロブリンのなかで最も分子量が大きい．感染性微生物に対する最初に産生される抗体である．多価性抗体であることから，免疫グロブリンのなかで最も抗原とのアビディティが高い．☞ 抗体

IgG　immunoglobulin G　［免疫グロブリンG，γG］　ヒト血清中に 13〜15 mg/ml の濃度で存在する免疫グロブリンで，免疫グロブリン全体の 70〜75 ％を占める．IgG 1, IgG 2, IgG 3 の 3 種類のサブクラスがある．二次免疫応答のおもな抗体である．☞ 抗体

ICT　intra-oral cariogenicity test　［ヒト口腔内う蝕原性試験］　ICT はヒトの口腔内環境そのものを実験環境として活用することを特徴として，Koulourides によって 1960 年代前半に開発されたう蝕原性試験である．脱灰―再石灰化のメカニズムならびに糖質のう蝕誘発性，フッ化物のう蝕抑制効果や被験者のう蝕活動性の程度などを評価することができ，その後の口腔内実験装置の工夫や開発に影響を与え続けた．う蝕の発現は歯と口腔環境とのダイナミックな相互作用の結果であることが，この試験法の成果から推定された．すなわち，脱灰―再石灰化反応は口腔内環境における脱灰要因と再石灰化要因それぞれの頻度，期間，強度によって，脱灰が進行するか，再石灰化によって回復するかが決まることが明らかとなった．試験法の概略は次の通りである．

ヒトまたはウシの歯質（エナメル質や象牙質）試料を可撤義歯（部分床，全部床義歯）に装着する．装着に際して歯質試料表面に歯垢が付着しやすいように，歯垢が蓄積するためのスペースを確保する，と同時にダクロンガーゼで試料をカバーするなどの工夫を行う．被験者は実験条件に基づいて，歯垢の付着した歯質試料を，口腔外で 1 日当たり特定の時間（10 分間）ならびに頻度（4 回）で糖質溶液（3 ％濃度）に義歯ごと浸漬する．口腔清掃時や浸漬時以外は，実験装置を口腔内に 1 週間保持する．その結果，歯質試料表面に表層下脱灰病変が形成されてくる．実験の初期う蝕の程度は，歯質試料表面を微小硬度計を用いて硬度を測定し，実験前後の硬度変化によって脱灰傾向（硬度の減少）あるいは再石灰化傾向（硬度の増加）を評価する．硬度の変化と同様に歯質試料切片のコンタクトマイクロラジオグラフを撮影し，写真の濃淡から脱灰―再石灰化の程度も評価する．特に，口腔外で浸漬する溶液にフッ化物を準備することによってフッ化物応用の効果が評価できるだけでなく，口腔内実験終了後，試料をさらに *in vitro* で酸溶液に浸漬すれば，耐酸性効果も評価することが可能である．

本法の特徴は，*in vivo* で実験う蝕を形成し，評価を *in vitro* で行う点にある．両者を組み合わせる実験条件を創意工夫することにより，より実験的なう蝕発現環境下で要因相互の関係を明らかにすることが可能となる．歯質試料の装着条件を工夫することにより，う蝕の部位（平滑面，隣接面，咬合面）を模した実験系を構築できる．評価を *in vitro* で行うことにより，試料を詳細に評価することが可能となる．また，義歯装着者が被験者であり各種糖質溶液への浸漬は口腔外で行うことができることから，蓄積した歯垢による酸産生の影響は試料だけに限られ被験者自身の歯は酸の侵襲から保護される利点がある．☞ う蝕活動試験，再石灰化，脱灰

IgD　immunoglobulin D　［免疫グロブリンD，γD］　ヒト血清中に 0.03 mg/ml の濃度で存在する免疫グロブリンである．このクラスの免疫グロブリンの生物学的機能はまだわかっていないが，多くのBリンパ球の膜表面に多量に存在することがわかっている．☞ 抗体

IgY　egg yolk antibody　［卵黄抗体］　過免疫された産卵鶏の卵（卵黄）から精製された特異的鶏卵抗体のこと．病原体に特異性を有する鶏卵抗体をヒトに対して経口投与することにより病原体による感染症を予防する，経口受動免疫セラピーに用いられる．IgY はウサギなど大型動物の血液から得られる IgG にかわるものとして，現在，細菌，ウイルス，その他タンパク質抗原で免疫されたメンドリの卵黄から大量につくることが可能である．☞ う蝕ワクチン，受動免疫

アイソザイム　isozyme　［イソ酵素］　同一体内で，アミノ酸組成の異なるいくつかの酵素が同じ代謝反応を触媒するとき，これらの酵素群をアイソザイムという．例えば，乳酸脱水素酵素では 5 種類のアイソザイムがあり，臓器細胞によって含まれる種類が異なるので，血液中に逸脱してくるこれらを定量して傷害された臓器を知ることができる．

アイソトープ　isotope　［同位体，同位元素］　元素が同じ，すなわち陽子数（原子番号）が同じで質量数（陽子数＋中性子数）が異なる原子をい

う．同位体は原子核の核子構成によって分類される．この原子の種類を核種という．同位体には安定同位体と放射性同位体（ラジオアイソトープ）がある．放射性同位体は不安定で壊変する．このとき放出される粒子および電磁波を放射線といい，α線（高速のヘリウム原子核），β線（高速の電子）とγ線（短波長の電磁波）がある．放射性同位体は，RIと略して呼ぶことが多く，また，便宜的にアイソトープと呼ぶことがある．最初の原子数の半分にまで減衰する時間を半減期といい，核種によって決まっている．^{14}Nと安定同位体である^{15}Nを使って，DNAの半保存的複製を証明したMeselson Stahlの実験（1958）は有名である．同位体の化学的性質がほぼ同じことを利用して放射性同位体で置換した標識化合物がトレーサー実験に使われる．分子生物学の進展はこれらの標識化合物の利用に負うところが大きい．利用されるものとしては^{3}H, ^{14}C, ^{35}S, ^{32}P, ^{33}P, ^{45}Ca, ^{51}Cr, ^{125}Iがおもなものである．キナーゼを使用したリン酸化反応，^{3}H, ^{35}S標識アミノ酸あるいは^{125}Iによるタンパク質の標識，^{32}P, ^{33}P, ^{35}S標識ヌクレオチド前駆体によるDNAやRNAの標識，^{14}Cによる糖や脂質の標識に利用されている．サザンブロット，ノーザンブロットやウェスタンブロットによるオートラジオグラフィーも高感度X線フィルムに感光させるよりも，いったん蛍光プレートに転写したものを蛍光検出器で測定したのち画像データとして取り出す方法が最近取られている．DNAの塩基配列の決定は放射性同位体標識よりも蛍光標識した前駆体を利用するようになっている．同様に in situ ハイブリダイゼーション法も，染色体に対しては蛍光標識（FISH；Fluorescence In Situ Hybridization）法を使用することが多い．

アエロゲネスきん　アエロゲネス菌
aerogenes bacteria　[エンテロバクター]　*Enterobacter* の旧属名．現在は使われていない．

アエロバクタークロアカエ　*Aerobacter cloacae*
[エンテロバクタークロアーケ]　*Enterobacter cloacae* の旧名．現在は使われていない．*Enterobacter cloacae* は腸内細菌科に属し，病原性の弱い日和見感染菌．

アガロース　agarose
分子量は不均一．テングサ（紅藻類）などの細胞間充填物質の寒天（アガール）の硫酸塩を含まない1画分で，アガロビオース[D-ガラクトシル（β1→4）3,6-アンヒドロ-L-ガラクトシル（α1→3）]$_n$の構造である．天然ではきわめて少量の硫酸基をもつ．精製品はDNA，オリゴヌクレオチド，タンパク質などの同定用電気泳動の支持体として利用される．

あくせいエナメルじょうひしゅ　悪性エナメル上皮腫　malignant ameloblastoma
エナメル上皮腫の悪性型で肺，胸膜，骨などに血行性に転移したもの．発症例はまれである．

あくせいこくしょくしゅ　悪性黒色腫　malignant melanoma
メラニン合成能をもつ細胞が腫瘍化したもので，悪性度はきわめて高く，リンパ行性および血行性の全身転移を起こしやすい．皮膚のみならずまれに口腔粘膜にも発生する．

あくせいしゅよう　悪性腫瘍　malignant tumor
一般に癌と呼ばれる腫瘍で，転移や再発を起こしやすく，発育もはやい．腫瘍および肉腫がその代表である．☞ 腫瘍

あくせいせんいせいそしききゅうしゅ　悪性線維性組織球腫　malignant fibrous histiocytoma
組織球様細胞と線維芽細胞様細胞から発生した腫瘍の悪性型で，四肢の皮膚やまれに骨に原発する．

あくせいひんけつ　悪性貧血　pernicious anemia
胃の萎縮性病変のため，ビタミンB_{12}の吸収に働く内因子の胃壁からの分泌が低下して起こる貧血．貧血症状のほか，口腔では舌が赤く腫れ萎縮性舌炎を起こし，舌乳頭の消失も観察される．自己免疫疾患の1つと考えられており，胃壁細胞や内因子に対する自己抗体が検出される．☞ 自己免疫

あくせいリンパしゅ　悪性リンパ腫　malignant lymphoma
リンパ組織に原発する免疫組織の腫瘍で，ホジキン病と非ホジキンリンパ腫に大別される．発生母細胞の主体はT．B両細胞で，その他組織球由来のものもある．口腔粘膜や顎骨に生ずるものはリンパ節外リンパ腫である．☞ リンパ，腫瘍

アクチノバシラス　アクチノマイセテムコミタンス　*Actinobacillus actinomycetemcomitans*
グラム陰性桿菌．通性嫌気性だが発育にCO_2を要求する．放線菌症で放線菌と一緒に分類されることが多い．初代分離の際には繊毛をもち，培地固着性があり，特徴的な星状構造のコロニーを形成するが，継代を続けると繊毛が消失し，コロニーもスムース型になる．約$0.5 \times 1.0\,\mu m$程度の小さな単桿菌〜球桿菌で，菌体の周囲に外膜構造からなる膜小胞をもつ．若年性歯周炎の原因菌として知られているが，成人性歯周炎の病巣からも検出頻度が高く，*Porphyromonas gingivalis*, *Prevotella intermedia* などとともに代表的な歯周病原性菌である．

本菌は菌体表層の多糖体抗原でa, b, c, dの4つの血清型に分類され，若年性歯周炎の病巣に

は血清型 b でロイコトキシン産生株が多く，成人性歯周炎の病巣本菌では血清型 c が多く，次に血清型 a が多い．本菌の病原性因子は 1）付着因子：繊毛をもつものは細胞への付着能が強い．2）ロイコトキシン：外毒素であるロイコトキシンは分子量 11 万 6,000 の易熱性タンパクで，ヒトのマクロファージや多形核白血球に致死的な毒性を示す．3）外膜のリポ多糖（内毒素）☞ 放線菌症，歯周炎，歯周病，歯周病原性細菌，リポ多糖

アクチノマイシン actinomycin　*Streptomyces*（放線菌）によって産生される一群の抗生物質．二重鎖 DNA に結合して RNA 合成を阻害する．また，免疫抑制作用をもつ．構成アミノ酸の違いにより 20 種ほど存在するが，アクチノマイシン D（*S. paroullus*）が代表的である．☞ 抗生物質

アクチノマイシン D　actinomycin D　［アクチノマイシン，C1］　放線菌 *Streptomyces antibiocus* の産生する抗生物質．ポリペプチド中のアミノ酸の数と配列により A, B, C, D, I, J, X と命名され，D は抗腫瘍剤として用いられる．DNA 中のグアニンに結合し，mRNA の合成を阻害する．一般名：ダクチノマイシン（コスメゲン®）．適応症：ウィルムス腫瘍，絨毛上皮腫，破壊性胞状奇胎．おもな副作用は骨髄機能抑制，悪心，嘔吐，脱毛，肝・腎障害．☞ 抗生物質

アクチノミセス Actinomyces　［放線菌］　真菌の一種．多くの放線菌がアクチノマイシンやストレプトマイシンなど他の細菌に対する抗生物質を産生することで知られる．プラークの成熟に伴う細菌叢の変化を示した Ritz らの研究（1967）によれば，歯垢形成 7 日目にはレンサ球菌に次いでプラーク細菌中に占める割合が高くなる．また，*Actinomyces visucosus* は根面う蝕病巣からの分離頻度が高いことが知られている．☞ 抗生物質，真菌

アクチノミセスしょう　アクチノミセス症　actinomycosis　［放線菌症］　*Actinomyces* の感染による疾患．病巣は浸潤高度な板様硬結であり，硬結のところどころに多発性の肉芽腫瘍を形成する．発症部位は顎顔面頸部，胸部，腹部，中枢神経，皮膚であり，顎顔面頸部に初発する例が最も多い．この場合，う窩，抜歯創，歯肉炎病巣，歯根肉芽腫などから放線菌が侵入する．抗生物質としてはペニシリン，テトラサイクリン系のものが有効である．☞ 真菌症，放線菌

アクチノミセス ビスコーサス　*Actinomyces viscosus* グラム陽性桿菌で分岐し，棍棒状〜糸状〜桿菌状などの多形性を示す．通性嫌気性だが好気性でもよく発育する．ショ糖からフラクタン，ヘテロ多糖などの菌体外多糖体を産生し，硬組織への付着（タイプ 1）に関係する繊毛，他の微生物との共凝集あるいは軟組織への付着に関係する（タイプ 2）繊毛をもつことから，歯垢の成熟過程に関与する．特に隣接面や歯肉縁部の成熟歯垢に優勢な微生物種で，歯肉炎あるいは根面う蝕の発症に相関して菌数が増加することが知られている．また，動物実験では歯垢として定着し，う蝕や歯肉炎を発症することが証明されている．以前は *A. viscosus* および *A. naeslundii* がヒトの根面う蝕の原因菌と考えられていたが，現在はむしろ *Streptococcus mutans* グループと *Lactobacillus* が根面う蝕の発症に関係すると指摘する報告が多い．☞ う蝕原病性菌，フルクタン，デンタルプラーク，歯肉炎

アクチビン activin　アクチビンは TGF-β ファミリーに属する分子量 25 kDa のタンパク質である．また，アクチビンはダイマーであり，2 つのサブユニット（βA, βB）の組合せによりアクチビン A（βA-βA），アクチビン AB（βA-βB），アクチビン B（βB-βB）の 3 つのタイプが存在する．アクチビンは下垂体，性腺，神経系，骨髄，肝臓など種々の臓器での発現が知られているが，以前は，濾胞刺激ホルモン分泌促進タンパク質と考えられていた．しかし，さまざまな臓器における細胞の増殖や分化，アポトーシスを調節していることが明らかとなってきた．なかでも特に，アクチビンは B 細胞や形質細胞に作用して，アポトーシスと細胞周期の停止を引き起こすことが知られており，また，ヒト骨髄腫細胞にも同様な効果を及ぼすことから，悪性腫瘍の治療薬としても期待されている．そのほか，アクチビンは肝再生抑制因子としてもよく知られており，ラット初代培養肝細胞において，EGF や TNF-α などの刺激で産生され，肝細胞の増殖をオートクライン様に抑制することが知られている．また，アクチビン βA のノックアウトマウスでは，切歯の形態不全や口蓋裂が認められるため，アクチビンが口腔周囲の形態形成に重要な役割を果たしていると考えられている．アクチビンのシグナル伝達には I 型と II 型レセプターが必要と考えられている．これまでにアクチビンには 2 種類の II 型レセプター（ActRII と ActRIIB）と 2 種類の I 型レセプター（ActRI/ALK-2 と ActRIB/ALK-4）が知られている．これらのうち，2 種類の II 型レセプターの間の機能上の違いはほとんどないと考えられているが，I 型レセプターでは特に ActRIB がアクチビンのシグナル伝達に重要と考えられている．一

方，ActRIのアクチビン情報伝達における役割は十分には明らかではない．アクチビンはまず，II型レセプターに結合した後，I型レセプターを取り込んで複合体を形成するが，この複合体はI型とII型のヘテロ二量体ではなくヘテロ四量体をつくると考えられている．その後，I型レセプターの細胞内領域の膜直下に存在するグリシン/セリンのくり返し構造を有するGS領域がリン酸化を受け，その結果I型レセプターのセリン/スレオニンキナーゼ活性が上昇し，細胞内シグナル伝達物質であるリガンド特異型Smadをリン酸化することが知られている．特にアクチビンのシグナルを伝達するリガンド特異型SmadとしてはSmad2とSmad3が知られている．☞ アポトーシス，細胞周期，シグナル伝達，TGF-βファミリー

アクチン actin　アクチンはミオシン（myosin）と反応して，ATP（adenosine triphosphate）存在下で筋肉の収縮に関与しているタンパク質である．さらに，ほとんどの真核細胞に存在し，膜骨格の一部を形成している．溶液のイオン強度が低いと，アクチンは約42 kDaの単量体として存在し，球状（globular）であることからG-アクチン（G-actin）と呼ばれる．生理的条件に近いイオン強度では，G-アクチンは重合して，二重らせん構造をした線維状のF-アクチン（F-actin）となり，これは筋肉に存在する細いフィラメントによく似ている．アクチンは1分子のATPを結合しており，また，このATPを分解する酵素活性も有している．

アクチンは真核細胞の細胞質のいたるところにみられるが，ほとんどの細胞では細胞皮層（cell cortex）と呼ばれる領域に集中し，粗い網目構造となり，細胞の外面を支持し，強化している．アクチンは好中球（neutrophil）などの白血球（leukocyte）の運動やそのほかのさまざまな細胞運動にも関与している．☞ ミオシン

アグルチニン agglutinin　[凝集素]　細菌や血球などの細胞表在性抗原は抗原抗体反応により特異的に凝集反応を起こす．凝集反応が生じるような抗原抗体反応において，抗原を凝集源，抗体を凝集素（アグルチニン）と呼ぶ．ABO式血液型検査などはこの反応を応用したものである．また，プラーク形成の際，細菌が歯面上に凝集する要因となるものをアグルチニンと呼ぶ場合もある．唾液に含まれる分泌型IgA，糖タンパク質あるいは細菌性デキストランなどがこれにあたる．☞ ABO式血液型，レクチン

アグレトープ agretope　antigen-restriction elementの略．T細胞が抗原を認識して活性化するためには，抗原提示細胞に取り込まれ分解されて生じた抗原由来のペプチドが，細胞性免疫においてはMHCクラスI抗原，液性免疫においてはMHCクラスII抗原分子と結合し細胞表面に発現されることが必要である．そのペプチドのMHC抗原分子と結合するアミノ酸部分をアグレトープという．

ペプチド抗原を用いた研究からMHC拘束には抗原が分解されて形成されたペプチド断片上にMHC分子の溝に入り結合する部位（アグレトープ）とTCRと結合する部位（挟義のエピトープ）が必要であることが判明した．つまりペプチド抗原・MHC分子・TCRの3分子複合体が形成され，さらに抗原提示細胞（MHCクラスII）とT細胞はCD4で（MHCクラスIをもつ細胞はCD8）結合することにより確実に活性化シグナルがT細胞に伝えられる．その際，抗原上のアグレトープと結合するMHC分子上の部位をデセトープ（desetope），TCRと結合する部位をヒストトープ（histotope）という．

免疫応答に必要な最小必須抗原決定基のみを結合させたペプチドを用い，交叉反応など副作用のない有効なワクチンをつくることがアグレトープに人為的に手を加えることで可能になりつつある．これをペプチドワクチンといい，う蝕ワクチンの研究において，S. mutans 表層タンパク抗原Pacの合成ペプチド抗原がつくられ，免疫原性が強く，為害作用のないマルチアグレトープ型T細胞エピトープ抗原の開発が行われている．☞ 主要組織適合(性)抗原，ペプチドワクチン，MHC拘束

アゴニスト agonist　[作用薬，作動薬]　ホルモンや神経伝達物質などのレセプター（受容体）と結合して効果細胞に反応応答を引き起こす作用物質．薬物の場合は作用薬，作動薬ともいう．アゴニストの作用を遮断，阻害する化合物をアンタゴニスト（拮抗薬）という．神経伝達物質のレセプターにはサブタイプがあり，それらは特異的な作動薬と拮抗薬により識別される．ちなみにピロカルピン，オキソトレモリンはムスカリン様レセプターの作用薬であり，イソプレテレノール，ドブタミンはアドレナリンβレセプターの作用薬である．

環境ホルモンは人類を滅ぼすと警告されているが，環境ホルモンとは正式には外因性内分泌撹乱化学物質と呼ばれ，まさに内分泌系，神経系，免疫系のレセプターの作動薬であり，現在100種類以上あげられている．環境ホルモンの影響は貝類

や魚類のメス化現象，鳥類の生殖・行動の異常，ヒトの生殖器の異常や精子数の減少などがある．代表的な環境ホルモンは有機塩素系の農薬であるDDT，油圧オイルと使用されたポリ塩化ビフェニール(PCB)，ポリカーボネート樹脂などの原料であるビスフェノールA，廃棄物焼却炉から排出されるダイオキシンなどがある．ビスフェノールAはBis-GMAの原材料であり，Bis-GMAが一部のコンポジットレジン，シーラントに用いられている． ☞ アンタゴニスト，受容体，環境ホルモン

アジかナトリウム　アジ化ナトリウム　sodium azide　[アザイド]　NaN_3，式量65.01．カタラーゼ，ペルオキシダーゼなどの重金属酵素やH^+-ATPアーゼの阻害剤であり，生物学的研究にはタンパク溶液などの防腐剤として用いる．

アジソンびょう　アジソン病　Addison disease　[原発性慢性副腎皮質機能低下症]　結核，悪性腫瘍の転移などにより，副腎皮質が破壊され，コルチゾール，アルドステロン，アンドロゲンなどのホルモンの分泌が低下する病態．特に，コルチゾールの低下はさまざまな代謝に影響を与え，全身倦怠感，易疲労感，脱力感，食欲不振，低血糖，低血圧などを引き起こす． ☞ 副腎皮質ホルモン

アシドーシス　acidosis　呼吸性と代謝性の区別がある．前者は，CO_2の排出が呼吸気より低下することにより起こり，後者は腎からのHCO_3^-の排出が低下することにより起こる．どちらの場合も，結果としてアシデミア(血液のpHが酸性に傾いた状態)が起こる．通常pH 7.35～7.45の動脈血がpH 7.35以下になった場合をいう．

アジドチミジン　azidothymidine　[3′-アジド-2′,3′-ジデオキシチミジン，AZT]　チミジンの3′位水酸基がアジド基に置換した類似体．現在，抗HIV (ヒト免疫不全ウイルス)薬として用いられている．生体内でアジドチミジン三リン酸になり，逆転写酵素活性阻害作用を現す． ☞ エイズ

アジュバント　adjuvant　抗原とともに投与されたとき，抗原に対する免疫応答を非特異的に増強するさまざまな有機および無機物質の総称．語源は，ラテン語のadjuvare(助ける)に由来する．細菌の細胞壁のリポ多糖体(LPS)を含む多くの成分や細菌の毒素は強いアジュバント物質である．また，トレハロースダイマイコレート(TDM)などの菌体成分やβ-グルカン，ムラミルジペプチド(MDP)，ベスタチン，レバミゾール，などの合成化合物のほか，抗癌作用が報告されているレンチナンなどキノコ類の多糖体にもこの作用が認められる．また，アラセルAを含む鉱物油と抗原水溶液を等量混合し油中水型乳剤としたフロイント不完全アジュバント(FIA)は，除放性アジュバントとして使用される．最近除放性アジュバントとしてリン脂質とコレステロールを混合させたリポソームも注目されている．

有名な"フロインド完全アジュバント(FCA)"は，結核死菌を含んだ鉱物油(85％)と界面活性剤(15％)からなり，等量の抗原液と混合して乳化したものを動物に免疫すると，ヘルパーT細胞のTh1サブセットを活性化することにより抗原に特異的な細胞性免疫応答を増強すると考えられている．コレラトキシンや大腸菌の易熱性毒素は，ヘルパーT細胞のTh2サブセットを活性化することにより，IgA抗体やIgE抗体の産生を高める．水酸化アルミニウムやディーゼルエンジンの排気ガス中の粒子(DEP)は，IgE抗体産生の強力なアジュバントになる．このように，アジュバントが作用する免疫担当細胞や免疫応答の段階はそれぞれ用いるアジュバント物質により異なる．したがって，ワクチン開発の際に，有効な免疫応答をそれを必要とする局所に誘導しようとする時，安全で効率の良いアジュバント物質の選定は重要である．その意味においても，経鼻免疫用のアジュバントとして最近報告されたペプチドアジュバントは，自身に対する抗体の産生能も低く，ヒト用のアジュバントとして注目されている． ☞ 抗原，免疫応答，抗体形成，コレラトキシン

アスコルビンさん　アスコルビン酸　ascorbic acid　→ビタミンC

アスパラギン　asparagine　[2-アミノスクシンアミド酸]　$C_4H_8N_2O_3$．分子量132.12．略記はAsnまたはN(一文字表記)．Asxはアスパラギンとアスパラギン酸の合計を表し，一文字表記はB．アスパラギン酸のβ-カルボキシル基がアミド化されたアミド型アミノ酸．L型はタンパク質を構成するアミノ酸の1つである．ヒトでは非必須アミノ酸．L. N. VauqelinおよびP. J. Robiquet (1806年)によりアスパラガスから単離された．最初に単離されたアミノ酸．

生体内では，アスパラギンシンテターゼによってアスパラギン酸から合成される(アスパラギン酸+NH_3+ATP→アスパラギン+ADP+リン酸)．一方，大腸菌などのアスパラギンシンテターゼは，アスパラギン酸+NH_3+ATP→アスパラギン+AMP+ピロリン酸の反応を触媒する．アスパラギンはアスパラギナーゼによってアスパラギン酸とアンモニアに加水分解される．血漿糖タンパク質では糖鎖還元末端のN-アセチルグルコサミンの一部が，ポリペプチド鎖のアスパラギンの

アミド窒素に N-グリコシド結合している. ☞アミノ酸

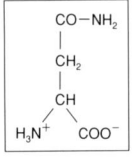

アスパラギン

アスパラギンさん　アスパラギン酸　aspartic acid
[2-アミノコハク酸]　$C_4H_7NO_4$. 分子量 133.10. 略記は Asp または D (一文字表記). Asx はアスパラギンとアスパラギン酸の合計を表し, 一文字表記は B. β-カルボキシル基の pKa は 3.86(25°C). L型はタンパク質を構成する酸性アミノ酸の1つである. ヒトでは非必須アミノ酸. J. Plisson (1827年) によりアスパラギンの加水分解物から単離された.

　生体内では, アスパラギン酸アミノトランスフェラーゼ (グルタミン酸―オキザロ酢酸トランスアミラーゼ) によりオキザロ酢酸にグルタミン酸のアミノ基を移転することにより生合成される. 分解は, アスパラギン酸アミノトランスフェラーゼによる脱アミノ反応でオキザロ酢酸に, あるいはアスパラギン酸アンモニアリアーゼによる脱アミノ反応でフマル酸になり, クエン酸回路に入る. アスパラギン酸アンモニアリアーゼは固定化酵素として L-アスパラギン酸の工業生産に利用されている. リジン, メチオニン, トレオニンなどのアミノ酸の前駆体であり, またアルギニン, プリン塩基, ピリミジン塩基へのアミノ基供与体として働く. 骨や象牙質のタンパク質であり石灰化の関与が考えられているホスフォホリンの主要アミノ酸である. L-アスパラギン酸は L-フェニルアラニンとともに人工合成ジペプチド甘味料アスパルテームの成分である. ☞アミノ酸, 甘味料

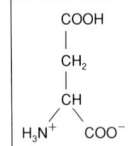

アスパラギン酸

アスパルテーム　aspartame
人口甘味料として用いられるジペプチド. ☞甘味料

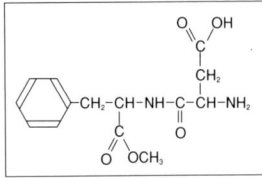

アスパルテーム

アスベスト　asbestos
[石綿]　天然に産する繊維状の含水ケイ酸鉱物で, 耐熱性, 耐摩耗性, 電気絶縁性, 耐薬品性に優れるため, 建造物材料, 摩擦材, 断熱材などに用いられる. また歯科用アスベスト板やアスベストブロックがある. 近年, 吸入による肺癌, 中皮腫の発生が報告され, 使用が急減している.

アスベストブロック　asbestos block
アスベストを直径 12〜13 cm, 高さ 5 cm くらいの円筒状にかたわたもので, 技工の際, 鋳造物の保湿や技工台の防熱のために使用する歯科用具.

アスペルギルスしょう　アスペルギルス症　aspergillosis
自然界に存在する真菌の1つ子嚢菌に属する Aspergillus による感染症. 人に病原性を示すものとして, A. fumigatus が代表的である. 日和見感染症で, 肺に感染する肺アスペルギルス症が多い, 結核や気管支拡張症で生じた空洞・嚢胞に吸収されることによって起こる. ☞真菌症

アスロ　ASL-O
[anti-streptolysin O]　A群レンサ球菌の感染後に, この菌の産生する溶血毒 streptolysin O に対する抗体価が上昇することを利用し, A群レンサ球菌感染症診断に用いられる. ☞A群レンサ球菌

N-アセチルガラクトサミン　N-acetylgalactosamin
分子式 $C_8H_{15}NO_6$, 分子量 221.21, ヘキソサミンの1種. D型とL型があるが自然界のものはD型. 動植物や細菌などの複合糖質の構成糖の1つとして生物界に広く分布する. 例えば軟骨にタンパク質とともに軟らかさを与えているコンドロイチン硫酸はグルクロン酸と N-アセチルガラクトサミンから構成されている.

N-アセチルグルコサミン　N-acetylglucosamine
分子式 $C_8H_{15}NO_6$, 分子量 221.21, ヘキソサミンの1種. 自然界のものはD型. カニの甲羅などの主成分のキチンはこのアミノ糖の重合体である. したがってキチンを酵素 (キチナーゼ) で分解するか, グルコサミン (グルコースに相当するアミノ糖) を N-アセチル化すれば得られる. ムコ多糖のヘパリンはこの N-アセチルグルコサ

ミン残基の N-アセチル基のかわりに N-硫酸基を もつ糖残基を分子の半分近い量含む．ちなみにヘ パリンは血液凝固阻止や血液の浄化などに働く．

アセチル CoA　Acetyl-CoA　[アセチルコエン ザイム A, アセチル補酵素 A]　CoA（補酵素 A）のアセチル誘導体．アセチル CoA は高エネ ルギー化合物で，多くの生物で重要な代謝中間体で ある．アセチルコリン生成，マロニル CoA 生成， クエン酸生成，アセトアセチル CoA 生成，アセト アルデヒド生成反応などに関与する．

アセチルコリン　acetylcholine　[ACh]
神経伝達物質であり，コリンとアセチル CoA か らコリンアセチルトランスフェラーゼにより合成 される．副交感神経と運動神経の末端から分泌され， 接合部での興奮伝達，副交感神経の興奮，骨格筋 収縮を起こす．☞ 神経伝達物質

アタッチメントレベル　attachment level
歯肉溝・歯周ポケット底の付着部位が歯根のどこ に位置するかを示す指標で，ポケットプローブを 用いてエナメルセメント境からポケット底の付着 部位までの距離を表す．ポケットプローブの先端 の位置が歯周組織の炎症等の状態を反映する臨床 的アタッチメントレベルと組織学的アタッチメン トレベルとがある．

アチドフィルスきん　アチドフィルス菌　bacillus acidophilus　[好酸桿菌]　口腔から分離さ れる乳酸菌の総称で，アジ化ナトリウム耐性であ る．*Lactobacillus acidophilus* とは同意語でない．

あっかく　圧覚　sense of pressure　皮膚，粘 膜，歯根膜などに加えられた圧力によって生ずる 感覚．触覚に比べ順応が遅い．圧力により真皮に 存在する圧受容器が変形し，活動電位が生ずる．

あっかくじゅようき　圧覚受容器　baroreceptor　大動脈弓および頸動脈洞の血管壁に存 在する圧受容器は動脈圧の変化を感知し，それぞ れ舌咽頭神経と迷走神経を通って延髄の心臓血管中 枢にその情報を伝え圧受容器反射を引き起こす． 血圧が上昇すると，交感神経の活動は低下し，迷 走神経の活動は上昇して，血管の弛緩および心拍 出量の減少などが起こり動脈圧は下降する．血圧 が下降すると，逆の変化が起こる．血圧の変動を 素早く調節する．この圧受容器は動脈圧受容器（高 圧受容器）と呼ばれている．

一方，左右の心房と静脈の接合部と肺血管には 低圧に反応する心肺部受容器（低圧受容器）が存 在する．この受容器は静脈や心房の血液量の変化 によって起きる内圧の変化を感知して，迷走神経 を介して心臓血管中枢に情報を伝え，反射的に循 環血液量の調節を行う．心房への静脈環流量が増 加すると心拍数の増加が起こる．これを Bainbridge 反射という．反受容器は伸展受容器の1種 である．高血圧の人の圧受容器は常に高い血圧の レベルで作動しており，受容器のセットポイント は高いレベルにセットされているといわれてい る．☞ 交感神経

アッシャーしょうこうぐん　アッシャー症候群　Ascher syndrome　甲状腺腫を伴う眼瞼皮膚 弛緩症で，しばしば再発性の慢性口唇浮腫が生じ， 持続性になると巨大唇，二重唇の状態となる．

❖**あつじゅようきはんしゃ　圧受容器反射　baroreceptor reflex**

❖**あっぱくいしゅく　圧迫萎縮　pressure atrophy**

アデニルシクラーゼ　adenylate cyclase　[アデ ニル酸シクラーゼ]　EC 4.6.1.1．Mg^{2+} ある いは Mn^{2+} 存在下で ATP⇌cAMP＋PPi 反応を 触媒する．多くの生物に存在する．この酵素はホ ルモン，神経伝達物質，その他の生理活性物質に より活性化される．cAMP はプロテインキナーゼ を活性化し，種々の代謝反応を制御する．☞ サ イクリック AMP

アデニン　adenine　[Ade, 6-アミノプリン]
$C_5H_5N_5$ 分子量 135.13．プリン（7 *H*-イミダゾ[4, 5-*d*] ピリミジン：図のような互変異性体として 存在する．プリンとプリンの誘導体を総称してプ リン塩基という）塩基の1つ．NAD などの補酵素 や核酸，ATP の構成成分である．冷水には難溶， 熱水にはやや溶ける．水溶液は中性で酸，塩基と 塩をつくる．pH 1 で 262.5 nm, pH 7 で 260.5 nm に吸収極大を示す．DNA の二重らせんの中では チミンと2個の水素結合により結ばれている．☞ グアニン，核酸，DNA，RNA，NAD

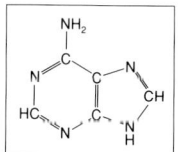

アデニン

プリン

アデノイド　adenoid　[咽頭扁桃]　咽頭円蓋におけるリンパ組織の増殖．口蓋扁桃肥大を伴う例が多い．幼少期から学童期に多発し，成人に近づくにつれて発病は漸減する．原因は不明であるが，遺伝的要因が強く，精神発達遅滞，記憶力減退などを呈するものもある．口腔所見としてときに歯列不正，硬口蓋弓深高などを認める．歯周疾患も好発するが，これはアデノイドの主症状が鼻閉塞であるため口呼吸となることによると考えられている．

アデノシン　adenosine　アデニンのリボヌクレオシド　→アデニン

アデノシンさんリンさん　アデノシン三リン酸　adenosine 5′-triphosphate　[アデノシン5′-三リン酸，ATP]　$C_{10}H_{16}N_5O_{13}P_3$，分子量は507.18．1分子中に高エネルギーリン酸結合を2個含む．ATPからADPへの加水分解の標準自由エネルギー変化は1モルあたり7.3 kcalである．ATPは嫌気的な解糖反応によっても生成するが，好気的な酸化的リン酸化反応で効率よく生成される．微生物から動・植物組織まで広く生物細胞中に存在する．生体におけるエネルギー伝達体として数多くのエネルギー代謝に関与し，エネルギーの獲得，利用に重要な役割を果たす．また，RNA合成の前駆物質である．☞ エネルギー代謝

アトピー　atopy　家系的に即時型皮膚反応を示す人の鼻炎，喘息，湿疹，じんま疹などの臨床症状を呈する疾患に対して，1923年CocaとCookeがアトピー（ギリシャ語で奇妙よくする意）性疾患と総称することを提案したことに由来し，即時型アレルギーを要因とする疾患を包括的に意味する．アレルギーの概念はPirquetにより提唱されていたが，アトピー性疾患の原因に免疫反応が関与するとの説は否定的であった．1921年PrausnitzとKüstnerは魚アレルギーのKüstnerの血清をPrausnitzの皮下に注射し，同部位に魚の抗原を注射すると即時型皮膚反応（膨疹，発赤）が生じることから，抗原-抗体反応の関与を示した．原因となる抗原はアレルゲン，アトピーを起こす血清因子はレアギンと呼ばれた．レアギンの実体は長い間不明であったが，1966年石坂らによりイムノグロブリンE（IgE）であることが解明された．以降，アトピーは遺伝的・体質的素因の人が発症するIgEを介した即時型アレルギー疾患で，アトピー性皮膚炎，アトピー性気管支喘息のように，臨床的立場から意味する言葉となっている．☞ アナフィラキシー，アレルギー，炎症反応

アドレナリン　adrenalin　[エピネフィリン]　副腎髄質ホルモンおよび神経伝達物質として放出される．交感神経末端から分泌されるノルアドレナリンとともに，交感神経興奮作用を示す代表的なカテコールアミン．アドレナリンは，著明な血糖上昇作用，心拍出力増加作用，末梢血管抵抗減少作用をもつ．☞ 神経伝達物質

アドレナリンさどうせいこうかしゃだんやく　アドレナリン作動性効果遮断薬　adrenergic blocker　アドレナリン作動薬の効果を減弱させる薬物のことで，アドレナリン受容体遮断薬と伝達物質の遊離を遮断し抑制するアドレナリン作動性神経遮断薬の2つに大別できる．アドレナリンα受容体遮断薬としては，フェノキシベンザミン，フェントラミンなどが，β受容体遮断薬としては，プロプラノロールなどがあり，高血圧症などに使用される．神経遮断薬としてグアネチジン，レセルピンがある．

アドレナリンさどうせいしんけい　アドレナリン作動性神経　adrenergic nerve　神経線維の末端から分泌される伝達物質がアドレナリン様物質である神経線維をいう．アドレナリン様物質には，ノルアドレナリンとアドレナリンがあり，これらの作用は，α受容体とβ受容体により伝達される．例えば，交感神経節後線維は，汗腺支配神経を除いて一般にアドレナリン作動性神経である．

アドレナリンさどうせいやくぶつ　アドレナリン作動性薬物　adrenergic drug　アドレナリン作動性神経興奮と同様の作用を現す薬物のことで，多くは，交感神経シナプスで作用し，交感神経作動薬ともいわれる．神経伝達物質ドーパミン，ノルアドレナリン，アドレナリンのほか，イソプロテレノール，ドブタミンなど薬剤がある．α，β受容体に直接作用するものと，貯蔵部位からノルアドレナリンを遊離させる間接型のものがある．

アドレナリンさどうぶっしつ　アドレナリン作動物質　adrenergic agent　→アドレナリン作動性薬物

アトロピン　atropine　[硫酸アトロピン]　ベラドンナ，ロートなどのナス科植物の根や葉に含まれるアルカロイド．アセチルコリンの作用に対して拮抗作用を示す．適応症：胃・十二指腸潰瘍の痙れん性疼痛，痙れん性便秘，眼科では散瞳と調節麻痺に用いられる．禁忌：緑内障，前立腺肥大による排尿障害，麻痺性イレウス．

アナフィラキシー　anaphylaxis　抗原に感作された個体が再度同じ抗原に曝露されたとき，平滑筋の強い収縮や臓器の出血を伴い，しばしば死に至る急激なショック症状を起こす現象をいう．

1902年 Richet は少量のイソギンチャク毒素をイヌに注射後2～3週目に再度注射すると、急性の激しいショック症状を起こして死亡する現象を見出し、プロフィラキシー（保護）の反意語であるアナフィラキシーと命名した。この反応は Coombs と Gell 分類の I 型アレルギーに属す．

抗原感作で誘導された IgE が肥胖細胞や好塩基球に付着し、この IgE と抗原が反応して、ヒスタミン、セロトニンをはじめ種々の化学伝達因子の合成・放出がおこる。これら因子により、末梢血管拡張による血圧低下・循環不全、毛細血管拡張による顔面紅潮、血管透過性亢進によるじんま疹、気管の平滑筋収縮による呼吸困難などのアナフィラキシー症状が起こる。抗原が全身に分布すると全身性アナフィラキシー、皮内や鼻粘膜など局所に限局すると局所アナフィラキシーとなる。抗原—抗体反応を介さず肥胖細胞からヒスタミンを遊離させる物質も同様の症状を起こすことがあり、アナフィラキシーと区別してアナフィラキシー様反応と呼ぶ。原因となる活性物質をアナフィラトキシンと呼ぶ。補体由来のC3a, C4a, C5a が知られている。☞ アトピー、アレルギー、炎症反応、補体

アナルゲジア　analgesia　［痛覚脱失（消失）症、無痛法、無痛覚］　意識消失を伴わない無痛状態をいう。神経遮断薬と鎮痛薬の併用による麻酔法で人為的に誘導でき、手術可能となる。

アナローグ　analogue, analog　［1）類似物、相似物、2）類似化合物、類似体］　1）異種の動植物の2つの器官あるいは部分で構造や発達は異なるが機能は同じもの。2）化学で構造がほかのものと似ている化合物。異性体のこともあるが必ずしもそうでない。類似化合物はしばしば酵素に結合させて酵素反応を阻害するために用いる（例えばイソプロピルチオガラクトシドに対する乳糖）。また、DNA合成を阻害する5-フルオロウラシルはウラシルの5位の水素のフッ素置換体である。

アニオン　anion　［陰イオン］　カチオン（陽イオン）の対語で、負に荷電したイオンのこと。☞ イオン

アネルギー　anergy　多くのヒトが感作されている抗原に対し遅延型アレルギー反応が起こらない状態をいい、ある特定の抗原に対してのみアネルギーを示す場合が多い。広義には、その抗原に対応するリンパ球が欠失している場合を除く免疫寛容状態もアネルギーという。☞ アレルギー

アパタイト　apatite　［リン灰石］　一般組成は $A_{10}(XO_4)_2Z_2$ で表される。Aの部分にCaが入るものを特にアパタイト系列と呼ぶ。化学組成は必ずしも一定していないが X 線回折像はすべて酷似しており、結晶の形は6角柱状である。この中には、ヒドロキシ（水酸化）アパタイト $Ca_{10}(PO_4)_6(OH)_2$、フルオロアパタイト $Ca_{10}(PO_4)_6F_2$、クロルアパタイト $Ca_{10}(PO_4)_6Cl_2$、炭酸アパタイト $Ca_{10}(PO_4)_6CO_3$ などがある。モース硬度では5とかなり硬い物質であるが、これは鉱物アパタイトの場合である。エナメル質、象牙質、骨の無機塩の基本構造はアパタイトであるが、これら生体でつくられるアパタイトは生体アパタイトと呼ばれ、多量の炭酸を含んでいる。他のイオンとも置換しやすく、結晶構造は歪みやすく、破壊されやすくなる。そのため生体アパタイトは合成アパタイトや鉱物アパタイトよりもはるかに弱い。アパタイト入り歯磨剤が市販され、そのコマーシャルによりアパタイトがう蝕に有効であるかのような誤解を与え、その名前が広く一般に普及した。☞ ヒドロキシアパタイト、エナメル質、象牙質

アピカルシート　apical seat　［アピカルストップ］　根管形成時に根尖部根管の先端象牙質に形成される V 字形の抵抗形態で、根尖部の充填剤による確実な閉鎖を容易にし、加圧根管充填時における充填剤の根尖からの逸脱を防止する。形成の位置は根尖部セメント象牙質の狭窄部（生理学的根尖）が最良とされる。

あヒさん　亜ヒ酸　arsenic trioxyde　［三酸化ヒ素］　AS_2O_3。SH 酵素の阻害剤。創面、粘膜に作用させると組織の壊死が起こり、歯髄除去に利用される。成人で100 mg の摂取で急性中毒を発症する。

あヒさんこざい　亜ヒ酸糊剤　arsenic paste　歯髄除活薬の1つ。

アビジン・ビオチンけつごうほう　アビジン・ビオチン結合法　avidine-biotin complex technique　卵白タンパク質であるアビジンとビタミンHであるビオチンが強く結合する特性を利用して、種々の生化学的検出法や免疫学的検出法に応用されている。エンザイムイムノアッセイ法で、酵素のかわりにビオチンを標識することによって検出感度が高くなることが知られている。☞ ELISA

アビディティ　avidity　［機能的親和力、結合活性、結合力、抗原結合力］　抗原結合部位が2つ以上存在する抗体（多価性抗体）が、抗原と結合する際の強さを表す。抗原決定基が一価性の場合の抗原結合部位間の結合の強さであるアフィニティ（親和力）と区別される。ある抗原に対する抗体のアビディティは、個々の結合部位の抗原決定

基のアフィニティに依存するが，抗原，抗体が多価であるときは，アビディティはアフィニティの和よりも高くなる．

アピテスト　apitest　［API 20 STREP］　ビオメリュー・バイテック社（http://www.bvj.co.jp/index.html）の細菌同定キット，アピテストは，世界中の細菌検査室で使用されている．アピテストの同定結果は，確率的な算出法にすぎないが簡易同定キットとしては正確度・再現性ともに優れている．アピテストの同定可能菌群は以下のとおりである：腸内細菌，非発酵菌，レンサ球菌，ブドウ球菌，嫌気性菌，酵母様真菌，ナイセリア／ヘモフィリス，コリネバクテリア，リステリア，キャンピロバクター／ヘリコバクター，乳酸菌，バシラス等．

　レンサ球菌の同定を日常的に行うには簡易同定キットを用いるのが現実的対応であり，それぞれのキットの特性，得手不得手，問題点などを熟知した上で使用することが望ましい．ミュータンスレンサ球菌をはじめ口腔レンサ球菌の菌種の同定にはアピテストのAPI 20 STREP（bioMerieux）の他に，Rapid ID 32 STREP（bioMerieux）を使用する．ビオメリュー・バイテック社のレンサ球菌同定キットは菌液調整，接種，判定などの過程に半自動機器を用いて，誰にでも簡便に使用できるよう設計されている．この中には32の試験項目があり，迅速に4時間で判定できるのが優れた特徴である．判定はサンプル数が大量の場合はオートリーダーを用いるよう設計されているが，少量のサンプルはオートリーダーがなくても肉眼で容易に判定できる．データベースに収載されている菌種は，10属53菌種である．*S. mutans*/*S. sobrinus*の同定はアピテストで可能であるが，*S. downei*/*S. sobrinus*の個々の同定についてはsalicin発酵能の追加試験で判定するよう指示されている．

アフタ　aphthae　口腔粘膜に発生する境界明瞭で紅暈をもつ小円形の有痛性潰瘍をいう．疾患名ではなく症状名である．潰瘍は浅く平らで，表面は白色ないし黄白色の偽膜で覆われている．突然発疹するが，10日前後で自然に治癒し，瘢痕の形成をみることは少ないが，症状としては強い接触痛を訴えるが，自発痛は少ない．原因は不明である．

アフタせいこうないえん　アフタ性口内炎　aphthous stomatitis　口腔粘膜に紅暈をもつ1ないし数個の小円形潰瘍を形成する口内炎をいう．口腔粘膜全般に発現するが，特に頬粘膜，舌，口唇粘膜に好発する．口腔内は熱感，接触痛，嚥下痛が強い．10日前後で自然に治癒するが再発をくり返すことが少なくない．原因については，ウイルス感染，粘膜の外傷，栄養物の欠如，免疫学的異常などがあげられているが，未だに明らかではない．

アフラトキシン　aflatoxin　ピーナッツなどに生える *Aspergillus flavus* が産生するカビ毒．中毒作用のほかに強い発癌作用をもつ．核酸合成を阻害し，微生物に対する毒性や変異原性を示す．B_1のほかB_2，G_1など10種以上知られている．

アペキシフィケーション　apexification　［フランクテクニック，フランク法］　根尖未完成の永久歯の根管治療の場合，漏斗状に根尖孔が開いたままでは根尖部の加圧根管充塡による緊密な閉鎖は不可能であるので，水酸化カルシウム糊剤を根管に充塡し，根尖部組織の歯根形成能を賦活化させ根尖孔を閉鎖させる処置．通常骨様象牙質・セメント質による根尖閉鎖確認後，加圧根管充塡と永久修復処置を行う．

アポこうそ　アポ酵素　apoenzyme　酵素は活性を発現するために酵素タンパク質成分のほかに，補因子として金属原子，補酵素，補欠分子族などの非タンパク質成分を必要とするものがあるが，この補因子を除去した酵素タンパク質成分それ自体をアポ酵素という．補因子を含有した状態の酵素をホロ酵素という．

アポトーシス　apoptosis　［プログラム細胞死］　細胞の死は，その形態的特徴より，ネクローシス（necrosis）とアポトーシスに分類される．その形態は，細胞核におけるクロマチンの凝集，細胞核の断片化，細胞表面の微絨毛の消失，細胞質の凝縮を特徴とする．アポトーシスによって死んだ細胞は，周辺の細胞やマクロファージにより速やかに取り込まれ，炎症を誘発しないといわれている．生化学的な特徴として，アポトーシスを起こしている細胞のゲノムDNAは，ヌクレオゾームの単位である180塩基の長さに切断される．昆虫の変態や胎生期の肢芽形成など多細胞生物の器官形成において，ある特定の時期に特定の領域の細胞が死滅することを，プログラム細胞死（programmed cell death）と呼んでいるが，現在は，多くのプログラム細胞死は，アポトーシスによると考えられるようになった．発生以外では，胸腺における自己反応性T細胞の除去（負の選択），免疫担当細胞によるFasやgranzyme Bを介した非自己細胞の除去，抗癌剤や放射線による細胞死などが，アポトーシスによるものである．

　アポトーシス制御機構の研究は，線虫である *Caenorhabditis elegans* に端を発し，アポトーシスを促進する遺伝子として *Ced-3*，*Ced-4* が，抑

制する遺伝子として Ced -9 が発見された．ヒトでも，IL-1β 転換酵素（IL-1β converting enzyme, ICE）が Ced -3 に相当する遺伝子として同定され，現在 ICE 類似のシステインプロテアーゼは 10 個以上知られており，caspase ファミリーを形成している．ヒトの Ced -9 に相当するのは，B 細胞リンパ腫の癌化に関与する Bcl -2 癌遺伝子で，現在までに，多くの Bcl -2 関連遺伝子が見つかり，Bcl -2 ファミリーを構成している．最近 Ced -4 のヒトホモローグの 1 つとして，Apaf -1 が単離された．これらの分子の相互作用および制御機構は，まだ十分にはわかっていない．☞ カスペースファミリー，Bcl -2 ファミリー，Fas 抗原

アマルガム　amalgam　金属は水銀に溶解して塑性物質となり，その後再び凝固する．この化合物のことをアマルガムといい，この性質を利用して歯の欠損を修復する材料として用いられている．歯科用アマルガムの合金部分は銀合金で，組成は銀（約 70％），錫（約 25％），銅（約 5％）で他に亜鉛や水銀が添加されているものもある．最近では銅の含有量を多くした高銅アマルガム合金が多用されるようになった．合金は粉末で球状や削片状で提供され，水銀と練和することにより合金粒子の表層部のみが反応し銀―水銀系（γ_1 相），錫―水銀系（γ_2 相），銅―錫系（η' 相）などの化合物をつくる．アマルガム硬化物の中には未反応の合金（γ 相）が多く残留しており，機械的強度の主体となっている．

アマルガムは操作性のよさやある程度の強度をもっているため，審美性の要求の少ないあらゆる窩洞に使用することが可能である．反面，歯質を黒変させたり，異種金属と接触させるとガルバニー電流が生じ，ときに激痛を生じることがある．また，水銀による診療従事者の急性毒性や環境汚染の危険性も論じられており，他の適当な材料の開発もあって臨床での使用頻度は減少している．☞ 金属アレルギー

アマルガムじゅうてん　アマルガム充填　amalgam filling　［アマルガム修復］　形成修復材料であるアマルガムを使用した修復で，適応は咬合面のⅠ級窩洞等外見に触れない単純窩洞である．アマルガムの辺縁の小破折や着色・歯質の変色，ガルバニー電流による痛みの可能性，さらに水銀汚染の危険性がある．乳歯の歯冠修復材として広く使われているが，接着性レジン充填に適応が重なってきている．

アミノグリコシドけいこうせいぶっしつ　アミノグリコシド系抗生物質　aminoglycoside antibiotics　細菌のタンパク質合成を阻害し，殺菌的に作用する．特にβラクタム剤の作用しにくい緑膿菌，セラチアにも有効である．大別すると，1）抗結核菌作用を有する硫酸ストレプトマイシン，硫酸カナマイシン，2）抗緑膿菌作用を有するトブラマイシン，硫酸アミカシン（ビクリン®，アミカマイシン®），硫酸ゲンタマイシン（ゲンタシン®）などがある．重大な副作用として，聴力障害などの第八脳神経障害，腎障害，ショック症状などがある．☞ 抗生物質，タンパク質合成

アミノさん　アミノ酸　amino acid　同一分子内にカルボキシル基とアミノ基をもつ化合物．プロリンのようなイミノ酸もアミノ酸とみなす．カルボキシル基が結合している炭素を基準として，アミノ基が結合している炭素原子の位置から αアミノ酸，βアミノ酸，γアミノ酸…と区別する．αアミノ酸はタンパク質を構成する最も重要なアミノ酸で R-CH(NH$_2$)COOH の構造で表す．R が H である最も簡単な構造のグリシン以外のアミノ酸は，少なくとも 1 つの不斉炭素原子をもち光学活性を示す．グリセルアルデヒドの D, L-型構造に準じて D, L-アミノ酸を区別するが，生体内のアミノ酸はほとんどが L 型である．カルボキシル基とアミノ基という 2 種類のイオン化可能な解離基をもつ両性電解質であり，生理的 pH の範囲ではカルボキシル基は -COO$^-$，アミノ基は -NH$_3^+$ の形で存在する．

タンパク質を構成するアミノ酸は 20 種あり，その構造により脂肪族アミノ酸〔グリシン（三文字記号 Gly，一文字記号 G），アラニン（Ala, A）〕，分枝アミノ酸〔バリン（Val, V），ロイシン（Leu, L），イソロイシン（Ile, I）〕，ヒドロキシアミノ酸〔セリン（Ser, S），トレオニン（Thr, T）〕，酸性アミノ酸〔アスパラギン酸（Asp, D），グルタミン酸（Glu, E）〕，アミド型アミノ酸〔アスパラギン（Asn, N），グルタミン（Gln, Q）〕，塩基性アミノ酸〔リジン（Lys, K），アルギニン（Arg, R）〕，含硫アミノ酸〔システイン（Cys, C），メチオニン（Met, M）〕，芳香族アミノ酸〔フェニルアラニン（Phe, F），チロシン（Tyr, Y）〕，複素環式アミノ酸〔トリプトファン（Trp, W），ヒスチジン（His, H）〕，イミノ酸〔プロリン（Pro, P）〕に分けられる．これらのアミノ酸に対して遺伝子 DNA 上に対応する塩基配列が存在する．ヒドロキシプロリンとヒドロキシリジンはともにコラーゲンタンパク質に特異的にみられるアミノ酸であるが，遺伝子上にコードされておらず，mRNA の転写後それぞれプロリンおよびリジンのヒドロキシル化によって作られる．このほかに生体内で代謝し特殊な作用をする，β-アラニン，γ-アミノ酪酸

(GABA)、ホモシステイン、オルニチン、ドーパ、チロキシンなどのアミノ酸があり、いずれも上記アミノ酸から合成される。

微生物や植物ではタンパク質合成に必要なすべてのアミノ酸を合成する代謝系をもっていることが多いが、動物では約半数を食餌から摂取する必要がある。この種のアミノ酸を必須アミノ酸といい、ヒトの場合ではイソロイシン、ロイシン、バリン、リジン、メチオニン、フェニルアラニン、トレオニン、トリプトファンの8種である。☞ タンパク質、タンパク質合成、コドン

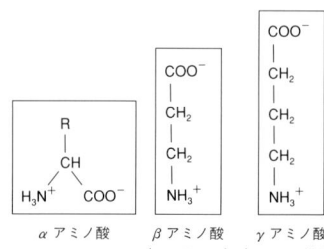

α アミノ酸　　β アミノ酸　　γ アミノ酸
　　　　　　（β アラニン）（γ アミノ酪酸）

アミノさんはいれつ　アミノ酸配列　amino acid sequence　アミノ酸（amino acid）は同一分子内に、アミノ基（-NH₃）とカルボキシル基（-COOH）を有しているため、2個以上のアミノ酸があればペプチド結合（-CO-NH-）で結合できる。タンパク質のように、L-α-アミノ酸が互いにペプチド結合をくり返してできているポリペプチド鎖では両端にアミノ基とカルボキシル基が存在し、アミノ基の存在する端をN末端、また、カルボキシル基が存在する端をC末端という。また、タンパク質のアミノ酸配列をタンパク質の一次構造（primary structure）ともいう。

1955年、F. Sanger がインシュリン（insulin）のアミノ酸配列をはじめて決定して以来、非常に多くのタンパク質のアミノ酸配列が決定されている。以前は化学的にアミノ酸配列を決定しており、非常な労力と時間を要した。しかしながら、現在では、化学的にアミノ酸配列を決定する Edmann 分解法を自動化したプロテインシークエンサー（protein sequencer）が開発され、短時間でアミノ酸配列を決定できるようになった。また、目的のタンパク質の遺伝子（gene）をクローニングして、その塩基配列（nucleotide sequence）を決定し、それに基づいてアミノ酸配列を決定する方法もある。☞ タンパク質

アミノさんぶんせき　アミノ酸分析　amino acid analysis　タンパク質の加水分解物、体液、尿などの生体成分中のアミノ酸を分析すること。一般的にはアミノ酸分析機を用いる。樹脂を担体としてpH、温度、イオン強度を変化させてアミノ酸を分離する。分離したアミノ酸は種々の試薬によって発色させ定量する。あらかじめアミノ酸を誘導体に変えてから分離して定量する方法も汎用される。アミノ酸あるいはアミノ酸誘導体は薄層クロマトグラフィー、濾紙クロマトグラフィーを用いて分離することもできる。☞ クロマトグラフィー

アミノとう　アミノ糖　amino sugar　一般に、糖の一部の水酸基がアミノ基に置換されたものをアミノ糖と呼び、グルコサミン、ガラクトサミン、N-アセチルグルコサミン、N-アセチルガラクトサミン、N-アセチルノイラミン酸などがその代表的なものである。N-アセチルグルコサミンはキチン、グルコサミンはキトサンの構成成分である。キチンあるいはキトサンのオリゴ糖は抗菌性や各種の生理機能がよく知られており、特に肝機能改善効果の研究はよく進んでいる。N-アセチルグルコサミンと N-アセチルムラミン酸が β-1,4 結合で重合したポリマーである微生物の細胞壁はリゾチームで分解され、その結果、溶菌が起こる。微生物界にはアミノ糖を構成成分として含む抗生物質（アミノ配糖体抗生物質）も存在する。

アミノピリン　aminopyrine　ピラゾロン核をもつピリン系解熱鎮痛薬の代表薬であるが、ショックや血液障害などの副作用が問題になり、使用頻度は減少している。他の解熱剤では効果が期待できない場合の緊急解熱に用いられる。

アミノフィリン　aminophylline　［ネオフィリン®、アルビナ坐薬®］　キサンチン系製剤。気管支拡張剤、強心剤、利尿剤として用いる。重大な副作用として、ショック、痙攣、意識障害、横紋筋融解症。

アミノプテリン　aminopterin　分子量 440.42。葉酸類似化合物の1つ。ジヒドロ葉酸をテトラヒドロ葉酸にするジヒドロ葉酸レダクターゼ（DHFR）を阻害する。おもにデオキシウリジル酸からデオキシチミジル酸へのメチル基転移を阻止して、DNA 合成を阻害する。

アミノまったん　アミノ末端　amino terminal　［N末端］　ペプチドのαアミノ基側の末端。C末端（カルボキシル基側の末端）の対語。アミノ酸配列を表すとき、通常N末端を左端、C末端を右端に置く。☞ タンパク質

アミラーゼ　amylase　［澱粉分解酵素、ジアスターゼ］　デンプンを加水分解する酵素の総称である。デンプンはグルコースのみからなる多糖体であり、α-1,4 結合のみからなるアミロースと

α-1,6結合を含んだアミロペクチンの混合物である．α-1,4結合に作用するアミラーゼとしてはα-アミラーゼ［EC 3.2.1.1］，β-アミラーゼ［EC 3.2.1.2］があり，α-1,6結合に作用するものとしてはプルラナーゼ［EC 3.2.1.41］，あるいはイソアミラーゼ［EC 3.2.1.68］があげられる．グルコアミラーゼ［EC 3.2.1.3］はおもにα-1,4結合を加水分解するが，α-1,6結合にも作用する．これらアミラーゼの中で，反応生成物のα-アノマー型が保持されるものは，α-アミラーゼ，プルラナーゼ，およびイソアミラーゼであり，β-アミラーゼ，グルコアミラーゼの反応生成物はβ-アノマー型に反転する．デンプンに作用し，おもにα-1,4転移反応を触媒してサイクロデキストリンを生成するサイクロデキストリングルカノトランスフェラーゼ［EC 3.2.1.19］もまた広義のアミラーゼに含めて考えられる場合が多い．

これらアミラーゼの研究の歴史は古く，麦芽，唾液，および膵臓などのアミラーゼの発見に端を発しており，今日でも工業用酵素利用の最も大きなものの1つにあげられる．例えば，醸造工業におけるデンプンの糖化，医薬品工業における消化剤などにはじまり，今日では，新しい機能を有するさまざまなオリゴ糖の生産にも利用されている．近年開発されたオリゴ糖の中には，非う蝕誘発性あるいは低う蝕誘発性のものも多く，予防歯科の面からもその研究と利用の進展が注目されている．また，唾液α-アミラーゼは歯面上の薄膜ペリクルの構成要素としても知られている．☞ デンプン，オリゴ糖，唾液

アミロイドーシス amyloidosis ［類デンプン症］　アミロイドタンパク質が組織に沈着する病態．沈着により，臨床症状を示さないものから，多臓器にわたる沈着により，重篤な臓器不全を示すものまである．原発性，多発性骨髄腫に伴うもの），続発性，遺伝性，限局性，加齢に伴うもの，長期血液透析に伴うものに分類される．

アミロース amylose　分子量は不均一．アミロペクチンとともにデンプンの構成成分で，その20〜30％を占める．分子はα1→4結合のグルコース鎖からなる．その6個ずつの残基がらせん構造をつくって並び，親水性のミセルをつくる．アミロースがヨウ素で綺麗な青色に染まるのはこうした構造に起因するとされている．その物性に基づく水への溶解度の相異から，古くはα-，β-アミロースなどの名称が使われたが，現在では死語となっている．☞ デンプン

アミロペクチン amylopectin　分子量は不均一．デンプンの1成分で一般にはその70〜80％を占める．モチゴメなどでは90％以上である．α1→4結合のD-グルコースの直鎖残基の約4％に当たる残基のC6位からα1→4結合のグルコース鎖が分枝し，全体では樹状の構造をつくる．分子量分布は広い．ヨウ素では赤紫色に染まる．☞ デンプン

アミン amine　アンモニアの水素原子を炭化水素基で置換した塩基性有機化合物．置換数により第一級，第二級，第三級アミンに区別される．また置換基の種類により脂肪族アミン，芳香族アミンに分類され，生体アミンとしてドーパミン，ヒスタミン，スペルミンなどが存在する．

アメーバ amoeba　殻をもたず，仮足をもち，運動性をもつ原虫の総称．分類の詳しくはhttp://www.ncbi.nlm.nih.gov/Taxonomy/tax.html参照．赤痢アメーバ（*Entamoeba histolytica*）は腸管感染，肝膿瘍，脳膿瘍などを起こし，病原性が強い．

アメロゲニン amelogenin　エナメル質形成初期のエナメルタンパク質の主成分で，分子量が5,000〜26,000からなる幾種かの類似タンパク質の混合体である．4 M塩酸グアニジン（pH 7.4）により直接抽出でき，電気泳動では12画分以上に分離される．エナメル芽細胞の合成・分泌するアメロゲニンは単一のタンパク質で，これがエナメル質中に分泌された後，多成分のタンパク質に分解されると考えられている．アメロゲニンはエナメル質形成の進行とともに脱却されて，これによってエナメル質の石灰化が促進される．

アラニン alanine　［2-アミノプロピオン酸］C$_3$H$_7$NO$_2$．分子量89.09．略記はAlaまたはA（一文字表記）．L型はタンパク質を構成する脂肪族アミノ酸の1つである．ヒトでは非必須アミノ酸．A. Strecker（1850年）がアセトアルデヒドにアンモニアとシアン化水素を作用させ合成し，命名した．その後，P. SchutzenbergerとA. Bourgeosis（1875年）がフィブロイン（絹糸を構成する主要タンパク質）の加水分解物から単離した．

生体内では，アラニンアミノトランスフェラーゼ（グルタミン酸―ピルビン酸トランスアミラーゼ）によりピルビン酸にグルタミン酸のアミノ基を転移することにより生合成される．また，逆反応で分解する．D型は細菌の細胞壁などに存在する．β位の炭素にカルボキシル基が付いているものをβ-アラニン（3-アミノプロピオン酸）といい，タンパク質を構成するアミノ酸ではないが筋肉中のカルノシン，アンセリンやパントテン酸，補酵素A（CoA）などの成分である．ピリミジン塩基が分解されると最終的にはβ-アラニンになる．

☞ アミノ酸

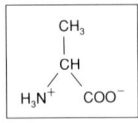

アラニン

アラビノース　arabinose　分子式 $C_5H_{10}O_5$, 分子量 150.13, ペントースの1種. D-とL-型があり, 前者は結核菌, 癩菌とかアロエ属の配糖体中に見出されるほかにはまだあまり発見されていない. L-型のほうは, 細菌, 陸上植物, 海藻などの粘性ヘテロ多糖の構成糖として広く存在する. しかし, アラビノースは動物の腸管壁からはほとんど吸収されないとされている.

アラム　ALUM　[アルミニウムアジュバント, ミョウバンアジュバント]　アジュバントとして用いるアルミニウムゲルで, 水酸化アルミニウム, リン酸アルミニウム, 硫酸アルミニウム, ミョウバンなどが用いられる. 抗原がタンパク質の場合有効である.　☞ アジュバント

アルカリ　alkali　[塩基]　酸と塩基が全く経験的にそれぞれ相異なる性質をもった物質であるとしか認識されていなかった時期では, 塩基はアルカリとも呼ばれ, その水溶液は苦みを呈し, 赤色リトマスを青変し, 酸を中和する物質であるとされていた.

アルカリせいホスファターゼ　アルカリ性ホスファターゼ　alkaline phosphatase　[アルカリホスファターゼ, ALP, Al-P, ALPase]　リン酸エステルを加水分解する酵素で至適 pH がアルカリ性にあるものをいう. アルカリ性ホスファターゼは糖タンパク質でおもに細胞膜に存在し, 血中に溶出する. ヒトや高等な類人猿では遺伝子レベルで, 少なくても小腸型, 胎盤型および臓器非特異型の3種類が存在するが, 多くのほ乳類では胎盤の ALP も臓器非特異型である. 臓器非特異型 ALP は骨や歯などの硬組織形成時に特に高い活性を示し, この酵素の遺伝子異常として低ホスファターゼ症 (Hypophosphatasia) が知られている. この遺伝子はヒトでは第1染色体にあり, 通常劣性遺伝である. 遺伝子の異常部位により症状はさまざまで, 軽いものでは歯牙の早期脱落を認めるのみであるが, 重症になるに従って, 骨形成不全の程度が増大する. ALP については硬組織の石灰化との関係が古くから注目されているが, 分子レベルでの作用機構の詳細はまだ不明である. また今日では, ALP 活性が分子生物学, 細胞生物学の研究手段としてさまざまに応用されている.　☞ ELISA

アルカロイド　alkaloid　[植物塩基]　植物中に存在する含窒素塩基性物質. 重要な生理作用, 薬理作用を示すものが多い. プリン塩基や動物性起源をもつ含窒素化合物を含めることもある. 植物種, 構造, 由来するアミノ酸などにより分類される.

アルギニン　arginine　[5-グアニジノ-2-アミノ吉草酸]　$C_6H_{14}N_4O_2$. 分子量 174.20. 略記は Arg または R (一文字表記). L型はタンパク質を構成する塩基性アミノ酸の1つで, グアニジノ基 $(-NHC(=NH)NH_2)$ をもち最も塩基性の高いアミノ酸である. グアニジノ基の pKa は 12.5 (25°C). E. Schulze と E. Steiger (1886年) によりモヤシの抽出液中に, S. G. Hedin (1895年) によりカゼインの加水分解物中に見出された. プロタミンタンパク質に多く含まれる. ヌクレアーゼやヒストン, プロタミンのアルギニンは核酸のリン酸基との結合に関与している. 尿素回路の中間体でアルギノコハク酸から生合成されるが直ちにアルギナーゼで分解されるため, ヒトでは必須アミノ酸である.

　アルギナーゼによってオルニチンに分解され, グルタミン酸, 2-オキソグルタル酸を経てクエン酸回路に入る. また, アルギニンデイミナーゼによりシトルリンとアンモニアに分解される. レンサ球菌などの歯垢細菌はアルギニンデイミナーゼ反応を利用して歯垢 pH を上昇させると考えられている. タンパク質分解酵素であるトリプシンはペプチドのアルギニン残基 C-末端ならびにリジン残基 C-末端を切断する. ポルフィロモナスジンジバーリスのもつジンジパインはこれと類似した基質特異性を示す.　☞ アミノ酸

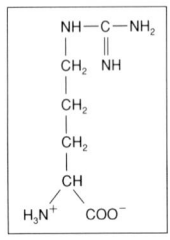

アルギニン

アルギンさん　アルギン酸　alginic acid
D-マンヌロン酸と L-グルロン酸の2種のウロン酸から構成される多糖でポリウロン酸の1種. コ

ンブやアラメなどの海草（褐藻類）に多く含まれる細胞壁粘質多糖としてよく知られており，安全な天然由来のゲルとして医療材料だけでなく広く食品や化粧品にも利用されている．両ウロン酸の組成比は起源によって異なり，分子量は1.5～25万で，X線回析の結果から立体構造はかなり屈曲していることが推定されている．アルギン酸およびそのカルシウム塩は水に不溶性を示すが，ナトリウム塩はよく溶ける．

アルギン酸は，天然では不溶性のカルシウム塩やマグネシウム塩として存在しているため，ナトリウム塩として可溶化抽出後カルシウムイオンなどを加え不溶性塩として回収し精製される．アルギン酸は，寒天のように冷却してゲル化させることはできず，Ca^{2+}，Al^{3+}，Ba^{2+}，Cu^{2+}などの金属イオンと接触するとゲル化する．この性質を利用して，歯科ではアルギン酸と珪藻土を主成分とした，いわゆるアルジネート印象材として多用されている．薬学領域では各種薬剤のDDS（drug delivery system）担体として，また，微生物や培養細胞などの固定化用担体としても用いられている．☞ 多糖，印象材

アルギン酸

アルギンさんえんいんしょうざい　アルギン酸塩印象材 alginate impression material　アルギン酸のアルカリ金属塩またはアミン化合物，および石膏，第三リン酸ナトリウムを主成分とした歯科用印象材で，広く用いられている．☞ 印象材

アルコール alcohol　炭化水素（CとHの化合物）のうち飽和炭化水素（C_nH_{2n+2}）に水酸基（OH）が付いた化合物をいう．しかし食品や医学関係ではエチルアルコール（C_2H_5OH）を指すことが多い．例えば70％のエチルアルコール水溶液のことを"消毒用アルコール"などという．食品分野では，ビールや酒のなかのアルコール度などというのはエチルアルコールのことを指す．

アルコールデヒドロゲナーゼ alcohol dehydrogenase［アルコール脱水素酵素］　アルコールとアルデヒド間の酸化還元反応を触媒する酵素．補酵素としてNAD^+を用いるもの（EC 1.1.1.1），$NADP^+$を用いるもの（EC 1.1.1.2），

NAD^+あるいは$NADP^+$を用いるもの（EC 1.1.1.71），PQQ（ピロロキノリンキノン）を用いるもの（EC 1.1.99.8）がある．

アルコールはっこう　アルコール発酵 alcohol fermentation　微生物によりデンプンやグルコースなどの糖質が嫌気条件下で分解されてアルコールが生成される現象をいう．一般にはエチルアルコール（C_2H_5OH，分子量46.07）製造とか，それを含む酒やビールなどの飲料は，酵母が繁殖のために行っているエネルギー獲得の仕組みを利用している．☞ 乳酸発酵

アルジネートいんしょうほう　アルジネート印象法 alginate impression technique　アルギン酸塩印象材を用いて印象する方法をいう．

アルツスはんのう　アルツス反応 Arthus reaction［アルツス現象，アルヌス現象］　抗原を反復して注射すると局所の血管および血管周辺で対応する抗体と結合し，免疫複合体を形成するアレルギー反応．この複合体は補体を活性化し血小板にも作用を及ぼす．補体の成分は，血管内皮細胞の収縮，肥満細胞の脱顆粒，多形核白血球の走化を引き起こし炎症を起こす．☞ アナフィラキシー

アルドース aldose　グルコース（$C_6H_{12}O_6$，分子量180.16）やアラビノース（$C_5H_{10}O_5$，分子量150.13）などの還元糖（硝酸銀などと反応して銀を遊離する糖で，分子のなかにアルデヒド基，-CHOをもつ糖質）の一群をいう．フルクトース（$C_6H_{12}O_6$，分子量180.16）のように>CHO基のかわりにケト基，>COをもつものは，ケトース[ketose]といい別の仲間にする．☞ 糖質

アルドラーゼ aldolase［アルデヒドリアーゼ］　解糖系酵素の1つで，フルクトース，1,6-二リン酸のジヒドロキシアセトンリン酸とグリセルアルデヒド三リン酸への変換など，アルドール縮合，開裂反応を触媒する．☞ エムデン・マイヤホフ経路

アルビノ albino［白子］　メラニン形成障害によって，眼と皮膚のメラニン色素の減少や消失を示す個体．劣性遺伝する形質である．白いカラスや白蛇などがこれに当たる．

αがたようけつレンサきゅうきん　**α型溶血レンサ球菌** α-hemolytic streptococcus　血液寒天培地上のコロニー周囲に溶血斑を生じるレンサ球菌を総称して溶血レンサ球菌という．血液寒天培地上でみられる溶血反応はα-型溶血とβ-型溶血があり，溶血レンサ球菌のうちα-型溶血反応を示すものをα-型溶血レンサ球菌という．α-型溶血は不完全溶血で，ヘモグロビンが酸化され

てメトヘモグロビンに変化することにより，コロニー周囲に緑色環が認められることが特徴的である．α-型溶血レンサ球菌の代表的なものとして肺炎双球菌，緑色レンサ球菌がある．口腔レンサ球菌のほとんどはα-型溶血を示す．☞ A群レンサ球菌

αキモトリプシン　α-chymotrypsin　[キモトリプシンA$_\alpha$]　膵臓起源のセリンプロテアーゼで，消炎酵素剤として用いられる．☞ タンパク質分解酵素

αヘリックス　α-helix　[αらせん]　タンパク質，ポリペプチドのとる二次構造の1つ．通常3.6残基で1回転する右巻きのらせん構造で，ピッチは5.4Åである．その1回転中にポリペプチド鎖主鎖の原子13個を含むことから3.6$_{13}$ヘリックスとも呼ばれる．このヘリックス構造は，ペプチド結合のn番目のN-Hとn+4番目のC=Oからなる水素結合により形成される．らせん軸と平行にC=OとN-Hの水素結合が配向しているため，C=OとN-Hから生じる極性によってヘリックスのN末端側は正電荷をもつ．このためαヘリックスのN末端はリン酸結合部位に近いことが多い．

αヘリックスを構成しているすべてのアミノ酸側鎖はヘリックスから突き出していて，ヘリックスの片側が溶液に接し，その逆の側がタンパク質分子の疎水性分子に接することが多いため，ヘリックスはタンパク質表面に存在することが多い．プロリンはαヘリックスに対して立体障害となるため，αヘリックスに含まれることは少ない．アラニン，グルタミン酸，メチオニン，ロイシンはαヘリックスを形成しやすく，グリシン，プロリン，セリン，アスパラギン，チロシンは形成しにくい．この性質を利用して，一次構造から二次構造を推定する試みがなされている．☞ タンパク質の構造

アルブミン　albumin　卵白，乳，血漿，麦，エンドウ・ダイズ種子，ヒマ種子などに含まれる一群の水溶性タンパク質．希酸，希アルカリにもよく溶ける．形は球状，分子量は数万，等電点は5〜6のものが多い．糖などを含む複合タンパク質となっているものもある．

アルベカシン　arbekacin　[ハベカシン]　$C_{22}H_{44}N_6O_{10}$，分子量552.63の水溶性白色粉末．カナマイシン誘導体で広範囲の細菌に抗菌活性を示す．メリシチン耐性黄色ブドウ球菌（MRSA），緑膿菌にも有効．☞ 抗生物質

アルミナ　alumina　[酸化アルミニウム]　Al_2O_3．ルビー，サファイヤなどとして天然に産出する．研磨材の他，低分子有機物の精製用として，吸着クロマトグラフィーなどに利用される．

アレルギー　allergy　[過敏症]　ある抗原で感作された個体が再度同じ抗原と接触することにより，過度に，かつ不適切に引き起こされる生体に障害的な免疫反応をいう．1906年von Pirquetにより命名された言葉で，過敏症ともいう．CoombsとGellによりアレルギーは，抗体の関与するⅠ〜Ⅲ型とT細胞の関与するⅣ型の4つの型に分類されているが，実際にはこれらが重複して起こることが多い．

Ⅰ型アレルギー：即時型アレルギー（アナフィラキシー型過敏症）と呼ばれる．花粉，ハウスダスト，ダニ，動物の毛・フケなどの感作で産生されたIgE抗体が肥満細胞や好塩基球のFcリセプターに結合する．このIgEに再侵入したアレルゲンが結合することによりヒスタミン放出（脱顆粒），ロイコトリエンや血小板活性化因子の合成・放出が生じ，アナフィラキシー反応が数分で引き起こされるため即時型といわれる．アレルギー性鼻炎，気管支喘息，抗生物質ショック，じんま疹の一部，ハチ毒ショックなどのおもな要因となる．花粉症（枯草熱）に関心の高い日本では，3〜5月のスギ花粉飛散期に花粉情報が天気予報とともに放送される．

Ⅱ型アレルギー：抗体依存性細胞傷害型アレルギーを指す．細胞膜表面の抗原に抗体が結合した結果，細胞膜が傷害されて細胞が溶解する反応である．主要な傷害機序には3通りある．①結合した抗体により補体が活性化され膜傷害を生じる．②結合した抗体のFc部位を介してFcレセプターをもつマクロファージなどの細胞に貪食される．または③FcレセプターをもつK細胞が付着して細胞を殺害（kill）する抗体依存性細胞傷害（ADCC）反応による傷害．赤血球に対する反応がⅡ型の典型例で，不適合輸血，自己免疫性溶血性貧血などの要因となる．

Ⅲ型アレルギー：免疫複合体型アレルギーとも呼ぶ．血液中の抗原－抗体反応の結果形成された免疫複合体が全身性に種々の組織に沈着して障害を生じる全身型と，局所的に沈着した組織が障害される局所型がある．沈着免疫複合体が補体を活性化する過程で生じるC3a，C5a（アナフィラトキシン）による肥満細胞・好塩基球からのヒスタミン・ロイコトリエン放出，補体のC5・6・7・8・9複合体による細胞膜損傷，免疫複合体Fc部位を介したFcレセプター陽性好中球の細胞傷害性物質産生などが複合して組織障害を生じる．異種タンパク質投与による血清病が全身型の例，全身エ

リテマトーデスのループス腎炎が局所型の例として知られている．

Ⅳ型アレルギー：遅延型アレルギーとも呼ばれる．抗体は関与せず、感作されたCD4⁺T細胞が抗原刺激で種々のサイトカインを放出し、マクロファージとT細胞の抗原局所への浸潤・集積・増殖が起こる．炎症反応は抗原曝露後24〜48時間で最大に達するため遅延型と呼ばれる．ツベルクリンやベリリウム・ジルコニウムの重金属によるツベルクリン型過敏症、低分子化学物質やニッケル・クロムなどの金属による接触性過敏症が知られている．移植における拒絶反応やGVH反応、ピアスによる接触皮膚炎への関与も推測されている．☞ アトピー，アナフィラキシー，炎症反応，金属アレルギー，遅延型過敏症，サイトカイン，補体

アレルギーせいこうしんえん　アレルギー性口唇炎　allergic cheilitis　Ⅲ型ないしⅣ型のアレルギー反応による口唇炎で、アレルゲンは種々の薬剤、化粧品、吹奏楽器の材料、食品など多様である．☞ アレルギー

アレルギーせいこうないえん　アレルギー性口内炎　allergic stomatitis　Ⅲ型、Ⅳ型のアレルギー反応が関与する口内炎で、アレルギー性疾患、自己免疫疾患による口内炎症状も含まれる．アレルゲンは種々の薬剤、歯科用材料、化学物質、食物など多様である．☞ アレルギー

アレルゲン　allergen　即時型アレルギー反応を引き起こす抗原のこと．即時型アレルギー反応はさらにⅠ型のアナフィラキシー型、Ⅱ型の細胞障害型、Ⅲ型のアルサス型に分類される．アレルゲンの生体への侵入経路は、気道からの吸入、食事、接触および感染の4種である．歯周疾患の進行においても即時型アレルギーのうちⅡ型、Ⅲ型が関与するものと考えられており、その際アレルゲンとなるのは細菌性抗原である．☞ アレルギー，アナフィラキシー

アロステリックこうか　アロステリック効果　allosteric effect　酵素の基質結合部位とは立体構造上異なる部位に低分子の特異的に結合する物質（リガンド）が結合すると、一般に酵素の立体構造が可逆的に変化して、酵素活性が変化する現象をいう．J.L. Monodら (1963) が名付けた．

アロステリックこうそ　アロステリック酵素　allosteric enzyme　アロステリック効果を示す酵素．アロステリック酵素に対する基質濃度と反応速度の関係はS字状となる．アロステリック酵素は多くの場合いくつかのサブユニットからなり、これらのサブユニットが協同的に働いてアロステリック効果が現れる．

アンギーナ　angina　絞扼感を起こす疾患の総称．口腔領域では口峡、咽頭部が狭くなる炎症性疾患をいう．例えばジフテリア性アンギーナ、カタル性アンギーナ、ルードビッヒアンギーナなどがある．

アンギオテンシン　angiotensin　[アンギオトニン，ハイパーテンシン]　アンギオテンシノーゲンが酵素レニンによって切断され、不活性型のアンギオテンシンⅠに変わる．これが変換酵素により、活性型オクタペプタイドのアンギオテンシンⅡに変わる．このⅡ型が強い血管収縮作用をもつ．末梢血管に直接作用するほか、中枢性に血管運動中枢を介し、昇圧作用を発現する．

あんせいくうげき　安静空隙　free-way space, Interocclusal clearance　安静時における顎間関係で、中切歯部においては平均2〜4mmの垂直空隙がある．

あんせいじだえき　安静時唾液　resting saliva　食事などの刺激に応じて急速に分泌される反射唾液に対して、特別な刺激がない状態で分泌される唾液を安静時唾液と呼ぶ．その分泌速度は反射唾液の1/10〜1/100程度であるが、個人差が大きい．安静時の唾液分泌は主として交感神経刺激によって生じ、刺激時の唾液に比べて水分が少なく、高カリウム、低ナトリウム、ほぼ同濃度のタンパク質を含んだ唾液が分泌される．顎下腺からの分泌量が最も多く全唾液の65%を占める．☞ 唾液

あんぜんいき　安全域〈薬物の〉　margin of safety　薬物使用量の安全範囲を意味し、通常LD 50 (50%致死量)/ED 50 (50%有効量)で表される．より確実な安全域としてLD 5/ED 95あるいはLD 1/ED 99を用いるこしがある．

あんぜんキャビネット　安全キャビネット　safety cabinet　感染するおそれのある病原体などを扱うための設備．キャビネット内が陰圧に保たれ実験操作中に発生する病原菌を含んだエアロゾルが外部へ拡散するのを防止し、実験者に感染を起こさないようにするための装置、排気はHEPAフィルター（径 0.3 μm）で濾過された後に排出されるので、病原菌などを外部に漏らさない．☞ バイオハザード

アンタゴニスト　antagonist　[拮抗薬，遮断薬]　レセプターに結合して、アゴニスト（作用薬）により誘発される効果細胞の反応応答を阻害（遮断）する物質．拮抗薬、遮断薬ともいう．アンタゴニストにはレセプターの活性部位に可逆的に結合する競合的拮抗薬とレセプターの構成要素と不可逆的に結合してアゴニストの作用を阻害する非競合

的拮抗薬に大別される．神経伝達物質のレセプターにはサブタイプがあり，それらは特異的な作動薬と拮抗薬により識別される．

ちなみにクラーレ，d-ツボクラリンはニコチン性コリンレセプターの競合的拮抗薬であり，ヨヒンビンはアドレナリンα2レセプターに可逆的に作用するが，フェノキシベンザミンはアドレナリンαレセプターに不可逆的に作用する．局所麻酔薬のリドカインなどは Na チャンネル，K チャンネルに結合して，神経インパルスの発生と伝導の両者の遮断作用を示す．近年，局所麻酔薬と結合する Na チャンネルレセプターの構造，機能は分子生物学的研究により解明されている．☞ アゴニスト，拮抗阻害，受容体

アンチピリン antipyrine ［フェナゾン］
アミノピリンと同様の機序をもつ解熱鎮痛薬として呼吸器系熱性疾患に頻用されたが，アスピリンなどの出現で使用は減少している．ピラゾロン系薬剤に過敏症を呈した者には禁忌である．

アンチホルミン antiformin ［歯科用次亜塩素酸ナトリウム液］　有機物溶解作用が強く，殺菌，制臭および漂白作用があるため，感染根管の化学的清掃に用いる．

アンチモンごうきん　アンチモン合金 antimony alloy　アンチモンを主成分とした合金で，歯科用としてはスズとアンチモンの合金アコライトおよびトリオライトが鋳造用合金として市販されている．

アントシアン anthocyan　赤，青，紫などを呈する一群の植物色素の総称．水，アルコールに可溶で，いずれも酸を加えると赤色になる．配糖体部分をアントシアニン，それに結合したアグリコン部分をアントシアニジンといい，アントシアニンは，両者を合わせての名であることが多い．

アントロンほう　アントロン法 anthrone method　ヘキソースの定量法．グリコシド結合を加水分解せずに定量できる．濃硫酸中で生成する糖のフルフラール誘導体がアントロン(9,10-ジヒドロ-9-オキソアントラセン)と反応して生ずる青緑色素(吸収極大 620〜625 nm)を比色定量する．ヘキソースの種類によって発色率が異なる．

アンピシリン ampicillin ［アミノベンジルペニシリン，ピクシリン®，ソルシリン®，他］　広範囲ペニシリン系抗生物質．抗緑膿菌作用はない．細菌のペニシリン結合性タンパクに結合して，細胞壁ペプチドグリカンの合成を阻害する．☞ 抗生物質

アンモニア ammonia　NH_3，分子量 17.03．
刺激臭をもつ無色の気体．水と反応しアンモニア水となる．$NH_3+H_2O \rightleftharpoons NH_4OH \rightleftharpoons NH_4^+OH^-$．アルカリ性．生体内ではアミノ酸の分解によって生じるが，大部分再利用される．不用のアンモニアは脊椎動物の場合，尿素，アンモニア，尿酸として排泄される．

い

イーグルのばいち　イーグルの培地 Eagle's medium　イーグルにより考案された細胞培養用の合成培地．イーグルの基礎培地(BME)やイーグルの最少必須培地(MEM)などが市販されている．

EGF epidermal growth factor ［表皮増殖因子，上皮増殖因子］　EGF は，増殖因子の先駆的存在で，1962 年にマウスの顎下腺より分離された．EGF は 53 個のアミノ酸からなる分子量 6,045 のタンパク質で顎下腺，血漿，尿，乳汁，唾液，涙，汗などの体液に含まれている．その作用は肝細胞や角化表皮細胞をはじめとする上皮由来の細胞や線維芽細胞，血管平滑筋細胞などの増殖を促進させる．毛包細胞などに対してはその増殖が抑制され，毛髪の発育が抑えられる．胃酸の分泌を抑制する因子として知られていた β ウロガストロンも EGF そのものであることが知られている．マウス顎下腺の抽出液をマウスの新生児に注射するとさまざまな上皮組織の急速な成熟をもたらし，早期にまぶたの開口や切歯萌出を誘導する．この作用が上皮系の細胞の増殖の結果によるものであることが明らかになり EGF と命名された．眼の角膜損傷は視力障害などさまざまな問題が生じることから，角膜損傷に EGF などの増殖因子が有効であることが期待されており，増殖因子の局所投与による有効性が検討されている．また EGF は，他のポリペプチド増殖因子(血小板由来増殖因子など)とともに歯周組織の創傷治癒に関与している．☞ 発生，分化，サイトカイン

EDTA ethylenediaminetetraacetic acid ［エチレンジアミン四酢酸］　二価金属イオンとキレート化合物を形成する．金属とモル比 1:1 の錯塩を形成することを利用して金属の容量分析(キレート滴定)に用いられるほか，以下の用途に使用される．生物学的資料に混在する微量金属の除去，アスコルビン酸・ペニシリンなどの溶液安定化剤，飲食物の酸化防止剤，水の硬度分析など．☞ キレート

EB ウイルス Epstein-Barr virus　ヘルペスウイルス科．DNA 腫瘍ウイルス．B リンパ球を標

的として感染する．成人では伝染性単核球症を起こすことがある．バーキットリンパ腫，上咽頭癌はEBウイルスの感染に関連して起こる腫瘍性病変．感染されたB細胞が不死化することから，人型の単クローン抗体作製に利用される．

イオノフォア　ionophore　生体膜やリン脂質二重層の人工膜に対して，特異的にイオンの透過性を増大させる抗生物質の総称．イオノフォアには，イオンを包み込むようなものと疎水性の複合体を形成してイオンを遊離する，いわゆるキャリアー型のもの（ex. バリノマイシンやナイジェリシンなど）と，膜貫通性チャンネル型のもの（ex. グラミシジンDなど）とがある．運ばれるイオンとの特異性は個々に異なり，起電性のものと非起電性イオン交換体とがある．前者は電気ポテンシャルと化学ポテンシャルの交換を行うことができる．また後者は異なったイオンの化学ポテンシャルに変換することができる．

この用語はPressmanらによって命名されたものである．イオノフォアは元来抗生物質ではあるが，抗生物質は抗菌剤という概念からすると，イオノフォアは必ずしも細菌に対してのみ作用するものではないし，人工合成されたものもある．ミトコンドリアの脱共役剤として知られるCCCPやFCCPは強力なプロトンのイオノフォア（プロトノフォア）であり，ミトコンドリアのプロトンによる電気化学ポテンシャルを解消してしまうことにより脱共役を起こす．また，乳酸も含め，弱酸性の有機酸はイオン化していない状態では膜透過性なので，プロトノフォア様の作用をするものがある．☞イオンチャンネル，プロトンポンプ，イオンポンプ，抗生物質

イオン　ion　電荷をもつ化学種をイオン（ion）という．原子または原子団が1個または数個の電子を失うか，あるいは過剰に電子を得て生ずる．イオンはおもに電解質溶液中や気体放電の際などに生ずるが，結晶や分子のなかでも電子が移動し構成要素がイオンの形かイオン性を帯びる場合もある．物質の化学的反応性はイオンを生じるかどうかで決定される．正に荷電したイオンをカチオン（cation），負に荷電したものをアニオン（anion）と呼び，電場ではそれぞれ陰極（casode）と陽極（anode）に移動する．例えば，食塩を水に溶解すれば，Na^+イオンとCl^-イオンを生じる．

Na^+, K^+, Ca^{2+}などのイオンは生命の維持には必須であり，細胞内のこれらのイオンの濃度を調節するタンパクが存在し，イオンポンプ（ion pump）と呼ばれる．細胞膜（cell membrane）に直接作用してイオンの透過性を高めるイオノフォア（ionophore）と呼ばれる一群の抗生物質（antibiotics）も存在する．

無機イオンだけでなく，高分子の有機化合物，例えばタンパク質なども溶液状態ではイオン化している．タンパク質はアミノ基（amino group）とカルボキシル基（carboxy group）を有するアミノ酸がペプチド結合した重合体であるので，等電点（isoelectric point）以外のpHではイオン化している．この性質を利用してタンパク質を精製するイオン交換クロマトグラフィーという方法がある．☞イオノフォア，クロマトグラフィー

イオンこうかんじゅし　イオン交換樹脂　ionexchange resin, ion exchanger　イオン交換能のあるイオンをもつ合成樹脂の総称であり，生物学においては混合物中の個々の成分を分離するクロマトグラフィーに用いられる．イオン交換クロマトグラフィーは，正の実効電荷をもつ化合物は負の固定相（陽イオン交換樹脂）に，負の実効電荷をもつ化合物は正の固定相（陰イオン交換樹脂）に結合することを利用してタンパク質などの精製を行う．☞クロマトグラフィー

イオンせんたくせいでんきょく　イオン選択性電極　ion-selective electrode　［イオン電極］ある特定のイオンの活量変化にのみ反応する電極．固体膜型と液膜型に大別される．

イオンチャンネル　ion channel　リン脂質二重層の細胞膜は基本的にはイオンに対して不透過である．したがって細胞膜を横切るイオンの移動は膜に埋め込まれたあるいは膜を貫くイオン輸送体タンパク質が担っている．これらのうち，イオンの受動輸送を行うものを一般にイオンチャンネルといい，能動輸送のそれをイオンポンプという．イオンポンプは多かれ少なかれすべての細胞に存在するのに対し，イオンチャンネルは動物の神経系で非常によく発達しておりインパルスの伝導には必須の存在である．その他，筋，分泌組織にも多く存在する．イオンチャンネルには選択性があり，K^+チャンネル，Na^+チャンネル，Ca^{2+}チャンネル，カチオン選択性チャンネルなどと呼ぶ．またチャンネルの多くは2つの状態（コンホメーション）をとり，一方はイオンを透過する状態で，もう一方は透過しない状態である．この状態の変化をゲート開閉という．ゲートの開閉はi）膜電位，ii）低分子のリガンドの結合，iii）膜の伸張によって起こる．チャンネルを透過するイオンの流れは電気生理学的手法により電流として観測される．

最も罹患者の多い遺伝病として知られる嚢胞性線維症cystic fibrosisはある種のCl^-チャンネル

が原因因子である．これは Cl^- チャンネルでありながら ATP を加水分解する酵素活性をもっており，ABC（ATP binding cassette）スーパーファミリーに属している．このタンパク質ファミリーには，抗生物質や抗腫瘍剤の多剤耐性ポンプの多くが属していることや，Na^+, K^+-ATPase のあるサブユニットの一部（M 7/M 8 loop）は Na^+ イオンチャンネルの P loop と非常に相同性が高いことなど，分子進化論的あるいは分子系統学的考察から，機能的には対局にあるイオンポンプとイオンチャンネルは，起源がそう異なるものではないらしいと考えるようになってきている．☞ 神経系，神経伝達物質，イオンポンプ，イオノフォア，薬剤耐性

イオンどうにゅうほう　イオン導入法　iontophoresis　電気泳動により薬剤のイオン化した有効成分を硬組織や組織の深部にまで浸透させる方法で，歯科においては，根管の消毒や象牙質知覚過敏などの治療に用いられる．

イオンポンプ　ion pump　イオンに対する能動輸送担体を一般にイオンポンプという．電気化学的勾配（electro-chemical potential）に逆らってイオンを輸送するということを，位置エネルギー（potential energy）に逆らって水を汲み上げるポンプに例えたもので，H^+ を輸送するプロトンポンプや Na^+, K^+ を輸送する Na^+ ポンプがある．電荷をもたない溶質分子が形質膜を越えて輸送されると，当然そこにはその溶質分子の濃度勾配が形成される．この濃度勾配は化学的勾配ともいう．ところが電荷をもつイオンが溶質として形質膜を越えて輸送されたとき，そのイオンの濃度（化学的）勾配が生じるが，これと同時にイオンの電荷のための電気的勾配も生じる．この総和を電気化学的勾配という．

今ここで細胞を単純化して考えてみる．細胞内には溶質としてグルコースだけが存在して，細胞外は溶媒の水のみとする．この時，形質膜は親水性のグルコースに対しては不透過なのでグルコースはいつまでも細胞内に保持され続ける．ここで形質膜にグルコースだけを透過する輸送担体（carrier タンパク質）があったらどうなるであろうか？　いうまでもなく，グルコースはその濃度勾配にしたがって細胞外へ流出していき，これは濃度勾配がなくなるまで続く（この輸送形態は促進拡散である）．さて次の例として細胞内に食塩即ちナトリウムイオンと塩素イオンがあったとする．ここで輸送担体がなければ先程のグルコースの場合と同じでイオンは細胞外へは出ていかない．では，ここにナトリウムイオンのみを透過させる輸送担体があったら（生体内には実際にそのような輸送担体が多くある．）どうなるであろうか．グルコースのように細胞外へどんどん流出していくことなく，ナトリウムイオンはほとんど流出しない．何故なら，ごくわずか流出したナトリウムイオン（の電荷）により細胞内に向いた電気的勾配が生じるからである．この電気的勾配とナトリウムイオンの濃度勾配がちょうど等しくなるところまでナトリウムイオンの流出が起こりそこで止まってしまうからである．また電気的勾配と化学的勾配は互いに変換可能であり，影響しあっている．このようにイオンの輸送は電気的勾配と化学的勾配が生じる点は重要な点であり，さらに唾液の分泌や神経や筋という重要な組織の機能を担う点でイオンポンプは重要な役割を演じている．☞ 能動輸送，プロトンポンプ，ナトリウム（Na）ポンプ，イオンチャンネル

いか　異化　catabolism　栄養素として細胞内に取り込まれたタンパク質，糖質，脂質などの大きな分子が二酸化炭素，アンモニアなどの簡単な分子まで分解される代謝反応をいう．このとき放出される化学エネルギーは生合成，能動輸送，筋肉収縮などに利用される．☞ 同化作用

いかたいしゃさんぶつよくせい　異化代謝産物抑制　catabolite repression　[異化物抑制，カタボース抑制]　大腸菌など細菌類で一般に観察される現象．グルコースやグリセロールなど糖代謝の異化産物（カタボライト）が培地中に存在すると，糖代謝に関与する種々の分解酵素の de novo 合成が転写レベルで抑制されることをいう．大腸菌のラクトースオペロンなど糖代謝系の遺伝子の転写をサイクリック AMP（cAMP）と協同して促進する転写調節タンパク質（cAMP 受容タンパク質：CRP）で転写調節を受ける標的遺伝子は多数あり，CRP レギュロンを構成している．細菌がカタボライトを細胞内に取り込むにはリン酸化が必要であり，その共役のため細胞内のリン酸が欠乏し，リン酸化によるアデニル酸シクラーゼの活性化が抑えられる．その結果，細胞内の cAMP 濃度が低下し，CRP による転写促進が抑制される．カタボライトの取り込みが終われば，順次転写速度は回復する．標的酵素はガラクトシダーゼ，セルラーゼ，アミラーゼ，デキストラナーゼなど多数存在する．☞ ラクトースオペロン，サイクリック AMP

いきち　閾値　threshold　[しきい値]　物質や刺激などが量的にある一定値を超えたとき，1つの事象が急に発現する場合，その値をいう．砂糖消費量とう蝕発症率においても，砂糖消費量に

閾値が存在する．

いけいしるい　異形歯類　heterodontia　ほ乳類のように歯の形態が機能的に分化している動物をいう．対語として同形歯類があるが，爬虫類以下の動物がこれに相当する．例外として歯クジラ，アルマジロなどは二次的に同形歯をもつ．

いしつぶんぴつせん　異質分泌腺　heterocrine gland　複数種の成分を含む分泌液を分泌する腺．

❖**いじょうえんげへき　異常嚥下癖　swallowing habit**

❖**いじょうこうおん　異常構音　dysarthria**

いしょく　移植　transplantation, grafting
広義には植物や培養細菌などを別の場所に植え替えることも含む．狭義には，ある個体の一部を他の個体へ人為的に移し替えることをいい，同一個体内での移植を自家移植(autograft)，一卵性双生児やクローン動物あるいは同系実験動物など同一遺伝子個体間の移植を同系移植(isograft)，ヒト・ヒト間など同種個体間の移植を同種移植(allograft)，ヒト・ブタ間など異種間のそれを異種移植(xenograft)と区別する．

自家および同系移植においては基本的にすべての移植抗原が一致するゆえ移植片は正着するが，同種および異種間移植を成立させるためには外科的成功に加え移植片拒絶反応の人為的抑制が鍵となる．特殊例であるが，T細胞を欠くヌードマウスや重度複合免疫不全(SCID)マウスなど免疫機能が低下した個体には同種のみならずヒトなど異種組織も正着する．またヒトでは，主要組織適合《性》抗原の発現がない血小板や赤血球，あるいは発現量の少ない角膜や腎臓などの正着率が高い．近年，培養技術の進歩やクローン動物・トランスジェニックマウスなど遺伝子操作の技術的進展により，個体の組織や細胞を試験管内やほかの動物内で増殖させ，再び個体に戻す自家移植方法も可能となってきた．☞ 移植免疫, 移植片拒絶反応, 組織適合《性》抗原

いしょくこうげん　移植抗原　transplantation antigen　移植に際し，宿主の移植片拒絶反応を誘導するような移植片上の抗原分子の総称．同種移植における移植抗原は同種移植抗原といわれ，主要組織適合《性》抗原と副組織適合《性》抗原，およびABO血液型物質に限定される．異種移植におけるそれは異種移植抗原といわれ，移植片上にあるが宿主の動物種には存在しないすべての物質が基本的にはその対称となる．☞ 移植, 組織適合《性》抗原, 細胞性免疫, 体液性免疫

いしょくへんきょぜつはんのう　移植片拒絶反応　graft rejection　[HVGR]　宿主が移植片を拒絶する反応をいい，宿主対移植片反応(host versus graft reaction：HVGR)ともいう．この反応に関与する抗原を移植抗原と総称し，同種移植におけるそれを特に組織適合抗原という．移植片が宿主と異なった移植抗原をもつとき移植片拒絶反応が生じる．

本来自然界では起こり得ないこの反応は，高等動物においては細胞―細胞間の円滑な会話や協同作業の保障，ウイルスや細菌等の侵入阻止など，個体の恒常性を維持するために不可欠な免疫監査機構の一側面であり，自己認識に基づき非自己細胞を排除しようとする免疫の基本反応である．原始的な自己認識機構はボルボックスや海綿動物ですでに認められる．2種の海綿の細胞をバラバラにし混合しても，同種の細胞どうしが再集合し個体性を表現する．腔腸動物のヒドラやサンゴでも異株間の移植は成立しない．免疫学的記憶を伴った拒絶反応は，ミミズなどの環形動物，ヒトデなどの棘皮動物に観察され，2度目の移植では二次免疫応答反応が誘起される．脊椎動物では，一度移植片を拒絶した個体のリンパ系細胞を他の同系個体に注入することにより，免疫学的記憶の移入が可能である．

この反応の主役はT細胞を中心とする細胞性免疫であり，B細胞が欠落した個体でも拒絶反応は起きる．また，移植片を認識したキラーT細胞のみの移入で拒絶反応が誘起できる．しかしながら，臨床的にはヘルパーT細胞やNK細胞また体液性免疫も複雑に関与しており，反応のステージも，同種移植の場合，主要組織適合抗原が異なるため移植直後に発生する超急性拒絶反応，2週以内に出現する亢進性拒絶反応，3カ月以内の急性拒絶反応，副組織適合抗原の違いにより遅れて観察される慢性拒絶反応に大別される．現在，副腎皮質ステロイドやサイクロスポリンAなどの強い免疫抑制剤が開発されており，一般に慢性拒絶反応は予防可能となった．☞ 移植, 組織適合(性)抗原, 主要組織適合(性)抗原, 自己認識, 細胞性免疫, 体液性免疫

いしょくへんたいしゅくしゅはんのう　移植片対宿主反応　graft-versus-host reaction　[GVHR]　対宿主移植片反応ともいい，GVH反応，GVHRと略称される．基本的には移植片拒絶反応と同じ反応であるが，この場合，移植された免疫担当細胞の宿主に対する免疫応答反応をいい，免疫力の低下した個体に輸血や骨髄移植などリンパ系細胞を移入することにより発生する．その際，宿主に臨床的症状が現れるケースを移植片

対宿主病（GVHD）といい，その主役がキラーT細胞であることは実験的に証明されている．実際には，再生不良性貧血，白血球異常，白血病などの悪性疾患による免疫不全患者に骨髄移植を行った場合に発症し，ドナー（骨髄提供）とのHLAの不一致により移植後5〜60日頃に発症する急性GVHDと副組織適合（性）抗原の不一致により100日以後に発症する慢性GVHDに分類される．これらの予防にはサイクロスポリンAなどの免疫抑制剤が使用される．☞ 移植片拒絶反応，組織適合（性）抗原，主要組織適合（性）抗原，細胞性免疫

いしょくめんえき 移植免疫 transplantation immunity 移植（同種移植および異種移植）に際し，移植された個体（宿主またはレシピエント）に生じる免疫応答の総称．ドナー（移植片提供者）とレシピエント間における移植抗原の相違により誘導される反応で，組織適合（性）抗原の不一致による移植片拒絶反応，および移植片対宿主反応がその中心となる．☞ 移植，自己認識，組織適合（性）抗原，細胞性免疫

❖**いしょせいしせん 異所性脂腺 ectopic sebaceous glands**

❖**いしょせいだえきせん 異所性唾液腺 heterotopic salivary glands**

いせいか 異性化 isomerization 酸，塩基などの化学作用，あるいは温度，圧力，光などの物理作用によって化合物の原子または原子団（基）の結合状態を変え，ほかの異性体に変えることをいう．生体内で酵素的に異性化を起こす酵素を異性化酵素（イソメラーゼ）と呼ぶ．

いせいたい 異性体 isomer 分子式が同じで構造が異なる化合物のこと．構造が異なるためそれぞれの物理的，化学的性質が相違する．有機化合物の異性体は一般に次のように分類される．1）原子配列が異なる構造異性体は位置異性，官能基異性，位相異性，核異性などに分かれ，2）原子や置換基の空間配列が異なる立体異性体は幾何異性，鏡像異性，立体座異性などに分かれる．無機化合物の異性体もⅰ）結合（構造）異性，ⅱ）イオン化異性，ⅲ）配位異性，ⅳ）幾何異性，ⅴ）水和異性などに分かれる．

いそうさけんびきょう 位相差顕微鏡 phase contrast microscope 培養細胞などの生細胞や無染色透明標本の屈折率の差を，像の光度あるいはコントラストの差として可視化することのできる顕微鏡．コンデンサと対物レンズが，この目的のために通常の顕微鏡とは異なっている．

イソこうそ イソ酵素 isozyme → アイソザイム

イソロイシン isoleucine [2-アミノ-3-メチル-n-吉草酸] $C_6H_{13}NO_2$．分子量131.18．略記はIleまたはI（一文字記記）．L型はタンパク質を構成する分枝アミノ酸の1つである．ヒトでは必須アミノ酸．E. ErlenmeyerとC. Hell（1871年）がイソロイシンの存在を推定し，F. Ehrlich（1904）が単離に成功した．ロイシンとは溶解度，施光度などの物理化学的性質が異なる．

生体内では，分枝アミノ酸アミノトランフェラーゼで脱アミノ酸後，分枝2-オキソ酸脱水素酵素，分枝アシル-CoA脱水素酵素によって酸化され，チクロイルCoAに代謝分解される．この分解過程は他の分枝アミノ酸であるバリンやロイシンと類似している．その後，数段階の反応を経てプロピオニルCoAとアセチルCoAになる．先天性代謝異常の1つ楓糖尿症（メープルシロップ尿症）は，分枝2-オキソ酸脱水素酵素活性の低下によってイソロイシンなどの分枝アミノ酸やそれから由来する分枝2-オキソ酸が血中に蓄積することによって生ずる．☞ アミノ酸

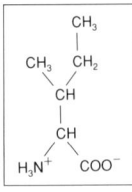

イソロイシン

いたみ 痛み pain [痛覚] 患者が不快なものとして訴える感覚．多くの疾患がそこに隠されている．絶対的な知覚としてではなく，主観的にとらえられ，訴えられることが多いため，その原因となっているものを探るには多くの知識と経験を必要とする．

いちえんきたけい 一塩基多型 single nucleotidemorphism [SNP，スニップ] ゲノム中に約1,000塩基に1カ所の頻度で起こっているとされる一塩基置換による多型のこと．一塩基多型は，疾患関連遺伝子や薬剤感受性の個体差に関連した変異として注目されている．なお，多型は正常な個体100人に1人以上の頻度で現れ，頻度が1％未満の塩基配列の異常は突然変異という．☞ 突然変異

❖**いちごぜつ 苺舌 strawberry tongue, raspberry tongue**

❖**いちじこうがい 一次口蓋 primary palate**

❖**いちじこうくう 一次口腔 primary oral**

cavity

いちじこうぞう　一次構造　primary structure
タンパク質の構造は一次構造から四次構造まで分けて考える。一次構造はタンパク質のアミノ酸配列のことで、遺伝情報（核酸塩基の配列）によって決められる。タンパク質のアミノ酸配列は、N末端からC末端へ順に番号を付け、通常N末端のアミノ酸は左側に、C末端のアミノ酸は右側に書く。☞ アミノ酸配列、タンパク質の構造

❖いちじびくう　一次鼻腔　primitive nasal cavity

いちらんせいそうせいじ　一卵性双生児　monozygotic twins, identical twins　1個の卵子から2個の胚子を発生したもの。胎児は同性であり、遺伝的に同一。胎膜を共有し成長する。☞ 移植

いっかせいきんけっしょう　一過性菌血症　transient bacter(i)emia　出血を伴う歯のブラッシングや抜歯後にみられるような、一次的に細菌が血中に入ることをいう。

いっさんかたんそちゅうどく　一酸化炭素中毒　carbon monoxide poisoning　燃焼、暖房の不完全燃焼により起こる。一酸化炭素はヘモグロビンとの親和性が酸素の約200倍で、酸素に置き換わって強く結合し、酸素運搬能を低下させ呼吸障害と組織の酸素欠乏を起こす。急性中毒では頭痛、疲労感、めまい、動悸、視力障害、興奮、痙攣、運動麻痺を起こす。

いっせいしせい　一生歯性　monophyodonty
ヒトの大臼歯やネズミの歯のように一生抜け替わらない歯をいう。

イディオタイプ　idiotype　[Id]　免疫グロブリンの抗原結合部位である超可変部の構造によって決まる、個体特異的な抗原性のこと。抗イディオタイプ抗体は、自己に対しても産生され、免疫応答の調節に関与していると考えられている。☞ 抗体、イディオタイプネットワーク

イディオタイプネットワーク　idiotype network　Niolc Jorno は1974年、抗原に対して抗体（あるいはT細胞レセプター）が誘導されると、次にこの抗体（あるいはT細胞レセプター）のイディオタイプ（抗体やT細胞レセプターのV領域上の抗原に特異的な結合部位に固有の構造）に対する抗体（すなわち、抗イディオタイプ抗体）が誘導され、それらが相互に作用を及ぼしあう免疫ネットワークが生体内に存在するという仮説を提唱し、これをイディオタイプネットワークと呼んだ。抗イディオタイプ抗体には、結合部位イディオタイプに対する抗体と非結合部位イディオタイプに対する抗体（ハプテンによりイディオタイプとの結合を阻害されない）が含まれる。

このネットワークによって正常の免疫応答が調節されていることを示すいくつかの証拠があげられている。例えば、マウスをNP（ハプテン）で免疫すると、限られたイディオタイプをもつ抗体が産生される。この抗体に対する抗イディオタイプ抗体は、続けてNP結合キャリアータンパク質とともに投与すると、抗イディオタイプ抗体量に依存して、イディオタイプをもつ抗体の産生を増強したり抑制したりする。☞ 抗原、抗体形成

いでん　遺伝　inheritance　両親から与えられた遺伝的基礎の総和。生物において、親から子へと生殖細胞を通し形質が伝達されること。☞ 遺伝子

いぐんし　遺伝子　gene　遺伝情報を担う因子で、メンデルの法則が再発見された1900年からT. Morgan が遺伝の染色体説を唱えた1930年代の半ばまでの間に、遺伝子の概念は1）ある特定の形質の発現を支配する、2）自己と同じものをつくる、3）染色体上に線状に配列するもの、としてとらえられるようになった。やがて遺伝子の本体はO. Avery らの肺炎双球菌を使った形質転換の実験からDNAと考えられるようになり、J. Watson らのDNA構造解明へと展開していった。

生物の遺伝情報はDNA分子（一部のRNAウイルスではRNA）の中に貯えられている。それは基本的にはDNAの塩基配列であり、DNAの半保存的な複製（replication）を通じて正確に細胞から細胞へと伝えられる。一方、細胞内でDNAの塩基配列はまずRNAへ転写（transcription）される。RNA中にはtRNAやrRNAのように、そのままの形で機能を発揮するものもあるが、大部分はmRNAとしてタンパク質の鋳型となる。mRNAの塩基配列は、タンパク質のアミノ酸配列に翻訳（translation）される。この反応は、リボソーム上で特定のアミノ酸をmRNAの特定の3個のヌクレオチド配列（コドン）に対応させるtRNAの働きによって行われる。このような遺伝情報の流れは、微生物からヒトに至るまですべての生物に共通している基本的なものとして、セントラルドグマと呼ばれている。レトロウイルスと呼ばれるRNAウイルスには逆転写酵素が含まれていて、RNAを鋳型にしてDNAが合成される。しかし、DNAから直接タンパク質がつくられたり、タンパク質を鋳型にしてRNAがつくられる例は知られていない。

遺伝子はDNA分子上のある長さをもった特定

の領域を指すもので、その塩基配列の特異性によって個々の遺伝子がつくりだすタンパク質のアミノ酸配列に特異性が生じる．シストロンはシス-トランス相補性検定で判定されるような機能的単位としての遺伝子であって、ふつういわれる遺伝子がこれに相当する．原核生物の場合、翻訳開始点と終止点にはさまれる連続した塩基配列の領域が遺伝子であり、通常数百から数千の塩基対を含んでいる．また、転写と翻訳が同時的に進行する．これに対し真核生物の大部分の遺伝子は、その内部に翻訳されない部分が介在している．これらの遺伝子はmRNAに転写した後、翻訳されない部分が切り取られたり（スプライシング）、その他の構造修飾（プロセシング）が起こり、核膜孔から細胞質に出て行き翻訳されることになる．遺伝子内部の翻訳される部分はエキソン、取り除かれて翻訳されない部分はイントロンと呼ばれる．遺伝子の中には10個以上のイントロンを含むものがあり、また一般にイントロンの部分はエキソンの部分よりも長いので、つくられるタンパク質の大きさは同じでも、真核生物の遺伝子の大きさは原核生物の遺伝子よりもずっと大きい．遺伝子というときには、tRNAやrRNAを転写するDNA上の領域も指すことがある．☞染色体，タンパク質合成，DNA，スプライシング，コドン

いでんしがた　遺伝子型　genotype, genetic type　[ゲノタイプ]　ある生物の個体の全体の遺伝子構成，あるいは部分的な遺伝子構成．環境と作用して表現型を決める．

いでんしきごう　遺伝子記号　gene symbol　個々の遺伝子を表記するための記号で、アルファベットと数字などを用いイタリック体小文字で表される．

いでんしくみかえ　遺伝子組換え　gene recombination　異種の生物間あるいは遺伝子間で人工的に連結したDNAを導入することにより、その生物の機能や形態などを変化させること．☞遺伝子操作，組換えDNA技術

いでんしクラスター　遺伝子クラスター　gene cluster　共通する祖先遺伝子の複製と変異により生じた一群の遺伝子をいい、染色体上で密に連鎖する場合が多い．☞主要組織適合(性)遺伝子複合体

いでんしクローニング　遺伝子クローニング　gene cloning　→クローニング

いでんしこうがく　遺伝子工学　gene engineering, gene technology　精製し切断したり、人工的に合成することにより得られた遺伝物質であるDNAを人為的に操作し、自然界にない新たで有益なDNA分子をつくる手法をいう．☞遺伝子操作，組換えDNA技術

いでんしざ　遺伝子座　locus, gene locus　[ローカス]　染色体上でそれぞれの遺伝子が占める位置のこと．遺伝子と同じ意味で用いられることもある．単に座ともいう．

いでんしさんぶつ　遺伝子産物　gene product　ある遺伝子の情報をもとに合成されたペプチドのこと．☞タンパク質合成

いでんしそうさ　遺伝子操作　gene manipulation　[遺伝子工学，組換えDNA技術]　あらゆる生物の遺伝情報はすべてDNA（ある種のウイルスはRNA）が担っており、DNAからの遺伝情報の発現には普遍性があることから、ある生物の遺伝情報を人為的にDNAの断片として他の生物に移し入れ、そこでその情報を発現させることが可能である．この技術は遺伝子操作と呼ばれ、1970年代初頭のP. Berg らとS. Cohen らによる研究に端を発するが、いまや一大技術体系を形づくるに至り、生命科学の多方面に計り知れない影響を及ぼしている．異株間、異種間でのDNAの移入は自然界では例えば細菌においては形質転換、接合、導入といった手段で行われている．

遺伝子操作を人為的に可能にしたのは制限酵素、DNAリガーゼおよびプラスミドDNAの発見である．制限酵素はDNAの特定の配列（パリンドローム配列）を認識し、切断する酵素であり、試験管内でDNAを断片化することができる．また、DNAリガーゼは制限酵素によって切断した断片どうしを結合させる酵素であり、制限酵素と組み合わせて用いると、ある特定のDNA断片を自律複製可能なDNA単位であるプラスミドDNAに導入することができる．このような操作を遺伝子クローニングという．

現在では遺伝子操作技術は単に他の生物の特定の遺伝子を異なる生物（おもに大腸菌などの微生物）にクローニングすることに留まらず、有用なタンパク質の異種生物内での大量生産（B型肝炎のワクチンとしての組換えHBs抗原の酵母での大量生産など）、トランスジェニックマウスやノックアウトマウスなどの変異個体の作製、さらに遺伝子DNAに生じたわずかな違いも検出できる方法（PCR-SSCP single stranded DNA conformation polymorphismなど）を用いてどの遺伝子にどのような変異をもつ疾患かを決定したり、その人が将来、癌や遺伝病を発症するかどうかを予測することが可能な遺伝子診断技術など各方面に応用分野が広がってきている．

また、遺伝子操作技術が誕生した1970年代初頭

から将来は本技術が遺伝子治療として応用できることが予想されていたが，30年経た現在，アデノシン デアミナーゼ adenosine deaminase (ADA) 欠損による重度複合免疫不全，レッシュ・ナイハン症候群，フェニルケトン尿症などのヒト遺伝ハン疾患では細胞，組織レベルで遺伝子異常を遺伝子操作によって正常にもどすことが可能であることが証明されている．さらに ADA 欠損症においては，患者から採取したTリンパ球に正常 ADA 遺伝子を移入し患者にもどすという遺伝子治療が，日本においても開始されている．このような体細胞を用いる遺伝子治療は癌治療などにその適応範囲が広がってきている． ☞ 遺伝子, DNA, DNA クローニング，クローニング，制限酵素

いでんしちず　遺伝子地図　genetic map
リンケージ実験により得られた組換え率から推定した，染色体上における遺伝子の位置を直線的に示した地図．

いでんしちりょう　遺伝子治療　gene therapy
［遺伝子療法］　患者の細胞に遺伝子を導入し細胞内でそれを発現させることにより，疾患を治療しようとする治療法．先天的に遺伝子に異常があるために起こる遺伝病の治療法として考え出されたものであるが，最近では癌やエイズなどの後天性の疾患の治療法としても研究されている．

いでんしバンク　遺伝子バンク　gene bank
［遺伝子銀行］　組換え遺伝子や，失われつつある生物の遺伝子資源を保存し，研究者などに提供する機関．

いでんしほこう　遺伝子歩行　gene walking
［染色体歩行］　染色体上の DNA 断片をクローニングする方法で，ある DNA 断片と一部分が重なる断片を単離し，その断片をプローブとしてさらに離れた断片を単離するといった操作をくり返し長い距離をクローニングする． ☞ 組換え DNA 技術

いでんしライブラリー　遺伝子ライブラリー　gene library　［遺伝子図書館］　クローン化された遺伝子の収集．ある1つの種のすべての遺伝情報を網羅する遺伝子の集まり．ゲノム上の遺伝子を解析するためには，全ゲノムを直接取り扱うことができないため，適当な大きさに切断した DNA をベクターに結合し大腸菌などの宿主菌に導入して増幅する．これらの DNA の集合が遺伝子ライブラリーである．

いでんせいエナメルしつけいせいふぜんしょう　遺伝性エナメル質形成不全症　hereditary enamel hypoplasia　遺伝的要因により，エナメル質の形成に異常が生じる疾患．低形成型と低硬化型に分類される．

いでんせいししにくかけいせいしょう　遺伝性歯肉過形成症　hereditary gingival hyperplasia
［遺伝性歯肉増殖症］　遺伝的要因により，歯肉の異常増殖がみられる疾患．

いでんせいぞうげしつけいせいふぜんしょう　遺伝性象牙質形成不全症　dentinogenesis imperfecta, hereditary dentin hypoplasia　遺伝的要因により，象牙質の形成に異常が生じる疾患．

❖**いでんせいにゅうはくしょくぞうげしつ　遺伝性乳白色象牙質　hereditary opalescent dentin**

いでんてきこうそく　遺伝的拘束　genetic restriction　➡ MHC 拘束

❖**いにょうこつけっさつ　囲繞骨結紮　circumferential wiring**

イヌリン　inulin　フルクトースの多糖体であるフルクタンのうち，フルクトース分子の結合型が β-2, 1 型のものをイヌリンと呼ぶ．キク科植物などに貯蔵多糖として存在している場合，フルクトース分子の重合数は 35〜40 程度であり，温水に易溶性，冷水には難溶性である．*S. mutans* の FTF により合成されるフルクタンもイヌリン型であるが，冷水にも易溶性である．フルクトース分子の重合数は菌株によって異なり，10〜30 程度という報告がある． ☞ フルクタン，フルクトシルトランスフェラーゼ

イノシトール　inositol　分子式 $C_6H_{12}O_6$，分子量 180.16．シクロヘキサン六価アルコールの総称．9種の異性体（分子式が同一だが構造式の異なるもの）のうち，天然には5種存在し，細胞中のリン脂質の構成成分として広く分布．遊離型もある．動物の成長因子としてビタミンの仲間に入れられ，bios I と呼ばれる．その欠乏により発育不全，脱毛，脂肪肝などが起こる．植物ではフィチン酸としてリン酸の貯蔵用化合物として働く．

イノシン　inosine　[Ino, I]　リボヌクレオシドの1つ．プリン誘導体のヒポキサンチンを塩基部分とする．アデノシンを脱アミノ化することで得られる．

イミノさん　イミノ酸　imino acid　［イミノカルボン酸］　プロリンなどの第二級アミン(-NH-)をもつアミノ酸，およびイミノプロピオン酸などのイミノ基(=NH)をもつ酸がイミノ酸と呼ばれる．有機化学の分野では R-C (=NH) OH をイミノ酸と呼んでいたが，これはイミド酸と呼ぶべきものである．

イムノアッセイ　immunoassay　［免疫検定］　免疫学的反応を利用した検出法の総称．代表的なものに免疫沈降反応，凝集反応，補体結合反応，

溶血反応，標識抗体法などがある．☞ 蛍光抗体法，ELISA

in situ ハイブリッドけいせいほう　*in situ* ハイブリッド形成法　*in situ* hybridization method　[切片上ハイブリッド形成法]　DNAとDNAまたはDNAとRNAの間で，塩基配列の相補性により二重鎖を形成する手法をハイブリダイゼーション（対合）というが，この原理を利用して細胞内あるいは生体内で二重鎖を形成する手法．

いんしょうざい　印象材　impression material　口腔の状態を診査したり，義歯やインレー・クラウン等を製作する場合，口腔内の歯や顎および粘膜の型（印象）を採り，その印象（陰型）に模型材（せっこう）を注入して模型をつくる．この印象を採る材料が印象材で寸法変化が少なく模型材の面荒れを起こさないことが望ましい．

印象材にはゴム質印象材（ポリサルファイド，シリコーン，ポリエーテル），ハイドロコロイド印象材（寒天，アルジネート）が主として用いられている．他にはせっこう，コンパウンド，ワックス，亜鉛華ユージノールセメント，アクリル系樹脂などがその目的に合わせて用いられている．どの印象材も組織への圧接時は低粘度で時間とともに硬化する．硬化には温度変化だけによるものと化学変化を伴うものとがある．また，ゴム質印象材のような硬化後も弾性変形しない弾性印象材とせっこうのような変形しない非弾性印象材に分けられる．患者の口腔内から直接採取した印象表層には血液や細菌など多く付着しているため，消毒の必要がある．印象材の精度を保ち，また注入する模型材に面荒れなどの影響を与えない消毒法が各印象材ごとに採用されている．☞ 消毒

いんすいちゅうすう　飲水中枢　drinking center　飲水行動を起こさせる中枢．視床下部の脳その背外側部にある．

インスリン　insulin　分子量6,000のポリペプチド．微量の亜鉛を含有し，六面体の結晶となるが，水に不溶である．血糖下降作用を有し，膵臓のランゲルハンス島のβ細胞から分泌される．肝，筋肉，脂肪組織における糖の細胞内取り込み促進，脂肪細胞での脂肪分解の抑制作用，糖からのグリコーゲン合成を促進，肝でのタンパク質からの糖生成の抑制など，種々の作用により血糖値を下げる．すべての種類の糖尿病において血糖値を下げるが，おもにインスリン依存性糖尿病の治療に用いる．経口投与は無効で，注射を行う．

インスリン治療中の患者は，低血糖になりやすいため，歯科治療の際に，食事をとることやストレスを加えないことなど十分な配慮が必要である．糖尿病管理の行われていない糖尿病患者への歯科治療，特に外科治療は危険である．肥満は，糖尿病，高血圧，高脂血症などを引き起こし，その背景にはインスリン抵抗性がある．インスリン抵抗性は，肝における糖新生の亢進，グリコーゲン合成の低下，筋肉における糖の取り込みの低下を誘起し，血糖の恒常性を保つために，正常よりも多くのインスリンを必要とする．食事療法と運動療法がおもな治療法であるが，一部インスリンとの併用が行われている．☞ 糖尿病

インスリンいぞんせいとうにょうびょう　インスリン依存性糖尿病　insulin dependent diabetes mellitus　[若年発症型糖尿病]　インスリンを産生する膵島B細胞の機能がほぼ廃絶しており，インスリン投与を行わなければ生命に危険が及ぶ糖尿病．☞ 糖尿病

インスリンひいぞんせいとうにょうびょう　インスリン非依存性糖尿病　noninsulin dependent diabetes mellitus　[成人発症型糖尿病]　インスリン依存性糖尿病，他の疾患などに伴う二次性糖尿病以外の糖尿病．膵島B細胞のインスリン分泌能は低下しているが，廃絶には至っていない．☞ 糖尿病

インターデンタルブラシ　interdental brush　[歯間ブラシ]　歯と歯のすき間の清掃用歯ブラシで，小型の円錐形または円柱形のブラシ．

インターフェロン　interferon　[IFN]　IFNはサイトカインに属する．ウイルス増殖を抑制する活性物質名として1957年にIsaccsらにより提唱された．1954年には長野らによってウイルス抑制因子として発表されたが *in vivo* の実験系なので物質としての曖昧さがあった．細胞にIFNを前処理してウイルスを感染させると顕著にウイルス増殖が抑制される．抗体のようにウイルス粒子に結合して感染性を中和するのではなく，細胞内にウイルス増殖阻止物質をつくらせる．

IFNにはα, β, ω, γの4型が存在し，α型は白血球にウイルスを感染させると産生され，サブタイプとして28以上の分子種がある．しかし，それらの基本的な生物作用は同じである．β型は1つの遺伝子で線維芽細胞にウイルスあるいは二重鎖RNAを作用させると産生する．ω型はα, βの中間型である．アミノ酸配列ではαサブタイプで80%，αとωは60%，αとβは50%程度共通であるが，γは全く異なる．α, β, ωはレセプターを共有している．γ型は感作リンパ球に抗原刺激することによって産生される．T細胞によりおもに産生され，独自のレセプターと結合して作

用を発揮する．

IFN は抗ウイルス物質として注目されていたが，細胞増殖抑制，抗腫瘍効果なども注目され，医薬品としては抗癌剤，肝炎ウイルス感染症の治療薬として普及している．作用も多面的なので免疫機能異常疾患などの治療薬としての可能性も期待されている．☞ サイトカイン

インターロイキン interleukin ［IL］ 多種類の細胞が産生する生理活性機能をもつタンパク質の総称である．生体内では免疫，炎症，造血機能，内分泌，神経系などに関与し，表面に特異的なレセプターを発現している細胞に結合し細胞内シグナル伝達系を経由して機能を発揮する．インターロイキンとは"白血球相互の通信シグナル"の意味がある．基本的にはインターロイキン免疫機能調節因子の総称でもある．歴史的には免疫学的な機能に対応して命名された多くの因子が，実は同一分子による作用であることが明らかとなり，混乱を解消するために 1979 年の国際リンホカインワークショップにおいて名称の統一化が進められ，リンパ球活性化因子としての機能が代表される IL-1 と，T 細胞が産生する T 細胞増殖因子を代表する IL-2 に分類された．2000 年 4 月現在ではその物理化学的性状が明らかになったものとして IL-1 から IL-18 まで登録されている．

一般的に免疫系の細胞が産生する液性因子をリンホカインと称しているが，単球，モノサイトが産生するものをモノカイン，リンパ球から産生されるものをリンホカインと区別して呼ぶ場合もあるが，現在ではインターフェロン，インターロイキン，増殖因子も含めてサイトカインが総称名として定着している．ほとんどのサイトカインが多面的生物作用をもち，最も特徴的な作用は別として，インターフェロン，インターロイキン，増殖因子が類似の作用をもつ場合が多い．また，作用を抑制したり相乗的に促進したり，相互に補い合う機能がからみあってサイトカイン・ネットワークを形成している．☞ サイトカイン

インテグリン integrin ［インテグリンファミリー］ 細胞接着および細胞間相互作用に関与する細胞膜を貫通する受容体．細胞外のフィブロネクチンなどのマトリックスタンパク質，フィブリノーゲン，補体などのアミノ酸配列（-RGD-）を認識して結合し，細胞内ではアクチンなどの細胞骨格と結合する．細胞外・内の情報伝達を行う．生物学的機能として，創傷治癒，止血，食作用，生体防御，分化，細胞骨格の構築に関与すると考えられている．

インテグリンスーパーファミリー integrin superfamily インテグリンは細胞表面にあり，非共有結合的に会合する $\alpha\beta$ ヘテロダイマー群で，細胞外のリガンドと細胞骨格を結びつけている接着分子である．細胞と細胞間，細胞と細胞外マトリックスの間の相互作用は，細胞の分化，創傷治癒，形態形成など生物の基本的生命現象，免疫，炎症反応，血液凝固などの生理的現象，さらに癌の転移など病理的な現象に重要な役割を担っている．インテグリンは当初フィブロネクチンのレセプターとして同定されたが，遺伝子解析からアミノ酸配列が明らかになると，コラーゲンやラミニンといった細胞外基質タンパクのレセプターや血小板や白血球の接着に関与する分子も類似の構造をしており，1 つのファミリーを形成していることが明らかにされた．そして，これらの構造が類似した一群の膜タンパクのグループはインテグリンスーパーファミリーと名づけられた．

現在までに 15 種の α 鎖，8 種の β 鎖が知られ，その組合せにより少なくとも 16 種の異なる $\alpha\beta$ ヘテロダイマーの存在が知られている．これらは β 鎖の違いによりさらに細分化され，おもなものに，β_1 サブファミリー（VLA ファミリー），β_2 サブファミリー（白血球インテグリン），β_3 サブファミリー（cytoadhesin）がある．α 鎖は 140〜200 kDa，β 鎖は 90〜110 kDa（β_4 は例外的に 180〜200 kDa）であり，20〜30 残基の短い細胞質部（β_4 は例外的に長い細胞質ドメインをもつ）でテーリン，ビンキュリン，α アクチニンなどを介して細胞骨格に連結している．α 鎖の細胞外部には二価金属イオン結合ドメインが 3〜4 個連続して存在し，一般にインテグリンのリガンドとの結合は Ca^{2+}，Mg^{2+}，Zn^{2+} などの二価金属イオン依存性であり，また，温度依存性で，4℃では結合しない．β 鎖の細胞外部には約 40 アミノ酸からなるシステインに富むくり返し配列が 4 個存在する．また，細胞質部のチロシンリン酸化により，細胞外部の立体構造変化や細胞骨格との結合が調節されると考えられている．

ヒトや実験動物の皮膚および歯肉接合上皮細胞に $\alpha_6\beta_4$，$\alpha_2\beta_1$，$\alpha_3\beta_1$，$\alpha_v\beta_5$ などのインテグリンの発現が認められており，上皮細胞と基底膜との接着，創傷治癒における上皮の増殖において重要な役割を果たしていると考えられている．インテグリンのいくつかのサブユニットに対するモノクローナル抗体が，歯肉の器官培養において上皮の増殖を抑えることから，歯周外科後に上皮の進展を抑制するような治療への応用も考えられている．☞ 細胞骨格，細胞接着，接着因子，接着性タンパク質

インテグリンスーパーファミリーの接着分子 (Arnaut の分類)

サブファミリー	レセプター	別称	構造	リガンド	発現分布
β_1 インテグリン					
	VLA-1	CD49a(?)/CD29	$\alpha_1\beta_1$	Laminin, Collagen	広汎
	VLA-2	CD49b/CD29, Ia/IIa, ECRI	$\alpha_2\beta_1$	Laminin, Collagen	広汎
	VLA-3	CD49c(?)/CD29	$\alpha_3\beta_1$	Fibronectin, Laminin Collagen	広汎
	VLA-4	CD49d/CD29, LPAM-2	$\alpha_4\beta_1$	Fibronectin, V-CAM	リンパ球巣球
	VLA-5	CD49e(?)/CD29, FNR	$\alpha_5\beta_1$	Fibronectin	広汎
	VLA-6	CD49f/CD29	$\alpha_6\beta_1$	Laminin	広汎
β_2 インテグリン					
	LFA-1	CDIIa/CD18	$\alpha_L\beta_2$	ICAM-1, ICAM-2	白血球全般
	Mac-1	CDIIb/CD18	$\alpha_M\beta_2$	iC3b, FactorX LPS など	単球, 顆粒球 NK 細胞
	p150, 90	CDIIc/CD18	$\alpha_X\beta_2$	iC3b?	単球, 顆粒球
β_3 インテグリン					
	IIb/IIIa	CD41a/CD61	$\alpha_{IIb}\beta_3$	Fibrinogen Fibronectin Vitronectin Von Willebrand Factor	血小板 内皮細胞
	VNR	CD51/CD61	$\alpha_V\beta_3$	Vitronectin Fibronectin Von Willebrand Factor	内皮細胞
	Leukocyte response integrin	—	$\alpha_R\beta_3$	Fibronectin Vitronectin Fibrinogen Von Willebrand Factor	顆粒球 単球
β_4 インテグリン					
	$\alpha_6\beta_4$	—	$\alpha_6\beta_4$	?	上皮細胞
β_5 インテグリン					
	$\alpha_V\beta_X$	—	$\alpha_V\beta_5$	Vitronectin	上皮細胞
β_6 インテグリン					
			$\alpha_V\beta_6$	Fibronectin	
β_7 インテグリン					
	$\alpha_4\beta_P$	LPAM-1	$\alpha_4\beta_7$	?	リンパ球

いんとう 咽頭 pharynx 口, 鼻孔および食道の間にある袋状の筋膜.
❖いんとうえん 咽頭炎 pharyngitis
❖いんとうえんがい 咽頭円蓋 pharyngeal roof
❖いんとうくう 咽頭腔 pharyngeal cavity
❖いんとうこうぶ 咽頭口部 oropharynx
❖いんとうこうリンパせつ 咽頭後リンパ節 retropharyngeal lymph nodes
❖いんとうしゅういのうよう 咽頭周囲膿瘍 parapharyngeal abscess
❖いんとうじょうみゃく 咽頭静脈 pharyngeal veins
❖いんとうじょうみゃくそう 咽頭静脈叢 (venous) pharyngeal plexus
❖いんとうしんけいそう 咽頭神経叢 rharyngeal plexus
❖いんとうべんいしょくじゅつ 咽頭弁移植術 pharyngeal flap operation
❖いんとうへんとう 咽頭扁桃 pharyngeal

tonsil

❖**いんとうほうせん　咽頭縫線　pharyngeal raphe**

インドメタシン　indomethacin［インドメサシン］　非ステロイド性抗炎症薬の1つで強い解熱鎮痛作用をもつ．経口投与の場合，毒性は強く，胃腸障害，中枢神経障害などの副作用がある．シクロオキシゲナーゼを阻害し，プロスタグランジン生合成を強く阻害する．☞ プロスタグランジン

イントロン　intron［介在配列］　遺伝子上でアミノ酸配列の情報をもたず，転写後にスプライシングによって除去される部分に対応する領域をイントロンといい，mRNA として読み込まれる部分に相当する領域をエキソンという．☞ オペロン，スプライシング

いんないかんせん　院内感染　nosocomial infection［病院感染］　院内感染は，病院内で発生したすべての感染，すなわち入院患者，外来患者，医師，ナース，面会者などが病院内で病原体の感染を受けた事例すべてを指す．しかし，一過性に病院へ出入りする人が病院内感染したかどうかの判定は難しいために，一般的には入院患者と病院スタッフの感染を指すのが普通である．院内感染には，人から人へ感染する場合（交叉感染 cross infection）と体内や体表面に定着している病原体が部位を変えて感染を起こす場合（自己感染 self infection；内因性感染とも呼ばれる）とがある．

　病院は，いろいろな患者が集まり，各種の医療行為が行われ，多数の易感染性患者が入院しているところであるので，病院では種々の病原体に汚染される危険性が常に存在し，古くから院内感染が発生していたと思われる．しかし，1980 年代までは赤痢菌（*Shigella*），チフス菌（*Salmonella typhi*）などの法定伝染病菌や結核菌（*Mycobacterium tuberculosis*）のように法律に規定されているものについては真剣な注意が払われてきたが，日和見感染菌のように法的規定のないものは軽視される傾向があった．その背景には，例えば 1970 年代に問題となった多剤耐性緑膿菌のような日和見感染菌が登場しても第二，第三世代の β-ラクタム系抗生物質の開発によって対処可能であったこともあげられる．しかし，1980 年代になって登場したメチシリン耐性黄色ブドウ球菌 MRSA（methicillin-resistant *Staphylococcus aureus*）は，第三世代のセファム系 β ラクタム抗生物質のみならず，80 年代に使用可能であったほとんどすべての抗生物質に耐性を示し，全国的に敗血症による死亡例が報告され，深刻な問題を引き起こした．わ

が国では，これにより初めて院内感染の重大性が認識され，院内感染発生率調査報告も 1988 年に初めて行われた．現在では，ペニシリン耐性肺炎球菌（PRSP：penicillin-resistant *Streptococcus pneumoniae*），バンコマイシン耐性腸球菌（VRE：vancomycin-resistant enterococci），多剤耐性緑膿菌（*Pseudomonas aeruginosa*），多剤耐性結核菌といった薬剤耐性菌の他，腸管出血性大腸菌（*Escherichia coli*）O-157，レジオネラ菌（*Legionella*），ヘリコバクター・ピロリ（*Helicobacter pyroli*）などの細菌や，B 型および C 型の肝炎ウイルス，エイズウイルス，プリオンなどへの対策も求められている．

　院内感染問題を引き起こすのは主として抗生物質耐性菌であることから，院内感染問題は抗生物質耐性菌の出現要因（抗生物質の乱用や細菌の変化）や出現環境（例えば，MRSA などは術後感染の危険が多く，*Candida* などの真菌では悪性腫瘍専門病院での出現頻度が高いなど科別あるいは病院別に問題菌が異なる）の視点から解析されることが多いが，耐性菌を「つけない，増やさない，広げない」という環境感染学的な視点からの分析も重要である．例えば，医師の手によって患者から患者へ感染が媒介されたり，保菌患者が異なる病院にかかることによって広まっていくことなどが指摘されている．したがって，耐性菌をつくらないために有効な抗生物質の適正使用が必要であるとともに，耐性菌を含む病原菌が増えたり，広がることを防ぐために，手指の洗浄消毒の励行をはじめとして環境や医療器具等の衛生管理を組み合わせた総合的な院内感染防止対策の構築が重要である．

　院内感染対策の重要性は，今では医療施設等において十分理解されているが，わが国には米国の CDC（Center for Disease Control and Prevention）や米国の PHLS（Pubilic Health Laboratory Service）のような病院感染対策に関する国あるいは地方レベルの中心的な機関がまだ設置されていない．そのため，MRSA に関しては共通性のある対策がつくられているが，各医療施設が院内感染対策委員会を設けて独自の対策を考えて実行している状況である．☞ 薬剤耐性，抗生物質

インバリアントさ　インバリアント鎖　invariant chain　MHC クラス II 分子と非共有結合している分子量 31,000 のペプチドで，外来性抗原ペプチドとエンドソーム内で置換する．☞ 抗原提示，主要組織適合（性）抗原

in vitro［インビトロ，試験管内］　「ガラス器内で」の意味から転じて，試験管などの人工的環

境下に生物的機能の一部を取り出すことを示す．*in vitro* の対語．

***in vitro* パッケージング　*in vitro* packaging**　［試験管内パッケージング］　ファージの頭部へのファージ DNA の包み込みをパッケージングと呼び，これには *cos* 領域と呼ばれる DNA 配列が必要である．この領域をもつプラスミドをコスミドと呼び，試験管内でのパッケージングが可能である．

インヒビン　inhibin　脳下垂体の卵胞刺激ホルモン（FSH）を分泌抑制するホルモンとしてブタ卵胞液から精製された．インヒビンは分子量 18,000 の α 鎖と分子量 14,000 の β 鎖からなるヘテロ二量体である．ほ乳類の卵巣，精巣，副腎，脳下垂体などに含まれる．生体内でアクチビンと拮抗的に働く．☞ アクチビン

***in vivo*　[インビボ，生体内]**　対象とする生物的機能が生体内で発現していることを示す語で，「生体内で」の意味．*in vitro* の対語．

インプラントぎし　インプラント義歯　implant denture　［嵌植義歯，植え込み義歯］　軟組織の下に，義歯の維持のための装置を埋め，その上に義歯をはめたもの．

インフルエンザウイルス　influenza virus　［流行性感冒ウイルス］　オルトミクソウイルス科に属し（'myxo' はムチン mucin への親和性を意味する），流行のおもな病原体である A 型，より症状の軽い B 型，病原性が不明な C 型の 3 つの型がある．ゲノムは 8 本（A, B 型）または 7 本（C 型）の陰性一本鎖 RNA セグメント segment から成る．各 RNA セグメントに 1 個または 1 個以上のタンパク質がコードされている．ウイルス粒子は，おおまかには球形（直径 80〜100 nm）で，エンベロープには放射状にヘマグルチニン（HA）とノイラミニダーゼ（NA）が含まれ，その内側に螺旋形のヌクレオカプシドがある．アミノ酸変異によって起こる抗原性の小刻みな変化を抗原連続変異，RNA セグメントの再集合によって生じる大幅な抗原性の変化を抗原不連続変異という．

インフルエンザ A 型ウイルスは抗原性によってさらに亜型に分類され，各ウイルス株の命名は採取した宿主の種（人，鳥，豚，馬など），地理的場所，株番号，そして，最後に HA と NA の抗原性を括弧内に記載する（例；A/Swine/Iowa/15/30(H1N1)）．第一次世界大戦の時に起こった（1914〜1918 年）A 型の世界的流行スペイン風邪の病原体のインフルエンザウイルスは，もともとは鳥（カモ）のインフルエンザウイルスが豚のウイルスとなり，その豚のインフルエンザウイルスがさらにヒトに感染したものと推定されている（強毒株のスペイン風邪ウイルスは消滅したが，現在循環している A 型ウイルス系統（H1N1）の起源と考えられている）．1957 年のアジア風邪ウイルスは H2N2 亜型，1968 年の香港風邪ウイルスは H3N2 亜型，そして 1977 年には H1N1 亜型が再び現れた．B 型ウイルスは A 型のような劇的な抗原性変異を示さない．

インフルエンザウイルスワクチンは，日本では流行阻止をめざして 1962 年以降学童集団接種が行われたが，論議が生じ 1994 年の予防接種法改正により任意接種となった．当初から伝播阻止を目的とせずに，死亡または重症の合併症のハイリスク群である高齢者と呼吸循環器系疾患の患者を対象とするワクチンが実施されている海外事情にならい，わが国でもインフルエンザワクチンの目的が見直され，また危機管理政策として強調されつつ推進されている．他方，化学療法のための研究も進展し，新しい抗インフルエンザ剤が外国ですでに開発・認可されており，わが国にも導入されつつある．☞ ウイルス，RNA ウイルス

インベルターゼ　invertase　［β-フルクトフラノシダーゼ］　スクロースおよびその他の β-D-フルクトフラノシドを加水分解する酵素．特にスクロースを基質とする場合，スクラーゼ，サッカラーゼとも呼ばれる．植物界に広く存在する．一般にインベルターゼ活性は，酵素反応により遊離したグルコースあるいはフルクトースの定量やそれら単糖の還元力の測定によって定量する．ミュータンスレンサ球菌のもつ GTF や FTF は，酵素反応の第 1 段階としてスクロースを加水分解するため，見かけ上インベルターゼ様活性を呈する．そのためカラムクロマトグラフによるそれら酵素の分離精製の際，画分のスクリーニングのためにインベルターゼ活性を測定する方法が用いられる．☞ グルコシルトランスフェラーゼ，フルクトシルトランスフェラーゼ

インレー　inlay　歯冠修復物のインレー修復に使用される修復物．歯に形成された窩洞の印象を採取し，口外でその窩洞に適合するように形成された金属・レジン・ポーセレン等の修復物を，窩洞内にセメントを用いて嵌入合着する．☞ 印象材

う

ウイルス　virus　ウイルスは，生きている細胞内で細胞の代謝と翻訳を含む高分子合成系に依存

しつつ分子レベルで複製する細胞内寄生体である．顕微鏡で見えないほど微小な病原体の存在は，Jacob Henle (Robert Coch の師にして Epstein-Barr virus の研究で有名な Werner Henle の祖父）によって1840年に仮説として述べられた．Dimitri Ivanov によって1892年に濾過性病原体（タバコモザイクウイルス，TMV）の存在が報告され，1939年のTMVの電子顕微鏡観察によって，ウイルス粒子の概念が確立された．1898年に動物ウイルスとして最初の口蹄疫ウイルスが発見された．

ウイルスの基本的分類基準は，ゲノム核酸（ウイルス粒子に含まれるウイルス核酸）の型（DNA，RNA）とその核酸鎖の数（一本鎖，二本鎖），ゲノム鎖のセンス（陽性か陰性か），ゲノムセグメントの数，そしてゲノムの複製様式である．科，属，種，に分類される（科と属の中間に亜科を設けているウイルス科もある）：例．ヘルペスウイルス科，アルファヘルペスウイルス亜科単純ヘルペスウイルス1型種．プリオンは核酸を有しない（構成成分はタンパク質のみ），ウイロイド（宿主は植物のみ）はタンパク質を有しない（RNA成分のみ）点で，ウイルスと異なる．ウイルスはプラスミドから進化したものと考えられている．

ヒトと動物のウイルスは，24科に分類される．ウイルス粒子の基本構造は，ゲノムとタンパク質の複合体であるコアとそれを包むタンパク質から成る正20面体または螺旋状のカプシド（coat または shell とも呼ばれる）から成る（合わせてヌクレオカプシドと呼ぶ）が，ヌクレオカプシドの外側にエンベロープ（ウイルス粒子表面の膜構造）を有するウイルス（ヘルペスウイルスなど）はエンベロープウイルスと呼ばれる（エンベロープウイルスの感染性はアルコール処理で失われる）．このウイルス粒子の構造が，その吸着・侵入，脱外皮，複製・集合，放出，伝搬などを可能にしている．

ウイルス感染細胞が壊れ死滅する感染様式を溶解感染という．ウイルスが感染宿主個体から完全には駆逐されずに，また培養細胞系ですべての感染細胞が死滅することなく，感染が長期的に続く感染様式を持続感染（ヒト免疫不全ウイルスなど）という．感染性ウイルス粒子が全く形成されることなくウイルスゲノムが複製保持される感染は，潜伏感染（ヘルペスウイルスなど）と呼ぶ．ウイルスは，感染宿主細胞のアポトーシス応答を抑制的に制御し，ウイルスの自己複製に必要な細胞機能を確保している．感染細胞内でウイルスの遺伝子発現と部品の合成が開始されている感染性の子孫ウイルス粒子が未だ現れない時期を暗黒期という．

ウイルス感染の病原性は，ウイルス遺伝子産物の毒性，ウイルス感染細胞への宿主の応答，ウイルス遺伝子による宿主遺伝子発現の修飾による．感染性ウイルス粒子の定量は，感染細胞の細胞変性効果の観察（プラーク形成法など）または細胞のトランスフォーメーション（フォーカス形成法など）の観察によって行われる．ウイルス抗原を特異的に検出できるモノクローナル抗体，ウイルス核酸を高感度に検出できる PCR (polymerase chain reaction)法，抗ウイルス免疫応答の分析法（ELISA法など）などの導入によって，ウイルス感染の分析が特異的に，高感度で迅速に遂行できるようになった．あるウイルスが特定の疾患の病原体ウイルスであるか否かの決定は，Henle-Koch の要請を発展させた A.S. Evans の基準（1982年）による．ウイルス感染が最初に感染した部位（臓器）で複製後，その増殖したウイルスが血液で別の感受性部位（臓器）に運ばれてウイルス感染が拡がる場合，感染性ウイルス粒子が血中に存在することをウイルス血症と呼ぶ．天然痘ウイルスは，1996年に開始されたWHO根絶計画の成功により1997年のアフリカの症例を最後に世界的に根絶された．

最近，熱帯雨林などの野生動物からの感染，戦乱などによる衛生環境の悪化，麻薬の注射や性行為での感染，地球的規模での高速交通・運輸，などに伴う新旧のウイルスの感染が，新興・再興ウイルス感染症と呼ばれている．社会の高齢化と医療の高度化（抗癌剤使用や臓器移植など）に伴う潜伏感染ウイルスの再活性化による日和見感染（例：帯状疱疹，サイトメガロウイルスなどヘルペスウイルス）は社会的問題となっている．Salk および Sabin のポリオウイルスワクチンは，ウイルス培養法のもたらした最初の恩恵であった．ウイルス感染症の化学療法についてはウイルス複製の生細胞依存性のために長く疑問視されていたが，まことに有効かつ安全な抗ウイルス剤であるアシクロビル（単純ヘルペスウイルスと水痘帯状疱疹ウイルスの特効薬）の劇的登場によって，一変した．

ウイルス感染症特効薬の成功は，ウイルスゲノム複製の分子・酵素レベルでの研究成果がもたらしたもので，ウイルス遺伝子の発現・ゲノム複製様式の細胞遺伝子とは異なる多様性と個性に，ウイルス感染症の予防と治療の鍵があることを示している．動物ウイルス学は，ファージの研究が細菌の分子生物の生成と展開に果たしたと同様に，1960年以降の真核細胞の遺伝子発現の制御機構

の研究,ほ乳動物遺伝子発現ベクターの構築(1972年以降),細胞トランスフォーメーションと癌遺伝子の研究,そして生命科学の進展に貢献している. ☞ DNA ウイルス,RNA ウイルス,EB ウイルス

ウェーバー・フェヒナーのほうそく　ウェーバー・フェヒナーの法則　Weber-Fechner law
刺激の増加と感覚の増加の関係を,次のように数量的に表したもの. $E = K \cdot \log R$, E:感覚の強さ,R:刺激の強さ,K:常数.

western blotting　[ウェスタンブロッティング]　混在するタンパク質から抗体を用いて目的のタンパク質を検出する方法.同時に抗体と反応するタンパク質の分子量を知ることができる.通常,SDS により試料タンパク質を変性（高次構造をとらない状態）させたのち,SDS-ポリアクリルアミドゲル電気泳動により分子量に従って分離させ,ニトロセルロースやナイロンメンブレンに電気的に転写する.続いてメンブレンをスキムミルクなどでブロッキングしたのちバッファー中で目的のタンパク質に対する抗体（一次抗体）を加え,メンブレン上で抗原抗体複合体を形成させる.次のこの一次抗体の Fc 部分に対しペルオキシダーゼなどで標識された二次抗体を結合させて検出する.DNA-DNA ハイブリダイゼーション法を用いた DNA 配列の検出法が EM Southe により考案されたことによりサザンブロットと呼ばれることから,抗原抗体反応によりタンパク質を検出する方法をウエスタンブロットと俗称する. ☞ SDS PAGE,サザンブロット

❖**ウェルホーフしはんびょう　ウェルホーフ紫斑病　Werlhof purpura**

❖**ウォーシンしゅよう　ウォーシン腫瘍　Warthin tumor**

うか　う窩　carious cavity, decayed cavity
う蝕によって形成された歯の硬組織の欠損部分を示し,欠損がエナメル質内に留まると無症状であるが象牙質まで達すると痛みを覚える.欠損部分には,う蝕を引き起こしたプラークや食物残渣が停滞し,自然治癒は望めないため歯科処置を必要とする. ☞ う蝕

❖**うかかいかく　う窩開拡　opening of carious cavity**

うかしすう　う窩指数　index of carious cavities　う窩を現在どれだけもっているかを示す指数で, $\frac{う窩数}{現在歯数}$ で表す.

うし　う歯　carious tooth　[う蝕歯]　う蝕に罹患した歯のこと. ☞ う蝕

ウシたいじけっせい　ウシ胎仔血清　fetal calf serum, fetal bovine serum　[FCS, FBS]　動物細胞の培養に広く用いられている.場合により,使用に際しロットチェックが必要となる.

うしょく　う蝕　dental caries　う蝕は,口腔内細菌の感染,歯の抵抗性および砂糖を含む糖質によって有機酸が産生され,この酸により歯質の崩壊をもたらす疾患のことである.これまでの研究からう蝕の発生に最も深く関与している口腔内細菌は Mutans streptococci (MS) であり,ヒトでは,*Streptococcus mutans* および *Streptococcus sobrinus* の2種類が同定されている.スクロースを基質とするう蝕（注：例えば,古代型う蝕のように加熱デンプンを基質とするう蝕も存在する）では,MS がまずエナメル質に菌体表層高分子タンパク質抗原がいくつかの唾液タンパク質との疎水性相互作用を介して吸着し,細菌が産生する複数のグルコシルトランスフェラーゼにより基質であるスクロースからグルカン（不溶性と可溶性）を産生する.こうしたグルカンの形成によりエナメル質表面に有機酸が蓄積しやすい環境ができ,結果的にエナメル質の脱灰が促進される.また,MS の感染は,ヒトでは生後19カ月から31カ月の間に起こることが知られており,"Window of infectivity (感染の窓)"と呼ばれている.一方,う蝕は,歯の硬組織からカルシウムイオンとリン酸イオンが唾液中に消失するプロセスともとらえることができる.初期う蝕の段階では,脱灰はエナメル質表層下で起きており,唾液緩衝能により可逆的に再石灰化しうる.

菌体表層高分子タンパク質抗原として代表的な抗原は,PAc (Protein Antigen serotype c) であり,遺伝子のクローニングにより構造解析が進んでいる.PAc は,アラニンリッチ領域,プロリンリッチ領域を有しており,これらが唾液タンパクとの結合に関与していることが報告されている.また *S. mutans* は,3種類のグルコシルトランスフェラーゼを産生し,GTF-S は水溶性グルカンを,また GTF-SI および GTF-I は非水溶性グルカンをそれぞれ合成することが知られており,遺伝子解析により GTF の N 末端3分の1付近にスクラーゼ活性部位の中心が存在し,C 末端側にグルカン結合部位が存在することが報告されている.近年,この SM を口腔内から除菌する方法として抗体を用いた受身免疫や,MS が他の口腔内細菌である *Streptococcus sanguis* などに比べてエナメル質表面におけるコロニー形成が遅いことを利用して,"Window of infectivity"の前に *S. sanguis* などの"歯に無害な菌"を定着させ,う蝕発症を予防するリプレースメント・セラピー

の試みが開始されている．また最近では，サリバテストにより唾液の緩衝能などのう蝕関連因子を測定することにより個人のう蝕症リスクを判定し，いわゆる observation 可能な患者についてはできるだけ歯質を削らずに保存するという考え方が主流になってきている．☞ 古代型う蝕，近代型う蝕，バイオフィルム，う蝕ワクチン，菌体表層タンパク質抗原

うしょくえんすい　う蝕円錐　carious cone
う蝕病巣でよくみられる形態で，組織学的に円錐状となっているものをいう．

うしょくかつどうせい　う蝕活動性　caries activity　う蝕にどのくらい罹患しやすいか，またう蝕がどのくらい進行しやすいかの程度のこと．唾液や歯垢の状態から判断される．☞ う蝕活動性試験

うしょくかつどうせいしけん　う蝕活動性試験　caries activity test, caries risk test［カリエス・リスク・テスト］う蝕の発病と進行を予測するために，"う蝕活動性試験"と総称される種々の評価法が数多く報告されてきた．現在，わが国では RD test®, Mucount®, Snyder test, Dentocult SM・LB®, Dreizen test, Dentobuff®, 唾液分泌速度，glucose clearance test などの唾液を検体とした方法と，カリオスタット® のような歯垢を検体とした方法および enamel biopsy に代表されるような enamel を検体とした方法が知られている．表はおもなう蝕活動性試験の一覧である．

う蝕発病因子を大きく分けると，広義の口腔環境因子と宿主因子からなり，前者はさらに病原因子と食餌性の基質因子に分けることができる．う蝕はこれらの因子が複雑に絡み合った結果生じるものであり，う蝕予防プログラムを立案する際においても，これらの因子の強弱による評価を個人ごとに行い，①今後新たなう蝕が起こりやすい状態かどうか（う蝕発病性 caries prediction），あるいは，②現在あるう蝕が進行しやすい状態かどうか（う蝕進行性 caries progression）を科学的に診断する必要がある．また，このような caries risk の評価は，個人に対する予防処置や保健指導の方針を立てるのみでなく，その人自身がう蝕予防に関心をもつように動機を与えたり，一連の口腔衛生プログラム実施の過程で改善がみられたかどうかの評価にも役立つ．

Snyder (1951) と Newbrun (1983) の提唱を基にう蝕活動性試験の具備すべき条件を列挙すると次のようになる．
1．う蝕病因論に基づいていること
2．臨床成績との関連性があること
3．結果の再現性が確かであること
4．操作時間が短く，特殊な技術を要しないこと
5．判定時間が短く容易であること
6．安価であること

細菌をターゲットにする試験の場合は，RD test を除いていずれも細菌培養装置などの機器を必要とし，判定に24～96時間と比較的長時間を要する欠点がある．う蝕活動性試験の臨床における使用目的には次の項目が考えられる．
1．う蝕予防プログラムの内容決定
2．う蝕予防プログラム実施中のモニタリングと評価
3．口腔保健指導における plaque control の動機づけ
4．recall 間隔の決定
5．矯正治療開始時期の判定と治療中の口腔清掃指導
6．高価な修復物および補綴物の装着の可否の判定
7．集団を対象に保健指導を行う際の caries high risk と low risk のスクリーニング，特に，う蝕発病性が問題とされる時期に，caries risk を個人別に把握できれば，歯科診療所だけでなく保健所，学校などの公衆衛生の場においても，将来の永久歯列のう蝕予防を目的とした口腔保健指導にきわめて有用であると考えられる．

☞ う蝕予防

Caries Risk の試験法（う蝕活動性試験）一覧

唾液を検体とするう蝕活動性試験

う蝕活動性試験	評価項目	備　　考	製品名・会社名
Hardley test (Hadley 1933)	乳酸菌数測定	pH 5.0 の寒天培地を利用	
Diamond test (Diamond 1950)	〃	Hadley の処方に窒化ソーダを0.01％加えて乳酸菌の選択培地とした	
Dewar & Parfitt test	〃	Hadley の処方にほぼ同じ	

微生物因子	(Dewar & Parfitt 1951) Rogosa test (Rogosa et al. 1951)	〃	SL 寒天培地	
	Dentocult^R-LB (Larjas 1975)	〃	dip-slide method	Dentocult®-LB (Orion Diagnostica)
	Fosdick test (Fosdick 1937)	唾液中細菌による Enamel 脱灰能	エナメル質溶解による Ca 量と pH を測定する	
	Wach test (Wach 1944)	唾液中の酸産生菌の醸酸能	酸性度をみる。フェノールフタレインを指示薬として滴定醸度を測定する	
	Rickles test (Rickles 1953)	〃	唾液と sucrose 混合液の醸産度をみる	
	Dewar test		Fosdick tset の変法。溶解 Ca 量ではなく, pH を測定する	
	Snyder test (Snyder 1940, 1942, 1951)	唾液中の主として乳酸菌の醸酸性	pH 指示薬(B.C.G)によって唾液中耐酸性菌の醸産生を見る。培地 pH は 5.0	Snyder test agar®(Difco) ST media® (昭和薬品化工)
	S. mutans screening test	*S. mutans* 菌数測定	MSagar または MSBatar を用いる	
	ミューカウント®(MSBB test) (Matsukubo et al. 1981)	*S. mutans* 菌数測定	MSBagar から寒天を抜いた培地で *S. mutans* のガラス管壁付着性を利用	ミューカウント® (昭和薬品化工)
	Dentocult®-SM	〃		Dentcocult®-SM (Orion Diagnostica)
	Reductase test (Rapp 1963)	resazurin 還元性菌の活性測定	唾液中細菌の resazurin 還元性を色調変化でみる	Treatex®kou (C.W. Erwin)
	RD test (真木ら 1982)	〃	resazurin 還元性菌の活性を 15 分後の disc の色調変化でみる	RD test 昭和® (昭和薬品化工)
宿主因子	Dreizen test (Dreizen, 1964)	唾液緩衝能	1/10 N 乳酸による滴定で pH が 7.0 から 6.0 までの滴定量を求める	
	Dentobuff® STRIP	〃	1 m*l* の唾液に 3 m*l* の 5 mM—HCI を加え, 最終 pH を測定する	Dentobuff® STRIP (Orion Diagnostica)
	Oral Glucose Clearance test	口腔内 glucose 残留時間	唾液の流出速度と関係する	
	唾液 pH 測定法 サリバスター® (中尾ら 1982)	唾液 pH 測定 唾液緩衝能, glucose 残留時間, pH 測定, 潜血	ガラス pH 電極を用いる それぞれ別個の試験紙の色調変化によって判定する	サリバスター® (昭和薬品化工)
	唾液流出測定法	唾液流出測定	一定時間内の唾液流出量をみる	
	唾液粘稠度テスト(Katzs 1976)			

※その他, 唾液中のアンモニア窒素量, アミラーゼ, アミノ酸, ニコチン酸, CO_2 容量の測定などがあげられる. (Wach & Kesel test 1947)

歯垢を検体とするう蝕活動性試験

	う蝕活動性試験	評価項目	備考	製品名・会社名
微生物因子	Swab test (Grainger et al. 1965)	歯垢中酸産生菌の醸酸能	消毒綿で歯垢をぬぐい取って培養し，培地の色調変化をみる	
	カリオスタット® (下野ら 1975)	歯垢中酸産生菌，主として S. mutans の醸酸性	培地中に 20 % sucrose を含み，S. mutans の選択性を高めている	カリオスタット® (三金工業)
	S-3105 (中村ら 1980)	〃	原理は reductase test に同じ．30 分後に判定	サンテスター® (サンスター)
	歯垢 pH 測定法	歯垢中細菌の醸酸能	糖液洗口後の歯垢 pH を測定する 1）アンチモニー電極 (Stephan 1940) 2）微小ガラス電極 3）トランジスター電極 (五十嵐 1980)	
宿主因子	歯垢中リン酸塩と Ca 塩の定量法	歯垢の活動性と歯質酸性	glucose 洗口後に歯垢中に遊離する P, Ca を定量する	

Enamel を検体とするう蝕活動性試験

	う蝕活動性試験	評価項目	備考	製品名・会社名
宿主因子	Enamel Biopsy (エナメル生検法)	enamel biopsy の目的は，その方法により 2 つに分けられる 歯質耐酸性 エナメル表層フッ素濃度	1）Enamel の脱灰性を測定する (イ) 酸溶解による Ca または P の溶出量測定 (ロ) 歯面に接触した酸の pH の推移 2）Enamel 中の F 含量を測定する (イ) acid etching によるもの (ロ) 微量削去によるもの	

うしょくけんせい　う蝕原性　cariogenicity, cariogenic potential［う蝕誘発能］　う蝕の成立に関与する能力の意味．う蝕の成立には，1）歯質（宿主），2）隣接する細菌，さらに3）酸産生を促す糖質（食事），および4）細菌の出す酸を蓄留するバイオフィルムの形成や脱灰に要する時間が関与するとされ，このうち細菌と糖質がう蝕の原因に直接関与すると考えられる．

うしょくけんちえき　う蝕検知液　caries detector　う蝕病巣の第 1 層を染め出すための，1 % アシッドレッドのプロピレングリコール液．

うしょくこうはつぶい　う蝕好発部位　predilection sites of dental caries［不潔域, 不浄域］う蝕の原因となる細菌や酸を停滞しやすい不浄域が好発部位となる．歯冠の小窩裂溝や隣接面，最後臼歯部や歯頸部・根面など自浄作用がなく口腔清掃の行き届かない部位などがあげられる．

うしょくしすう　う蝕指数　caries index［ホデッカーのう蝕指数］　永久歯のう蝕部位数を分割された歯面で算定し，歯の崩壊量を評価する指数．歯を近心・遠心・頬側・舌側・咬合面の 5 部位に分け，さらに上顎大臼歯と下顎小臼歯の咬

合面を2部位に分け，上顎第一・第二大臼歯口蓋面溝と下顎大臼歯の頰面溝を一部位としてう蝕の部位数を算定する．さらに臼歯の隣接面は処置時に2級窩洞を形成するので2部位とする．現時点ではあまり使われていない．

うしょくはっせいりつ う蝕発生率 caries incidence rate ［う蝕罹患率］
一定期間内（通常1年内）に新たなう歯（う蝕による喪失歯，処置されたう歯を含む）を所有するようになった人の率．

うしょくびょういんろん う蝕病因論 etiology of dental caries
う蝕の病因については，それぞれの時代を反映した説明がなされてきた．Millerの化学細菌説はその基礎であり，う蝕の発現を酸産生菌による歯質の脱灰ならびに細菌によるタンパク質溶解作用の結果であると説明した．乳酸桿菌はう蝕病巣から常に検出されるだけでなく，酸産生能ならびに耐酸性能という性状から初期にはう蝕病原性細菌として考えられてきたが，最近では，う蝕病原性細菌ではなく，う蝕の進行・拡大に関与していると考えられている．動物を用いたう蝕誘発実験によって，ミュータンスレンサ球菌の病原性が注目されるようになった．今日のう蝕病因論は，感染症の成り立ち（宿主―病因―環境の各要因）を基本概念とした多要因説が主流である．

Keyesは，宿主と歯の感受性―口腔細菌―炭水化物の「3つの輪」の概念図を示した．Newbrunは，時間の要因を，RoittとLehnerは抗体の要因を加えた「4つの輪」を提唱した．Larmasは，「宿主の感受性」と「細菌の活動性」の相互作用の結果に単純化した．Nikiforukは「3つの輪」を中心に唾液の重要性を示唆した．Fejerskovらは，脱灰―再石灰化の関係を加味した「変則的な3つの輪」を中心に保健行動に影響を与える要因も指摘した．☞ う蝕，う蝕病原性細菌，カイスの3つの輪，再石灰化，酸産生菌，唾液，脱灰，ミュータンスレンサ球菌

うしょくびょうげんせいさいきん う蝕病原性細菌 cariogenic bacteria ［う蝕原因菌，う蝕原性細菌］
う蝕発症の原因となる細菌をいう．う蝕病原性をもつ代表的な細菌は，ミュータンスレンサ球菌（mutans streptococci）と総称されているショ糖からの粘着性多糖合成能をもつ乳酸発酵性の一群のグラム陽性球菌である．ヒト口腔に感染しう蝕の原因となるミュータンスレンサ球菌は *S. mutans* と *S. sobrinus* の2菌種である．う蝕発症に関与する本菌群以外の病原性細菌は，発症部位や発症時期，ショ糖摂取状況などにより異なる．

う蝕は，平滑面う蝕（smooth surface caries），小窩裂溝う蝕（pit and fissure caries），根面う蝕（root surface caries）および象牙質う蝕（dentin caries）に区別できる．平滑面う蝕はエナメル質う蝕ともいい，歯を保護している人体中で最も固い組織であるエナメル質が酸蝕されることにより発生する歯頸部や隣接面を好発部位とするう蝕で，この発症には主としてミュータンスレンサ球菌（*S. mutans* と *S. sobrinus*）が原因となる．臼歯の小窩裂溝部を好発部位とする小窩裂溝う蝕や歯肉の退縮で露出したセメント質が酸蝕される根面う蝕の場合もおもな原因菌はミュータンスレンサ球菌と考えられているが，*S. sanguis* 群菌や *Actinomyces* 属菌などの各種口腔常在菌もその原因になりうることが細菌検査や動物実験の結果から示唆されている．エナメル質う蝕や小窩裂溝う蝕に続発して起きる二次的疾患である象牙質う蝕（セメント質う蝕）の場合は，耐酸性の *Lactobacillus* 属菌やミュータンスレンサ球菌など各種の口腔常在菌が う窩を拡げる要因として働いていると考えられている．

最近，ミュータンスレンサ球菌によって急速に進行するショ糖依存型のう蝕（エナメル質う蝕な

ミュータンスレンサ球菌症と常在菌う蝕疾患群の特徴

疾患群	病原菌	臨床症状	対策
ミュータンスレンサ球菌症	*Streptococcus mutans* *Streptococcus sobrinus*	エナメル質 う蝕等	母子感染 の防止
常在菌う蝕疾患群	*Streptococcus mutans* *Streptococcus sobrinus* *Streptococcus sanguis* *Streptococcus salivarius* *Streptococcus milleri* *Actinomyces viscosus* *Actinomyces naeslundii* 等	セメント質 う蝕等	生活習慣 の改善

ど）をミュータンスレンサ球菌症とし，それとは異なる病態を示す疾患（根面う蝕，象牙質う蝕など）を，ミュータンスレンサ球菌の存在の有無にかかわらず，常在菌う蝕疾患群として区別することが提案されている（表）．☞ う蝕，ミュータンスレンサ球菌，歯周病原性細菌，口腔微生物叢，ランパントカリエス

うしょくゆうはつせい　う蝕誘発性　cariogenicity ➡ う蝕原性

うしょくよぼう　う蝕予防　control and prevention of dental caries　う蝕は基本的にKeyesが示した3つの要因，すなわちmicroflora（細菌叢），host（宿因），そしてsubstrate（diet 食餌性基質）が同時に作用した場合に生ずる疾病であり，単一の予防手段ではなかなかう蝕予防は成功しないのが常であり，いく種かの予防手段の併用が基本となる．現在行われているう蝕予防のおもな手段としては次の項目があげられる．

1．う蝕誘発性細菌のコントロール

歯ブラシやデンタルフロスによる口腔清掃やPMTCなどの機械的清掃によるバイオフィルム形成細菌の物理的除去と，抗菌剤の洗口や塗布による化学的療法が考えられる．

2．う蝕に対する歯の抵抗性の強化

全身的または局所的なフッ化物応用による耐酸性の増強と小窩裂溝填塞法による形態の改善がある．

3．食習慣の改善

規則的な間食摂取，糖質の摂取制限，パラチノースやキシリトールといった低・非う蝕性甘味料の選択などが考えられる．

このような予防手段の応用は，事前のcaries riskの判定に従って実施されることが望ましく，また，このriskにはhealth promotionの観点から地域性や社会経済的な要因，さらには家庭環境などの評価も必要であろう．さらに，予防の実践の場として①家庭や職場でのself care（home care），②診療室におけるprofessional care，③地域保健や行政の範疇に入るcommunity careという3つの場を想定し，life stageに応じたう蝕予防の手段を考え，その予防効果だけでなく，受容性やcost-effectivenessも考慮する必要がある．☞ バイオフィルム，デンタルプラーク，う蝕，代用甘味料，受動免疫

うしょくよぼうやく　う蝕予防薬　anti-caries agents　う蝕の発生を抑制する目的の薬剤で，宿主の感受性を下げ歯質強化を目的としたフッ素を応用したものや填塞剤，う蝕原性細菌や歯垢の除去を目的とした歯磨剤や洗口剤，細菌による酸産生を抑える代用糖などが開発されている．

うしょくりかんしゃりつ　う蝕罹患者率　percentage of caries experienced person　ある集団におけるう蝕経験者の占める割合．

うしょくりかんしりつ　う蝕罹患歯率　percentage of caries experienced teeth ➡ う蝕率

うしょくりかんりつ　う蝕罹患率　caries incidence（rate）　［う蝕発生率］　一定期間内のう蝕の発病の割合を指す．通常，う蝕は蓄積的疾患であるため一定期間をおいたDMFTの合計の差を喪失歯を含めた全体の歯で割ったものを新生DMF歯率，歯面を単位とした新生DMF歯面率，被験者を単位とした新生DMF者率で表す．

うしょくワクチン　う蝕ワクチン　(dental) caries vaccine　う蝕予防のための能動免疫に用いる抗原をいう．動物実験では成功しているが，う蝕病原菌の死菌体や表層タンパク質抗原の免疫で細菌性心内膜炎の原因となる交叉反応性抗体の誘導される危険性が指摘されて以来，安全性の面から実用化までには至っていない．

う蝕ワクチンの目標はう蝕病原菌の歯面定着を免疫学的に抑制することであり，口腔免疫という特殊環境下でワクチン効果を期待するためには，1）人体に無害であること，2）分泌型IgAが唾液中に十分誘導されること，3）誘導された抗体が病原菌の歯面定着を阻止できる阻害抗体であること，が必須条件となる．現在，安全性の面や通常の細胞性免疫や補体依存性抗体媒介性細胞傷害（CDAMC），抗体依存性細胞媒介性細胞傷害（ADCC）また抗体や補体に依存したオプソニン作用などが期待できない口腔免疫の特殊性から，う蝕病原菌の口腔定着を阻害するような抗体の誘導能をもつペプチドを抗原とするペプチドワクチンの開発研究が注目されている．☞ 抗うしょく免疫，口腔免疫，ペプチドワクチン

うしりつ　う歯率　rate of teeth decayed　D（Decayed teeth），M（Missing teeth），F（Filled teeth）で表し，

$$DMF歯率 = \frac{DMF歯数の合計}{総被検永久歯の合計（喪失永久歯を含む）} \times 100,$$

$$DMF歯面率 = \frac{DMF歯面数の合計}{被検永久歯の合計歯面数（喪失永久歯を含む）} \times 100$$

である．

❖**うっけつ　うっ血　congestion**

ウラシル　uracil　［Ura, 2,4(1H,3H)-ピリミジンジオン］　$C_4H_4N_2O_2$．分子量112.09．ピリミジン塩基の1つ．核酸（おもにRNA）の構成成分である．RNAの加水分解によって単離される．冷水には難溶，熱水には可溶．pH7において259.5 nmに吸収極大を示す．ラクタム型とラクチ

ム型という互変異性体があるが中性においてはほとんどの分子がラクタム型をとる．紫外線照射によって二量体を形成する．DNA が転写される RNA を生じるとき，DNA 中のチミンにあたる部位が RNA においてウラシルになる．☞ シトシン，チミン，核酸，RNA，DNA

ウラシル
ラクタム形　　ラクチム形

ウリジン uridine　→ウラシル
ウレアーゼ urease　尿素の加水分解を触媒する酵素．この反応によりアンモニアと二酸化炭素が生じる．EC 3.5.1.5. $CO(NH_2)_2 + H_2O \rightarrow 2NH_3 + CO_2$
ウロキナーゼ urokinase　プラスミノーゲン活性化因子の1つで，プラスミノーゲンのアルギニン-バリンの結合を切断してプラスミンにする．セリンプロテアーゼの1つ．EC 3.4.21.31. 血栓内に存在するプラスミノーゲンに作用してプラスミンに変換し，フィブリン塊を含む血栓を溶解する．製剤として，脳血栓症，末梢動・静脈閉塞症に適応がある．警告として，重篤な出血性脳梗塞の発現が報告されている．☞ タンパク質分解酵素，血液凝固
ウロビリンにょう　ウロビリン尿 urobilinuria　尿中のウロビリンおよびウロビリノーゲン量が増加した症状．膵臓疾患などでみられる．
ウロンさん　ウロン酸 uronic acid　一般に -COOH 基をもつ糖質．天然にはヘキソース（六炭糖）の C_6 の -CH_2OH が -COOH となっているヘキソウロン酸（$C_6H_{10}O_7$，分子量 194.14）が多い．グルクロン酸やガラクツロン酸など単独の場合と配糖体や多糖の形で存在している．義歯などの型取りに利用されるアルギン酸は，一部の海藻（おもに褐藻）や細菌（アゾトバクターなど）のつくる粘性の高いポリウロニド（D-マンヌロン酸とL-ガラクツロン酸のコポリマー）である．☞ 印象材
❖**うんどうしんけいせんい　運動神経線維** motor nerve fiber
うんどうニューロン　運動ニューロン motoneuron, motor neuron　神経細胞のうち，骨格筋を支配しているもの．☞ 神経

え

エアシリンジ air syringe　窩洞や根管内の削片の除去，乾燥のために空気を吹きつける器具．
エアタービン air turbine　歯切削機械の一種．圧縮空気を羽根車に吹きつけることで超高速の回転を得て，切削するもの．
エアロゾル aerosol　空気中に分散されて浮遊する微粒子状の液体．直径が 5 μm 以下のものは，なかなか落下せず，長期間浮遊している．エアロゾル内に存在する感染性病原体によって起こる実験室感染を防ぐことが重要である．☞ バイオハザード
えいきゅうし　永久歯 permanent tooth　ヒトの歯では，乳歯が脱落した後に生えてくる一生涯機能する歯を示す．前述の生え変わる永久歯を代生歯，臼歯部に萌出する永久歯を加生歯という．発生学的には，乳歯のエナメル器が形成されると舌側の乳歯堤から深部に代生歯堤を生じ，永久歯胚が形成される．片顎片側8本計32本萌出するが，第三大臼歯は萌出せずに埋入していることもある．
えいきゅうしれつ　永久歯列 permanent dentition　永久歯のみによる歯列のこと．
エイコサペンタエンさん　エイコサペンタエン酸 eicosapentaenoic acid　[EPA, イコサペンタエン酸]　炭素数20で5個の二重結合をもつ不飽和脂肪酸の総称．イワシ，サバなど魚類の脂質に多く含まれており，生理活性物質のプロスタグランジン I_3 やトロンボキサン A_3 の前駆体ともいわれ，血小板凝集抑制，血中脂質低下作用が認められる．腸管動脈硬化症に伴う潰瘍，疼痛，冷感の改善や高脂血症に用いられる．エイコサペンタエン酸エチルはエパデール®の商品名で発売されている．☞ 脂肪酸
エイズ aquired immune deficiency syndrome　[AIDS, 後天性免疫不全症候群]　病因：Human immunodeficiency virus (HIV). ウイルスには HIV-1 と HIV-2 とがあるが，臨床症状はほとんど同じである．このウイルスの感染によってCD4陽性ヘルパーT細胞が破壊されて細胞性免疫機能が低下し，数々の日和見感染や腫瘍を合併して死に至る病気．

感染経路：血液や体液を介して感染する．

歴史：1983年にアメリカで初めて報告された頃は，同性愛者や麻薬常用者の病気として考えら

れていたが，現在では主として発展途上国の異性間接触により感染が拡大していることが大きな社会問題となっている．日本ではアメリカから輸入した血液製剤を介して多くの血友病患者が感染した．

感染の経過および症状：感染者は初期に一過性のウイルス血症をきたし，感冒様の症状（発熱，発疹，のどの痛みなど）を認めることが多い．約1カ月で抗体陽性となり，その後5～10年の無症候期を経て全身性リンパ節腫脹が出現し，CD4の顕著な減少とともに日和見感染（カンジダ，クリプトコッカス，あるいはヘルペス属のウイルス感染）を多発する．B細胞リンパやカポジ肉腫，脳神経症状を合併することも多い．近年血中ウイルスRNA量を高感度に測定することが可能となり，病態の進行とウイルス量の増加が相関することが明らかとなった．ウイルスの増殖により，感染したCD4陽性T細胞の破壊が起こるだけでなく，骨髄からの血液系細胞の供給や胸腺を介するT細胞分化も抑制されるようである．感染者のうち約5％ほどは長期未発症者であり，これらの人々のヘルパーT細胞や細胞傷害性T細胞の活性は高いことが知られている．

治療：逆転写酵素阻害剤とプロテアーゼ阻害剤を組み合わせた3剤併用療法（HAART；hyper active anti-retroviral therapy）の普及により，エイズによる死亡は激減した．現在では，薬剤耐性ウイルスの出現，潜伏したウイルスの存在，免疫系の機能回復等が問題となっている．

口腔症状：いわゆる日和見感染の一部として，アフタ性口内炎，歯肉炎などをくり返す．特にカンジダ性の口内炎が多い．☞ヒト後天性免疫不全症候群ウイルス(HIV)，日和見感染症，T細胞

HLAいでんしふくごうたい　HLA遺伝子複合体　HLA gene complex［ヒト主要組織適合(性)遺伝子複合体（*MHC*）］　ヒトの主要組織適合(性)遺伝子複合体(major histocompatibility complex；*MHC*)である*HLA*遺伝子複合体は，第6染色体短腕上において3,500～4,000 kbの広範囲を占める遺伝子領域で，この大きさはほぼ大腸菌のゲノムサイズに匹敵する．この領域は，おもに約1,500 kbからなるクラス*I*遺伝子領域（*HLA-A*, *-B*, *-C*, *-E*, *-F*, *-G*および*-H*座）と，約1,000 kbからなるクラス*II*遺伝子領域（*HLA-D*座さらに*-DR*, *-DQ*および*-DP*などの亜領域に分類），さらに，補体成分（C2, C4, Bf因子），熱ショックタンパク質（hsp-70），21-ヒドロキシラーゼ遺伝子，腫瘍壊死因子（tumor necrosis factor；TNFα, β），*HLA-B*関連転写物（BAT）を含むクラス*III*遺伝子領域より構成されている．

クラス*I*とクラス*II*遺伝子領域には，人類集団内で顕著な多型性を示す細胞膜糖タンパク質をコードする遺伝子群が密に連鎖して存在し，この領域からコードされる遺伝子産物はHLA抗原と呼ばれる．HLA抗原は，構造と機能の違いからMHCクラス*I*抗原（クラス*I*遺伝子領域からコードされるHLA-A, -B, -C, -E, -Fおよび-H抗原）とMHCクラス*II*抗原（クラス*II*遺伝子領域からコードされるHLA-DR, -DQおよび-DP抗原）の2種類に大別され，クラス*I*とクラス*II*遺伝子領域の間にはHLA抗原と直接関係ないクラス*III*遺伝子群が存在する．

*HLA*遺伝子群の特徴の1つは，相同性のある遺伝子が互いに隣接し，クラスターを形成している点である（多数の対立遺伝子が存在している）．1995年頃には，*HLA-A*座には41個，*HLA-B*座には61個，*HLA-C*座には18個の対立遺伝子の存在が，また，*HLA-DRB4*座は明らかではないが，*HLA-DRA*座には2個，*HLA-DRB1*座には60個，*HLA-DRB3*と*HLA-DRB5*座にはそれぞれ4個，*HLA-DQA1*座には14個，*HLA-DQB1*座には19個，*HLA-DPA1*座には8個，*HLA-DPB1*座には38個の対立遺伝子が確認されていた．年々新たな対立遺伝子が報告され，現在その数はさらに増加している．

各遺伝子座の特定の対立遺伝子の間には強い連鎖不均衡がみられ，特定のハプロタイプが集団中で高い頻度で存在している．*HLA*の対立遺伝子の遺伝子頻度および連鎖不均衡には著しい人種差が認められ，それぞれ人種に特異的なHLA抗原およびHLAハプロタイプが存在する．この事実は，進化の過程でのこの領域の遺伝子群の形成に遺伝子重複機構が多大に貢献し，その結果，*HLA*遺伝子群が多重遺伝子族として構成・確立していったことを示唆している．

HLA抗原は，経産婦血液中に同種（アロ）の白血球を凝集させる抗体として初めてその存在が明らかにされた．その後，抗HLAアロ血清を用いた血清学的HLAタイピング，およびHLAの個体差（多型）を識別するT細胞を用いて，多くの*HLA*対立遺伝子が同定された．HLAは，その特徴の1つとして「多型性に富む抗原系である」ことがあげられ，近年の分子遺伝学の進歩により，これらの抗原に対応する大多数の*HLA*対立遺伝子の正確な位置および塩基配列が決定され，1991年に新命名法のもと分類整理されている．これをもとに，現在ではHLAの多型を容易にDNAレ

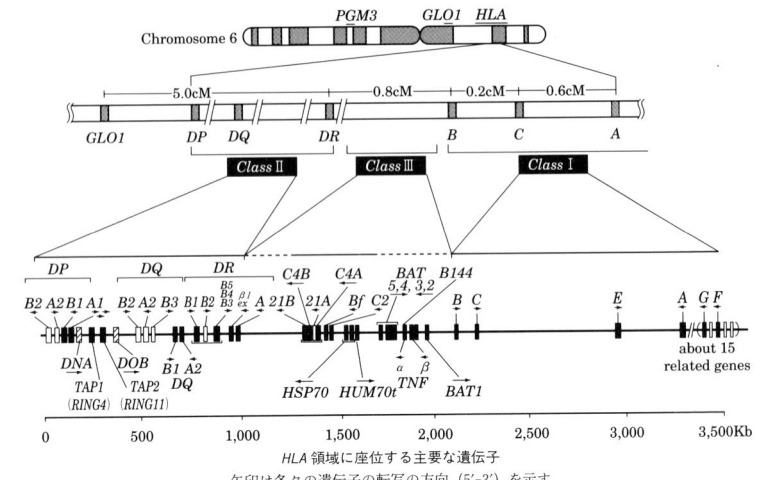

HLA領域に位置する主要な遺伝子
矢印は各々の遺伝子の転写の方向 (5′-3′) を示す

- ■-■ ：遺伝子産物がタンパク質レベルで確認されている遺伝子座
- ■-◨ ：mRNAは合成されているが, タンパク質が同定されていない遺伝子座
- □-□ ：発現の認められない偽遺伝子座

21A, B　副腎皮質ステロイド21-ヒドロキシラーゼ遺伝子
Bf　　　補体B因子遺伝子
C2, C4　補体第2, 4因子遺伝子
hsp70　　熱ショックタンパク質70遺伝子
TNF　　 腫瘍壊死因子遺伝子
BAT　　 機能不明なHLA-B associated transcript遺伝子

ベルで解析することが可能となった．*HLA*遺伝子複合体は，マウスの主要組織適合（性）遺伝子複合体（*H-2*遺伝子複合体）に類似性を求めて解析が始まり，免疫応答の細胞間相互作用をつかさどる遺伝子領域として，そしてHLAと強い相関を示す難治性疾患や自己免疫疾患の発症機構解明に多大な情報をもたらす遺伝子領域として注目されている．☞ 主要組織適合（性）遺伝子複合体，*H-2*遺伝子複合体

HLAこうげん　HLA抗原　HLA antigen

［ヒト主要組織適合（性）抗原］　皮膚移植をした際，宿主が認識する拒絶反応の対象となる抗原を組織適合（性）抗原（histocompatibility antigen）という．遺伝的な解析により，マウスのこの抗原は40あまり同定され，その中で2番目に見つかったものが最も主要な役割を果たしていることが判明し，主要組織適合（性）抗原（major histocompatibility antigen；MHA）と呼ばれ，マウスでは「H-2」と略されている．マウスのH-2に相当（対応）するヒトの抗原がHLA (human leukocyte antigen) である．これは当初ヒトの白血球に表現されている抗原系として報告されたためHLAと命名されたが，現在では，白血球ばかりでなく，種々の細胞表面上に発現していることが知られている．HLA抗原は，構造と機能の違いによりクラスIとクラスII抗原の2種類に大別される．

第6染色体の*HLA-A,-B,-C*遺伝子領域からコードされるHLA-A, -B, -CクラスI抗原は，分子量44,000のH鎖（α鎖）と第15染色体の*non MHC*領域からコードされる分子量12,000のL鎖（β2ミクログロブリン；β2m）が非共有結合したヘテロ二量体よりなる．多型性に富む一連の古典的移植抗原をコードし，初期胚，中枢神経系，脳や一部の腫瘍細胞を除く大部分の体細胞表面上に発現している膜タンパク質である．この抗原は，同種移植片の拒絶のほか，ウイルス感染細胞をCD8陽性のキラーT細胞が攻撃する際の認識分子として，細胞性免疫反応に重要な役割を果たしていることが明らかになっている．HLA-

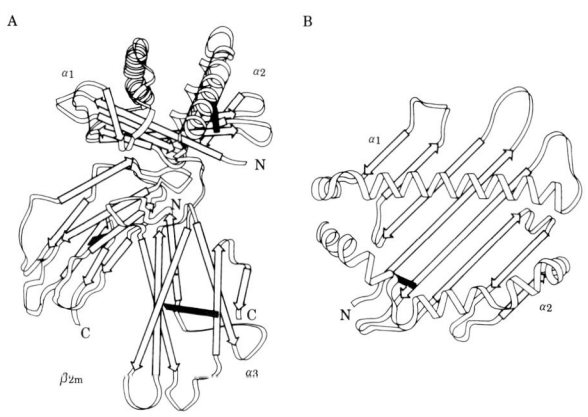

細胞表面の HLA-A2 分子の立体構造 (P.J. Bjorkman et al., 1987)

HLA-A2分子の α1, α2, α3 ドメインからなる細胞表面上の部位 β2 ミクログロブリンが非共有結合しているのを側面方向 (A) および頭上方向 (B) からみた立体構造. α1, α2 ドメイン上の2つの α ヘリックスと β シートによって, 抗原ペプチドが結合する「溝」が形成される.

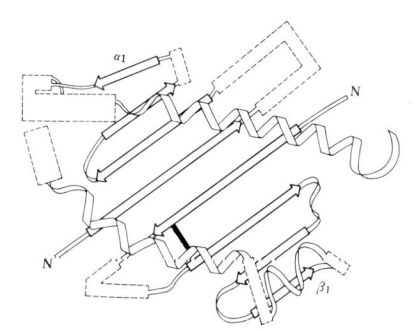

細胞表面の HLA-DR 分子の立体構造 (J.H. Brown et al., 1993)

HLA-A2分子の立体構造をもとに, コンピュータ解析により, DR 分子を頭上方向からみた立体構造.

A, -B, -C 抗原は, マウス H-2K, D 抗原と構造的, 機能的に類似し, また, 最近明らかにされた HLA-E, -F, -G, -H 抗原を含めて, MHC クラス I 抗原と呼ばれている.

第6染色体の *HLA-DR, -DQ, -DP* 遺伝子領域からコードされる HLA-DR, -DQ, -DP クラス II 抗原はマウスの Ia 抗原に相当し, 分子量 32,000〜34,000 の α 鎖 (H鎖) と 29,000〜32,000 の β 鎖 (L鎖) が非共有結合したヘテロ二量体よりなる糖タンパク質で, α 鎖および β 鎖は, ほぼ同様の基本構造をもつ. クラス II 抗原の分布は, B細胞, マクロファージ, 活性化T細胞, 上皮細胞などに限局している. この分子は, リンパ球混合培養反応の主要な刺激分子となっているほか, 胸腺内での positive/negative selection による成熟T細胞レパートリーの獲得, CD4陽性T細胞への抗原提示を介して抗体産生反応, 遅延型過敏反応および即時型アレルギー反応など多様な免疫応答系に重要な役割を担っていることが明らかになっている. また, T細胞の抗原認識における拘束

分子であり、さらに個体の免疫応答の有無あるいは高低を規定している。☞ *HLA*遺伝子複合体, *H-2*遺伝子複合体, 主要組織適合(性)遺伝子複合体(MHC), 主要組織適合(性)抗原

H さ　H鎖　H-chain, heavy chain　[重鎖]
免疫グロブリン(Ig)分子を構成する2種類のポリペプチド鎖(H鎖, L鎖)のうち分子量の大きいポリペプチド鎖を指す。Ig各クラスのH鎖の分子量は5万〜7万で，ほぼ110個のアミノ酸残基からなる類似の配列をなす球状部分がくり返される構造をもつ。これをドメイン(domein)といい，H鎖は1個の可変部領域(VH)と3〜4個の定常部領域(C_H1, C_H2, C_H3, C_H4)からなり，L鎖のドメイン(V_L, C_L)と抗体分子を形成する(p.58 L鎖構造(含むH鎖)の図参照)。C_H1, C_H2ドメイン間にはアミノ酸15残基からなるヒンジ領域(hinge region)があり，抗原決定に抗体が結合する際に抗体分子に柔軟性を付与している。各ドメインは特有の生物学的機能をもち，V_H+V_Lで可変部領域を形成し抗原と結合する。C_H1+C_LはH鎖とL鎖のS-S結合部であり，δおよびμ鎖のC_H2は補体のC1qと結合するとともに抗体の分解速度に関与している。またC_H3は細胞親和性に関係しマクロファージや肥満細胞のFcレセプターと結合する。ブドウ球菌のプロテインAはC_H2+C_H3に結合する。

同一種内高等動物の免疫グロブリンクラスのH鎖定常部は，異なった抗原性をもつ。そのため血清学的にγ, μ, α, δ, εの5種の免疫グロブリンクラスに分類することができ，これを免疫グロブリンアイソタイプ(isotype)といい異なった性状を示す(表参照)。さらにγには4つ，αおよびμには2つのサブクラスがヒトでは存在する。しかし，同一種間の各個体においても免疫グロブリンはH鎖定常部における遺伝的なアミノ酸配列のちがいにより多様性を示す場合がある。これをアロタイプ(allotype)と呼ぶ。特異抗体の抗原結合部位はイディオタイプ(idiotype)といわれ，さらにこの部分に対する抗体をイディオタイプ抗体といい，本来の抗原に反応する抗体と結合するため1種の自己抗体として働き，イディオタイプネットワークを形成することにより，抗体産生調節に関与する。☞ L鎖, 免疫グロブリンクラス, 抗体, イディオタイプネットワーク

H-2 いでんしふくごうたい　*H-2*遺伝子複合体　*H-2* gene complex　[マウス主要組織適合(性)遺伝子複合体(*MHC*)]　マウス第17染色体上で約0.33cM(センチモルガン)を占める遺伝子領域からコードされる主要組織適合(性)遺伝子複合体(major histocompatibility complex；*MHC*)のこと。*K*, *I*, *S*, *D*の4つの主要な領域が存在し，*I*領域はさらに組換えマウスでの検索により*I-A*, *I-B*, *I-J*, *I-E*, *I-C*の5つの亜領域に分割されている。*K*および*D*領域にはH-2K, H-2D, H-2Lの3種のMHCクラスⅠ抗原が，また*I*領域にはI-A, I-Eの2種のMHCクラスⅡ抗原と呼ばれる細胞表層膜タンパク質の構造遺伝子が同定されている。しかし，*I-B*, *I-C*, *I-J*亜領域には現在でもまだDNAレベルでの対応はみられていない。*S*領域は，血清タンパク質Ssの量的変動を支配する遺伝子座(*Ss-Slp*)で，SsタンパクＡ質は補体第4成分，ホルモン依存性抗原Slpはそのアロタイプであるらしい。

ヒト IgG サブクラスの性状

サブクラス	IgG 1	IgG 2	IgG 3	IgG 4
濃度(mg/d*l*)	〜850	〜300	〜100	〜50
血清内半減期(日)	23	23	8	23
補体結合性	++	+	++	−
胎盤通過性	+	±	+	+
マクロファージ結合性	++	+	++	+
プロテインA	+	+	−	+
リウマチ因子結合性	+	−	+	+

各免疫グロブリンのH鎖

Ig クラス	IgG	IgM	IgA	IgD	IgE
H鎖	γ	μ	α	δ	ε
H鎖構造	$κ_2γ_2$	$(κ_2μ_2)_5·J$	$(κ_2α_2)n$	$κ_2δ_2$	$κ_2ε_2$
	$λ_2γ_2$	$(λ_2μ_2)_5·J$	$(λ_2α_2)n$	$λ_2δ_2$	$λ_2ε_2$
			n=1〜4		
サブクラス(アイソタイプ)	$γ^{1-4}$	$μ^{1-2}$	$α^{1-2}$		
アロタイプ	Gm	Mm	Am		
H鎖の分子量	50,000	70,000	64,000	60,000	75,500

また，このS領域には，細胞表層膜タンパク質の遺伝子は知られていないが，21-ヒドロキシラーゼのような酵素遺伝子も存在する．

歴史的には，1930年代にGörerとSnellらによりマウスの血液型に関連した抗原を支配するものとして同定された．その後，皮膚移植をした際，宿主が認識する拒絶反応の対象となる抗原として，遺伝的解析より組織適合（性）抗原（histocompatibility antigen）が確認され，マウスでは40あまり同定された．その中で，2番目に見つかったものが最も重要な役割を果たしていることが判明し，主要組織適合（性）抗原（major histocompatibility antigen；MHA）と呼ばれ，マウスではH-2と略されている．

マウスのH-2に相当（対応）するヒトの抗原がHLA（human leukocyte antigen）である．これは当初，ヒトの白血球に表現されている抗原系として報告されたためHLAと命名されたが，現在では，白血球ばかりでなく種々の細胞表面上に発現していることが知られている．☞ *HLA*遺伝子複合体，クラスⅡMHC抗原，クラスⅠMHC抗原，主要組織適合（性）遺伝子複合体

HBこうげん　HB抗原　HB antigen, hepatitis B antigen　B型肝炎ウイルス（HBV）のウイルス抗原．HBVにはHBs（surface antigen），HBc（core antigen），HBe（precore antigen）の3つの抗原がある．血液中のこれらの抗原の有無を調べるとB型肝炎ウイルスに感染しているかどうか診断できる．HBs抗原はHBVによる感染状態を知ることができ，HBe抗原はHBVの増殖のマーカーとなっている．☞ 肝炎

Hファイル　headstrom file　根管拡大に用いられるヘッドストロームファイルのこと．

H-Yこうげん　H-Y抗原　H-Y antigen　［男性特異抗原］　同一近交系マウス間で移植片が交換される場合，雌レシピエントは雄ドナーからの移植片を拒絶するが，雌から雄への移植片は永久に生着する．これはEichwaldとSilver（1955）により発見された現象で，成熟雄のみに発現する組織適合（性）抗原の存在によるものとされた．この抗原は，Y染色体上の遺伝子に支配されるためH-Y抗原または男性特異抗原と呼ばれる．H-Y抗原は，皮膚・リンパ球・上皮・精子に発現し，アンドロゲン（androgen）などの性ホルモンの影響下にあるとの説もあるが，遺伝子の位置や塩基配列，その遺伝子産物である抗原の機能は不明である．ほ乳類では，H-Y抗原と呼ばれるY染色体上の遺伝子によって支配される組織適合（性）抗原が，生殖腺原基において，精巣と卵巣の分化を決定するらしい事実が知られている．H-Y抗原が存在しなければ，生殖腺（性腺）は卵巣になり，存在すれば精巣を形成する．☞ 組織適合(性)抗原，

Aがたかんえん　A型肝炎　hepatitis A　HAV（A型肝炎ウイルス）の感染によって起こる肝炎．HAVはウイルスで汚染された井戸水や魚介類などを生で摂取することによって伝染する．食物とともに経口的に感染を起こし肝細胞内で増殖する．2～6週間の潜伏期を経て38℃以上の発熱，食欲低下，悪心嘔吐，全身倦怠感，軽度の黄疸が認められる．☞ 肝炎

Aぐんレンサきゅうきん　A群レンサ球菌　group A *Streptococcus*　A群レンサ球菌には易熱性でトリプシン耐性の型特異的Tタンパク質があり，22種のT型に分かれる．また，菌体表面には耐熱性でトリプシン感受性のMタンパク質があり，型特異性があり，70以上の菌型が存在する．TタンパクMタンパク質の菌型は相対応する．T型別にはT型別血清セットが利用できるが，M型別用の市販品はない．β溶血レンサ球菌に

ヒト由来のおもなレンサ球菌の概要

ランスフィールドの群別	菌種	溶血（ヒツジ）	感染症
A	*S. pyogenes*	β	化膿性疾患，全身性疾患
B	*S. agalactiae*	β	新生児感染，髄膜炎，敗血症，心内膜炎
C	*S.equi* *S. eqisimilis* *S. zooepidemicus*	β	創傷感染，心内膜炎
D	腸球菌*	非溶血	尿路感染，創傷感染，心内膜炎
—*	*S. pneumoniae***	α	大葉性肺炎，敗血症，髄膜炎，心内膜炎

* 腸球菌は人獣の腸内常在菌で，数種類の菌種を含む総称名であるが，最近 *Enterococcus* として独立の属に移行された．

** *S. pneumoniae*（肺炎球菌）にはC多糖体がなく，ランスフィールドの群別はできない．

含まれる菌種で代表的なものは化膿レンサ球菌（Streptococcus pyogenes）で，化膿性，炎症性疾患に関係し，ヒトの猩紅熱，扁桃腺炎，咽頭炎，丹毒，敗血症，産褥熱，リウマチ熱，急性糸球体腎炎などの原因となる．化膿レンサ球菌は血清学的にはランスフィールドのA群に属し，溶血毒（ストレプトリシン：streptolysin），発赤毒（erythrogenic toxin），発熱毒（pyrogenic toxin），ストレプトキナーゼ（streptokinase）など外毒素や毒性酵素を産生し，上記の物質が感染や発症に関与している．ストレプトリシンは酸素によって容易に不活化されるストレプトリシンO，およびそれに安定なストレプトリシンSとがある．ストレプトリシンSは抗原性がないのに対し，ストレプトリシンOには抗原性がある．β溶血レンサ球菌に感染した患者の血清中にはストレプトリシンOに対する抗体（antistreptolysin O, ASLO）が産生される．ASLO価はA群レンサ球菌感染症の診断に利用される．A群レンサ球菌感染症は急性期患者，回復期患者の鼻腔，咽頭または化膿性疾患部の分泌物からの飛沫感染であるが，まれに食品媒介による集団発生がみられる．☞ レンサ球菌

A ぐんレンサきゅうきん M タンパクしつ　A群レンサ球菌Mタンパク質　group A streptococcal M protein　Lancefieldの血清学的分類により，溶血レンサ球菌はA～O群に分類される．そのうちヒトに対する病原性をもつ菌株が多く含まれるのがA群レンサ球菌であり，化膿レンサ球菌 Streptococcus pyogenes が代表的である．A群レンサ球菌は細胞壁にMタンパク質と呼ばれる抗原物質をもつ．非病原性レンサ球菌の細胞壁にはRタンパク質あるいはTタンパク質と呼ばれる異なるタンパク質抗原が存在することから，Mタンパク質はA群レンサ球菌の病原性と密接に関連しているものと考えられている．☞ 菌体表層タンパク質抗原

A ぐんレンサきゅうきんたとうるい　A群レンサ球菌多糖類　group A type-specific streptococcal polysaccharide　A群レンサ球菌の血清型細胞壁多糖で，C多糖体，エピトープはラムノシル-N-アセチルグルコサミン基である．☞ A群レンサ球菌

A/G ひ　A/G 比　albumin/globulin ratio　［アルブミングロブリン係数］　動物の体液に含まれるタンパク質であるアルブミンとグロブリンの量の比．この値は通常 1.3 程度であるが，消耗性の疾患にかかると低下する．

ATP　adenosine 5′-triphosphate　→アデノシン三リン酸

ATP アーゼ　ATPase, adenosinetriphosphatase　［アデノシントリホスファターゼ］　ATPのβ位とγ位のリン酸の間を加水分解してADPと無機リン酸（Pi）を生ずる酵素であるが，このとき遊離するエネルギーの変換の仕方によってきわめて多くの種類のATPアーゼが存在する．すなわち，Ca^{2+}-ATPアーゼは筋小胞体にあって Ca^{2+} を小胞体中に移送し，筋収縮に関わる．Na^+, K^+-ATPアーゼは形質膜にあって細胞内の Na^+ を細胞外に，K^+ を細胞内に輸送して，高等動物細胞の各種の膜輸送の原動力となり，また生物の電気現象の主要なエネルギー源ともなっている．H^+, K^+-ATPアーゼは胃の壁細胞にあって胃酸を分泌する．また，ミトコンドリアなどに存在する F_oF_1 型-ATPアーゼは呼吸などのエネルギーによって生じた水素イオンの電気化学ポテンシャル差を利用してATPを合成する方向に働く．
ミュータンスレンサ球菌では低pHで誘導されるプロトンATPアーゼ（H^+-ATPアーゼ）が存在するが，これには周囲のpHが低下したときに菌体内の H^+ を排出して菌体内のpHを調節しているという考え方やプロトン駆動力の形成維持に役割をもち，細胞内への栄養物の輸送に働いているという考え方がある．☞ イオンポンプ，カルシウムポンプ，プロトンポンプ

エーテル　ethyl ether　［エチルエーテル］　揮発性吸入麻酔薬．毒性は少なく広く使用されている．

ABO しきけつえきがた　ABO式血液型　ABO blood group　血清による赤血球の凝集反応の違いから，Landsteiner（1901）はヒトの血液を4つの表現型（A, B, AB, O型）に分けた．A型では赤血球表面にA型抗原（A凝集原）があり，血清中に抗B型抗体（β凝集素）が存在する（表）．遺伝形式は Bernstein（1924）の三対立遺伝子モデルで説明されて，A と B の遺伝子はともに O 遺伝子に対して共優性である．遺伝子座は第9染色体上（9q38）にあり，A 遺伝子と B 遺伝子は互いに7塩基（4アミノ酸）が異なり，基質特異性が異なる酵素を生じ，O 遺伝子では1塩基が欠失しフレームシフト変異により活性をもたない酵素が生じる．AB型は A, B 両遺伝子のヘテロ接合体である．A型とB型およびH型抗原（O型）は糖鎖抗原である．A型抗原物質は基本となるH型抗原物質に N-アセチルガラクトサミン（NAGA）転移酵素（A 遺伝子産物）によってNAGAが結合し，一方，B型抗原物質はガラクトース（Gal）転移酵素（B 遺伝子産物）によってGalが結合し生合成される．

ABO式血液型ではあらかじめ血漿中に凝集素(抗体)が存在するため，輸血時には型の一致が重要である．これらの抗体は生後，微生物がもつ抗原に対して生じると考えられている．H型抗原物質がAおよびB遺伝子とは別の遺伝子座にあるH遺伝子によってコードされるA，B型抗原物質の前駆物質で，O型では変化しない．H遺伝子に異常があるBombay型(Oh型)では A，B，H型いずれの抗原物質も産生されない．H型抗原はヒト以外の動物血清と反応するヒト(human)に特異的な抗原という意味で名付けられた．唾液などの分泌液中にABO式血液型物質を多量に分泌するか否かで分泌型(Se)と非分泌型(se)の表現型に分けられる．Se遺伝子($Sec\,2$)産物はフコース転移酵素で，分泌組織でのみ発現している．非分泌型ではSe遺伝子に変異があり，さらにホモ結合体になっている．☞ 輸血

ABO式血液型

血液型	遺伝子型	凝集原(抗原)	凝集素(抗体)
A	AA/AO	A, H	β(抗B)
B	BB/BO	B, H	α(抗A)
AB	AB	A, B, H	なし
O	OO	H	α, β

えきがく 疫学 epidemiology 　地域社会における人間集団を対象として，人間の健康状態の分布消長を決定する要因，すなわち，宿主，病因，環境，時間の各方面から包括的に研究し，疾病の予防や健康の保持増進を図る学問である．疫学は流行病を研究することを目的として発展し，伝染病対策のために大いに貢献した．20世紀に入り急性伝染病が減少するに伴って，慢性伝染病，生活習慣病に重点が移行し，今日では健康に関わるあらゆる事象も対象とするに至っている．☞ コホート研究

えきしょう 液晶 liquid crystal 　加熱するとある一定の温度で融解して光学的に複屈折を示す濁った液体になり，さらに熱するとある一定の温度で透明な液体に変化する物質をサーモトロピック液晶という．また溶媒の作用によって変化するリオトロピック液晶もある．現在では，時計，コンピュータ，テレビなどのディスプレイに広く使用されている．

エキスプローラー explorer ［歯科用探針，診断針］　口腔内診査用の細長い金属器具．先端は釣針状になっている．う窩の状態，歯冠修復物の状態，歯髄の有無などの診査に用いられる．

エキソン exon 　遺伝子上でアミノ酸配列の情報をもたず，転写後にスプライシングによって除去される部分に対応する領域をイントロンといい，mRNAとして読み込まれる部分に相当する領域をエキソンという．☞ スプライシング，伝令RNA

エキソンシャフリング exon shuffling 　イントロン部分の組み換えによりエキソンがかきまぜられ，新しい遺伝子ができること．

えきたいクロマトグラフィー 液体クロマトグラフィー liquid chromatography 　クロマトグラフィーを移動相の形態から分類したときの1つで，移動相が液体であるものをいう．分離の場である固定相の形態から，カラムクロマトグラフィー(column chromatography)と平面クロマトグラフィー(plane chromatography, flat bed chromatography)に分類することができる．前者では固定相となる充塡剤が円柱状のステンレス管やガラス管に詰めたもの(カラムという)が用いられるが，後者では固定相はガラスやプラスチックの平面に薄層として塗布されたもの(薄層クロマトグラフィー：thin layer chromatography)や濾紙(濾紙クロマトグラフィー；paper chromatograhy)が用いられる．

　液体クロマトグラフィーを，物質の分離機構を現象面から分類すると吸着クロマトグラフィー(adsorption chromatography)，分配クロマトグラフィー(partition chromatography)，サイズ排除クロマトグラフィー(size exclusion chromatography)の3種に大別することができる．吸着クロマトグラフィーでは溶質が充塡剤の表面に直接吸着されることが分離の原理であり，溶質の充塡剤への吸着が静電的である場合にイオン交換クロマトグラフィー(ion exchange chromatography)という．分配クロマトグラフィーでは固定相の表面に保持されている液体への物質の溶解現象が分離の基本となっている．サイズ排除クロマトグラフィーにおける分離は溶質と固定相との相互作用は必要ではなく，多孔性充塡剤やゲル粒子の三次元網目構造による溶質の排除効果が分離の基本である．サイズ排除クロマトグラフィーは，生化学領域でゲル濾過クロマトグラフィー(gel filtration；GFC)，高分子化学領域ではゲル浸透クロマトグラフィー(gel permeation chromatography；GPC)と呼ばれてきたが，現在ではサイズ排除クロマトグラフィーの名称が一般的である．

　液体クロマトグラフィーを溶質が固定相に保持されるときにおもに働く化学的親和力や結合力の面から，イオン交換クロマトグラフィー，疎水性相互作用クロマトグラフィー(hydrophobic interaction chromatography；HIC)，水素結合クロマトグラフィー（hydrogen bonding chromatography），錯体クロマトグラフィー（chelate chromatography），荷電移動クロマトグラフィー（charge transfar chromatography），配位子交換クロマトグラフィー（cordination chromatography）およびアフィニティクロマトグラフィー（affinity chromatography）などに分類することができるが，分離機構からは上記の3種のいずれかに分類される．☞ 高性能液体クロマトグラフィー，クロマトグラフィー，逆相クロマトグラフィー

えきたいシンチレーションカウンター　液体シンチレーションカウンター　liquid scintillation counter　[LSC]　放射性同位体で β 線を放射する核種の測定に用いられる器機．試料に液体のシンチレーターを添加し，β 線によるシンチレーターの発光を測定する．☞ アイソトープ

えきたいばいち　液体培地　liquid medium　微生物，細胞などを培養する培地のうち，液体状のもの．固形培地に対する語．固形培地と比較すると汚染の危険が高いが，容易に大量培養が行える長所を有する．

えきたいばいよう　液体培養　liquid culture　液状の培地中で微生物，細胞などを培養すること．静置あるいは振とうして一定温度下で培養を行う．

えきほう　液胞　vacuole　植物細胞，酵母などで認められる細胞内小器官の1つ．動物細胞では，分泌胞あるいは分泌顆粒と呼ばれ，特殊な細胞以外認められない．

えし　壊死　necrosis　壊死は外傷，火傷，毒素，虚血などの病因が生体に作用して傷害を与えた細胞，組織および臓器の不可逆的な退行性病変である．細胞内小器官，特にミトコンドリアに膨大化が生じ，ATP産生が不十分となり，細胞膜の浸透圧調節能が失われ，最終的には細胞膜が破綻し細胞溶解が生じる．核は膨潤，濃縮，分裂などの変化を示すが，初期では比較的正常に保たれている．臓器，組織によって凝固壊死，融解壊死，また，結核結節では乾酪壊死がみられる．壊死組織に対する炎症性反応が生じ，肉芽組織による基質化が生じる．壊死組織に転移性石灰沈着が生じることもある．壊死組織に細菌感染を伴うものを壊疽という．また，悪性腫瘍では腫瘍実質の壊死が生じやすい．

一方，アポトーシスと呼ばれる細胞死は生理的ならびに病的な要因により生じ，発生過程においては programed cell death とも呼ばれ，生体の形態形成に重要な役割を果たしている．細胞形態変化としては核染色質の凝縮，分裂などの細胞核での変化が著しく，細胞質の変化は比較的少ない．細胞は大小のアポトーシス小体に断片化し，これらの小体は速やかにマクロファージや隣接細胞に貪食，除去され炎症反応は生じない．アポトーシスに比べ，壊死に関する分子生物学的機構の解析は未だ不十分であるが，細胞傷害の程度が大きくATP量の低下が著しくなるとアポトーシスを実行する機構も働かなくなり，壊死と同様な経過をたどる場合もあると考えられ，細胞死とはある程度幅をもった生物現象であるという見方も存在する．☞ アポトーシス，形態形成

❖**えしせいかいようせいこうないえん　壊死性潰瘍性口内炎　necrotizing ulcerative stomatitis, gangrenous stomatitis**

えしせいかいようせいしにくえん　壊死性潰瘍性歯肉炎　necrotizing ulcerative gingivitis　[急性潰瘍性歯肉炎，急性壊死性潰瘍性歯肉炎]
→急性潰瘍性歯肉炎

SH き　SH 基　SH group　[スルフヒドリル基，メルカプト基，チオール基]　反応性に富み，酸化されて，より安定なジスルフィドになりやすく，種々の試薬（SH 試薬）とも反応する．SH 基をもつ低分子量化合物として，補酵素 A（CoA），ジヒドロリポ酸，グルタチオン，システイン，ホモシステインなどがある．SH 基はアシル基運搬，細胞内酸化還元電位の調節，酵素・ホルモンなどの活性調節に関与する．

SOS おうとう　SOS 応答　SOS response　DNA がひどい損傷を受けたときに緊急応答として，DNA 修復酵素を合成する機構を備えている．大腸菌では，DNA 損傷によって DNA 複製が阻害されるとシグナルが出て Rec タンパク質を活性化し，SOS 応答遺伝子を抑制するタンパク質を破壊することが明らかになっている．☞ 熱ショック応答

SCID/hu マウス　SCID/hu mouse　重症複合免疫不全症を有する変異マウス（SCID マウス）にヒトの末梢血リンパ細胞を移入した個体．抗原レセプター遺伝子再編成に際して二本鎖 DNA 切断部位に結合する DNA 依存性タンパクキナーゼが欠損しているため，B 細胞，T 細胞が成熟せず，そのため移植片の拒絶反応が弱い．☞ SCID マウス

SCID マウス　SCID mouse　[スキッドマウス] CB-17 コンジェニックマウスから偶然発見された免疫グロブリン欠損マウス．劣性単一常染色体上の遺伝子に支配されている．リンパ球系の分化

異常のため，末梢血液中にほとんどリンパ球が認められないが，赤血球系や顆粒球系の細胞は正常である．ヒトの新生児で発見された遺伝性重症複合性免疫不全（severe combined immune deficiency, SCID）に類似していることから，命名された．この形質を利用し，ヒトリンパ球系細胞（胎児胸腺細胞や末梢リンパ球）を導入したscid-huマウスは，エイズなどヒト感染症研究に広く用いられている．また，さらにナチュラルキラー活性やT細胞反応を低下させることを目的に，bg（ベージュ）やnu（ヌード）の変異を導入したSCIDマウスも作出され，異種細胞の定着性を高めている．☞ リンパ球，移植免疫，免疫応答

SDS-PAGE SDS (sodium dodecyl sulfate) の共存下で行う，おもにタンパク質の分離に用いられるポリアクリルアミドゲル電気泳動を示し，SDS-polyacrylamide gel electrophoresisの略である．ポリアクリルアミドはアクリルアミド（$CH_2=CHCONH_2$）と架橋剤（N, N′-メチレンビスアクリルアミド）との混合物を重合開始剤（過硫酸アンモニウム）ならびに重合促進剤（TMEDA，テトラメチルエチレンジアミン）の存在下で共重合させた合成ゲルである．こうしてできた三次元網目構造はタンパク質などの生体高分子を篩い分ける能力をもっている．

　タンパク質をポリアクリルアミドゲルを支持体として泳動分離するとき，その分離は分子のサイズと電荷によって決まる．したがって，タンパク質を分子量にそって分離するには電荷を除去するか，あるいは電荷密度を一定に保つことが必要である．しかしながら，電荷を除去することは一般に困難であるので，電荷密度を一定にして電気泳動するSDS-PAGE法が考案された．SDSはβ-メルカプトエタノールやジチオスレイトールなどの還元剤でS-S結合を切断したタンパク質と1:1.4の割合で結合する．この結合によってタンパク質はSDS分子を構成する親水性イオンであるSO_4^-基によってすべて一定の負の電荷をもつことができる．

エステラーゼ esterase 加水分解酵素のうちエステルを分解する酵素をいう．次のような作用する基質によって分類される．1）カルボン酸エステル，2）チオールエステル，3）リン酸モノエステル，4）リン酸ジエステル，5）三リン酸エステル，6）硫酸エステル，7）二リン酸エステル，8）核酸のリン酸ジエステル（ヌクレアーゼ）．一般に基質特異性は広く，逆反応も触媒する．

エステル ester アルコールと有機あるいは無機酸が反応し，脱水して生成される化合物．生体ではリン酸，硫酸，カルボン酸のエステルが知られている．種々のリン酸エステルは糖代謝反応の中間体として重要な働きをする．

エストロゲン estrogen ［発情ホルモン］エストロゲンは卵巣，胎盤などで生合成・分泌される代表的なステロイドホルモンである．エストロゲンは炭素数18のステロイドで，コレステロール（C 21）から種々の合成酵素の働きでプレグネノロン，プロゲステロン（C 21），アンドロゲン（C 19）を経て合成される．エストロゲンの主成分はマウスの発情を誘発するエストラジオール-17βで代表される．卵巣では，2種の卵胞の細胞（莢膜細胞，顆粒膜細胞）が2種の性腺刺激ホルモン（FSH, LH）の作用を受けて生合成される．すなわちLH刺激で莢膜細胞で合成されたアンドロゲン（テストステロン）が拡散によって顆粒膜細胞に取り込まれ，そこでFSH刺激で活性化されたアロマターゼによってテストステロンがエストラジオールに変換される．エストロゲンは二次性徴，月経周期の調節，妊娠など生殖機能のほかに，乳腺，子宮内膜の増殖，癌化にも関与している．また，視床下部，下垂体前葉に作用して性腺刺激ホルモンの分泌をフィードバック的に負（あるいは正）に調節する．エストロゲンは，他のステロイドホルモンやビタミンDと同じように，核内受容体スーパーファミリーに属するエストロゲン受容体を介して標的細胞の遺伝子を活性化し機能を発現する．☞ ステロイドホルモン，性ホルモン

SPF どうぶつ SPF動物 specific pathogen-free animals ［特定病原体除去動物］ 微生物学的な観点からの実験動物や家畜の区分の1つで，指定された病原微生物や寄生虫を保有していないことが明らかな動物を指す．健康で清浄な動物であることを意味しており，動物種ごとに指定される病原体が異なる．無菌動物などに常在菌を定着させて作出し，バリア施設で飼育する．

えそ　壊疽　gangrene 壊死を起こした組織が腐敗していることを肉眼的に判断したときに用いる語．

えそせいこうないえん　壊疽性口内炎　gangrenous stomatitis ［水癌］ 悪性の進行性壊疽で小児に多い．

えそせいしずいえん　壊疽性歯髄炎　gangrenous pulpitis ［腐敗性歯髄炎］ 歯髄が感染壊死を起こし，特有の臭気を発する歯髄炎．

エタノール ethanol ［エチルアルコール，アルコール］ 消毒用エタノール（76.9～81.4％），エタノール（95.1～95.6％），無水エタノール（99.5％以上）．C_2H_5OH，分子量46.07，沸点

78.5℃．通常70％溶液が手指，皮膚の消毒に用いられる．結核菌を含む一般細菌，真菌に有効．芽胞，ウイルスには無効．損傷部や粘膜には用いられない． ☞ 消毒

エチジウムブロマイド　ethidium bromide　[臭化エチジウム]　$C_{21}H_{20}BrN_3$，分子量394．フェナントリジン系の色素で，核酸のゲル電気泳動の染色に多用される．核酸に吸収された260 nmの紫外線がエチジウムブロマイドにエネルギー転移されると590 nmの蛍光を放射するので，核酸のバンド検出に用いられる．

エチレンオキシドガス　ethylene oxide gas　化学式C_2H_4O．環状エーテル．IUPAC名はオキシラン（oxirane）．エチレングリコール，エタノールアミン，界面活性剤などの原料として使われる．

エチレングリコール　ethylene glycol　[グリコール]　$HOCH_2CH_2OH$，最も簡単な二価アルコール，無色で，粘性の大きい甘味のある液体．融点$-13℃$，沸点197.6℃．水，アルコールに溶け，エーテルには溶けにくい．リポソームやDNAなどの変性溶剤として用いられる．凍結防止剤のほか，グリセリンと同様な用途がある．

エチレンジアミンよんさくさん　エチレンジアミン四酢酸　ethylenediaminetetraacetic acid　→ EDTA

XOがた　XO型　XO-type　女性が，2個のX染色体のうち1個を欠損した染色体型．ターナー症候群，卵巣形成不全症を発症し，低身長，無月経などの症状を示す．

Xせん　X線　X-ray　真空・高電圧下で放射された高速の電子線がターゲット陽極に衝突して内殻軌道電子の励起が起こるために発生する電磁線．X線は物質を構成する原子と直接反応し，吸収・散乱などの現象を引き起こし，イオン化・熱効果・写真効果などさまざまな作用を起こす．

Xせんかいせつ　X線回折　X-ray diffraction　X線の光量子が電子の近くにくるとその影響を受けて，電子が同じ周波数で振動を始め，方向が変化したX線を出す．これが拡散し，隣接した原子から発生したX線が，方向によって強めあったり弱めあったりして起こる現象．これによって物質構造の決定ができる．

Xせんしょくたい　X染色体　X chromosome　雌がホモの性染色体をもつとき，この性染色体をX染色体という．性の決定は，XXが雌，XYまたはXOが雄となる． ☞ 性

Xせんぞう　X線像　X-ray image　波長が1 pm〜10 nmの電磁波であるX線を吸収させて得る像．生体に非侵襲的であるので医療検査に用いられる．

Xせんとうかせい　X線透過性　radiolucency　X線のうち，波長の短いものは硬X線と呼ばれ，物質に対する透過性が高く，医療用，工業用に使用される．波長の長いものは軟X線と呼ばれ，空気中では非常に透過性が高い．

XせんフィルムＸ線フィルム　X-ray film　X線を吸収させるためのフィルム．

Xせんふとうかせい　X線不透過性　radiopacity　X線を透過させない物質．脱灰進行過程で，再石灰化によりX線不透過性が増す．

XYがた　XY型　XY-type　雄性となる性染色体の組合せで，通常Y染色体をもつ個体が雄となる． ☞ 性

エナメリン　enamerin　成熟したエナメル質に微量に存在するタンパク質の中で，アパタイトの結晶化に関与するものにアメロジェニンとエナメリンがあり，形成初期の幼若エナメル基質中のそれぞれ90〜95％，5〜10％を占める．エナメリンは，疎水性の28〜72 kDaの分子量を示す多成分から成り，アパタイト結晶に対して強い親和性を示す．

エナメルがさいぼう　エナメル芽細胞　ameloblast　歯の発生において，歯胚の内エナメル上皮細胞から分化した円柱状の，エナメル質形成を担う細胞．形態は，分化期，形成期，移行期，成熟期エナメル芽細胞を経て退縮エナメル芽細胞へと変化する．形成期エナメル芽細胞では，トームス突起を有しエナメルタンパク質を分泌して石灰化を導くが，次の成熟期エナメル芽細胞で，エナメル質の成熟を促す．

❖**エナメルかどう　エナメル窩洞　enamel cavity**

❖**エナメルかんおう　エナメル陥凹　enamel niche**

エナメルき　エナメル器　enamel organ　歯胚の発達段階で帽状（杯状）期以降に，歯胚の上皮性部分が内・外エナメル上皮およびエナメル髄に分化したものをエナメル器といい，歯冠の形態形成および石灰化を担う．鐘状期になるとエナメル器内には象牙芽細胞およびエナメル芽細胞が分化して歯冠の硬組織を形成する．エナメル質形成後は，退縮縮小して退縮エナメル器となり，萌出後は歯肉内縁上皮となる．

❖**エナメルけっせつ　エナメル結節　enamel knot**

❖**エナメルさく　エナメル索　enamel cord**

エナメルしつ　エナメル質　enamel　エナメル質は歯冠象牙質表層を覆う無細胞性の高度に石

灰化した組織で，外胚葉に由来する．エナメル芽細胞は，神経堤由来の外胚葉性間葉との相互作用によって口腔粘膜上皮より分化し，エナメル質を形成する．エナメル芽細胞は有機性の基質を分泌する基質形成期（分泌期）と，その後基質を脱却して石灰化が進行する成熟期（石灰化期）とに分類される．石灰化が完成したヒトのエナメル質では，エナメル質のタンパク含有量は 0.2～0.4 ％で，ほとんどが結晶リン酸カルシウム（ヒドロキシアパタイト）からなる．

基質形成期のエナメル質には約 30 ％のタンパク質が含まれるが，その主要タンパク質中ではエナメル芽細胞より分泌される細胞外基質成分のアメロゲニン（amelogenin）が最もよく研究されており，プロリン，グルタミン酸，ヒスチジンを多く含む．ヒトでは，互いに高いホモロジーをもつ $AMGX$ と $AMGY$ の 2 種類のアメロゲニン遺伝子が同定されており，エナメル質の形成時期にもとも発現していることが報告されている．その他，アメロブラスチン（ameloblastin），アメリン（amelin），シースリン（sheathlin）などのエナメル小柱鞘タンパク質やエナメリン（enamelin），また金属タンパク結合酵素（metalloproteinase）として知られるエナメリシン（enamelysin）やエナメルマトリックス・セリンプロテアーゼ 1（enamel matrix serine protease 1, EMSP 1）などのタンパク質もエナメル芽細胞によって産生されることが知られている．

エナメル芽細胞の分泌側（遠心端）には円錐状をしたトームス突起が形成され，基質タンパク質が分泌される．石灰化が完了したエナメル質は基本的にはヒドロキシアパタイト結晶の集合体であるが，結晶の配列の規則性はトームス突起の形態によって決定される．エナメル質の基本構造はエナメル小柱であるが，その形態はヒドロキシアパタイト結晶の配列が重要な役割を果たす．ヒトのエナメル小柱の横断像は弧門形を示す．エナメル質の石灰化（ヒドロキシアパタイトの成長）は，他の石灰化組織と同様に多くの環境要因によって影響されることが知られており，その結果成長線をはじめとしたさまざまな組織構造がエナメル質に観察される．☞ アパタイト，発生，歯，形態形成，歯胚，石灰化，象牙質，ヒドロキシアパタイト

エナメルしつうしょく　エナメル質う蝕　enamel caries　脱灰部位がエナメル質のう蝕．エナメル質表層に付着したバイオフィルムによって産生・蓄積された有機酸が，エナメル質の主成分であるカルシウム塩を融解することによってう窩を形成するが，その一方で表層エナメル質に代表される再石灰化が著明に現れる部位もあり，複数の層状構造をとると考えられている．☞ う蝕

エナメルしつけいせいふぜん　エナメル質形成不全　enamel hypoplasia　歯の発育中に歯胚に障害が及んだために，エナメル質の形成が阻害されること．

❖**エナメルしつせいけんほう　エナメル質生検法　enamel biopsy**

❖**エナメルしつせんじょう　エナメル質線条　line of enamel**

❖**エナメルしつのぶんりせい　エナメル質の分離性　cleavability of enamel**

❖**エナメルしょうちゅう　エナメル小柱　enamel prism, enamel rod**

エナメルしょうひ　エナメル小皮　enamel cuticle　［歯小皮，ナスミス小皮］　萌出直後の歯冠の表面を覆う薄い膜．厚さ約 $1\mu m$ である．

エナメルじょうひ　エナメル上皮　enamel epithelium　エナメル器の表面を覆う上皮．

❖**エナメルじょうひしがしゅ　エナメル上皮歯牙腫　ameloblastic odontoma**

❖**エナメルじょうひしがにくしゅ　エナメル上皮歯牙肉腫　ameloblastic odontosarcoma**

❖**エナメルじょうひしゅ　エナメル上皮腫　ameloblastoma**

❖**エナメルじょうひせんいしがしゅ　エナメル上皮線維歯牙腫　ameloblastic fibro-odontoma**

❖**エナメルじょうひせんいしゅ　エナメル上皮線維腫　ameloblastic fibroma**

❖**エナメルじょうひせんいにくしゅ　エナメル上皮線維肉腫　ameloblastic fibrosarcoma**

❖**エナメルじょうひにくしゅ　エナメル上皮肉腫　ameloblastic sarcoma**

❖**エナメルしんじゅ　エナメル真珠　enamel pearl**

❖**エナメルずい　エナメル髄　enamel navel, enamel pulp**

❖**エナメルぜんしつ　エナメル前質　preenamel**

❖**エナメルそう　エナメル叢　enamel tuft**

❖**エナメルぞうげきょう　エナメル象牙境　enamel-dentin junction, amelo-dentinal junction**

❖**エナメルてき　エナメル滴　enamel drop**

❖**エナメルハッチェット　enamel hatchet**

❖**エナメルぼうすい　エナメル紡錘　enamel spindle**

❖**エナメルよう　エナメル葉　enamel lamella**

NAD　nicotinamide adenine dinucleotide

[ニコチンアミドアデニンジヌクレオチド] 種々の酸化還元酵素に関与する補酵素の1つ。酸化型NADのピリジン環の窒素は電荷をもっているので，これをNAD$^+$と表示する．NAD$^+$に基質の2個の水素原子のうち1個が付加して還元型(NADH)になる．この酸化還元反応は一般的に可逆的反応である．還元型は生体内では呼吸鎖や乳酸脱水素酵素などにより酸化型に戻される．細菌などの糖代謝などでは，酸化還元のバランスが厳密に保持されており，このバランスは，反応全過程を通じて水素原子の授受に当たる酸化型および還元型ピリジンヌクレオチド（NAD$^+$/NADHおよびNADP$^+$/NADPH）のバランスとして反映している．このことは乳酸発酵やアルコール発酵などすべての発酵にみられている．NAD$^+$がくり返し酸化還元を受けることにより有機化合物の酸化分解が行われる．☞乳酸脱水素酵素，乳酸発酵

NAD

エネルギーたいしゃ　エネルギー代謝　energy metabolism　生物がエネルギー（ATPの高エネルギーリン酸結合）を生成し，あるいはそれを利用する代謝経路を一般的にこのように呼ぶ．ATPの生成に広く生物で使われているものはエムデン・マイヤホフ経路であり，微生物から動物に至るまで，糖を代謝してATPを産生する．この代謝の過程では，1,3ジホスホグリセリン酸，ホスホエノールピルビン酸などエネルギーの高いリン酸結合をもつ代謝中間体つくり，そのリン酸をADPに渡してATPを産生する．このようなATPの生成方法を基質準位リン酸化という．微生物では，アセチルリン酸の形で高エネルギーなリン酸をつくり，ADPにリン酸を渡して酢酸を最終生産物とするものが多い．動物など，酸素を利用する生物がATPを最も効率的に生成する方法は，代謝の過程で生じたNADHやFADHから酸素へ電子を伝達するエネルギーを利用してATPをつくる酸化的リン酸化である．これは，電子伝達によって生ずるミトコンドリアの内膜と外膜の間と，マトリックスの間の水素イオン濃度の差を利用して，ADPと無機リン酸からATPを生成する．ATPを消費する過程には，筋収縮など種々の生物活動に関与する代謝がある．う蝕は，歯垢中の細菌がエネルギー代謝の結果生じた排泄物（酸）によって起こされる．☞エムデン・マイヤホフ経路，クエン酸回路，酸化的リン酸化，高エネルギー化合物

エノラーゼ　enolase　[ホスホピルビン酸ヒドラターゼ，2-ホスホグリセリン酸デヒドラターゼ] EC 4.2.1.11．次の解糖系の反応を触媒する酵素．2-ホスホグリセリン酸⇆ホスホエノールピルビン酸＋H$_2$O．微生物から高等動・植物まで広く分布する．活性はフッ化物によって阻害される．

エピソーム　episome　細菌の細胞質内に存在して細菌の染色体とは独立に増殖したり，細菌の染色体に挿入されて染色体とともに増殖したりする遺伝因子の総称であり，JacobとWollmanらにより提出された概念である．例として大腸菌の性因子（F因子）は挿入配列を介して，大腸菌の染色体に組み込まれる．ほかにλファージのDNA(テンプレートファージ)，薬剤耐性因子（R因子），コリシン因子（colicin factor）などがその例である．しかし，宿主染色体中に組み込まれることのない自律増殖できる因子が発見され，最近では細胞質中で自律増殖できる遺伝子，プラスミドのうち，染色体に組み込まれることができるものをエピソームと呼ぶ．☞プラスミド

エピタキシーせつ　エピタキシー説〈石灰化の〉 epitaxy theory　骨のコラーゲン線維の表面にリン酸カルシウムの結晶が生長することによって，アパタイトが形成され，骨や歯の石灰化が起

❖**エピテーゼ　epithesis**　[顔面補綴]
エピトープ　epitope　[抗原決定基]　抗体の抗原結合部位と結合する抗原分子上の構造．平均的に3〜10個のアミノ酸や糖が形成する三次元的構造で，抗体の認識できる最小単位といわれている．高分子物質は多くの抗原決定基をもつ．またヘルパーT細胞の認識する部分をT細胞エピトープ，抗体の認識する部分をB細胞エピトープと呼ぶこともある．
エピネフリン　epinephrine　➡アドレナリン
❖**エプーリス　epulis**　[歯肉腫]
エフェドリン　ephedrine　マオウ（麻黄，*Ephedra vulgaris*）に存在する天然アルカロイドで，長井長義によって発見された．交感神経作動薬として働き，血圧上昇，心機能促進，血管収縮，気管支拡張などの作用がある．また，鎮咳解熱作用があり，気管支喘息の治療に用いる．
Fcレセプター　Fc receptor　[Fc受容体]　免疫グロブリンのFcフラグメントが結合する受容体．Bリンパ球，好中球，マクロファージなどの表面に存在し，免疫応答に重要な役割を果たしている．感染微生物に結合した免疫グロブリンのFcフラグメントが細胞のFcレセプターに結合すると細胞は活性化され，感染微生物を殺す．☞抗体
エプスタイン・バールウイルス　Epstein-Barr virus　[EBウイルス，EBV]　EBVは，ヘルペスウイルス科ガンマヘルペス亜科リンフォクリプトウイルス属に分類される．ゲノムDNAは，172 kbpから成り，およそ90遺伝子をコードしている．バーキットリンパ腫（BL）患者（D. Burkittが1958年に記述）から樹立された細胞株に，EpsteinとBarrが電子顕微鏡でウイルス粒子として見出した．伝染性単核症（IM）の病原体であり，上咽頭癌（NPC），ホジキン病，免疫不全B細胞リンパ腫，と病因論的関係があると考えられている．胃癌との関係も疑われている．世界的に遍在するウイルスで，開発途上国やわが国では大半の人が幼少児期で感染（概ね不顕性感染）している．

　BLとNPCがアフリカと東南アジアなどに局在しているのは，発症にEBV以外の付加的な補助要因（マラリアや植物性腫瘍プロモーター）が関与するためと考えられている．欧米の社会経済的中流階層では，唾液での経口初感染で起こる思春期のIM（俗にkissing diseaseとも呼ばれる．発症率およそ50％）の病原体として知られている．初感染後，感染者の体内（B細胞）に生涯続く潜伏感染を起こすが，ウイルスの再活性化が時々起こり感染性EBV粒子が唾液中に排出される．

　EBVは，試験管内感染でヒト末梢血B細胞に不死化（増殖トランスフォーメーション）を起こす．試験管内不死化で得られるB細胞株は，LCL（lymphoblastoid cell line）と呼ばれる（抗体産生系を目的とするLCL作製が可能である）．潜伏感染では，発現される遺伝子の種類は限られている：6種類のEBV核抗原（EBNA-1, -2, -3A, -3B, -3C, -LP），3種類の膜タンパク質（LMP-1, -2A, -2B），最近報告されているBARF0タンパク質，そしてRNAとしてのみ発現されるEBER-1, -2，である．潜伏感染Ⅰ型で発現されているEBVタンパク質はEBNA-1（BARF0）のみ，潜伏感染Ⅲ型（LCL細胞株）では，上記のすべての潜伏感染遺伝子が発現されている（潜伏感染Ⅱ型では，その中間である）．ヒト個体でのEBV潜伏感染Bリンパ細胞では，LMP2Aのみが検出される．エピソーム EBVゲノムDNAの複製と維持には，EBNA-1と潜伏感染複製起点である *oriP* のみが必須であり，遺伝子治療ベクターとしても注目されている．☞ウイルス

エブネルせん　エブネル腺　Ebner gland　小唾液腺の1つ．有郭乳頭の周囲の溝の底，および葉状乳頭の間に開く．漿液性の唾液を分泌する．
エブネルせんい　エブネル線維　Ebner fibril　象牙基質の原線維．層状配列をとっており，象牙質の成長線に相当する．
❖**エブネルぞうげしつそうばん　エブネル象牙質層板　Ebner dentinal lamella**
❖**エブネルはんげつ　エブネル半月　Ebner lunula, crescent of Ebner**
エポキシレジン　epoxy resin　エポキシ環をもつ樹脂．接着性，耐摩耗性に優れ，医用材料として用いられる．☞レジン
MRSA　methicillin resistant *Staphylococcus aureus*　MRSAは，メチシリン（methicilin）というβ-ラクタム抗生物質に耐性を示す黄色ブドウ球菌の略語である．メチシリンは1960年に英国で開発された．当時はペニシリンGなど加水分解する酵素β-ラクタマーゼをもつ多剤耐性の黄色ブドウ球菌が流行していたが，メチシリンはこのβ-ラクタマーゼに抵抗性であったために効力を示した．しかし，新しい抗生物質が臨床で使われ始めるとやがて耐性菌が登場するという例に漏れず，1961年にはMRSAが英国で分離された．しかしながら，その後開発されたセフェム系のβ-ラクタム抗生物質などが効力を発揮したため，このMRSAを含めて多剤耐性の黄色ブドウ球菌の流

行は下降線を辿った.代わって1970年代には緑膿菌が問題となり,それに有効な抗生物質の開発が進み,70年代末からは第二世代および第三世代のセフェム系β-ラクタムが登場し,80年代になるとそれらは乱用といわれるほど多量に使用された.それと軌を一にして新しいMRSAが登場して全国的に増加・蔓延し,重大な院内感染問題を引き起こした.

β-ラクタム抗生物質の作用標的は,ペニシリンが結合する細胞壁合成酵素であることからPBP(penicillin-binding protein;ペニシリン結合タンパク)と呼ばれる.セフェム系と呼ばれるβ-ラクタム抗生物質も同じ作用メカニズムをもち,ペニシリン系もセフェム系もPBPが認識するD-Ala-D-Alaという細胞壁の部分構造に類似性のある化学構造をもっているために,通常のブドウ球菌などの細胞壁合成を阻害する結果,生育を阻止することになる.メチシリン感受性黄色ブドウ球菌(MSSA;methicillin sensitive *Staphylococcus aureus*)には分子量の異なる4種のPBP(1, 2, 3, 4)があることが知られているが,MRSAではPBP 2と若干異なる位置にPBP 2′と名付けられたバンドが出現する(その他は同じ).このPBP 2′は,すべてのMRSAにのみ検出され,メチシリンには結合しない.したがって,PBP 2′がMRSAのメチシリン耐性因子であることが明らかになった.PBP 2′には,第三世代のセフェム系薬もほとんどのペニシリン系薬も結合しないので,MRSAはほとんどのβ-ラクタム抗生物質に耐性を示す.

PBP 2′は *mecA* という遺伝子にコードされている.*mec* 遺伝子の分子レベルの解析が進んでいるが,相同性のある遺伝子はMSSAに存在しないことから,*mec* 遺伝子は黄色ブドウ球菌以外の菌からの外来遺伝子といわれている.しかし,表面の起源についてはまだ解明されていない.

ところで,ペニシリン系β-ラクタム抗生物質の中には,PCGやアンピシリン(ampicillin;ABPC)のように,PBP 2′にある程度の親和性があってMRSAにかなりの抗菌力を示すものがある.しかし,ペニシリナーゼを獲得しているMRSAでは,PCGやABPCはPBP 2′に到達する前に分解されてしまったり,あるいはPCGやABPCのPBP 2′親和力はそれほど高くないために,通常の体内到達濃度ではMRSA感染症を治癒できない.PBP 2′やペニシリナーゼの他にもMRSAはさまざまな耐性遺伝子を獲得しており,そのためにβ-ラクタム抗生物質をはじめ各種の抗生物質に対して多剤耐性を示すMRSA菌株が報告されている.

MRSAに有効な薬剤としては,90年代はじめにグリコペプチド抗生物質のバンコマイシン(vancomycin;VCM)と半合成アミノグリコシド抗生物質のアルベカシン(arbekacin;ABK)が承認され,現在ではグリコペプチド系抗生物質のテイコプラニン(teichoplanin)も使用が認められている.VCMとABKは使用開始から約10年になるが,MRSAの耐性化は進んでいない.しかしながら,ヘテロ耐性菌の存在が指摘されており,耐性化に関して今後注意深く見守っていく必要がある. ☞ 薬剤耐性,抗生物質,院内感染

MHCクラスⅢいでんし　MHCクラスⅢ遺伝子　major histocompatibility complex class Ⅲ gene　MHC(組織適合性抗原複合体)クラスⅢ領域はMHCクラスⅠとMHCクラスⅡ領域にはさまれた部分の遺伝子の集合体を指す.以前はS領域とも呼ばれ血清タンパク質量を規定する遺伝子と考えられていた.その後,この領域の遺伝子によってコードされる代表的な血清タンパク質として補体の第4成分(C4)が同定された.現在,この遺伝子領域に存在することが明らかになっているおもな遺伝子としては,*CYP21*(ステロイド21-水酸化酵素:この酵素が欠損すると副腎の過形成を誘導する),*C4*(補体第4成分),*Bf*(B因子:補体の第二経路に関与する因子),*C2*(補体第2成分),*Hsp70*(熱ショックタンパク質),*LTB*(リンホトキシンβ),*TNFA*, *TNFB*(それぞれ腫瘍壊死因子であるTNFα,TNFβ)などがあげられる. ☞ 主要組織適合(性)抗原遺伝子複合体,補体

MHCこうそく　MHC拘束　MHC restriction　MHC抗原遺伝子の遺伝子型との関連において免疫応答反応に強弱が生ずる場合にMHC拘束性が存在するという.大部分のT細胞は,細胞表面上のMHCタンパク質との相互作用によって抗原を認識する.CD8分子のリガンドがMHCクラスⅠ抗原であり,CD4分子のリガンドがMHCクラスⅡ抗原であることが明らかとなっており,CD8陽性T細胞はMHCクラスⅠ抗原と結合した各種抗原ペプチドを認識し,CD4陽性細胞は抗原提示細胞や一部のリンパ球表面に存在するMHCクラスⅡ抗原と各種抗原ペプチドとの複合体を認識する.抗原提示には,いずれの場合も抗原タンパク質のプロセッシングにより生じた十数残基のペプチドがそれぞれのMHC抗原分子に結合することが不可欠である.MHCの遺伝子型により結合するために必要なペプチド上のアミノ酸の種類とその配置(アグレトープ)が異なるた

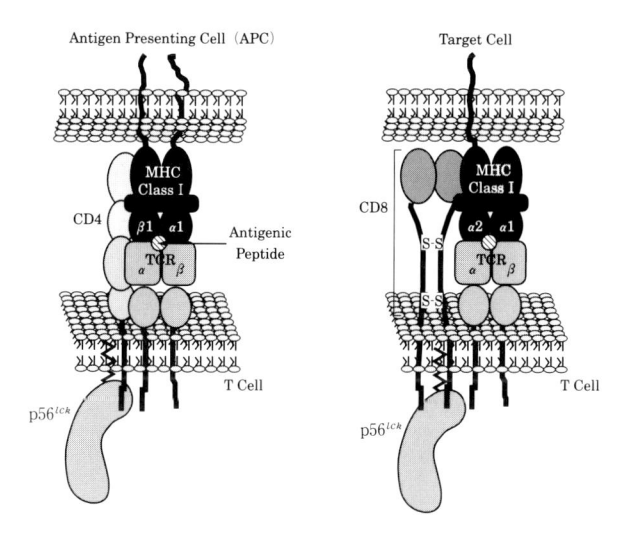

MHC・抗原・T細胞レセプターの三分子複合体モデル (D.A.A. Vignali et al., 1994)
CD4陽性T細胞とMHCクラスII分子（左図）およびCD8陽性T細胞とMHCクラスI分子（右図）の相互作用を含めたモデル．p56^{lck}は，CD4およびCD8分子の細胞質で合成している tyrosin kinase を示す．

め免疫応答に強弱が生ずる．HLAの遺伝子型により発病率や感染率が異なる場合がその例である．☞ HLA遺伝子複合体，H-2遺伝子複合体，主要組織適合(性)遺伝子複合体（MHC），主要組織適合(性)抗原，HLA抗原，クラスII MHC抗原，クラスI MHC抗原

MN しきけつえきがた　MN 式血液型

MN blood group　Landsteiner と Levine によって発見された，抗Mおよび抗Nという免疫家兎血清との反応性によって決定される赤血球抗原系．抗S，抗sに対する反応を合わせてMNSs血液型ともいう．☞ ABO式血液型

MMP matrix metalloproteinase　細胞間質の構成成分であるコラーゲン，ゼラチン，プロテオグリカンさらにはフィブロネクチンやラミニンなどを選択的に分解するタンパク分解酵素であり，活性中心に金属イオン（おもにZ^{2+}）をもつ．コラゲナーゼ，ゼラチナーゼ，ストロムライシンなど，現在9種の相同性をもったファミリーからなることがわかっている．コラゲナーゼ，ゼラチナーゼなどのMMPsは，酵素学的には不活性な前駆体として細胞外に遊離され，プラスミンやトリプシンなどの細胞外プロテアーゼによって限定分解を受けて活性化される．ある種の成長因子やサイトカイン（IL-1，TGF-β）は，MMPsの産生を調節している．さらにこのMMPsの活性は，血清中に含まれているα2-マクログロブリンやほ乳動物の多くの組織・細胞から産生されている強力なインヒビターである TIMP（tissue inhibitors of metalloproteinases）によっても制御されている．

歯周炎の病態として特徴的な炎症性変化において，歯周組織の細胞間隙を満たす細胞外マトリックス（extracellular matrix：ECM）中のコラーゲンの破壊にMMPsが関与しているとの報告が多数あり注目されている．さらに，歯肉溝滲出液中のMMPsやTIMP量が測定され，病態との関連が検討されている．☞ 歯周病，タンパク分解酵素，TIMP

MTT ほう　MTT 法　MTT assay, MTT method　MTT［3-(4,5-dimethylthiazol-2-yl-2,5-diphenyltetrazolium bromide］（淡黄色）を用いた細胞毒性試験法である．MTTが細胞内ミトコンドリアの脱水素酵素のよい基質であり，生存性の高い細胞ほど分解されるMTTの量が多く，その結果生じるホルマザン（暗青色）量が生存細胞

エムデン・マイヤホフけいろ　エムデン・マイヤホフ経路　Embden-Meyerhof pathway

[解糖系，エムデン・マイヤホフ・パルナス経路，EMP経路]　グルコースの分解代謝経路．この経路でグルコースは10の酵素反応により2分子のピルビン酸まで分解される（図）．この経路で反応 (1) と (3) で2分子のATPを用い，反応 (7) と (10) で4分子を生成するのでグルコース1分子当たり計2分子のATPが生成される．また反応 (6) で2分子のNADが還元され，2分子のNADHが生成される．

この経路でつくられたピルビン酸はさらに代謝を受ける．酸素のない嫌気的な筋肉では反応(11)でピルビン酸とNADHから乳酸が生成される．嫌気環境の酵母ではピルビン酸とNADHからエタノールが生成される．酸素のある場合，ピルビン酸はミトコンドリア内のクエン酸回路でさらに代謝分解される．また，ピルビン酸はアミノ酸のアラニンに変化する．経路の中間体であるグルコース6-リン酸は多糖のグリコゲン合成反応の基質，ペントースリン酸回路の基質にもなる．同様に中間体のジヒドロキシアセトンリン酸はトリアシルグリセロール生成の材料となる．このようにこの経路は生物のグルコースからのATP生成の根幹的代謝経路であるだけではなく，多くの代謝に関わる基本的な代謝経路である．

この経路の反応の中で反応 (1), (3), (10) は不可逆反応で分解方向にだけ進むが，それぞれの反応と逆方向の反応を触媒する酵素があるため，ピルビン酸，乳酸，アラニンからグルコースが生成される（糖新生）．スクロース，乳糖などの二糖類の加水分解によって生じるフルクトース，ガラクトースなどの単糖もこの経路に入って代謝される．経路の速度調節は不可逆反応(1), (3), (10)の酵素活性の変化によって行われ，インシュリン，AMP, ADPにより促進され，グルカゴン，ATP, アドレナリンによって抑制される．ヨード酢酸は反応 (6) の，フッ素は反応 (9) の酵素の阻害剤である．

この経路は歯垢内に多数生息するレンサ球菌などの糖からのエネルギー獲得系である．ピルビン酸がさらに代謝されて生成する乳酸，ぎ酸，酢酸などの有機酸が歯表面を脱灰し齲蝕を引き起こす．☞ アラニン，インシュリン，う蝕，グルコース，スクロース，乳糖，乳酸脱水素酵素，フッ素，フルクトース，ペントースリン酸回路

エライザ　ELISA　enzyme-linked immunosorbent assay

[エリーサ，エンザイムイムノアッセイ]　抗原抗体反応を利用して抗原，ぎ抗体を測定する免疫測定法のうち酵素標識抗体を用いた方法の代表的なものである．ELISA法に広く使われている方法は，固相(ELISA用のマイクロプレートのほかガラスビーズ，ガラス試験管など)に不溶化した抗原（あるいは抗体）を結合させ，この固相上に結合した抗原（抗体）を酵素標識体により検出，定量する．標識酵素としてはペルオキシダーゼやアルカリホスファターゼがよく用いられる．サンドイッチ法，競合阻害法などがある．利点は，比較的簡便にでき，再現性が高いことである．

ELISA法の手法は十分に確立されたものであり，固相化する抗体（抗原）と検出に用いる抗体の組合せで非常に広く応用できる測定方法である．全自動測定装置も市販されている．血清IgG濃度，IgG抗体価，そのほかのクラスの免疫グロブリンの血中濃度や抗体価の測定，サイトカイン，インスリン，フェリチン，ジゴキニンなどの定量，

エムデン・マイヤホフ経路

反応	酵素（酵素番号）
(1)	ヘキソキナーゼ (2.7.1.1), グルコキナーゼ (2.7.1.2)
(2)	グルコース　6-リン酸イソメラーゼ (5.3.1.9)
(3)	6-ホスホフルクトキナーゼ (2.7.1.11)
(4)	フルクトースビスリン酸アルドラーゼ (4.1.2.13)
(5)	トリオースリン酸イソメラーゼ (5.3.1.1)
(6)	グリセルアルデヒド　3-リン酸デヒドロゲナーゼ (1.2.1.12)
(7)	ホスホグリセリン酸キナーゼ (2.7.2.3)
(8)	ホスホグリセリン酸ムターゼ (5.4.2.1)
(9)	エノラーゼ (4.2.1.11)
(10)	ピルビン酸キナーゼ (2.7.1.40)
(11)	乳酸デヒドロゲナーゼ (1.1.1.27)

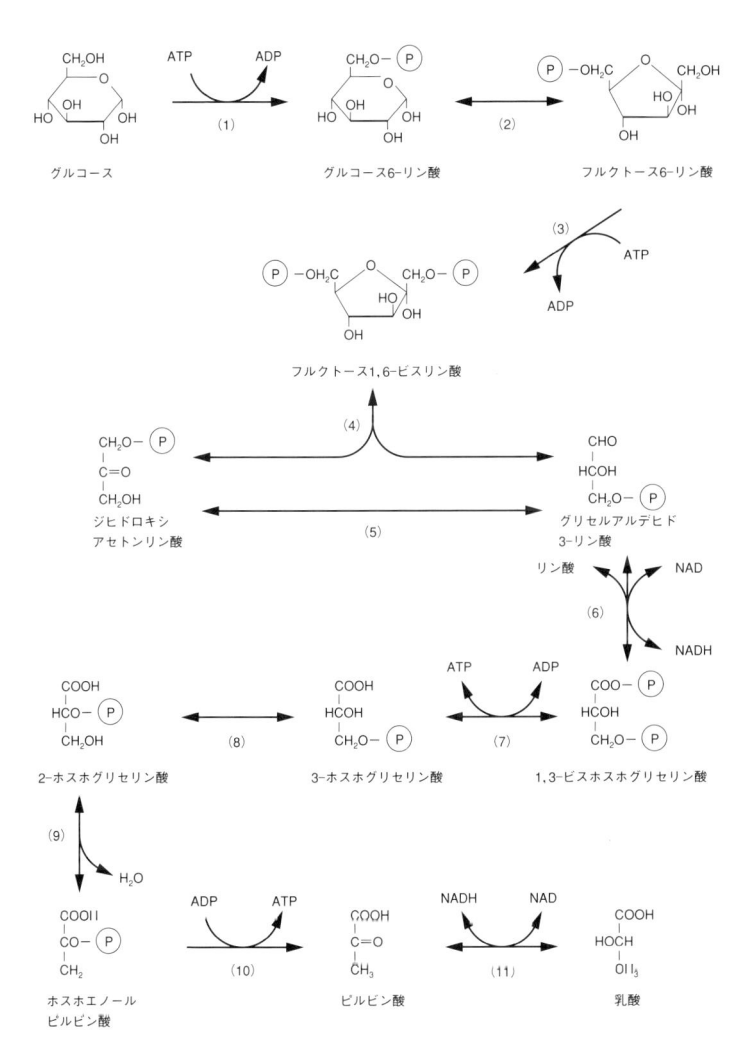

エムデン・マイヤホフ経路

グルコース → (1) [ATP → ADP] → グルコース6-リン酸 ⇌ (2) ⇌ フルクトース6-リン酸 → (3) [ATP → ADP] → フルクトース1,6-ビスリン酸

フルクトース1,6-ビスリン酸 ⇌ (4) ⇌ ジヒドロキシアセトンリン酸 ⇌ (5) ⇌ グリセルアルデヒド3-リン酸

グリセルアルデヒド3-リン酸 → (6) [リン酸, NAD → NADH] → 1,3-ビスホスホグリセリン酸 ⇌ (7) [ADP ← ATP] ⇌ 3-ホスホグリセリン酸 ⇌ (8) ⇌ 2-ホスホグリセリン酸 ⇌ (9) [→ H_2O] ⇌ ホスホエノールピルビン酸 → (10) [ADP → ATP] → ピルビン酸 ⇌ (11) [NADH → NAD] ⇌ 乳酸

またウイルス感染の有無など，臨床検査的技法としても広く応用されている．☞ 蛍光抗体法

エラスチン elastin 動脈，腱，皮膚など伸展性に富む組織に含まれる構造タンパク質．ペプチド鎖間に架橋が多く，弾性に富む．Gly-X-Gly-X-Gly……というアミノ酸配列を多く含み，コラーゲンと同様にヒドロキシプロリンも含む．エラスターゼ，ペプシン，トリプシンによって分解さ

れる.

エリスリトール　erythritol　[エリスリット]
炭素数が4のエリスリトール ($C_4H_{10}O_4$, mol wt 122.12) に対応する糖類はエリスロースである. エリスリトールは地衣類, キノコ類, 果実類, 発酵食品, ほ乳類の体液など自然界に広く存在する. 工業的にはブドウ糖の酵母による発酵によって得られる. エリスリトールの甘味はショ糖の70～80%で, ステビオサイドのような後味の切れが非常に悪い甘味料と併用すると相補的に味質がショ糖に近くなるという効果が得られ, 高甘度甘味料の味質改善に利用される. 経口摂取されたエリスリトールは小腸から速やかに大部分が吸収され (90%以上), 生体で代謝されずにそのまま尿中に排泄される. したがって, 下痢の誘発性は弱く, エネルギー源としての寄与もほとんど無視できるとされ, 栄養表示でのエネルギー値は 0 kcal/g となっている. 非う蝕誘発性の甘味料である. 溶解度(固形分濃度：32％ (20℃)). ☞ 代用甘味料, 甘味料, 糖アルコール, う蝕予防

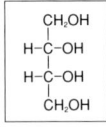

```
      CH₂OH
   H─C─OH
   H─C─OH
      CH₂OH
```
エリスリトール

エリスロマイシン　erythromycin　[エリスロシン®, アイロタイシン®, 他] 　マクロライド系抗生物質. 巨大なラクタム環を有し, 細菌のリボソーム50Sサブユニットと結合してタンパク質合成を阻害する. 作用は静菌的である. β ラクタム剤やアミノグリコシド剤の作用の弱いマイコプラズマ, クラミジア, レジオネラ菌に有効. 抗アレルギー薬のテルフェナジン (トリルダン®), アステミゾール (ヒスマナール®) との併用は禁止されている. ☞ 抗生物質, タンパク質合成

L がたきん　L 型菌　L-form bacterium
細胞壁を失った状態の細菌. *Staphylococcus*, *Escherichia*, *Neisseria* などを酵素処理し, 高濃度ペニシリン存在下で培養することにより誘導することができる. 高浸透圧下では安定であるが, 低浸透圧下では, 不安定で溶菌する.

L さ　L 鎖　L-chain, light-chain　[軽鎖]
抗体分子を構成する2本のポリペプチド鎖のうち, 分子量の小さいほう (20,000～25,000) を指す. N末端から約107個のアミノ酸残基からなるドメイン (L鎖可変部：V_L) と残りのC末端までのドメイン (L鎖定常部：C_L) とからなり, ジフィルスド結合と非共有結合によりH鎖と結合している. 可変部は, H鎖同様アミノ酸配列の比較的安定なフレームワーク部と事実上抗体に抗原特異性を付与する超可変部に分けられる. 大部分の脊椎動物のL鎖には, 抗原性の異なる κ 鎖と λ 鎖2種類が存在するが, どのクラスのH鎖とも結合することができる. しかし, κ 鎖と λ 鎖の比率は動物性により異なり, κ 鎖はヒトで65％, マウスで97％である.

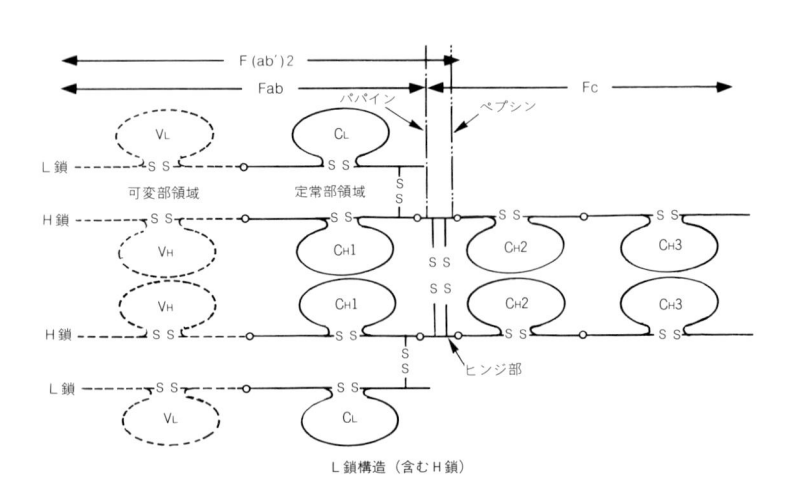

L鎖構造 (含むH鎖)

L鎖の遺伝子はマウスで第6番（κ鎖），第16番（λ鎖），ヒトで第2番（κ），第22番（λ鎖）染色体上に個別に存在する．L鎖可変部遺伝子はJ遺伝子とV遺伝子からなりH鎖同様，遺伝子の再編成が生じ抗体の多様性に関与している．未分化の細胞においてVκとJκ遺伝子群は同一染色体上に離れて存在するが，活性型μ鎖を表現しているプレB細胞において遺伝子群再編成が起こりV-J再編成によるκ鎖可変部をコードする遺伝子が形成される．このときすでにプレB細胞ではH鎖遺伝子のD，J，V-D，J再編成が終了しており，κ鎖はμ鎖とともにIgMを形成し，IgM産生成熟B細胞ができる．多発性骨髄腫や原発性マクログロブリン血症患者が産生する尿中のベンス・ジョーンズタンパク質や，アミロイド症の沈着アミロイドの一部は単クローン性免疫グロブリンのL鎖に由来する．☞ H鎖，抗体

Lさいぼう　L細胞　L cell, cell strain L
1943年にEarleによってC3H系の100日の雄のマウスの正常皮下組織より樹立された細胞株．

LD 50　→ 50 %致死量

Lytこうげん　Lyt抗原　Lyt antigen　マウスのT細胞を亜集団に分類するための膜表面上にみられるリンパ球分化抗原．B細胞のそれはLybと表す．Lyt抗原のなかで重要なものはLyt 1, 2, 3である．Lyt 1をもち2, 3をもたない細胞はヘルパーT細胞亜集団に属し，Lyt 2および3をもつT細胞はキラーあるいはサプレッサーT細胞亜集団に属する．☞ T細胞，細胞表面マーカー

えんかカルシウム　塩化カルシウム　calcium chloride　$CaCl_2$，分子量110.99，水に対する溶解度74.5 g/100 g（20℃）．アルコール，アセトンにもよく溶ける．乾燥剤，寒剤，溶雪剤などとして用いられる．

えんかベンザルコニウム　塩化ベンザルコニウム　benzalkonium chloride　［オスバン®］　界面活性剤消毒薬として器具，器材の消毒，手指の消毒に用いられる．手指・皮膚消毒には10 %溶液を0.05〜0.1 %に希釈して用いる．結核菌，芽胞，ウイルスには無効．☞ 消毒

えんげ　嚥下　swallowing, deglutition　［嚥下反射］　口腔内に摂取した食塊を咽頭および食道を経て胃に送り込むこと．口腔内の食塊を咽頭に送り込むことは随意的に行われるが，それ以降は反射的に行われる．この反射には，舌咽神経・上喉頭神経・三叉神経の求心性インパルスが延髄の嚥下中枢に達し，舌下神経・舌咽神経および迷走神経支配下の各筋群を制御する．誤嚥による誤嚥性肺炎が老人介護において注目されている．

えんげこんなん　嚥下困難　dysphagia
嚥下時につかえ感，不快感があり，嚥下がスムーズでない状態．原因は器質性と機能性とがある．

❖えんげちゅうすう　嚥下中枢　center of deglutition

えんげはんしゃ　嚥下反射　swallowing reflex
口腔内に取り込まれ咀嚼された食塊が舌に集められ，口腔から咽頭，食道を通って胃に送り込まれるまでの反射性の運動を嚥下という．

　嚥下運動は次の3相に分けられる．第1相（口腔相）：食塊が口腔から咽頭に移動するまでの時期で，随意運動によって行われる．食塊が舌背に集められ，口唇が閉じる．次に舌尖が硬口蓋前方に押しつけられ，舌体は徐々に後上方に向かって動く．舌根部の前方への運動に伴って，食塊は舌から滑るように咽頭に移動する．第2相（咽頭相）：舌底の上昇により，口腔と咽頭との間は遮断され，軟口蓋の上昇により鼻腔と咽頭の間が遮断される．さらに，喉頭口は喉頭蓋で閉鎖され気道は塞がる．喉頭括約筋の働きにより，食塊は咽頭から食道へ移動する．第3相（食道相）：食塊が食道の入り口に達すると上食道括約筋が反射的に弛緩する．食塊は蠕動運動と重力の働きにより胃の噴門に到達する．

　第2相以降は一連のプログラムされた嚥下反射であり，途中で止めることができない．口腔，咽頭および喉頭で受容された感覚情報は，三叉，舌咽，迷走神経を介して嚥下中枢に伝えられる．嚥下中枢は弧束核と延髄網様体にあるニューロン群からなる．この中枢からの出力は，嚥下に関係する筋を支配している運動神経核群（三叉神経核，顔面神経核，舌下神経核，疑核，迷走神経背側核）に伝えられる．上位脳からの入力による影響も受け，協調性のある嚥下運動が行われる．不顕性誤嚥は咳反射や嚥下反射の低下により生じる．高齢者では，特に両反射の低下による誤嚥性肺炎を起こすことがある．舌背上に誤って落とした歯科用小器具や補綴物は嚥下反射により容易に嚥下されるので注意を要する．☞ 咳反射，炎症反応，誤嚥性肺炎，唾液，老化

エンケファリン　enkephalin　オピオイドペプチドの1種．メチオニンエンケファリンとロイシンエンケファリンの2種類がある．モルヒネ作用を発現する．☞ オピオイドペプチド

エンゲルマンびょう　エンゲルマン病　Engelmann disease　［進行性骨幹異形成症］　長管骨骨幹部の紡錘形の肥大と骨硬化をもたらす疾患．

エンザイムイムノアッセイ　enzyme immuno-

assay ［EIA, 酵素免疫測定法］　酵素またはビオチン標識した抗体を用いて抗原を検出, 定量するアッセイ法. コンペティション ELISA, サンドウィッチ ELISA などの応用法がある. ☞ ELISA

えんさん　塩酸　hydrochloric acid　[塩化水素酸]　HCl, 分子量 36.46. 塩化水素の水溶液. 通常, 市販の濃塩酸は比重 1.19 で 37.2％の HCl を含む. 多くの金属と反応し水素を発生する. 脊椎動物の胃酸の主成分.

えんさんエフェドリン　塩酸エフェドリン ephedrine hydrochloride　$C_{10}H_{15}ON \cdot HCl$. 麻黄に含まれるアルカロイド. 気管支筋弛緩作用をもち, せき止めとして喘息などの治療に用いられる.

えんさんケタミン　塩酸ケタミン　ketamin hydrochloride　［ケタラール®］ $C_{13}H_{16}ClNO \cdot HCl$ 非バルビタール系の全身麻酔薬.

えんさんジブカイン　塩酸ジブカイン　dibucaine hydrochloride　アミド型局所麻酔薬. 脊椎麻酔用（腰椎麻酔）の注射液（ペルカミン S®）と粉末（ペルカミン®）がある. 粉末は目的濃度の水性注射液または水性液として, 仙骨麻酔, 伝達麻酔, 浸潤麻酔, 表面麻酔に使用する. 局所麻酔作用はコカインの約 12 倍, プロカインの約 48 倍であり, 持続時間はコカインの約 2 倍, プロカインの約 9 倍とされる. 毒性はコカインの数倍, プロカインの 40 倍で致死量は大人で 0.2 g 位といわれる. 顔面蒼白, 血圧降下などのショック症状を起こすことがある.

えんさんモルヒネ　塩酸モルヒネ　morphine hydrochloride　$C_{17}H_{19}NO_3 \cdot HCl \cdot 3H_2O$.
→モルヒネ

❖えんしょうせいさいぼうしんじゅん　炎症性細胞浸潤　inflammatory cell infiltration

❖えんしょうせいじゅうけつ　炎症性充血　inflammatory hyperemia

❖えんしょうせいすいしゅ　炎症性水腫　inflammatory edema

❖えんしょうせいにくが（げ）そしき　炎症性肉芽組織　inflammatory granulation tissue

えんしょうはんのう　炎症反応　inflammatory reaction　炎症とは種々の障害因子（炎症刺激）によって生じた障害組織や障害因子に対する生体の局所防御反応である. 炎症反応を引き起こす障害因子には物理化学的, 生物学的な外因および内因があり, その作用も異なるためこれに対する炎症反応も多様であるが, 基本的に一定の共通した反応様式がある. 形態学的には退行性病変（変性, 壊死）, 循環障害（滲出）, 増殖という組織変化がみられる. 初期（急性期）には血管反応がおもにみられ, 血漿成分や好中球を主体とする細胞成分の滲出が生じる. 慢性期にはリンパ球, マクロファージの滲出や肉芽組織による組織修復がみられる. 炎症反応は生体にとって有利な反応であるが, 障害因子の種類, 量, 持続期間, また, 生体の因子によっては炎症反応自体が障害作用を及ぼし, 障害因子の直接作用よりも強いことがある. また, 炎症刺激因子に抗原性がある場合, 免疫反応が中心となるが, 常に生体にとって有利な反応とは限らず, 生理機能の破綻を招く場合があり, アレルギー反応, アレルギー性炎という.

炎症反応では局所の細胞が産生する種々のサイトカイン, 細胞接着因子, 血液に由来する化学因子などがパラクライン的, オートクライン的に作用し, 炎症性サイトカインネットワークが形成される. 急性期の血管反応における血漿滲出は, 血漿由来のブラジキニン, 肥満細胞由来のヒスタミン, セロトニン, 炎症局所の細胞が産生するアラキドン酸代謝産物（プロスタグランジン, ロイコトリエンなど）などによる血管内皮細胞間隙の拡大, 血管透過性の亢進により生じる. 好中球の滲出では好中球の血管内皮細胞上での回転, 接着, 扁平化, 血管壁遊走などの過程がみられ, 回転, 接着では好中球上の糖脂質 sulfatide の糖鎖と血管内皮細胞上の P-selectin, また SLex と E-selectin, さらに LFA-1 と ICAM-1 との接着が重要であり, これらの接着分子の発現は IL-1, TNF, IFNγ などによる内皮細胞および好中球の活性化により生じる. また, 好中球は IL-1, TNF, IL-8, LTB4 などの化学誘引因子に対する走化性を示す.

慢性期には線維芽細胞, 血管内皮細胞, 上皮細胞, マクロファージ, リンパ球などの増殖分化が主体となり, IL-1, TNF, TGF-β, FGF, PDGF, EGF, GM-CSF, M-CSF などの細胞増殖因子, インターロイキンなどが関与する. 局所で産生された化学因子は全身的にも作用し, IL-1 などが視床下部の体温調節中枢に作用すると発熱が生じる.

口腔領域における疾患では炎症性疾患が最も頻度が高く, 局所の細菌感染に起因する化膿性炎（歯周疾患や歯髄炎など）をはじめ, 口腔粘膜は全身的アレルギー反応の発現場所でもある. ☞ サイトカイン, アレルギー, 歯肉炎, 歯周病, 歯髄炎, 口腔感染症, 接着因子

えんしん　遠心　distal　身体に対する部位を

❖えんしんいどう　遠心移動　distal movement
❖えんしんか　遠心窩　distal pit, distal fossa
えんしんき　遠心機　centrifuge［遠心分離機］　溶液を入れたローターを回転させることによって溶液中の溶質に遠心力をかけ，溶質の分離や分析を行う装置である．生物学においては細胞や細胞構成成分の分離，タンパク質の精製などに広く用いられる．
❖えんしんきょうそくこう　遠心頬側溝　distobuccal groove（sulcus）
❖えんしんきょうそくこうとう　遠心頬側咬頭　distobuccal cusp
❖えんしんきょうそくさんかくこう　遠心頬側三角溝　distobuccal triangular groove
❖えんしんきょうそくさんかくりゅうせん　遠心頬側三角隆線　distobuccal triangular ridge
❖えんしんきょうそくめんりゅうせん　遠心頬側面隆線　distobuccal ridge
❖えんしんきょうそくめん（しんそくめん）りょうかく　遠心頬側面（唇側面）稜角　distobuccal line angle
❖えんしんこう　遠心溝　distal groove
❖えんしんこうごう　遠心咬合　distocclusion
❖えんしんこうとう　遠心咬頭　distal cusp
❖えんしんさんかくこう　遠心三角溝　distal triangular groove
❖えんしんさんすいりゅうせん　遠心三錐隆線　distal trigonid crest
❖えんしんしんそくめんこう　遠心唇側面溝　distolabial groove
❖えんしんせつえんぐうかく　遠心切縁隅角　distoincisal angle
❖えんしんぜっそくこう　遠心舌側溝　distolingual groove
❖えんしん（きんしん）ぜっ（しゃう）そくこうごうめんせんかく　遠心（近心）舌（頬）側咬合面尖角　distolinguoocclusal point angle
❖えんしんぜっそくこうとう　遠心舌側咬頭　distolingual cusp
❖えんしんぜっそくさんかくこう　遠心舌側三角溝　distolingual tirangular groove
❖えんしんぜっそくさんかくりゅうせん　遠心舌側三角隆線　distolingual triangular ridge
❖えんしんてんい　遠心転位　distoversion
❖えんしんりんせつめん　遠心隣接面　distal proximal surface
❖えんすいし　円錐歯　cone-shaped tooth

エンタルピー　enthalpy　熱力学の状態関数の1つ．系の内部エネルギーを U，容積を V，圧力を p としたとき，エンタルピー H は $H = U + pV$ と定義される．系の状態が変化したとき，系全体のエネルギー変化は内部エネルギー変化と体積変化に伴うエネルギー変化の和である．定圧で変化する場合は，その系が吸収する熱量に等しい．
❖えんちゅうしゅ　円柱腫　cylindroma
えんちゅうじょうひ　円柱上皮　columnar epithelium　エナメル芽細胞などのように細胞の縦断面が円柱状を示す組織．胃，腸など消化管上皮によくみられる．
エンテロバクター　enterobacter　通性嫌気性グラム陰性桿菌で周毛性の鞭毛をもつ．E. aerogenes や E. cloacae などが属す．
エンドトキシン　endotoxin［内毒素］　グラム陰性細菌の菌体に存在する耐熱性の毒素であり，その本体は菌の外膜に存在するリポ多糖である．リポ多糖は，O抗原，コアオリゴ糖，リピドAの三要素から成るが，内毒素としての活性中心はリピドA部分にある．内毒素は発熱，シュワルツマン反応，血液凝固，アジュバント活性，ショックなど多彩な生物活性を有する．内毒素によって刺激されたマクロファージや好中球からは腫瘍壊死因子（TNF-α）やインターロイキン（IL）1, IL-6, IL-8 などのサイトカインが産生されるが，これらが内毒素の多彩な生物活性の原因の1つとなっている．内毒素は血清中のリポ多糖結合タンパク質（LBP）と結合し，その複合体はマクロファージ等の細胞膜に存在する CD14 により認識される．生体内には可溶性の CD14 も存在し，これに結合した内毒素は血管内細胞などを活性化する．内毒素の刺激情報を細胞内に伝える分子として Toll-like receptor 4 が同定されている．少量の内毒素を反復注射すると一部の活性は惹起しなくなるが，これをエンドトキシントレランスまたはエンドトキシン耐性という．内毒素の定量にはカブトガニ血球成分を用いたカブトガニ（ゲル化）試薬やこれを改良した比色法が用いられる．☞毒素，リピドA，リポ多糖
エンドトキシンショック　endotoxin shock　グラム陰性桿菌の細胞壁を構成する成分であるエンドトキシン（内毒素）が血中に入ることにより起こるショック．血液凝固系に働き全身性血管内凝固（DIC）を起こす．エンドトキシンによりマクロファージから産生される TNF-α や IL-1 などのサイトカインが原因で起こると考えられている．
❖エンドドンティックインプラント

endodontic implants
❖**エンドドンティックスタビライザー** endodontic stabilizer
❖**エンドドンティックメーター** endodontic meter

エンドルフィン endorphin　ほ乳類の脳，下垂体に存在する内因性オピオイドペプチドで鎮痛作用をもつ．α, β, γ エンドルフィンがあり，いずれも β リポトロピン（LPH）の一部で，それぞれN末より61～76, 61～91, 61～77のアミノ酸に対応している．前駆体から，プロテアーゼにより，メラニン細胞刺激ホルモン（MSH），副腎皮質刺激ホルモン（ACTH），LPH，エンドルフィンが生じる．☞ オピオイドペプチド

エントロピー entropy　熱力学の状態関数の1つ．反応または化学過程が自発的であるかを定量的に取り扱うことを可能にした状態関数．絶対温度 T の下で，系が微小熱量 dU を得たときのエントロピーの微小変化 dS は $dS=dU/T$ と定義される．自発的に起こる変化では常にエントロピーは増大するということで，例えば高所から低所には自然に水は流れるが，逆はない．エントロピーの流れに逆らうにはほかからのエネルギーの補充が必要である．

お

❖**おうこうがいヒダ　横口蓋ヒダ** transverse palatine ridges
❖**おうこうがいほうごう　横口蓋縫合** palato-maxillar suture
❖**おうこっせつ　横骨折** transverse fracture
❖**おうしょくこつずい　黄色骨髄** yellow bone marrow

おうしょくしゅ　黄色腫 xanthoma　類脂肪小滴を含んだ大きな泡沫状の細胞が増殖するため，脂質代謝異常を起こし，血中の脂質が増加する黄色腫瘍状病変をいう．

おうしょくブドウきゅうきん　黄色ブドウ球菌 *Staphylococcus aureus*　ブドウ球菌は通性嫌気性グラム陽性球菌で，レンサ球菌が数珠状に増殖するのに対し，ブドウの房状に増殖する．黄色ブドウ球菌はブドウ球菌のうちヒトに対する病原性が強く，化膿性炎のほか毒素性ショックや食中毒を引き起こす．血漿凝固作用をもつ菌体外酵素コアグラーゼや主として α-型の溶血毒素，耐熱性ヌクレアーゼなどを産生し，これがその病原性と強く関連があるものと考えられている．

MRSAは黄色ブドウ球菌がメチシリンをはじめとする多くの抗生物質に対し，耐性を有するものである．☞ MRSA, 院内感染，プロテインA

おうすい　王水　aqua regia　濃塩酸と濃硝酸の混合液．強い酸化作用を有し，金，白金なども溶解させる．

❖**おうぜっきん　横舌筋** transverse muscle of tongue
❖**おうそうりゅうせん　横走隆線** transverse ridge
❖**おうもん　横紋〈エナメル小柱の〉** cross-striation

おうもんきん　横紋筋 cross-striated muscle, transversely striated muscle　多核で長さ1～12 cmの長細い筋細胞からなり，主としてアクチン線維よりなるI帯（明るい帯）とミオシン線維よりなるA帯（暗くみえる）がくり返し，横紋を有する筋をいう．随意筋に属する．骨格筋と心筋がある．☞ アクチン，ミオシン

❖**おうもんきんしゅ　横紋筋腫** rhabdomyoma
❖**おうもんきんにくしゅ　横紋筋肉腫** rhabdomyosarcoma

O-157　enterohemorrhagic *Escherichia coli* O-157　［腸管出血性大腸菌O-157］　下痢原性大腸菌は，その菌の起こす病態から腸管病原大腸菌，細胞侵入性大腸菌，毒素原性大腸菌および腸管出血性大腸菌に分けられる．腸管出血性大腸菌は，1982年米国で発生した下痢病中に鮮血がみられた食中毒で初めて発見された下痢原性大腸菌で，その臨床症状が出血性大腸炎であることが加味され，腸管出血性大腸菌と名付けられた．その分離菌株の血清型がO-157：H7であった．それ以来多くの集団発生が確認された．それらの多くはハンバーガーまたは牛挽肉が原因食品である．わが国でも1996年大阪府堺市の小学校の給食による世界的にも類をみないきわめて大規模なO-157感染症が発生し，患者数7,966名，死者3名の痛ましい犠牲者までみた．また2002年9月には宇都宮で9人の死亡例が報告されている．

腸管出血性大腸菌による下痢症の主症状は血便および腹痛である．初めは水様性であるが，2～3日後糞便を全く含まない鮮血便になる．さらに溶血性尿毒症症候群（HUS）や脳症へと進行し，死に至ることもある．出血性大腸炎やHUSの原因は，腸管出血性大腸菌が産生するベロ毒素（verotoxin VT；Shiga toxin Stx）が関与している．適応抗生剤としては，小児にはホスホマイシン（乳児には投与しない），成人にはニューキノロンまたはホスホマイシンを用いる．HUSには透析や輸

血などの対症療法が必要である．

O-157を含む腸管出血性大腸菌の発症菌量はかなり少なく，50個以下でも感染が成立する．家族内にO-157患者が発生した場合，子供に二次感染を起こす．O-157の感染源は家畜，特にウシの糞便であり，枝肉や食肉のO-157汚染は腸内容物および外皮などから屠殺，解体過程での汚染が原因である．また，調理場などでの二次汚染も認められる．O-157は腸管出血性大腸菌に含まれる最も重要なO群であるが，それ以外のO群O-26やO-111による事例が目立つようになっている．

OHI oral hygiene index 口腔内の汚れを算定する疫学調査や，個人の口腔衛生状態を表すのに用いる方法．0から3までの数値を用いたDebrio Index (DI) と Calculus Index (CI) を歯面数で割った値で表される．

オーガナイザー organizer ［形成体，編制原］
1924年にドイツのH. Spemannらがクシイモリの初期原腸胚の原口背唇部をほかのスジイモリの原腸胚の腹側に移植すると，移植片を中心に二次胚が形成された．このような胚体の部域をもった二次胚の形成を誘起することのできる移植体を形成体という．両生類の原口背唇部，鳥類のヘンゼン結節，円口類や魚類の予定脊索域などに形成体がある．

オータコイド autacoid ［自家薬物］ ヒスタミン，セロトニン（生体アミン）またアンギオテンシン，ブラジキニン（ポリペプチド），プロスタグランジン（リピド）など，生体内の活性物質の総称．ホルモンや神経伝達物質は除く．☞神経伝達物質

オートクリン autocrine ［自己分泌］ あるシグナル刺激によって細胞から分泌された因子によりその細胞（自己）の増殖が刺激されることをいう．T細胞から分泌されたインターロイキン2がT細胞の増殖を促進する働きがこれに当たる．

オートクレーノ autoclave ［高圧滅菌器］
卓上用の小型のものから超大型のものまである．オートクレーブによる滅菌方法を高圧滅菌法という．水は常圧で加熱するかぎり100℃以上になることはないが，空気を完全に放出したオートクレーブ内で蒸気圧を加えると，その圧力に比例して100℃以上となる．蒸気圧を15ポンドにしたときの蒸気温度は121℃となり，この温度で15分以上加熱すればすべての芽胞は死滅する．内部に空気が残存すれば圧が上昇しても温度は上昇していない．オートクレーブ内の滅菌しようとするものの容量が多い場合には滅菌時間を延ばす．ビタミンなどの易熱性物質を含むものを除き，すべての培地は原則としてオートクレーブする．完全に滅菌されたかどうかの検査は，*Bacillus stearothermophilus* の芽胞テスト試薬を用いて行う．☞滅菌，消毒

オートラジオグラフィー autoradiography
組織や器官の切片，あるいは電気泳動やクロマトグラフィーによってスラブゲル，濾紙，薄層上に展開した生物試料を放射能標識化合物でラベルし，X線フィルムに密着させてから現像することによって，標識化合物の分布を検出する方法．

オーバージェット horizontal overlap, horizontal overbite, overjet ［水平的被蓋］
咬頭嵌合位で上顎中切歯の辺縁と下顎中切歯の唇面との水平的な距離をいう．永久歯列では下顎の前方成長により減少する．上顎前突や反対咬合の症例では，その不正の程度を簡易的に表す尺度としても使用される．

❖オーバーバイト overbite, vertical overlap ［被蓋咬合］

オーバーラップいでんし オーバーラップ遺伝子 overlapping gene ［重なり遺伝子］ DNAから転写されたメッセンジャーRNAの同一領域が，異なったリーディングフレームで翻訳される遺伝子．生物が最小の遺伝子のサイズで効率よくタンパク質の生合成を行うために進化した結果生じたと考えられる．原核生物では，シストロン（オペロン）を形成する遺伝子群で，隣接する前後2つの遺伝子の3′-末端と5′-末端の数コドンが重複することがある．このような例では，2つの遺伝子からコードされるタンパク質のC-末端，あるいはN-末端のアミノ酸配列は生物活性に関係ないので，その部分をコードする遺伝子の塩基配列にある程度許容が生じた結果，2つの遺伝子の部分的重複が可能になったと考えられる．

これに対し，ファージやウイルスでは同一メッセンジャーRNA領域に，2つ，あるいは，3つのリーディングフレームがかなり広範囲にわたって重複する場合がみられる．その一例が，ヒト後天性免疫不全症候群（AIDS）ウイルスであるがファージやウイルスでは原核生物のシストロンの例とは異なり，単なる偶然により遺伝子が重複したとは考えられず，なぜそのような遺伝子構造が可能となったのかその成立の進化の過程に興味がもたれる．☞遺伝子

オープンリーディングフレーム open reading frame ［読取り枠］ メッセンジャーRNA上で，アミノ酸配列に翻訳される遺伝子配列で終止コドンを含まない領域．実際に翻訳されない部分も含まれることがある．☞タンパク質合成

❖**オーラルリハビリテーション oral rehabilitation**

オーレオマイシン aureomycin クロルテトラサイクリンの商品名 ☞ テトラサイクリン

オキサロさくさんけいろ オキサロ酢酸経路 oxaloacetate pathway アスパラギンの酸アミド結合がアスパラギナーゼにより加水分解されてアスパラギン酸になる．このアスパラギン酸は，2-オキソグルタル酸存在下にアスパラギン酸アミノトランスフェラーゼの触媒により脱アミノされてオキサロ酢酸になり，TCAサイクルに入る．この一連の経路をいう．☞ クエン酸回路

オキシタランせんい オキシタラン線維 oxytalan fiber 酸抵抗性の15〜16 nmの細線維で，靱帯，腱，血管外膜，歯根膜など結合組織中に存在する．

オキシダント oxidant [酸化体，酸化剤] 酸化還元反応における電子受容体を意味し，特に医歯学の分野では酸化的ストレスを与える物質をいう．例えば，活性酸素由来のスーパーオキシド，過酸化水素，ヒドロキシラジカルなどをいう．

オキシドール oxydol [過酸加水素水，オキシフル] 外用殺菌消毒剤．過酸化水素2.5〜3.5 w/v％を含有する．創傷・潰瘍の殺菌・消毒には原液のまま，あるいは2〜3倍希釈して塗布・洗浄する．口腔粘膜の消毒，う窩および根管の清掃・消毒，歯の清浄には原液または2倍希釈して洗浄・拭掃する．口内炎の洗口には10倍希釈して用いる．副作用：口腔粘膜刺激．

オクタローニーほう オクタローニー法 Ouchterlony method [二重免疫拡散法] 1948年にOuchterlonyにより考案されたゲル内沈降反応の1つで，代表的な二次元二重免疫拡散法．ガラス板の上に寒天などのゲル層をつくり，これに小孔(well)をあけ，隣接する小孔に抗原液と抗血清または抗体液を入れる．互いの液はゲル内を放射状に拡散していき，最適比(optunal ratio)になったところで線状の沈降物を形成する．沈降物が形成される場所は，抗原と抗体の濃度および分子量で規定される拡散定数により異なってくるため，異なった抗原，抗体は別々の部位に沈降線となって出現する．この原理を利用すると互いの液に含まれる反応系の数を知ることができる．隣接する複数の小孔に複数の反応系を入れ，出現する沈降線のパターンから反応系の相互関係を次のように分類できる．2種類の反応系で出現する沈降線の末端が完全に融合した場合（同一，identity），沈降線が交叉した場合（異種，non-identity），いずれかの沈降線の末端に棘（スパー，spur）形成があった場合（部分的に同一，partial identity）．☞ 抗原，抗体

❖**オクルーザルリハビリテーション occlusal rehabilitation** [咬合リハビリテーション]

❖**オクルージングブロック occluding block**

オサゾン osazone 単糖と過剰のフェニルヒドラゾンとの反応によって生じる化合物（フェニルオサゾン）．

オステオカルシン osteocalcin 骨，軟骨，象牙質，セメント質に存在する非コラーゲン性タンパク質の1つである．アミノ酸49残基からなる分子量5,930の酸性タンパク質で，3残基のγ-カルボキシグルタミン酸(Gla)を含む．このことから骨GlaタンパクBone Gla protein (BGP) ともいう．骨では非コラーゲン性タンパク質の約20％，象牙質では約5％を占める．骨芽細胞で合成されるが，合成に際してはビタミンKが不可欠であり，また活性型ビタミンDにより合成・分泌が促進される．合成されたオステオカルシンはアパタイト結晶と結合するほか血液中にも存在する．正常値は1 mlの血漿中に約6.8 ngといわれており，骨代謝が亢進すると高くなることが知られている．☞ 骨代謝

オステオポローシス osteoporosis [骨多孔症，骨粗鬆症] 骨の外形には変化が起こらないが，骨の大きさから骨髄腔などを除いた骨の絶対量が病的に減少した病態となる．単位面積当たりの骨量が減少するために骨緻密度は薄く，骨髄腔は広くなり，その結果，病的骨折を起こしやすくなる．骨量は加齢に伴い生理的に減少するが，カルシウムの摂取不足，タンパク質の不足あるいは過剰，運動不足，さらに閉経後の女性では女性ホルモンの不足のために減少が促進される．ちなみに骨軟化症とは，骨の絶対量は正常と変わらないが類骨質の割合が増加した病態である．

❖**オスラーしょうこうぐん オスラー症候群 Osler syndrome**

オゾン ozone O_3，大気中の酸素に紫外線が作用して生ずる酸素の三原子同素体．酸素を容易に遊離するのでオゾン分解では二重結合の酸化などに用いられる．またオゾン層として成層圏にある．

オゾンそう オゾン層 ozone layer 地球上空15〜20 kmの成層圏内の比較的下部にあるオゾン濃度の高い部分をオゾン層と呼ぶ．オゾン層は紫外部の光を吸収するので，地表に到達する紫外線量を減少させ生物への影響を低下する．近年，フロンガスから生じる塩素化合物によるオゾン層破壊が問題視されている．

オトガイ（頤） chin ［あご］ 下顎正中部下端前方部の軟組織につつまれた部分をいう．

❖**オトガイおうきん オトガイ横筋 transversus menti muscle**

❖**オトガイかげき オトガイ下隙 submental spatium**

❖**オトガイかさんかく オトガイ下三角 suprahyoidal triangle, submental triangle**

❖**オトガイかじょうみゃく オトガイ下静脈 submental vein**

❖**オトガイかどうみゃく オトガイ下動脈 submental artery**

❖**オトガイかのうよう オトガイ下膿瘍 submental abscess**

オトガイかリンパせつ オトガイ下リンパ節 submental lymphnodes オトガイ部の顎舌骨筋の上に2〜3個あるリンパ節．下唇中央部，舌尖，下顎切歯部より入り，顎下リンパ節，浅頸リンパ節，上深頸リンパ節へとつづく．

❖**オトガイかん オトガイ管 mental canal**

❖**オトガイきょく オトガイ棘 genial tubercle** ［下顎棘］

オトガイきん オトガイ筋 mentalis muscle 口裂周囲第三層の横紋筋．表情筋の1つ．

❖**オトガイけっせつ オトガイ結節 mental tubercle**

❖**オトガイこう オトガイ孔 mental foramen**

❖**オトガイさんかく オトガイ三角 mental triangle**

❖**オトガイし オトガイ枝 mental branches**

❖**オトガイしんけい オトガイ神経 mental nerve**

❖**オトガイしんこう オトガイ唇溝 mentolabial groove**

❖**オトガイぜっきん オトガイ舌筋 genioglossus muscle**

❖**オトガイぜっきんきょく オトガイ舌筋棘 superior genial tubercle**

❖**オトガイぜっこつきん オトガイ舌骨筋 geniohyoid muscle**

❖**オトガイぜっこつきんきょく オトガイ舌骨筋棘 inferior genial tubercle**

❖**オトガイどうみゃく オトガイ動脈 mental artery**

❖**オトガイりゅうき オトガイ隆起 mental protuberance**

❖**オトガイりゅうきはついくふぜんしょう オトガイ隆起発育不全症 hypoplasia of mental protuberance**

❖**オトガイろう オトガイ瘻 mental fistula**

オピオイドペプチド opioid peptide オピオイドペプチドは痛み，情動・摂食行動，学習・記憶，運動機能，循環機能，内分泌機能，免疫機能などに関与する神経伝達物質またはオータコイド様物質として働く．オピオイドペプチドはおもに神経細胞に存在しており，前駆体であるプロオピオメラノコルチン，プロエンケファリン，プロダイノルフィンから，それぞれ特異的なプロセシングを受け20種類近くのオピオイドペプチドが産生される．受容体は μ, δ, κ が主要なタイプである（表）．その他に，σ, ϵ が提唱されている．

オピオイド受容体は，百日咳毒素感受性GTP結合タンパク質Gi/Goに関連し，細胞内情報伝達を行う．アデニル酸シクラーゼを介する系とGTP結合タンパクがカルシウムチャネルを直接制御する系が知られている．前者では，オピオイドによりアデニル酸シクラーゼはおもに抑制され，細胞内cAMP濃度は減少する．カリウムチャネルの開口，カリウムイオンの透過性上昇，膜電位の過分極が引き起こされる．後者では，膜電位依存性N型またはQ型のカルシウムチャネルが抑制される．前者および後者ともに，シナプス前膜ではカルシウムイオンの細胞内への流入が阻害されて神経伝達物質の放出が抑制され，シナプス後膜では，神経活動の低下が起こる．例えばケシの未熟な果殻から得られたアヘンアルカロイドをオピエートと呼ぶが，モルヒネ，コデイン，パパベリンなどを含み鎮痛・催眠作用を示す．

オピオイドという用語は，モルヒネ様作用をもつものおよびそれらの拮抗剤をも含む広範な意味をもっている．受容体は，特徴ある薬理作用を示す薬物のギリシャ文字の頭文字をとって，μ (モルヒネ)，κ (ケトシクラゾシン)，σ (SKF 10047)と命名された．δ 受容体は，マウスの輸精管(vas deferens)でエンケファリンが特徴的な作用を示したことから命名された．orphan 受容体 (opioid receptor like 1, ORL 1) は従来までに知られていた受容体の遺伝子と相同性は高いがオピオイドリガンドと親和性が低く，遺伝子工学の落とし子のような受容体ということで名付けられた．1995年，この受容体のリガンドとしてダイノルフィンAと相同性を有するノシセプチン(オルファニンFQ)が同定された．歯科領域では疼痛をなくすことは重要なことであり，内在性オピオイドペプチドの鎮痛作用機序が注目されている．☞ カテコールアミン，シナプス，神経，神経伝達物質

オプソニン opsonin 血清中に存在し，細菌

オピオイド受容体サブタイプ

サブタイプ	アゴニスト	アンタゴニスト	内因性オピオイド
μ	モルヒネ DAMGO PL017	ナロキソン β-FNA CTOP	エンドモルフィン β-エンドルフィン エンケファリン
δ	DPDPE DSLET	ICI154,129 NTI	β-エンドルフィン エンケファリン
κ	U-69,593 U-50,488H	nor-BNI	ダイノルフィンA(1-17)

DAMGO：Tyr-d-Ala-Gly-n-Met-Phe-Gly-ol
PL017：Tyr-Pro-Phe(n-Met)-d-Pro-NH$_2$
DPDPE：[d-Pen2,5]enkephalin
DSLET：[d-Ser2,Leu5]enkephalin-Thr6
β-FNA：β-フナルトレキサミン
CTOP：d-Phe-Cys-Tyr-d-Trp-Orn-Thr-Pen-Thr-NH$_2$
NTI：ナルトリンドール
nor-BNI：ノルビナルトルフィミン

や抗原粒子に結合することにより食作用を受けやすくする因子の総称．オプソニンには，IgGやIgMといった免疫グロブリンや補体第3成分の分解産物であるC3bなどが含まれる．抗原に結合する特異抗体や補体活性化経路（古典経路，第2経路）により産生されたC3bは，抗原表面に吸着する．これをオプソニン化といい，食細胞は抗原表層の抗体Fc部分に対するレセプター（Fcγ）やC3b（CR1）レセプターを介して，オプソニンが吸着・被覆した抗原に結合する．感染初期の食作用はおもにC3bや自然抗体に依存するが，特異抗体が産生されると食作用は飛躍的に促進され，効率よく細菌が排除される．

抗体のオプソニンとしての作用は，抗原との結合力，特にIgGのアビディティが関与している．先天的に補体に異常がある場合などにおいては，オプソニン作用が低下し易感染性となり感染をくり返すとともに予後が悪いことが知られている．口腔内では，歯面に付着したう蝕病原細菌ミュータンスレンサ球菌に歯肉溝滲出液中の補体や抗体がオプソニンとして作用し，排除することでう蝕が軽減するとの報告もあるが，一般には口腔内における食作用はあまり期待できないと考えられている．☞ 補体，食細胞，抗体

オペロン　operon　制御遺伝子であるリプレッサーと，それと相互作用するDNA上の領域（オペレーター）により支配される一連の遺伝子群を意味し，これは1つの転写単位となっている．一般には，1つのプロモーターに支配される遺伝子群のことを指す．1つのオペロンに属する遺伝子は，例えば1つの代謝経路で働くなど機能的に互いに関連していることが多い．1つのmRNAとして転写されることで，これらは同時にいっせいに調節を受けていることになる．オペロン中の各遺伝子は，そのmRNA中で，それぞれの部分が独自のリボソーム結合部位，開始コドン，終結コドンをもち独立して翻訳される．

例として，大腸菌のラクトースオペロン，ガラクトースオペロン，ヒスチジンオペロンなどがある．ラクトースオペロンでは，プロモーター，オペレーター，βガラクトシダーゼ，ガラクトシドパーミアーゼ，ガラクトシドアセチルトランスフェラーゼの順に並んでいる．細菌やファージではこのようにオペロンを形成しているものが多いが，カビ以上の微生物，高等生物では，転写単位が遺伝子群とならず散在している場合が多い．☞ リプレッサー，プロモーター，ラクトースオペロン，ガラクトースオペロン，ヒスチジンオペロン

オリゴとう　オリゴ糖　oligosaccharide　[少糖]　オリゴ糖とは単糖類が2〜10個重合したものをいう．単糖が2分子結合したものを二糖，3分子のものを三糖などという．天然に存在する二糖類で重要なものはスクロース，ラクトース，マルトースである．オリゴ糖の代表的なものの1つである水飴は古くから甘味料として食してきたものであるが，最近では別表にも示すようにヒトが摂取したときに機能性を発揮するものが多い．そのなかでも最初に機能性が注目されたのは，グリコシルスクロース（別名：カップリングシュガー）である．グリコシルスクロースはミュータンスレンサ球菌の産生するグルコシルトランスフェラーゼの阻害剤として注目され，代用甘味料とし

オリゴ糖の一覧表

物質名	製造方法	主構造	機能
スクロース	天然オリゴ糖	グルコースとフルクトースが β-2,1 結合	う蝕誘発性
ラクトース	天然オリゴ糖	ガラクトースとグルコースが β-1,4 結合	う蝕誘発性
マルトース	天然オリゴ糖	グルコースとグルコースが α-1,4 結合	う蝕誘発性
パラチノース	ショ糖にパラチノース生成酵素を作用	グルコースとフルクトースが α-1,6 結合	低う蝕性甘味料
ラクチュロース	乳糖を異性化	ガラクトースとフルクトースが β-1,4 結合	ビフィズス菌増殖因子
ラフィノース	ショ糖蜜よりクロマト分離	ガラクトースとスクロースが α-1,6 結合	ビフィズス菌増殖因子
パノース	デンプンに α グルコシダーゼを作用	グルコースとマルトースが α-1,6 結合	低う蝕性甘味料
トレハロース	デンプンにトレハロース生成酵素を作用	グルコースとグルコースが α-1,1 結合	低う蝕性甘味料
マルトオリゴ糖	デンプンに α アミラーゼを作用	グルコースとグルコースが α-1,4 結合	腸内環境改善
イソマルトオリゴ糖	デンプンに α グルコシダーゼを作用	グルコースとグルコースが α-1,6 結合	ビフィズス菌増殖因子
グリコシルスクロース	デンプンとショ糖に CGTase* を使用	マルトオリゴ糖の末端がスクロースと結合	低う蝕性甘味料
ラクトスクロース	ショ糖と乳糖に果糖転移酵素を作用	ガラクトースとスクロースが β-1,2 結合	ビフィズス菌増殖因子
フルクトオリゴ糖	ショ糖に果糖転移酵素を作用	フルクラトースとフルクトースが β-1,2 結合	ビフィズス菌増殖因子
ガラクトオリゴ糖	乳糖に β ガラクトシターゼを作用	ガラクトースと乳糖が β-1,4 結合	ビフィズス菌増殖因子
キシロオリゴ糖	キシランにキシラーゼを作用	キシロースが β-1,4 結合	ビフィズス菌増殖因子
大豆オリゴ糖	大豆より抽出	ガラクトースとスクロースが α-1,6 結合	ビフィズス菌増殖因子

* サイクロデキストリングルカノトランスフェラーゼ

て利用された．その後もパラチノースやイソマルトオリゴ糖などが代用甘味料として開発された．また，ヒトが摂取して小腸で分解・吸収される糖質とは異なり，ラクチュロースやラクトシルフルクトース，フルクトオリゴ糖あるいはガラクトオリゴ糖など小腸では分解されずにそのまま大腸に到達し，ビフィズス菌の活性化因子となり，整腸作用を促す糖質が次々と開発された．これらのなかには特定保健用食品に使われているものも多い．☞ 代用甘味料，特定保健用食品，カップリングシュガー

オリゴマイシン oligomycin *Streptomyces diastatochromogenes* が生産する抗生物質．ミトコンドリアの酸化的リン酸化阻害剤．☞ 抗生物質

オルガネラ organelle ［細胞(内)小器官，細胞器官］ 真核細胞内で特殊形態をなし，一定の機能をもつ構造単位をオルガネラと呼ぶ．オルガネラは細胞内膜に囲まれた構造体で，細胞内区画 (intracellular compartment) を形成しており，固有の微小環境を保持している．各オルガネラには固有の酵素（標識酵素）ないしタンパク質が存在し，固有の機能をもつ．オルガネラには二重の膜で囲まれた核，ミトコンドリア，葉緑体（植物細胞）と，一重の膜で囲まれた小胞体，ゴルジ体，ペルオキシソーム，リソソーム，分泌顆粒，分泌小胞，ファゴソーム，エンドソーム，液胞（植物細胞）などがある．

オルガネラの構造や機能を研究する目的で，オルガネラを比較的高純度に分離する方法として細胞分画法がある．ラットの肝細胞で標準化された方法として，中性 pH の等張液中で細胞をホモジナイズし，ホモジネートを遠心力を変えて各オルガネラを順次沈殿させて分画する遠心分画法と各オルガネラの比重の差を利用した種々の密度勾配遠心法（ショ糖，パーコール，フィコール）がある．☞ 核，ミトコンドリア，リボソーム，ゴルジ装置

オルニチンかいろ オルニチン回路 ornithine cycle ［尿素回路，クレブス・ヘンゼライト尿素回路］ →尿素回路

オレアンドマイシン oleandomycine *Streptomyces antibioticus* の生産するマクロライト系抗生物質．細菌のタンパク質合成阻害剤．☞ 抗生物質

オングストロームたんい オングストローム単位 angstrom unit 長さの単位．記号は Å．$1\mathrm{Å} = 10^{-10}\mathrm{m} = 10^{-8}\mathrm{cm} = 10^{-1}\mathrm{nm}$．☞ メートル法連結形

オンコサイト oncocyte 腺上皮にみられる好酸性顆粒細胞．

オンコサイトーマ oncocytoma 好酸性顆粒細胞腺腫．好酸性顆粒状で腫大した細胞質をもつ大型細胞からなる良性腫瘍．

オンコジーン oncogene ［癌遺伝子］ 細胞を癌化する一群の遺伝子．実際にはこの遺伝子自体は細胞を分裂増殖させるために必要な遺伝子で，正常細胞でもシグナル伝達や転写調節などに機能している．細胞の癌化は何らかの原因でこれ

らの遺伝子が活性化，異常発現することによって起こる．活性化した遺伝子を癌遺伝子，活性化していない遺伝子をプロトオンコジーン（癌原遺伝子，protooncogene）と呼ぶ．現在までに100種以上が発見されている．

オンコジーンは1976年にRNA腫瘍ウイルスの1種Rous肉腫ウイルスから初めて発見され，src遺伝子と名付けられた．この遺伝子に相同な配列が，ニワトリの正常細胞内の染色体DNA上にも存在することが発見され，その後，すべての癌遺伝子について，正常細胞内に相同な塩基配列が存在することが示された．これら癌遺伝子は，ヒトから酵母やショウジョウバエなど，幅広い生物に存在している．癌遺伝子の活性化メカニズムとして，プロモーター・インサーション，点突然変異，遺伝子増幅，転座などが知られている．

遺伝子産物の機能によってオンコジーンは，(1) 細胞増殖因子(sis)，(2) 細胞増殖因子受容体型チロシンキナーゼ(erbB)，(3) 非受容体型（細胞質）チロシンキナーゼ(src, fps, abl)，(4) ras遺伝子（GTP結合タンパク質）群，(5) セリン・スレオニンキナーゼ群(raf)，(6) 核内遺伝子群(myc, fos, jun, myb)，(7) その他に分けられている．
☞ タンパク質リン酸化酵素，DNA，シグナル伝達

おんどかんかく　温度感覚　temperature sense
皮膚感覚の1つで，体温より高い温度を温かく，低い温度を冷たいと感じる感覚．

おんどかんじゅつせんへんい　温度感受突然変異　temperature sensitive mutation　[温度感受性変異, ts]　親株に比べ生育可能温度域が狭い変異で，生育に必須な遺伝子の一次構造が変化した結果，高次構造をつくるタンパク質などの温度安定性が減少することによる．親株に比べ低い温度または高い温度で変性，失活する．☞ 突然変異

おんぱしょり　音波処理　sonication　10 Hz～20 kHzのヒトの可聴周波領域にあたる振動を与えることで処理を行うこと．音波歯ブラシなどで歯垢破壊に応用されている．

か

ガードナーしょうこうぐん　ガードナー症候群
Gardner syndrome　過剰歯，頭蓋の線維性骨形成不全などを示す遺伝性の症候群．

カーボニックアンヒドラーゼ　carbonic anhydrase　[炭酸脱水素酵素]　$H^+ + HCO_3^- \leftrightarrows CO_2 + H_2O$ の反応を触媒する酵素で，動植物に広く存在する．動物においては，組織で産生される CO_2 を水和，肺では HCO_3^- を脱水素するなどの生理的役割を果たしている．

がいいんかんせん　外因感染　exogenous infection　外来性の病原体が原因となって起こる感染．対語は内因感染．☞ 感染症

がいエナメルじょうひ　外エナメル上皮　outer (external) enamel epithelium　釣鐘状歯胚における外側の組織で，1層の円柱上皮細胞からなる．

ガイガー・ミュラーけいすうかん　ガイガー・ミュラー計数管　Geiger-Mueller counter　放射線による気体の電離を利用した放射線検出器の1種．☞ アイソトープ

❖**がいけいじょうみゃく　外頸静脈**　external jugular vein

❖**がいけいどうみゃく　外頸動脈**　external carotid artery

❖**がいけいどうみゃくしんけい　外頸動脈神経**　external carotid nerve

❖**がいけいどうみゃくないちゅうしゃ　外頸動脈内注射〈制癌剤の〉**　catheterization of the external carotid artery

かいけつびょう　壊血病　scurvy　ビタミンCの摂取不足から起こる疾患．人，霊長類，モルセットはブドウ糖からビタミンCを生合成できないために，食事からこれを取らなくてはならない．さまざまな理由により，摂取不足が起こると，点状出血，斑状出血，歯肉出血，皮膚角質化亢進，関節痛，シェーグレン症候群などがみられるようになるが，多くの場合，他の栄養不足も起こっているので，病状は複雑である．☞ ビタミン

❖**かいけつびょうせいしにくえん　壊血病性歯肉炎**　scorbutic gingivitis

❖**かいこう　開咬**　open bite

❖**がいこうがいじょうみゃく　外口蓋静脈**　paratonsillar vein, external palatine vein

❖**かいこうしょうがい　開口障害**　trismus

❖**かいこうとうりゅうき　外後頭隆起**　external occipital protuberance

がいこっかく　外骨格　exoskeleton　節足動物などの体の外側を覆う堅いクチクラからなる殻や甲など．

❖**がいこつしょう　外骨症**　exostosis　[外骨腫症]

❖**かいざいけっせつ　介在結節〈上顎第一小臼歯の〉**　interstitial cusp　[辺縁結節]

❖**がいじ　外耳**　external ear

❖**がいじこう　外耳孔**　external acoustic pore

❖**がいじどう　外耳道**　external auditory meatus

❖**がいしょうせいがくかんせつえん　外傷性顎関節炎**　traumatic arthritis of temporomandibular joint

❖**がいしょうせいけいせいふぜんし　外傷性形成不全歯**　traumatic hypoplasia of tooth

❖**がいしょうせいこうごう　外傷性咬合**　traumatic occlusion

❖**がいしょうせいこうへんし　外傷性紅変歯**　traumatic red discoloration of tooth

❖**がいしょうせいこつのうほう　外傷性骨嚢胞**　traumatic bone cyst　[単純性骨嚢胞，出血性骨嚢胞，孤立性骨嚢胞]

❖**がいしょうせいこんせんせいししゅうえん　外傷性根尖性歯周炎**　traumatic apical periodontitis

❖**がいしょうせいしがはせつ　外傷性歯牙破折**　traumatic fracture of tooth

がいしょうせいショック　外傷性ショック　traumatic shock　外傷によって生ずるショック．末梢の血行障害が特徴．

カイスの3つのわ　カイスの3つの輪　Keyes' three overlapping circles　多要因疾患であるう蝕の病因については，その時代の新知見を取り入れながらも感染症の成り立ち（宿主―病因―環境の各要因）を基本概念として説明がされてきた．Keyes は動物を用いたう蝕誘発実験の結果から

「3つの輪」として知られている概念図を示した（図）．各要因（宿主と歯の感受性―口腔細菌―炭水化物）が同時に存在し相互作用の結果，う蝕が発現することを示した．さらに Keyes は，う蝕予防のためには「3つの輪」を構成している各要因に同時に働きかけることが重要であることも示唆した．このことは，臨床的に実施されている組合せ予防法（フッ化物応用―口腔清掃指導―間食指導）の理論的根拠ともなっている．今日では「3つの輪」の各要因の大きさ（強度）をリスク診断（宿主については唾液分泌量や緩衝能，口腔細菌はミュータンスレンサ球菌などを定量評価）し，その結果に基づいてセルフケアとプロフェッショナルケアの両面からう蝕予防が実践されている．☞ う蝕病因論，う蝕予防

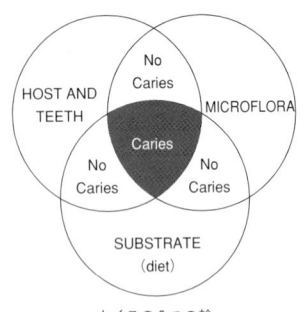

カイスの3つの輪

❖ **がいぜっきん　外舌筋　extrinsic lingual muscles**
❖ **がいそくけいさんかく　外側頸三角　posterior triangle**
❖ **がいそくしてい　外側歯堤　outer enamel band（strand）**［外側エナメル堤］
❖ **がいそくじんたい　外側靱帯〈顎関節の〉　lateral ligament**
❖ **がいそくぜつけっせつ　外側舌結節　lateral lingual swelling**［外側舌隆起］
❖ **がいそくびとっき　外側鼻突起　lateral nasal process**
❖ **がいそくよくとつきん　外側翼突筋　lateral pterygoid muscle**
❖ **がいそくよくとつきんしんけい　外側翼突筋神経　external pterygoid nerve**
❖ **かいたつこっせつ　介達骨折　indirect fracture**

かいとう　解糖　glycolysis［エムデン・マイヤホフ経路］　生体内，特に筋肉などで，酸素を使わないでグリコーゲンやグルコースを分解して生体エネルギー運搬体の ATP（前者なら3ATP，後者なら2ATP）をつくる過程をいう．1種の無気呼吸である．ミトコンドリアのなかで行われる酸素を使う有気呼吸に比べればエネルギー獲得はその約7％である．また解糖系における分解産物は乳酸である．☞ エムデン・マイヤホフ経路

かいどく　解読　coding　DNA の情報は mRNA に伝えられ，mRNA 上の3つの塩基の並び（トリプレット）が1つのアミノ酸を決定する．トリプレットの各々を暗号単位（コドン）といい，タンパク合成のために，このコドンを読み取ることをいう．また，DNA の塩基配列を単に人が読み取り解析することを指す．☞ タンパク質合成，コドン

がいどくそ　外毒素　exotoxin［エキソトキシン］　細菌の産生する毒素は，内毒素と外毒素の2つに分けられる．菌体外に放出されるものを外毒素といい，生体に大きな障害を与える．溶血毒・神経毒・腸管毒などがあり，それぞれ特有の毒性を示す．成分はタンパク質で，熱に対して弱く失活しやすい．毒性はきわめて強い．免疫原性は強く，抗毒素抗体が産生されやすい．またホルマリン処理によってトキソイド化（毒性は消失しているが免疫原性は保持されている状態）され，ワクチンとして利用できる．

外毒素を産生する菌としては，破傷風菌，ボツリヌス，ガス壊疽菌，ジフテリアなどが有名である．日本で，1996年の夏に集団感染が問題となった腸管出血性大腸菌 O-157（*Escherichia coli* O-157：H 7）は，細胞毒であるベロ毒素を産生する．また，黄色ブドウ球菌（*Staphylococcus aureus*）や溶血レンサ球菌（*Streptococcus pyogenes*）などが産生する外毒素は，スーパー抗原活性を有している．歯周病原性細菌であるアクチノバチルス・アクチノミセテムコミタンス（*Actinobacillus actinomycetemcomitans*）は，多形核白血球やマクロファージに致死的に作用する白血球毒素ロイコトキシン（leukotoxin）を産生する．この毒素は，分子量11万5,000の易熱性の塩基性タンパクである．本ロイコトキシンは，4つの遺伝子からなるオペロンを形成しており，大腸菌の α-ヘモリジンに代表される細菌性細胞溶解毒素 RTX ファミリーに属している．☞ 毒素，エンドトキシン，コレラトキシン，O-157，スーパー抗原

カイ2じょうけんてい　χ^2 検定　chi-squared test　統計的方法の1種である．データが度数の形をしている，すなわち観察結果が群ごとに数値として分類されるときに用いられる．測定値や

計算による値には用いられない．観測された度数を偶然による期待値と比較することで検定が行われる．☞ 統計学

カイネチン kinetin　［キネチン，6-フルフリルアミノプリン］　葉・芽の成長促進作用などがあり，特にオーキシンが共存すると細胞分裂活性を示す．古くなったDNAから発見されたもので天然の植物ホルモンとはいえないが，類似物質，N^6-(3-メチルペンタ-3-エン-1-イル)アデニンが植物中にあることがわかり，オーキシンなどとともに重視されている．

がいはいよう 外胚葉 ectoderm　胚の分化時に現れる原始胚芽層のうち最も外側をなす層．ここから，表皮，神経，肛門や口腔の粘膜が分化する．

がいはいよういけいせいしょう 外胚葉異形成症 ectodermal dysplasia　先天性の形成異常が外胚葉系の組織や器官に認められる疾患．

❖**がいびこう 外鼻孔 nostril**
❖**かいびせい 開鼻声 hypernasality**
がいひょう《ひ》ぞうげしつ 外表《被》象牙質 mantle dentin　［外套象牙質，被覆象牙質］エナメル質に接して$20\,\mu m$ほどの幅をもち，最初に形成される象牙質をいう．

❖**がいぶきゅうしゅう 外部吸収〈歯根の〉external resorption**
がいぶんぴつせん 外分泌腺 exocrine gland　腺組織のうち，もとの上皮と導管によって連絡しており，分泌物が体外に放出される腺．汗腺，唾液腺，涙腺，胃腺など．☞ 唾液

❖**かいほうせいこっせつ 開放性骨折 open fracture**　［複雑骨折，複合骨折］
かいめんかっせいざい 界面活性剤 surfactant, detergent, surface active agent　界面活性，すなわち少量で界面あるいは表面の諸性質を変化させる性質を有する物質．構造的には分子

界面活性剤

界面活性剤の種類	化学名	略称または商品名	特徴
陰イオン性	sodium dodecyl-sulfate	SDS	可溶化力は強いが，変性作用も強い．
	sodium deoxycholate	DOC	
陽イオン性	cetyltrimethylammonium bromide	CTAB	
両イオン性	3-[3-cholamido-propyl dimethylammonio]-1-propanesulfate	CHAPS	可溶化力が比較的強く，変性作用が弱い．
非イオン性	polyoxyethylene(9-10) p-t-octylphenyl ether	Triton X-100	可溶化力が比較的強く，変性作用が弱いために，よくタンパク質の可溶化に使用される．欠点として紫外部に吸収がある．
	polyoxyethylene(7-8) p-t-octylphenyl ether	Triton X-114	細胞膜からのリポタンパク質の分離などに利用される．
	polyoxyethylene(9) p-t-octylphenyl ether	Nonidet P-40	
	polyoxyethylene sorbitan monolaurate	Tween 20	
	polyoxyethylene dodecyl ether	Briji 35	
	n-octyl β-glucoside		変性作用が弱く，透析で除去できる．20 mM程度では培養細胞にも影響を与えない．

内に親水性基（hydrophilic group）と疎水性基（hydrophobic group）を有する両親媒性分子（amphipathic molecule）である．水に溶解したときにイオンに解離するイオン性界面活性剤と，イオンに解離しない非イオン性界面活性剤に分けられる．イオン性界面活性剤には陽イオン性，陰イオン性さらに両イオン性界面活性剤がある．界面活性剤は臨界ミセル濃度（cmc, critical micelle concentration）以上では疎水基が内側に集まり，外側に親水基を向けミセルを形成する．

生物学の分野では，疎水性の強い膜タンパク質の可溶化などに用いられており，表にその代表的な界面活性剤を示す．

かいめんしつ　海綿質〈骨の〉　spongy bone　多数の骨柱が海綿状に組み合わさって形成されている骨質をいい，骨柱の間は骨髄で満たされている．

❖**かいめんじょうけっかんしゅ　海綿状血管腫　cavernous hemangioma**

❖**かいめんじょうみゃくどう　海綿静脈洞　cavernous sinus**

かいめんじょうリンパかんしゅ　海綿状リンパ管腫　cavernous lymphangioma　舌，頬部，口唇に好発するびまん性のリンパ管腫．

かいよう　潰瘍　ulcer　臓器または組織の表面の被覆上皮が壊死で消失したあとにできた組織の欠損，欠損の深さが浅いときはびらんという．消化器と皮膚に，高頻度にみられる．潰瘍は，炎症性，血行障害，腐蝕性薬品，機械的な力によってできるものに分けられる．

❖**かいようせいぎまくせいこうないえん　潰瘍性偽膜性口内炎　ulceromembranous stomatitis**

❖**かいようせいこうないえん　潰瘍性口内炎　ulcerative stomatitis**

❖**かいようせいしずいえん　潰瘍性歯髄炎　ulcerative pulpitis**

❖**かいようせいしにくえん　潰瘍性歯肉炎　ulcerative gingivitis**　[壊死性歯肉炎，潰瘍性偽膜性歯肉炎，ワンサン歯肉炎，壊疽性歯肉炎]

❖**かいりょうウィドマンしゅじゅつほう　改良ウィドマン手術法　modified Widman flap surgery**

カヴェマンのとうこつ　カヴェマンの頭骨　kabwe man skull　約20万年前の化石人骨の頭骨で，多数のう蝕様病変が認められる．☞古代型う蝕

❖**かがいこうごう　過蓋咬合　deep overbite**

カカオマスちゅうしゅつぶつ　カカオマス抽出物　cacao mass extract　カカオ豆の皮と実を分離したものをローストし，摺り潰したものをカカオマスといい，ココア，チョコレートなどの原料に用いられる．カカオマス熱水抽出物はミュータンスレンサ球菌のグルカン合成を抑制する．さらにラットを用いた動物実験では食餌への添加によりう蝕発生を抑制することが報告されている．また，カカオマス抽出物を培地に加えて病原性大腸菌であるO-157を培養すると，菌の増殖を抑えるだけでなく，産出されるベロ毒素が減ること，カカオマス抽出液は胃潰瘍や胃癌の原因とされるヘリコバクター・ピロリ（Helicobacter pylori）に対する抗菌効果をもつことなどが認められている．☞ポリフェノール

かがくうんどう　下顎運動　mandibular movement　タッピング運動，習慣性開閉口運動，限界運動，咀嚼運動など，下顎の動きをいい，運動方向，運動距離，運動経路の彎曲などの運動要素が含まれる．

❖**かがくか　下顎窩　glenoid fossa, mandibular fossa**

❖**かがくかく　下顎角　mandibular angle**

かがくかしょう　過角化症　hyperkeratosis　[過正角化症]　表皮，粘膜上皮の角化により白色病変など異常が生じる疾患．

❖**かがくかれつ　下顎窩裂　inferior orbital fissure**

❖**かがくかん　下顎管　mandibular canal**

かがくがん　下顎癌　carcinoma of the lower jaw　[下顎歯肉癌]　下顎歯肉粘膜原発癌をいう．

かがくがんめんいこつしょう　下顎顔面異骨症　mandibulofacial dysostosis　[トリーチャー・コリンズ症候群]　常染色体性優性遺伝による，第一および第二鰓弓由来の先天的形態異常症．

❖**かがくけい　下顎頸　neck of the mandible**

❖**かがくけつごう　下顎結合　mandibular synchondrosis**　[オトガイ結合]

かがくけんし　下顎犬歯　lower canine　下顎の犬歯でヒトでは生後9～10年で萌出する．

❖**かがくこう　下顎孔　mandibular foramen**

❖**かがくこうじょうみゃく　下顎後静脈　posterior facial vein**

かがくこうでんたつますい　下顎孔伝達麻酔　inferior alveolar nerve block　[下歯槽神経ブロック，ゴーゲートブロック]　下顎孔から，麻酔剤を注入する，歯科の臨床で最も多用される伝達麻酔である．

かがくこつ　下顎骨　mandible　頭蓋骨の1つで，他の頭蓋骨と異なり，この骨は側頭骨の下

顎窩と関節によって連絡される.

❖**かがくこつこつずいえん　下顎骨骨髄炎**　osteomyelitis of the mandible
❖**かがくこつこっせつ　下顎骨骨折**　fracture of the mandible
❖**かがくさんかく　下顎三角**　mandibular triangle　［ボンウィル三角］
❖**かがくし　下顎枝**　mandibular ramus
かがくじゅよう　化学受容　chemoreception　化学物質の分子あるいはイオンを適当刺激として感知することで，嗅覚や味覚などに関する外受容器と，二酸化炭素分圧やグルコース濃度などを感知する内受容器がある.　☞ 味覚
かがくじゅようたい　化学受容体　chemoreceptor　化学的刺激を受容し，求心性神経インパルスを発生させる受容器．代表的なものは，嗅粘膜の嗅細胞，また味蕾の味細胞における受容器が物質の分子に反応し嗅覚または味覚として認識される．ほかに頸動脈・大動脈小体の動脈化学受容器は血液の CO_2 分圧上昇や O_2 分圧下降によって刺激され呼吸を促進する．　☞ 味覚，嗅覚
かがくしょうきゅうし　下顎小臼歯　lower premolar (bicuspid)　下顎の小臼歯で第一小臼歯と第二小臼歯がある．
❖**かがくしょうぜつ　下顎小舌**　lingual of the mandible
かがくしんけい　下顎神経　mandibular nerve　三叉神経の第三枝．最も大きな三叉神経である．
かがくしんけいブロック　下顎神経ブロック　mandibular nerve block　下顎神経が頭蓋内から卵円孔を通って出たところでブロックする方法．下顎骨，下顎歯，耳介側頭部からオトガイ部へかけての皮膚，舌に及ぶ広範な麻酔が可能．
❖**かがくせっこん　下顎切痕**　mandibular notch
かがくせっし　下顎切歯　lower incisor　下顎の正中線を中心に左右2本ずつ並ぶ切歯で，中央に近いものを中切歯，その両隣りを側切歯という．
❖**かがくぜんとつ　下顎前突**　mandibular (lower) protrusion
かがくせんりょうけい　化学線量計　chemical dosimeter　放射線によって引き起こされる化学変化を利用して線量を測定する計測計．
かがくそくせっし　下顎側切歯　lower lateral incisor　永久歯列においては，下顎の正中線から左右2番目の切歯をいう．
❖**かがくたい　下顎体**　body of the mandible
かがくだいいちしょうきゅうし　下顎第一小臼歯　lower first bicuspid (premolar)　永久歯列において犬歯の次に位置する下顎小臼歯．

かがくだいいちだいきゅうし　下顎第一大臼歯　lower first molar　永久歯列において小臼歯の直後に位置する下顎大臼歯．
かがくだいきゅうし　下顎大臼歯　lower molars (posterior cheek teeth)　小臼歯の後方に位置する左右それぞれ3本の下顎歯．
かがくだいさんだいきゅうし　下顎第三大臼歯　lower third molar　［智歯，親知らず］　18～24歳に萌出する，最後方に位置する下顎大臼歯．日本人の約半数は智歯のどれかが消失退化している．
かがくだいにしょうきゅうし　下顎第二小臼歯　lower second bicuspid (premolar)　第一小臼歯の直後に位置する下顎小臼歯．
かがくだいにだいきゅうし　下顎第二大臼歯　lower second molar　第一大臼歯の直後に位置する下顎大臼歯．
かがくちゅうせっし　下顎中切歯　lower central incisor　下顎正中線をはさんだ左右1対の切歯．
❖**かがくてい　下顎底**　base of the mandible
かがくてきこんかんかくだいほう　化学的根管拡大法　chemical enlargement of root canal　EDTAやフェノールスルホン酸などを用いて，機械的拡大の困難な狭窄部の硬組織を溶かし，拡大を容易にする処置方法．
かがくてきでんたつぶっしつ　化学的伝達物質〈興奮の〉　chemical mediator of nerve activity, chemical transmitter　［化学伝達物質］シナプスにおける興奮の伝導に関与する化学物質をいう．アセチルコリン，アドレナリンなどがこれに属する．　☞ シグナル伝達，神経伝達物質
❖**かがくとう　下顎頭**　mandibular head
❖**かがくとうかけいせい　下顎頭過形成**　hyperplasia of condyle
❖**かがくとっき　下顎突起**　mandibular process
かがくにゅうけんし　下顎乳犬歯　lower milk canine　乳歯列における下顎の犬歯．
かがくにゅうせっし　下顎乳切歯　lower milk incisor　乳歯列における下顎の切歯．
かがくはっこう　化学発光　chemiluminescence　化学反応によって生じるエネルギーにより，原子や分子が励起され光を発する現象をいう．この発光を光電子増倍管やイムノアッセイの検出系に利用することにより，反応に関与する原子や分子を高感度に定量できる．
かがくはんのうそくどろん　化学反応速度論

theory of reaction rate　化学反応速度 (reaction rate) は反応物や生成物の濃度, それらの分子の性質, 温度, 反応機構, 触媒などにより変わる. 衝突理論 (collision theory) によると, 例えば単純 2 分子反応 A＋B → P では, 反応速度 $v=d[P]/dt=k[A][B]$ と表され, 反応物の濃度 $[A]$, $[B]$ と速度定数 (rate constant) k に比例する. そして, 速度定数は $k=PZe^{-E/RT}$ で説明され, Arrhenius の活性化エネルギーE以上の運動エネルギーをもつ分子 (その割合 $e^{-E/RT}$) が反応部位において衝突する (その確率Px, 衝突回数Z) ときに実際に反応が起こると考える.

反応速度は一般に温度が10℃上昇するごとに約2倍になり, 活性化エネルギーを下げる触媒や酵素によっても著しく大きくなる. また, 複雑な反応にもあてはまる Eyring らの遷移状態理論 (transition state theory) では, 生成物Cは必ず遷移状態I (transition state) を経るとし, 例えばA＋B → C では, 反応速度は $v=d[C]/dt=k_3[I]=k_3K_{eq}[A][B]$ で表され, 全体の速度定数 k_r は A, B と I 間の平衡定数 K_{eq} と I が壊れる速度定数 k_3 の積になる. $k_3=kT/h$ (k はボルツマン定数, h はプランク定数), $K_{eq}=e^{-\Delta G/RT}$ なので, 速度定数 k_r は活性化の自由エネルギー (free energy of activation) ΔG と温度に依存する. ☞酵素反応速度論

❖**かがくりゅうき　下顎隆起　mandibular torus**　[外骨症, 外骨腫]

かがくりょうほう　化学療法　chemotherapy　選択毒性をもつ化学薬品を用いて, 病原微生物や癌細胞の増殖などを抑制する治療方法.

かかんきしょうこうぐん　過換気症候群 hyperventilation syndrome　[過呼吸症候群] 発作的過呼吸と, それに伴う多彩な症状を呈する症候群. 多くは, 緊張, 不安, 興奮, 恐怖, 過労, 寒冷などにより誘起される. CO_2 の吸入や精神安定剤の投与が効果的である.

かぎゃくはんのう　可逆反応　reversible reaction　平衡が成立し, 濃度など反応条件の変化によりいずれの方向にでも進むことのできる化学反応をいう. ☞化学反応速度論

かく　核　nucleus　真核細胞の遺伝情報源であるDNAの大部分を含むオルガネラで, 二重膜構造の核膜で細胞質と隔てられている. カビのような糸状細胞では, 1つの細胞に20〜30の核がみられるが, 通常1つの細胞には球形で大きさが直系20〜30 μm の核が1個存在する. 核は細胞の再生と生存には不可欠なことから, R. Brown (1831) によって nucleus と命名された. 細胞にとって核は中枢的な存在との見方にたてば, 原核細胞にも核は存在するといえる. 大腸菌では約1 mmの長さの環状DNAが緻密に折り畳まれて, 長径約1 μm の細胞中におさまっている領域がそれにあたる. しかし, 核膜がないといった形態的な理由から, 原核細胞では一般に核様体 (mucleoid) と呼ばれる.

核の構造と機能は細胞周期の各時期によってかわる. 間期にはDNA複製やRNAへの転写が起こる. オルセイン染色などでは染まらない1〜数個の核小体がみられるものこの時期である. 核小体は核内でできたリボソームサブユニットの集合体であり, 特定の染色体の特定の部位 (核小体形成部) でつくられる. 核小体は生物活性の高い細胞ほど顕著で, 活性の低い表皮細胞には見えにくい. 核膜には直系70〜150 nmの円形の巨大な超分子構造からなる核膜孔があり, ここを通して選択的に核と細胞質間の物質輸送が行われる. ふつう, 核分裂の前期に核膜は壊れ, 終期になると再形成されるが, 酵母をはじめ真菌細胞においては一般にそのような核膜の崩壊はみられない. ☞オルガネラ, リボソーム, 染色体

かくか　角化　cornification, keratinization　[角質化]　ケラチノサイトが分化し, ケラチンを産生する結果, ケラチンが蓄積していく状態. 通常皮膚にみられる.

かくがいいでん　核外遺伝　extranuclear inheritance　[細胞質遺伝]　核ではなく細胞質のオルガネラ, ミトコンドリアや葉緑体などの遺伝子に支配された遺伝のこと. ☞細胞質遺伝

❖**がくかがたガマしゅ　顎下型ガマ腫　submandibular ranula**

❖**かくか《せい》きょく《ひ》さいぼうしゅ　角化《性》棘《皮》細胞腫　keratoacanthoma**

❖**がくかげき　顎下隙　submandibular space**

❖**がくかさんかく　顎下三角 submandibular trigon, digastric triangle**

❖**がくかしんけいせつ　顎下神経節　submandibular ganglion**

がくかせん　顎下腺　submandibular (submaxillary) gland　大唾液腺の1つ. 下顎の内面にあり, 扁平楕円体で, ヒトでは長さ2.5〜3.5 cm, 厚さ1.5 cm, 重量10〜15 gである. 分泌終末の約80％は漿粘膜細胞であり, 20％は粘液細胞と漿粘液細胞の混合である. ☞唾液

❖**がくかせんか　顎下腺窩　submandibular fossa**

❖**がくかせんかん　顎下腺管　submandibular duct**

❖**がくかせんだえき　顎下腺唾液　submandibular saliva**　顎下腺よりワルトン管を通り舌下小丘へ分泌される．ムチンを比較的多く含み，粘度は中程度である．☞唾液

❖**がくかだえきせんえん　顎下唾液腺炎　submandibular sialadenitis**

❖**がくかのうよう　顎下膿瘍　submandibular abscess**

❖**がくかリンパせつ　顎下リンパ節　submandibular lymph nodes**

がくかんくうげき　顎間空隙　intermaxillary space　[前歯部顎間空隙]　新生児の上下顎歯槽堤間にみられる空隙で，安静時・哺乳時にも接触せず舌が介在している．前方より顎堤を観察すると，前歯部歯槽堤がアーチ状に湾曲して哺乳時に乳首が入りやすい空隙を形成している．乳切歯の萌出前の歯槽堤の膨隆にて空隙は消失する．

がくかんせつ　顎関節　temporomandibular joint　側頭骨の下顎窩と下顎頭の間に形成される顆状関節．関節腔は鞍状の関節円板にて，滑走運動を担う上関節腔と蝶番運動を担う下関節腔に分かれる．関節円板の前方には外側翼突筋・咬筋・側頭筋の一部が付着し，さらに関節包のみならず，外側靱帯・蝶下顎靱帯・茎突下顎靱帯等に保護されている．

❖**がくかんせつえん　顎関節炎　arthritis of the temporomandibular joint**

❖**がくかんせつえんばんせつじょじゅつ　顎関節円板切除術　meniscectomy of the temporomandibular joint**

❖**がくかんせつけいせいじゅつ　顎関節形成術　arthroplasty of the temporomandibular joint**

❖**がくかんせつざつおん　顎関節雑音　cricking of the temporomandibular joint**　[顎関節音]

❖**がくかんせつしゅよう　顎関節腫瘍　tumors of the temporomandibular joint**

がくかんせつしょう　顎関節症　arthrosis of temporomandibular joint　[顎関節機能障害，機能性顎関節障害]　顎関節痛，関節雑音，異常顎運動の症状があるが，顎関節部に炎症症状もなく骨構造に異常を認めない一連の慢性疾患で，20～30歳の女性に多い．力学的な異常刺激や咀嚼筋の異常緊張，精神性ストレス等が原因で，疼痛が初発の突発型と，関節雑音が初発の潜行型に大別される．治療は，原因・誘因の除去が原則で，顎運動の安静，咬合異常の改善を図り，必要に応じて投薬・外科処置を行う．

❖**がくかんせつぜんぽうだっきゅう　顎関節前方脱臼　anterior luxation of the temporomandibular joint**

❖**がくかんせつぞうえいほう　顎関節造影法　arthrography of the temporomandibular joint**

❖**がくかんせつだっきゅう　顎関節脱臼　luxation of the temporomandibular joint**

❖**がくかんせつとっきこっせつ　顎関節突起骨折　fracture of the condylar process**

❖**がくかんせつとっきはついくふぜん　顎関節突起発育不全　hypoplasia of the condylar process**

❖**がくかんせつふぜんだっきゅう　顎関節不全脱臼　subluxation of the temporomandibular joint**

❖**がくかんせつりだんじゅつ　顎関節離断術　disarticulation of the temporomandibular joint**

❖**がくがんめんきけい　顎顔面奇形　malformations of the jaw and face**

❖**がくけいせいいじょう　顎形成異常　developmental anomaly of the jaw**

❖**がくこつ　顎骨　jaw bone**

❖**がくこつきゅう　顎骨弓　mandibular arch**

❖**がくこつこつずい　顎骨骨髄　bone marrow of the jaw**

❖**がくこつこつずいえん　顎骨骨髄炎　osteomyelitis of the jaw**

❖**がくこつこっせつ　顎骨骨折　fracture of the jaw**

❖**がくこつこっそ　顎骨骨疽　necrosis of the jaw bone**

❖**がくこつこつまくえん　顎骨骨膜炎　periostitis of the jaw**

❖**がくこつしゅういえん　顎骨周囲炎　perimaxillary (perimandibular) inflammation**

❖**がくこつしゅういのうよう　顎骨周囲膿瘍　perimaxillary (perimandibular) abscess**

❖**がくこつしゅよう　顎骨腫瘍　tumors of the jaw**

かくさん　拡散　diffusion　濃度の異なる2つの溶液を接触させると，濃い溶液から薄い溶液への溶質の移動が起こる．このことを拡散と呼び，拡散の速度は温度や圧力などの影響を受ける．

かくさん　核酸　nucleic acid　1869年，F. Miescherによって膿球から発見された高分子物質で，細胞核内に存在する酸性物質であったことから核酸と名付けられた．その構造は，プリン塩基またはピリミジン塩基―ペントース―リン酸か

らなるヌクレオチドを基本単位とし、隣接したペントースの3′-OHと5′-OHの炭素の間にホスホジエステル結合を形成することにより1本の長鎖となったポリヌクレオチド鎖である。その結果、ポリヌクレオチド鎖の一方の端には3′-OH末端が、他方の端には5′-OH末端が存在することになる。これはポリヌクレオチド鎖には方向性があることを意味する。二本鎖の核酸では2本のポリヌクレオチド鎖が逆向きに対合する。核酸の生合成やコドンの読みとりは常に5′から3′方向に進むので、ポリヌクレオチド鎖の方向性は重要である。

核酸にはDNA（deoxyribonucleic acid）とRNA（ribonucleic acid）があり、DNAはペントースがデオキシリボース、プリンがアデニン（A）とグアニン（G）、ピリミジンがシトシン（C）とチミン（T）からなり、通常はAとT、GとCの間で水素結合によって塩基対を形成して二重螺旋構造をとっている。RNAでは、ペントースはリボースで、DNAの4塩基のうちTのみがウラシル（U）に置換された型で、一般に一本鎖になる場合が多い。DNAは遺伝子の本体として機能し（複製と形質発現）、染色体を構成するが、独自のものがミトコンドリアや葉緑体にも存在している。RNAはmRNA、tRNA、rRNAなど大部分が細胞質に存在してタンパク質合成に関与しているが、それらは転写後プロセシング（構造的修飾）を受けて成熟型RNAとなっている。

生体はDNAが遺伝子としての構造の安定性を保持するために、損傷があれば、それを修復する機構をもっている。したがって、もし修復機構に異常があれば先天性の障害をきたすことがある。色素性乾皮症やファンコニー貧血（多発奇形を伴う先天性再生不良性貧血）などはその例であり、いずれも発癌率が高い。プリンやピリミジンはともに産生されたヌクレオチドからのフィードバック阻害などにより産生量が一定に調節されているが、これらの核酸代謝に関しても、多数の先天性異常がある。ピリミジン生合成の中間体であるオロト酸蓄積によるオロト酸尿症（巨大赤芽球性貧血、白血球減少、発育障害をもたらす）や、プリン代謝の最終産物である尿酸の量が異常に増加する高尿酸血症（痛風、腎障害、血管障害をもたらす）などが知られている。☞ DNA, RNA

かくさんせいさんそふそくしょう　拡散性酸素不足症　diffusion hypoxia　笑気麻酔の後、急に空気を吸うことにより血液や組織中に溶解していた笑気が肺胞中に出て肺胞内酸素濃度が下がること。

かくじききょうめい　核磁気共鳴　nuclear magnetic resonance　[NMR]　磁気モーメントをもつ原子核を磁場内におくと不連続なエネルギー準位に分布し、この準位の間隔に相当する周波数をもつ電磁波を照射すると共鳴吸収が観測される現象を核磁気共鳴という。ある試料の共鳴周波数のグラフをNMRスペクトルといい、試料に含まれる分子の構造やその含有比がわかる。

かくじききょうめいコンピュータだんそうそうち　核磁気共鳴コンピュータ断層装置　nuclear magnetic resonant computer tomography　[NMR-CT]　プロトン（水素原子核）のNMR（核磁気共鳴）パラメーターを測定し、コンピュータで生体の断面を映像化する装置。

かくしつし　角質歯　horny teeth　[角歯]　ヤツメウナギなどの円口類にみられる、口腔上皮が角化してできた歯。人のつめと同性質で石灰化はほとんどされない。

❖ **かくしつそう　角質層　horny layer**
❖ **がくぜっこつきん　顎舌骨筋　mylohyoid muscle**
❖ **がくぜっこつきんし　顎舌骨筋枝〈下歯槽動脈の〉　mylohyoid artery**
❖ **がくぜっこつきんしんけい　顎舌骨筋神経　mylohyoid nerve**
❖ **がくぜっこつきんせん　顎舌骨筋線　mylohyoid line**
❖ **がくぜっこつしんけいこう　顎舌骨神経溝　mylohyoid groove**

かくタンパクしつ　核タンパク質　nucleoprotein　核酸とタンパク質の複合体の総称。核酸がDNAかRNAかによってデオキシリボ核タンパク質（DNP）、リボ核タンパク質（RNP）と呼ぶ。魚類、鳥類、ほ乳類の精子核に含まれる染色体はDNPが主成分であり、原核細胞のリボソーム（70S）や真核細胞（80S）にはRNPが含まれる。☞ 核, リボソーム

❖ **がくてい　顎堤　alveolar ridge**
❖ **がくていきゅう　顎堤弓　alveolar arch　[歯槽弓]**
❖ **がくどうみゃく　顎動脈　maxillary artery**

かくとくひまく　獲得被膜　acquired pellicle　[ペリクル]　萌出歯のエナメル質表面には後天性の堆積物がみられ、その1つに獲得被膜がある。獲得被膜は唾液中のタンパク質、脂質が歯面で変性された有機質膜である。獲得被膜の存在は歯面への酸の侵入を低下させ、またエナメル質からのCaやリン酸の拡散を妨げエナメル質表面の保護をする。一方、歯面への細菌の付着を抑制または

促進する．つまり，歯垢や歯石形成の前段階ともみられる．獲得被膜に含有されると考えられている唾液成分はアミラーゼ，高プロリンタンパク質群（PRP），糖タンパク質（ムチン），シスタチン，分泌型IgA，ヒスタチンなどがあげられている．獲得被膜は2つの機序によって形成されると考えられている．1つは唾液糖タンパク質が微生物由来ノイラミニダーゼの作用によって加水分解されると変性をきたし，中性のpHで不溶性となり，歯面に沈着するということ．もう1つは唾液が炭酸ガスを喪失し，pHが上昇する．その結果，タンパク質－炭酸水化物－リン酸カルシウム複合体が形成され，歯表面に吸着されると考えられている． ☞ 唾液，バイオフィルム

かくとくめんえき　獲得免疫　acquired immunity ［後天性免疫］　非自己抗原の刺激により後天的に獲得する，抗原に特異的な免疫のこと． ☞ 免疫応答，体液性免疫，細胞性免疫

❖**がくにふくきん　顎二腹筋　digastric muscle**

がくのうほう　顎嚢胞　cyst of the jaw ［顎骨嚢胞］　顎骨内に嚢胞を形成する病変．

❖**がくはついく　顎発育　growth of the jaw**

カケクチン　cachectin ➡腫瘍壊死因子（TNF）

❖**かこうこうがいどうみゃく　下行口蓋動脈　descending palatine artery**

❖**かこうじょうせんどうみゃく　下甲状腺動脈　inferior thyroid artery**

がこうそう　鵞口瘡　thrush　口腔カンジダ症の1つ．おもに乳児にみられる． ☞ 真菌症

❖**かこうとうしんけい　下喉頭神経　inferior laryngeal nerve**

❖**かごさいぼう　籠細胞　basket cell**

かこつ　仮骨　callus　骨折部の間および周囲に，これを修復するために新生した不完全な骨組織を指す．骨折部では，骨膜細胞から骨芽細胞が分化し，類骨組織をつくり石灰化が始まる．この際軟骨組織が不規則に骨組織間に介在することがある．仮骨が欠損部を十分に補いうる量に達すると，過剰に形成された仮骨が吸収され，その部分に骨髄組織をつくる．

❖**かこつせいこつまくえん　化骨性骨膜炎　periostitis ossificans**

❖**かこつせいせんいしゅ　化骨性線維腫　ossifying fibroma**

カザアミノさん　カザアミノ酸　casamino acids　カゼインの酸加水分解物で，細菌培養のタンパク源として用いられる．

かさんかすいそ　過酸化水素　hydrogen peroxide　H_2O_2，分子量34.01の物質．

かさんかすいすい　過酸化水素水　hydrogen peroxide solution　➡オキシドール

かさんかベンゾイル　過酸化ベンゾイル　benzoyl peroxide　塩化ベンゾイルのベンゾイル基（C_6H_5CO-）2個が酸素2原子により連結されたもので，メタクリル酸樹脂の重合促進剤として用いられる． ☞ レジン

かしおんどめもり　華氏温度目盛　Fahrenheit temperature scale　［F］　1気圧下で水の氷点（0℃）を32度，沸点（100℃）を212度とし，その間を180等分した温度目盛．Fで表す．

❖**かしそうしんけい　下歯槽神経　inferior alveolar nerve**

❖**かしそうしんけいそう　下歯槽神経叢　inferior dental plexus**

❖**かしそうどうみゃく　下歯槽動脈　inferior dental artery**

❖**かじゅうぜっきん　下縦舌筋　inferior longitudinal muscle**

❖**かじょうこうとう　過剰咬頭　supernumerary cusp**

❖**かじょうこん　過剰根　supernumerary root**

❖**かじょうし　過剰歯　supernumerary tooth, hyperodontia**

❖**かしれつきゅう　下歯列弓　lower dental arch**

❖**かしん　下唇　lower lip**

❖**かしんかせいきん　下唇下制筋　depressor labii inferioris muscle**

❖**かしんし　下唇枝　inferior labial branches**

❖**かしんしょうたい　下唇小帯　inferior labial frenum**

❖**かしんじょうみゃく　下唇静脈　inferior labial veins**

❖**かしんどうみゃく　下唇動脈　inferior labial artery**

かすいたい　下垂体　pituitary gland　［脳下垂体］　大脳の下面，視床下部の視神経交叉と乳頭体の間から垂れ下がった左右にない楕円形の内分泌器官．前後9mm，左右径10～14mmほどの大きさで，蝶形骨トルコ鞍上にある．下垂体は内分泌器官でさまざまなホルモンを分泌する．組織学的に前葉，後葉の2つに分けられる．

かすいたいきのうこうしんしょう　下垂体機能亢進症　hyperpituitarism　下垂体の機能の亢進が病的に進行すること． ☞ ホルモン

かすいたいきのうていかしょう　下垂体機能低下

症 hypopituitarism 下垂体の切除，壊死などに起因する下垂体機能の減少または停止．☞ホルモン

かすいたいホルモン 下垂体ホルモン pituitary hormone 下垂体前葉からは，副腎皮質刺激ホルモン，成長ホルモン，プロラクチン，甲状腺刺激ホルモン，黄体形成ホルモン，卵胞刺激ホルモンが分泌される．下垂体後葉からは，バゾプレッシン，オキシトシンが分泌される．☞ホルモン

かすいぶんかい 加水分解 hydrolysis 水1分子が反応して結合が開裂し，生成物の分子式の総和に H_2O が加わる形式の反応．加水分解の代表例としては，エステル (R^1-COO-R^2) からカルボン酸 (R^1-COOH) とアルコール (R^2-OH) が生成する反応，酸アミド (R^1-CONH-R^2) からカルボン酸 (R^1-COOH) とアミン (R^2-NH$_2$) が生成する反応などがある．☞エステル

かすいぶんかいこうそ 加水分解酵素 hydrolase ［ヒドロラーゼ］ 反応形式が A-B+H_2O → A-OH+B-H で表される加水分解反応を触媒する酵素の総称．生物にとって高分子物質の加水分解は栄養物の吸収に重要であり，細胞外酵素として放出されることも多い．分解される化合物や結合部位の種類によってエステラーゼ，グリコシダーゼ，ペプチダーゼなどに分類される．☞細胞内消化

ガスえそ ガス壊疽 gas (eous) gangrene ガス壊疽菌と総称される嫌気性芽胞形成桿菌と醸膿菌の混合感染により起こる疾患．

ガスえそきん ガス壊疽菌 bacillus of gas (eous) gangrene 外傷部位から感染し，ガス壊疽を引き起こす細菌群．クロストリジウム属の多種の菌が含まれる．

カスガマイシン kasugamycin Streptomyces kasugaensis によって産生される抗生物質．原核生物においてフォルミルメチオニル tRNA のリボソームへの結合を阻害することによりタンパク質合成を阻害する．☞抗生物質

カスペースファミリー caspase family アポトーシスの主要な実行機構はシステインプロテアーゼで，構造の類似性からは乳類でのタンパク質分解酵素群を総称してカスペース (caspase) ファミリーと呼び（表），現時点でカスペース-1 から14まで報告がある．カスペースの名称はシステインプロテアーゼ（C）でアスパラギン酸 (asp) の部位で切断することに由来し，アポトーシスのみならず炎症に関与するものも含む．これらはさらにアポトーシスの引き金になる上位カスペースと，上位カスペースによって活性化される下位カスペースに大別される．カスペースは 30〜50 kDa の前駆体として細胞内に存在し，前駆体自体はタンパク質分解活性をもたない．活性化は前駆体から〜20 kDa と〜10 kDa の2つのサブユニットが切り出され，それが2つ重複して四量体になることによる．上位カスペースの前駆体には，アポトーシス制御タンパク質に結合する活性化機構があり，シグナルを受けると上位カスペースは互いに引き寄せられて自己活性化すると考えられている．活性化した上位カスペースは順次下位カスペ

カスペースファミリーの種類と機能

カスペース番号	慣用名		機能
1	ICE	炎症	IL-1，IL-18 の生産に関与
2	ICH-1	上位/下位?	REIDD に結合して TNF レセプターからの外来アポトーシス信号により活性化の報告
3	CPP 32/Yama/Apopain	下位	アポトーシス実行時の自己消化の主要な担い手
4	TX/ICH-2/ICE$_{rel}$ II	下位	caspase-1 に近い構造
5	ICE$_{rel}$ III/TY	下位	caspase-1 に近い構造
6	Mch 2	下位	アポトーシス実行時の自己消化の担い手
7	Mch 3/ICE-LAP 3/CMH-1	下位	アポトーシス実行時の自己消化の担い手
8	MACH/FLACE/Mch 5	上位	FADD に結合して TNF および Fas レセプターからの外来アポトーシス信号により活性化
9	ICE-LAP 6/Mch 6	上位	Apaf-1 に結合してミトコンドリアからのチトクロームC流出のアポトーシス信号により活性化
10	Mch 4	上位	FADD に結合して TNF および Fas レセプターからの外来アポトーシス信号により活性化の報告
11	ICH-3	炎症	IL-1 の生産に関与，マウスのみの報告

ースを活性化して，アポトーシスの実行は雪崩的に不可逆的な段階へと進んでいく．カスペースは4アミノ酸配列を認識しアスパラギン酸の部位でタンパク質を切断し，多くの細胞構造タンパク質が基質となり分解される．また DNA 分解酵素などもカスペースで活性化される．上位カスペースの活性を阻害することはアポトーシスの阻止につながるので，これを標的とした組織破壊の抑制の研究が進められている．☞ アポトーシス，タンパク質分解酵素，Fas 抗原

❖**かせいし　加生歯　supplementary tooth**

かせいポケット　仮性ポケット　relative pocket　歯周ポケットの1種．歯肉の深さは増しても，歯肉溝の底が正常の位置に止まっている様子を仮性と称し，真性と区分する．

❖**かせいむししょう　仮性無歯症　pseudoanodontia**

カゼイン　casein　乳タンパク質の主体をなすリンタンパク質で，乳に酸を加えて pH 4.6 にすると容易に等電沈殿する(酸カゼイン)．また，カゼインは電気泳動で α, β, γ の3成分に分けられ，さらに，α カゼイン（3成分中最も多い）は Ca^{2+} により沈殿する α_S と沈殿しない κ に分けられる．

カセットセオリー　cassette theory　アグレトープ(MHC と結合する抗原部位)の間にあるエピトープ(TCR と結合する抗原部位)部分をそっくり病原体由来のペプチドに置き換え，エピトープの両側のアグレトープを含む MHC 結合フレームを残したハイブリットペプチドは，MHC 分子と結合し，エピトープ特異的T細胞反応を誘導できる．このような考え方をカセットセオリーと呼ぶ．ペプチドワクチンの作製に応用されている．カセットセオリーに基づいて作製されたハイブリットペプチドワクチンは，挿入された病原体由来の配列に対する特異的な抗体あるいは細胞傷害性T細胞のみを誘導できるので，安全性に優れていると考えられている．☞ 抗原提示，細胞性免疫，ペプチドワクチン，アクレトープ

かぞくれき　家族歴　family history　遺伝的な疾患あるいはその素質が血族中にあるか調べるため，父母，祖父母，兄弟姉妹，子などの病歴を調査すること．

❖**かだえきかく　下唾液核　inferior salivatory nucleus**

カタラーゼ　catalase　過酸化水素の分解反応 ($H_2O_2 + H_2O_2 \rightarrow O_2 + 2H_2O$) を触媒する酵素で，プロトヘム（1分子当たり4個，Fe^{3+}）を作用基とするヘムタンパク質．分子量は22万〜26万，4個のサブユニットから構成されている．カタラーゼは動物（肝，赤血球，腎），植物（葉緑体），好気性微生物に広く分布する．

❖**カタルせいこうないえん　カタル性口内炎　catarrhalic stomatitis**

カチオン　cation　[陽イオン]　正の電荷をもつイオン．多くの金属イオンや錯イオンなどで，電子対受容体として働く．☞ イオン

❖**かちょうけいじょうとっきしょうこうぐん　過長茎状突起症候群　elongated styloid process syndrome**

かつえき　滑液　synovia　関節腔中に存在する体液．粘稠でプロテオグリカンを含む．電解質組成は血漿由来の渗出液と同じである．

❖**かつえきしょう　滑液鞘〈腱の〉tendon (synovial) sheath**

❖**かつえきほう　滑液包　synovial bursa**

❖**かっしょくしゅ　褐色腫　brown tumor**

かっせいたん　活性炭　activated carbon　[チャコール]　木炭を活性化した黒色粉状の吸着性の強い炭素質の物質である．内部は多孔質で表面積はきわめて大きい．気体や溶液中の溶質に対して強力な吸着能をもつため，脱色，脱臭，溶剤の回収，ガスの精製，あるいは液体と混合して溶液の精製などに用いられる．また触媒の担体としても使われる．

かっせいちゅうしん　活性中心　active center　[活性部位]　酵素タンパク質の基質を特異的に結合し，触媒作用を行う部位をいう．酵素タンパク質の分子表面のごく限られた領域（割れ目あるいはくぼみ構造）に局在している．

かっせいマクロファージ　活性マクロファージ　activated macrophage　リンホカイン，菌体内毒素，さまざまなメディエーター，炎症の刺激などにより活性化されたマクロファージをいう．マクロファージ機能の多くは，活性化によって増強される．リステリア感染マウスにおいてはT細胞由来のサイトカインによってマクロファージの活性化が起こり，リステリアに対するマクロファージの殺菌能が増強されることが知られている．☞ マクロファージ

❖**ガッセルしんけいせつ　ガッセル神経節　Gasser ganglion**

かっそうさいきん　滑走細菌　gliding bacteria　滑走運動を行う細菌の総称．非光合成滑走細菌はグラム陰性，好気性であり，光合成滑走細菌には緑色細菌と藍藻が含まれる．

カップリングシュガー　coupling sugar　[グリコシルスクロース,砂糖結合水飴]　カップリン

グシュガーは、デンプンとスクロースの混液にサイクロデキストリン合成酵素を作用させてつくられ、スクロースにグルコースが1つから数個 α-1,4結合した混合物である。

ミュータンスレンサ球菌の産生するグルコシルトランスフェラーゼはスクロースから非水溶性グルカンを産生し、それが歯垢のマトリックスとなることから、う蝕の原因の1つとされている。カップリングシュガーは構造がスクロースと類似していることに注目され、その酵素の拮抗的阻害剤として注目され、代用甘味料として研究された。事実、カップリングシュガーの主成分であるG_2FやG_3Fは非水溶性グルカンの合成を阻害するとともに、ミュータンスレンサ球菌によって資化されにくく、低う蝕性甘味料として利用されている。☞ 代用甘味料

がっぺいしょう 合併症 complication
ある疾患により他の疾患にもかかりやすくなり、同時に発症すること。

❖**かつまく 滑膜 synovial membrane**

かつめんしょうほうたい 滑面小胞体 smooth endoplasmic reticulum [SER]　小胞体のリボソームが結合していない領域。タンパク質や脂質を運ぶ輸送小胞をゴルジ体に運び出す機能をもつが、大多数の細胞では少量しか含まれない。しかし、肝細胞のように脂質代謝を行う細胞では大量に含み、リポタンパク質の脂質成分の合成などのために酵素群を局在するなどの独自の機能をもつ。☞ ゴルジ装置

カテコールアミン catecholamine　3,4-ヒドロキシフェニル骨格をもつ生体アミンの総称。生理的にはアドレナリン、ノルアドレナリン、ドーパミンの3種をいい、生理物質ではないがイソプロテレノールも治療面で応用される。生体内ではチロシン→ドーパ→ドーパミン→ノルアドレナリン→アドレナリンという経路で合成され、3種ともモノアミンオキシダーゼ、カテコールアミン-O-メチル転移酵素により不活性化される。

3種とも中枢および末梢のカテコールアミン作動性神経系の神経伝達物質である。末梢ではノルアドレナリンが交感神経節後線維の神経伝達物質であり、アドレナリン、ノルアドレナリンは副腎髄質ホルモンである。アドレナリンは著明な血糖上昇作用、心拍出力増加作用、末梢血管抵抗低下作用をもつが、ノルアドレナリンは血糖上昇作用が弱く、心拍出力を減少させ、末梢血管抵抗を増加させる。また血圧上昇作用はノルアドレナリンがアドレナリンよりも著明である。ドーパミンはドーパミン作動性ニューロンの黒質—線条体系で特に多く、この系での生成低下がパーキンソン病の生化学的病変である。腎臓ではNa^+-H^+交換の調節をしている。☞ シグナル伝達、神経伝達物質、神経系、チロシン、ホルモン

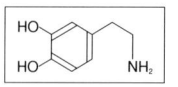

ドーパミン

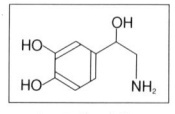

ノルアドレナリン

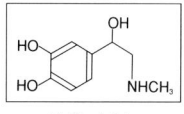

アドレナリン

カテプシン cathepsin　リソソームに局在する酸性のタンパク質分解酵素の総称。作用様式によりエキソペプチダーゼとエンドペプチダーゼに大別される。さらに最適pH、阻害剤と相互作用、基質特異性、分子量などによってアルファベットで分類される。カテプシンBは抗原提示細胞における抗原ペプチドの分解に関与しており、切断箇所はリジン・リジン↙、リジン・アルギニン↙、アルギニン・アルギニン↙である。☞ タンパク質分解酵素、抗原提示

かとう 果糖 fructose　→フルクトース

❖**かどうけいせい 窩洞形成 cavity preparation**

カドミウム cadmium　原子番号48、元素記号Cd、原子量112.411。亜鉛族元素の1つ。人体に必須な元素。多量摂取により有毒で腎臓をおかす。

カナマイシン kanamycin [硫酸カナマイシン]　*Streptomyces kanamyceticus* の産生するアミノグリコシド系抗生物質。30Sリボソームに結合してタンパク質合成を阻害する。内服薬では有効菌種が大腸菌、赤痢菌、腸炎ビブリオに限られ、適応症は細菌性赤痢と腸炎に限定されている。注射薬では有効菌種はブドウ球菌、淋菌、大腸菌、結核菌など。適応症も、蜂窩織炎、扁桃炎、中耳炎、肺結核などの広範囲に及ぶ。注射では、重大な副作用として、耳鳴、難聴、眩暈などの第八脳神経障害、急性腎不全などの重篤な腎障害、ショ

ックがあげられている． ☞ 抗生物質

かのうきん　化膿菌　pyogenic coccus　化膿性疾患を起こしやすい菌群の便宜的名称．黄色ブドウ球菌，緑膿菌，化膿レンサ球菌などが含まれる． ☞ レンサ球菌

❖**かのうせいえん　化膿性炎　suppurative (purulent) inflammation**

❖**かのうせいがくかんせつえん　化膿性顎関節炎　suppurative arthritis of the temporomandibular joint**

❖**かのうせいこつずいえん　化膿性骨髄炎　suppurative ostomyelitis**

❖**かのうせいこつまくえん　化膿性骨膜炎　suppurative periostitis**

❖**かのうせいしずいえん　化膿性歯髄炎　suppurative pulpitis**

かのうレンサきゅうきん　化膿レンサ球菌　*Streptococcus pyogenes*　グラム陽性球菌．扁桃炎，咽頭炎，中耳炎，蜂窩織炎，猩紅熱，リウマチ熱，急性糸球体腎炎などのさまざまな感染症の起炎菌となる．近年になりみられるようになった劇症型A型レンサ球菌感染症の起炎菌としても重要である． ☞ レンサ球菌

❖**かひ　痂皮　crust, scab**

❖**かびこうかい　下鼻甲介　inferior nasal concha**

❖**かびどう　下鼻道　inferior nasal meatus**

❖**かびんしょう　過敏症　hypersensitivity, hypersensitiveness**　生物学的応答反応において，正常域を越えて反応すること．

❖**カフェイ・シルバーマンしょうこうぐん　カフェイ・シルバーマン症候群　Caffey-Silverman syndrome**　[幼児性皮質性骨増殖症]

カフェイン　caffeine　化学式 $C_8H_{10}N_4O_2$．分子量194.19．中枢神経系の興奮，利尿作用，心筋興奮などの作用をもつプリン誘導体で，コーヒーや茶に多く含まれる．

カプレオマイシン　capreomycin　環状のポリペプチド系抗生物質．結核菌に対して強力な作用がある． ☞ 抗生物質

❖**かほうわようえき　過飽和溶液　supersaturated solution**　熱力学的溶解度を超えた量の固体を溶かした溶液．準安定状態にあるので，振動，撹乱，結晶核の添加などで簡単に結晶の析出が起こる．

カポジにくしゅ　カポジ肉腫　Kaposi sarcoma　[水痘樣発疹，水痘状病]　オーストリアの皮膚科医 Moritz Kaposi により最初に報告された．おもに男性の四肢・軀幹の皮膚に発生する暗赤色硬結．近年は後天性免疫不全症候群（AIDS）の皮膚症状として注目を集めている． ☞ エイズ

ガマしゅ　ガマ腫　ranula　舌下腺および顎下腺排出管に由来して発生する停滞嚢胞．

かまじょうせっけっきゅう　鎌状赤血球　sickle cell　ヘモグロビンの構造遺伝子の異常により，アミノ酸配列が正常とは異なるペプチド鎖が産生されることにより起こる．鎌状赤血球はヘモグロビン β 鎖のN末端から6番目のアミノ酸がグルタミン酸からバリンへと変化した異常ヘモグロビンにより，三日月形（鎌の形）のヘモグロビンが産生される．常染色体劣性遺伝の遺伝性疾患である．おもな臨床症状は貧血と血管閉塞である．

かようせいデンプン　可溶性デンプン　soluble starch　[焙焼デキストリン]　デキストリンのうち白色でよく水に溶ける分子量の比較的小さいものをいう．デキストリンという言葉は単にデンプンの部分分解物に対して使うこともあるが，工業的には特に優れた糊材としてデンプンからつくったものをいう．一般にはデンプン粉を 110～220℃ に加熱してつくる黄色を帯びた粉末で，優秀な糊剤として広く利用される．デンプン分子のアミロースやアミロペクチンが加熱処理により短い鎖状になったものが再び重合して複雑な樹状となり，糊剤に利用される粘性をもつように変化する． ☞ デンプン

かヨウそさんさんか　過ヨウ素酸酸化　periodate oxidation　隣接する水酸基を過ヨウ素酸と反応させて，炭素－炭素結合を酸化的に切断する反応．2個の隣接水酸基の間では1モルの過ヨウ素酸が消費されて2モルのアルデヒド基が生じる．3個の隣接水酸基の酸化では2モルの過ヨウ素酸が消費されて，2モルのアルデヒド基と1モルのぎ酸が生成する．過ヨウ素酸酸化法はオリゴ糖，多糖や複合糖質の結合様式の解析にメチル化法と合わせて用いられている．

Mutans streptococci の合成する不溶性グルカン（ムタン）は過ヨウ素酸を消費しないことから，1-3結合であることがわかった．1-6結合のグルカン（デキストラン）ではグルコース残基あたり，2モルの過ヨウ素酸が消費され，1モルのぎ酸が生成する．1-4結合のグルカン（デンプン）では1モルの過ヨウ素酸が消費されるが，ぎ酸は生じない．過ヨウ素酸酸化法の応用として，PAS反応（periodic acid-Schiff reaction）は酸化反応で生じたアルデヒドをシッフ試薬（フクシン－亜硫酸試薬）による赤紫色の呈色反応で検出する方法であり，組織切片内の多糖体や複合糖質の検出，生化学的にはポリアクリルアミドゲル電気泳動後

の糖タンパク質の検出などに利用される.

ガラクタン　galactan　D-ガラクトース残基から構成される多糖. ☞ 多糖

ガラクトース　galactose [Gal]　ヘキソースの1種で, 分子式 $C_6H_{12}O_6$, 分子量 180.16. 例えば乳糖はガラクトースとグルコース(β-D-ガラクトシル-(1→4)β-D-グルコース)からなる2糖類である. 広く生物界に分布し, D型, L型両者が存在する. また植物の細胞壁間多糖, 例えばマメ科のアラビノガラクタンにはD型, 紅藻の寒天やカラギーナンの場合, 前者にはD型とL型, 後者にはD型ガラクトースが構成糖として存在する.

ガラクトースオペロン　galactose operon [gal オペロン]　ガラクトース代謝に関与する一群の遺伝子により形成されるオペロンで, 大腸菌では染色体17分の所に位置する. galE (UDPガラクトース-4-エピメラーゼ), galT (ガラクトース-1-リン酸ウリジリルトランスフェラーゼ), galK (ガラクトキナーゼ) より構成され, galETK オペロンと記述される. これらの構造遺伝子の上流に2つのプロモーター (P_{G1} と P_{G2}) があり, オペレーターはこれらプロモーターの両側に2つ存在し, これらによりオペロンが構成されている. リプレッサー遺伝子(galR)は galE, T, K の構造遺伝子を含むこのオペロンから非常に遠く離れており, この点でラクトースオペロンとは異なる.

2つのプロモーターによる2つのmRNA合成開始部位があり, これらmRNAは長さが5ヌクレオチド違っているが, どちらのmRNAも galE, galT, galK の3つの遺伝子を含んでいる. このオペロンの遺伝子発現は単純な ON と OFF のものでなく, 低レベルの ON と高レベルの ON の2通りという, より高度な制御を受けている. グルコースがある時は, cAMP—CRP (サイクリック AMP 受容体タンパク質) 依存性の P_{G1} が機能せず, もっぱら P_{G2} による cAMP—CRP 非依存性プロモーター—P_{G1} 由来の構成的に発現される低レベルの合成となる. その結果としてグルコース存在下ではグルコースが効率よく利用されるようになる. グルコース非存在時では, 細胞内でcAMPとCRPが高濃度となり, その結果 cAMP—CRP 依存性プロモーター—P_{G1} に RNA ポリメラーゼが結合し高レベルの mRNA 発現がみられるようになる. この時 P_{G2} からの転写は高濃度の cAMP と CRP により阻害される. 細胞壁生合成のための直接の前駆体として UDP ガラクトースが必要であり, galE 産物である UDP ガラクトース-4-エピメラーゼが合成され, UDP グルコースから UDP ガラクトースが合成される必要がある. ガラクトースがなくグルコースが存在する条件でもガラクトース代謝に関与するこのオペロンの発現がなくてはならず, P_{G2} による構成的な低レベルの発現があると考えられる. ☞ オペロン, プロモーター, サイクリック AMP, ラクトースオペロン

ガラクトシドパーミアーゼ　galactoside permease　ラクトース輸送体. Mタンパク質ともいう. ラクトースに特異的な透過酵素である. ☞ ラクトースオペロン

カラゲナン　carrageenan [カラゲニン]　硫酸基をもつガラクタンの1種.

カラムクロマトグラフィー　column chromatography　→クロマトグラフィー, 液体クロマトグラフィー

カラメル　caramel　グルコースやスクロースを少量の水とともに約200℃で加熱すると, 焦げた黒褐色の物質が生じる. これをカラメルといい, 原料の糖やその分解物が縮合して生成されたものである. 多少苦みがある. 一部の食品の着色剤などに使う. このように一般糖質が適当に焦げてカラメルになることを "カラメル化" という. 廃糖蜜などからもつくる.

カリエスコントロール　caries control　→う蝕予防

カリエスメーター　caries meter　う蝕罹患性を推定する電気的根管長測定装置の商品名.

カリオスタット　cariostat　歯垢の酸産生能をう蝕活動性の指標とした方法で, 上顎第一大臼歯頬側面の歯垢を綿棒で拭い取り, 20％ショ糖・グラム陰性菌発育抑制添加培地で48時間培養後, 指示薬の変化 (青, 緑, 黄の順) を4段階に読みとる. 唾液を培養する Snyder test よりう蝕活動性と相関が高いと報告がある. ☞ う蝕活動性試験

カリニはいえん　カリニ肺炎　interstitial plasma cell pneumonia　ニューモシスチス・カリニ Pneumocystis carinii によって引き起こされる肺炎. 典型的な日和見感染であり, 近年では免疫抑制剤や化学療法剤の使用に基づく発症が多い. ☞ エイズ

❖**かりゅうさいぼうしゅ　顆粒細胞腫　granular cell tumor**

❖**かりゅうさいぼうせいきんがさいぼうしゅ　顆粒細胞性筋芽細胞腫　granular cell myoblastoma**

カルコンるい　カルコン類　chalcone　野菜や果実などの食用植物に含まれる一定の化学構造を骨格にもつ物質をフラボノイドと総称する. カルコンはフラボノイドが植物において生合成され

る際の前駆体と考えられている．また，それ自体ポリフェノールの1種であり，アシタバなどの食品に含まれ，抗菌・抗癌効果などが認められている．フラボノイド骨格合成の最初の段階を触媒する酵素はカルコン合成酵素 (CHS) である．CHS と相同性がある酵素はさまざまな植物で研究されており，それらは CHS スーパーファミリーと呼ばれ，カルコン以外にスチルベン，アクリドン，ベンゾフェノン，フロロイソバレロフェノンなどの生合成に関与している．☞ ポリフェノール

カルシウム calcium 元素記号 Ca，原子番号 20，原子量 40.08 のアルカリ土類金属の1種で，生体成分として不可欠な元素．99% 以上は骨と歯に存在し，成人では全量約 1 kg に達する．生理的機能はおもにアパタイトの主要構成元素として機械的強度を保つことである．他に，血中，組織中ではイオンとして神経の興奮発現，筋収縮，血液凝固，ホルモンの作用および標的器官での作用発現などの働きをする．血清中のカルシウム濃度は 100 ml 当たり 9～10 mg に調節されており，このうち約半分が遊離のカルシウムイオンである．血中カルシウム濃度の調節はビタミン D，副甲状腺ホルモン，カルシトニンなどにより行われている．カルシウムの測定法としては比色分析法，原子吸光分析法，イオン電極法などがある．☞ ビタミン D

カルシウムけつごうタンパクしつ　カルシウム結合タンパク質 calcium-binding protein 細胞内で特異的に，高い結合定数 (約 10^6) でカルシウムイオン (Ca^{2+}) と結合するタンパク質．cAMP の分解や種々のタンパク質リン酸化酵素，リン酸化タンパク質脱リン酸化酵素の活性を調節するカルモジュリン，骨格筋の収縮弛緩を制御するトロポニン C，骨のオステオカルシンなどが代表例である．これらのタンパク質は，EF ハンドと呼ばれる2つの α ヘリックスからなるカルシウム結合部位を2～4個もつものが多い．カルモジュリンには4つの EF ハンド構造がある．EF ハンド構造をもつタンパク質は 300 あまり知られ，共通の祖先に由来すると考えられるが，カルシウム ATP アーゼなど，EF ハンドをもたないカルシウム結合タンパク質も多く存在する．

カルシウムポンプ calcium pump カルシウム (Ca^{2+}) を細胞質から細胞外，もしくは貯蔵部位へ，濃度勾配に逆らって能動的に膜を通して輸送する系．ATP を加水分解し，そのエネルギーを用いて Ca^{2+} をくみ出す，形質膜および小胞体膜に存在するカルシウム-ATP アーゼで，P 型 ATP アーゼの1種である．形質膜の酵素には *PMCA* 1～4 の4種，小胞体膜の酵素には *SERCA* 1～3 の3種の遺伝子でコードされたものがあり，さらにスプライシングによって数多くのアイソザイムが生じる．また PMCA と SERCA は分子量 (PMCA 約 11 万，SERCA 約 13 万)，阻害剤の感受性が異なる．ATP 1 分子の加水分解に対し，PMCA は 1 分子，SERCA は 2 分子の Ca^{2+} を輸送し，これらのカルシウムポンプの働きにより，細胞内の Ca^{2+} 濃度は約 10^{-7} M と低く保たれ，膜内外で Ca^{2+} の濃度勾配が形成される．☞ ATP アーゼ，イオンポンプ，ナトリウムポンプ，能動輸送

カルジオリピン cardiolipin 梅毒血清診断用抗原として用いられる牛心臓アルコール抽出液中の有効成分．リン脂質とレクチンである．

カルシトニン calcitonin 甲状腺から分泌されるホルモン．生理作用には 1) 骨形成の促進，2) 腎臓でのリン酸イオンの尿細管再吸収抑制，3) 食後の Ca イオンの腸管吸収抑制などがあり，血漿 Ca イオンおよびリン酸イオン濃度を低下させる．上皮小体ホルモン作用に拮抗し血漿 Ca イオン濃度を一定に保つ．☞ カルシウムポンプ

カルシフェロール calciferol エルゴステロールの紫外線照射により得られるビタミン D_2 の結晶．☞ ビタミン

カルス callus [肉状体] 切り取られた植物体を植物ホルモンを含む培地上で培養したときに形成される無定形の細胞塊である．適当な濃度の植物ホルモンを加えれば分化が再び起こり，完全な植物体に生長させることが可能である．元来は，植物体の傷の周囲にできる癒傷組織を意味していた．

カルチノフィリン carzinophillin *Streptomyces sahachiroi* が産生する細胞毒として作用する制癌性抗生物質．☞ 抗癌剤

カルパイン calpain [カルシウム依存性中性プロテアーゼ] カルシウム依存性タンパク質分解酵素の1種で，活性発現には Ca^{2+} 濃度を必須とよる．高等動物の臓器の細胞質内可溶性画分に存在する．一般的な基質タンパク質としてはカゼインが，特殊なタンパク質として細胞骨格タンパク質や膜タンパク質が基質となる．

❖**ガルバニーとうつう　ガルバニー疼痛 galvanic pain (shock)**

❖**ガルバニックアクション galvanic action**

カルビンかいろ　カルビン回路 Calvin cycle [カルビン・ベンソン回路，還元的ペントースリン酸回路，炭素還元回路，リブロースビスリン酸回路，C_3 経路] M. Calvin, A. Benson らによっ

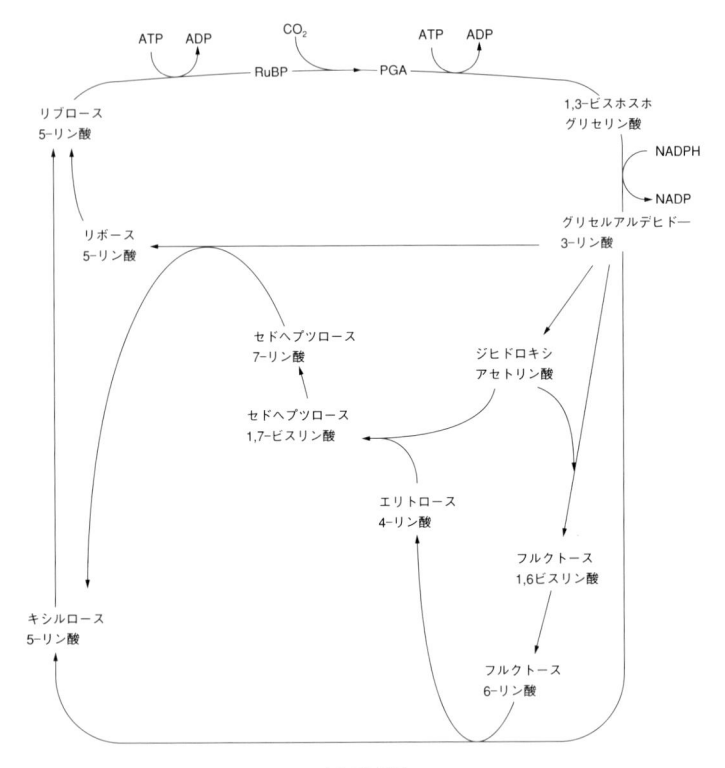

カルビン回路

て明らかにされた，光合成生物および一部の化学合成細菌の主要な炭素固定経路であり，見かけ上，エムデン・マイヤホフ経路，ペントースリン酸回路の一部の逆反応を含む．炭素固定は，二酸化炭素（CO_2）の受容体であるリブロース-1,5-ビスリン酸（RuBP）が，リブロースビスリン酸カーボキシラーゼ／オキシゲナーゼ（Rubisco）の触媒により CO_2 と反応してカルボキシル化され，2分子の3-ホスホグリセリン酸（PGA）が生成することにより行われる．

PGA は ATP 存在下でホスホグリセリン酸キナーゼによりリン酸化され1,3-ビスホスホグリセリン酸になり，次いで NADPH 存在下でグリセルアルデヒド-3-リン酸デヒドロゲナーゼにより還元化されてグリセルアルデヒド-3-リン酸になる．グリセルアルデヒド-3-リン酸は糖のレベルまで還元化されており，異性化，縮合，炭素鎖のつなぎかえなどのいくつかの複雑な反応を経て，リブロース-5-リン酸となり，ATP によるリン酸化を受けて CO_2 の受容体である RuBP が再生する．

この反応では3分子の CO_2 が3分子の RuBP を受容体として固定されると，6分子の PGA が生じ，そのうちの5分子が RuBP の再生に用いられ，残る1分子はおもに回路中のフルクトース-6-リン酸またはジヒドロキシアセトリン酸を経て，それぞれ葉緑体内でのデンプン，細胞質でのスクロース合成の原料となる．エネルギー的には1分子の CO_2 固定のために3分子の ATP と2分子の NADPH を必要とすることになる．☞ 光合

成，エムデン・マイヤホフ経路，ペントースリン酸回路

カルビンしょくぶつ　カルビン植物　Calvin plant　光合成の過程でカルビン回路（還元的ペントースリン酸回路）を利用する植物．☞ 光合成

カルボカイン　Carbocaine　非エステル型局所麻酔薬，塩酸メピバカイン（mepivacaine）の商品名．

γ-カルボキシグルタミンさん　γ-カルボキシグルタミン酸　γ-carboxyglutamic acid　[4-カルボキシグルタミン酸，3-アミノ-1,3-プロパントリカルボン酸]　グルタミン酸のγ炭素にカルボキシル基が付加したトリカルボン酸．

カルボキシルまったん　カルボキシル末端　carboxyl terminal　[C末端]　タンパク質またはペプチド中で遊離のα-カルボキシル基をもつ末端アミノ酸残基のこと．対語としてN末端（amino terminal）がある．

カルボキシレートセメント　zinc polycarboxylate cement　酸化亜鉛を主成分とした粉末とポリアクリル酸の水溶液からなる，歯科用セメントの1種．

カルモジュリン　calmodulin　種々の酵素活性を調節するカルシウム結合性のタンパク質（分子量約16,000）．カルシウムが結合したカルモジュリンは，不活性な酵素に結合して活性化を引き起こす．細胞内カルシウム濃度が低下してカルシウムがカルモジュリンから離れると，カルモジュリンは酵素から解離してもとの不活性状態に戻す．☞ カルシウムポンプ

かれいしきそ　加齢色素　age pigment, ceroid pigment, lipofuscin, senility pigment　動物組織において，加齢に伴い蓄積される不溶性色素顆粒．脂質の過酸化によるものと，化合物とタンパク質の複合体からなるものがある．

❖ガレーこつずいえん　ガレー骨髄炎　Garre osteomyelitis　[硬化性非化膿性骨髄炎]

カレクナン　galectin　動物のレクチンのファミリーの1つ．β-ガラクシド構造に特異的に結合する．糖との結合は金属非依存的で，認識部位はNアセチルラクトサミン構造の，おもにガラクトース部分である．1975年に初めて電気ウナギの発電器官で発見された．海綿からヒトまで広く存在している．以前，Sタイプレクチン，β-ガラクシド結合レクチン，ガラプチン，可溶性レクチン，エレクトロレクチンなどとも呼ばれた．また，CBP 35，IgE結合タンパク質，Mac 2抗原，非インテグリン性ラミニン結合タンパク質と呼ばれていたのも同じタンパク質である．

一次構造により，プロトタイプ，キメラタイプ，タンデムリピートタイプの3種類に分けられる．一次構造上は植物レクチンとの相同性はみられないが，立体構造では，β構造を主体としたトポロジーが非常に類似している．

組織分布をみると，筋肉，肝臓，肺，腸，皮膚，脳，胎盤など種々の組織で発現している．発現量は，発生，分化の過程において変動する．また，細胞レベルでは，細胞内，細胞外のいずれにも局在が報告されている．細胞接着，細胞増殖の制御，アポトーシスの促進および抑制，免疫応答，形態形成，癌化などさまざまな現象に関与していると考えられているが，リガンドを含め分子レベルでのメカニズムは不明な点が多い．☞ 動物レクチン，レクチン

カロチノイド　carotenoid　[カロテノイド]　植物，酵母，キノコ，細菌などがつくる黄色，赤色または紫色の水不溶性の直鎖あるいは環状のポリイソプレノイド．

カロチン　carotene, carotin　[カロテン]　代表的カロチノイド．α，β，γタイプがあり，βタイプは動物体中でビタミンAに転換される．☞ ビタミン

カロリー　calorie　古くから用いられている熱量の単位であり，純水1gの温度を1気圧のもとで1℃上昇させるのに必要な熱量と定義された．現在では1 cal＝4.184 Jとして，仕事の単位であるJ（ジュール）によってカロリーを定義づけている．

かわさきびょう　川崎病　Kawasaki disease　[急性熱性皮膚粘膜リンパ節症候群，MCLS]　発見者川崎富作の名にちなみ川崎病と呼ばれる．主として4歳以下，特に1歳前後の乳幼児に多くみられる原因不明の熱性疾患．その特徴的症状は，5日以上続く発熱，不定形発疹，頸部リンパ節の腫脹，四肢の硬性浮腫などであり，口唇，口腔粘膜所見としては口唇の発赤と，いちご舌がみられる．口唇に亀裂が生じ，出血したり血痂が生じることもある．最近，川崎病患児の歯面より分離された*Streptococcus mitis*の代謝物質中にヒト血小板凝集因子の存在すること，およびその凝集を抑制する因子が健常人には存在するが，患者血漿中には存在しないことが報告されている．

がんいでんし　癌遺伝子　cancer gene, oncogene　[オンコジーン]　細胞癌化を誘導する作用をもつ遺伝子の総称．☞ オンコジーン

がんウイルス　癌ウイルス　cancer-inducing virus, tumor virus, oncogenic virus　[発癌(性)

ウイルス，腫瘍ウイルス］　悪性腫瘍のうち，上皮由来のものを癌というが，これの原因となるウイルス．広義では，悪性腫瘍全般の原因となるウイルスをいう．☞ウイルス，腫瘍

かんえん　肝炎　hepatitis　肝実質細胞の壊死，リンパ球など炎症細胞の浸潤をきたす肝臓の病変である．黄疸，食欲不振，全身倦怠感などの臨床症状と，GOT，GPTなどの血清酵素の上昇がみられる．その原因によりウイルス性肝炎，中毒性肝炎，薬物性肝炎，アルコール性肝炎，アレルギー性肝炎などに分けられる．ウイルス性肝炎の原因ウイルスは，現在A型肝炎からB，C，D，Eまで5種類を数える．A，Eは経口感染により急性肝炎を起こす．B型，C型は主として血液を介して伝播し，慢性化しやすく，一部は肝硬変，肝癌へと移行する．☞B型肝炎，C型肝炎

❖**がんか　眼窩　orbit**
❖**がんかかかん　眼窩下管　infraorbital canal**
❖**がんかかこう　眼窩下孔　infraorbital foramen**
❖**がんかかこう　眼窩下溝　infraorbital sulcus**
❖**がんかかしゅよう　眼窩下腫瘍　infraorbital abscess**
❖**がんかかしんけい　眼窩下神経　infraorbital nerve**
❖**がんかかどうみゃく　眼窩下動脈　infraorbital artery**

かんかく　感覚　esthesia, sensation, sense　［知覚］　温度，痛み，接触，圧力，振動などの刺激により，神経末端より脳に伝えられ知覚されるもの．その種類により，体内での伝達経路が異なる．☞味覚，嗅覚

かんかくき　感覚器　sense organ, sensory organ　感覚をつかさどる器官の総称．

かんかくしんけいせんい　感覚神経線維　sensory nerve fiber　感覚器から信号を中枢に伝える求心性神経線維．

かんかくてん　感覚点　sense spot　ヒトの皮膚にある感覚器．温点，冷点，圧点（触点），痛点の4種がある．

❖**がんかくろう　眼角瘻　canthus fistula**
❖**がんかじょうせっこん　眼窩上切痕　supraorbital notch（foramen）**
❖**がんかほうかしきえん　眼窩蜂窩織炎　orbital phlegmon**
❖**がんかほうそうえん　眼窩蜂巣炎　orbital cellulitis**
❖**がんかんぞうげしつ　管間象牙質　intertubular dentin**

❖**がんきゅうとっしゅつ　眼球突出　exophthalmos**

かんきょうホルモン　環境ホルモン　environmental hormones　［内分泌撹乱化学物質］環境中にその存在が確認される化学物質のうち，ホルモン様作用を有するために野生動物のみならず人に対しても，体内の内分泌環境を撹乱し，有害作用を及ぼすことが懸念されるものを指す．「ホルモンは生体内で合成される伝達物質」であるという元々の定義に照らすと，「環境ホルモン」という呼び名は，それらの物質のほとんどに対して不適切であるとの指摘から，多くの機関／組織では「内分泌撹乱化学物質，endocrine disrupting chemicals（EDCs）」をその正式名称としている．

　内分泌撹乱（endocrine disruption）という現象は，外来性の化学物質によって生体内の内分泌環境が撹乱され，結果として障害あるいは有害影響が起こることを指している．そして，そのような作用を有する化学物質を内分泌撹乱化学物質としてとらえようとしている．

　ホルモン様の作用を有する化学物質，すなわち「ホルモン様化学物質（hormonally active agents, HAAs）」は従来よりその存在が知られていた．例として，DDTをはじめとする有機塩素系殺虫剤，抗真菌剤，除草剤，ビスフェノールAに代表される工業用化学物質，エチニールエストラジオールやDES（合成エストロジェン）に代表される医療用薬剤，フタル酸類，大豆中に多く含まれるゲニスタインに代表される植物性エストロジェンなど，多種多様な物質があげられる．このような物質は，内分泌撹乱を引き起こす可能性を有することから，内分泌撹乱化学物質の候補となっている．しかし，実際にどのような有害影響がヒトに及んでいるのかは明確になっていない．

　EDCs候補物質には種々の物質が含まれている．また，妊婦や妊娠中の家畜の尿中には高濃度のエストラジオールが含まれ，また，経口避妊薬を使用している女性の尿中にも合成エストロジェンが含まれるが，これらのエストロジェンは比較的安定で，それらが下水や河川に流れ込んでいる．これらもひとたび環境中に流れ出たならばEDCsとして扱われ，例えば，下水処理技術上の問題ともなりうる．

　EDCs問題のことの発端は，「奪われし未来」（Theo Colbornら著，1996）などが取り上げた野生生物における曝露影響である．よく知られる例にフロリダのアポプカ湖に棲むワニのペニス異常がある．この例に説得力があったのは，化学物質曝露によるワニの血中ホルモンの変動が観測され

ている点である．しかし，他の多くの事例では，疑わしき物質と生体現象の間に科学的な関連が認められていない．

野生生物で起きたから人間でも起きるのではないかという危惧の根底には，エストロジェンやアンドロジェンが種を越えて保存された分子であり，さらにその受容体分子機能も生理作用も一見似ていることがある．受容体とそれに結合する物質（一般的に「リガンド」という）は鍵穴と鍵に例えられる．しかし，ここで問題となる性ホルモン受容体（核内受容体の仲間）はリガンド選択の特異性が低い点が特徴としてあげられる．例えば，合成化学物質の中には，エストラジオール（身体の中でつくられる天然エストロジェンでホルモン作用が強い）より高濃度を必要としながらも，エストロジェン受容体（ER）に結合するものが少なからず存在する．そして結合能がエストラジオールの何千分の一であっても，それを補うだけの高濃度投与によりエストラジオールと同等の作用が現れてしまうことがある．

大人では，内分泌機能はフィードバック機構により精巧に制御されて，ホルモン作用を有する物質による多少の外乱にもびくともしないようにできていると考えられている．これに対し，内分泌フィードバック機構が未発達な胎児・新生児・小児では，ホルモン受容体を介して生体に引き起こされる変化が不可逆的となる可能性が，未だに否定されていないと考えられている．目下，この問題に対する研究がすすめられている段階である．特に，ホルモン受容体を介した生体影響がごく低用量で起こる可能性（低用量効果，low-dose effect）についての研究が急がれている．

かんきん 桿菌 bacillus, rod 細菌はその形状により球状，棒状，らせん状の3つに分けられる．このなかで，桿状あるいは棒状の形をした細菌を桿菌という．桿菌の長径は短径よりも長く，棒状であるが，長径と短径がほぼ等しい桿菌を短桿菌（インフルエンザ菌）という．またソラマメ形をした菌（コレラ菌）もある．大腸菌，サルモネラ菌，赤痢菌などの腸内細菌科に属する細菌は桿菌である．☞ 腸内細菌

かんげんとう 還元糖 reducing sugar 還元糖とは，置換を受けていないアルデヒド基あるいはケトン基を有し，還元力を示す糖質である．還元糖はアルカリ性溶液で，重金属塩を還元することが知られており，銅液などを還元させて検出，定量を行う（フェーリング液，ソモギ・ネルソン法）．

一般に，遊離の単糖の多くは還元糖である．代表的な単糖の還元糖にはグルコース，フルクトース，ガラクトース，マンノース，キシロース，リボース，ソルボースなどがある．オリゴ糖類では，マルトースやイソマルトース，あるいはラクトースなどは還元糖であるが，スクロースやトレハロースなどは還元性を示さない．

還元糖に水素を添加し，アルデヒド基またはケトン基を還元したものを一般に糖アルコールと呼ぶ．代表的な還元糖であるグルコース，フルクトースなどはミュータンスレンサ球菌によって容易に菌体内に取り込まれ，解糖系によって代謝されて有機酸に変換する．☞ グルコース，フルクトース，マルトース，糖アルコール，糖質

かんさいぼう 幹細胞 stem cell すべての細胞は，多分化能をもつ幹細胞に由来している．免疫系細胞の分化経路は幹細胞からリンパ球系統と骨髄性細胞系統の2つである．

❖**がんしこつけいせいしょう 眼歯骨異形成症 oculodentodigital dysplasia**

❖**がんしせいのうほう 含歯性嚢胞 dentigerous cyst**

カンジダ Candida ヒト口腔，皮膚，腸管などに常在する真菌．強い糖発酵性をもち，酢酸やタンパク質も分解する．菌交代現象，日和見感染により，カンジダ症を引き起こす．口腔に発症した場合，口角，舌などが爛れて痛痒感をもつ．起炎菌は主として Candida albicans である．デンタルプラークへの分布は少ないが，義歯内面に付着するデンチャープラークで優勢であり，義歯性口内炎との関連が疑われている．☞ 菌交代現象，真菌，真菌症

カンジダしょう カンジダ症 candidiasis
カンジダ症は，一般に表在性感染と深在性感染に大別される．

表在性感染の場合，Candida albicans など特定の病原性 Candida が，しばしば皮膚，爪および周囲組織，口腔咽頭粘膜，腟粘膜などに限局性のカンジダ症を引き起こす．皮膚カンジダ症は，白癬に次いで発症率の高い皮膚真菌症である．また，口腔や陰部・外陰部の真菌症の大半を占めるものもカンジダ症である．Candida の感染は，皮膚や粘膜の原発性感染では病態は一般的に軽く，治療は比較的容易である．しかし，易感染性患者に口腔咽頭カンジダ症や慢性粘膜皮膚カンジダ症などが発症すると，再発をくり返し難治性となる．エイズ患者では，その約80％が病気の進行に伴ってカンジダ感染が起きるという報告がある．

口腔カンジダ症（oral candidiasis）は，舌や口腔粘膜に柔かい白色の乳かすに似た隆起性の苔状

付着物（白苔）を生じる（昔は鵞口瘡 thrush と呼ばれた）．舌の疼痛，違和感，味覚異常を伴うことがある．感染が進行すると，白苔は口腔内や舌の全面を被い，さらに咽頭粘膜にも及ぶことがある（口腔咽頭カンジダ症 oropharygeal candidiasis）．ステロイド剤や抗菌薬の内服患者，高齢者などに起こりやすい．新生児では生後 5〜7 日目に発症し，大半は自然治癒する．

慢性粘膜カンジダ症（chronic mucocutaneous candidiasis）は，皮膚（顔面，頭部，四肢末端など），爪甲および粘膜（口腔内，舌背，腟など）に起こる慢性，再発性のカンジダ症である．内分泌異常，貧血，鉄代謝異常，ビタミン A 欠乏症，胸腺腫などが発症素因としてあげられている．

腟カンジダ症（vaginal candidiasis）と外陰部カンジダ症（vulvovaginal candidiasis）は，女性にしばしばみられる感染症である．広域抗菌薬投与，妊娠（特に第三妊娠期），腟の低 pH，糖尿病，性交，経口妊娠薬などが素因となる．エイズ患者では，口腔カンジダ症とともに難治性の慢性腟カンジダ症を発症することがある．おもな臨床症状は，外陰部や腟の強い掻痒感，発赤，腫脹，小水疱，小膿疱などである．

深在性カンジダ症では，感染菌が全身に播種するか，単一または複数の臓器に病変をつくる．肺（肺カンジダ症 pulmonary candidiasis），腸管（下部消化管カンジダ症 gastroint estinal candidiasis），肝（肝カンジダ症 hepatic candidiasis），心内膜（カンジダ心内膜炎 candidal endocarditis），脳（カンジダ髄膜炎 candidal meningitis）などが侵されやすく，重篤な病態となることが少なくない．カンジダ眼内炎（candidal endophthalmitis）は，C. albicans の血行性播種を示す徴候として捉えることができ，多くの場合，易感染患者に続発性感染として発症する典型的な日和見感染型深在性真菌症である．

多くの深在性カンジダ症にとっての最大の危険因子は好中球減少症であり，免疫能を低下させる基礎疾患や医療処置（免疫抑制療法，非経口高栄養療法，抗菌剤化学療法，カテーテル留置など）も危険因子となり得る．食道カンジダ症（esophageal candidiasis）の場合は，細胞性免疫不全が危険因子であり，エイズ患者に頻発する．好中球減少症患者における深在性カンジダ症の起因菌としては，C. albicans の比率が高いが，近年低下傾向にあり，C. tropicalis, C. parapsilosis あるいは C. glabrata の比率が増加している．

一方，非好中球減少患者にみられる深在性カンジダ症の大部分は C. albicans が起因菌である．
☞ 真菌症

かんしつ　間質　stroma (pl. stromata)［ストロマ，基質］　葉緑体のグラナ間の基礎物質（基質），あるいは柔組織とは区別される腺および器官の結締組織構造．

❖がんじへいめん　眼耳平面　Frankfort plane［フランクフルト平面］

がんしゅ　癌腫　cancer, carcinoma［悪性上皮性腫瘍］　悪性腫瘍のうちその起源が上皮性細胞であるものを癌腫という．☞ 腫瘍

❖かんしゅうぞうげしつ　管周象牙質　peritubular dentin

かんじゅせいしけん　感受性試験〈細菌の〉 sensitivity test　細菌の化学療法剤に対する感受性を調べる検査．希釈法と平板培地と薬剤含有濾紙を用いたディスク法がある．

かんじょううしょく　環状う蝕　circular caries　乳前歯に多いう蝕で，歯冠を環状に進行し，切縁には健全な歯質を残している．☞ 乳歯う蝕

かんしょうえき　緩衝液　buffer (solution)［バッファー（液）］　酸やアルカリを少し加えても，純水のようには pH の急激な変化が起こらない，すなわち，pH 変化が緩衝される溶液で，弱酸

緩衝液

緩　　衝　　系		pH 範囲
酸成分	塩基成分	
塩酸	グリシン（pK_1 2.4）	1.0〜3.7
クエン酸（pK_1 3.1, pK_2 4.8, pK_3 6.4）	リン酸二ナトリウム（pK_1 2.1, pK_2 7.2）	2.2〜8.0
酢酸（pK 4.8）	酢酸ナトリウム	3.7〜5.6
炭酸（pK_1 6.3）	炭酸一ナトリウム	5.3〜6.3
リン酸一カリウム（pK_2 7.2）	水酸化ナトリウム	5.8〜8.0
塩酸	トリスハイドロキシメチルアミノメタン（pK 8.1）	7.0〜9.0
グリシン（pK_2 9.8）	水酸化ナトリウム	8.2〜10.1
炭酸一ナトリウム（pK_2 10.3）	水酸化ナトリウム	9.6〜11.0

HAとその塩MAまたは弱塩基とその塩を含む溶液である．

弱酸とその共役塩基（塩）の濃度を［HA］と［A⁻］，弱酸の解離指数をpKとすると，この緩衝液のpHはHenderson‐Hasselbalch式 pH＝pK＋log［A⁻］／［HA］で求められる．弱酸と塩の濃度が同じとき，pH＝pKで最も緩衝作用が強く，例えばこの緩衝液に塩酸をこれらの濃度の50％まで添加すると，$M^+ + A^- + HCl \rightarrow M^+ + Cl^- + HA$ の反応で［A⁻］は1/2倍，［HA］は3/2倍になり，pH＝pK＋log(1/2)/(3/2)＝pK－0.48と0.48だけpHが下がり，また水酸化ナトリウムをこれらの濃度の50％まで添加すると，$HA + NaOH \rightarrow Na^+ + A^- + H_2O$ の反応で［A⁻］は3/2倍，［HA］は1/2倍になり，pH＝pK＋log(3/2)/(1/2)＝pK＋0.48と0.48だけpHが上がる．緩衝液の緩衝作用は緩衝液の濃度に比例し，だいたいpK±1の範囲まで及ぶ．生物の体液のpHの恒常性は炭酸系，リン酸系とタンパク質の緩衝作用により保たれている．☞ 酸塩基指示薬，生物緩衝液，唾液

かんせいうしょく　乾性う蝕　dry caries
臨床的用語で，慢性う蝕に相当する．対語として湿性う蝕（急性う蝕）がある．

❖**かんせいえし　乾性壊死　dry necrosis**
❖**がんせいかいよう　癌性潰瘍　cancer ulcer**
❖**かんせつえんばん　関節円板　articular disc**
❖**かんせつくう　関節腔　articular**
❖**かんせつけっせつ　関節結節　articular tubercle**
❖**かんせつこうけっせつ（とっき）　関節後結節（突起）　postglenoid tubercle**
❖**かんせつせいかいこうしょうがい　関節性開口障害　articular trismus**
❖**かんせつとっき　関節突起〈下顎骨の〉　condyloid process**
❖**かんせつなんこつ　関節軟骨　articular cartilage**
❖**かんせつほう（のう）　関節包（囊）　articular capsule**

かんせん　感染　infection　病原体（ウイルス，リッケチア，細菌，原虫，寄生虫など）が原因となり，宿主に全身的，または局所の炎症反応を引き起こした状態．細菌が，宿主の正常細菌叢に集落として存在し，かつ炎症反応を引き起こしていない状態は感染とは区別される．

❖**かんせんこうしんれつ　完全口唇裂　complete cleft of the lip**
❖**かんぜんこっせつ　完全骨折　complete fracture**

かんせんこんかん　感染根管　infected root canal　口腔内細菌により歯髄が感染を受け破壊された根管をいう．

かんせんしょう　感染症　infectious disease
感染とは病原体が宿主の体内に侵入して，発育または分裂増殖することをいう．感染によってヒトまたは動物が障害をうけ，臨床的に病的な変化が現れるのを発症あるいは発病といい，感染によって起こる病気を感染症という．宿主が特定の病原体に対して曝露された場合，感染を阻止できるだけの免疫力や抵抗力をもたないと考えられる状態を感受性があるという．感染から発症に至るまでの期間，また，媒介動物の場合は最初の伝播が可能となるまでの期間を潜伏期という．感染は必ずしも発症を伴うものでなく，病原体が感染しても発症しない場合を不顕性感染という．ある病原体に初感染後，さらにほかの病原体に感染することを二次感染という．ある病原体の感染を受けている宿主にさらに同じ病原体の感染が加わることを重感染という．日和見感染とは，健常な個体には病原性を示さない微生物が，疾病や薬剤などのため宿主の抵抗力が低下している場合に起こる感染をいう．院内感染とは，病院内で感染が成立したものをいう．日和見病原体による感染と医師による医原性感染がある．海外から国内にもち込まれる感染症，特に熱帯病などを輸入感染症という．症状がなくて特定の病原体をもち，排出できる状態の感染者を保菌者，また感染動物を保菌動物といい，感染源となりうる．

　感染経路とは，病原体が感受性のある宿主に伝播される経路をいう．直接感染とは，病原体が，ヒトや動物に感染を起こすための侵入門戸に，直接的に運ばれて感染することをいう．接触，性交などによる直接接触の場合と，せき，たんなどの飛沫が結膜や鼻などの粘膜に噴霧される飛沫散布の場合がある．間接感染には媒介物感染，媒介動物感染および空気感染がある．媒介物感染とは汚れた食器，タオル，食器，注射針などを通じて，あるいは水，食物，血漿などの生物学的製剤などにより，病原体が宿主に運ばれて感染を起こすことをいう．媒介動物感染には昆虫が病原体を足や口に付着させたりして，単に機械的に運搬する機械的感染と，節足動物が感染し，体内で病原体が増殖感染可能な状態の病原体を刺咬時のつば，吐出物などより伝播させる生物学的感染がある．空気感染とは微生物を含んだエアロゾルが，適当な侵入門戸に散布されて感染を起こすことをいう．飛沫の水分が蒸発して生じた微小残留物を吸入して感

染する飛沫核感染，土壌や汚染された床などから生ずる小粒子を吸入して感染する塵埃感染は空気感染であるが，直接伝播の様式をとる． ☞ 院内感染，口腔感染症，垂直感染，日和見感染症，伝染病

❖**かんぜんまいふくし　完全埋伏歯　complete impacted tooth**

❖**かんぜんむししょう　完全無歯症　complete anodontia, total anodontia**

❖**かんそうしゅうしゅく　乾燥収縮　dry shrinkage**

❖**かんそうしょうこうぐん　乾燥症候群　sicca syndrome（complex）**

がんそうやく　含嗽薬　gargles　口腔内，咽頭の消毒，洗浄に用いられる外用液剤． ☞ 消毒

❖**かんそく　冠側〈歯の〉　coronal**

がんたいじせいこうげん　癌胎児性抗原　carcinoembryonic antigen　[CEA]　細胞表面分子群で，ヒト大腸癌と胎児組織に共通に存在する分子として記載された． ☞ 腫瘍

かんてんいんしょうざい　寒天印象材　agar impression material　5〜15％の寒天を主成分とし，水を分散媒とした印象材．通常100℃でゾル化し，65℃で保ち，45℃以下に冷やしゲル化させる． ☞ 印象材

かんてんゲルでんきえいどう　寒天ゲル電気泳動　agarose gel electrophoresis　電気泳動において，泳動層に寒天ゲルを用いるもの． ☞ SDS-PAGE

❖**がんどうみゃく　眼動脈　ophthalmic artery**

❖**がんにゅう　癌乳　cancer juice, cancer milk**

❖**かんにゅうこっせつ　嵌入骨折　impacted fracture**

かんねつめっきん　乾熱滅菌　dry air sterilization　蒸気を用いない乾熱による滅菌方法で，160℃以上の高温で30分以上行う．通常は160℃60分または180℃30分で，高熱に耐えうるガラス器具，金属の滅菌に用いられる． ☞ 滅菌

かんねつめっきんき　乾熱滅菌器　dry heat sterilizator　ガラス器具などを，熱した空気によって滅菌する装置． ☞ 滅菌

カンフルカルボール　camphor carbol　[キャンホフェニック，フェノール・カンフル]　Chlumsky（1888年）により創案された象牙質消毒剤．フェノール：カンフル：エタノール＝3：6：1よりなる．

かんぽうやく　漢方薬　Chinese medicinal drug, medicinalherbs in east Asia　中国において成立，発達した医学と，それが伝えられた周辺諸国で発展した伝統医学を漢方医学と総称す．そこでは生薬を中心とした薬物を用い，漢方薬と称する．独特の診断と理論により，対症療法的に病気に取り組む．漢方薬の有効成分に関する研究が進んでいる．

❖**かんぼつこっせつ　陥没骨折　depressed fracture**

かんまくタンパクしつ　貫膜タンパク質　trans-membrane protein　[膜貫通型タンパク質]　細胞膜を貫通して存在する膜タンパク質．各種ホルモンや生理活性物質の受容体の役割を果たしていることが多い．多くの場合，疎水性のα-ヘリックスが分子の主要部を構成する．種々の因子と結合するドメインが細胞外に突き出し，細胞質内にはシグナルを伝達するドメインがある．インシュリン受容体や上皮増殖因子受容体などがある． ☞ シグナル伝達

γ-グルタミールトランスペプチダーゼ　γ-glutamyl transpeptidase　[γ-GTP，γ-グルタミルトランスフェラーゼ]　5-L-グルタミル基と，ペプチドとアミノ酸間で転位する酵素．アルコール性肝障害，胆汁鬱滞で上昇するため，血液の生化学的検査の指標として利用される．

γグロブリン　γ-globulin　ヒト血清は，一定の電場において，それぞれの荷電の状態から$\alpha 1$, $\alpha 2$, β, γ に分類される．γの移動度をもつ部分に存在する免疫グロブリンをいう．おもに免疫グロブリンGが多く含まれる． ☞ 抗体

γさ　γ鎖　γ chain　①IgGクラスの免疫グロブリンのH鎖，②T細胞受容体（TCR）を構成するペプチドの1つ，③胎児型ヘモグロビンを形成する2種のポリペプチド鎖の1つ． ☞ 抗体，T細胞

γGTP　γ-glutamyl transpeptidase　[γ-グルタミルトランスペプチダーゼ]　アラキドン酸から種々のロイコトリエン（炎症反応に関与）を合成する一連の反応の1つを触媒する．胆石などで胆道が閉鎖されたり，アルコール性肝障害などにより，本酵素の血中濃度が増加するため臨床指標の1つとなる．

γせん　γ線　γ ray　波長の短い電磁波．物理的性質はX線に類似． ☞ アイソトープ

かんみ　甘味　sweetness　酸味，塩味，苦みとともにヒトの基本的4味覚を構成する味質．ヒトの甘味受容器は主として甘味感受性の舌乳頭に存在する．甘味受容器と甘味物質にはその両方に水素供与基と水素受容基が存在し，甘味物質と甘味受容器が結合するとき二重の水素結合が起こる．

それが刺激となって神経インパルスが発生し，甘味を感じると考えられている (Shallennberger の仮説)．ヒトが甘味を感じる物質の化学構造に共通点は乏しく，また，動物によって甘味を感じる物質は異なる．ヒトが感じる甘味の測定計器は，現在存在せず，甘味物質の甘味度は主としてスクロースを基準とした官能試験によって表されている．☞ スクロース，味覚

かんみりょう　甘味料　sweetner　甘味料とは食品に甘味を与えるもので糖質甘味料と非糖質甘味料に分類されている．糖質甘味料には，砂糖，各種オリゴ糖，澱粉糖，糖アルコール，蜂蜜があり，非糖質甘味料には合成系のものと天然系のものがある．各種オリゴ糖にはパラチノース，フラクトオリゴ糖，ガラクトオリゴ糖，ラクトオリゴ糖，キシロオリゴ糖があり，澱粉糖には，ブドウ糖，水飴，粉糖，麦芽糖，異性化糖，果糖がある．糖アルコールにはエリスリトール (エリスリット)，ソルビトール (ソルビット)，マンニトール (マンニット)，キシリトール (キシリット)，マルチトール (マルチット)，ラクチトール (ラクチット)，パラチニトール (パラチニット)，還元水飴がある．合成系の非糖質甘味料にはサッカリン，アスパルテーム，アセスルファムKがあり，天然系の非糖質甘味料にはステビオサイド，グルチルリチン (甘草)，ソーマチンがある．非糖質系甘味料のうち砂糖の100倍以上の甘味度をもつものを高甘度甘味料と呼んでいる．

　砂糖 (その主成分がショ糖) は，結晶の状態でも濃厚な溶液の状態でも化学的に比較的安定で，甘味の質や他の食材と共用して各種の特徴的なテキスチャー (texture) やボディをもった食感も外観もよい食品に加工できるために，最も利用されている甘味料である．

　砂糖以外の甘味料を一般的に砂糖に替わって用いられるという意味で，砂糖代替甘味料 (砂糖代用甘味料) (sugar substitute) と呼んでいる．砂糖代替甘味料のうち糖アルコールや非糖質系甘味料は，消費者の低甘味嗜好と健康志向から「シュガーレス食品」に利用されており，その多くは非う蝕誘発性食品である．また，各種オリゴ糖の多くは腸内細菌のビフィズス因子を高めるために厚生労働省の特定保健用食品のうちのお腹の調子を整える表示の食品に用いられている．最近では，砂糖代替甘味料は砂糖に替わって用いられるというよりそれらのさまざまな特性・機能を活かして積極的に用いられており，この用語は今後は使用されない方向にある．

　わが国の甘味料の消費量は1998年 (推定) 470万トンで，そのうち砂糖が230万トン (約59%) で年々減少してきている．砂糖についで異性化糖：24%，水飴：13%，ブドウ糖：8%，糖アルコール：5%の順である．☞ スクロース，代用甘味料，糖質，う蝕予防

❖**がんめんおうどうみゃく　顔面横動脈　transverse facial artery**

❖**がんめんじょうみゃく　顔面静脈　facial vein**

❖**がんめんしんけい　顔面神経　facial nerve**

❖**がんめんしんけいかく　顔面神経核　facial motor nucleus, nucleus of the facial nerve**

❖**がんめんしんけいかん　顔面神経管　facial nerve canal**

❖**がんめんしんけいしつ　顔面神経膝　external genu**

❖**がんめんしんけいまひ　顔面神経麻痺　facial palsy**　[ベル麻痺]

❖**がんめんつう　顔面痛　facial pain**

❖**がんめんとうがい　顔面頭蓋　facial skull**

❖**がんめんどうみゃく　顔面動脈　facial (external maxillary) artery**　[外頚動脈]

❖**がんめんまひ　顔面麻痺　facial paralysis**

❖**がんりんきん　眼輪筋　orbicularis oculi muscle**

かんれいますい　寒冷麻酔　cold anesthesia　[表面冷凍麻酔]　クロルエチルなど揮発性の薬剤を皮膚に噴射し，気化熱による冷却により一過性の知覚麻痺を生じさせる方法．

❖**がんれつせいのうほう　顔裂性嚢胞　fissural cyst**　[裂隙性嚢胞]

き

きおうれき　既往歴　anamnesis　[既往症歴]　個人における，過去にかかったことのあるすべての疾病の記録．

きかん　気管　trachea　鼻腔から肺に至る気道の一部．

❖**ぎかんせつ　偽関節　pseudoarthrosis**　[仮関節]

❖**きかんせっかい　気管切開　tracheotomy**

きけいしゅ　奇形腫　teratoma　内・中・外胚葉それぞれに由来する組織を1つの腫瘍のなかに含んでいる腫瘍をいう．卵巣類皮嚢胞はその代表例．

きさんはっこう　ぎ酸発酵　formic fermentation　ミュータンスレンサ球菌の糖代謝におけ

る最終代謝物は，培養液中の炭素源となる糖質の量，培養中の嫌気条件によって異なる．嫌気性が弱く，糖質が豊富に存在する場合の最終代謝物は主として乳酸であるが，高度嫌気条件下で糖質が供給されない場合にはぎ酸をはじめとする乳酸以外の代謝産物が多く産生される．これは，ピルビン酸ぎ酸リアーゼが酸素によって失活すること，糖濃度が低いと乳酸脱水素酵素が十分な触媒作用を発揮できないことによる．ぎ酸は乳酸に比べて解離定数が高く，少量でpHを低下させることから，歯垢深部でのぎ酸発酵がう蝕の発生に関与している可能性が考えられている．☞ 乳酸発酵

ぎし　義歯　denture　歯列弓の歯が欠損している部位に装着し，機能的形態的な欠陥を修復する人工装置．広義では補綴物すべてを含み，狭義では欠損症例に適応される架空義歯と有床義歯を指すが，日常的には可撤性有床義歯を指す．

❖ **ぎしずいつう　偽歯髄痛　pseudopulpalgia**

ぎしせいこうないえん　義歯性口内炎　denture sore mouth, denture stomatitis　義歯装着に起因する口内炎．機械的刺激や不潔に伴う細菌性の刺激により生ずる．

きしつ　基質　substrate　酵素によって触媒作用を受ける化合物または分子を基質という．酵素反応（酵素が触媒作用をする反応）は可逆反応であるので，生成物もまた逆反応の基質となる．

きしつけつごうぶい　基質結合部位　substrate-binding site　酵素作用において基質を結合させる酵素上の部位．

きしつそがい　基質阻害　substrate inhibition　その酵素の基質による酵素活性の阻害をいい，一般に基質濃度が高濃度の場合に起こりやすい．

きしつとくいせい　基質特異性　substrate specificity　酵素が特定の化合物（基質）にのみ作用することをいう．酵素の反応部位が基質と相補的に結合するために，高い特異性が現れる．酵素により，基質に対する特異性が非常に厳密なものから，ある範囲の類縁構造にすべて作用する比較的広いものもある．☞ 酵素の分類

きしゅ　気腫　emphysema　肺胞嚢の拡張を伴う肺性気腫と，外傷あるいはなんらかの原因で組織内に気体が侵入または発生した状態の非肺性気腫がある．

❖ **ぎしようブラシ　義歯用ブラシ　denture brush**

キシラン　xylan　五炭糖のD-キシロースの重合したホモ多糖（多くは分子量3万くらい）．一般陸上植物に広く分布し，セルロースとともに細胞壁構成糖の一員となっていることが多い．例えばイネ科植物のヘミセルロースのアラビノキシランの主鎖は β-1,4結合のキシランからつくられている．また海藻のハネモという管状藻の細胞壁は，β-1,3結合のキシランからできている．
☞ キシリトール

キシリトール　xylitol　[キシリット]　炭素数が5のキシリトールに対応する糖類はキシロースである．キシリトール（$C_5H_{12}O_5$, mol wt 152.15）はプラム類やベリー類などの果物や野菜に少量含まれている．工業的には棉実，麦芽，バカス，白樺の木などから得られるキシランを酵素分解し得られたキシロースの水素添加によって得られる．キシリトールの甘味はショ糖と同程度であるが，味の切れはやや早い．固形キシリトールは経口摂取時に溶解熱を奪うため清涼感を与える．経口摂取されたキシリトールの大部分は小腸で直接吸収されて体内で代謝され，一部は大腸に到達して腸内細菌によって発酵される．一時に大量に摂取すると腹部の膨満感，軟便化，下痢などの副作用が起こる．キシリトールの栄養成分としての有効エネルギー値は3 kcal/gとされている．

キシリトールは，FinlandのTurkuで行われたTurku Sugar Studies (1975) の研究結果を代表として，ヒトでの疫学研究ならびに in vitro で行われた多数の研究結果により，非う蝕誘発性であることが証明されている．キシリトールには脱灰エナメル質の再石灰化作用が in vivo および in vitro でも認められている．また，キシリトールを用いたチューイングガムを食後5分以内に継続して摂取するとう蝕発病がおよそ60％減少した報告もある．これらの現象は，キシリトールに特有の現象であるのか，あるいは唾液分泌との相乗作用によって起こるのかは不明である．溶解度：固形分濃度：63%（20℃）．☞ 糖アルコール，甘味料，代用甘味料，う蝕予防

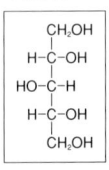

CH₂OH
H-C-OH
HO-C-H
H-C-OH
CH₂OH

キシリトール

キシルロース　xylulose　[リキシロース，Xulと略記される]　$C_5H_{10}O_5$, 分子量150.13. ケトペントースの1つ．キシロースの異性化，またはアラビニトールの酸化により生ずる．☞ 糖質

キシロース　xylose　[木糖]　化学式 $C_5H_{10}O_5$,

分子量150.13のアルドペントース．水に易溶性で，かつ吸湿性が少ない．天然には木材，イネ科植物の稈軸などの構造多糖であるキシランの構成糖として存在する．スクロースの約67％の甘味を有する．キシロースを摂取すると，腸管から吸収されるが，その大半は代謝されずに排泄される．キシリトールは，トウモロコシなどのキシランを加水分解してキシロースを得，そこに水素添加して製造される．☞ キシリトール，糖質

キシロカイン xylocaine リドカインの商品名．経静脈投与のための局所麻酔薬である．各種イオンの透過性を抑制して神経細胞膜を安定化させ，インパルスの伝導を遮断する．副作用として意識障害や痙攣が発生することがある．抗不整脈作用もある．

キシロシルフルクトシド xylosylfructoside
キシロシルフルクトシドは，スクロースとキシロースを基質として *Bacillus* 属菌の酵素でつくられる二糖類である．ミュータンスレンサ球菌のGTF活性阻害作用をもつことと，スクロースの約40％の甘味を有することから代用甘味料の候補とされている．キシロースの還元基とフルクトースの還元基が結合した非還元性の二糖類（O-α-D-Xyl$p$-(1→2)-β-D-Fru$f$）である（図）．スクロースの化学構造に非常によく似ている．キシロースとフルクトース間の結合もスクロースと同じβ-2，α-1グリコシド結合である．

キシロシルフルクトシド

水に易溶性で，結晶化も可能である．還元末端基をもたないため，化学的に安定で，タンパク質と加熱してもメイラード反応を起こさない．*S. sobrinus*，*S. mutans*，*S. salivarius* のGTFをスクロース類似体として拮抗的に阻害するとともにスクロース存在下での *S. sobrinus*，*S. mutans* のガラス管壁への強固な付着も阻害する．*S. mutans* と *S. salivarius* によってやや発酵されるが，その程度はスクロースよりも緩やかであり，それ以外のレンサ球菌によってはほとんど発酵されない．ヒト被験者でのキシロシルフルクトシドの発酵性とエナメル質切片の脱灰度をそれぞれ電極内蔵法とICT（ヒト口腔内脱灰試験）で調べた結果では，いずれもスクロースのう蝕原性よりも明らかに低いことが観察されている．☞ 代用甘味料，GTF阻害剤，電極内蔵法，ICT

きそたいしゃ 基礎代謝 basal metabolism
生命維持に必要な最小限のエネルギー代謝．適温の室内で空腹（食後12～18時間）のまま精神的，肉体的に安静にして横臥覚醒状態で測定した代謝量．通常，酸素消費量から計算される．成人男性ではおよそ1kcal/kg体重/時とみなしうる．成人女性では数%低く，乳幼児では高い．

きたいじょうすう 気体定数 gas constant
理想気体の法則，PV＝nRTから導かれる定数で，Rが気体定数．Pは圧力，Vは体積，Tは絶対温度，nはモル数を意味する．Rは気体1モル当たりに定義された量であり，R＝8.31 JKmol^{-1}．

キチン chitin N-アセチルグルコサミンの重合したホモ多糖．カニや昆虫の殻はおもにキチンとタンパク質の結合物であり，ある菌類の仲間の細胞壁にはキチンが存在する．キチンのアルカリ部分分解物のキトサンは酸と結合すると水溶性となり，機能性の高い食物繊維となる．

きっこうそがい 拮抗阻害 competitive inhibition ［競合阻害，競争阻害］ 酵素反応の阻害剤は特異的（specific）なものと非特異的（non-specific）なものに大別される．非特異的阻害剤はSDS，尿素，鉛イオンなどで，ほとんどの酵素タンパク質を変性失活させるものである．一方，特異的阻害剤はさらに拮抗的（competitive）なものと非拮抗的（noncompetitive）なものに分けられる．

拮抗阻害では，阻害剤は特定の酵素の基質や補酵素に構造が類似し，それらの結合部位（binding site）に競争して結合することにより酵素活性を阻害するので，阻害剤濃度［I］を変えて基質濃度の逆数1/［S］に対し反応速度の逆数1/vをプロットすると，Lineweaver-Burgの式 1/v＝(K_m/V)(1＋［I］/K_i)(1/［S］)＋1/V（ただし，K_mとK_iは酵素と基質，阻害剤間の解離定数で，Vは最大速度）から明らかなように，直線は勾配だけ変わりY切片は1/Vのままである．それに反し，非拮抗阻害で阻害剤は基質などと競争せずに酵素の別の部位に結合することにより酵素活性を阻害する．同様なプロットをすると，式は1/v＝(1＋［I］/K_i)((K_m/V)(1/［S］)＋1/V) なので，勾配と切片がともに（1＋［I］/K_i）だけ変わる．

例えば，ミュータンスレンサ球菌のグルコシルトランスフェラーゼの阻害剤のなかで，高分子ポリフェノールはタンパク質に付着失活させる非特異的阻害剤，キシロシルフルクトシドは基質のスクロースに三次元構造が似た強い拮抗阻害剤，シ

クロデキストランはアクセプターデキストランに似た拮抗阻害剤である。☞ キシロシルフルクトシド，グルコシルトランスフェラーゼ，酵素反応速度論，シクロデキストラン

きていえき　規定液　normal solution　溶液1*l*に1グラム当量の溶質を含む溶液．

❖**きていけっせつ　基底結節　lingual cingulum, linguogingival (cervicomarginal) ridge**　[舌面歯頸隆線，基底隆線，舌側歯頸葉]

❖**きていこつ　基底骨　basal bone**

きていさいぼう　基底細胞　basal cell, basilar cell　[補充細胞]　重層上皮の最深層をなす細胞．

きていさいぼうがん　基底細胞癌　basal cell carcinoma　[基底細胞腫]　扁平上皮癌の1つで，基底細胞由来の癌．顔面の皮膚に好発する．

きていさいぼうぼはんしょうこうぐん　基底細胞母斑症候群　basal cell nevus syndrome　[ゴーリン・ゴルツ症候群]　外胚葉，中胚葉由来の器官にみられる奇形性の症候群で，優性遺伝である．

きていそう　基底層　basal layer　[円柱細胞層]　表皮および粘膜上皮の最深層で，基底膜を介して真皮または粘膜固有層と接する．

きていど　規定度　normality　記号Nで表す溶液濃度で，1*l*中に溶けている溶質のグラム当量をいう．

きていまく　基底膜　basilemma, basement membrane　上皮の下には一般に結合組織が存在するが，この上皮と，結合組織の間に存在する構造のこと．

きどう　気道　respiratory tract　鼻腔，咽頭鼻部，咽頭口部，咽頭喉頭部，喉頭，気管，気管支をいう．

きはつせいかんしょうえき　揮発性緩衝液　volatile buffer　残渣を残さずに蒸発させることのできる成分のみからなる緩衝液．ギ酸アンモニウムと水酸化アンモニウムからなる緩衝液などがこれに当たる．

ぎまく　偽膜　pseudomembrane　主として線維素網と白血球，壊死組織からなる膜様形成物で，ジフテリア菌の感染や，細菌性毒素による粘膜上皮の炎症などにもみられる．

❖**ぎまくせいえん　偽膜性炎　pseudomembranous inflammation**

❖**ぎまくせいこうないえん　偽膜性口内炎　pseudomembranous stomatitis**

キメラ　chimera, chimaera　[モザイク]　キメラとはギリシア神話に出てくるライオンの頭，ヒツジの体，竜の尾をもつ怪物であるが，生物学では同一個体内に2種類以上の異なった由来の遺伝形質をもつ細胞が混在する場合をいう．

キメラタンパクしつ　キメラタンパク質　chimeric protein　キメラ動物が同一の個体内に2種類以上の異なった由来の遺伝形質をもつ細胞が混入していることから，由来の異なる別々のタンパク質をコードする遺伝子を結合して生産されるタンパク質をキメラタンパク質と呼ぶ．☞融合タンパク質

キメラDNA　chimeric DNA　由来の異なる2種類以上のタンパク質をコードする組換えDNAで，これにより産生されるタンパク質をキメラタンパク質という．

キメラマウス　chimeric mouse　遺伝子型を異にする細胞，あるいは遺伝子型の異なった受精卵に由来する細胞が同一個体内に存在するマウス．

その作成には，8細胞期－桑実胚期で2つの胚を凝集させる方法（集合あるいは凝集キメラ）と，胚盤胞腔内へ数個の細胞（内細胞塊細胞など）を注入する方法（注入キメラ）とがある．個体内でのキメラ状態を解析するためには，マウス系統特異アイソザイムや特異抗原，導入遺伝子およびその産物などのマーカーが用いられる．また，被毛などの毛色でも明らかになる．キメラマウスが用いられ始めた当初は，発生学や病理学において，細胞の動態を追跡するために用いられていたが，近年は，特定の遺伝子を欠失したノックアウトマウス作出のために，遺伝子組換えを起こした胚幹細胞（ES細胞）と正常胚との間でキメラマウスが数多く作成されている．☞ トランスジェニックマウス，ノックアウトマウス

キモトリプシン　chymotrypsin　セリンプロテアーゼの1種．タンパク質のペプチド結合，アミド結合，エステル結合を，芳香族アミノ酸のカルボキシル側で加水分解する．膵臓には酵素前駆体キモトリプシノーゲンとして存在し，膵液に含まれて小腸に分泌され，トリプシンなどによる限定分解を受けてキモトリプシンになる．☞ タンパク質分解酵素

ぎやく　偽薬　placebo　[プラセボ，プラシーボ]　薬理学的に効果のない物質を指し，薬物の治療効果を評価する際の対照薬として用いられる．乳糖，デンプン，蒸留水などが使用されており，患者がプラセボであることを知らずに服用して，有効性を示すときをプラセボ効果という．

❖**ぎゃくせいし　逆生歯　inversed tooth**

ぎゃくせいせっけん　逆性石鹼　inverted soap, cation surfactant, cationic detergent　[陽イ

オン界面活性剤] 通常の石鹸は陰イオンが石鹸の働きをもつが，それとは逆に，親油性部分末端が4級アンモニウムイオンにより陽性荷電した化合物．無色，無臭，刺激性がなく金属の腐蝕性もない．手指，医療器具の消毒に広く用いられている．一般細菌，真菌に有効であるが，緑膿菌，結核菌，芽胞，ウイルスには効果がない．塩化ベンザルコニウムはその代表である． ☞ 消毒，界面活性剤

ぎゃくそうクロマトグラフィー　逆相クロマトグラフィー　reversed phase chromatography
オクタデシル基で被覆したシリカ（ODS-シリカ）やポリスチレンなどの極性の低い固定相に保持されている物質を，メタノールやアセトニトリルなど固定相より極性の高い溶媒で溶出すると，保持された物質は極性の高いものから順に溶出する．このように，極性の小さい固定相と極性の大きな移動相の組合せで物質の分離を行うクロマトグラフィーのことを逆相クロマトグラフィーといい，高性能液体クロマトグラフィー（HPLC）で最もよく用いられている分離モードである．一方，同一物質を極性の大きな固定相と極性の小さな移動相の組合せで分離することも可能であり，順相クロマトグラフィー（normal phase chromatography）と呼ばれる．順相クロマトグラフィーでは，極性の低いものから順次カラムから溶出する．逆相クロマトグラフィーでイオン性物質を分離するために疎水性対イオンを移動相に加えて行うクロマトグラフィーをイオンペアークロマトグラフィー（ion pair chromatography）といい，加える疎水性イオンをイオンペア試薬という．アルキルスルフォン酸類やアルキルアミン類がそれぞれカチオン，アニオンの分離にイオンペア試薬としてよく用いられている． ☞ クロマトグラフィー，液体クロマトグラフィー，高性能液体クロマトグラフィー，カラムクロマトグラフィー

ぎゃくてんしゃこうそ　逆転写酵素　reverse transcriptase　[RNA依存性DNAポリメラーゼ, リバーストランスクリプターゼ]　通常のほ乳動物のDNAポリメラーゼはDNAを鋳型としてDNA合成を行うが，この酵素はRNAを鋳型としたDNA合成を行う．現在，この酵素は精製され，mRNAから相補的DNAをつくるときによく使われており，遺伝子操作には必要不可欠な酵素となっている． ☞ ヒト後天性免疫不全症候群ウイルス

ぎゃくむきはんぷくはいれつ　逆向き反復配列　inverted repeats　[逆向きくり返し配列]
1つのDNA分子上に2つの同一の配列をもつDNA領域が互いに反対方向に位置する反復配列．1組の逆向き反復配列が接している場合を特にパリンドローム（palindrome）という．代表的なパリンドローム構造は制限酵素の認識部位配列（図）であり，4, 6, あるいは8塩基対からなる2回転対称構造をとる．ISやトランスポゾン（transposon, Tn）の末端領域にある逆向き反復配列を逆向き末端反復配列（inverted terminal repeats）という．この場合は1組の逆向き末端反復配列が互いに多少異なることもある．逆向き末端反復配列はISやTnの転位に重要な機能をもつ．また，伝令RNAの合成終結シグナルであるρ-非依存性転写終結構造（ρ-independent terminator）にもGC-richな逆向き反復配列がTの連続配列の前方にみられる．このように逆向き反復配列は制限酵素などのタンパク質の認識部位となるほか，DNAやRNAの機能発現に関わるものがある． ☞ 制限酵素

```
5'-GCGGCCGC-3'
3'-CGCCGGCG-5'
制限酵素 Not I の認識部位
```

キャセリシディン　cathelicidin　抗菌ペプチドのファミリーの1つ．メンバーはアミノ末端側にキャセリンと呼ばれる相同性の高い領域をもつが，この配列はプロドメインであり，抗菌活性を有するカルボキシル末端側の相同性は低い．ヒトでは1種類のみ報告されており，LL 37/CAP 18と呼ばれる．最初に骨髄より発見されたが，唾液中にも存在している． ☞ 抗菌ペプチド

キャンフォフェニック　camphophenique
フェノールとカンファーを主成分とする象牙質消毒薬．鎮痛・消毒薬として感染根管，歯髄炎に用いる．

きゅうかく　嗅覚　olfactory sensation
空気中に浮遊している匂い分子は，鼻孔を通り嗅粘膜に取り込まれ，嗅細胞の嗅繊毛あるいは嗅小胞に分布する嗅受容体に付着し，受容体を活性化する．嗅受容体は，嗅細胞に特異的に存在するGTP結合タンパク質（Golf）と結合した7回膜貫通型のタンパク質である．受容体の活性化によりGTP結合タンパクが活性化される．これにより，まずアデニルシクラーゼが活性化され，サイクリックAMPが産生される．
　サイクリックAMPはサイクリックAMP依存性陽イオンチャネルに働き，イオンチャネルタンパクのリン酸化をもたらす．チャネルを構築しているタンパク分子の立体構造に変化が起こり，細胞外から細胞内にナトリウムおよびカルシウムイ

オンが流入して嗅細胞に嗅受容器電位が発生する．サイクリック AMP の細胞内上昇よりも少し遅れて，比較的長く続くサイクリック GMP の上昇が起こる．サイクリック GMP 依存性陽イオンチャネルが開口し，カルシウムイオンが流入する．この細胞内情報伝達系は匂いに対する"順応"と関係していると考えられている．その他に，匂い分子によって引き起こされる細胞内情報伝達系として，GTP 結合タンパク分子の活性化によりイノシトール三リン酸（IP_3）が生成され，これにより IP_3 依存性のカルシウムチャネルが開口する系がある．この機構の生理的意義は現在のところあまりわかっていない．

　嗅細胞は第一次視覚細胞で，受容器電位が閾値に達すると活動電位が発生する．このようにして得られた匂い情報は，嗅細胞の軸索（嗅神経線維）を介して嗅球のなかの僧帽細胞に伝えられる．神経伝達物質はグルタミン酸である．僧帽細胞の樹状突起は糸球体周辺細胞や顆粒細胞の樹状突起とシナプス結合し，局所回路を形成している．嗅神経線維からの情報は，この局所回路により修飾され，僧帽細胞の軸索を介して嗅皮質に伝えられ匂いとして感じられる．このように嗅細胞での匂い分子のもつ化学情報が，電気情報に変換され中枢に伝えられる．嗅覚が刺激されると"匂い"を感じる．その中でも良い匂いを"香り"と呼び，不快な匂いを"臭い"と呼ぶ．口臭の大半は歯科疾患，う蝕，舌苔などが原因となる．☞ サイクリック AMP, 性ホルモン，フェロモン，シグナル伝達，口臭

❖**きゅうかんく　球間区　interglobular space** ［球間象牙質］

❖**きゅうかんぞうげしつ　球間象牙質　interglobular dentin** ［球間区］

❖**きゅうかんもう　球間網〈象牙質の〉　interglobular net**

きゅうけつしゃ　給血者　blood donor ［供血者］　輸血のために血液を供給する人．

きゅうこうど　吸光度　absorbance ［光学密度］　一般にある化合物は特定の波長の光のみを吸収し，他の波長の光は吸収しない．試料によって吸収された光の総量を吸光度といい，分光光度計を用いて吸光度を測定することによって，目的物質の濃度を決定することができる．

❖**きゅうごけっせつ　臼後結節　distomolar cusp**

❖**きゅうごさんかく　臼後三角　retromolar triangle** ［後臼歯三角］

きゅうごし　臼後歯　distomolar　上下顎第三大臼歯の遠心に萌出する過剰歯．

きゅうし　臼歯　molar tooth　犬歯の後方に萌出している歯．食物をかみ砕き，すりつぶす機能をもつ．

❖**きゅうしけっせつ　臼歯結節　mesiobuccal ridge** ［頬側基底結節］

きゅうしせん　臼歯腺　molar glands ［後臼歯腺］　下顎第三大臼歯後方に位置する粘液分泌腺．

きゅうしゅうスペクトル　吸収スペクトル　absorption spectrum　ある試料（気体，液体，固体，溶液）を連続した波長の光が通過するときに吸収される光のスペクトルを吸収スペクトルといい，一般にそれぞれの化合物の吸収スペクトルには固有の性質がある．普通は横軸に光の波長（nm），縦軸には透過率（%），吸光度またはモル吸光係数をとって表示する．

❖**きゅうじょうし　丘状歯　bunodont** ［鈍頭歯］

❖**きゅうじょうじょうがくのうほう　球状上顎囊胞　globulomaxillary cyst**

❖**きゅうじょうとっき　球状突起　globular process**

❖**きゅうしん　丘疹　papule**

きゅうしん　嗅診　smelling examination　腐敗臭の有無により歯髄壊疽や感染根管の状態を診断する補助的方法．

きゅうせいうしょく　急性う蝕　acute caries　慢性う蝕の対語．進行度の速いう蝕をいい，若年者では咬合面に，中・高年者ではセメント質に多発する．

きゅうせいえしせいかいようせいしにくえん　急性壊死性潰瘍性歯肉炎　acute necrotizing ulcerative gingivitis（ワンサン感染症，塹壕口内炎）　歯肉の壊死と潰瘍形成，同部の紡錘菌とスピロヘータ等の口腔内嫌気性菌の増加を特徴とする急性歯肉炎で，18〜30 歳男性に多く発症する．口腔内の不潔・栄養障害・全身疾患・極度の疲労時に急に歯間乳頭・歯肉辺縁に急性炎症を起こして潰瘍を形成する．白血病末期の所見や急性疱疹性歯肉口内炎との鑑別診断が必要である．

❖**きゅうせいえそせいしずいえん　急性壊疽性歯髄炎　acute gangrenous pulpitis**

きゅうせいかいようせいしにくえん　急性潰瘍性歯肉炎　acute ulcerative gingivitis　潰瘍を形成する急性歯肉炎の総称である．外傷性潰瘍，急性ヘルペス（疱疹）性歯肉炎，帯状疱疹，急性壊死性潰瘍性歯肉炎，ベーチェット症候群，天疱瘡，アレルギー性口内炎等の診断が必要である．

❖きゅうせいかのうせいこんせんせいしこんまくえん　急性化膿性根尖性歯根膜炎　acute suppurative apical periodontitis　［急性化膿性根端性歯根膜炎，急性化膿性根尖性歯周炎］

❖きゅうせいこんせんせいししゅうえん　急性根尖性歯周炎　acute apical periodontitis

❖きゅうせいじかせんえん　急性耳下腺炎　acute parotitis

❖きゅうせいしずいえん　急性歯髄炎　acute pulpitis

❖きゅうせいしそうのうよう　急性歯槽膿瘍　acute alveolar abscess

❖きゅうせいじょうがくどうえん　急性上顎洞炎　acute maxillary sinusitis

❖きゅうせいだえきせんえん　急性唾液腺炎　acute sialadenitis, acute sialoadenitis

❖きゅうせいたんじゅんせいしこんまくえん　急性単純性歯根膜炎　acute simple periodontitis

❖きゅうせいへんえんせいししゅうえん　急性辺縁性歯周炎　acute marginal periodontitis

❖きゅうぼうけっせつ　臼傍結節　paramolar cusp

❖きゅうぼうし　臼傍歯　paramolar

キュットネルびょう(しゅよう)　キュットネル病(腫瘍)　Kuttner disease (tumor)　［慢性硬化性唾液腺炎］　顎下腺，耳下腺に認められる慢性硬化性唾液腺炎で青壮年期の男性に多い．

キュリー　curie　［Ci, C］　放射能の強さの旧単位でありラジウムの発見者である Pierre Curie と Marie Curie に由来する．現在は放射性元素の単位時間当たりの崩壊数で放射能の強さを表し，毎秒1個の原子が崩壊することを1 Bq（ベクレル）と表す．1 Ci（キュリー）＝3.7×10^{10} Bq の関係がある．☞アイソトープ

❖きょう　頬　cheek　［ほほ］

❖きょういんとうきんまく　頬咽頭筋膜　buccopharygeal fascia

❖きょうぎし　橋義歯　bridge　［架工義歯，ブリッジ］

❖きょうきん　頬筋　buccal muscle　［吹奏筋］

ぎょうこ　凝固　solidification, clotting, coagulation　［凝結］　気体あるいは液体の状態からゲルを含む固体になることをいう．生物学的には血液の凝固が有名で，血漿中のフィブリノーゲンが種々の因子の作用により線維状のフィブリンに転換されることによって起こる．☞血液凝固

きょうごうそがい　競合阻害　competitive inhibition　→拮抗阻害

❖きょうこつ　頬骨　malar bone, zygomatic bone

❖きょうこつがんかどうみゃく　頬骨眼窩動脈　zygomatico-orbital artery

❖きょうこつがんめんしんけい　頬骨顔面神経　zygomaticofacial nerve

❖きょうこつきゅう　頬骨弓　zygomatic arch

❖きょうこつこうじょうきん　胸骨甲状筋　sternothyroideus muscle

❖きょうこつこっせつ　頬骨骨折　fracture of zygomatic bone

❖きょうこつしんけい　頬骨神経　zygomatic nerve

❖きょうこつぜっこつきん　胸骨舌骨筋　sternohyoideus muscle

❖きょうこつそくとうしんけい　頬骨側頭神経　zygomaticotemporal nerve

❖きょうこつとっき　頬骨突起　zygomatic process

❖きょうさくしれつきゅう　狭窄歯列弓　narrow dental arch　［Ⅴ字形歯列弓，鞍状歯列弓］

❖きょうさにゅうとつきん　胸鎖乳突筋　sternocleidomastoid muscle

ぎょうしゅう　凝集　agglutination　液体などに分散しているものが集合して塊をつくることをいう．例えば，赤血球の浮遊液に赤血球に対する抗体を加えると凝集が起こる．また，ウイルスのなかには赤血球凝集活性を有するものがあり，その物質を赤血球凝集素（hemagglutinin）という．

ぎょうしゅく　凝縮　condensation　飽和蒸気の温度を下げたり，温度を一定にして圧縮すると，蒸気の一部が液化することをいう．この凝縮は浮遊する塵やイオンなどを核として始まる．

きょうしょうてんレーザーそうさけいこうけんびきょう　共焦点レーザー走査蛍光顕微鏡　confocal laser scanning microscope　［CLSM］　レーザーによる平行光を試料の xy 平面上に集光しながら走査して焦点面上の蛍光色素を強く励起させ，その焦点上からの励起光を共焦点ピンホールに集光させることにより，解像度の高い画像が観察できる蛍光顕微鏡．従来の蛍光顕微鏡で使用されている水銀ランプやキセノンランプと比べるとの波長は限られているが，光軸方向が三次元の分解能をもち，画像をコンピュータ処理することによって細胞のような立体構造をもつものの断面での蛍光も簡単に解析できる．また，細胞や組織の形態だけでなく，生細胞のイオンや抗原などの動態も観察可能である．正立型はスライドガラ

ス上の試料，倒立型はディッシュの中で培養した試料を観察するのに適している．

レーザーの出力する波長に応じ，蛍光色素の励起ピークと蛍光ピークを考慮して色素を組み合わせることにより，三重染色も可能である．例えば，汎用されるクリプトンアルゴンイオンレーザーは488 nm，568 nm，647 nm の3色の光を出力しており，FITC (fluorecein-5-isothiocyanate) と APC (allophicocyanin) で標識した抗体，および PI (propidiumiodide) で核染色を組み合わせて細胞を観察することができる． ☞ 蛍光抗体法

❖**きょうしんけい　頬神経　buccal nerve**
❖**きょうしんけいでんたつますい　頬神経伝達麻酔　buccal nerve block**

きょうせん　胸腺　thymus　ほ乳類では胸郭内にあり2葉から成り立っている．各葉は結合組織で分けられている小葉からなっており，小葉は，未熟な増殖盛んな細胞が分布する外側の皮質と成熟した細胞が分布する内側の髄質から成り立っている．加齢により縮小する． ☞ T細胞

❖**きょうせん　頬腺　buccal glands**

きょうせんさいぼう　胸腺細胞　thymocyte
胸腺皮膜下領域に骨髄由来のプレT細胞〔T細胞レセプター (TCR) のβ鎖遺伝子は再構成している〕が密集しており，それらは，増殖能をもった大型リンパ幼若細胞へと分化し，自己複製して胸腺細胞となる．80～85％の胸腺細胞は皮質にあり，15～20％の細胞が髄質にある．皮質にある細胞は未熟で，CD1陽性かつCD4とCD8を同時に発現（ダブルポジティブ細胞と呼ぶ）している．しかしTCRのα鎖遺伝子も再構成されβ鎖と二本鎖を形成し，CD3分子と複合体を形成しているが，細胞表面にはわずかしか発現していない．髄質の細胞はより成熟したもので，CD1は消失し，CD4またはCD8のいずれか一方のみを発現するようになり，CD3と複合体を形成した$\alpha\beta$型TCRが細胞表面上に表出する．

胸腺細胞のTCRは，胸腺皮質上皮細胞上のMHC抗原と相互作用することで正の選択を受け，選択されなかった胸腺細胞はアポトーシスを起こし死滅する．正の選択を受けたもののうち自己成分と反応性をもつ細胞は，自己抗原を提示している抗原提示細胞と相互作用して排除される．これを負の選択という．このように胸腺内で成熟，教育されたT細胞のみが末梢リンパ組織へ出てT細胞になる． ☞ T細胞，アポトーシス，リンパ球

きょうせんせつじょ　胸腺切除　thymectomy
[胸腺摘除]　胸腺を外科的に摘除すること．新たなT細胞の生成が起こらなくなる． ☞ T細胞

きょうせんひいぞんせいこうげん　胸腺非依存性抗原　thymus independent antigen　[TI抗原，T細胞非依存性抗原]　2つの異なる抗原決定基を介して効率的にT, B細胞に認識され免疫応答が誘導される抗原が胸腺依存性抗原と呼ばれるのに対して，ヘルパーT細胞の関与なしにB細胞に直接免疫応答の活性化シグナルを伝えることができる抗原をいう．この抗原の性質としては，重合体であり，B細胞と架橋をつくることができると考えられる．例としてリポ多糖体，ポリリジン，肺炎球菌多糖体，ポリビニルピロリドンがある． ☞ 抗体形成，抗原提示

きょうそく　頬側　buccal　臼歯の頬粘膜に面している側をいう．

❖**きょうそくこう　頬側溝　buccal groove**
❖**きょうそくこうとう　頬側咬頭　buccal cusp**
❖**きょうそくめんりゅうせん　頬側面隆線（歯冠の）　buccal ridge**
❖**きょうどうみゃく　頬動脈　buccal artery**
❖**きょうねんまくがん　頬粘膜癌　carcinoma of the buccal mucosa**
❖**きょうひしょう　強皮（鞏）症　scleroderma**　[硬皮症]
❖**きょうぶのうよう　頬部膿瘍　buccal abscess**
❖**きょうぶほうかしきえん　頬部蜂窩織炎　phlegmon of the cheek**

きょうまくたとう　莢膜多糖　capsular polysaccharide　多糖体からなる細菌の表面の付着物質であり，病原因子の1つ．莢膜で菌体を覆うことで細胞表層に親水性を付与しこれによって食細胞の貪食を逃れたり，補体や，血清抵抗性となる．*Salmonella typhi*（チフス菌），*Streptococcus pneumoniae*（肺炎球菌），*Klebsiela pneumoniae*（肺炎桿菌）などが莢膜をもつ．

❖**きょうめんかん　頬面管　buccal tube**

きょうゆうけつごう　共有結合　covalent bond　化学結合様式の1つで，互いの原子が外殻軌道の電子を共有する結合．H-H，C-Hなどの単結合，C=Oなどの二重結合などがある． ☞ 水素結合，疎水結合

❖**きょうリンパせつ　頬リンパ節　buccal lymph nodes**
❖**きょうろう　頬瘻　buccal fistula**

きょくしょますい　局所麻酔　local anesthesia　[部分麻酔]　外科的手術などの医療処置を行う際，手術部位を支配する末梢神経の機能を可逆的に麻痺させ，患者の意識は消失させずに，手術部位のみ無痛状態にする方法．局所麻酔薬の作用部位によって1）表面麻酔　2）浸潤麻酔　3）伝

達麻酔　4）静脈内局所麻酔に分類される．さらに局所麻酔は神経ブロック，硬膜外麻酔，脊椎麻酔に細分される．局所麻酔薬はその化学構造によりエステル型とアミド基をもつアミド型に分類される．歯科治療で一般的に用いられる局所麻酔薬であるキシロカインはアミド型局所麻酔薬リドカインの商品名である．

きょくしょますいやく　局所麻酔薬　local anesthetics　安息香酸エステル型としてプロカイン，テトラカインなど，アセトアニリド型としてリドカイン，メピバカイン，プロピトカイン，ブピバカインなど，キノハン型としてジブカインなど，ステロイド型としてブフアリンなどがある．

きょくりょう　極量　maximal dose　通常，大人に対する経口投与量の1日および1回当たりの薬物の最大量をいう．

❖**きょさいぼうエプーリス　巨細胞エプーリス　giant cell epulis**　[周辺性巨細胞腫修復性肉芽腫]

きょさいぼうしゅ　巨細胞腫　giant cell tumor　多数の多核巨細胞と単核の間葉性細胞からなる非上皮性の腫瘍．

❖**きょさいぼう《しゅうふくせい》にくが（げ）しゅ　巨細胞《修復性》肉芽腫　giant cell (reparative) granuloma**

きょじんしょう　巨人症　giantism　身体が異常に大きく発育する疾患で，下垂体腺腫が骨端性骨化の停止前に発生することに起因する．

❖**きょだいがたセメントしつしゅ　巨大型セメント質腫　gigantiform cementoma**　[家族性多発性セメント質腫]

❖**きょだいし　巨大歯　giant tooth, macrodontia**

きょだいせっけっきゅう　巨大赤血球　giantocyte, megalocyte　直径12μm以上の赤血球で，一般に長円形で中央部のへこみもほとんどみられず，多量の血色素を含有する．悪性貧血などで出現する．

キラーさいぼう　キラー細胞　killer cell　[細胞傷害性細胞]　標的細胞を破壊することのできる細胞の総称．キラーT細胞やNC細胞，K細胞，活性化マクロファージなどがこれに属す．☞細胞傷害性T細胞，NK細胞

❖**キルシュナーこうせん　キルシュナー鋼線　Kirschner wire**

キレート　chelate　エチレンジアミン四酢酸（EDTA）に代表されるようなキレート剤は水溶液中で金属元素イオンと結合し，錯体（キレート化合物）を形成する．EDTA試薬によるキレート滴定法は水溶液中のカルシウムやマグネシウムの濃度測定に用いられる．ハイドロキシアパタイトが溶液中にあり，溶液中にリン酸イオン，カルシウムイオンが十分存在する場合にはハイドロキシアパタイト中のリン酸やカルシウムは溶出されない．ここで溶液中にキレート剤が存在すると，これら金属イオンはそれと結合してキレート化合物を形成する．その結果，溶液中のリン酸，カルシウムイオン濃度が低下し，pHが中性域にあってもハイドロキシアパタイトからのリン酸，カルシウムの溶出が生じることになる．

Schatz（キレーション説, 1955）やLura, Eggers（ホスファターゼキレーション説, 1961）らはこのキレート作用をもとにう蝕の発生機序を説明しようとした．今日ではう蝕の原因は口腔内細菌の産生する酸がエナメル質を侵襲することによるという考えが一般的であるが，キレート反応がエナメル質の脱灰に付加的に関与している可能性は否定されていない．実際，口腔内細菌が産生するおもな酸である乳酸は有機キレート剤として作用する．実験的には，エナメル質粉末を懸濁した緩衝液中に乳酸をキレート剤として加えると，エナメル質粉末からのカルシウムの溶出量が増すことが知られている．☞う蝕病因論，乳酸

キレートざい　キレート剤　chelating agent　金属に配位し，キレート化合物を生じさせる多座配位子は，一般に金属イオンのもつ生理作用を減弱させるため，薬剤としても用いられる．エチレンジアミン四酢酸（EDTA），ジメルカプロール，ペニシラミンなどは重金属イオンの解毒に用いられる．

きんけっしょう　菌血症　bacteremia　血液中に細菌が存在する状態．常在細菌の存在する粘膜や感染部位に対する治療の手技などで起こる．抜歯，経尿道的操作，気管支や消化管の内視鏡検査で起こることが多い．しかし，菌血症が起こっても菌は速やかに排除されるので通常は無症状である．

きんこうけい　近交系　inbred strain　[純系]　個体レベルでの遺伝学的均一性を備えた系統．免疫学などの動物実験では，その再現性や信用性のために近交系の使用は必須になる．通常は，兄妹交配を20代以上連続させることにより作出されるが，実際上は世代が長期にわたる動物では困難なため，大部分の近交系動物はマウスやラットなど齧歯類に限られる．また，ニワトリ，ウズラ，ウサギなどのように近交系数が高まるにつれて繁殖力が著しく低下する動物は，いとこ交配や少数個体群内のランダム交配を行う．近交系内の個体

間では移植片拒絶反応は起こらない．近交系以外の系統として，クローズドコロニーの outbred および異系統間交配の hybrid（雑種）がある．☞ コンジェニックマウス

きんこうけいマウス　近交系マウス　inbred strain mice　きょうだい交配，親子交配を 20 代以上継続する極度の近親交配によって確立された系統である．近交系は遺伝的に均一であるため試験において均一な反応が期待でき，また遺伝的特性をもつ系統を特定の研究目的に選択できる．乳癌高発症系統，乳癌低発症系統，糖尿病発症系統などが知られている．☞ コンジェニックマウス，純系

きんこうたいげんしょう　菌交代現象　microbial substitution　長期間の化学療法剤投与により，その薬剤に感受性のある常在微生物が消失し，その代わりに耐性の微生物や真菌が優勢となることを菌交代現象と呼ぶ．口腔や消化管の常在微生物叢が撹乱された結果，口腔－食道－胃カンジダ症やカンジダ腸炎による下痢，*Clostridium difficile* による偽膜性大腸炎，MRSA 腸炎などの新たな感染症（菌交代症）を発症することもある．

化学療法剤のうち抗菌薬による菌交代症を防止するためには，常在微生物叢への影響が少ない狭域抗菌薬を選択し，投与期間もできるかぎり短くすることが望ましい．また，菌交代現象を起こす社会的背景として，医療の進歩によって重い疾患をもつ宿主の生存期間が延長した結果，感染に対する抵抗力が減弱した宿主（易感染宿主：compromized host）の増加がある．すなわち，易感染宿主は健康な宿主では病原性を発揮しない常在微生物や弱毒菌による感染症を起こしやすいだけではなく，長期間の化学療法剤投与を受けている場合が多いため，容易に菌交代症を起こし，しかもそれが重症化する可能性がきわめて高い．☞ 真菌，カンジダ症，抗菌剤，薬剤耐性，院内感染，MRSA

きんし　菌糸　hypha　菌類の栄養体で，細胞が糸状に縦に 1 列に連なったもの．枝分かれしたり，集合してきのこ（子実体）をつくったりする．

❖**きんじかんかん　筋耳管筋　musculotubal canal**

きんしかんやく　筋弛緩薬　skeletal muscle relaxants　骨格筋の弛緩を誘導する薬物．メフェネシン，トリヘキシフェニジル，カラミフェン，フェノチアジン誘導体などが存在する．

きんしゅ　筋腫　myoma　筋組織における腫瘍で，平滑筋腫および横紋筋腫がある．☞ 腫瘍

きんしゅうしゅく　筋収縮　muscle contraction　筋肉内に存在するアクチンとミオシンという 2 種のタンパク分子の離開により起こる，筋肉の運動．☞ アクチン，ミオシン

きんじょうひ　筋上皮　myoepithelial cell　腺組織の末端部にある腺上皮と基底膜との間にある平滑筋細胞で，分泌に関与する．

❖**きんじょうひしゅ　筋上皮腫　myoepithelioma**

❖**きんじょうひとう　筋上皮島　epimyoepithelial island**

きんしん　近心　medial, mesial　ある部分において，体の中心に近いほうの部位をいう．

❖**きんしんいどう　近心移動　mesial movement**

❖**きんしんか　近心窩　mesial fossa, mesial pit**

❖**きんしんきょうそくか　近心頬側窩〈上顎大臼歯の〉　mesiobuccal pit**

❖**きんしんこうごう　近心咬合　mesioocclusion**

❖**きんしんこうごうめんせんかく　近心咬合面線角　mesioocclusal line angle**

❖**きんしんさんかくこう　近心三角溝　mesial triangular groove**

❖**きんしんぜっそくこうとう　近心舌側咬頭　mesiolingual cusp**

❖**きんしんてんい　近心転位　mesioversion**

❖**きんしんへんえんりゅうせん　近心辺縁隆線　mesial marginal ridge**

❖**きんしんりんせつめん　近心隣接面　mesial proximal surface**

ぎんせんしょく　銀染色　silver stain　1）好銀線維やカルシウム塩の沈着物，スピロヘータのような病原微生物などを組織切片で明らかにする染色法．Gomori 銀染色，鍍銀染色などがある．2）銀染反応を利用してポリアクリルアミドで泳動したタンパク質や核酸を染色する方法．通常用いられるクマシー法（Coomasie Brilliant Blue）染色法より 100 倍程度検出感度が高く，1〜10 ng のタンパク質の検出が可能である．

きんぞくアレルギー　金属アレルギー　metal allergy　金属がアレルゲン（感作原）となって現れるアレルギーの総称．金属自体は抗原とはなり得ないが，イオン化した金属は表皮や粘膜上皮のタンパク質に結合して完全抗原になると考えられている．アレルギー反応を引き起こすことが明らかとなっている金属は Cr, Co, Ni, Hg, Au, Pd, Zn, Pt など多種類に及び，これらの金属を含む歯科用合金も口腔内でイオン化することによりアレルゲンとなる可能性がある．

金属アレルギーによる病変は，おもに金属が接触する局所でのアレルギー性接触皮膚炎と金属の直接的な接触なしに発症する全身性接触皮膚炎に大別される．接触皮膚炎（Contact dermatitis）はCoombsとGellのアレルギー分類でⅣ型（遅延型）の発症機序をとると考えられており，特に全身性接触皮膚炎の診断にはパッチテスト（Patch test）が不可欠である．パッチテストは被験者の背中に検査用絆創膏やディスクについた被検物質を貼り付け，皮膚に出る反応を判定する臨床検査法で金属アレルゲンの特定に広く用いられている．
☞ アレルギー，遅延型過敏症

きんぞくこうそ　金属酵素　metalloenzyme, metal-containing enzyme, metal-activated enzyme　すべての酵素のうち約2/3はなんらかの形で金属イオンを必要とする．金属イオンの役割は①ヘムなどを介してまたはタンパク質のカルボキシル基，イミダゾール基やチオール基などとの結合により強く酵素と結びつき，活性中心を形成し，酸・塩基部位や電子供与・授与部位として働く，②基質に結合し荷重や構造を変えることにより基質を活性中心にフィットさせる，③可逆的に弱く酵素に結合し酵素を活性型に保つなどがある．表中*印を附した酵素は酸素代謝・糖代謝・酸産生に関与し，ミュータンスレンサ球菌においても報告されたものである．☞ 酵素

きんぞくせいちんちゃくぶつ　金属性沈着物〈歯の〉　metallic stain　粉じんや食べ物，また薬剤などに含まれる金属およびその塩類が歯の表面に沈着したもの．

きんぞくプロテアーゼ　金属プロテアーゼ metalloprotease, metal protease　［メタロプロテアーゼ］　カルボキシペプチダーゼなど，活性中心の触媒部位に金属を必要とするプロテアーゼ．金属としては一般にZn^{2+}，まれにCa^{2+}．☞ タンパク質分解酵素

きんだいがたうしょく　近代型う蝕　modern dental caries　［砂糖う蝕］　う蝕は糖質を基質として発生する．ヒトが摂取する糖質はデンプンと少糖類である．デンプンを基質とするう蝕を古代型のう蝕と呼び，食品としての砂糖を基質とするう蝕を近代型のう蝕と呼ぶ．近代型う蝕の原因菌はミュータンスレンサ球菌である．砂糖（スクロース）は，おもにサトウキビとサトウダイコンより食品化される．他の少糖類も理論的にうしょく蝕発生の基質となりうるが，実生活では，砂糖がう蝕を起こす．砂糖は自然界に存在するが，少量ではう蝕は起こらない．砂糖がう蝕を起こすには砂糖の食品化が必要であった．砂糖の食品化は，17世紀以降の西インド諸島，ブラジルなどでのサトウキビプランテーションによる栽培により，世界商品として流通した．砂糖による近代型のう蝕はその国の砂糖消費の状況に規定され，20世紀に入るとさまざまな国で砂糖爆発を起こした．現在，欧米先進国では沈静化しつつあるが，発展途上国では，砂糖消費量の増加に伴い激増する可能性がある．近代型のう蝕は急速に進行し，その発症は低年齢化している．好発部位は咬合面の小窩裂溝および平滑面である．注意すべきことは近代型のう蝕は砂糖によるう蝕と，デンプンによる古代型のう蝕の複合によって起こるということである．
☞ う蝕，古代型う蝕，ミュータンスレンサ球菌

きんたいせっかいか　菌体石灰化　bacterial calcification　［細菌性石灰化］　ある種の菌は，条件がそろえば菌体自体が石灰化することが知られており，歯石形成の重要な要因と考えられている．菌体石灰化を起こす歯垢細菌としてよく研究されているものに *Bacterionema matruchotti* があり，細菌周囲にカルシウムとリン酸が準飽和状態で存在すると菌体内外の膜構造部分にそれらミネラルが沈着し，石灰化が開始されることが観察されている．

金属酵素

酵素	金属・役割	酵素	金属・役割
ピルビン酸キナーゼ*	K・③，Mg・②	アスコルビン酸オキシダーゼ	Cu・①
ヘキソキナーゼ	Mg・②	アミンオキシダーゼ	Cu・①
ホスホグリセリン酸キナーゼ*	Mg・②	スーパーオキシドジスムターゼ	Cu-Zn・①
α-アミラーゼ	Ca・③	アミノペプチダーゼ	Zn・①
酸性ホスファターゼ	Mn・①	アルコールデヒドロゲナーゼ*	Zn・①②
スーパーオキシドジスムターゼ*	Mn・①	カルボキシペプチダーゼ	Zn・①②
ピルビン酸カルボキシラーゼ	Mn・①	カルボニックアンヒドラーゼ	Zn・①
チトクローム	Fe・①	グルタチオンパーオキシダーゼ	Se・①
カタラーゼ	Fe・①	硝酸レダクターゼ	Mo・①
NADHデヒドロゲナーゼ	Fe・①	亜硫酸オキシダーゼ	Mo・①

きんたいないちょぞうたとう　菌体内貯蔵多糖　intracellular reserve polysaccharide　菌体内にある貯蔵中の多糖．ミュータンスレンサ球菌は炭素源となる糖が豊富に存在している場合，摂取した余剰な糖をグリコゲンとして菌体内に貯蔵することができる．糖供給のない飢餓状態で，そのグリコゲンを分解し，エネルギー源として利用する．それにより食間や歯垢深部においても歯垢細菌中での優勢を保ち，酸を産生し続けることができる．ミュータンスレンサ球菌のう蝕原性の要因の1つと考えられている．☞ミュータンスレンサ球菌

きんたいひょうそうタンパクしつこうげん　菌体表層タンパク質抗原　surface protein antigen　菌体表層の細胞壁に存在するタンパク質抗原．グラム陽性レンサ球菌の Streptococcus mutans の菌体表層タンパク質抗原は，分子量19万のタンパク質で，Ag I/II や PAc と呼ばれている．このタンパク質は，S. mutans が歯表面のペリクルに付着する時に関与すると考えられ，う蝕予防用のワクチン抗原として研究が進められている．

　A 群レンサ球菌の細胞壁表層には，M タンパク質と呼ばれる抗原が存在している．M タンパク質保有菌株はマウスに対し致死作用が強く，生体の食菌作用に抵抗することから，本菌の主要な毒力因子（virulence factor）であると考えられている．M タンパク質分子の N 末端領域に対する抗体は，オプソニン作用を誘導し感染防御抗体として働く．Haemophilus parainfluenzae の菌体表層タンパク質抗原は，IgA1 と免疫複合体をつくり，腎臓に蓄積され IgA 腎症の原因となる．歯周病関連菌の Porphyromonas gingivalis の菌体表層タンパク質抗原は，分子量 43,000 のタンパク質で，本菌の付着や病毒性に関係していると考えられている．☞PAc

きんでんず　筋電図　electromyogram　筋肉の収縮に先行する活動電位を，細胞の内部あるいは外部から記録したもの．運動ニューロンをはじめとする中枢神経系の活動解析に利用される．

❖**きんとっき　筋突起〈下顎骨の〉　coronoid process**

❖**きんとっきこっせつ　筋突起骨折　fracture of the coronoid process**

❖**きんぼうすい　筋紡錘　muscle spindle**

く

グアニン　guanine　[Gua, 2-アミノ-6-オキシプリン]　$C_5H_5N_5O$．分子量 151.13．プリン塩基の1つ．核酸の構成成分である．グアノと呼ばれる海鳥の糞の堆積物から最初に単離された．水に不溶で酸，アンモニア，KOH などに可溶．酸，塩基，金属と塩を形成する．pH 7 で 246 nm に吸収極大を示す．ラクタム型とラクチム型互変異性体をもち，中性条件ではほとんどラクタム型になる．DNA の二重らせんの中ではシトシンと3つの水素結合で結ばれている．☞アデニン，核酸，DNA，RNA

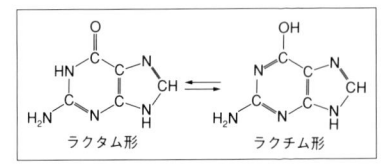

グアニン　ラクタム形　ラクチム形

グアノシン 5′-さんリンさん　グアノシン 5′-三リン酸　guanosine-5′-triphosphate　[GTP, pppG]　$C_{10}H_{16}N_5O_{14}P_3$，分子量 523.18．グアノシンのリボースの 5′ 位のヒドロキシル基にリン酸が3分子連続して結合したヌクレオチドをいう．☞核酸

グアヤコール　guajacol　ブナの木を乾溜して得られる，根管消毒剤，歯根膜・歯髄鎮静剤．クレオソートの 60〜90 % を占める成分．

くうきちゅうせんりょう　空気中線量　dose in air, free air dose　[空中線量]　皮膚線量に対応する言葉で，空気中のある点において測定された放射線量．

クーマシーブリリアントブルー　Coomassie brilliant blue（CBB）　[ブリリアントブルー，アシドブルー]　タンパク質の染色色素で検出感度が高い．R-250 と G-250 の2種類がよく使われ，R-250 は電気泳動後のタンパク質の位置の検出に，G-250 はタンパク質と結合すると色が赤から青へ変化することから，差スペクトルを利用したタンパク質の定量に用いられる．

クエンさん　クエン酸　citric acid　分子式 $C_6H_8O_7$，分子量 192.13．生物のミトコンドリア中で行われる有機呼吸系の中心的役割をする有機酸の1種．筋肉などで無酸素状態で行われる無機呼吸（解糖）の阻害剤ともなる．

医療用としてはその Na 塩は血液凝固阻止剤として利用され，また細胞内で起こる脂肪酸生合成を促進する．多くの果物の酸味の一因となっている．

クエンさんかいろ　クエン酸回路　citric acid cycle ［トリカルボン酸回路，TCA 回路，クレブス回路］　この回路はアミノ酸，脂質，糖質の炭素部分の共通の最終酸化経路であり，これらの物質から生成したアセチル CoA は反応 (2) によりオキサロ酢酸と縮合してクエン酸を生じ，順次この回路を一巡してオキサロ酢酸に戻る (代謝経路の図)．この生成したオキサロ酢酸は，また別のアセチル CoA と反応して再びこの回路が始まる．これらの反応はミトコンドリア内で行われる．この回路の反応 (4), (5) によりアセチル CoA のアセチル基は 2 分子の二酸化炭素となる．反応(4), (5), (9) により NAD は NADH に還元され，反応 (7) により FAD は FADH$_2$ に還元される．これらの補酵素に移された水素 (電子) はさらにミトコンドリア内膜にある電子伝達系に移され，最終的に酸素に移される．電子伝達の過程でNADH から 3 分子の ATP が，FADH$_2$ から 2 分子の ATP が生成される (酸化的リン酸化)．反応 (6) で GDP は直接 GTP に変換される (基質レベルのリン酸化)．ピルビン酸 1 分子当たり 15 分子の ATP が生成されるので，グルコース 1 分子当たりでは 30 分子の ATP が生成されることになる．

クエン酸回路の調節は反応 (1), (2), (4), (5) で行われ，ATP/ADP 比や NADH/NAD 比が高いときは抑制される．糖質とアミノ酸はクエン酸回路を介して相互転換する．すなわち，アミノ酸がアミノ基転移反応を受けるとピルビン酸，オキサロ酢酸，α-ケトグルタル酸などの α-ケト酸となりこれらはクエン酸回路で酸化される．また，糖質が α-ケト酸を経てアミノ酸に転換しうる．回路の中間体がアミノ酸への転換などで減少すれば反応 (10) によってオキサロ酢酸が供給される．アセチル CoA は脂肪酸合成の素材となる．

このようにクエン酸回路はアミノ酸，脂質，糖質の共通の最終酸化経路であるばかりでなく，生合成のための素材を供給する系としても働く．クエン酸回路の阻害剤としてマロン酸がある．これはコハク酸脱水素酵素の基質であるコハク酸と構造が似ているので競合阻害剤として働く．☞ アミノ酸，糖質，ミトコンドリア，電子伝達系，酸化的リン酸化，エネルギー代謝

クエンチング　quenching　水などの存在により液体シンチレーションにおける計数効率が低下すること．

❖**くちこきゅう　口呼吸　mouth breathing**
❖**くちこきゅうせん　口呼吸線　mouth breathing line**

クッシングしょうこうぐん　クッシング症候群　Cushing syndrome　グルココルチコイドの慢性的過剰分泌による代謝異常．

クッパーさいぼう　クッパー細胞　Kupffer cell ［肝臓マクロファージ］　肝臓類洞内の細胞で，常在型のマクロファージである．外来性の生体内の免疫複合体の除去に重要な役割を担っている．外来性のビタミン A を選択的に蓄積する．肝臓類洞内の内皮細胞および脂肪細胞とは容易に区別できる．☞ マクロファージ

くみかえたい　組換え体　recombinant　異種の生物間あるいは遺伝子間で人工的に連結したDNA を導入することにより，その生物の機能や形態などを変化させることによって生まれた生物．☞ 遺伝子操作

くみかえ DNA ぎじゅつ　組換え DNA 技術　recombinant DNA technology　試験管内 (in vitro) で DNA を組換え，生細胞へ導入して複製，発現させる一連の技術．DNA 分子を切断し，生じた断片どうしを新しい組合せで連結することを DNA の組換えといい，その結果生じる産物を組換え DNA という．DNA の組換えは，遺伝的組換えにみられるように通常の生命現象においても起

クエン酸回路

反応	酵素（酵素番号）	反応	酵素（酵素番号）
(1)	ピルビン酸脱水素酵素 (1.2.4.1)	(6)	スクシニル CoA 合成酵素 (6.2.1.4)
(2)	クエン酸合成酵素 (4.1.3.7)	(7)	コハク酸脱水素酵素 (1.3.99.1)
(3)	アコニターゼ (4.2.1.3)	(8)	フマラーゼ (4.2.1.2)
(4)	イソクエン酸脱水素酵素 (1.1.1.41)	(9)	リンゴ酸脱水素酵素 (1.1.1.37)
(5)	α-ケトグルタル酸脱水素酵素 (1.2.4.2)	(10)	ピルビン酸カルボキシラーゼ (6.4.1.1)

$$CH_3-CO-COOH$$
ピルビン酸

$$CH_3-C(=O)\sim S-CoA$$
アセチル-CoA

(1): NAD$^+$ + CoA-SH → NADH+H$^+$ + CO$_2$

(2): H$_2$O, CoA-SH → クエン酸
$$\begin{array}{l} H_2C-COOH \\ HOC-COOH \\ H_2C-COOH \end{array}$$

(3): −H$_2$O → cis-アスコニット酸
$$\begin{array}{l} H_2C-COOH \\ C-COOH \\ HC-COOH \end{array}$$

(3): +H$_2$O → イソクエン酸
$$\begin{array}{l} H_2C-COOH \\ HC-COOH \\ HO-HC-COOH \end{array}$$

(4): NAD$^+$ → NADH+H$^+$ → オキサロコハク酸
$$\begin{array}{l} H_2C-COOH \\ HC-COOH \\ O=C-COOH \end{array}$$

(4): −CO$_2$ → α-ケトグルタル酸
$$\begin{array}{l} H_2C-COOH \\ CH_2 \\ O=C-COOH \end{array}$$

(5): NAD$^+$ + CoA-SH → NADH+H$^+$ + CO$_2$ → スクシニル-CoA
$$\begin{array}{l} H_2C-COOH \\ CH_2 \\ O=C\sim S-CoA \end{array}$$

(6): GDP + Pi → GTP + CoA-SH → コハク酸
$$\begin{array}{l} H_2C-COOH \\ H_2C-COOH \end{array}$$

(7): FAD → FADH$_2$ → フマル酸
$$\begin{array}{l} HC-COOH \\ HOOC-CH \end{array}$$

(8): +H$_2$O → リンゴ酸
$$\begin{array}{l} HO-CH-COOH \\ H_2C-COOH \end{array}$$

(9): NAD$^+$ → NADH+H$^+$ → オキサロ酢酸
$$\begin{array}{l} O=C-COOH \\ H_2C-COOH \end{array}$$

(10): ATP + CO$_2$ → ADP → オキサロ酢酸（ピルビン酸より）

クエン酸回路

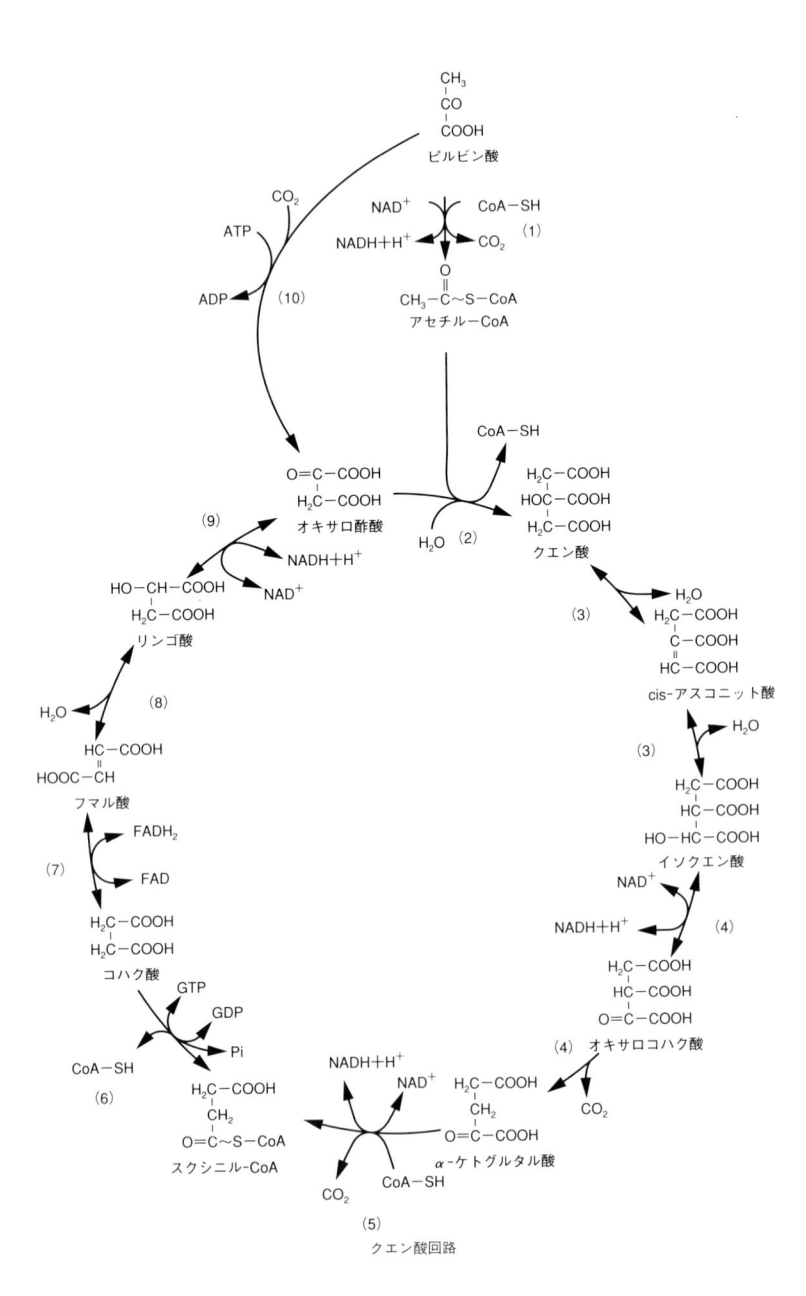

きるが,組換えDNA技術によれば,自然界では通常あり得ない組合せ,例えば異なる生物に由来するDNAどうしをつなぎ合わせることが可能である.

この技術を成り立たせているのは,長いDNA分子を適当な大きさの断片に切断する技術と,新たな組合せでこれらの断片をつなぎ合わせる技術である.*In vitro*におけるDNA分子の切断には,特異的な塩基配列を認識して消化する制限酵素が用いられることが多い.DNA断片の連結には,DNA鎖の3′-OH基と5′-リン酸基を結合する活性をもつDNAリガーゼ(EC 6.5.1.2)という酵素が用いられる.

組換えDNA実験の一例としてDNAライブラリー作製とDNAのクローニングの手順を簡単に示す.ある材料からDNAを抽出,適当な制限酵素でDNAを断片化し,大腸菌などの宿主において増幅可能なベクターに組み込んだものをDNAライブラリーとする.ライブラリーを宿主に導入し目的のDNA断片をもった宿主のみを選択することによって,目的のDNAをクローニングする.

このようなDNA技術は1970年代に開発が始まった.以来,*in vitro*で特定の配列をもつDNA断片を増幅するpolymerase chain reaction (PCR)法の発展,さまざまな細胞や組織にDNAを高効率に導入し発現させる技術などにより,組換えDNA技術は飛躍的に発展を続けている.これらの技術を用いることで,インスリンなどの有用生体分子をコードする遺伝子のDNAを微生物に導入し大量に生産したり,ヒトの抗体を生産する動物や植物を創り出すことができる.また新しいベクターや,遺伝子導入法の開発によって,DNAそのものを治療に用いる遺伝子治療なども実用化されつつある.☞遺伝子操作,DNA,DNAクローニング,ベクター

❖**クラウゼゆうりしょくひ クラウゼ遊離植皮**
Krause skin grafting

グラスアイオノマーセメント glass Ionomer cement [ASPAセメント] アルミノシリケートガラス粉末とポリアクリル酸液との反応により硬化するセメントで,透明性と審美性に優れている.☞レジン

クラスⅠMHCこうげん クラスⅠMHC抗原
MHC class Ⅰ antigen [古典的移植抗原] 主要組織適合(性)遺伝子複合体に規定されるMHC抗原は,クラスⅠとⅡの2つに分類されている.クラスⅠ抗原は,ヒトでは*HLA-A,-B,-C,-E,-F,-G,-H*,マウスでは*H-2K,D,L,Tla,Qa*領域からおもにコードされる.

ヒトのHLA-A,-B,-CやマウスのH-2K,DクラスⅠ抗原は,同種移植片拒絶反応に関与する抗原として同定され,多型性に富む一連の古典的移植抗原と呼ばれる.クラスⅠ領域からコードされる抗原は,初期胚,中枢神経系,脳や一部の腫瘍細胞を除く大部分の体細胞表面上に発現している膜タンパク質である.この抗原は,同種移植片の拒絶のほか,ウイルス感染細胞をCD8陽性のキラーT細胞が攻撃する際の認識分子として,細胞性免疫反応に重要な役割を果たしていることが明らかになっている.免疫系以外の機能に寄与している可能性もある.HLA-A,-B,-CおよびG抗原は細胞膜上に発現が認められているが,EとF抗原は細胞内にのみ発現が認められ,未だ細胞表面上には検出されていない.また,これらE,F抗原は,A,B,C抗原と同様にリンパ球系および非リンパ球系の両細胞に発現が認められるが,リンパ球系の細胞により強い発現が認められ,特にE抗原は,休止期のT細胞上に強く発現しているのが特徴である.一方,G抗原はリンパ球系の細胞では発現は認められず,妊娠時の胚を取り囲む栄養芽層(trophoblast)に特異的に発現している.おそらくこの抗原は,母親とはHLA型が異なる胎児の胚を母親からの免疫学的な攻撃から防御する際に重要な役割を果たしていると考えられている.すなわち,遺伝学的多型性に富む古典的なクラスⅠ抗原であるA,B,C抗原の発現を制御している時期(アロのクラスⅠ抗原を認識するキラーT細胞やNK細胞などの誘導を阻止する)に,遺伝的多型性に乏しくアロ抗原とはなりえないG抗原を発現させ,細菌ウイルスなどの外敵に対する免疫監視機構として,A,B,C抗原の役割を代行させているものと思われるが,本来の機能は不明である.また,ヒトHLA-E,-F,-G,-H,およびマウスQa, Tla抗原は,多型性は低く正確な機能は未だ不明である.

*MHC*領域(ヒトでは第6染色体,マウスでは第17染色体)にコードされる分子量44,000(マウスでは47,000)のH鎖(*u* 鎖)と *non MHC* 領域(ヒトでは第15染色体,マウスでは第2染色体)にコードされる分子量12,000のL鎖(β2ミクログロブリン:β2m)が非共有結合したヘテロ二量体よりなる.H鎖は,その遺伝子の構造より,3つのドメイン(α1,α2およびα3)からなる細胞表面上の部位と,細胞膜貫通部位,および細胞内部位に分けられる.1987年HLA-A2分子の結晶のX線解析により,三次構造が初めて明らかにされた.その基本構造は,細胞膜から遠い部分のα1およびα2ドメイン(H鎖)からなるペプチド結

合部位と，細胞膜に近い α3 ドメイン（H鎖）および β2m（L鎖）よりなる基底部分に分けられる．クラス I 分子上のペプチド結合部位には，それぞれ約90個のアミノ酸からなる α1 および α2 ドメインからなり，N末からおよそ180個のアミノ酸部分に相当し，α2 ドメインは，ジスルフィド結合により約63個のアミノ酸でループを形成している．α1 ドメインがまず α ヘリックスシートを形成したうえで α ヘリックスを構成し，ついで α2 ドメインが引き続き β シートを継ぎ足し，第1の α ヘリックスと対峙するような形で第2の α ヘリックスを構成する．これら α1 および α2 ドメインが2つの α ヘリックス8本の β シートによって「溝」（glove）を形成し，ここにペプチドが結合する．「溝」の大きさは，およそ25Å×10Å×11Å で10～20個のアミノ酸を結合しうる余地がある．この大きさは抗体の抗原結合部位と比較し小さい．数多くのヒトとマウスにおけるクラス I 分子の比較により，α1 あるいは α2 ドメインの α ヘリックスや β シート上にアミノ酸変異の顕著な遺伝的多型を示す部位が認められた．この変異が，抗原や T 細胞が認識しているエピトープに関与しており，MHC 分子の多様性を生み出し，この部分に CD8 陽性のキラー T 細胞が認識する抗原性ペプチドが結合していると考えられている．

免疫グロブリン様部位はクラス I 分子の C末と α2 ドメインの間にあり，α2 ドメインに引き続く α3 ドメインはほぼ90個のアミノ酸よりなる．この部分はすべてのクラス I 分子で非常によく保存されている．この領域は，ジスルフィド結合によりループを形成し，免疫グロブリンの定常部分子内領域と相同性が認められる．クラス I 分子の L鎖は non-MHC 領域にコードされ，すべてのヒトで共通であり，これは以前にヒトの尿中から分離・同定されていた β2 microglobulin（β2m）と同一分子であった．β2 microglobulin の名称の由来は，β2（電気泳動した際の移動度），micro（大きさ），globulin（溶解性）による．H鎖の α3 ドメインと同様に，β2m はジスルフィド結合によりループを形成し，免疫グロブリンの定常部分子内領域と相同性が認められることから，クラス I 分子は，免疫グロブリン遺伝子スーパーファミリーに属する．β2m はクラス I 分子が native な conformation を維持するに必須で，β2m との結合なしにクラス I 分子は抗原ペプチドと結合することができず細胞表面へ移行できない．おそらく β2m と結合することによりクラス I 分子の三次構造が安定化しているものと思われ

る．また，T細胞の CD8 分子は，クラス I 分子のポリモルフィズムのほとんど認められない α3 ドメインへ結合することが確認されている．

細胞膜貫通部位はおよそ25個の hydrophobic なアミノ酸より構成されている．パパイン消化により細胞膜および細胞内部位をすべて除去してもクラス I 分子の抗原ペプチド部位の conformation は何ら影響を受けず，界面活性剤なしに水溶性バッファー中で可溶性である．実際，HLA-A2 分子の三次構造は，パパイン処理したサンプルを結晶化し解析されたものである．

細胞内部位は，C末から約30個のアミノ酸よりなる．各クラス I 分子間でアミノ酸の構成は異なるが，リン酸化部位，グルタミン残基などの共通の部位が認められるが，これらの部位の機能的な重要性は証明されていない．

クラス I 抗原はほぼすべての体細胞に認められているが，その発現レベルは各組織により微妙に異なる．一般に造血系やリンパ球系において発現レベルが高く，膵臓や筋肉では発現レベルが低く，中枢神経系においてはほとんど発現は認められない．脳においてクラス I 抗原の発現が欠如している（mRNA は検出限界以下）ことは，この遺伝子のきわめて特徴的な組織特異性である．また生殖系の細胞での発現もきわめて低く，これらはおもに転写レベルで発現が抑制されている．クラス I 遺伝子は，I 型 IFN（IFN-α/β）のみならず，II 型 IFN（IFN-γ）によっても転写が誘導されて発現が増大するという報告もあるが，一般に発生過程で種々の細胞から分泌される I 型 IFN（特に IFN-β）がクラス I 遺伝子を，活性化 T 細胞から分泌される II 型 IFN（特に IFN-γ）がおもにクラス II 遺伝子の発現を誘導していることが認められている．TNF-α によってもクラス I 抗原の発現が転写レベルで誘導されてくるが，TNF-α 自身が IFN を誘導しうるので，TNF-α のクラス I 遺伝子の誘導現象が直接的なものか間接的なものかは不明である．

200 l のヒトの培養細胞株から，抗体アフィニティーカラムを用いて最終的にわずか4 mg の可溶性 HLA-A2 分子が精製され，1987年にこの結晶の X線解析によりその三次構造が初めて提示された．クラス I 分子が精製された際，「溝」の部分に MHC とは無関係の小さな分子（ペプチド）が入り込んで共結晶化されていたことから，ここが真に MHC による抗原提示（antigen presentation）の現場であることが明らかとなった．各クラス I 分子には1つのペプチド結合部位しかない．したがって，すべてのペプチドは同じ部位に結合

Class I Molecule

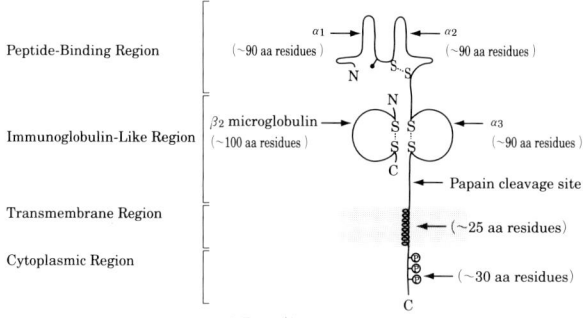

```
Peptide-Binding Region        α1                α2
                         (~90 aa residues)  (~90 aa residues)

Immunoglobulin-Like Region  β2 microglobulin        α3
                            (~100 aa residues)  (~90 aa residues)
                                           ← Papain cleavage site

Transmembrane Region                        (~25 aa residues)

Cytoplasmic Region                          (~30 aa residues)
```

クラス I 抗原の概要
N：各ポリペプチドのN末端
C：各ポリペプチドのC末端
α1, α2, α3：クラス I α鎖の各ドメイン
S-S：各ポリペプチド内のジスルフィド結合部位
―●：N-グリコシド結合による糖鎖
―㋐：リン酸化部位

しなければならない．抗体とT細胞レセプターは，それぞれB細胞，T細胞の分化に伴う遺伝子の再構成によって無数の抗原に対応して高度の多様性を獲得しているのに対し，MHCは遺伝子の再構成を行わず，その代わりに複数の遺伝子座からなる多重遺伝子族を構成し，しかも高度の多型性を獲得して著しい個体差を示している．このMHC分離の多型性が，種々の疾患に対する感受性や抵抗性の，さらにまた移植における拒絶反応の分子基盤であると思われる．☞ HLA遺伝子複合体，H-2遺伝子複合体，主要組織適合(性)遺伝子複合体(MHC)，主要組織適合(性)抗原，HLA抗原，MHCクラス拘束，クラスII MHC抗原

クラスII MHCこうげん　クラスII MHC抗原
MHC class II antigen　主要組織適合(性)遺伝子複合体に規定されるMHC抗原は，クラスIとIIの2つに分類されている．クラスII MHC抗原は，ヒトでは *HLA-DR, -DQ, -DP*，マウスでは *I-A, I-E* 領域にコードされる．

抗原表示細胞上のクラスII抗原は，リンパ球混合培養反応の主要な刺激分子となっているほか，胸腺内でのpositive/negative selectionによる成熟T細胞レパートリーの獲得，CD4陽性ヘルパーT細胞への抗原提示を介して抗体産生反応，遅延型過敏反応および即時型アレルギー反応など多様な免疫応答系の活性化に必須の重要な役割を担っている分子である．また，CD4陽性ヘルパーT細胞の抗原認識における免疫応答を遺伝的に制御する拘束分子であり，さらに個体の免疫応答の有無あるいは高低を規定している．

MHC 領域内(ヒトでは第6染色体，マウスでは第17染色体)のそれぞれ異なる領域にコードされる分子量32,000～34,000のα鎖(H鎖)と29,000～32,000のβ鎖(L鎖)が非共有結合したヘテロ二量体よりなる糖タンパク質で，α鎖およびβ鎖はほぼ同様の基本構造をもつ．

クラスI分子がH鎖(α1およびα2ドメイン)のみで抗原ペプチドと結合できる「溝」を形成しているのに対し，クラスII分子は，それぞれ約90個のアミノ酸からなるα1およびβ1ドメインが，2つのαヘリックスと8本のβシートからなる同様の「溝」を形成している．クラスII分子のα鎖のα1ドメインは，クラスI分子のH鎖のα1ドメインと同様にジスルフィド結合は認められず，一方クラスII分子のβ鎖のβ1ドメインは，クラスI分子のH鎖のα2ドメインと同様にジスルフィド結合部位をもつ．β鎖のβ1領域にはアミノ酸変異の顕著な遺伝的多型がみられ，また，HLA-DR抗原を除くクラスII抗原のα鎖のα1領域にも変異がみられる．この多型を示す部位に抗原性ペプチドが結合し，ペプチドとクラスII分子複合体がCD4陽性T細胞により認識される．

αおよびβ鎖のα2，β2ドメインは，ジスル

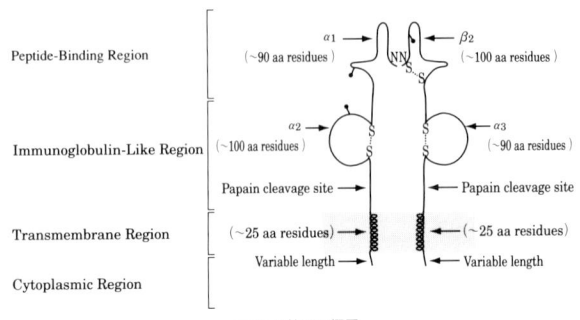

Class II Molecule

Peptide-Binding Region	α1 (〜90 aa residues) / β2 (〜100 aa residues)
Immunoglobulin-Like Region	α2 (〜100 aa residues) / α3 (〜90 aa residues)
	Papain cleavage site / Papain cleavage site
Transmembrane Region	(〜25 aa residues) / (〜25 aa residues)
Cytoplasmic Region	Variable length / Variable length

クラスII抗原の概要

α1, α2：クラスII α鎖の各ドメイン
β1, β2：クラスII β鎖の各ドメイン
　一般に，クラスII抗原の多様性は，DR抗原ではβ鎖に，DQ抗原では主としてβ鎖，一部はα鎖に，DP抗原ではβ鎖に多く認められる．

フィド結合によりループを形成し，クラスI分子のα3およびβ2ミクログロブリンのように免疫グロブリンの定常部分内領域と相同性が認められるため，クラスII分子は免疫グロブリン遺伝子スーパーファミリーに属する．興味深いことに，すべてのDR対立遺伝子の中でα2ドメインどうしは類似性が認められるが，DPおよびDQのα2ドメインは異なる．T細胞のCD4分子は，クラスII分子のこのポリモルフィズムのほとんど認められない免疫グロブリン様領域と結合している．また，この領域は，2つの鎖の相互作用に非常に重要であり，厳しい変性条件でのみ初めてαとβ鎖は解離する．細胞膜貫通部位はおよそ25個のhydrophobicなアミノ酸より構成され，クラスI分子同様，パパイン消化により細胞膜および細胞内部位をすべて除去してもクラスII分子は構造的に変化することなく，可溶性の細胞外部位を得ることができる．

　クラスII抗原は，マクロファージ，単球，B細胞，表皮内ランゲルハンス細胞，脾樹状細胞，肝クッパー細胞，内皮細胞などの限局した細胞に発現している．クラスII抗原を発現している細胞は，その発現およびサイトカインによる調節の観点から大きく2つに分類される．1つは，構成的にクラスII抗原を発現しているB細胞で，おもに，Th2細胞から産生されるIL-4により制御されている．もう1つはマクロファージなどに代表される細胞で，Th1細胞から産生されるIFN-γによりその発現は支配されている．☞ *HLA遺伝子複合体*，*H-2遺伝子複合体*，主要組織適合(性)遺伝子複合体(*MHC*)，主要組織適合(性)抗原，HLA抗原，MHCクラス拘束，クラスI MHC抗原

クラスリン　clathrin　被覆小胞(コート小胞)のコート部分を構成する主要タンパク質．形質膜の裏側(特に被覆小孔)に集合しており，外側からの物質の取り込み(エンドサイトーシス)やリソソームへの小胞輸送に重要．☞ 能動輸送

グラムいんせいきん　グラム陰性菌　Gram-negative bacteria　グラム染色で，アルコールによって脱色される菌．脱色後に，サフラニンなどの後染色で染まる菌をグラム陰性菌という．グラム陽性菌はクリスタルバイオレットにより紫色に染まり，アルコールで脱色されない菌を指す．

グラムせんしょく　グラム染色　Gram stain　細菌をパラロザニリン系色素(ゲンチアナバイオレット，クリスタルバイオレット，メチルバイオレットなど)で染色し，ヨウ素で処理した後にアルコール，アセトンなどの有機溶媒で洗うと，脱色される菌種と脱色されない菌種とに分かれる．この染色をグラム染色といい，脱色されないものをグラム陽性(Gram positive)，脱色されるものをグラム陰性(Gram negative)という．

　グラム陽性菌は細胞壁成分と結合したパラロザリニン系色素がヨウ素処理によってアルコール不溶性の化合物を形成し，有機溶媒で脱色されがた

くなる．グラム陰性菌は細胞質膜，細胞壁の外側さらに外膜 (outer membrane) を保有し，これがヨウ素の透過を妨げるために細胞壁に結合した色素はアルコールなどの有機溶媒に可溶性のままに留まり，脱色される．アルコール，アセトンなどの有機溶媒で処理後，再びサフラニンまたはパイファーのフクシン液などの赤い色素で対比染色 (counter stain) するので，グラム陰性菌は赤色に，グラム陽性菌は紫色に染まる．通常グラム染色の対照菌として，グラム陰性菌には大腸菌，グラム陽性菌にはブドウ球菌を用いる．グラム染色は細菌の分類，同定に最も重要な性状の1つである．

グラムとうりょう　グラム当量　gram equivalent　イオン成分の濃度を記述するのに用いる単位が当量で，1当量は1モルの電荷である．ある物質の1グラム当量は1当量を含む物質をグラム単位で表した質量である．例えば，Na^+ の1当量は1モルであるため，Na^+ の1グラム当量は23グラムである．

グラムようせいきん　グラム陽性菌　Gram-positive bacteria　塗抹標本をグラム染色した場合，アニリン系色素（通常はクリスタルバイオレットを用いる）で紫黒色に染まり，アルコールで脱色されない細菌のこと．代表的なものにレンサ球菌，ブドウ球菌，乳酸桿菌，放線菌，酵母菌，*Corynebacterium* などがある．☞ グラム染色

クリアランステスト　clearance test　体内で生成した物質，または，注入した物質が体外に排泄される速度を測ることにより，その排泄を行う臓器の能力を評価するテスト．クレアチニンクリアランス（腎），インドシアニンクリアランス（肝）などがある．

グリオキシルさんかいろ　グリオキシル酸経路　glyoxylate cycle　高等植物および微生物にみられる代謝経路．リンゴ酸からクエン酸に至るクエン酸回路の一部とイソクエン酸からグリオキシル酸を経てリンゴ酸に至る回路からなる．回路の一巡で2分子のアセチル CoA から1分子のコハク酸が合成され2原子の水素が酸化される．脂肪酸および酢酸の利用代謝経路の1つ．☞ クエン酸回路

クリオスタット　cryostat　組織や細胞内の酵素活性の存在部位などを調べるために，$-30 \sim -10°C$ に保った庫内でミクロトームを操作し，凍結切片を作成する装置．

グリカン　glycan　➔ 多糖

グリコーゲン　glycogen　分子量は不均一．動物の貯蔵多糖で，類似のものは酵母も含む菌類，細菌などにも存在する．熱水に溶けてコロイドをつくる．筋肉中のグリコーゲンは筋肉収縮に，肝臓グリコーゲンは生体全体に，いずれも有気的（クエン酸サイクル）または無気的（解糖系）に分解され，前者では水と炭酸ガス，後者では乳酸が生成される．

グリコサミノグリカン　glycosaminoglycan　[ムコ多糖]　グルコサミンやガラクトサミンなどのアミノ六炭糖，グルクロン酸またはガラクトースから構成され，なかには種々の割合の硫酸基をもつ．特に結合組織などのものはタンパク質と結合してその生理的役割を果たしている．ヒアルロン酸，コンドロイチン硫酸，デルマタン硫酸，ケラタン硫酸，ヘパリン，ヘパラン硫酸がある．

グリコシダーゼ　glycosidase　[グリコンヒドロラーゼ]　配糖体またはオリゴ糖のグリコシド結合を加水分解する酵素の総称．

グリコシド　glycoside　[配糖体]　還元糖，例えばグルコースなどすべての還元糖の還元原子団 ($-CHO$ と $-CO$ の2種ある）の炭素原子にOを介して OH をもつかいろいろな化合物が脱水結合した物質をいう．配糖体の糖部以外の部をアグリコンといい，その結合様式には α- と β- 結合とがある．自然界には N, S, C 原子などがOのかわりに配糖体をつくるものもあるが（それぞれ N, S, C-配糖体），自然界には O-配糖体が圧倒的に多い．

グリコシルてんい　グリコシル転移　transglycosidation　[糖転移]　グリコシル基 (G) を含む供与体 (G-R) から受容体 (A) にグリコシル基を転移して G-A をつくる反応．$G-R + A \rightleftarrows G-A + R$．☞ グリコシルトランスフェラーゼ

グリコシルトランスフェラーゼ　glycosyltransferase　[トランスグリコシダーゼ，糖転移酵素]　グリコシル基 (G) を含む供与体 (G-R) から受容体 (A) にグリコシル基を転移して G-A をつくる反応を触媒する酵素の総称．

$$G-R + A \rightleftarrows G-A + R$$

生体内において，多糖，オリゴ糖，複合糖質の糖鎖の合成に関与する．供与体，受容体双方に高い特異性を示すものが多い．単糖の転移を行うものがほとんどであるが，オリゴ糖の転移を行うものもある．供与体としては，UDP, GDP, CDP, CMP などのヌクレオシド燐酸をもつ各種の糖ヌクレオチドが主であるが，スクロースを供与体とするものもある．受容体としては，単糖，オリゴ糖，多糖，複合糖質，タンパク質中のアミノ酸基，脂質などがある．水分子を糖受容体と考えればグリコシダーゼもグリコシルトランスフェラーゼの範疇に入る．

スクロースをグリコシル基供与体とする酵素のうち、口腔領域において特に重要なものに、う蝕の主要原因菌であるミュータンスレンサ球菌などの口腔レンサ球菌が菌体外に産生分布するグルコシルトランスフェラーゼとフルクトシルトランスフェラーゼがある。前者は、スクロース分子中のグルコース残基を転移して水溶性および非水溶性のグルカン（デキストランとムタン）を、後者は、フルクトース残基を転移してフルクタンを合成する糖転移酵素で、いずれもう蝕原性プラークの形成に関与する。☞ グルコシルトランスフェラーゼ、フルクトシルトランスフェラーゼ

グリシン　glycine　[アミノ酢酸、グリココル] $C_2H_5NO_2$. 分子量75.07. 略記はGlyまたはG（一文字表記）。タンパク質を構成する脂肪族アミノ酸の1つ。最も単純な天然アミノ酸で、不斉炭素をもたないのでD、Lの立体異性はない。ヒトでは非必須アミノ酸。生体内では、セリンからセリンヒドロキシメチルトランスフェラーゼによってつくられる（セリン─グリシン交換反応）。

動物での分解の主経路は、グリシンのメチレン基を5,10-テトラヒドロ葉酸に転移し、NH_3 と CO_2 に開裂するグリシン開裂反応である。この反応を触媒するグリシン開裂酵素（グリシンシンターゼ）はミトコンドリアに局在する複合酵素であり、ピリドキサルリン酸、リポ酸、FAD、テトラヒドロ葉酸を補酵素とする。ポルフィリン、プリン塩基、クレアチン、グルタチオンなど、重要な生体物質の生合成の素材であり、馬尿酸、グリコール酸の生成など、解毒にも用いられる。先天性代謝異常の1つ高グリシン血症はグリシン開裂反応の異常によって生ずる。☞ アミノ酸

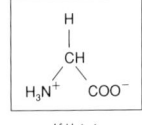

$$H_3N^+ - \underset{\underset{H}{|}}{\overset{\overset{H}{|}}{C}}H - COO^-$$

グリシン

クリスタルバイオレット　crystal violet　[メチルオサニリン　クロライド]　$C_{25}H_{30}N_3Cl$. 熱傷、創傷、皮膚および粘膜のポリープ状の感染症の治療に用いる。染色質およびアミロイドの組織学、および細菌学では染色剤として用いる。☞ グラム染色

グリセリン　glycerol　[グリセロール]　分子式 $C_3H_8O_3$, 分子量92.09. OH基が3個（3価）のアルコール。生体内の脂肪の仲間の多くに含まれ、いろいろな大きさの脂肪酸を結合している。脂肪酸は必要に応じて酵素（リパーゼ）の働きによりそれから遊離してTCA回路のほうにエネルギー発生用に回される。一方グリセロールのほうは種々の酵素の働きで解糖系のほうに回されエネルギー源となる。グリセロールには甘味がある。粘性が高く吸湿性にも富んでいるので、皮膚保護剤とかインクなどの原料に用いられる。☞ エムデン・マイヤホフ経路

グリセリンさんけいろ　グリセリン酸経路　glycerate pathway　肝臓ではフルクトース（ケト六炭糖）はグリセリン酸キナーゼという酵素により2-ホスホグリセリン酸となり、解糖系に入ってグリセリン酸を経て代謝される。この代謝系をいう。グリセリン酸の分子式は $C_3H_6O_4$, 分子量106.08である。植物では、炭酸固定回路（カルビン回路）や光依存の呼吸系（光呼吸系）の重要な一員である。☞ カルビン回路、エムデン・マイヤホフ経路

クリプトコックスしょう　クリプトコックス症　cryptococcosis　[酵母菌症、欧州型酵母菌症] 肺、皮膚、骨などの諸臓器が冒されるが、特に脳・髄膜に親和性があり、髄膜脳炎をおもな臨床病型とする真菌症。☞ 真菌症

クリンダマイシン　clindamycin　[ダラシン®]　リンコマイシン系抗生物質。ブドウ球菌、溶連菌、肺炎球菌による感染症に有効。作用機序は細菌のリボソーム50Sサブユニットに結合してペプチド転移酵素反応を阻害し、タンパク合成を阻止する。エリスロマイシンとの併用は禁忌。重大な副作用として偽膜性大腸炎、ショック、皮膚粘膜眼症候群、中毒性表皮壊死症、剝脱性皮膚炎、無顆粒球症など。☞ 抗生物質

クルーゾンびょう　クルーゾン病　Crouzon disease　[遺伝性頭顔面骨発育障害]　視神経萎縮、トルコ鞍増大、血液の石灰分増加を起こす疾病。

グルカン　glucan　グルコースのホモ多糖体すなわちグルコース分子のみで構成される多糖の総称。グルコース残基の結合型やその由来によって呼称が異なる。グルコース残基のアノマー炭素原子（C-1）が α 型のものを α-グルカン、β 型のものを β-グルカンと呼ぶ。ちなみにホモ多糖に対し、コンニャクの植物繊維成分であるコンニャクマンナンなどのように2種類以上の単糖から構成されている多糖をヘテロ多糖という。

ミュータンスレンサ球菌が合成するムタンは非水溶性であり、かつ粘着性をもつことから、歯垢形成あるいはう蝕原性との関連が強いと考えられている。ミュータンスレンサ球菌はそれぞれ異な

グルカン一覧表

名称	結合型	解説
アミロース	$\alpha 1 \to 4$ 結合	デンプンの構成多糖.
アミロペクチン	$\alpha 1 \to 4$ 結合+ $\alpha 1 \to 6$ 結合	デンプンの構成多糖. 通常デンプンの70〜80％を占める.
デンプン	$\alpha 1 \to 4$ 結合+ $\alpha 1 \to 6$ 結合	植物の貯蔵炭水化物の代表. アミロースとアミロペクチンから構成される.
デキストリン	$\alpha 1 \to 4$ 結合	デンプンを化学的あるいは酵素的に低分子化したものの総称.
デキストラン	$\alpha 1 \to 6$ 結合	細菌によってスクロースを基質として生成されるグルカン. 一般に $\alpha 1 \to 6$ 結合の含量が65％以上のグルカンをデキストランと呼ぶ.
ムタン	$\alpha 1 \to 3$ 結合+ $\alpha 1 \to 6$ 結合	ミュータンスレンサ球菌がスクロースを基質として合成する非水溶性のグルカン
グリコーゲン	$\alpha 1 \to 4$ 結合+ $\alpha 1 \to 6$ 結合	動物の貯蔵炭水化物の代表. 肝臓・筋肉をはじめとする細胞内に広く顆粒状に分布している.
ニゲラン	$\alpha 1 \to 3$ 結合+ $\alpha 1 \to 4$ 結合(等量)	黒カビの菌糸体に存在する.
プルラン	$\alpha 1 \to 4$ 結合+ $\alpha 1 \to 6$ 結合	黒色酵母が細胞外に分泌する.
セルロース	$\beta 1 \to 4$ 結合	植物の構造多糖の代表.
ラミナラン	$\beta 1 \to 3$ 結合	海藻のコンブ科の貯蔵多糖.

る構造のグルカン合成を触媒するいくつかのグルカン合成酵素(グルコシルトランスフェラーゼ)をもち、それらの共同作用による最終生成物がムタンと呼ばれるグルカンである。ミュータンスレンサ球菌のグルコシルトランスフェラーゼのほとんどが生化学的または遺伝子のクローニングにより分離・精製されており、それらより合成されるグルカンは、大別すると水溶性の低分子 $\alpha 1 \to 6$ グルカン、高分子 $\alpha 1 \to 6$ グルカンおよび非水溶性の $\alpha 1 \to 3$ 結合を主鎖とするグルカンである。☞ グルコシルトランスフェラーゼ、多糖、糖質

グルクロンさん　グルクロン酸 glucuronic acid [GlcU, GlcUA]　$C_6H_{10}O_7$, 分子量194.14. 代表的なウロン酸でグルコースの6位の第一級ヒドロキシル基がカルボキシル基に酸化されたもの。

グルクロンさんけいろ　グルクロン酸経路 glucuronate pathway　分子式 $C_6H_{10}O_7$, 分子量194.14. この酸はグルコースの C_6 が -COOH になったもので、多くの生物の重要な構成成分であり、これが生合成された後の代謝の経路のことを指す。本質的には生体内の糖代謝の一部である。生合成された D-グルクロン酸は細胞質内で諸種の酵素の働きで炭素数の1つ少ないキシルロースに変わり、いわゆるワールブルグ・ディケン経路という酸化的ペントースリン酸回路の一員として合流して代謝される。つまりグルクロン酸はこの経路の重要なメンバーの1つである。☞ ペントースリン酸回路

グルコース　glucose [ブドウ糖、血糖、デキストロース、Glc と略記される]　$C_6H_{12}O_6$, 分子量180.16, 融点, 146℃(α 形), 148〜150℃(β 形), 83℃(α 形の水和物), 比旋光度$[\alpha]_D$+112.2°→+52.7°. 代表的なアルドヘキソースであり、D-体、L-体の異性体が存在するが、一般的には D-体を指す。グルコースの分子内ヘミアセタールである D-グルコピラノースは、不斉炭素原子を有し、α- および β-アノマーを生じ、反応性に富む。

地球上で最も多い有機化合物であり、動植物のほとんどあらゆる部分に遊離の状態で存在し、セルロース、デンプン、グリコーゲン、ラミナラン、デキストラン、グルカンなどの多糖、スクロース、ラクトース、マルトース、トレハロースなどのオリゴ糖および配糖体の主要成分である。ヒトでは、血液、脳脊髄液、リンパ液、糖尿病患者の尿中に見出され、栄養的に基本的なエネルギー補給物質

として重要である．摂取すると速やかに腸管から吸収され，血糖値が上昇し，インシュリンの誘導が起こる．

デンプンやセルロースの酵素分解や酸加水分解により製造され，還元すればソルビトールを生じる．スクロースの約0.7倍のさわやかな甘みを有し，甘味剤，湿潤剤として多くの食飲料に使用されている．しかし，ミュータンスレンサ球菌をはじめとするプラーク細菌において，エムデン・マイヤホフ経路を通じて代謝され，乳酸，ぎ酸などの有機酸を生じ，歯のエナメル質の脱灰を引き起こす原因になる．また，ミュータンスレンサ球菌はグルコシルトランスフェラーゼを有し，スクロースからグルコースを転移することでグルカンを合成し，プラーク形成の役割を担っていると考えられている．☞ 単糖，デンプン，グルカン，グルコシルトランスフェラーゼ，インシュリン，ソルビトール，エムデン・マイヤホフ経路，う蝕

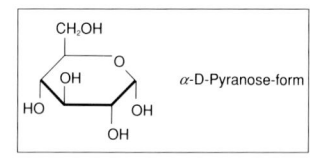

グルコース

グルコサミン glucosamine　$C_6H_{13}NO_5$，分子量179.17．ヘキソサミンの1種で天然のものはD系で，単独よりも多糖類の構成糖となっているほうが多い．動物界に広く出現するキチンは，N-アセチル-D-グルコサミンの脱水重合した多糖である．単独のグルコサミンをつくるにはキチンを酸またはアルカリで加水分解してから単離するか，D-グルコースをアミノ化して合成する．結核菌の抗生物質として有効なストレプトマイシンの分子中にはL系のN-メチルグルコサミンが構成成分となっている．

グルコシド glucoside　グルコシドとは狭義にはグルコースのヘミアセタール性ヒドロキシル基とグルコース以外の物質（アルコール，糖，フェノール，カルボン酸など）が結合した物質（ヘテロシド）のことをいうが，広義にはグルコースのみからなるグルコオリゴ糖やグルカン（多糖類）を含むこともある．ヘテロシド（狭義の配糖体）には α- あるいは β- 異性体が存在する．自然界にはアンズのアミグダリン，ヤナギ科植物に含まれる鎮痛物質のサリシン，近年，甘味料として使われているキク科のステビアのステビオシドなどが知られている．p-ニトロフェニルグルコピラノシドはグルコシダーゼの基質としてよく使われている．グルコースどうしがグルコシド結合で結合した重合体としてオリゴ糖あるいは多糖があげられる．オリゴ糖にはマルトース，イソマルトース，トレハロース，メリビオースなどがある．また多糖としてはデンプンやセルロース，デキストランなど自然界に存在するものが圧倒的に多い．また，ミュータンスレンサ球菌がスクロースより産生するグルカンもグルコースが α-1,3 あるいは α-1,6 結合した多糖の1つである．☞ 糖質

グルコシルトランスフェラーゼ glucosyltransferase　[トランスグルコシダーゼ，ブドウ糖転移酵素，GTF，G Tase]　グルコシル基（Glc）を含む供与体（Glc-R）から受容体（A）にグルコシル基を転移してGlc-Aをつくる反応を触媒する酵素の総称．

Glc-R + A ⇌ Glc-A + R

生体内において，多糖，オリゴ糖，複合糖質の糖鎖の合成に関与する．供与体，受容体双方に高い特異性を示すものが多い．単糖の転移を行うものがほとんどであるが，オリゴ糖の転移を行うものもある．供与体としては，UDP-グルコース，GDP-グルコース，CDP-グルコースなどの糖ヌクレオチドが主であるが，スクロースを供与体とするものもある．受容体としては，単糖，オリゴ糖，多糖，複合糖質，タンパク質中のアミノ酸基，脂質などである．水分子を糖受容体と考えればグルコシダーゼもグルコシルトランスフェラーゼの範疇に入る．

スクロースをグルコシル基供与体とする酵素のうち，口腔領域において特に重要なものに，う蝕の主要原因菌ミュータンスレンサ球菌等が菌体外に産生分泌するグルコシルトランスフェラーゼがある．しばしばGTF（またはGTase）と略称される本酵素は，スクロースを唯一の基質としておもに α-1,6 結合からなる水溶性の α-グルカン（デキストラン）と α-1,3 結合および α-1,6 結合からなる非水溶性の α-グルカン（ムタン）を合成し，う蝕誘発性のデンタルプラーク（う蝕原性プラーク）形成に関与する．人の口腔に生息しう蝕発症の原因となるミュータンスレンサ球菌は S. mutans と S. sobrinus の2菌種で，複数種のGTF酵素を菌体外および菌体表層に産生し，異なる機序で非水溶性グルカン（WIG）合成およびう蝕原性プラーク形成を行うことが知られている．

S. mutans は，染色体上に gtfB，gtfC および gtfD という3種のGTF遺伝子をもち，それらの

発現でそれぞれGTF-I およびGTF-SI という2種のWIG 合成酵素とGTF-S という水溶性グルカン(WSG) 合成酵素を, 主として菌体表層上に産生分泌する. 一方 S. sobrinus は, その染色体上に gtfI, gtfU, gtfT および gtfS という4種のGTF 遺伝子をもち, それらの発現でそれぞれGTF-I という WIG 合成酵素と, GTF-S₁, GTF-S₂ および GTF-S₃ という3種の水溶性グルカン(WSG) 合成酵素を菌体外に産生分泌する. ☞ ミュータンスレンサ球菌, グルカン, ムタン

グルタチオン glutathione [5-L-グルタミル-L-システイニルグリシン, GSH] 生体内に最も多く存在するSH 化合物. タンパク質その他のジスルフィドと酵素的, 非酵素的に反応しそのSH 基を維持する機能, あるいは過酸化水素, 遊離反応基と反応し解毒する機能がある. また, 補酵素として反応に関与することもある.

グルタミン glutamine [2-アミノグルタルアミド酸] $C_5H_{10}N_2O_3$, 分子量146.15. 略記はGln またはQ (一文字表記). Glx はグルタミンとグルタミン酸の合計を表し, 一文字表記はZ. グルタミン酸のγ-カルボキシル基がアミド化されたアミド型アミノ酸. L型はタンパク質を構成するアミノ酸の1つである. ヒトでは非必須アミノ酸. E. Schulze と E. Bosshard (1883年) によりテンサイから発見された. D型は細菌細胞壁のペプチドグリカン成分の1つ.

生体内では, アミノトランスフェラーゼの基質としてさまざまな反応のアミノ基供与体として働く. プリン塩基, ピリミジン塩基, アミノ糖, NADなどの合成に関与している. グルタミン酸とアンモニアからグルタミンシンテターゼによって生合成される(グルタミン酸+ATP+NH₃→グルタミン+ADP+リン酸). グルタミナーゼによりアンモニアが遊離しグルタミン酸になる. 尿中へのアンモニアの排泄は大部分このグルタミナーゼ反応による. 酸加水分解処理ではグルタミン酸になる.
☞ アミノ酸

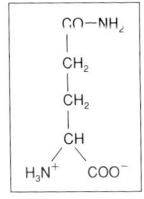

グルタミン

グルタミンさん グルタミン酸 glutamic acid [2-アミノグルタル酸] $C_5H_9NO_4$. 分子量147.13. 略記はGlu またはE (一文字表記). Glx はグルタミンとグルタミン酸の合計を表し, 一文字表記はZ. γ-カルボキシル基のpKa は4.25(25℃). L型はタンパク質を構成する酸性アミノ酸の1つである. ヒトでは非必須アミノ酸. H. Ritthausen (1866年) により小麦のグルテンの加水分解物から発見された. コンブのだし汁のうまみ成分であるL型は調味料として量産されている. D型は細菌細胞壁のペプチドグリカンの1成分である. バシトラシンの成分でもある. 脳に多く含まれ, 神経伝達物質としてアセチルコリン様の働きをする.

生体内では, グルタミン, アルギニン, プロリン, グルタチオンなどの材料となり, また, アミノトランスフェラーゼの基質として, 他のアミノ酸生合成などさまざまな反応のアミノ基供与体として働くなど, アミノ酸代謝の中心的物質である. グルタミン酸デヒドロゲナーゼまたはグルタミン酸シンターゼにより2-オキソグルタル酸がアミノ化されて合成される. 分解は, 脱アミノによって2-オキソグルタル酸となりクエン酸回路に入るか, γ-アミノ酪酸(GABA) あるいは3-メチルアスパラギン酸を経て, それぞれクロトノイルCoA, あるいは酢酸とピルビン酸に代謝される. グルタミン酸デカルボキシラーゼによってγ-アミノ酪酸(GABA) になる. ☞ アミノ酸

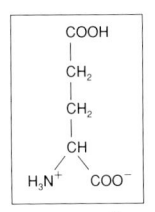

グルタミン酸

くるびょう くる病 rachitis, rickets [佝僂病] 幼児や小児期の, ビタミンD欠乏や, 種々の代謝性疾患を原因として起こる, 骨の石灰化障害. この結果, 石灰化のみられない骨基質(類骨組織) が増加し, 下肢疼痛, 外反膝, 長管骨の湾曲, 前頭骨の突出, 後頭骨の偏平化, 菲薄化がみられる.

クレアチンクリアランステスト cleatine clearance test 1分間の尿量中へのクレアチンの除去に際し, それに関与する血漿あるいは血清の量.

クレアチンホスフォキナーゼ　creatine phosphokinase　[クレアチンキナーゼ，ローラン酵素，CK, CPK]　ATPからクレアチンにリン酸基を転移する反応を触媒する酵素で，動物界に多く存在し，特に短時間で多量のエネルギーを消費する組織に多く含まれる．生理的意義は筋収縮などのエネルギー大量消費時にホスホクレアチンを消費してATPを供給することである．

クレオイド　cleoid　手用切削器具の1種で，爪の型をしており，窩洞形成時に隅角を明瞭に出すために用いる．

❖**クレスタットのうほう　クレスタット囊胞　Klestadt cyst**

クレゾール　cresol　[メチルフェノール]　フェノール誘導体の無色または淡褐色の液体．消毒・殺菌・防腐剤として利用される．黄褐色・粘稠性の液体で特有の臭気をもつ．水に難溶性で，石鹸液に溶かしクレゾール石鹸液として使う．一般細菌・結核菌に有効であるが，芽胞，ウイルスには効果がない．手指や，医療器具，排泄物の消毒に用いる．☞消毒

クレチンびょう　クレチン病　cretinism　[クレチン症]　出生時に甲状腺ホルモンの欠乏あるいは作用の障害により甲状腺機能低下症を有する場合，クレチン病という．

クローニング　cloning　クローンを得ることをクローニングという．本来は植物学の用語で，植物の成長点培養によって同一個体からウイルスフリーの苗を大量につくることを指す．現在では，遺伝子のクローニングという言葉が最も一般的であるが，遺伝子の場合は特定のDNA配列を分離，増幅することをクローニングという．遺伝子のクローニングは，通常，クローニングベクターに組み込んだDNA断片を大腸菌に導入し，目的とするDNA断片を含むコロニーあるいはプラークを分離することを指す．目的とするDNA断片を含む大腸菌はいくらでも増やせるため，結果的に目的DNA断片の増幅が行われるわけである．なお，細胞の場合は1個の細胞に由来する均一な細胞集団を得ることを指す．☞クローン

クローン　clone　均一の細胞，あるいは均一のDNA配列の集団をクローンという．細胞の場合は単一細胞に由来する細胞集団をクローンという．クローンは本来植物学の用語であったが，今日では細胞生物学，分子生物学で一般的に用いられている．例えば，単一クローンからなるB細胞ハイブリドーマがつくり出す抗体はモノクローナル抗体と呼ばれている．ハイブリドーマは大量に培養することができるため，これが産生する抗体，すなわち単一の抗原決定基だけを認識して特異的に結合する抗体を大量に調製することができ，細胞生物学，免疫学，臨床検査に広く用いられている．

有性生殖を行う生物においては，同一の遺伝子を有する個体は一卵性双児以外にはありえないと考えられていたが，生殖工学の進歩によって，最近実験的にクローン動物が作製できるようになった．従来，植物や培養細胞株ではクローン作製は一般的に行われていたが，動物個体のクローン作製はほとんど不可能と考えられていた．ところが，1997年にイギリスのグループがヒツジで世界初のクローン動物『ドリー』を作製したことを報告し，世界に大きな衝撃を与えた．1998年にはマウスやウシのクローン作製が報告され，現在，さまざまな動物でのクローン作製の研究が加速化している．

クローン動物の技術は，発生や分化，老化といった基礎研究への応用だけでなく，畜産産業にも大きな影響を与えると考えられている．倫理上の問題から，おもな先進国ではヒトのクローン作製の研究は禁止されることになったが，臓器移植や遺伝子治療などへの応用などが考えられるため基礎的な研究は続けられるであろう．☞単クローン抗体

クローンびょう　クローン病　Crohn disease　[限局性回腸炎]　原因不明で主として若い成人にみられる．消化管のあらゆる部位に潰瘍や肉芽腫病変を起こす慢性炎症性腸疾患．多くは小腸と大腸に発生する．主要な症状は下痢，腹痛，発熱，肛門部病変．治療法は確立されていない．栄養療法や副腎皮質ホルモン，免疫抑制剤の投与が中心となる．消化管に狭窄や瘻孔ができることもあり，外科的手術が必要なこともある．

グロブリン　globulin　ヒト血清に含まれる種々のタンパク質の1つ．電気泳動での移動度から$\alpha 1, \alpha 2, \beta, \gamma$グロブリン，アルブミンに分画される．$\gamma$グロブリン画分には免疫グロブリンGが多く含まれている．☞免疫グロブリン

クロマチン　chromatin　[染色質]　細胞学的には，真核生物の有糸分裂期に出現する分散した染色体をいう．生化学的には染色体を構成するDNAとタンパク質であるヒストンからなるヌクレオソームを基本構成単位とする複合体である．

クロマトグラフィー　chromatography　多成分の混合物から目的とする成分を分離・分析・定量する方法．分離の原理は，固定相(stationary phase) と移動相（mobil phase) との間の平衡の

場に置かれた物質がいずれかの相に一定の割合で分配,吸着されることによる.移動相が気体のときにガスクロマトグラフィー(gas chromatography;GC),液体を移動相として用いるものを液体クロマトグラフィー(liquid chromatography;LC)という.超臨界流体を移動相とするクロマトグラフィーを超臨界流体クロマトグラフィー(supercritical fluid chromatograhy;SFC)という.

GCでは分析対象が揮発性物質に限定されるが,LCでは目的物質が何らかの溶媒に溶けさえすれば分析が可能であり,GCやSFCより汎用性が高い.固定相をガラスやステンレス管に充塡して行う分離操作をカラムクロマトグラフィー(column chromatography;CC)といい,GCとSFCでは必然的にこの型に限定される.LCでの分離には,固定相はカラムに充塡されたものに限らず,ガラスやプラスチックプレートに固定相を250μmの厚さに塗布したものを用いる薄層クロマトグラフィー(thin layer chromatography;TLC)や固定層に濾紙を用いる濾紙クロマトグラフィー(paper chromatography)がしばしば用いられる.クロマトグラフィーの結果を記録したものをクロマトグラム(chromatogram)あるいは溶離図(elution profile)といい,カラムクロマトグラフィーでは検出器の応答がカラムから流出した移動相の体積あるいは時間の関数として表される. ☞ 液体クロマトグラフィー,高性能液体クロマトグラフィー,逆相クロマトグラフィー

クロマトグラフほう クロマトグラフ法 chromatography →クロマトグラフィー

クロマトフォーカシング chromatofocusing
カラムクロマトグラフィーの1つ.通常のイオン交換クロマトグラフィーではグラジエントミキサーを使って2種類のバッファーを徐々に混合することによりpH勾配を作成するが,クロマトフォーカシングでは溶出バッファーのみで自動的にpH勾配が形成され,イオン交換体に結合したタンパク質は等電点の順に溶出,分離される.ミュータンスレンサ球菌の培養上清中からグルコシルトランスフェラーゼやフルクトシルトランスフェラーゼを分離精製する際によく用いられる方法である. ☞ カラムクロマトグラフィー

クロラミン chloramine [クロラミンT, P-トルエンスルホンクロロアミドナトリウム]
$C_7H_7ClNNaO_2S$, 分子量 227.65. タンパク質中のメチオニン残基を中性ないし弱アルカリ性においてメチオニンスルホキシドに酸化するので,その修飾試薬として用いられる.

クロラムフェニコール chloramphenicol
[CM, CAM] *Streptomyces venezurea*(放線菌の1種)の培養液から分離された抗生物質.タンパク質合成阻害作用により,グラム陽性菌・陰性菌,リケッチアなどに抗菌力をもつ.副作用として,まれに,再生不良性貧血などの造血器障害がある. ☞ 抗生物質

クロルヘキシジン chlorhexidine 広範囲の細菌に対して抗菌作用をもち,医療用消毒薬として用いられる.グラム陽性菌に対する効果が高く,グラム陰性菌や真菌に対しても有効であるが,結核菌や芽胞に対しては効果が少ない.組織への刺激が少ないため,手指の消毒から器具の消毒まで広く用いられる.商品名はヒビテンである.また,クロルヘキシジンはプラーク細菌の糖代謝を抑制したり,グルコシルトランスフェラーゼに対する阻害作用をもつことが報告されており,医薬部外品歯磨剤のなかには薬用成分としてクロルヘキシジンが配合されているものがある. ☞ 消毒

クロレラ chlorella 緑藻網クロロコックム目(*Chlorococcales*)の一属.

クロロフィル chlorophyll [葉緑素] 葉緑体や光合成細菌に含まれるポルフィリン系色素で,光合成の中心的役割を果たす.クロロフィル分子が太陽光を吸収することによって生じた励起状態の電子を光化学系が捕捉することにより高エネルギー電子を獲得する.光合成細菌ではバクテリオクロロフィルa, b, c, d, e, gが知られている. ☞ 光合成

クロロプラスト chloroplast →葉緑体

クロロマイセチン chloromycetin [クロラムフェニコールの商品名] *Streptomyces venezuelae* によって産生されるクロラムフェニコール系抗生物質.有効菌種はサルモネラ,リケッチア,鼠径リンパ肉腫症ウイルス.適応疾患は腸チフス,パラチフス,サルモネラ腸炎,発疹チフス,発疹熱,つつが虫病,鼠径リンパ肉芽腫 禁忌・造血機能の低下している患者,未熟児,新生児,骨髄抑制を起こす可能性のある薬剤を投与中の患者.作用機序:静菌的で70Sリボソームに結合してペプチジルトランスフェラーゼを阻害することにより,タンパク質合成を阻害し抗菌作用を発揮する. ☞ 抗生物質

ぐんたい 群体 colony 分裂または出芽によって増殖した新個体が体の一部や分泌物によって連結されている個体の集団.原生動物,海綿動物,刺胞動物,内肛動物,ホヤ類などにみられる.生命維持に関連する反応を共有するものを真の群体と呼び,単なる接着によって連なるものを偽群

体と呼ぶ.

け

❖けいおうしんけい　頸横神経　cutaneous nerve of the neck
❖けいおうどうみゃく　頸横動脈　transverse cervical artery
❖けいか　蛍窩　suprasternal notch
けいかんえいようほう　経管栄養法　intubation feeding, tube feeding　チューブを直接消化管まで挿入して栄養物を注入する栄養法.
❖けいきょうしんけいせつ　頸胸神経節　inferior cervical ganglion
❖けいきんまく　頸筋膜　fasciae of the neck
けいこう　蛍光　fluorescence　光を吸収することによって化合物の原子間が励起状態になり，生じた振動エネルギーによって放出される光のことである．化合物の種類により蛍光スペクトル，励起スペクトルなどが異なる．
けいこうけんびきょう　蛍光顕微鏡　fluorescence microscope　自家蛍光あるいは標識した蛍光物質を紫外線などで照射し，放射された可視蛍光線を観察する顕微鏡．励起する波長とカットフィルターの組合せで，緑，赤，青，黄などの種々の蛍光が得られる．近年，共焦点レーザー顕微鏡による観察により，その応用がより広がっている． ☞ 共焦点レーザー蛍光顕微鏡
けいこうこうたいほう　蛍光抗体法　immunofluorescence technique　［免疫蛍光抗体法］特定の抗原に対する抗体を，特定の波長で励起することにより蛍光を発する色素で直接あるいは間接的に標識し，細胞や組織内の抗原の存在を検出する方法．抗原に特異的な抗体に直接蛍光色素を結合させて抗原を検出する方法は，直接法と呼ばれる．また，抗原特異的な一次抗体を認識する二次抗体（例えば一次抗体がマウスの抗体である場合は抗マウスイムノグロブリン等）に蛍光色素を結合させるか，あるいは一次抗体をビオチン化し，ビオチンに強く親和性をもつアビジンやストレプトアビジン等の分子を蛍光色素で標識して二次抗体のかわりに用いるのが間接法である．

蛍光色素には，FITC (fluorecent isothiocyanate), PE (phycoerythrin), APC (allophicocyanin), Texas red, cytochrome 3(Cy 3), rhodamine などがある．蛍光抗体法によって染色した細胞あるいは組織は，蛍光顕微鏡，FACS セルソーター，共焦点レーザー走査蛍光顕微鏡などで解析する． ☞ 共焦点レーザー走査蛍光顕微鏡，抗体
けいこうこうどけい　蛍光光度計　spectrofluorometer　［蛍光分光光度計］　蛍光を測定する試料の入射光側，発光側に分光器を置き，励起光あるいは蛍光の波長を変化させて蛍光量を測定する装置．
❖けいこしんけい　頸鼓神経　caroticotympanic nerve
❖けいしつさいぼう　形質細胞　plasma cell　［プラズマ細胞］　B細胞が抗原刺激を受けることによって分化した，1つのエピトープに対する抗体を大量に産生する細胞をいう．中心から外れた核，目立つゴルジ領域などの特徴的な形態を有する． ☞ 抗体形成，単クローン抗体
けいしつさいぼうしゅ　形質細胞腫　plasmacytoma　多発性骨髄腫．骨髄に形質細胞が腫瘍性に増殖する疾患であり，血漿免疫グロブリンの異常，骨変化を主症とする．
けいしつてんかん　形質転換　transformation　→トランスフォーメーション
けいしつどうにゅう　形質導入　transduction　→トランスダクション
けいしつはつげん　形質発現　phenotypic expression　［表現型発現］　遺伝子により決定される形質が表現型として現れること．DNAの情報はタンパク質に変換され，それらは単独あるいはほかのタンパク質とともに，酵素として生体反応を触媒したり，構造体を形成し特定の表現型を現す．
❖けいしゃ　傾斜〈歯の〉　tipping
❖けいじょうとっき　茎状突起　styloid process
❖けいじょうみゃく　頸静脈　jugular vein
❖けいじょうみゃくか　頸静脈窩　jugular fossa
❖けいじょうみゃくけんこうぜっこつせつリンパせつ　頸静脈肩甲舌骨節リンパ節　juguloomohyoid lymph node
❖けいじょうみゃくこう　頸静脈孔　jugular foramen
❖けいじょうみゃくにふくきんリンパせつ　頸静脈二腹筋リンパ節　jugulodigastric lymph node
❖けいしんけい　頸神経　cervical nerves
❖けいしんけいそう　頸神経叢　cervical plexus
❖けいしんけいワナ　頸神経ワナ　cervical ansa
❖けいぞくし　継続歯　dowel crown
けいたいがく　形態学　morphology　生物学の1分野．生物の形態に重点をおいて研究する学

問．

けいたいけいせい　形態形成　morphogenesis
生物の形態は，1個の受精卵が細胞分裂し，遺伝子の情報に従い細胞が分化して形成される．形態形成の分子メカニズムは，おもにショウジョウバエの形態の突然変異体の解析から同定された遺伝子の役割を解明することからしだいにわかってきた．特に，形態形成を司る遺伝子の1つとして発見されたのが，ホメオボックス遺伝子群である．この遺伝子の発見により，遺伝子の中に階層があり，より上位の遺伝子が下位の遺伝子の発現を調節することがわかった．ホメオボックス遺伝子はかなり上位の遺伝子である．

　多細胞生物の形態形成においては，細胞間の情報伝達が重要であるが，それを担うタンパク質として，ヘッジホッグ，ウィングレス/ウイント(Wnt)，デカペンタプレジック(dpp)/骨形成誘導因子(BMP)，線維芽細胞増殖因子(FGF)が，すべての生物において重要な働きをしていることが知られている．このような形態形成を司る遺伝子の先祖の遺伝子は，生物の進化の早い時期（5億年前かそれ以前）に出現し，形態の進化に伴い新しい形態の形成にも使用されてきたと考えられる．

　歯や口腔組織も同様に，一般に形態形成に関与する遺伝子群が関与している．歯の形成には多くのホメオボックス遺伝子が関与している．また，肢芽の形成には上皮—間葉相互作用を司るシグナル伝達因子として，ソニックヘッジホッグ(Shh)が上皮に発現し，間葉にはBMP 2/4遺伝子が時期特異的に発現する．また，Wnt, FGF10, FGF4も間葉と上皮に発現する．肥厚した上皮にはエナメルノットと呼ばれる細胞群が現れ，その細胞はShhを発現している．また，ノッチ，デルタなどの細胞間の近距離相互作用を司る遺伝子群も発現している．これらの遺伝子の歯形成における発現パターンは，フィンランドのUniversity of HelsinkiのDevelopmental Biology Programmeから，Gene expression in toothと名付けられたホームページ (http://honeybee.helsinki.fi/toothexp) が開設されている．☞ホメオボックス遺伝子，ソニックヘッジホッグ，分化，アポトーシス，発生

けいだいばいよう　継代培養　subculture, subcultivation　微生物培養や組織細胞培養を新鮮な培地を含む培養容器に移して増殖させる．この操作を継代といい，継代して培養を続けることを継代培養という．

❖けいつい　頸椎　cervical vertebrae

けいとうじゅ　系統樹　genealogical tree
生物の諸種族間の類縁関係をわかりやすく示したもの．形態的形質のほかに，細胞の構造，代謝系の比較生化学，遺伝子やアミノ酸の配列の比較を取り入れて系統樹を作製することが行われている．

けいとうはっせい　系統発生　phylogeny, phylogenesis　生物各種族の成立から絶滅までの進化の過程でたどった変化である．古生物学，比較解剖学，比較発生学，比較生化学，分子進化学などに基づいて研究されている．

❖けいどうみゃくかん　頸動脈管　carotid canal

❖けいどうみゃくさんかく　頸動脈三角　carotid triangle

❖けいどうみゃくしょう　頸動脈鞘　carotid sheath

❖けいどうみゃくしょうたい　頸動脈小体　carotid gland

けいとうめい　系統名　systematic name
世代から世代へのつながり，進化の経路，およびこれに基づく種族の類縁関係を表す名．あるいは，共通の祖先から有性生殖を含む過程によってできた安定で均一な遺伝形質をもつ個体群を表す名．

❖けいとついんとうきん　茎突咽頭筋　stylopharyngeus muscle

❖けいとつかがくじんたい　茎突下顎靱帯　stylomandibular ligament

❖けいとつぜっきん　茎突舌筋　styloglossus muscle

❖けいとつぜっこつきん　茎突舌骨筋　stylohyoid muscle

❖けいとつぜっこつきんし　茎突舌骨筋枝　stylohyoid branch

❖けいとつぜっこつじんたい　茎突舌骨靱帯　stylohyoid ligament

❖けいにゅうとっこう　茎乳突孔　stylomastoid foramen

❖けいぶかくせいじゅつ　頸部郭清術　neck dissection

❖けいぶのうすいしゅ　頸部嚢水腫　cervical cystic hygroma　[嚢胞性リンパ管腫，ヒグローマ]

❖けいぶほうかしきえん　頸部蜂窩織炎　phlegmon of the neck

❖けいぶリンパせつえん　頸部リンパ節炎　cervical lymphadenitis

❖けいぶリンパせつけっかく　頸部リンパ節結核　tuberculous cervical lymphadenitis

❖**けいリンパほんかん　頸リンパ本幹　jugular trunk**

❖**けいれん　痙攣　cramp, spasm**

けつあつ　血圧　blood pressure　血液が血管壁に及ぼす圧力。心臓の収縮力による心拍出量と血管の収縮状態により定まる。年齢、性、体位、精神状態、血管壁の収縮力などにより左右される。

けつあつじょうしょういんし　血圧上昇因子　vasoexcitor material　1930年代に腎動脈の圧縮により腎静脈中に昇圧物質が認められ、腎昇圧物質といわれた。レニンの作用であり、レニンはアンギオテンシノーゲンをアンギオテンシンIに変え、その後昇圧作用のあるアンギオテンシンIIとなる。その他昇圧作用をもつものには、アドレナリン、バゾプレッシン、エンドセリンなどがある。

けつえき　血液　blood　血液は成人の場合、体重の1/13を占めており、体重60kgのヒトでは約5lの血液が体内に存在する。血液は赤血球、白血球、血小板などの細胞成分と液体成分の血漿から構成されている。赤血球は分化、成熟の過程で核が消失し、体内での寿命は約120日である。白血球は顆粒球(好中球、好酸球、好塩基球)、単球、リンパ球にさらに分類される。好中球は顆粒球の90％を占め、細菌を貪食し、細胞内に多量に存在している酵素によって活性酸素が生成され、取り込んだ細菌を殺菌する。好酸球は抗原抗体反応が起こっている部位に集まり、寄生虫感染や遅延型アレルギー反応で増加する。また、好塩基球は細胞内の顆粒にヒスタミンやロイコトリエンをもち、抗原に曝露されるとこれらの顆粒が放出され即時型アレルギー反応をひき起こす。単球は組織内に移行するとマクロファージに分化し、死細胞や異物を貪食したり、サイトカインやモノカインの産生やT細胞に抗原提示などを行っている。

リンパ球は細胞表面に存在する抗原によって大きくT細胞、B細胞、NK細胞に分けられ、体内に侵入した異物や病原体を直接的にあるいは抗原提示細胞を介して認識し、免疫反応を起こすことで生体を細菌やウイルスなどの感染症、あるいは発癌などから防御している。血漿は凝固因子やアルブミンなど多種類のタンパク質を含み、生体の恒常性維持に重要な働きをしている。

血液は上記に示したように多様な機能をもつため、外傷や疾病などで血液全体または特定の成分が不足した場合には、ヒトから採血した血液を赤血球や血小板などの成分に分離して輸血したり、あるいは、欠乏している因子を精製、濃縮して補充することによって治療に用いてきた。一方、近年の遺伝子工学の発展によって、ヒトの血液を構成するさまざまなファクターや骨髄細胞の分化に関わる遺伝子がクローニングされた。凝固因子の第8因子と第9因子はリコンビナント製剤が生物製剤として許可され、血友病の治療に使用されている。また、erythropoietin, granulocyte colony-stimulation factor (G-CSF), macrophage colony-stimulation factor (M-CSF), thrombopoietin などのリコンビナント製剤も臨床応用され、自己血輸血や骨髄移植、さらに化学療法後の骨髄抑制などに用いられ、輸血の抑制に貢献している。☞ 血漿、血小板、輸血、凝固因子

けつえきがた　血液型　blood group　ヒトでは赤血球の表面抗原の違いにより少なくとも15の血液型が知られているが、ABO式血液型やRh式血液型は代表的な血液型である。ある血液型をもつ個体は異なる血液型の赤血球を認識し、その血液型に対する抗体を産生する。ABO式やRh式血液型抗原に対する抗体産生は自然に起こるので、輸血のときの供血者と受血者の血液型合わせは必須である。☞ ABO式血液型

けつえきぎょうこ　血液凝固　blood coagulation　血液凝固は血中に存在する多数の凝固因子が連鎖的に反応して、可溶性のフィブリノゲンをフィブリンに転換し析出させる反応である。15種類の因子（表）があり、カルシウムイオン（Ⅳ因子）以外の凝固因子はいずれも糖タンパク質で

血液凝固因子

因子	慣用語
I	フィブリノゲン
II	プロトロンビン
III	組織因子
IV	Ca^{2+}
V	プロアクセリン、不安定因子
VII	安定因子、SPCA
VIII	抗血友病因子（AHF）
vWF	
IX	Christmas因子
X	Stuart因子
XI	PTA
XII	Hageman因子
XIII	フィブリン安定化因子（FSF）
プレカリクレイン	Fletcher因子
高分子キニノゲン	Fitzgerald, Flaujeac, Williams因子

VIは欠番
vWF : von Willebrand factor
SPCA : serum prothrombin conversion accelerator

あり，産生を支配している遺伝子は単離されその染色体上の局在も決定している．フィブリノゲンをフィブリンに転換するのは，トロンビンである．トロンビンはプロトロンビンが活性化したものであるが，この活性化は活性X因子によって行われる．X因子を活性化する経路としては外因系と内因系の2つの経路が考えられている．血管が損傷を受けた場合形成される血栓は損傷部位に限定されるが，この抗血栓性を成立させているもののひとつが血液凝固制御機構であり，これが失われると血栓形成傾向が生じる．☞ 血清

けつえきせいざい　血液製剤　blood products
血液製剤はヒトの血液からつくられ，一般的には分画製剤を指すことが多いが，全血製剤，成分製剤(赤血球製剤，血小板製剤，血漿製剤)，血漿分画製剤に分類される．全血製剤は供血者から抗凝固剤を用いて採血した製剤であり，赤血球はじめ白血球，血小板，血漿を含む．成分製剤は採血後，遠心分離することで各成分(赤血球，血小板，血漿)に分離した製剤である．血液製剤は補充療法(不足している成分を補う療法)として臨床に用いられるので，その原則から多くの場合は成分製剤が輸血に使用される．分画製剤は血漿に含まれる種々のタンパク質を温度，イオン強度，アルコール濃度(Cohnのフラクション)に対する溶解度の違いによって濃縮，精製した製剤である．おもなものに凝固因子製剤(第8因子製剤，第9因子製剤)，免疫グロブリン製剤，アンチトロンビンIII，アルブミン製剤等がある．また，血漿タンパク質の多くはすでに遺伝子がクローニングされ，第8因子製剤，第9因子製剤においてはリコンビナント製剤が市販されている．☞ 血漿，凝固因子，血液，輸血

けつえきばいよう　血液培養　blood culture
血液中にいる菌を培養し検出する方法である．敗血症が疑われるときなどに行われる．静脈血を無菌的に採取し，血液カルチャーボトルに血液を注入し培養する．☞ 選択培地

けっかく　結核　tuberclosis　結核菌(*Mycobacterium tuberculosis*)に起因する感染症．結核患者の約8割は自覚症状で発見される．咳，痰が2週間以上続いた場合には結核を疑う．症状は咳，痰，咯血時には咯血することもある．発熱がみられても自然に解熱することもある．胸膜炎のときには胸痛がみられることがある．ヒトでは肺病変が最も多いが，腎，骨，リンパ節，髄膜などにも病変が生じることがあり，全体に播種する．病変は増殖性および浸潤性変化があり，増殖性変化の特徴は粟粒大ないし米粒大の灰黄色，半透明のかたい結節(結核結節)の形成で結核菌によりつくられ，中心部は乾酪化といわれる凝固壊死に陥っていくことが多い．浸潤性変化は通常のものと変わらないが，後にしばしば乾酪化に陥って特有な像を示す．

感染源は感染性肺結核患者の呼吸器分泌物で，咳やくしゃみによって飛散した結核菌を直接吸う塵埃感染による．直接接触感染もあるが，食餌性感染はほとんどない．家族や密集生活では感染機会が多い．まれに，結核牛の生(あるいは不完全殺菌)牛乳や乳製品によることもある．肺結核以外の結核の患者は，通常他のヒトへの感染源とはならない．治療抗生剤はイソニアジド(INH)およびリファンピシン(RFP)を併用し，これにストレプトマイシン(SM)またはエサンブトール(EB)を加える．結核菌の検査は喀痰中の結核菌の塗抹染色と培養検査を行う．最近，世界的にHIV感染の蔓延に伴う結核の増加があり，またわが国では学校における集団発生が問題視されている．現在あるいは過去に結核菌に感染したことを証明する方法にツベルクリン反応がある．予防対策は結核予防法によって規定される．

けっかくきん　結核菌　*Mycobacterium tuberculosis*　結核の原因菌で，1882年コッホが発見．グラム陽性，非運動性，芽胞や莢膜をつくらない．好気性の細長い桿菌であり，細胞壁にミコール酸をもつ．抗酸性染色により赤く染まる．培養は，通常小川培地などで行うが，コロニーをつくるまで3〜4週の長期培養を必要とする．

❖**けっかくけっせつ　結核結節　tubercle**

❖**けっかくせいかいよう　結核性潰瘍　tuberculous ulcer**

❖**けっかくせいがくかんせつえん　結核性顎関節炎　tuberculous arthritis of the temporomandibular joint**

❖**けっかくせいリンパせつえん　結核性リンパ節炎　tuberculous lymphadenitis**

❖**けっかんがいひしゅ　血管外皮腫　hemangiopericytoma**

けっかんかくちょういんし　血管拡張因子　vasodilator material　虚血性心疾患で，心筋組織が酸素不足の状態になると，嫌気性代謝が行われるが，その代謝産物のなかに血管拡張作用をもつ物質がある．このような物質を血管拡張因子という．なかでもアデノシンは強い作用をもつ．

けっかんけいせいゆうどういんし　血管形成誘導因子　vasculogenesis factor　[血管新生促進因子]　血管新生活性をもつ因子の総称．血管新生は，個体成熟の後は，創傷治癒，固形癌，慢性炎

症，網膜症などでみられる．血管内皮細胞増殖因子，線維芽細胞増殖因子，肝細胞増殖因子，トランスフォーミング増殖因子 α，β（TGFα，β），インターロイキン1などがある．☞サイトカイン

❖**けっかんしゅ　血管腫　hemangioma**

けっかんしゅうしゅくいんし　血管収縮因子　contracting factor　血管平滑筋を収縮させる因子で，一般に昇圧作用をもつ．ペプチド性のエンドセリン，アンギオテンシンのほか，ホルモンであるバゾプレッシンなど，またエイコサノイドに属するトロンボキサン，プロスタグランジン$F_{2\alpha}$などがある．☞サイトカイン

❖**けっかんせいぼはん　血管性母斑　vascular nevus**

けっかんぞうげしつ　血管象牙質　vasodentin　[脈管象牙質]　象牙質内に血管が存在するものをいい，ヒラメ，カマスなど魚類に多くみられる．ほ乳類ではツチクジラなどの歯がそれに当たる．

❖**けっかんないひしゅ　血管内皮腫　hemangioendothelioma**

けっきゅう　血球　blood cells　血液の細胞を血球という．血球には，赤血球，白血球，血小板の3種類がある．白血球はさらに顆粒白血球（好中球，好酸球，好塩基球）と無顆粒白血球（リンパ球，単球）に分けられる．

けっきゅうぎょうしゅうはんのう　血球凝集反応　hemagglutination　[赤血球凝集反応]　抗原を化学的に結合吸着させた赤血球（感作赤血球）を抗原として用い，低濃度の抗体を検出する免疫学的検出法である．凝集に十分な抗体量があれば抗体が架橋して結びつき密集体を形成する．抗体量が不十分であれば血球は沈殿を形成する．

けっきゅうけいさん　血球計算　blood cell counting　赤血球，白血球ともに視算法と自動法がある．視算法は血液と希釈液もしくは染色液をメランルージュのなかで混合し，計算板に滴下し，弱拡大の顕微鏡下で計数する．最近では，自動血球計数装置により，赤血球，白血球，血小板，ヘモグロビン，ヘマトクリットなどが機械により計数することができる．全血球計数（CBC：complete blood count）は健康状態を示すよい指標である．

げっけいせいしにくえん　月経性歯肉炎　meno-gingivitis　月経周期に関連して起こる歯周炎．口腔清掃状態の悪い人に多い．

けつごうエネルギー　結合エネルギー　bond energy　安定な分子を個々の原子に解離するのに必要なエネルギーを，分子内の各結合に割り当てたエネルギーの総和で近似的に表したものをいう．例えば，C-H ならびに C-C 間の結合エネルギーは種々の化合物をもとに 99 ならびに 83 kcal/mol と定められている．これをもとにエタン（C_2H_6）の結合エネルギーの総和は $99×6+83=677$ kcal/mol となる．

❖**けっこうせいしずいえん　血行性歯髄炎　hematogenous pulpitis**

❖**けっこうせいてんい　血行性転移　hematogenous metastasis**

けつごうそしき　結合組織　connective tissue　上皮の下に存在する，多数の細胞間を結び付けている線維と基質．広義には軟骨，骨も含まれる．

けっしきそ　血色素　blood pigment　[血液色素]　酸素運搬のために機能する血液中の色素の総称．狭義には，ヘモグロビンのことを指す．動物の種類により種々存在する．ヘモグロビンのほか，環形動物にあるクロロクルオリン，軟体動物や節足動物にみられるヘモシアニン，ホシムシ類にあるヘムエリトリンなどがある．

❖**けっしゅ　血腫　hematoma**

けっしょう　血漿　plasma　血液に抗凝固剤（クエン酸ナトリウム，ヘパリン，二重蓚酸塩，EDTA など）を加え，血液中に含まれる有形成分（赤血球，白血球，血小板など）を除いた上清の液体成分である．血漿は，澄明な淡黄色で，比重 1.024～1.029，水分量 90.8～91.0%，体重当たりの循環血漿量 43.3±6.0 ml/kg である．タンパク質はアルブミン，グロブリン，フィブリノゲンなど 100 種類以上のタンパク質成分で構成されている．その他，非タンパク質窒素化合物（尿素，尿酸，クレアチニンなど），血清脂質（コレステロール，トリグリセリド，リン脂質など），無機質（Ca, Mg, P, Fe, Cu など），糖，酵素，ホルモンなどが含まれる．血漿は，相互に関係して生体防御や恒常性維持に重要な役割をもち，次のような機能を果たしている．

1．各種の物質運搬，転送：栄養物を組織へ運び，ホルモン，重金属，薬物などと結合して，これらの転送や解毒にたずさわる．2．生体の免疫・防御機能：免疫グロブリンと補体が主である．3．凝固と線溶：凝固系タンパク質（I，II，V，VII，～XIII，プレカリクレイン，キニノゲン）による血栓の形成．プラスミノゲーンの活性化によりプラスミンが生成し，線溶が促進される．4．プロテアーゼインヒビター：凝固，線溶系，補体系の制御や調節に関するとともに，炎症部位より放出される各種プロテアーゼによる組織破壊の防御．5．pH と膠質浸透圧の維持など．⇒血液，血清

けっしょう　結晶　crystal　空間的に周期的

な原子配列をもった固体で，空間的格子構造をもつ．金属，無機塩などの低分子だけでなく，タンパク質などの高分子も結晶をつくる．タンパク質の立体構造の解析は，結晶をつくり，それのX線回折により行われている．

げつじょうし　月状歯　selenodont　[半月歯，半月状歯]　歯の咬耗により生ずる模様で偶蹄目の臼歯にみられる．

けっしょうばん　血小板　platelet, thrombocyte　血小板は骨髄の巨核球（megakaryocyte）の細胞質により産生され，核のない2-4ミクロンの血球で膜，細胞質，Azur細胞からなる．寿命は約10日と短く，老化とともに主として脾と肝のマクロファージにより処理される．血小板は血管壁に多数存在し，血管外に血液成分が脱出するのを防いでいる．血小板の数や機能が低下すると，毛細血管の透過性抑制が効かなくなり，少しの外圧などで出血するようになる．これをみるのが毛細血管抵抗性試験（Rumpel-Leede Test）である．

血管に破綻を来したときに，まず血管内皮下のコラーゲンに血小板が粘着・凝集して，一次血栓を形成し止血する．この後，凝固系の機能によりfibrinの形成が生じ，二次血栓を形成する．また，血小板には血小板膜の糖タンパク質（GP）Ⅰbを介する粘着と，GP Ⅱb/Ⅲaを介する凝集をして，濃染顆粒，α-顆粒そしてリソソーム顆粒に局在する物質を放出する機能がある．いずれも止血血栓を形成する際に重要な機能であり，それぞれの機能が欠損した異常症が存在する．

最近PDGFやTGF-βなどを介して，血小板は動脈硬化の進展や癌の増殖・転移などにも重要な役割を果たしていると考えられている．☞血液

❖けっしょうばんげんしょうしょう　血小板減少症　thrombocytopenia

けっしょうばんげんしょうせいしはんびょう　血小板減少性紫斑病　thrombocytopenic purpura　血小板の減少による紫斑病．血小板に対する自己抗体産生による．☞自己免疫

けっしょうばんむりょくしょう　血小板無力症　thromboasthenia　[遺伝性出血性血小板無力症]　遺伝性の疾患．血小板の数は正常であるが，止血機能が低下している．

けっせい　血清　serum　血液をガラス容器に取り，静置しておくと液体の部分と凝固した部分とに分離する．凝固した有形成分（赤血球，白血球，血小板など）は，血餅をつくり分離した液体成分が血清である．血清の総タンパク質は，6.7〜8.3（7.5）g/dlである．血清では，凝固因子であるⅠ（フィブリノゲン），Ⅱ（プロトロンビン），Ⅴ，Ⅷ，ⅩⅢ因子は，消失し存在しないが，Ⅶ，Ⅸ，Ⅹ，Ⅺ，Ⅻ因子は血清中に残存する．また厳密には，凝固時，血小板の破壊によりその含有物である成分（セロトニン，酵素）が混入する．

血清タンパク質の分析方法の1つとしてセルロースアセテート膜電気泳動法がある．この方法で血清タンパク質は，5つの（アルブミン，α_1，α_2，β，γグロブリン）分画に分離され，アルブミン，γ-グロブリン分画をのぞいたα_1，α_1，βの各グロブリン分画中に大多数のタンパク質が含まれる．アルブミンは，総タンパク質量の約60%（3.8〜5.3g/dl）を占める代表的な血清成分である．その他，人免疫グロブリン（IgG, IgA, IgD, IgE, IgM）は，感染防御などに関わる重要な役割を果たす．
⇒血液，血漿，血液凝固

けっせいアルブミン　血清アルブミン　serum albumin　血清中に含まれるアルブミン．全血清タンパク質中で最も多く，全タンパク質の60%を占める．分子量66,000，等電点pH 4.7．血液の浸透圧の維持，また種々のイオンと結合しやすく，薬剤，栄養物質を結合し，運搬するなどの役割がある．肝臓で合成される．☞血清

けっせいがく　血清学　serology　本来は血清およびその反応を研究する学問の意味であるが，血清を用いた免疫学と同義に用いられる語である．ほ乳類を死菌で免疫して得た抗血清を用いて，沈降反応などによって種特異抗原を調べ，それにより菌種の分類を行ったものを細菌の血清学的分類というが，これを免疫学的分類と称することもある．ミュータンスレンサ球菌の血清学的分類はBratthallらにより細胞表層多糖抗原を特異抗原として当初a〜e型に分類され，その後a〜h型に細分された．

けっせいがた　血清型〈細菌の〉　serotype　特異抗体を用いて細菌表層抗原の違いを検出することにより，同種の細菌をより細かく分類するときに用いられる亜型のこと．血清型は，菌体抗原，鞭毛抗原，莢膜抗原などと抗血清との反応性の組合せにより沖められる．その方法を血清型別試験という．サルモネラ菌，病原大腸菌，赤痢菌等の腸内細菌科の細菌，レンサ球菌，緑膿菌，インフルエンザ菌などで型別試験がしばしば行われ，診断や疫学調査の有益な手段となっている．口腔細菌においても，う蝕の主要原因菌であるミュータンスレンサ球菌の7菌種がそれらの菌体表層多糖抗原の違いによりa〜hの8血清型に，若年性歯周炎の原因菌である*actinobacillus actinomycetemcomitans*か莢膜抗原の違いによりa〜eの5血清型に型別され，分類の基準に使われる．☞

抗原, 抗体, 血清

けっせいかんえん　血清肝炎　serum hepatitis
血清移入により感染されたウイルス性の肝炎. ☞肝炎

けっせいタンパクしつ　血清タンパク質　serum proteins　血清中に含まれるタンパク質. セルロースアセテート膜電気泳動により, アルブミン分画, α_1, α_2, β, γの分画に分けられる. IgGはγ分画に存在する. ☞血清

❖**けっせつし　結節歯　tubercular tooth**
❖**けっせつせいきんまくえん　結節性筋膜炎　nodular fascitis**
❖**けっせつせいこうはん　結節性紅斑　erythema nodosum**
❖**けっせつほうごう　結節縫合　lembert suture**
❖**けっそんこっせつ　欠損骨折　defect fracture**

けっとう　血糖　blood sugar　血液中に含まれるブドウ糖を指す. 健康な成人の空腹時血糖値は100 ml 中約60～110 mgである. 食後には血糖値は上昇し, 100 ml 中120～130 mgになる. インスリンにより, 肝臓や骨格筋でブドウ糖をグリコーゲンにかえて貯蔵されるため, 血糖値が下がる. 正常にインスリンが働けば, 食後約2時間で空腹時の血糖値にもどる. ☞インスリン

けつにょう　血尿　hematuria　血液の混入した尿. 種々の原因がある. 正常範囲は1日の総尿中に赤血球100万個以下である.

けっぺい　血餅　clot, blood clot　[血塊, クロット]　抗凝固剤を加えないで血液を採取後, 時間が経つことにより生じる, 主として赤血球とフィブリンにより生成される凝固物. ☞血液凝固

❖**けつまくはんしゃ　結膜反射　conjuctival reflex**

けつゆうびょう　血友病　homophilia　先天的に血液タンパク質である凝固因子が欠乏しているために, 血液が凝固しにくく出血が止まりにくい疾患. 伴性劣性遺伝で, 母から遺伝し男性が発病する. 凝固第VIII因子が欠損する血友病A型が, 血友病患者の約80％で, 第IX因子が欠けている血友病B型が残りを占める. 根本的治療法はないが, 患者には血漿または, 第VIII因子製剤や第IX因子製剤などの血液製剤が投与されえる.

ケトース　ketose　分子中に＞CO (ケト基またはカルボニル基) をもつ糖質の総称. 例えばブドウ糖 (アルドヘキソース, ＞CHOアルデヒド基をもつ) と同じく六炭糖のフルクトースはケトヘキソースである. 自然界のケトースにはD-フルクトース (果糖) やD-ケトペントース (五炭糖) が多い. ヒトの病気に遺伝性果糖尿症というのがあるが, 果糖が過剰に排泄される遺伝病で, 果糖代謝が遺伝的に異状を起こしている病気である. ☞糖質

ケトンたい　ケトン体　ketone body　[アセトン体]　アセト酢酸, その代謝産物である3-ヒドロキシ酪酸およびアセトンの総称. 多くの末梢組織や特に心臓や骨格筋の重要なエネルギー源. 脂肪酸やケト原生アミノ酸 (ロイシン, リシン, フェニルアラニン, チロシン) から生成される. 飢餓や糖尿病でケトン体血中濃度が増加する.

げねつやく　下(解)熱薬　antipyretic
異常に上昇した体温を正常体温に降下させる薬. 鎮痛作用もある. 基本的には発熱物質によるプロスタグランジンE_1の生合成および遊離を阻害する薬物である. ピラゾロン誘導体, アニリン誘導体, サリチル酸誘導体, アントラニル酸系化合物, フェニル酢酸系化合物に分類される.

ゲノム　genome　DNAに書き込まれた生物の全遺伝子情報の総体を表す概念. 生物が各々の機能の調和を保ちながら生活を営むうえで必要な染色体の一組, すなわち半数染色体 (n) を意味する. 細菌やウイルスなど, 原核生物の染色体は1本のDNAあるいはRNAから構成されているので, 巨大な核酸分子そのものが1つのゲノムに相当する. 2倍体生物の生殖細胞と体細胞のゲノム構成は, それぞれn, 2nのゲノムを保有している. ヒトの場合, 遺伝子は22本の常染色体とX, Yの2本の性染色体の上に存在し, DNAの総延長は約30億bp, コードするタンパク質の数は約10～14万と見積られている. 一方, 細胞壁をもたず, 代謝も単純な *Mycoplasma genitalium* のゲノムは58万bpで約677個のタンパク質をコードしており, このゲノムサイズとタンパク質の数が細胞の生命活動に最低限必要なものと考えられている. ウイルスなど, 比較的単純なゲノムの塩基配列の全長を解読したことに端を発して, 30億塩基対といわれるヒトゲノムの全塩基配列の決定を最終目標として, ヒトゲノムプロジェクト (human genome project) が, 米国, 英国, フランス, 日本など, 各国の分担, 協調によって1990年から進行している. ☞遺伝子, 染色体, ゲノム分析

ゲノムぶんせき　ゲノム分析　genome analysis
生物のゲノム間の相同性を調べるために, 細胞分裂時の染色体対合状態を解析する方法である. 古典的には, 木原均 (1930) による小麦の細胞学的研究によって確立され命名された. すなわち, 木原は小麦の祖先を調べるために, 小麦の群内, 群

間雑種F1の減数分裂時の染色体対合を解析して両親ゲノムの相同性, 異質性を判定することによって, 種の由来と変遷を明らかにした. 最近では, 遺伝子操作技術の進歩によって, 各遺伝子の詳細な解析が可能なため, ゲノム全体の解析を対象とした複数の遺伝子分析の場合もゲノム分析と総称することが多い. ☞ 遺伝子, 遺伝子操作, ゲノム, 染色体

ケラタンりゅうさん　ケラタン硫酸　keratan sulfate　［ケラト硫酸］　D-ガラクトース残基とN-アセチル-D-グルコサミン6-硫酸残基が, 交互にβ(1-4)結合した多糖で, ウロン酸を含まないグルコサミノグリカン. 角膜などに由来するケラタン硫酸Ⅰと髄核, 椎間板, 軟骨などに由来するケラタン硫酸Ⅱに分類される.

ケラチン　keratin　表皮のほか, 角, つめ, うろこ, 毛, 羽など, 体の外側に存在する主成分タンパク質. 一般に不溶性の細胞内タンパク質であり, ジスルフィド結合が多数存在する. αヘリックスがらせんを形成しているαケラチンと, ポリペプチド鎖が水素結合したβ構造をもつβケラチンがある. ☞ タンパク質

ゲル　gel　ある溶質が網目状に結合して, 多くの溶媒を保持したまま弾力性のある半固体状になったもの. 分子生物学の分野では, ポリアクリルアミドゲル, アガロースゲルなどがよく使用されている. ☞ SDS-PAGE

ゲルでんきえいどう　ゲル電気泳動　gel electrophoresis　支持媒体としてゲルを使用する電気泳動. ☞ SDS-PAGE

ケルビズム　cherubism　［家族性線維性異形成症］　常染色体性優性遺伝の顔面異常症. 下顎骨が左右対称的に腫大する.

ゲルろか　ゲル濾過　gel filtration, gel chromatography　［GFC, 分子ふるいクロマトグラフィー］　多孔性のゲルを充填したカラム高分子溶質と低分子溶質とを含む溶液を添加して溶媒を流し続けると, ゲルの孔に入り込めない高分子溶質は表面を通過して速くカラムから溶出し, ゲルの孔に入りながら流れる低分子溶質は遅れて溶出する. この原理で物質を分離する操作をゲル濾過という. ☞ クロマトグラフィー

ケロイド　keloid　［蟹足腫］　外傷, 火傷などによる瘢痕のあとに生じた結合組織の異常増殖.

けんか　鹸化　saponification　広義にはエステルが加水分解されてアルコールとカルボン酸を生成する反応を鹸化という. 脂肪酸のグリセリンエステルである油脂に水酸化ナトリウムを加えて熱すると, グリセリンと脂肪酸のナトリウム塩に加水分解し, 生成する塩を石鹸という.

げんかいデキストリン　限界デキストリン　limit dextrin　デンプンのアミラーゼ分解残物. アミロペクチンからグリコーゲンの分枝部分をいう. ☞ アミラーゼ, デンプン

げんがいろか　限外濾過　ultrafiltration　フィルターや膜の穴の大きさを利用して高分子を濃縮する濾過法.

げんかくせいぶつ　原核生物　prokaryote, procaryote　［前核生物］　細胞内に核膜構造をもたない生物の総称. 真核生物の対語. マイコプラズマ, クラミジア, リケッチア, 真正細菌, ラン藻がそれ. ミトコンドリアや葉緑体を含まず, 原形質流動もなく, リボソームは70S型である.

❖けんきかん　腱器官　tendon organ

けんきせい《さい》きん　嫌気性《細》菌　anaerobe bacteria, obligate anaerobe　［偏性嫌気性菌］　酸素の存在が発育に有害で, まったく酸素がない条件下ではじめて増殖する菌をいう. 偏性嫌気性菌にはクロストリジウム (*Clostridium* グラム陽性の芽胞性桿菌), バクテロイデス (*Bacteroides* グラム陰性の無芽胞性桿菌), フソバクテリウム (*Fsobacterium* グラム陰性の無芽胞性桿菌), ベイヨネラ(*Veillonella* グラム陰性球菌)などの多数の菌属が含まれる. それらの分離には採取した検体を絶対空気に触れさせてはならない. また, 培養や同定テストなどの過程においてもあらゆる条件を絶対嫌気的に保持しなければならない.

偏性嫌気性菌の菌種でヒトの疾病と最もかかわりをもつものはクロストリジウムである. クロストリジウムは土壌や動物の腸管に広く生息し, 多くの菌種が含まれている. それらの中には, ウェルシュ菌 (ガス壊疽の原因), 破傷風菌 (破傷風), ボツリヌス菌 (ボツリヌス中毒) などヒトや動物に致死作用を有する外毒素を産生する菌種が含まれる. ウェルシュ菌はエンテロトキシンを産生し, ヒトの食中毒の原因となるものもある. ボツリヌス菌自身は無害であるが, 食品や飼料中で産生されたボツリヌス毒素を摂食して中毒症状が起こる. 各型の分布は地域によって異なり, 本邦ではE型菌による中毒が東北や北海道に比較的多いが, これはこの地区で捕獲される海産魚類に関係がある. AおよびB型の中毒もまれにみられ, C型によるミンクの中毒もある. 乳児ボツリヌス症は6カ月齢未満の乳児が罹患するボツリヌス症で, 蜂蜜や野菜などの食品に付着したボツリヌス菌の少量の芽胞が盲腸あるいは大腸で発芽, 増殖し, そこで産生されたボツリヌス毒素を吸収し,

おもな病原性 Clostridium 菌種と疾病

菌種	毒素型	疾病
C. perfringens（ウエルシュ菌）	A	ヒトの胃腸炎，ヒツジ・ウシの腸内毒血症
	C	ヒトの壊死性腸炎，コウシ・コブタの腸内毒血症
C. chauvoei（気腫疽菌）		ウシ・ヒツジの気腫疽
C. novy	A	ヒト・ウシ・ヒツジのガス壊疽，悪性水腫
C. haemolyticum		ウシ・ヒツジの血色素症
C. septicum（悪性水腫菌）		ヒト・ヒツジのガス壊疽，悪性水腫
C. botulinum（ボツリヌス菌）	A	ヒト・ニワトリ・ミンクのボツリヌス中毒
	B	ヒト・ウマ・ウシ・ミンクのボツリヌス中毒
	C	野鳥・ウシ・ウマ・ニワトリ・ミンクのボツリヌス中毒
	D	ウシのボツリヌス中毒
	E	ヒトのボツリヌス中毒
	F	ヒトのボツリヌス中毒
C. tetani（破傷風菌）		ヒトおよび動物の破傷風
C. histolyticum		ヒトのガス壊疽
C. difficile		ヒトの偽膜性大腸炎

発症する．破傷風菌は強力な神経毒を産生する．創傷感染し，患部で増殖して破傷風毒素を産生すると，特異的な破傷風（tetanus）の症状が現れる．その芽胞は広く土壌および動物の腸管内に常在している．

なお，通性嫌気性菌（facultative anaerobe）とは酸素の存在の有無にかかわらず生存，増殖できる菌をいうが（通性菌，facultative ともいう），嫌気性菌の範疇には入らない．多くの通性菌では酸素がある環境のほうが，ないほうよりも増殖率が高い．腸内細菌，ビブリオなどがその代表である．

けんきてきかいとう　嫌気的解糖　anaerobic glycolysis　酸素を必要としない解糖系で，グルコースを乳酸に変換する．筋収縮などでのエネルギー獲得方法でもあり，乳酸の蓄積が筋肉疲労の原因となる．☞ 乳酸発酵，エムデン・マイヤホフ経路

けんきてきこきゅう　嫌気的呼吸　anaerobic respiration　[無酸素呼吸]　細胞中に取り込まれた有機物または無機物が電子供与体となり電子伝達系（呼吸鎖）を介して ATP を生成する過程を呼吸という．通常，最終電子受容体は分子状酸素であり，これを好気的呼吸という．一方，一部の微生物で行われているように最終電子受容体が分子状酸素以外のもの（硫酸塩，硝酸塩，炭酸塩，フマール酸塩など）である場合に嫌気的呼吸という．

例えば，土壌や水中に棲息する偏性嫌気性菌の硫酸還元菌では硫酸塩が還元されて硫化水素を発生する．腸内細菌やブドウ球菌の一部には硝酸塩を還元して亜硝酸塩とするものがある．湖水中や反芻動物の第一胃から分離される偏性嫌気性菌のメタン生成菌は炭酸塩を還元してメタンを生成する．レンサ球菌および大腸菌のあるものは嫌気条件下でフマール酸を最終電子受容体としてこれをコハク酸に還元する電子伝達系をもつ．進化的には嫌気的呼吸が先に出現し，その後好気的呼吸が出現したと考えられている．エネルギーの獲得形式としては好気的呼吸よりも効率が悪い．☞ 電子伝達系，呼吸，腸内細菌，偏性嫌気性菌

けんきばいよう　嫌気培養　anaerobic cultivation　嫌気性菌は通常酸素の存在下では発育できない．酸素を取り除くための方法として，培地中に溶け込んでいる酸素を取り除く，酸素が再び培地に溶け込まないように気相を無酸素のものにし，培地中の酸化還元電位を下げる．嫌気培養方法としては嫌気ジャー法（anaerobic jar）が扱いが容易であるため，広く用いられている．気相ガス置換により酸素を取り除くか，触媒を入れて酸素を除去する方法である．

スチールウール法：スチールウール表面にできた還元銅の被膜が急速に酸素を吸収し酸化銅となる反応を利用したものである．ジャーにはステンレス製とガラス製があり，ガス置換スイッチの切り替えだけで行える装置が市販品としてある．

ガスパック法：ガスパックから発生する水素がジャー内に設置されたパラジウムを触媒とし酸素と反応して水となることを利用したものである．ジャーの蓋に装置する触媒はあらかじめ乾熱滅菌器で160〜170℃，2 時間加熱し，活性化させる．ジャーの中に検体を接種したシャーレを蓋が下になるようにして入れる．嫌気培養用ガスパック（BBL，Oxoid）の一角を切り，蒸留水 10 ml を加える．ガスパックとインジケーターをジャーの中に入れ，

すぐに蓋を閉める．室温に放置して，内面曇りが生じたら，37℃の孵卵器に入れ，培養する．

パウチ法：専用のビニール袋に平板培地，薬剤（嫌気用）および嫌気性指示薬を入れる．ただちに密封クリップで袋を密封し，孵卵器で培養する（BBL，メルク，bioMerieur，日水，アスカ，ヤトロン）．数枚の平板培地の培養に便利である．

酸素フリーでの培養法：培地の調整，分注，培養材料の希釈，培地への接種，培養のすべてを酸素を含まない炭酸ガスや混合ガスの通気下で行うことで空気の侵入を防ぎ，完全嫌気状態をつくる方法である．ロールチューブ法やプレート・イン・ボトル法がある．

嫌気性グローブボックス法：孵卵器内で培地を作製，培養操作および増菌がすべてできる装置で，すべて嫌気環境下で行えるようになっている．装置が大がかりで費用もかかる．特殊な嫌気性研究室で用いられる．☞ 嫌気性（細）菌

げんけいしつ 原形質 protoplasm 細胞内小器官を含む細胞内物質の総称．核と細胞質が含まれるが，細胞が取り込んだ細菌異物などは含まれない．

❖**けんこうぜっこつきん 肩甲舌骨筋 omohyoid muscle**

❖**げんごしょうがい 言語障害 speech disorder (disturbance)**

❖**げんごちりょう 言語治療 speech therapy**

❖**けんし 犬歯 canine, cuspid** ［尖頭歯］

❖**けんしか 犬歯化 caninisation**

❖**けんしか 犬歯窩 canine fossa**

げんしきゅうこうぶんせき 原子吸光分析 atomic absorption analysis, atomic absorption spectrophotometry ［AAS］ 火炎中で化合物が原子に分解される際に生成する基底状態にある原子の蒸気層に光を照射すると，基底状態から励起が起こるためにその原子に固有の特定波長の光を吸収する．この現象を原子吸光といい，原子吸光光度計を用いて吸収される光量を測定することにより，試料中の元素の定性，定量を行うことができる．

❖**けんけい 原始形〈歯の〉 original form**
❖**けんしけっせつ 犬歯結節 canine tubercle**
げんしスープ 原始スープ primordial soup, prebiotic soup ［前生物的スープ］ 原始地球において，CO_2，CH_4，NH_3，H_2などの気体成分から放電や紫外線エネルギーによってアミノ酸やヌクレオチドを含む低分子有機物が生成され，生命体の誕生へつながったと考えられている．このような状態の，無機物から生命体が生まれるもとであると想定されるものを原始スープと呼ぶ．☞ 生命の起源

❖**げんしせいのうほう 原始性嚢胞 primordial cyst**

げんしたいき 原始大気 primitive atmosphere 微惑星が原始地球に衝突した際に熱が放射され蒸発しやすい成分が蒸発しガスが発生した．これは水蒸気，二酸化炭素，一酸化炭素，窒素，水素，硫化水素，塩化水素などからなると考えられており，微惑星が地球に衝突するたびに蓄積し，やがて地球全体を覆うようになったといわれ，還元的であったと考えられている．☞ 生命の起源

げんしタンパクしつ 原始タンパク質 paleoprotein 軟体動物の外骨格などの化石から分離される太古のタンパク質の総称．

❖**けんしていいしんそくてんい 犬歯低位唇側転位 infra-labio version of the canine**

❖**げんしょうすい 原小錐 protoconule**

❖**げんすい 原錐 protocone**

げんすうぶんれつ 減数分裂 meiosis ［還元分裂］ 一般に配偶子形成時に起こる分裂で，連続して2回の分裂が起こり，染色体数が半減する核分裂．有性生殖によって世代を重ねても体細胞当たりの染色体数が増加し続けないための機構といえる．2回の分裂をそれぞれ第一，第二分裂と呼び，第一分裂前期は細糸期，接合期，太糸期，複糸期，移動期に分けられる．体細胞分裂との基本的な違いは，接合期に相同染色体の対合によって二価染色体（bivalent）がつくられることである．DNAおよび染色体の複製はそれよりも以前にすでに終了しているので，1つの二価染色体は4本の染色分体が対合したような型になっている．やがてそれぞれの二価染色体をつくっている4本の染色体は2本ずつに分けられる．第二分裂では新たに染色体の複製は起こらず，各々の染色体をつくっている2本の染色分体が，1本ずつに分けられる．減数分裂を行う母細胞の染色体の数を2nとすると，細胞当たりの二価染色体の数はn個であり，染色分体4本の状態はDNAの複製完了の状態であるので，DNA量としては4Cである．減数分裂が完了した時点では，核の染色体数はn個，DNA量は1Cとなる．

一般に減数分裂は体細胞分裂と比較すると長時間を要する．これは第一分裂の前期が長いことによるもので，特に動物卵細胞では数カ月から数年に及ぶこともある．多くの動物卵では第一分裂前期に盛んにRNAやタンパク質の合成が起こり，

この時期に卵が肥大するので成長期とも呼ばれる．成長期を経た卵母細胞はいったん休止期に入り未受精卵として受精を待つ．脊椎動物の場合，未受精卵は第二分裂中期であり，細胞分裂抑制物質（CSF，cytostatic factor）が形成されて分裂が起こらないようになっている．第一分裂の過程で起こる染色分体の乗り換え（crossing-over）は遺伝的多様性をもたらす機構であって，それは進化の過程で生物種の適応度を高める効果となっている． ☞ 染色体，DNA複製，生殖

げんせいいでん　限性遺伝　sex-limited inheritance 　広義の伴性遺伝の1種で，雌雄いずれか一方の性だけに現れる遺伝をいう．形質が雄から雄へと伝わる限雄性遺伝と，雌から雌へと伝わる限雌性遺伝の2つがある．XY型動物の場合，Y染色体の非相同部にある遺伝子は限雄性遺伝をする．グッピーの背鰭に大きな黒斑を生じる遺伝はその例である．ヒトの水かき足指症（第2，第3指の隣接した2本の指が癒合して水かき状になる）や耳殻多毛症（約3cmに達する黒色の毛が耳殻に生える）は，数代にわたって男性のみに出現した家系があるので限雄性遺伝と考えられている．限雌性遺伝をするものとしては，キイロショウジョウバエでの頭部および胸部の剛毛が短小になる形質の遺伝がある．この形質を支配する断髪遺伝子 bb（bobbed）はX染色体上の劣性遺伝子であって，雌では $X_{bb}X_{bb}$ となって断髪の形質がでる．ところが，雄ではたとえX染色体上に bb があっても，Y染色体には bb 遺伝子の発現を抑える対立遺伝子があるので，$X_{bb}Y^+$ の雄は正常となる．本来X染色体上の遺伝子の遺伝は伴性遺伝と定義されているので，この場合は限雌性遺伝というよりはむしろ不完全伴性遺伝である． ☞ 性，伴性遺伝

げんせいぞうげしつ　原生象牙質　primary dentin ［第一象牙質］　歯の発生期に生ずる象牙質．

げんせいどうぶつ　原生動物　protozoa ［原虫］　単細胞性の動物の総称．水中を自泳するものや動物または植物に付着・寄生し生活するものがある．分裂や出芽などによって増殖し，仮足，鞭毛，繊毛，糸筋などによって移動する．

けんだくえき　懸濁液　suspension 　比較的大きな不溶性の粒子がコロイド状に分散している液．遠心力などにより，沈殿と上澄みに分かれる．

ゲンタマイシン　gentamycin ［硫酸ゲンタマイシン，ゲンタシン®，他］　*Micromonospora* によって産生されるアミノグリコシド系抗生物質でカナマイシン類に属する．製剤として注射薬，軟膏，クリーム，点眼液がある．細菌のタンパク合成を阻害し，殺菌的に作用する．βラクタム剤の作用しにくい緑膿菌，変形菌，セラチアなどのグラム陰性菌に有効．アミノグリコシド系抗生物質およびバシトラシンに対し過敏症の患者には禁忌． ☞ 抗生物質

❖**げんちょうせっかい　減張切開　relaxation section**

❖**げんちょうほうごう　減張縫合　relaxation suture**

けんていこうざつ　検定交雑　test cross 　F1と，調べる遺伝子についてすべて劣性ホモである個体との交雑をいう．検定交雑は遺伝子の構成が正しいかどうかを検定する目的で行う交雑である． ☞ 戻し交雑

❖**げんぱつそう　原発巣　primary focus, focus of infection** ［原病巣］

❖**けんはんしゃ　腱反射　tendon reflex**

けんびきょう　顕微鏡　microscope 　組織・細胞・物質などを拡大し，肉眼では認識できない微細構造を可視化できる装置．光源の違いにより光学顕微鏡（可視光線），電子顕微鏡（電子線），蛍光顕微鏡（紫外線）などがあり，目的に応じて選択する． ☞ 電子顕微鏡

❖**けんぼうすい　腱紡錘　tendon spindle**

こ

コアセルベーション　coacervation 　ある物質が溶液と混和したときに，コロイド粒子を形成しさらにそれらが集合してゾルとなり溶液中に相を形成する現象である．これは生体物質の分離や濃縮に応用されている．オパーリンは生命の起源において原始海洋中のコアセルベート液滴を細胞への中間ステップであると考えた． ☞ 生命の起源

❖**こういし　高位歯　hypsodont, hypselodont**

こうイディオタイプこうたい　抗イディオタイプ抗体　anti-idiotype antibody 　抗体分子上にある抗原との結合部位（イディオタイプ）が抗原として認識され特異的抗体の形成を誘導するが，このようにしてできた抗体を抗イディオタイプ抗体という．もし細胞表面にある抗体のイディオタイプと結合する抗体であれば表面免疫グロブリンレセプターを架橋することも起こり，それらは抗原と類似の作用を及ぼし，特異的な免疫寛容や過免疫反応を誘導する． ☞ イディオタイプネットワーク

❖こういんとうのうよう　後咽頭膿瘍　retropharyngeal abscess
❖こういんとうまく　口咽頭膜　pharyngeal membrane
こうウイルスざい　抗ウイルス剤　antiviral drug　ウイルスに高い選択毒性を示す化学療法薬のこと．ウイルスの増殖は宿主細胞の機構を利用するため，選択毒性の高いものが得にくいといわれる．核酸合成阻害剤と，そうでないものに大別されるが，アジドチミジン，アシクロビルは前者に属し，アマンタジンは，インフルエンザA2型の脱殻の阻害とされる．☞インターフェロン
こううしょくげんせい　抗う蝕原性　anticariogenicity [抗う蝕性]　う蝕誘発に関わる因子（宿主因子，細菌因子，基質因子）の作用に対して反作用的に働き，う蝕を予防する性質あるいは治癒方向に向かわせる性質をいう．例えば，宿主因子に関連したものとして，歯の耐酸性を強め，唾液の分泌量や緩衝能を増強させて歯のう蝕抵抗性を高めるような性質などをいう．また，脱灰部位の再石灰化を促進するような性質も含む．細菌因子に関連したものとして，う蝕原性細菌に静菌的，殺菌的に作用して増殖を抑制したり，あるいは免疫的に作用して除菌効果を示したり，本菌の酸産生を阻害するような性質などをいう．また，基質因子に関連したものとして，グルコシルトランスフェラーゼを阻害してスクロースからの粘着性非水溶性グルカンの合成を抑えることにより，歯垢形成を抑制したり，スクロースや発酵性糖質の菌体内への輸送を抑えるような性質などをいう．☞う蝕病原性細菌，フッ素，グルコシルトランスフェラーゼ
こううしょくめんえき　抗う蝕免疫　anticariogenic immunity　う蝕予防のための免疫学的手法をいい，能動免疫（ワクチン投与）と受動免疫（抗体投与）に大別される．う蝕病因の多様性や安全性の問題などからまだ実用されていないが，動物（ラット，ハムスター，サル）においては，う蝕病原菌 Streptococcus mutans の単一感染による実験う蝕での成功例が数多く報告されている．また，免疫用抗原も S. mutans の全菌体からグルコシルトランスフェラーゼ，菌体表層タンパク質抗原，デキストラン受容体，リポソーム画分など多岐にわたる．他方，ヒトにおいても S. mutans の死菌体の経口投与で S. mutans の定着を抑える，あるいは，グルコシルトランスフェラーゼの活性を阻害する分泌型 IgA 抗体が産生されると報告されている．

しかしながら，菌体の免疫でヒト心筋に対する交叉反応性抗体の誘導される危険性が指摘され，また，最近，S. sobrinus の細菌性心内膜炎関連抗原遺伝子がクローニングされ，それが同菌の表層タンパク質抗原（Spa A）遺伝子と同一であることが明らかとなり，現在，ペプチド抗原など安全で有効なワクチン用抗原の開発が研究の中心となっている．

一方，受動免疫においては，S. mutans の歯面付着を阻害するマウス単クローン抗体の歯面塗布でヒト口腔における本菌の定着を抑制できることが報告されており，同抗体遺伝子を植物（タバコ）で発現させることにも成功している．また，最近，植物でつくらせたその抗体を同様に用いて，ヒト口腔における S. mutans の定着抑制に成功している．その他，受動免疫としては，う蝕病原細菌に対する乳漿抗体を含む牛乳や，卵黄抗体（IgY 抗体）を含む鶏卵の生産，またヒト型キメラ抗体などの製作が試みられている．☞う蝕ワクチン，口腔免疫，受動免疫，ペプチドワクチン

❖こううん　紅暈　red halo
こうエネルギーかごうぶつ　高エネルギー化合物　high-energy compound, energy-rich compound　加水分解の自由エネルギー変化 ΔG^0 が $-5 \sim -15$ kcal/mol のものを高エネルギー化合物という．分子内の静電気的反発や立体的歪みで不安定な状態の高エネルギー化合物は加水分解して，共鳴構造や異性化反応などによってより安定している化合物（低エネルギー化合物）になりやすい．その反応の駆動力は ΔG^0 でその負の値が大きいほど，発熱やエントロピーの増加が大きい（表には実際の生体系に近い pH 7 における値 $\Delta G'$ を示す）．

したがって適当な酵素があれば，例えば，グリコーゲンからは 4 kcal/mol のエネルギーが放出され，グルコースが遊離する．しかし逆に，1個のグルコースがグリコシド結合するごとに ATP や UTP などのより高エネルギー化合物の加水分解エネルギーが必要である．ただし，スクロースからグルコース 1-リン酸，レバン，デキストランなどがつくられるときは，スクロース自身がより高エネルギー化合物であるので ATP や補酵素を要しない．☞グルコシルトランスフェラーゼ，酵素反応速度論，スクラーゼ，スクロース

加水分解反応	自由エネルギー変化 $\Delta G'$ (kcal/mol)
ホスホエノールピルビン酸$^{3-}$＋H_2O → ピルビン酸$^-$＋$HPO_4{}^{2-}$＋H^+	-14.8
1,3-ジホスホグリセリン酸$^{4-}$＋H_2O → 3-ホスホグリセリン酸$^{3-}$＋$HPO_4{}^{2-}$＋H^+	-13.0
ATP^{4-}＋H_2O → ADP^{3-}＋$HPO_4{}^{2-}$＋H^+	-8.3
ADP^{3-}＋H_2O → AMP^{2-}＋$HPO_4{}^{2-}$＋H^+	-8.7
UDP-グルコース$^{2-}$＋H_2O → UDP^{3-}＋グルコース＋H^+	-7.3
スクロース＋H_2O → グルコース＋フルクトース	-7.0
グルコース1-リン酸$^{2-}$＋H_2O → グルコース＋$HPO_4{}^{2-}$	-5.0
レバン (β-2,6-フルクタン)＋H_2O → レバン'＋フルクトース	-5.0
グリコーゲン＋H_2O → グリコーゲン'＋グルコース	-4.0
グルコース6-リン酸$^{2-}$＋H_2O → グルコース＋$HPO_4{}^{2-}$	-3.3

こうエネルギーリンさんけつごう 高エネルギーリン酸結合 energy-rich phosphate bond, high-energy phosphate bond 中性の水溶液中で加水分解の際に多量の自由エネルギーの減少を伴うリン酸結合．生体内で重要なものには，ATPなどのリン酸無水物，ホスホクレアチンなどのリン酸アミド，ホスホエノールピルビン酸などのエノールリン酸がある．

こうえんきせいはっけっきゅう 好塩基性白血球 basophil, basophilic leukocyte (leucocyte) [好塩基球] 好塩基性白血球は，循環血液中にはほとんど存在していない（全白血球の0.2%以下）．細胞内に濃い紫青色の顆粒を含むのが特徴である．これらの顆粒はヒスタミンやヘパリン，SRS-A，ECF-Aなどを含み，膜表面に存在するIgEレセプターを介して結合しているIgE抗体に特異的なアレルゲンがさらに結合すると脱顆粒が起こり放出され，種々のアレルギー反応を引き起こす．☞アレルギー

こうえんしょうやく 抗炎症薬 anti-inflammatory drug 炎症反応を抑制する薬物のことで，ステロイド性と非ステロイド性炎症薬に大別される．前者は，糖質コルチコイドで，その合成化合物からなり強い抗炎症作用をもつが，免疫低下など副作用も強い．後者は，アスピリンが属する酸性抗炎症薬と塩酸チアラミドなどの塩基性抗炎症薬からなる．そのほかに消炎酵素薬がある．

❖**こうおん 構音** articulation [咬交]
こうおんけんさ 構音検査 articulation test [発音明瞭度検査] 被検者の言葉を他人が聞いて明瞭さを検査し，異常のある音の種類や誤聴傾向を数値評価で表す．検査法は，会話場面における言葉の了解度を判定する方法と，検査表により誤聴率・誤聴傾向を検査する方法がある．後者は，任意の順に並べた語音を読ませ複数の検者が聴取して表記し一致率を明瞭度とし，誤聴や異常音を集計する方法である．

❖**こうおんしょうがい 構音障害** disorders of articulation [調音障害]
❖**こうか 口窩** stomodeum [原始口腔]
❖**こうがい 口蓋** palate
❖**こうがいいんとうかつやくきん 口蓋咽頭括約筋** palatopharyngeal sphincter
❖**こうがいいんとうきゅう 口蓋咽頭弓** palatopharyngeal arch, pharyngopalatine arch, posterior palatine arch [咽頭口蓋弓]
❖**こうがいいんとうきん 口蓋咽頭筋** palatopharyngeus muscle [咽頭口蓋筋]
❖**こうがいおん 口蓋音** palatals
❖**こうがいかこうおん 口蓋化構音** palatalized articulation
❖**こうがいかん 口蓋管** palatine canals
❖**こうがいがん 口蓋癌** carcinoma of the palate [硬口蓋（粘膜）癌]
❖**こうがいきゅう 口蓋弓** palatinal arch
❖**こうがいきょく 口蓋棘** palatinal spine
❖**こうがいきん 口蓋筋** palatine muscles
❖**こうがいけんまく 口蓋腱膜** palatine aponeurosis
❖**こうがいこう 口蓋溝** palatinal sulcuses
❖**こうがいこつ 口蓋骨** palatinal bone
❖**こうがいしょうか 口蓋小窩** palatine foveola
❖**こうがいしんけい 口蓋神経** palatine nerve
❖**こうがいず 口蓋図** palatogram [パラトグラム]
❖**こうがいすい 口蓋垂** pendulum of the palate, uvula
❖**こうがいすいきん 口蓋垂筋** uvular muscle
❖**こうがいすいれつ 口蓋垂裂** cleft uvula
❖**こうがいぜっきゅう 口蓋舌弓** palatoglos-

sal arch
- こうがいぜっきん　口蓋舌筋　palatoglossus muscle
- こうがいせん　口蓋腺　palatine glands
- こうがいそく　口蓋側　palatinal
- こうがいとっき　口蓋突起〈上顎骨の〉palatine process
- こうがいにゅうとうのうほう　口蓋乳頭囊胞　cyst of the papilla palatina
- こうがいねんまく　口蓋粘膜　mucous membrane of the palate
- こうがいのうよう　口蓋膿瘍　palatal abscess
- こうがいはん　口蓋帆　palatine sail
- こうがいはんきょきん　口蓋帆挙筋　levator veli palatini muscle
- こうがいはんちょうきん　口蓋帆張筋　tensor veli palatini muscle
- こうがいはんちょうきんしんけい　口蓋帆張筋神経　branch to the tensor veli palatini muscle
- こうがいはんまひ　口蓋帆麻痺　paralysis of soft palate
- こうがいぶれっこう　口蓋部裂溝〈上顎切歯の〉palato-gingival groove (of upper incisor)
- こうがいへんとう　口蓋扁桃　palatine tonsil
- こうがいほうせん　口蓋縫線　palatine raphe
- こうがいりゅうき　口蓋隆起　palatine torus, torus palatinus　[外骨症]
- こうがいれつ　口蓋裂　cleft palate
- こうがいれつおんせい　口蓋裂音声　cleft palate speech
- こうがいろう　口蓋瘻　palatal fistula
- こうかく　口角　corner of the mouth, labial angle
- こうかくかせいきん　口角下制筋　depressor anguli oris muscle　[三角筋]
- こうかくきょきん　口角挙筋　levator anguli oris muscle　[犬歯筋]
- こうかせいこつ《ずい》えん　硬化性骨《髄》炎　condensing osteitis (osteomyelitis), sclerosing osteitis (osteomyelitis)

こうかぞうげしつ　硬化象牙質　sclerotic dentin　象牙細管内に石灰塩が沈着し, 石灰化の亢進した象牙質.

こうがんざい　抗癌剤　antitumor agent
[制癌剤, 抗腫瘍剤]　癌治療薬の総称. 癌の治療の目的で用いられる化学療法剤のこと. 最近では, 癌遺伝子, 癌抑制遺伝子, 転移, 血管新生などに関連する遺伝子など遺伝子・分子レベルの癌化の機構解明が進んできており, 今後はこうした分子標的に基づく, 合理的な抗癌剤の開発が期待されている. 現在, 抗癌剤はその作用機序あるいは化学構造などにより, 次の7つに大別されている.

(1) アルキル化剤:DNAの構成塩基(特にグアニンの7位の窒素)をアルキル化し, 二本鎖間クロスリンクを生じ, その結果DNA合成を阻害することにより抗癌効果を発揮する. 毒ガスのナイトロジェン・マスタードの研究から発見された. (2) 代謝拮抗剤:DNAのヌクレオチド形成から核酸合成に至る生化学反応に拮抗的に働いてDNAの合成を阻害し, 抗癌作用を示す. (3) 抗癌性抗生物質:放線菌などの微生物由来の抗癌物質. 多くはDNAにインターカレートする, あるいはDNA鎖を切断するなどの作用によって, おもにDNA(あるいはRNA)合成を阻害する. (4) 植物由来抗癌剤:ビンカアルカロイドなど植物から抽出された抗癌物質で, 微小管(チュブリン)重合やトポイソメラーゼなどを阻害する. 近年, 西洋イチイから抽出したタキソール(微小管脱重合を阻害)に強い抗癌作用が見出された. (5) ホルモン療法剤:腫瘍細胞の分裂増殖がホルモンに依存する癌(乳癌や前立腺癌など)に対して効果を発揮する. 直接ホルモンレセプターに作用するか, あるいは視床下部や下垂体への作用を介して間接的に効果を現す. (6) BRM:biological response modifiersの略. 生体の免疫防御機構の増強を促し, 腫瘍に対して直接的, 間接的抑制効果をもたらす薬剤. 種々のサイトカイン, モノクローナル抗体など研究段階のものが多い. (7) その他の抗癌剤. ATRA(ビタミンA活性化代謝物で白血病細胞の分化誘導), Lアスパラギナーゼ(唯一の抗癌酵素)など. ☞インターフェロン, 核酸, 抗生物質

抗癌剤の分類と主な作用機序および薬剤名

分類	作用機序	薬剤名(略名)
アルキル化剤	DNA合成阻害 　DNAにクロスリンク	シスプラチン(CDDP) プロカルバジン(PCZ) サイクロホスファミド(CPA)

		メルファラン(L-PAM)
		その他：イホスファミド，ブスルファン，ニムスチン，MCNU など
代謝拮抗剤	DNA 合成阻害 　プリン環生合成阻害 　DNA ポリメラーゼ阻害 　dTMP 合成阻害 　葉酸代謝拮抗阻害 　リボヌクレオチド還元酵素阻害	6 メルカプトプリン(6 MP) シトシンアラビノシド(AraC) 5 フルオロウラシル(5 FU) メトトレキセート(MTX) ハイドロキシウレア(HU) その他：シトシン・アラビノシド，BHAC，テガフール，UFT，HCFU，トキシフルウリジンなど
抗癌性抗生物質	DNA 合成阻害 　DNA クロスリンク 　DNA 鎖切断 　DNA インターカレーション	マイトマイシンC(MMC) ブレオマイシン(BLM) アクチノマイシンD(ACT-D) ドクソルビシン(DXR, ADR, ADM) ダウノルビシン(DNR) その他：エピルビジン，アクラシノマイシンAなど
植物由来抗癌剤	チュブリン重合阻害 チュブリン脱重合阻害 トポイソメラーゼ阻害	ビンクリスチン(VCR) ビンブラスチン(VLB) パクリタキセル(TAX) エトポシド(VP-16) イリノテカン(CPT-11) その他：ビンデシンなど
ホルモン療法剤	免疫抑制・抗炎症作用 エストラジオール拮抗阻害	プレドニゾロン(PSL) タモキシフェン(TAM) その他：MPA，リュープロリン，トレミフェンなど
BRM	免疫防御機構の増強	インターフェロンα(IFN-α) インターフェロンβ(IFN-β) その他：OK-432, PSK, レンチナン，ベスタチンなど
その他	分化誘導 タンパク質合成阻害	全 trans-レチノイン酸(ATRA) Lアスパラギナーゼ(L-ASP)

こうかんしんけい 交感神経 sympathetic nerve　交感神経は副交感神経とともに自律神経系を構成し，心筋，平滑筋および腺を支配し生体の恒常性の維持に重要な役目を果たしている．一般に交感神経を刺激すると心筋血管系の機能が促進され，消化過程は抑制され動物の活動が活発になる．交感神経節前線維の細胞体はヒトでは第1胸髄から第3-4腰髄の側角にあり，脊髄前根，白交通枝を経て交感神経幹に入る．胸部内蔵，大血管，四肢，軀幹に分布する線維はここでニューロンを替え，腹部内臓に分布する線維はここを通過して腹腔神経節でニューロンを替える．

交感神経の節前線維はコリン作動性であるが，節後線維は汗腺に分布するものを除きアドレナリン作動性であり，コリン作動性の副交感神経と拮抗して各器官を二重支配する．しかし筋血管を除く大部分の血管は交感神経のみに支配され，また唾液腺は両者ともに分泌を促進し拮抗支配を受けていない．神経伝達物質として交感神経からはノルアドレナリンが，副交感神経からはアセチルコリンが放出される．ノルアドレナリン受容体はα，βに大別されるが，末梢血管には両者が存在し，α受容体は血管を収縮させβ受容体は血管を弛緩させる．☞ 神経系，神経伝達物質

❖こうかんしんけいかん　交感神経幹　sympathetic trunk

こうきせい《さい》きん　好気性《細》菌　aerobe, aerobic bacteria, facultative aerobe　［偏性好気性菌］　好気性菌はその生存および増殖に，酸素の存在を絶対的に必要とする菌を指し，嫌気性菌と対応する．好気性菌には *Acetobacter*, *Pseudomonas*, *Nisseria*, *Acinetobacter*, *Actinobacillus*, *Micrococcus*, *Bacillus* の一部，*Sarcina*, *Alcaligence*, *Agrobacterium*, *Janthinobacterium*, *Achromobacter*, *Flavobacterium*, *Nocardia*, *Mycobacterium* などが含まれる．一方，5〜10％に炭酸ガスを含む空気中で培養しないと発育しない菌があり，微好気性菌（microaerophile）と呼ばれる．*Brucella*, *Campylobacter* などがある．炭酸ガスはすべての菌の増殖に必要で，多くの菌では培地の各種有機酸やアミノ酸を脱炭酸して生じた炭酸ガスを利用するが，微好気性菌にはその機能がない．

こうきてきかいとう　好気的解糖　aerobic glycolysis　解糖系の調節異常のために，好気的条件下でも抑制されない解糖．癌細胞などに起こる．☞エムデン・マイヤホフ経路

こうキモトリプシン　抗キモトリプシン　antichymotrypsin　セリンプロテアーゼであるキモトリプシンの阻害剤としては，ジイソプロピルフルオロリン酸（DFP, Ser-195と反応），フェニルメタンスルホニルフルオリド（Ser-195と反応），トシル-L-フェニルアラニルクロロメチルケトン（TPCK, His-57と反応）のほか，放線菌由来のキモスタチン，それぞれ58個，181個のアミノ酸からなるトラジノール，トリプシンインヒビターがある．☞プロテアーゼインヒビター

❖こうきゅうし　後臼歯　postmolar　［臼後歯］
❖こうきょう　口峡　fauces
❖こうきょういんとうがん　口峡咽頭癌　carcinoma of the oropharynx　［口部咽頭癌］
❖こうきょうさきょうぶ　口峡峡部　oropharyngeal isthmus

こうぎょうけつぶっしつ　抗凝血物質　anticoagulant　血液凝固を阻害する物質の総称．試験管内で反応物質としては，ヘパリン，カルシウムキレート剤のクエン酸，EDTA，シュウ酸などがある．生体内に投与する薬剤としては，ワルファリン，クマリンで代表されるクマリン系抗凝固薬，ヘパリンがある．

❖こうきょうし　後頰歯　posteriory cheek tooth
❖こうきん　咬筋　masseteric muscle

❖こうきんきんまく　咬筋筋膜　masseteric fascia

こうきんさよう　抗菌作用　antibacterial action　抗菌剤などが，細菌の増殖，生存を阻止する作用．その種類により，さまざまな作用機序が存在する．☞殺菌，抗生物質

❖こうきんじょうみゃく　咬筋静脈　masseteric veins
❖こうきんしんけい　咬筋神経　masseteric nerve

こうきんスペクトル　抗菌スペクトル　antibacterial spectrum, antimicrobial spectrum　さまざまな種類の細菌に対して，抗生剤が有効に働く範囲．抗生剤は，グラム陽性菌だけに働くもの，グラム陰性菌に強力な抗菌作用を示すもの，どちらにも有効なものなど，種々存在する．☞抗生物質

❖こうきんそめん　咬筋粗面　tuberosity of masseter muscle
❖こうきんどうみゃく　咬筋動脈　masseteric artery

こうきんぶっしつ　抗菌物質　antimicrobial　殺菌または静菌作用を示す物質．☞抗生物質，ディフェンシン，抗菌ペプチド，抗菌剤

こうきんペプチド　抗菌ペプチド　antimicrobial peptide　唾液中には免疫グロブリン，リゾチーム，ペルオキシダーゼなどの抗菌活性を有するタンパク質が多数存在しているが，その他に，低分子のペプチド性の抗菌因子も分泌されており，抗菌ペプチドと総称される．これらはアミノ酸100残基以下で，特有の二次構造をとったり，特定のアミノ酸が多い特徴的なアミノ酸組成を示すことが多い．抗菌ペプチドは自然免疫の重要な担い手の1つであり，脊椎動物では唾液のみでなく広く上皮組織や血球系の細胞に発現している．また，植物や無脊椎動物も同様の機能を有する抗菌ペプチドを多数もっており，貝類，昆虫，は虫類，ほ乳類，ヒトに至るまで100種類以上の抗菌ペプチドが報告されているが，分子種に関しては動物種による違いが大きい．脊椎動物の抗菌ペプチドはおもに defensin family, cathelicidin family の2つに大別され，defensin family はさらに α タイプと β タイプに分けられる．しかし，例えばヒトとマウスでは各々のファミリーを構成するメンバーが異なっている．

　抗菌スペクトルはブロードで，グラム陰性菌に対する抗菌活性が一番高く，真菌や一部のウイルスに対しても活性があるが，グラム陽性菌に対しては比較的効果が弱い．菌体の膜に作用して殺菌

あるいは静菌効果を示すと考えられ，真核細胞と原核細胞との膜の組成の違いが作用の特異性を決定していると思われるが，高濃度では細胞毒性を示す．

細胞内では前駆体として合成され，シグナル配列とプロ配列を切断されて成熟ペプチドとなる．低濃度で獲得免疫のメディエーターとしても機能していることが報告されている．☞ デフェンシン

こうくう（こうこう）　口腔　oral cavity
消化管の最上部であり，食物の咀嚼を行うほか発声器および味覚器として重要な役割をもつ．口腔は口腔前庭と固有口腔に大別される．口腔前庭は口裂内側から上下顎歯槽部外側に囲まれた馬蹄形の狭い空間である．固有口腔は上顎の歯槽部内側と口蓋，下顎の歯槽部内側と口底によって囲まれた空間であり，閉口時にはそのほとんどが舌で満たされており，口腔後方は口峡によって咽頭に通じる．また，口腔の壁はすべて重層扁平上皮をもった粘膜で被われている．

こうくうがん　口腔癌　carcinoma of the oral cavity　狭義では口腔被覆粘膜から発生する癌で，大多数は分化の良い角化性扁平上皮癌である．前癌病変として白板症，赤板症があり，わが国では全癌死亡率の1％以下である．部位は半数が舌で，歯肉，口底，頬粘膜，硬口蓋，口唇と続く．

こうくうカンジダしょう　口腔カンジダ症　oral candidiasis　[カンジダ性口内炎，鵞口瘡]
真菌の Candida albicans による口腔内感染症．白色あるいは乳白色の偽膜を形成し，急性の場合は容易に剥離する．頬粘膜，舌，口蓋，口唇粘膜に好発する．主として乳幼児と老人にみられるが各年齢層でも発症し，日和見感染の場合が多数．☞ 真菌，カンジダ属

こうくうかんせんしょう　口腔感染症　oral infectious diseases　ヒトの病原体の多くは，鼻腔，口腔，目などの粘膜から侵入する．口腔は歯や義歯のような硬組織が存在するため化学療法剤の効力が及ばない細菌性バイオフィルムを形成しているので，他の部位とは感染の様式が異なっている．身体を被う上皮細胞は表面の細胞が常に剥離し，細胞に付着した病原体も同時に除去されるのに対して，歯や義歯のような硬組織では，口腔ケアをしなければ細菌性バイオフィルムが厚く蓄積される．歯垢 1 mg 中には数億の菌が生息するため口腔に定着した細菌は摂食と呼吸（誤嚥）により，消化器，呼吸器へと拡がり，各種の臓器に炎症性疾患を引き起こすと考えられている．歯周病患者では各臓器が血行性に持続的な口腔細菌の感染を受ける．高齢者は免疫機能が低下していることが多く，歯や義歯のバイオフィルムの蓄積を放置すると，う蝕と歯周病という局所的な疾患だけでなく，いわゆる誤嚥性の肺炎などの感染症を招くので特に危険である．

高齢者の歯や義歯にはどのような病原体が定着しているのであろうか．口腔からは真菌（カンジダ属）が高頻度で分離される．カンジダ属の中では Candida albicans が圧倒的に多い．レンサ球菌では Streptococcus pneumoniae（肺炎レンサ球菌）のほかに，ベータ溶血性を示す菌群が分離されている．ベータ溶血性を示す Streptococcus anginosus も分離されている．メチシリン感受性黄色ブドウ球菌（MSSA）のほか，院内感染菌として話題になっているメチシリン耐性黄色ブドウ球菌（MRSA）もバイオフィルムから検出できる．厚いきょう膜を有するクレブシエラ属では，Klebsiella ozaenae と Klebsiella pneumoniae（肺炎桿菌）が検出される．シュードモナス属では Pseudomonas aeruginosa（緑膿菌）が分離される．口腔から Haemophilus influenzae（インフルエンザ菌）が検出できる場合もある．この菌はインフルエンザウイルスと相乗的に働き，症状を悪化させる．インフルエンザ菌と同じ，ヘモフィルス属の Haemophilus parainfluenzae は，急性咽頭炎を引き起こすが，インフルエンザ菌よりも高頻度に分離できる．上気道炎，肺炎の原因菌であるブランハメラ（Branhamera catarrhalis）は鼻咽腔の細菌と思われているが，歯や義歯のバイオフィルムからの分離頻度も高い．

口腔感染症とは，口腔のバイオフィルムがう蝕と歯周病のように局所に病変を起こすだけでなく，誤嚥等により他の臓器に感染したり，歯周病など口腔の持続的炎症状態から高サイトカイン血症を引き起こす場合を含んでいる．高サイトカイン血症の状態が長く続くと，全身性炎症反応症候群（systemic inflammatory response syndrome；SIRS）と呼ばれる疾患に陥る．口腔感染症は SIRS の原因の1つになっている可能性がある．☞ う蝕，歯周病，全身性炎症反応症候群

こうくうかんそうしょう　口腔乾燥症　xerostomia　[唾液過少症]　唾液分泌量の減少によって口腔内が乾燥する状態．唾液腺自体の障害，分泌機構の障害，全身疾患，薬物，情緒的因子が原因としてあげられる．治療は原因の除去の他に，対症的に食事の改善，唾液分泌促進，人口唾液の使用，口腔清掃指導を行う．

❖こうくうがんめんししししょうこうぐん　口腔顔面指趾症候群　oro-facial-digital syndrome

こうくうさいきん　口腔細菌　oral bacteria

口腔に存在する微生物の総称．菌種としては300種以上存在するといわれ，培養不可能な菌種も多数存在すると考えられている．口腔の部位によって，その細菌の構成が大きく異なり，歯の萌出が菌種構成に大きな影響をもたらす．通常唾液中では1ml当たり10^8個，プラーク・歯周ポケットでは1グラム当たり10^{11}個と算定されている．

こうくうさいきんたとうるい　口腔細菌多糖類　oral bacterial polysaccharides

口腔内に常在するレンサ球菌や*Actinomyces*属などの細菌は，ショ糖やブドウ糖などからグルカン，フルクタン，グリコーゲン(アミロペクチン様グルカン)などの多糖体を菌体外あるいは菌体内に産生・貯蔵し，糖質の供給の絶たれる食間のような飢餓時にそれらを分解し発酵基質として利用している．口腔細菌がつくる代表的な多糖の種類と性状を下表に示した．ヒトう蝕の主要原因菌 *S. mutans* と *S. sobrinus* がグルコシルトランスフェラーゼの作用によりショ糖から合成する非水溶性グルカン（ムタン）は，菌が歯面へ固着・集落化してう蝕誘発性プラークを形成する働きに加えて，そのプラークがもつバリアー（拡散障壁）能を担う本体としてう蝕発生に深く関わっている．水溶性グルカン，フルクタン，グリコーゲンなどの他の多糖はいずれも内在性の糖質供給源としての働きをもつ．☞ 多糖，グルカン，フルクタン，グルコシルトランスフェラーゼ，フルクトシルトランスフェラーゼ，糖質，ムタン

こうくうじじょうさよう　口腔自浄作用　self-cleaning action of the mouth　[自然的清掃]

食物残渣等を歯面や軟組織の表面から停滞させることなく排除する生理的機能的清掃作用をいう．正常歯列では，咀嚼時に食塊は歯表面を機械的に摩擦・清掃しながら移動し，さらに軟組織の運動や唾液による洗浄により，口腔内は一定の清掃状態を維持する．この自浄作用を受けやすい部位をう食免疫域と呼び，反対に受けにくい部位を不浄域という．

❖こうくうじょうがくどうろう　口腔上顎洞瘻　oroantral fistula

こうくうスピロヘータ　口腔スピロヘータ　oral spirochetes　[口腔トレポネーマ]

口腔内に生息する屈曲・回転運動をするらせん状のグラム陰性細菌の総称で，現在培養可能な菌種はすべてトレポネーマ属に属する．顕微鏡下では大型・中型・小型のスピロヘータが観察されるが，大型のスピロヘータは培養の報告がない．培養可能なスピロヘータは血清要求性菌種と糖発酵性菌種に大別され，前者は，タンパク質分解酵素を産生し，歯周病との関連がある．*Treponema denticola* を含む．

❖こうくうせいしつう　口腔性歯痛　aerodontalgia　[気圧性歯痛]

❖こうくうせん　口腔腺　oral glands

❖こうくうぜんてい　口腔前庭　vestibule of the mouth

❖こうくうてい　口腔底　floor of oral cavity

こうくうトリコモナス　口腔トリコモナス

Trichomonas tenax　鞭毛虫類に属し，ヒトに寄生する *Trichomonas hominis*，*T. vaginalis* および *T. tenax* をいう．口腔の接触感染にて，歯周ポケット，ワンサン口内炎，う窩，歯垢，扁桃腺炎患部に寄生する．虫体は発育型・栄養型のみ

口腔細菌がつくる代表的な多糖体

菌種または菌属	基質	生成多糖（存在場所）	主な結合
Streptococcus mutans	ショ糖	非水溶性グルカン（菌体外）	α-1,3
		水溶性グルカン（菌体外）	α-1,6
		イヌリン様フルクタン（菌体外）	β-2,1
	ブドウ糖	アミロペクチン様グルカン（菌体内）	α-1,4
Streptococcus sobrinus	ショ糖	非水溶性グルカン（菌体外）	α-1,3
		水溶性グルカン（菌体外）	α-1,6
Streptococcus sanguis	ショ糖	水溶性グルカン（菌体外）	α-1,6
	ブドウ糖	アミロペクチン様グルカン（菌体内）	α-1,4
Streptococcus salivarius	ショ糖	レバン様フルクタン（菌体外）	β-2,6
		水溶性グルカン（菌体外）	α-1,6
Actinomyces 属菌	ショ糖	レバン様フルクタン（菌体外）	β-2,6
	ブドウ糖	ヘテロ多糖体（菌体外）	α-1,3
Neisseria 属菌	ショ糖	アミロペクチン様グルカン（菌体外）	α-1,4
Veillonella 属菌	ブドウ糖	アミロペクチン様グルカン（菌体内）	α-1,4

検出され，長さ4〜16μmの西洋梨状を呈する．

こうくうトレポネーマ　口腔トレポネーマ　oral treponema　→口腔スピロヘータ

こうくうないかんかく　口腔内感覚　sensation in the mouth　口腔粘膜上には，痛点，圧点(触点)，冷点，温点などの感覚点がある．分布の密度の順は皮膚と同様であり，粘膜の前方で密であり後方に従い粗になる．皮膚にある毛囊終末はなく代わりにマイスネル小体，クラウゼ小体が存在し，加えて自由神経終末，ルフィニ小体等の受容器が存在する．

こうくうねんまく　口腔粘膜　mucous membrane of oral cavity, oral mucosa　上下唇，頬，歯槽，口蓋，舌，および口腔底によって囲まれ，表面が唾液で湿潤した粘膜上皮(重層扁平上皮)に被われている．歯肉や口蓋，舌の糸状乳頭などは錯角化または角化している．粘膜上皮の下にはやや緻密な結合組織や豊富な血管からなる粘膜固有層，次に歯肉以外は疎性結合組織からなる粘膜下組織が存在し可動性をもつ．

❖こうくうねんまくがん　口腔粘膜癌　carcinoma of the oral mucosa

こうくうねんまくしょうどく　口腔粘膜消毒　disinfection of the oral mucosa　口腔粘膜の清掃には，綿球などによる機械的清掃，オキシドールやホウ酸水，生食水，重曹などによる口腔洗浄，オキシドールやホウ酸水，クロラミン液，陽性セッケン，アクリノール，ヒビテン液，ヨードチンキなどを用いた消毒液塗布がある．☞消毒

❖こうくうねんまくねっしょう　口腔粘膜熱傷　burn of the oral mucosa

❖こうくうばいどく　口腔梅毒　syphilis of the oral cavity

❖こうくうはくばんしょう　口腔白板症　oral leukoplakia

こうくうびせいぶつそう　口腔微生物叢　oral microbial flora　[口腔常在細菌叢]　口腔を含めてヒトの体のあらゆる場所(外界に通じる)にすむ微生物を常在微生物と呼ぶ．常在微生物は体の各部位の特殊性に応じてすみ分けをして，その環境に応じた独自の微生物叢を形成している．微生物叢は宿主を取り巻く環境，加齢，ホルモンの変動，食物(食習慣)，存在部位の生理的状態などの種々の要因によって量的にも質的にも構成が左右されるため，必ずしも常に安定しているわけではないが，宿主と微生物間，微生物相互間には一定の生態学的平衡関係が維持されている．

硬組織と軟組織が同じ場所に存在し，しかも歯の萌出から喪失まで刻々と変化する口腔は，体の他の部位に比べて非常に特殊な場所で，多様性に富んだ生活環境を微生物に提供している．また，歯，舌および口腔粘膜を常に潤す唾液や歯根と歯肉との間を流れる歯肉溝液の存在は，口腔にすむ微生物に大きな影響を与える．歯肉縁上の口腔微生物叢は歯垢(デンタルプラーク，dental plaque)そのものであり，ここの常在微生物は唾液をおもな栄養源とし，一方で歯肉縁下の口腔微生物叢は硬組織(根面)側に付着する歯垢，軟組織(歯肉)側に付着する微生物叢および歯肉溝内に浮遊する微生物叢の3つに分けられるが，いずれにしても血清とほぼ同じ成分である歯肉溝液を栄養源としている．

宿主と常在微生物の関係は基本的には宿主にとって有利なもので，常在微生物は外来の病原菌の定着を抑制したり，免疫機能を刺激することにより感染に対する抵抗力を高めるなどに働く．また，腸内微生物のあるものは宿主に必要なビタミンやタンパクを供給したり，消化吸収を助けるという積極的な共生関係をもっている．しかし，現在のところ，口腔微生物叢を構成する常在微生物で，腸内微生物叢のような積極的な共生関係をもつことが証明されたものは見当たらない．むしろ，多くの研究から口腔微生物叢は以下のような潜在的病原性をもつことが示されている．1)*Streptococcus mutans*グループなどのう蝕の原因細菌を含む．2)*Porphyromonas gingivalis, Actinobacillus actinomycetemcomitans, Prevotella intermedia*などの歯周病関連菌を含む．3)歯周病の免疫(おもに宿主に障害的に働くアレルギー反応)を増強する物質を含む．4)口腔に生じるほとんどすべての感染症(放線菌症，カンジダ症などを含む)の原因細菌および真菌を含む．☞う蝕病原性細菌，口腔感染症，歯周病原性細菌，ポルフィロモナスジンジバリス，アクチノバチルスアクチノマイセテムコミタンス，真菌，デンタルプラーク，放線菌症，カンジダ症

こうくうほうせんきん　口腔放線菌　oral actinomycetes　通性嫌気性グラム陽性無芽胞性桿菌で糸状の多形性分岐菌である．歯垢・歯肉溝に常在し，*Actinomyces viscosus, A. naeslandi*は有機酸を産生することから根面う蝕との関連が示された．また，感染症は大部分が*A. israelli*による日和見感染であり，進行の遅い硬い肉芽腫を形成し，膿汁にはドルーゼ(菌塊)が存在する．☞放線菌，日和見感染症

こうくうめんえき　口腔免疫　1) oral immunization　2) oral immunity　1)口腔粘膜経由で抗原を免疫すること．通常，皮下・腹腔・

静脈経由での免疫に比べ分泌型 IgA の誘導能が高い．2）口腔環境の免疫学的特殊性をいい，主役は唾液中に含まれる分泌型 IgA を主体とした粘膜免疫である．また歯肉溝浸出液中には IgG や IgM など血清抗体や，補体などの血清成分，さらに多形核白血球などある種の免疫担当細胞も存在し，免疫反応に関与する．しかしながら，通常の細胞性免疫や補体依存性抗体媒介性細胞傷害（CDAMC），抗体依存性細胞媒介性細胞傷害（ADCC），また抗体や補体に依存したオプソニン作用などは口腔細菌に対しては無効果であることが実験的に示唆されている．☞ 体液性免疫，粘膜免疫，分泌型 IgA，細胞性免疫，補体依存性抗体媒介性細胞傷害，抗体依存性細胞媒介性細胞傷害

こうくうレンサきゅうきん　口腔レンサ球菌　oral streptococci　口腔に分布する連鎖状配列を呈する通性嫌気性グラム陽性球菌の総称，*Streptococcus mutans*, *S. sanguis*, *S. mitior*, *S. salivarius*, *S. milleri* などが含まれる．溶血性を示す菌種が多く慣用的に緑色レンサ球菌群と呼ぶことがある．Mitis salivarius 寒天培地が選択培地として用いられる．☞ レンサ球菌

こうくうレンサきゅうきんのけいとうはっせいじゅ　口腔レンサ球菌の系統発生樹　phylogenetic tree of oral streptococci　レンサ球菌のうちで化膿レンサ球菌（pyogenic streptococci），腸内球菌（enterococci），乳酸レンサ球菌（lactic acid streptococci），偏性嫌気性レンサ球菌（anaerobic streptococci）などを除く多くの菌種群（group）が口腔レンサ球菌といわれ，ヒトや動物の口腔や腸内に常在する．口腔レンサ球菌の菌種群間および菌種間の系統関係は Bentley ら

と Kawamura らにより 16 SrRNA の塩基配列相同性から求められ，図のような系統発生樹として表された．菌種間の進化の距離（evolutionary distance）はそれらの間の線の長さで示されている．☞ アピテスト，A 群レンサ球菌，ストレプトコッカスアンギノーサス，偏性嫌気性レンサ球菌，レンサ球菌

❖**こうけいえいきゅうし　後継永久歯　succedaneous permanent tooth**　［後続永久歯，代生歯］

❖**こうけいきん　広頸筋　platysma**

こうけつあつ　高血圧　hypertension　［高血圧症］　病的に血圧の高い状態．大部分ははっきりした原因がなく，中年以降に発症する本態性高血圧である．1978 年の WHO の基準によると，収縮期血圧が 160 mmHg 以上あるいは拡張期血圧が 95 mmHg のいずれか一方，あるいは両者の場合高血圧と診断する．

❖**こうけつあつせいのうしょう　高血圧性脳症　hypertensive encephalopathy**

こうけっせい　抗血清　antiserum　ある抗原で免疫をして得られた血清をいう．免疫した抗原に対する特異的な抗体を含む．抗原に対し高い抗体価をもつ抗血清は，生化学や免疫学の分野で抗原の精製および検出などに利用される．☞ 抗体

こうげん　抗原　antigen　生体内に侵入することにより抗体産生や細胞性免疫などの免疫応答を引き起こす物質の総称．抗原を抗体産生，アレルギーや免疫寛容と関連して呼ぶ場合，それぞれ免疫原，アレルゲン，トレロジェンという．一般に，分子量の大きな非自己成分が非経口的に生体に侵入した場合，抗原性が強いとされる．産生さ

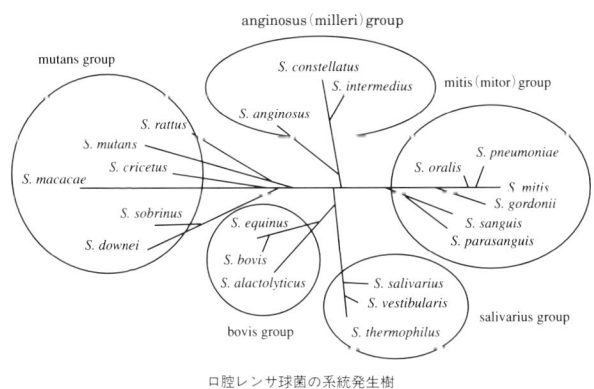

口腔レンサ球菌の系統発生樹

れた抗体は、抗原分子の特定部位（抗原決定基、antigen determinant）に結合するが、その中で化学構造が明確な部位をエピトープ（epitope）という。抗体がその抗原の決定基にしか反応しないことを特異性（specificity）というが、時として抗原決定基の構造が類似の場合、抗体が異種の物質に弱く結合することがある。抗体の結合部位が類似の場合も同様の現象がみられ、これを交叉反応（cross reactivity）という。

抗原は、その機能、由来、構造などによりさまざまに分類されるが、生体にその物質のみで免疫応答を引き起こすことのできるものを完全抗原（タンパク質など）、その物質単独では免疫応答を引き起こすことはできないが、タンパク質など他のものと結合し抗原性を発揮するものを不完全抗原（ハプテン、hapten）と呼び、脂質、多糖類、ホルモンや化学物質などが含まれる。大部分の抗原は、抗体産生にヘルパーT細胞の介助を必要とする胸腺依存性抗原（thymus dependent antigen）であるが、リポ多糖などはT細胞の介助なしにIgM抗体をつくるため、胸腺非依存性抗原（thymus independent antigen）と呼ばれる。免疫動物との類縁関係から分類した場合、宿主自体の成分を自己抗原、同種の動物由来の成分を同種抗原、異種動物の成分を異種抗原と呼ぶ。また、特定の種族や特定の臓器にのみ存在するものを種特異性抗原や臓器特異抗原と呼ぶ場合もある。抗原提示細胞に処理されることなく直接MHCクラスII外側部とT細胞レセプター（β鎖可変部）に結合し大きなT細胞集団を活性化する物質が見出され、これをスーパー抗原という。内因性の自己スーパー抗原と外来性の外因性スーパー抗原があり、後者にはブドウ球菌のエンテロトキシンや各種ストレスタンパク質などが含まれる。一部の歯周病原性細菌にスーパー抗原の存在が報告され、歯周病の進行に深く関与していると考えられる。☞ 抗体産生、細胞性免疫、主要組織適合(性)抗原、抗原提示細胞、スーパー抗原

こうげんけっていき　抗原決定基　antigenic determinant → エピトープ

こうげんこうたいはんのう　抗原抗体反応　antigen-antibody reaction　抗原と抗体が特異性をもって結合する反応をいう。ある一定の比率で組み合わさると沈殿物をつくる能力もその1つであり、ゲル内沈降反応などに利用される。

こうげんせんい　膠原線維　collagenous fiber [コラーゲン線維]　結合組織を構成しているタンパク質コラーゲンからなる線維。コラーゲンにも数種のタイプが存在し、組織によってコラーゲン線維の組成も異なる。☞ コラーゲン

こうげんていじ　抗原提示　antigen presentation [抗原提供]　T細胞レセプターはB細胞レセプターと異なり、抗原を直接認識できず、抗原提示細胞上に存在する主要組織適合(性)抗原分子（MHC、ヒトではHLA）の溝に収まった型になった抗原ペプチドを認識する。抗原をT細胞が反応できるように分解しMHC分子とともに細胞表面に表出することを抗原提示という。MHCクラスIおよびクラスII分子に結合する抗原ペプチドは、それぞれアミノ酸数9個および十数個ほどの長さである。

ウイルス抗原のように細胞質内で生成された抗原は、ユビキチンと結合してプロテアソーム（large multifunctional protease；LMP）と呼ばれる巨大タンパク質分解酵素に取り込まれ、適当な長さの抗原ペプチドに分解され、HSP（熱ショックタンパク質）70やHSP 90により運ばれ、TAP（transporter associated with antigen processing）と呼ばれるペプチド輸送タンパク質により粗面小胞体内に送り込まれ、そこに存在するMHCクラスI分子に結合する。MHCクラスI分子のα鎖は、膜結合タンパク質であるカルネキシンと結合して存在するが、β2ミクログロブリンの結合とともにカルネキシンから離れ、レクチン様シャペロンであるカルティキュリン、システインプロテアーゼ活性を有するERp 57と複合体を形成後、抗原ペプチドと結合する。抗原ペプチドのMHCクラスIへの結合には、HSPgp 96がシャペロンとして作用する。形成された抗原ペプチド結合MHCクラスI分子は、粗面小胞体を離れ、Golgi装置を通り、細胞表面に表出される。

外来性の抗原は抗原提示細胞に取り込まれ、初期エンドソームを経て、MHCクラスII分子に富む細胞内小胞群（MHC class II compartment）と呼ばれる後期エンドソームに運ばれ、カテプシンBなどのリソソーム酵素により抗原ペプチドに分解されクラスII分子に結合する。粗面小胞体で合成されたMHCクラスII分子は、インバリアント鎖（invariant chain；Ii）と結合しているが、カテプシンSや分子シャペロンとして働くH-2 M（HLA-DM）やH-2 O（HLA-DO）などの作用でIiがクラスII分子から切り離され、そこに抗原ペプチドが結合し細胞表面へと運搬される。

このほかウイルスや細菌感染により死んだ細胞を取り込み、そこに存在していたウイルスなどに由来する抗原を消化分解してMHCクラスI分子に結合させ、抗原特異的CD 8陽性キラーT細

胞の活性化を誘導するクロスプレゼンテーションと呼ばれる提示もある．また，結核菌の脂質などの抗原はMHCクラスIやクラスIIでなくCD1分子に結合する形でT細胞に提示される．☞ 抗原提示細胞，主要組織適合(性)抗原，MHCクラス拘束，ユビキチン系，プロテオソーム，T細胞，B細胞

こうげんていじさいぼう　抗原提示細胞　antigen presenting cell [APC]　細胞内で抗原処理した抗原ペプチドとMHC分子の複合体を細胞表面膜上に発現しT細胞に提示し，T細胞を活性化する機能を有する細胞．MHCクラスIと異なりクラスIIは限られた細胞しか発現しておらず，これらを常時発現している樹状細胞，マクロファージ，B細胞を抗原提示細胞という．これらの細胞はいずれも二次免疫応答においてT細胞に抗原提示可能であるが，ナイーブT細胞に抗原を提示し一次免疫応答の始動を誘導できるのは樹状細胞のみである．

樹状細胞は，細胞突起を樹枝上にのばした形態の細胞で，T細胞レセプターの活性化に必要なICAM-I，V-CAM-1，CD40，CD80，CD86，LFA-3などの共刺激分子を強く発現しており，Th1への分化の方向決定にも関与するIL-12の産生能を有する．表皮にいる未熟樹状細胞であるランゲルハンス細胞は，抗原を取り込むとリンパ流に入りベール細胞となり，リンパ節に達して成熟し相互連結性細胞になりT細胞に抗原提示する．ヒトの単球をGM-CSFとIL-4で培養するとCD1陽性の樹状細胞に，またCD34陽性骨髄前駆細胞をGM-CSFとTNFαで培養するとCD1陽性でBirbeck顆粒陽性のランゲルハンス細胞に分化する．このほか，リンパ球前駆細胞由来の樹状細胞も存在し，マウスでは，CD8αを発現しT細胞に傷害的に作用する．ヒトの末梢血中にもリンパ球系樹状細胞の存在が認められ，それらはCD1陰性CD15陽性で多量のインターフェロンを産生しTh2の分化誘導能を有する．☞ 抗原提示，リンパ球，T細胞，B細胞

こうげんびょう　膠原病　collagen disease　結合組織の細胞間質が侵されることを共通の特徴とする一群の疾患の総称．代表的な疾患としては全身性エリテマトーデス，慢性関節リウマチ，皮膚筋炎などがある．原因については不明の点が多いが，自己免疫疾患が疑われている．いずれも結合組織における慢性，再燃性，進行性の炎症を特徴とする．☞ 自己免疫

❖**こうごう　咬合　occlusion**

❖**こうごうあつ　咬合圧　biting pressure, occlusal pressure** [咬合力]

❖**こうごうあつそくていそうち　咬合圧測定装置　gnathodynamometer**

❖**こうこうがい　硬口蓋　hard palate**

❖**こうこうがいがん　硬口蓋癌　carcinoma of the hard palate**

❖**こうごうき　咬合器　articulator** [咬交器]

❖**こうごうさいとく　咬合採得　bite taking**

❖**こうごうしょうめん　咬合小面　facet** [咬合局面]

こうごうせい　光合成　photosynthesis　植物および光合成細菌が，光エネルギーを利用して二酸化炭素（CO_2）から有機化合物を合成する過程．化学合成独立栄養細菌を除くすべての生物は，直接または間接的に光合成で生成した有機物に依存して生存している．真核生物では光合成は葉緑体で行われ，その過程には次のような反応段階がある．

1）葉緑体チラコイド膜にある光化学系において，その反応中心の光合成色素クロロフィルが光エネルギーにより励起される．励起された色素は電子を放出し，そこで酸化還元反応が起きる．

2）光化学反応に次いで，反応中心に連なる電子伝達系でも酸化還元反応が起きる．このとき水（H_2O）から電子が奪われ，還元物質NADPHと酸素（O_2）が生じる．

3）電子伝達反応に共役してプロトン（H^+）が葉緑体チラコイド膜内腔に放出され，その結果チラコイド膜の内外に生じた電気化学ポテンシャルを利用してATPが生成される（光リン酸化反応）．

4）生成したNADPHとATPを利用してCO_2から有機化合物が合成される．これはカルビン回路の作用で行われるが，CO_2の固定反応はカルビン回路のみで行われるC_3植物の他，カルビン回路に入る前にCO_2が別の経路でいったんC_4有機酸に固定されるC_4植物などの存在が知られている．☞ エムデン・マイヤホフ経路，ペントースリン酸回路，電子伝達系，カルビン回路

❖**こうごうせいがいしょう　咬合性外傷　occlusal trauma**

❖**こうごうへいこう　咬合平衡　balance of articulation, balance of occlusion**

❖**こうごうめん　咬合面　occlusal surface** [咀嚼面]

こうごうめんうしょく　咬合面う蝕　occlusal caries　歯の咬合面部のう蝕で小窩裂溝部に好発する．この小窩裂溝部は，食物残渣やプラークが停滞しやすい不潔域であり，う蝕円錐は咬合面

を頂点とする．修復窩洞形成時は小窩裂溝部を完全に追求し，辺縁はう蝕免疫域まで拡大する必要がある．萌出した永久歯のう蝕予防に予防填塞等の処置を行う場合がある．☞う蝕

❖こうごうゆうどう　咬合誘導　denture guidance, occlusal guidance

❖こうごうりょく　咬合力　biting force　[咬合圧]

こうさいぼう　膠細胞　glial cell　[神経膠細胞，グリア細胞]　神経細胞ニューロンとともに神経線維を構成する細胞の総称．星状膠細胞，シュワン細胞など数種類が存在し，神経ネットワークの支持細胞としての役割を果たしている．最近の研究によると，単に神経ネットワークの維持だけでなく，神経細胞の分化，進展，生存の調節にも密接に関わっていると考えられる．☞神経系

❖こうさこうごう　交叉(差)咬合　cross bite
❖こうさこうごうはいれつ　交叉(差)咬合配列　cross bite arrangement

こうさはんのうせいこうたい　交叉(差)反応性抗体　cross-reacting antibody　ある抗原に特異性をもつ抗体は，その抗原にのみ結合するように考えられるが，実際には与えられた抗原決定基に対して関連のあるあるいは同じような形をした抗原に対しても結合する．この反応を交叉反応といい，交叉反応する抗体を交叉反応抗体と呼ぶ．ペプチドワクチンは交叉反応抗体を誘導するワクチンである．☞ペプチドワクチン，自己免疫

こうさんかざい　抗酸化剤　antioxidant　[抗酸化物質]　狭義には，脂質過酸化反応を抑える物質をいう．広義には活性酸素などのヒドロキシラジカル，スーパーオキシドアニオンなどに対して酸化反応を抑える物質を指す．低分子物質では，アスコルビン酸グルタチオン，ビタミンEなど，高分子物質としては，カタラーゼ，セルロプラスミンなどがある．

こうさんきゅう　好酸球　eosinophil, eosinophilic leukocyte (leucocyte)　[好酸性白血球]　ヒト末梢血白血球の2～5%を占める．好中球と同様の殺菌作用を有する．成熟した好酸球には顆粒が存在し，適当な刺激によって脱顆粒が起こる．寄生虫のような，細胞が貪食できない大きな標的に対して脱顆粒を起こし防御を行う．

❖こうさんきゅうにくが(げ)しゅ　好酸球肉芽腫　eosinophilic granuloma

こうさんせいきん　好酸性菌　acidophilic bacteria　通常致死的である酸性環境で発育生存できる菌群の総称．口腔ではミュータンスレンサ球菌や乳酸菌群がこれに相当する．

❖こうさんせいせんしゅ　好酸性腺腫　oxyphilic adenoma
❖こうさんせいはっけっきゅう　好酸性白血球　eosinophilic leucocyte　[好酸球]
❖こうじかいどうみゃく　後耳介動脈　posterior auricular artery

こうしきせいひんけつ　高色素性貧血　hyperchromic anemia　色素指数が1.1より高い貧血．疾患別にはビタミンB_{12}，葉酸欠乏による赤血球貧血と内因子欠乏による悪性貧血が代表である．また，肝臓疾患による貧血も高色素性貧血になることがある．

❖こうしこつしんけい　後篩骨神経　posterior ethmoidal nerve
❖こうしこつどう　後篩骨洞　posterior ethmoidal sinus

こうしゅう　口臭　halitosis　[bad breath, breath odor, oral malodor]　口腔を通して排出される気体のうち，生理的なもの病的なものを問わず不快な臭いの総称．原因の80%以上を占める口腔由来の口臭のほかに，空腹時，緊張時，月経時などの生理的口臭，消化器疾患，呼吸器疾患による口臭，代謝性疾患のうち糖尿病，飢餓によるアセトン臭，尿毒症によるアンモニア臭，肝疾患によるアミン臭などがある．口臭の80%以上は口腔局所の疾患に由来し，その主要原因物質は揮発性硫化物である硫化水素(H_2S)，メチルメルカプタン(CH_3SH)，ジメチルサルファイド[($CH_3)_2S$]である．これら揮発性硫化物は口腔内嫌気性細菌が唾液，血液，剝離上皮細胞，食物残渣などの含硫アミノ酸であるメチオニン($C_5H_{11}NO_2S$)とシステイン($C_3H_7NO_5S$)を分解，腐敗することにより産生される．その産生部位は，歯周病，口内炎，壊死性軟組織疾患，口腔癌などの疾患病巣，あるいは舌苔や貯留唾液があげられ，このうち歯周病，舌苔が原因のほとんどを占める．また唾液により口腔内嫌気性菌や含硫アミノ酸を洗い流すことで揮発性硫化物濃度をコントロールしており，極端な唾液分泌機能の減退により口臭を生じる．社会的容認限度を超える口臭は認められないが，口臭を訴える症状を仮性口臭症，口臭恐怖症という．☞歯周病，嫌気性細菌

❖こうしょう　咬傷　bite wound
❖こうじょうこうとうがいきん　甲状喉頭蓋筋　thyroepiglotticus muscle
❖こうじょうけいどうみゃく　甲状頸動脈　thyreocervical trunk
❖こうじょうしそうし《しんけい》　後上歯槽枝《神経》　posterior superior alveolar branches

❖こうじょうしそうどうみゃく　後上歯槽動脈　posterior superior alveolar artery
❖こうじょうすい　後小錐　metaconule
❖こうじょうぜつ　溝状舌　fissured tongue
❖こうじょうぜっかん　甲状舌管　thyroglossal duct
❖こうじょうぜっかんのうほう　甲状舌管嚢胞　thyroglossal duct cyst
❖こうじょうぜっかんろう　甲状舌管瘻　thyroglossal duct fistula
❖こうじょうぜっこつきん　甲状舌骨筋　thyrohyoideus muscle
こうじょうせんきのうこうしんしょう　甲状腺機能亢進症　hyperthyroidism　［バセドウ病］　甲状腺肥大、頻脈、眼球突出をおもな特徴とする疾患で、甲状腺ホルモンの分泌異常が原因となっている。自己免疫疾患の1つと考えられている。☞自己免疫
こうじょうせんきのうていかしょう　甲状腺機能低下症　hypothyroidism　甲状腺ホルモンの分泌低下による疾患で、幼児期を通じて継続すると心身の発育が停止し、クレチン病となる。成人の場合は無気力、浮腫、便秘、脱毛などの症状がみられ、重症になると極度の低体温、徐脈、粘液水腫から昏睡に至る。甲状腺ホルモン投与などの治療が必要とされる。
こうじょうせんホルモン　甲状腺ホルモン　thyroid hormones　甲状腺より分泌されるホルモンの総称。チロキシン、トリヨードチロニン、チロカルシトニンよりなる。体全体の代謝を調節する働きをもつ。☞ホルモン
❖こうじょうなんこつ　甲状軟骨　thyroid cartilage
❖こうじょうひれつきん　甲状披裂筋　thyroarytenoideus muscle
❖こうしょくひこうしょう　紅色肥厚症　erythroplasia（queyrat）
❖こうしん　口唇　lip
❖こうしんえん　口唇炎　cheilitis
❖こうしんがん　口唇癌　carcinoma of the lip
こうしんさんやく　抗真菌薬　antifungal agent　抗真菌性の抗生物質にはポリエン系のナイスタチン、アンホテリシンBのほかにグリセオフルビンなどがあり、化学療法剤としては、フルシトシンのほかアゾール系のエコナゾール、フルコナゾールがある。皮膚や粘膜に限局の表在性真菌症には通常、局所適用し、深在性真菌症には内服など全身適用する。☞真菌症、抗生物質
❖こうしんけいせいしゅじゅつ　口唇形成手術　cheiloplasty
❖こうしんじゅうもう　口唇絨毛　lip villus
こうストレプトリジンO　抗ストレプトリジンO　antistreptolysin O　［ASL-O］　ストレプトリジンの活性を阻害する抗体。☞アスロ
こうせいのうえきたいクロマトグラフィー　高性能液体クロマトグラフィー　high performance liquid chromatography　［HPLC］　高分離カラムと脈流のない高性能送液ポンプ、流路の死容積を最小にした試料導入装置と配管系、高感度でノイズの小さい検出器を一体化した装置（クロマトグラフという）で行う液体クロマトグラフィー（liquid chromatography；LC）のこと。従来の液体クロマトグラフィーと比べて、再現性の良い高度な分離を短時間で行うことができる。クロマトグラフィーの高性能化は微細で均一径をもつ充塡剤（高分離カラム）と高圧下でも安定した送液が可能な高性能ポンプが開発されたことが大きな要因である。短時間で結果が得られることや、高圧下で分離が行われることから高速液体クロマトグラフィー（high speed chromatography）あるいは高圧液体クロマトグラフィー（high pressure chromatography）とも呼ばれることもあったが、現在では高性能液体クロマトグラフィーの名称が一般化している。☞クロマトグラフィー、液体クロマトグラフィー、逆相クロマトグラフィー
こうせいぶっしつ　抗生物質　antibiotics　微生物が産生し、微生物の発育を阻止する物質を抗生物質と称する（Waksman、1994年）。現在では微生物によって生産され、微生物その他の細胞の発育を阻害する物質を抗生物質と呼んでいる。現在までに発見された抗生物質の数は9,000をこえ、そのうち約150が臨床的に使用されている。抗生物質は表に示したヒトの感染症治療のみならず、癌の治療（Mitomycin, Bleomycin, Actinomycin, Adriamycin＝Doxorubicin）、動物の感染治療（Tylosin, Bincyclomycin, Mycinamycin, Hygromycin, Nanaomycin）、家畜の発育促進（Streptomycin）、農薬（Polyoxin, Kasugamycin, Validamycin, Milidomycin）、除草剤（Bialaphos）、そのほか原虫（Monensin, Salinomycin：動物用）、蠕虫（Avermectin：ヒト、動物、農業用）、昆虫、クモ、ダニ（Avermectin：動物、農業）；Milbemycin, Nonactin：農業）などの駆除にも用いられている。しかし、耐性菌に対処する新たな抗生物質の開発や利用法が常に求められる。

主な抗生物質（抗菌薬）の特徴

作用点と化学構造グループ	抗生物質	標的病原菌（◎：適応，○：有効）
1．細胞壁合成阻害		
β-ラクタム		
(1)ペニシリン・セフェム系	Penicillin, Cephalosporin	◎陽[1]，◎陰[2]，◎嫌[3]
(2)カルバペネム系	Thienamycin	◎陽，◎陰，◎嫌
(3)モノバクタム系	Carumonam	◎陰
グリコペプタイド系	Vancomycin, Teicoplanin	◎陽
ホスホマイシン	Fosfomycin	◎陽，◎陰，◎嫌
サイクロセリン	Cycloserine	○陽，◎抗酸菌
2．タンパク質合成阻害		
アミノグリコシド系	Streptomycin, Panamycin	◎陽，◎陰，◎抗酸菌
マクロライド系	Erythromycin, Leucomycin	◎マイ[4]，○リ・ク[5]，◎陽，◎嫌
テトラサイクリン系	Tetracycline, Minocycline	○マイ，○リ・ク，○陽，◎陰，◎嫌
クロラムフェニコール	Chloramphenicol	○マイ，○リ・ク，◎陽，◎陰，◎嫌
リンコマイシン系	Lincomycin, Clindamycin	◎マイ，○陽，◎嫌
3．核酸合成阻害		
アンサマイシン系	Rifampicin	○リ・ク，○陽，◎陰，◎抗酸菌
4．細胞膜機能障害		
ポリミキシン	Polymyxin B	○緑膿菌
ポリエン系	Amphotericin B	○真菌

[1] グラム陽性菌　[2] グラム陰性菌　[3] 嫌気性菌　[4] マイコプラズマ　[5] リケッチア・クラミジア

こうそ　酵素　enzyme　生物の生産する触媒で，生物の営むほぼすべての反応を円滑に行わせて，生命の維持を行う．化学的本体は分子量1万から100万ほどのタンパク質であり，糖や脂質などアミノ酸以外の構成成分を含むものや，金属や特定の低分子化合物（補因子，補欠分子族，補酵素）を含むものもある．☞ 金属酵素

こうぞういでんし　構造遺伝子　structural gene [SG]　転写，翻訳の結果，最終的にタンパク質のアミノ酸配列を規定する遺伝子．当初は，遺伝子発現の調節に関わる調節遺伝子に対立する概念として生まれたが，現在ではこの対比はあまり意味をもたなくなっている．

こうそしき　硬組織　hard tissue　細胞質間に多量の石灰塩を含む組織．骨や歯がこれにあたり，歯はエナメル質，象牙質，セメント質の3種の硬組織からなる．☞ 歯

こうそのぶんるい　酵素の分類　enzyme classification　国際生化学連合（International Union of Biochemistry, IUB）は酵素名からその酵素の触媒反応がわかる系統的な命名システムを設けた．すべての酵素は6分類主群に分けられ，さらにそれぞれが副群，副副群に分けられて，推奨する常用名，系統名（systematic name）および4個の数字からなる酵素番号（enzyme code, EC）が附されている．系統名ははじめに基質を記し，基質が2つのときは：で結び，次に反応のタイプであって，原則として分類主群名あるいはepimerase, isomerase, mutaseを最後につける．表は分類主群とおもな副群である．

日本語訳は英語をそのままカタカナで続けて書き，〜ateは日本語の〜酸とする．例えば，常用名がlactate dehydrogenase（乳酸デヒドロゲナーゼ）の系統名はL‐lactate：NAD^+ oxidoreductaseで酵素番号はEC 1.1.1.27であり，dextransucrase（デキストランスクラーゼ）はsucrose：1,6-α-D-glucan 6-α-glucosyltransferaseでEC 2.4.1.5である．詳細は"Enzyme nomenclature：recommendations of the Nomenclature Commiittee of IUB"（Academic Press）や『生化学ハンドブックII』（東京化学同人）などを参照されたい．

酵素の分類

1. oxidoreductase（酸化還元酵素） 　dehydrogenase 　oxidase 　reductase 　peroxidase 　catalase 　oxygenase 　hydroxylase 2. transferase（転移酵素） 　transaldolase 　および transketolase 　acyl-, methyl, -glycosyl および 　phosphoryl-transferase 　kinase	phosphomutase 3. hydrolase（加水分解酵素） 　esterase 　glycosidase 　peptidase 　phosphatase 　thiolase 　phospholipase 　amidase 　deaminase 　ribonuclease 4. Lyase（脱離酵素） 　decarboxylase	aldolase 　hydratase 　dehydratase 　synthase 　lyase 5. isomerase（異性化酵素） 　racemase 　epimerase 　isomerase 　mutase 6. ligase（合成酵素） 　synthetase 　carboxylase

こうそはんのうそくどろん　酵素反応速度論

enzyme kinetics　基質や酵素の濃度などの条件を変えて反応速度を測り解析することにより,その反応機構を知る方法論で,最も一般的なのは Michaelis-Menten の定常状態速度論(steady state kinetics)である.酵素 E は基質 S とただちに結合し E-S 複合体になり,ついでその複合体が律速的に分解し生成物を生じると仮定すると,初速度 $v = V_{max}[S]/(K_m+[S])$ となる.基質濃度 $[S]$ が小さいとき v は $[S]$ に比例し,$[S]$ が増えるに従いその増え方が減り最大速度 V_{max} に漸近する.ここで,速度が最大速度の半分のときの基質濃度が Michaelis 定数 K_m と呼ばれる E-S 複合体の解離定数であり,実際に作用する基質濃度付近がわかる酵素の特性値の1つである.

多くの酵素はこの機構に従うが,例えば,ミュータンスレンサ球菌の乳酸デヒドロゲナーゼの機構は複雑で,フルクトース1,6-ビスリン酸は活性化剤,オキサミド酸は基質であるピルビン酸の拮抗阻害剤,もう一方の基質 NADH の結合部位は2つあるので v-$[S]$ プロットがシグモイド曲線になる.さらにいっそう複雑なデキストラン合成機構の解明では,Mooser らは Cleland の手法を用いて一連の反応を定常状態式で表し,実測値が最も合う機構を求めた.また遷移状態の速度論(transient kinetics)では,高速過程である E-S 複合体の生成や減少などをラピッドスキャン・ストップドフロー法などで直接測り,酵素反応をより詳しく調べることができる.☞ 拮抗阻害, 化学反応速度論, 乳酸脱水素酵素

こうそめいめいほう　酵素命名法　enzyme nomenclature

国際生化学分子生物学連合(IUBMB)の酵素委員会,国際純正および応用化学連合(IUPAC)の生化学命名審議会が設定.酵素を反応の種類で分類し,酵素番号,推奨名,系統名を定める.4個の数字で酵素番号を表し,第1の数は分類種群を,第2, 3の数は反応の分類を,第4の数は第1〜3の数字によって分類された一群の酵素の中の番号を示す.☞ 酵素の分類

こうたい　抗体　antibody

脊椎動物などの高等動物が体内に侵入した抗原に対し産生する,抗原に特異的に反応する免疫グロブリンの総称.結合する抗原が明確な場合や抗原との反応性について話されるとき多用され,抗 HIV 抗体などという.抗原上に存在する複数の抗原決定基に対し抗体がそれぞれ産生されるため,単一細菌感染においても複数種の抗体が各免疫グロブリンクラスで産生される.大部分の抗原は,マクロファージに貪食・分解された後その断片がマクロファージ表層に抗原提示された.それに特異的に反応するレセプターをもった T 細胞の仲介で,細胞表層に特異抗体をもった B 細胞が形質細胞に分化・増殖し大量の抗体を産生し,体液中に分泌する.

抗体は物理化学的,免疫学的性状から IgG, IgM, IgA, IgD, IgE の5つのクラスに分類され,ヒトでは IgG には4つ,IgM と IgA にはそれぞれ2つのサブクラスが存在する(H 鎖表参照).いずれの抗体も基本的には,すべてのクラスに共通な L 鎖と各クラスで性状の異なる H 鎖とからなり,2本の H 鎖と2本の L 鎖が互いにジスルフィド結合および非共有結合で結合する.抗体はアミノ酸組成と高次構造の観点から約110個のアミノ酸から成るドメインを構造単位として構成される,抗体分子を形成する2本の鎖のうち H 鎖は,IgG, IgA, IgD ではヒンジ部と4つのドメイン(V_H, C_H1, C_H2, C_H3),IgM と IgE は (V_H, C_H

抗体の種類と主な働き

	IgG	IgM	IgA	IgD	IgE
補体の活性化 古典経路	+	+++	−	−	+
二次経路	+	−	−	+	+
結合する細胞	好中球 マクロファージ NK細胞				肥満細胞 好塩基球
主な作用と性状	中和抗体(毒素・ウイルス)オプソニン抗体の主力で食作用を補助胎盤通過性をもつ歯肉滲出液中に多い.	感染後2〜3日で出現し凝集抗体として作用,細菌凝集抗体や同種血球凝集抗体の主力.リウマチ因子としても作用.	分泌型は唾液などの分泌液中に多く,粘膜局所免疫の主力.IgA産生細胞の85％は粘膜面に分布.	B細胞の分化過程の表面免疫グロブリンとして出現.抗核抗体などとしても検出.	即時型アレルギーの原因抗体.一方ではぜん虫など寄生虫の感染防御で重要な働きをもつ.

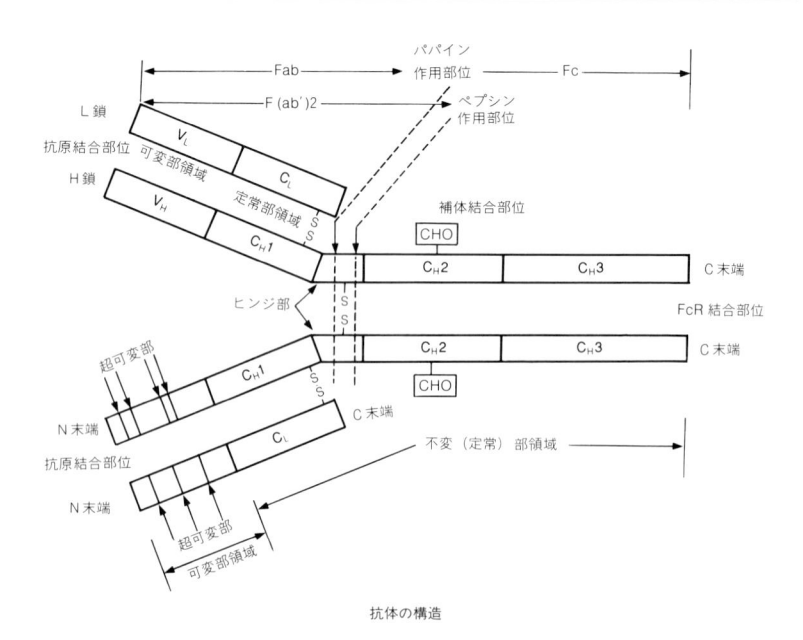

抗体の構造

1, C_H2, C_H3, C_H4) よりなり,L鎖は2つ(V_L, C_L)のドメインからなる(H鎖図参照).H鎖,L鎖とも抗原決定基と反応するN末端から約110個のアミノ酸組成は著しい多様性が認められ,可変部領域(variable region:V)と呼びそのうち特にアミノ酸変位の顕著な部位を超可変部(super-variable region:HV)と呼ぶ.そこから好中球や

マクロファージと結合するC末端にかけては,いずれのクラスの抗体においても同一で,定常部領域(constant region:C)と呼ぶ.

抗体はH鎖,L鎖の可変部で抗原決定基(エピトープ,epitope)と結合するが,構造の明らかな同一エピトープと抗体の結合力を親和性(アフィニティ,affinity)という.しかし,大部分の抗原

は多種のエピトープを同一分子上にもっているため，抗原と抗体の結合力はすべてのエピトープと反応する各々の結合力の総合的な結合力（アビディティ，avidity）で考えられる．アビディティはそのまま貪食作用や補体の活性化など生体内での抗原処理に影響を及ぼす．

自然界には莫大な数のエピトープが存在する．それに反応する抗体は未熟なリンパ球がB細胞に分化する際に染色体上の免疫グロブリン遺伝子が再編成することで抗原の多様性に対応している（詳細は抗体形成をみよ）．H鎖，L鎖両者のFabの遺伝子再編成により，マウスでは少なくとも10^6〜10^8種類の抗体が産生できる．また，各エピトープに対する特異抗体のH鎖の定常部もB細胞内で免疫グロブリンクラス決定遺伝子の変化からIgM, IgG, IgAとクラススイッチが起こる．

IgGは血清中に最も多く存在し，体液性免疫の中心的役割をするとともに胎盤通過性をもち，母子免疫の重要な担い手である．IgMは感染後最も早期に産生される抗体で，五量体を形成し凝集活性や補体活性化作用が強い．また IgAは単量体として血清中に存在する一方，唾液や各種分泌液に最も多く存在する抗体で，これは分泌型IgA（secretary IgA, sIgA）と呼ばれる．この抗体は，分泌片（secretary component：SC）やJ鎖（joining chain）をもち二量体を形成することにより各種タンパク分解酵素に抵抗性をもち，各々の常在菌が生息する口腔や腸管などに分泌されても比較的安定な性状をもつ．IgEは即時型アレルギーや寄生虫感染に深く関与している．IgDはB細胞の分化過程で表面免疫グロブリンとして見出される．細菌，抗ジフテリアトキソイド抗体や抗核抗体としての活性が検出されているが，詳細な作用はわかっていない．☞ 抗体形成，免疫グロブリン，分泌型免疫グロブリン，抗原提示，単クローン抗体

こうたいいぞんせいさいぼうばいかいせいさいぼうしょうがい　抗体依存性細胞媒介性細胞傷害　antibody-dependent cellular cytotoxicity ［ADCC］　特異抗体が標的細胞表面に結合した際に，その抗体のFcレセプター（FcR）と結合したエフェクター細胞（K細胞と総称されていたが，この名称は現在ではあまり用いられない）を介し誘導される細胞傷害をADCCと呼ぶ．FcRを有する細胞であれば，NK細胞，CTL（細胞傷害性T細胞），マクロファージ，単球などさまざまな細胞がADCCのエフェクターとなりうる．また一般にIgM抗体よりもIgG抗体によってADCCが誘導されると考えられている．

ADCCはMHC拘束性をもたないことから，非特異的な，つまりは原始的な生体防御機構とみなされがちである．しかしながら，多種のエフェクターが存在することや，MHC拘束性がないことは生体にとっては有利な場合もありうる．つまり，MHC分子がほとんど表現されていない，あるいは修飾を受けたような標的細胞でもADCCによって傷害できるからである．一方，ある種の自己免疫疾患においてはADCCによる自己細胞の破壊が生体に不利な結果を招くことも知られており，また臓器移植の際にもADCCが拒絶反応を促進する可能性があることから，一概にADCCが生体にとって有利にのみ働くとは限らないようである．☞ 細胞傷害性T細胞，MHCクラス拘束

こうたいか　抗体価　antibody titer ［抗体力価］　免疫して得られたある抗原に対する抗血清の，特異抗体含量の相対値を抗体価という．抗体価の測定には，沈降反応，凝集反応やエンザイムイムノアッセイがよく使われ，最小有効活性を示す最大希釈倍数（濃度の逆数）で表す．

こうたいけいせい　抗体形成　antibody formation　生体は多種多様な抗原に対し抗体を産生することができ，産生された個々の抗体分子は，抗原に対し特異性をもつ．これを抗体の多様性（antibody diversity）という．しかし，特異性は同じでもクラス，サブクラスにより異なった生物活性を示し，アフィニティも異なってくる．さらに，同一クラスの抗体分子でも抗原の多様性に応じた抗原結合部位の多様性が存在する．これらすべてを含めて広義の多様性と考えることができる．抗体分子はそれぞれ2本のH鎖とL鎖から構成されているが，H鎖は特異性が異なるごとにアミノ酸配列の異なる1個の可変部領域（V_H）と常に共通なアミノ酸配列をもつ3〜4個の定常部領域（C_H1〜C_H3またはC_H4）から成っている．一方L鎖は，各々1個の可変部と定常部領域から成っている．莫大な数の抗原に対し特異的な抗体が存在するのは，このH鎖とL鎖可変部領域のアミノ酸配列の多様性とその組合せに基づく抗原結合部位の立体構造や分子環境の差異によるものである．

多様性は可変部を形成するアミノ酸合成遺伝子の再編成または再構成（rearrangement）によりつくり出される．ヒトやマウスのH鎖可変部形成には，約10^3種類のV（variable）領域と約10種類のD（diversity）領域と4種類のJ（joining）遺伝子群が関与している．それぞれから1種類の遺伝子グループが選択され，新しいD-J-V領域活性遺伝子がつくられ可変部のアミノ酸配列が決定される．一方，L鎖可変部には約300種類のV領

域遺伝子と4種類のJ遺伝子群があり，同様に各1種類の遺伝子が選択され新しい活性化遺伝子が形成される．各結合部に新たな塩基挿入による変化も加わり，約10^{11}種類の可変部が産生でき，組合せの多様性も加えると約10^{17}種類もの特異性の異なる抗体を産生することが可能と考えられる．H鎖定常部の変化は抗体のクラススイッチが，これも関係遺伝子の再編成により決定される．その遺伝子は，可変部D-J-V領域の次にIgM（μ），IgD（δ），IgG（γ），IgE（ε），IgA（α）の順位配列する．δを除きそれぞれのクラス遺伝子の前にS領域と呼ばれる塩基が存在し，可変部D-J-Vの次に結合する．μの場合はIgMが産生され，γではIgGがつくられる．B細胞がサイトカインなどの作用を受けほぼ規則的に再編成されるため，抗体は，μ（IgM）からγ（IgG）そしてα（IgA）とクラススイッチする．D-J-V再編成はB細胞の分化段階で起きるため，原形質内のH鎖断片や細胞膜上の抗体分子によりB細胞の分化程度を知ることができる．抗体分子を表出した成熟B細胞は抗原と反応し，サイトカイン存在下で抗体産生B細胞（形質細胞）に分化し活発に抗体を分泌する．
☞ 抗体，H鎖，L鎖，サイトカイン

こうたいし　交代歯　relieve tooth, succedaneous tooth, successory tooth　［永久歯］
代生歯のこと．☞ 歯

こうタンパクしつ　硬タンパク質　scleroprotein　［アルブミノイド］　通常の塩溶液や薄い酸またはアルカリなどには溶けないタンパク質の総称．コラーゲン（皮・軟骨・骨・象牙質などに含まれる），エラスチン（靱帯，動脈），ケラチン（毛・角・つめ），フィブロイン（絹），レシリン（昆虫の外骨格弾性タンパク質）などを含む．動物を外界から保護する部分に大量に存在し，化学的，物理的作用，またプロテアーゼ処理などに高い抵抗性をもつ．分子間に強い結合，共有結合性の架橋などが存在する．☞ コラーゲン

こうちゅうせいはっけっきゅう　好中性白血球　neutrophil, neutrophilic leukocyte（leucocyte）　［好中球，中性好性白血球］　循環血中全白血球の90％以上を占める多核顆粒球．感染初期において微生物の貪食を行う．顆粒には酸性加水分解酵素，リゾチーム，ラクトフェリンなどが含まれている．

❖**こうていえん　口底炎　inflammation of the floor of mouth**

❖**こうていがん　口底癌　carcinoma of the floor of mouth**　［口底粘膜癌］

❖**こうていのうよう　口底膿瘍　abscess of the floor of mouth**

こうていびょう　口蹄病　foot-and-mouth disease　口蹄疫ウイルスによる家畜の急性伝染病．おもにウシ，ブタ，ヤギなどの偶蹄類，まれにヒトにも感染する．

❖**こうていほうそうしきえん　口底蜂巣織炎　phlegmon of the floor of mouth**　［ルードビッヒアンギーナ］

❖**こうとう　咬頭　cusp**　［尖頭］

❖**こうとう　喉頭　larynx**

❖**こうとうか　後頭顆　occipital condyle**

❖**こうとうがい　喉頭蓋　epiglottis**　［会厭］

❖**こうとうがいか　後頭蓋窩　posterior cranial fossa**

❖**こうとうがいたに　喉頭蓋谷　glosso-epiglottic vallecula**

❖**こうとうがいなんこつ　喉頭蓋軟骨　cartilage of epiglottis**　［会厭軟骨］

❖**こうとうかんごうい　咬頭嵌合位　intercuspal position**

❖**こうとうきょう　喉頭鏡　laryngoscope**

❖**こうとうきん　後頭筋　occipital muscle**

❖**こうとうくう　喉頭腔　cavity of larynx**

❖**こうとうけいれん　喉頭痙攣　laryngospasm**

❖**こうとうこつ　後頭骨　occipital bone**

❖**こうとうしょうのう　喉頭小嚢　saccule of the larynx**

❖**こうとうじょうみゃく　後頭静脈　occipital vein**

❖**こうとうそく　咬頭側　occlusal side**

❖**こうとうどうみゃく　後頭動脈　occipital artery**

❖**こうとうりゅうき　喉頭隆起　laryngeal prominence**　［アダムのリンゴ］

❖**こうとうリンパせつ　後頭リンパ節　occipital lymph nodes**

こうないえん　口内炎　stromatitis　口腔粘膜の複数の部位に炎症がある状態で，単独部位の炎症は通常口内炎とは呼ばれない．水疱性，びらん性，潰瘍性，偽膜性，紅斑性，およびこれらの混在型に分類され，接触痛，唾液分泌過多，口臭，所属リンパ節の腫脹，発熱等の症状がある．発症の原因の鑑別診断が重要である．

❖**こうばんしょう　紅板症　erythroplakia**

❖**こうはんせいろうそう　紅斑性狼瘡　lupus erythematosus**

❖**こうびこう　後鼻孔　posterior nasal aperture**

❖**こうびし　後鼻枝　posterior nasal branches**

こうヒスタミンやく　抗ヒスタミン薬　antihistamine drug　ヒスタミン受容体には、H_1とH_2があり、これらで受容体でヒスタミンの作用を競合的に遮断する薬物。その結果ヒスタミンの生理作用である毛細血管拡張、平滑筋収縮作用、局所刺激作用を遮断する。アレルギー症状を寛解するため、アレルギー疾患の治療に使用する。副作用として中枢神経系の抑制による鎮静、催眠作用がある。☞ アレルギー

❖**こうぶきょうちょく　項部強直　stiffness (rigidity) of the neck**

こうプラスミンざい　抗プラスミン剤　antiplasmin agents　プラスミンの作用を抑制してフィブリンの分解を抑え止血作用を現す薬物。イプシロン－アミノカプロン酸、トラネキサム酸はプラスミノーゲンアクチベーターを阻害することで、プラスミノーゲンの活性化を抑制しプラスミン産生を抑制する。アプロチニンはプラスミンを非活性化する。☞ 血液凝固

こうぼきん　酵母菌　yeast　単細胞性の真菌類の総称。球形あるいは楕円形で、葉緑素を含まず、出芽によって繁殖するが、分裂によることもある。酵母はパンやアルコール飲料の製造など、工業生産のさまざまな発酵過程で利用されている。☞ 真菌

こうぼきんしょう　酵母菌症　blastomycosis　[ブラストミセス症、分芽菌症]　酵母様真菌による感染症。☞ 真菌症

❖**こうまくし　硬膜枝　meningeal branch**　[棘孔神経]

❖**こうもうしょう　咬耗症　attrition**

こうりょうし　光量子　light quantum, photon　[光子]　マクスウェルの方程式に従う電磁場を量子化して得られる光の微粒子単位。光子は非荷電で、質量0。

❖**こうりんきん　口輪筋　orbicularis oris muscle**

こうリンさんか　光リン酸化　photophosphorylation　[光合成的リン酸化]　葉緑体のチラコイド膜や光合成細菌のクロマトホアで光のエネルギーを利用して行われるATPの合成反応。光エネルギーに端を発する電子伝達系に共役してプロトン濃度差が生じ、この電気化学ポテンシャル差によってATP合成酵素が駆動されATPが合成される。☞ 光合成、電子伝達系

❖**こうりんじょうひれつきん　後輪状披裂筋　posterior cricoarytenoid muscle**

こうリンパきゅうけっせい　抗リンパ球血清　antilymphocyte serum　[ALS]　リンパ球の表面抗原に対する抗体を含む血清をいう。リンパ球の分化によって表面抗原が異なることから、これらの抗血清はリンパ球の同定や単離に使われる。☞ 細胞表面マーカー

❖**こうれつ　口裂　chink of the mouth, aperture of the mouth, orifice of the mouth**

コエンザイムA　coenzyme A　[補酵素A、助酵素A、CoA]　アシル基転移反応のアシル基の担体として働く補酵素。アシル基とチオエステル結合をつくる。脂肪酸の酸化、ピルビン酸の酸化によって生成するアセチルCoA、クエン酸回路でのスクシニルCoA、脂肪酸合成でのマロニルCoAなどがある。

ごえんせいはいえん　誤嚥性肺炎　aspiration pneumonia　[嚥下性肺炎、吸引性肺炎]　食物や唾液あるいは胃内容物の食道逆流による誤嚥が原因で起きる肺炎のことで、咽頭および喉頭粘膜に微生物のコロニーが形成されるため、微生物を多量に含んだ分泌液を絶えず誤嚥して起こる場合もある。いったん誤嚥性肺炎が起き気道粘膜が損傷すると、知覚鈍麻が生じるため咳反射が起こりにくく、誤嚥した食物などを排せつできなくなり、また誤嚥性肺炎が起こるという悪循環に陥る。
　高齢者では嚥下反射や咳反射が低下することに加えて免疫力や全身抵抗力の低下があるため、誤嚥性肺炎の発症率が増加するが、特に長期臥床者やactivities of daily living (ADL) の低下したものではその傾向が著しくなる。健康成人に発症する(肺炎を含む)呼吸器感染症の起因菌として、肺炎球菌や黄色ブドウ球菌などの病原微生物とほぼ同じ頻度で口腔常在微生物が検出される。このことは高齢者のような易感染宿主でなくとも常在微生物が起因となる可能性を示唆している。☞ 嚥下反射、口腔常在微生物叢

コード　code　[遺伝暗号]　DNA 3塩基、64通りの組合せで20種のアミノ酸と転写の開始、終了を意味する。DNAの配列中、タンパク質の情報を実際に含む領域をコード領域という。☞ コドン

コールターカウンター　Coulter counter　血球計算や菌数測定に使用する装置。

コールドバーグ・ホグネスボックス　Goldberg-Hogness box　→ TATAボックス

コーンコブ　corn-cob, fruiting head　デンタルプラークは球菌、桿菌、糸状菌などのほか、ときにスピロヘータが表層を取り巻くように凝集、配列している。コーンコブはプラーク表層の比較的菌密度の低い部位にみられるトウモロコシ状構造で、*Corynebacterium matruchotti*や*Fusobacterium*などの桿菌、糸状菌が芯となり、そ

の周囲に S. sanguis のようなレンサ球菌が結合したものである．プラーク細菌の異種菌体間相互の凝集を示す構造で，コーンロブにつくロゼット rosettes，ブリストルブラシ bristle brush といった構造も観察される．☞ バイオフィルム，デンタルプラーク

コーンシュガー corn sugar ［グルコース］トウモロコシより分離されるデンプン糖．糖化の程度が DE (dextrose equivalent) 以下のものは，水飴 (corn syrup) という．☞ グルコース

❖**ごおんはつごめいりょうど《けんさ》 語音発語明瞭度《検査》 articulation test in pronunciation**

こきゅう 呼吸 respiration 動物が呼吸器によって外界より分子状酸素を取り込み二酸化炭素を外界へ放出してガス交換を行う外呼吸と，細胞が代謝の過程で酸素を消費し二酸化炭素を発生する内呼吸（細胞呼吸）とに大別される．分子生物学的には内呼吸を指し，その根底となるものは有機化合物，特に糖質の嫌気的あるいは好気的分解およびそれに続くエネルギー生成（ATP 合成）反応である．嫌気的代謝過程では糖質は解糖（発酵）によって最終産物の乳酸，酢酸，ぎ酸，エタノールなどになる．ミュータンスレンサ球菌では嫌気条件によって最終産物の比率が変化する．一方，好気的代謝過程では糖質は解糖系を経てクエン酸回路 (TCA 回路) に入り，脱炭酸反応，脱水素反応などを受けて水と二酸化炭素にまで分解される．脱水素反応で生じた還元物質 (NADH, FADH) の水素は電子伝達系を経て酸素に渡され水となる．この電子伝達系に共役して酸化的リン酸化すなわち ATP 合成が起こる．グルコース 1 分子から生じる ATP は，嫌気的代謝過程で 2 分子，好気的代謝過程で 38 分子である．タンパク質の一部はアミノ酸，オキソ酸（α-ケトグルタール酸，オキザロ酢酸など）を経てクエン酸回路へ入る．脂肪酸の一部も β 酸化によりアセチル CoA を経てクエン酸回路へ入る．解糖系の酵素群は細胞質に存在するが，クエン酸回路，電子伝達系の酵素群はミトコンドリアに局在する．☞ 解糖系，クエン酸回路，電子伝達系，酸化的リン酸化，ATP，脂肪酸分解，エネルギー代謝

こきゅうきけい 呼吸器系 respiratory system O_2 の吸収，CO_2 の排出を行う器官の総称．気管，肺，これらを動かす組織よりなる．また，細胞がこれらのガス交換を行うシステムに対しても用いられる．

こきゅうしきそ 呼吸色素 respiratory pigment 生体中の呼吸に関する物質のうち，可視部に吸収を示す色素．ヘモグロビン，ヘムエリトリン，ヘモシアニンなどがある．

こきゅうそがいざい 呼吸阻害剤 respiratory inhibitor 細胞呼吸の阻害剤をいう．シトクロム酸化酵素の阻害剤である KCN, CO, NO, NaN_3 などが一般的であるが，そのほかにユビキノール－シトクロム C レダクターゼ阻害剤であるアンチマイシン A，ユビキノンの還元を阻害するロテノンやアミタールがある．☞ シトクロム系

こきゅうちゅうすう 呼吸中枢 respiratory center 中枢神経にある呼吸に関する運動ニューロンの活動を統合的に制御する領域．

こきん 孤菌 comma bacillus コレラ菌などのようにコンマ状，バナナ状を呈している細菌の総称．

こくえん 黒鉛 graphite ［グラファイト］炭素の同素体の 1 つ．耐熱性，耐食性に富み，電気・熱の伝導率が比較的良い．

こくしょくエナメルじょうひしゅ 黒色エナメル上皮腫 melanoameloblastoma ［色素性プロゴノーマ］ まれな良性腫瘍．乳幼児の上顎に好発する．

こくしょくしゅ 黒色腫 melanoma ［メラノーマ］ メラニン色素を産生する能力をもつ細胞からなる腫瘍で，悪性のものを指す．

❖**こくしょくせいしんけいがいはいようせいしゅよう 黒色性神経外胚葉性腫瘍〈幼児の〉 melanotic neuro-ectodermal tumor (of infancy)**

❖**こくしょくせいぜんがんしょう 黒色性前癌症 melanotic precancerosis**

❖**こくしょくせいプロゴノーマ 黒色性プロゴノーマ melanotic progonoma**

❖**こくしょくにくしゅ 黒色肉腫 melanosarcoma**

❖**こくしょくひょうひしょう 黒色表皮症 acanthosis nigricans**

❖**こくもうぜつ 黒毛舌 black hairy tongue**

❖**こけいしかんきょうげき 鼓形歯間狭隙 embrassure**

❖**こざい（こりつ）せいこつのうほう 孤在（孤立）性骨嚢胞 solitary bone cyst**

❖**こしつしんけい 鼓室神経 tympanic nerve**

❖**こしつしんけいそう 鼓室神経叢 tympanic plexus**

50％ちしりょう 50％致死量 median lethal dose ［LD 50］ 毒力の指標の 1 つで，動物個体数の半数を殺す毒物や放射線の量をいう．同一群の動物間においても個体の反応性の差があるた

め,正規分布から得られた50％致死量は動物群に対する致死量を正確に表す推定値として用いられている.

50％ゆうこうりょう　50％有効量　median effective dose［ED 50］　効力の指標の１つで,動物個体数の半数に効力を示す薬物の量をいう.医薬品は有効用量が低く中毒用量が高いほど安全であることから,医薬品の安全の指標としてLD 50/ED 50が用いられ,安全域（margin of safety）と呼ばれている.

コステンしょうこうぐん　コステン症候群　Costen syndrome　顎関節の機能異常が原因により起こる難聴,耳鳴り,めまい,関節雑音,舌や咽頭部痛,持続的な側頭部痛等の症状を示す一連の疾患.

❖**こそくかく　孤束核　nucleus of the solitary tract**

こだいがたうしょく　古代型う蝕　ancient dental caries［デンプンう蝕］　ヒトが消化できる糖質はα-1,4-グルカンのデンプンとショ糖,乳糖,麦芽糖などの少糖類である.歴史的にみるとヒトの摂取してきた糖質の大部分はデンプンである.ヒトが摂取したデンプンは大部分,咀嚼,嚥下されるが,一部は唾液および口腔内細菌のアミラーゼによって分解され,グルコースやマルトースが産生される.生デンプンはβ-デンプンといい,一部を除いてヒトが食べることはできない.生デンプンを加水,加熱すると糊化し,コロイド状となってα-デンプンに変化する.α-デンプンは粘性があり,水解酵素の作用を受けやすく,食べることができるようになる.すなわち加熱調理したα-デンプンは口腔内に残留すると口腔内細菌の酸産生の基質となりうる.古代人は歯を磨かないので歯面にデンプンが長期にわたって付着すると有機酸が発生・貯留し,う蝕になる.このように加熱調理デンプンを基質としたう蝕を古代型のう蝕と呼ぶ.デンプンは自然界においては根基や種子中に存在するが,う蝕を起こすほどの量は,農耕と栽培植物の品種改良がなければ得られなかった.したがって古代型のう蝕は農耕の開始とともに増加した.古代型のう蝕はゆっくり進行し,高齢者に発生する.好発部位はおもに隣接面,歯根面である.☞ う蝕,近代型う蝕

こちゃく　固着　firm adherence　一定の場所に固くしっかりとついて,そこから容易に離れない状態の不可逆的な付着をいう.口腔領域においてみられる固着現象にはしばしば粘着性多糖合成が関与しており,その典型例としては,う蝕の主要原因菌ミュータンスレンサ球菌が歯面上にう蝕誘発性（う蝕原性）のデンタルプラーク（バイオフィルム）を形成する過程に認められる.本菌群は複数種のグルコシルトランスフェラーゼを菌体外および菌体表層に産生してショ糖から粘着性の非水溶性グルカン（ムタン）を合成する能力をもっており,その多糖合成を介して平滑歯面に固着・集落化し,そこにミュータンスレンサ球菌とムタンに富む酸産生性および酸蓄積性の高いう蝕原性プラークを形成する.なお,精神医学分野において用いられる固着（fixation）という用語は,完全に成熟した状態に達しない段階で人格の発達が止まることを意味する.☞ 付着,グルカン,バイオフィルム

こつ（ほね）　骨　bone　中胚葉性の組織で,体幹や体肢の支柱となり,身体の形態を保持する硬組織を指し,互いに連結して骨格をなす.さらに骨に付着する骨格筋とともに運動器としての役割も有す.外形により長骨（管状骨）,短骨,扁平骨,含気骨に分けられ,表面は骨膜で被われ,表層は緻密骨,内部は海綿骨からなる.

こついしょく　骨移植　bone graft, bone transplantation　移植片である骨を移植床に移すことで,自家移植（同一個体の中）,他家移植（同種の他の個体間）,異種移植（違う種間）がある.移植片は置換現象が起こり新生骨の母体となる.一般に海綿骨が骨新生が良好で,腸骨・脛骨・肋骨から採取される.手術は,骨欠損部の骨の添加や顎骨の架橋の目的で行われることが多い.☞ 移植免疫

こつえし　骨壊死　bone necrosis, osteonecrosis　骨内における血行障害などに起因する骨の壊死.骨壊死部は破骨細胞によって吸収される.☞ 破骨細胞

こつえんかししゅうポケット　骨縁下歯周ポケット　infraalveolar pocket, infrabony pocket, subcrestal pocket　歯槽骨の吸収により生じた骨縁下の歯周ポケットで,ポケット底が歯槽骨頂を越えて根尖側に入りこんだ場合をいう.

こつえんじょうししゅつポケット　骨縁上歯周ポケット　suprabony periodontal pocket　一部が破壊された歯周組織にまで伸びているポケットで,底が歯槽骨頂より歯冠側にある場合をいう.

こつか　骨化　ossification［化骨］　発生・発育成長に伴う骨組織の形成をいう.間葉細胞から分化した骨芽細胞は骨基質を産生し,その中に埋入して骨細胞となるが,この過程で軟骨基質の介在を必要とする軟骨性骨化と,必要としない膜内（結合組織性）骨化に分けられる.前者は圧力に抵

抗性であるが，後者は外圧によって形成される骨の形態が変わる．

❖**こっかくがた　骨格型　skeletal pattern**
❖**こっかくきん　骨格筋　skeletal muscle**［随意筋］
❖**こっかくせいふせいこうごう　骨格性不正咬合　skeletal malocclusion**

こつがさいぼう　骨芽細胞　osteoblast［造骨細胞］　未分化間葉系細胞から分化し骨形成をつかさどる単核細胞である骨芽細胞は，アルカリ性ホスファターゼ陽性で骨表面にⅠ型コラーゲンを分泌する．さらに骨基質（類骨）を形成し，その石灰化を促進する．オステオカルシン，オステオポンチン，オステオネクチンなどの非コラーゲン性タンパク質も同時に分泌する．骨芽細胞はその細胞膜の一部を基質小胞として類骨中に分泌する．石灰化はこの基質小胞内で始まる．自らが分泌した骨基質中に埋入された骨芽細胞を骨細胞（osteocyte）と呼ぶ．
runt ドメイン遺伝子ファミリーの転写因子で *Cbfa1/Pebp2αA/AML3* 遺伝子をノックアウトしたマウスでは，軟骨による骨格形成は起こるが骨形成が起こらないため，骨芽細胞の分化には Cbfa1/Pebp2αA/AML3 が必須と考えられる．骨芽細胞は活性型ビタミンD，副甲状腺ホルモン，エストロゲンなどのホルモンや，骨誘導因子，TGF-β，インスリン様増殖因子などの局所因子の受容体を発現することから，その分化や機能は多くの因子により調節されると考えられる．骨芽細胞は骨吸収因子の刺激により，細胞膜上に破骨細胞分化因子を発現する．したがって，骨芽細胞は破骨細胞の分化や機能を調節する作用も有する．☞ アルカリ性ホスファターゼ，骨代謝，石灰化，骨粗鬆症，破骨細胞

こつがさいぼうしゅ　骨芽細胞腫　osteoblastoma　骨芽細胞のまれな良性腫瘍で，類骨および石灰化した組織部分がある．

❖**こっかたい　骨化帯　ossification zone**
❖**こっかてん　骨化点　ossification center**［骨化中心］

こつきゅうしゅう　骨吸収　bone resorption
骨の新陳代謝はリモデリングと呼ばれ，硬組織の吸収と添加をくり返す．この過程や機械的に圧迫された場合，さらにはホルモンの作用や炎症由来の各種メディエーターによって骨吸収は誘導される．骨吸収を担う細胞は，ハウシップ窩に存在する間葉経由来の多核巨細胞である破骨細胞である．☞ 破骨細胞

こつけいせい　骨形成　osteogenesis　骨の形成は，間葉細胞が骨芽細胞に分化する膜内骨形成と，先に軟骨が形成され骨と置き換わる軟骨内骨形成に分けられ，前者には頭蓋の前頭骨，頭頂骨，後頭骨，側頭骨と下顎骨の一部，および歯槽骨が属し，後者には四肢骨，頭蓋底部，椎骨，骨盤骨，および下顎頭が属す．

こつけいせいふぜんしょう　骨形成不全症　osteogenesis imperfecta［化骨不全症］
遺伝性疾患で，骨芽細胞の異常により骨基質の形成が質的にも量的にも障害される．

こつげんせいにくしゅ　骨原性肉腫　osteogenic sarcoma［骨肉腫］
❖**こつこうがい　骨口蓋　osseous palate**
❖**こつこうかしょう　骨硬化症　osteosclerosis**
❖**こつさいかん　骨細管　bone canalicules**［骨小管］

こつさいぼう　骨細胞　osteocyte　骨芽細胞由来の骨基質に埋め込まれた細胞．緻密骨では，ハバース管を中心としたハバース層板の間の骨小腔に存在し，多数の細胞質突起を骨細胞の中にのばしている．形成期の類骨細胞，幼若骨細胞や成熟骨細胞，吸収期の骨細胞に区別する．硬組織の物質交換等の代謝はこの細胞が担う．

こつしゅ　骨腫　osteoma　成熟した，成長の遅い骨の塊．おもに層板骨，通常は頭蓋，下顎骨に生じる．

❖**こつしょうくう　骨小腔　bone cavity (lacuna)**

こつずい　骨髄　bone marrow　骨の髄腔や海綿骨質の内腔を満たす軟組織で，骨髄幹細胞の存在する臓器．免疫担当細胞であるB細胞の産生工場であり，多核顆粒白血球である好中球，好酸球，好塩基球，単球，リンパ球の産生も担っている．

こつずいえん　骨髄炎　osteomyelitis　細菌感染による骨髄の炎症．多くは化膿菌によるが，結核菌によるものはカリエスと呼ばれる．

❖**こつずいがさいぼう　骨髄芽細胞　myeloblast**
こつずいきょ《だい》さいぼう　骨髄巨（大）細胞　giant cell of bone marrow, megakaryocyte［巨核細胞］　骨髄細胞の1種で，強い食作用をもち，血小板をつくる．☞ 免疫担当細胞

❖**こつずいくう　骨髄腔　marrow cavity**［髄腔］

こつずいさいぼう　骨髄細胞　bone marrow cell［BMC，造血幹細胞］　骨髄にある細胞のこと．マクロファージ，好中球，好酸球，好塩基球，マスト細胞，ナチュラルキラー細胞などの骨

髄系細胞の前駆細胞の集団.

こつずいせいはっけつびょう　骨髄性白血病　myelogenous leukemia　1種の白血病で, 異常細胞が骨髄造血組織から発生する.

❖こつずいせんし　骨髄穿刺　bone marrow puncture

❖こつせいはんこんちゆ　骨性瘢痕治癒　healing with osteoid scar

こっせつ　骨折　fracture　外力により骨組織が部分的もしくは完全に離断した状態. 分類は単純性 (皮下性・閉鎖性) 骨折と複雑 (開放性) 骨折に大別され, さらに視点によって, 外傷性・病的 (特発性) 骨折, 完全・不完全 (亀裂, 若木, 屈曲, 等) 骨折, 直達性・介達性骨折, 裂離・屈曲・圧迫・剪断・捻転・粉砕骨折等に分けられる.

❖こっせつせん　骨折線　fracture line
❖こっせつへんい　骨折変位　dislocation (fracture)
❖こつそうばん　骨層板　lamella of bone

こつそしょうしょう　骨粗鬆症　osteoporosis　[骨多孔症]　骨吸収と骨形成のバランスが崩れ, 相対的に骨吸収が優位となり, 骨量が減少し骨折を起こしやすくなる病態をいう. この疾患の発症は骨の成分の変化ではなく, 骨量の減少に起因する. 女性の場合, 閉経後や卵巣摘除により骨量の減少が急速に起こるが, この骨量減少に起因する骨粗鬆症は閉経後骨粗鬆症 (postmenopausal osteoporosis) と呼ばれる. 閉経後骨粗鬆症はエストロゲンを投与すると防止できることから, エストロゲンの欠乏が本症を惹起すると考えられている. 閉経後骨粗鬆症では骨代謝回転が高まり, 骨吸収が骨形成を凌駕し骨量が減少する. その発症機序は不明であるが, エストロゲンによる直接作用の他, インターロイキン1や腫瘍壊死因子 (tumor necrosis factor；TNF) の関与も指摘されている.

また, 加齢に伴い骨量は減少し骨粗鬆症を発症する. この場合, 骨代謝回転はむしろ低下するため閉経後骨粗鬆症とは異なった機序で発症すると考えられている. 内分泌系の要因, 骨に局在するサイトカイン, 骨芽細胞自身の機能低下などが指摘されるが, その原因は不明である. 高齢化社会への移行に伴い, 骨粗鬆症患者は急増しており, 公衆衛生の観点からもその予防と治療は大きな課題となっている. ☞ 破骨細胞, 骨芽細胞, 骨代謝, エストロゲン, 老化

こつたいしゃ　骨代謝　bone metabolism　骨組織は常に吸収と形成がくり返されている動的組織である. 骨吸収とそれに続く一連の骨形成はリモデリング (改造) と呼ばれ, リモデリングを通して骨は絶えずつくり替えられている. この骨吸収と骨形成の動的動きを骨代謝という. 骨粗鬆症や慢性関節リウマチにおける骨破壊などは, この骨吸収と骨形成のバランスが崩れることにより発症する. 骨吸収をつかさどる破骨細胞は, 単球・マクロファージ系の造血細胞から分化した多核巨細胞である. 破骨細胞は酒石酸抵抗性酸性ホスファターゼ陽性で, 骨表面にプロトン, リソソーム酵素, マトリクスメタロプロテアーゼ類を分泌し, 骨基質の脱灰と分解を行う. 一方, 骨形成を行う骨芽細胞は未分化間葉系細胞から分化したアルカリ性ホスファターゼ陽性の単核細胞である. 骨芽細胞は骨表面にⅠ型コラーゲンを分泌し, さらにその石灰化を促進する. みずからが分泌した骨基質中に埋入された骨芽細胞を骨細胞と呼ぶ.

骨代謝はカルシウム代謝調節ホルモン (副甲状腺ホルモン, 活性型ビタミンD, カルシトニン), 性ホルモン (エストロゲン, アンドロゲンなど), サイトカイン (骨誘導因子, 線維芽細胞増殖因子, インターロイキン1など) によって調節されている. 通常, 歯 (エナメル質, 象牙質, セメント質) は一度形成されると生涯生理的にリモデリングされることはない. このリモデリングの有無が, 骨と歯における代謝の基本的な相異点である. 歯周病における歯槽骨吸収, 歯科矯正治療における歯槽骨の吸収と形成, 抜歯窩の治癒も骨代謝の調節機構が関与する. ☞ 骨芽細胞, 破骨細胞, 骨粗鬆症, 歯周病, 石灰化, 軟骨

こつたこうしょう　骨多孔症　osteoporosis
→骨粗鬆症

❖こったんせん　骨端線　epiphyseal line
❖こったんなんこつ　骨端軟骨　epiphyseal cartilage
❖こつなんかしょう　骨軟化症　osteomalacia
❖こつなんこつしゅ　骨軟骨腫　osteochondroma
❖こつにくしゅ　骨肉腫　osteosarcoma　[骨原性肉腫]

こつねんれい　骨年齢　bone age　骨の化骨程度によって, 個体の成熟度を生理的年齢として評価する. 評価にはX線写真などが利用される.

❖こつびくう　骨鼻腔　osseous nasal cavity

こつフッそしょう　骨フッ素症　osteofluorosis　[骨フッ素沈着症]　過剰なフッ化物の慢性的な摂取が原因で起こる, 骨軟化症および骨硬化症などによる骨格の異常変化. ☞ 斑状歯

コッホのげんそく　コッホの原則　Koch postulates　[コッホの3原則, コッホの条件]　ロー

ベルト・コッホは，ある細菌が特定の伝染病の病原であると認められるには，病変部に必ずその細菌が検出されること，その細菌がその病気だけに検出されること，その細菌を純培養し感受性のある動物に接種すると同じ病気を起こすことが必要であるとした．現代ではこれらすべてを病原体が満たすとは限らないとしている． ☞ 病原体

こつまく　骨膜　periosteum　硬骨の表面を覆う結合組織の膜．血管と神経に富み，内層には造骨細胞がある．骨の保護，栄養補給，成長，再生などを行う．

❖**こつまくえん　骨膜炎　periostitis**
❖**こつまくかのうよう　骨膜下膿瘍　subperiosteal abscess**

こつゆうどういんし　骨誘導因子　bone morphogenetic protein [BMP]　脱灰した骨を皮下や筋肉内に移植すると骨組織が誘導されることから，骨基質中に骨誘導因子（BMP）の存在が示された．1988年に4種類の骨誘導因子（BMP-1～BMP-4）のcDNAがクローニングされた．現在までに10種以上のBMPが同定されている．BMPは骨を誘導する以外に，形態形成に深く関与する．BMP-1を除いて，ほかのBMPは互いに一次構造が類似しており，これらはTGF-βスーパーファミリーに属する．他のTGF-βスーパーファミリーに属する因子と同様に，BMPは不活性型前駆体として合成され，ホモまたはヘテロの二量体を形成した後，C末部分が活性型としてプロセッシングされる．

TGF-βやアクチビンと同様に，BMPのシグナルはⅠ型およびⅡ型のセリンスレオニンキナーゼ型受容体複合体を介して標的細胞内に伝達される．細胞質の存在するSmadと呼ばれる因子は，Ⅰ型受容体キナーゼによってリン酸化された後に，核内に移行する情報伝達因子と考えられている．イヌの下顎骨を含む欠損部にBMP-2やBMP-7を投与すると，欠損部は修復される．また，抜歯窩周囲にBMPとBMP受容体mRNAの発現上昇が認められることから，BMPは抜歯窩の治癒過程に重要な役割を有すると考えられる．歯槽骨欠損部の修復や抜歯窩の治癒促進にBMPの臨床応用が期待されている． ☞ 骨芽細胞，骨代謝，TGF-βファミリー

❖**こつようぞうげしつ　骨様象牙質　osteodentin　[類象牙質]**

こてんけいろ　古典経路　classical pathway
→補体活性化経路

コドン　codon　[暗号単位]　タンパク質の生合成過程では，連続する3つの塩基が1つの単位となり，1種類のアミノ酸を規定する．このアミノ酸を規定する単位をコドン（codon）と呼ぶ．1960年代当時，RNA分子がもっている情報が基

遺伝暗号表

		第　二　塩　基				
		U	C	A	G	
第一塩基	U	UUU Phe UUC Phe UUA Leu UUG Leu	UCU Ser UCC Ser UCA Ser UCG Ser	UAU Tyr UAC Tyr UAA 終止 UAG 終止	UGU Cys UGC Cys UGA 終止 UGG Trp	U C A G	第三塩基
	C	CUU Leu CUC Leu CUA Leu CUG Leu	CCU Pro CCC Pro CCA Pro CCG Pro	CAU His CAC His CAA Gln CAG Gln	CGU Arg CGC Arg CGA Arg CGG Arg	U C A G	
	A	AUU Ile AUC Ile AUA Ile AUG Met	ACU Thr ACC Thr ACA Thr ACG Thr	AAU Asn AAC Asn AAA Lys AAG Lys	AGU Ser AGC Ser AGA Arg AGG Arg	U C A G	
	G	GUU Val GUC Val GUA Val GUG Val	GCU Ala GCC Ala GCA Ala GCG Ala	GAU Asp GAC Asp GAA Glu GAG Glu	GGU Gly GGC Gly GGA Gly GGG Gly	U C A G	

高等動物ミトコンドリアではUGAはTrpをコードする．
微生物では例外的に開始コドンとしてGUG, UUGが用いられ，その際，Metがコードされる．

となり、ペプチド鎖がつくられるということは知られていたが、天然に存在する20種類のアミノ酸を4種の塩基、すなわち、A, C, G, Uがどのように規定するか不明であった。そこで酵素的に、あるいは化学的に合成した人工mRNAを作成し、これをC^{14}でラベルされた種々のアミノ酸とともに無細胞系で反応させた。その結果、ポリU-RNAの場合にはポリフェニルアラニン（ポリPhe）が合成された。同様にポリC-RNAからはポリプロリン（ポリPro）が、またポリUG-RNAからはポリCys-Valが合成された。さらに、ポリAUC-RNAからは、ポリ-Ile、ポリ-Ser、およびポリ-Hisが合成された。同様な実験から、1つのアミノ酸は3つの連続した塩基により規定されることが明らかとなり、今日、遺伝暗号（genetic code）として知られる遺伝暗号表が完成された。この表によれば；

1．タンパク質を構成する天然の20種のアミノ酸は61種類のコドンにより規定され、Met、およびTrpを除く他のアミノ酸は複数のコドンによりコードされる。また、Metは開始コドンとして働く。

2．多くのコドンの第3塩基は重複が許されており、例えば、AlaはGCN、またGlyはGGNによりコードされる。このことをコドンの縮重（wobble）と呼ぶ。ここでNはA, C, GあるいはTの任意の塩基を表す。

3．TAA, TGA, およびTAGは終止コドンを表す。

などが明らかになっている。

遺伝暗号は、原核生物から真核生物に至るまですべて同一であろうと考えられていたが、高等動物のミトコンドリアや、酵母では異なったアミノ酸で規定される例が知られている。☞ タンパク質合成

コハクさん　コハク酸　succinate　[ブタン二酸]　ジカルボン酸の1つ。クエン酸回路の中間体で、2-オキソグルタル酸の脱水素から生じたスクシニルCoAの分解により生じ、コハク酸脱水素酵素でフマル酸になる。酵母や細菌の発酵産物の1つでフマル酸の還元によって生ずる。プロピオン酸産生菌では、コハク酸に代謝されプロピオン酸となる。☞ クエン酸回路

コバラミン　cobalamin　5,6-ジメチルベンズイミダゾールを塩基として含む、自然界に最も普遍的に存在するコバミドの総称。広義でのビタミンB_{12}。コバルトを錯塩として含み、動物や微生物の成育に必須の微量栄養因子。☞ ビタミン

コバルト（Co）cobalt　原子番号27、原子量58.933200。周期表の9(8)族に属する金属元素。酸化数は−Iから+Vだが、+IIが最も安定であり、錯塩では+IIIも安定。ビタミンB_{12}中に錯塩として含まれ、不足するとコバルト欠乏症となる。

コプリックはん　コプリック斑　Koplik spots　はしかの発疹出現前2日頃より出現する斑。主として頬粘膜の臼歯の対側にみられる灰白色の小さい斑点で、周囲は発赤している。ときとして口腔全体に広がることもある。

コホートけんきゅう　コホート研究　cohort study　分析疫学の1方法。疫学の方法は、記載疫学（記述疫学）、分析疫学、実験疫学（介入疫学）の3つに大きく分けられる。このうち、ある事象（疾病）がどのような要因で起こっているのかを明らかにするのが分析疫学である。コホート（特定の集団を意味する）研究は追跡研究ともいわれ一般的には現時点で要因の曝露群と非曝露群とを設定し、未来に向かって追跡していき、一定期間後に分析するものである。このような方法を前向きコホート研究といい、う蝕や歯周病のように罹患率の高い疾病の要因分析に向いている（罹患率が低い疾病については対象が膨大になることからこの方法は不向きである）。例えば、ある町の1つの小学校でう蝕発症に関与すると思われる要因（甘味飲食物の摂取状況、フッ化物配合歯磨剤の使用状況、口腔清掃状況など）について各人を1年生から6年生まで追跡調査し、諸要因とう蝕発症との関連を研究する。分析疫学の他の手法（患者対照研究など）と比べて、得られた成果は最も信頼性が高いものである。しかし、その実施には時間と経費がかかるのが欠点である。

ゴム　rubber　天然ゴム、合成ゴムなど弾性のあるゴムを一般に指す。狭義には、植物から分泌されるアラビアゴム、トラガントゴムのような粘着性高分子多糖を指す。最近では、植物の根元にあるマンナン、また、細菌由来のカードランなど、高分子多糖も指す。

コムギはいがぎょうしゅうそ　コムギ胚芽凝集素　wheat germ agglutinin　[WGA]　小麦胚芽に含まれるレクチンで、分子量約36,000、43アミノ酸からなる。認識糖はN-アセチルグルコサミン。☞ レクチン

ゴムしゅ　ゴム腫　gumma　梅毒性ゴム腫。三期梅毒に特有の伝染性肉芽腫。

こゆうこうくう　固有口腔　proper cavity of the mouth　口腔は口腔前庭と狭義の口腔とに分けられる。その後者をいう。

こゆうこうくうさいきん　固有口腔細菌　peculiar oral becteria　口腔のみに常在し、他の場

所には存在しない細菌．口腔レンサ球菌レプトトリモア，バクテリオネーマ，口腔トレポネーマ，ボレリア，ナイセリア，ベイヨネラなどがある．
☞ 口腔微生物叢

コラーゲン　collagen　ほ乳動物で最も多いタンパク質で，全タンパク質の約30％を占める．皮膚，骨，腱，歯などのおもな線維成分であるだけでなく，ほとんどすべての組織に存在し，個々の細胞を結合して1つの組織を形成している．このように，コラーゲンは物理的にも化学的にも抵抗性に富む非水溶性の線維を形成する．

コラーゲンのアミノ酸配列は著しく規則的で，ほぼ3残基ごとにグリシンがくる．また，他のタンパク質に比べてプロリンの量も多く，他のタンパク質にはほとんどみられない4-ヒドロキシプロリンが含まれている．コラーゲン線維を形成している基本単位はコラーゲン分子（collagen molecule）と呼ばれ，分子量が約30万で，同じ大きさのポリペプチド鎖3本がらせん状にからまっている．このコラーゲン分子のことをトロポコラーゲン（tropocollagen）とも呼ぶ．この1本のポリペプチド鎖をα鎖と呼び，約1,000残基のアミノ酸からなるが，アミノ酸配列の違いにより現在約30種類のα鎖が知られている．ほ乳動物では，少なくとも5種類（Ⅰ，Ⅱ，Ⅲ，Ⅳ，Ⅴ）の型が見出され，皮膚，骨，腱，象牙質はⅠ型コラーゲンからなっている．このコラーゲンを特異的に分解するプロテアーゼをコラゲナーゼ（collagenase）という．コラゲナーゼには細菌性と動物性の2種類が存在する．細菌性コラゲナーゼはグリシルプロリンの配列をグリシンの前で切断し，動物性コラゲナーゼは間質型コラーゲン（Ⅰ，Ⅱ，Ⅲ型）のみに作用し，コラーゲン分子を3/4と1/4の断片にする．

コラーゲンの三重らせん構造がこわれた変性コラーゲンのことをゼラチン（gelatin）という．コラーゲンは非水溶性であるが，ゼラチンは非常によく水に溶ける．濃厚なゼラチン溶液を冷却するとゲル状になる．☞ タンパク質

コラゲナーゼ　collagenase　コラーゲンのらせん部分のペプチド結合を特異的に切断する酵素をいう．動物性と細菌性の2種類のものが知られている．動物性コラゲナーゼは皮膚，肉芽組織，成長骨，炎症性歯肉，白血球に認められている．コラーゲンを3/4と1/4に切断し，その結果，これらは体温で自然にらせんがほどけ，ほかのタンパク分解酵素でも分解できるようになる．生体では乳歯根吸収，歯周病などのとき，コラーゲン分解に働いていると考えられている．通常，不活性型で存在するが，プラスミンなどのタンパク分解酵素によって活性を現す．細菌性コラゲナーゼはガス壊疽菌にみられ，グリシルプロリンなどの配列をグリシンの前で特異的に切断して結合組織を破壊し，ガス壊疽菌の生体侵入を助ける．

こりつせいアフタ　孤立性アフタ　solitary aphtha　再発性アフタの対語．

コリン　choline ［Ch］　化学式は，HOCH$_2$CH$_2$N$^+$(CH$_3$)$_3$．無色粘稠なシロップ状で強アルカリ性を示し，遊離または結合した状態で動植物に分布する．生体膜の主要リン脂質であるホスファチジルコリンやスフィンゴミエリンの構成成分である．またアセチルコリン分子中のメチル基供与体として重要．脂肪肝治療にも用いる．

コリンさどうせいこうかしゃだんやく　コリン作動性効果遮断薬　cholinergic blocking drug, parasympatholytic drug ［副交感神経遮断薬］　副交感神経節後線維末端のムスカリン受容体に結合して，アセチルコリンのムスカリン様作用を遮断する薬物．アルカロイドとしてアトロピン，スコポラミンがあり，散瞳，外分泌腺の抑制，消化管の運動抑制などの作用がある．合成薬としてホマトロピン，ピレンゼピンなどがある．

ゴルジそうち　ゴルジ装置　Golgi apparatus ［ゴルジ体］　オルガネラの1つで，C. Golgi (1884)は神経細胞の内部に銀染色によって黒く染まる網状構造を見つけ，内網装置（internal reticular apparatus）と名付けた．その後，多くの研究者が彼の名を冠してゴルジと呼ぶようになって，その名が定着した．

ゴルジ装置の主体は，皿を重ねたように，多数の偏平嚢が並行に配列した構造であり，凸面側はシス部，凹面側はトランス部と呼ばれる．粗面小胞体で合成された分泌性タンパク質は，ゴルジ装置の層板状偏平嚢をシス側からトランス側へ向かって，小胞輸送によって移動する．その過程で，糖鎖が添加したり切り落とされたりしながら，最終的にトランス側のTGN（trans Golgi network）に送られ，いろいろな経路へと選別されることになる．

すなわち，1）食細胞や破骨細胞などでは，細胞内消化作用の立て役者として細胞外から貪食されたもの，あるいは細胞内で不要となったものを加水分解によって処理する機能をもったリソソーム（lysosome），2）膵臓の細胞がつくり出す消化酵素を含む酵素原顆粒に代表されるような分泌顆粒，3）精子の先端にあるキャップ状形態の先体（内部に含まれているさまざまな加水分解酵素の働きによって精子が卵子内に入ることができ，受

精が成立する)などの形成が導かれる．また，4)細胞膜のタンパク質成分，特に糖タンパク質もゴルジ装置・TGN 経路から輸送されているなど，多岐にわたって細胞内機能とゴルジ装置の関わりが知られている．☞ オルガネラ，細胞内消化，食細胞，破骨細胞

コルチコイド　corticoid　［コルチコステロイド］　副腎皮質から分泌されるステロイドホルモンおよびこれらと類似の作用をもつ化学合成物質の総称．糖質代謝ホルモン（グルココルチコイド）と鉱質代謝ホルモン（ミネラルコルチコイド）に大別される．☞ ホルモン

コルチゾン　cortisone　$C_{21}H_{28}O_5$．副腎皮質ホルモンの1つ．糖新成作用が強く，抗炎症作用も顕著でグルココルチコイドの1種である．コルチゾンは比較的作用が弱いため，臨床には，コルチゾールや，合成副腎皮質ホルモンが用いられる．☞ ホルモン

コルトフレックス　Coltoflax　シリコーン印象材の市販名．☞ 印象材

コルヒチン　colchicine　$C_{22}H_{25}NO_6$．ユリ化植物イヌサフランに含まれるアルカロイド．チュブリン重合の阻害剤で，紡錘体形成を阻害することで細胞の有糸分裂を停止させる．また染色体の異数化，倍数化を起こしたり癌細胞の増殖を抑制したりする．

コルフせんい　コルフ線維　Korff fibres, Korff fibrils　［コルフ細線維］　歯髄周辺部で，象牙芽細胞層の間から象牙基質中に入りこんでいる膠原線維．

コレステロール　cholesterol　ステロール環の3位にヒドロキシル基，17位に側鎖をもつ炭素数27のステロール．動物界に広く分布し，脳，副腎などに多く含まれる．おもに肝臓で，アセチルCoA から合成され，細胞膜成分としてのほか，胆汁，副腎皮質ホルモン，ビタミンDなどの前駆体となる．血中コレステロール値は，脂質代謝を反映し臨床指標となる．

コレラトキシン　cholera toxin　［CT］　コレラトキシンは，*Vibrio cholerae* 菌の産生するタンパク質毒素であり，さまざまな生理作用をもっている．それらの生理作用には，コレラの下痢症を起こす作用，抗毒素抗体を誘導する強い免疫原としての作用および抗原に対するアジュバント作用，毛細管の透過性上昇，上皮および内皮細胞の増殖促進，Tリンパ球の増殖阻止，B細胞の分化促進，マクロファージの抗原提示機能の促進，細胞形態の変化誘導などがある．

この毒素は，分子量が約28,000のAサブユニットと，分子量が約11,000のBサブユニット5個から構成される分子量が約84,000の分子である．CTB が細胞表面の毒素の受容体である GM 1 ガングリオシドと結合することによって CTA が細胞内に侵入し，A1とA2に分かれる．A1はGタンパク質（GTP 結合タンパク質）を ADP リボシル化する酵素活性があり，これによってアデニレートシクラーゼの活性が高められ，細胞内のサイクリック AMP が上昇する．このことがさまざまな生理作用の原因であると考えられている．しかし最近，リンパ球の増殖阻止作用や B 細胞の分化促進作用が，CTB と GM 1 ガングリオシドの結合のみによって誘導されること，また，アジュバント作用に A1がGタンパク質（GTP 結合タンパク質）を ADP リボシル化する酵素作用を必要としないことなどが報告されている．☞ アジュバント，毒素

コロイダルシリカ　colloidal silica　高温鋳造用埋没材として用いられているシリカのゾル．耐熱性の優れた結合剤である．

コロイド　colloid　物質が微細な粒子となって液体や気体などに一様に分散している系を分散系といい，分散質の粒子が分散媒の粒子より大きい場合コロイド分散系という．分散媒が液体の場合コロイド溶液といい，コロイド粒子は球状であると一般に 1 nm〜$0.1\,\mu$m の大きさである．

コロイドほござい　コロイド保護剤　colloid protective agent　疎水コロイドの安定度を増すために加えられる親水性のコロイドをいう．

コロジウム　collodium, collodion　［コロジオン］　ピロキシリンまたは綿火薬をエーテルまたはアルコールに溶かした液体．蒸発したあとに光沢があり，収縮性のある皮膜が残る．傷口の止血や石膏分離剤として用いる．

コロニー　colony　［集落］　培地上で単一の微生物細胞が肉眼で認められるまでに増殖することによって形成される細胞の集まりである．コロニーの大きさ，辺縁の形状，隆起の仕方，表面の様子，色などによって菌種を識別することが可能である．

コロニーしげきいんし　コロニー刺激因子　colony-stimulating factor　［CSF］　軟寒天培地中で骨髄系幹細胞に働き，コロニー形成を促進するペプチド性造血調節因子．マクロファージ，活性化T細胞，内皮細胞などにより生成される．形成される血液細胞から，顆粒球マクロファージコロニー刺激因子(GM-CSF)，顆粒球コロニー刺激因子(G-CSF)，マクロファージコロニー刺激因子(M-CSF)がある．ほかにインターロイキン3

と5が知られる．☞ サイトカイン

コンカナバリンA　concanavalin A　[ConA]
タチナタマメ（*Canavalia ensiformis*）より精製されるレクチンで，α-D-マンノースやα-D-グルコース残基に親和性を有する．特に糖タンパク質アスパラギン結合型糖鎖の高マンノース型糖鎖に強く結合する．ウサギ，モルモット，マウスの赤血球は，強く凝集するが，ヒト，ウシのものは凝集しない．T細胞マイトジェン作用がある．☞ レクチン

こんかん　根管　root canal　[歯根管]　歯根部の歯髄腔をいう．

❖**こんかんかくだい　根管拡大　enlargement of root canal**

❖**こんかんきょうさく　根管狭窄　stricture of root canal**

❖**こんかんせんこう　根管穿孔　perforation of root canal**

❖**こんかんせんじょうほう　根管洗浄法　irrigation of root canal　[根管清掃]**

❖**こんかんそくし　根管側枝　lateral branch (root canal)**

❖**こんかんちゅうかく　根間中隔　interradicular septum　[槽内中隔]**

❖**こんかんちりょうほう　根管治療法　root canal treatment**

❖**こんかんてんやくほう　根管貼薬法　application of drug in root canal**

こんごうかんせん　混合感染　mixed infection
宿主が同時に2種類以上の病原微生物に感染すること．敗血症におけるブドウ球菌とレンサ球菌，肺結核における結核菌とレンサ球菌の同時感染がこれにあたる．ある感染症に罹ったことによって抵抗力が低下し，ほかの菌にも感染する二次感染とは区別される．また，分子生物学的技法では1つの細胞または細菌に遺伝的に異なる2種類以上のバクテリオファージを取り込ませることがあり，これも混合感染ということがある．

こんごうしゅよう　混合腫瘍　mixed tumor
2つあるいはそれ以上の種類の細胞から成る腫瘍実質が存在するもの．☞ 腫瘍

こんごうしれつ　混合歯列　mixed dentition
乳歯と永久歯が混在している歯列．

❖**こんごうしれつきゅう　混合歯列弓　mixed dental arch**

こんごうせん　混合腺　mixed glands　漿液腺細胞と粘液腺細胞が共存する外分泌腺．例えば，顎下腺は主として漿液腺細胞から成るが，一部粘液腺細胞も存在する．舌下腺はその逆である．

こんごうだえき　混合唾液　mixed saliva　[全唾液]　一度口腔に貯留した唾液を指し，耳下腺，顎下腺，舌下腺，小唾液腺から分泌した唾液の混合で，食物残渣，口腔内微生物，口腔粘膜の剥離細胞等が混入している．自然流出法，吐き出し法，吸引法等ではほぼ無刺激唾液，コットンロール法やクエン酸刺激法あるいはパラフィン等の咀嚼では刺激唾液が採取される．☞ 唾液

こんごうだえきせん　混合唾液腺　mixed salivary gland　漿液性と粘液性の両方の唾液を分泌する唾液腺．顎下腺，舌下腺，口唇腺，頬腺，臼歯腺などがその例．☞ 唾液

こんごうワクチン　混合ワクチン　mixed vaccine　いくつかの病原体抗原が混合されたワクチン．日本ではジフテリア，破傷風，百日咳に対する3種混合ワクチンが接種されている．この混合ワクチンでは百日咳抗原がアジュバント効果をもっている．

コンジェニックマウス　congenic mouse
1つの特定の遺伝子だけが異なり，他の遺伝子が全く同じマウス．通常，遺伝学的に均一化された近交系マウスとして維持される．正確には，特定の系統マウスを呼ぶのではなく，このような相互関係にある近交系マウスが互いにコンジェニックなのであるが，通常は元になる近交系マウスから派生した方をコンジェニックマウスと呼ぶ．コンジェニックマウスと元の近交系マウスを比較することにより，特定の遺伝子の特性解析が可能になる．例えば，マウス主要組織適合遺伝子座（H-2 complex）のコンジェニック系統が多く作出され，H-2ハプロタイプと疾病や病原体に対する感受性の関連が研究されている．また最近は，トランスジェニックマウスやノックアウトマウスにおける遺伝的背景による形質の相違が明らかにされているため，C57BL/6系統などを用いてコンジェニック化が行われることが多い．☞ 近交系

❖**こんせきし　痕跡歯　rudimentary tooth　[矮小歯]**

❖**こんせん　根尖　root apex　[根端]**

こんせんこう　根尖孔　apical foramen　[根端孔]　歯髄腔と交通する血管や神経が通る，根尖部に存在する小孔．幼若歯では根尖孔が完成されておらず年齢とともに小さくなる．根尖孔は必ずしも根尖端に開放するとは限らず，数も1根管1根尖孔に限るわけではない．根管充塡では充塡剤を根尖孔の位置まで緊密に充塡することが必要とされる．

❖**こんせんせいししゅうえん　根尖性歯周炎　apical periodontitis　[歯根膜炎]**

❖こんせんせいセメントしついけいせいしょう
根尖性セメント質異形成症 periapical cemental dysplasia ［根尖性線維性異形成症］

こんせんぶのうよう　根尖部膿瘍 apical abscess ［骨髄腔膿瘍, 根尖性骨髄腔膿瘍］　根管由来の化膿性炎症が根尖孔を中心に骨髄腔内に波及し, 膿瘍を形成したもの. う蝕に起因する急性歯槽骨炎と慢性根尖病巣の急性化の場合がある. 激しい自発痛と咬合痛を伴い, 根尖部付近には圧痛と腫脹がみられる.

❖**こんせんぶんき　根尖分岐** apical ramification, canal branches of root apex

こんちゅうホルモン　昆虫ホルモン insect hormone　昆虫は, 卵から幼虫, 蛹を経て成虫へと成長・発育する過程で, その形や大きさを著しく変化させる. このような昆虫個体の質的変化や量的増加は, 脱皮や変態等の生理現象を通じて可能となっている. また, 昆虫は厳しい低温や乾燥などの環境変化に適応するために, 休眠機構を発達させている. さらに, 動物種の中でもきわだって多数の個体を生み出すために, 高度な繁殖機構も発達させている. これら昆虫にみられる特徴的な諸現象や機構は, 昆虫固有のさまざまなホルモンの働きによって生理・生化学レベルで直接的に制御されている. 以下に, 代表的な昆虫ホルモンの種類, 合成・放出器官, その作用の一覧表を示す. ☞ ステロイドホルモン, 性ホルモン, 成長ホルモン, 環境ホルモン

コンドロイチンりゅうさん　コンドロイチン硫酸 chondroitin sulfate　代表的な硫酸化ムコ多糖（グルコサミノグリカン）であり, 軟骨などに多く含まれる. コンドロイチン硫酸鎖中にはコンドロイチン 4‐硫酸とコンドロイチン 6‐硫酸がさまざまな割合で含まれる.

コンドロネクチン chondronectin　フィブロネクチンなどとともに, 軟骨細胞がⅡ型コラーゲン線維へ接着する際に働く軟骨のマトリックスタンパク質の 1 つ. 分子量 18 万の糖タンパク質で, ヒト血液および眼球の硝子体液中に存在する. リウマチなどの軟骨破壊に伴い, 血漿濃度が高まるという報告がある.

コンピュータじくだんそう《さつえい》ほう　コンピュータ軸断層《撮影》法 computerized axial tomography ［CAT］　例えば X 線 CT の場合, X 線管と被写体および X 線フィルムのうち, いずれか 2 つを同時に動かして撮影することにより, 被写体のある断層面についてのみ鮮明に

昆虫ホルモン

昆虫ホルモンの種類	合成（放出器官）	作　用
1. 腺分泌性ホルモン		
・脱皮ホルモン, エクジソン（ステロイドホルモン）	・前胸腺	・脱皮誘導, クチクラ分泌誘導, 囲蛹殻形成促進, 成虫原基分化・発育促進, 卵・精子形成促進,
・幼若ホルモン, ジュベナイルホルモン（テルペノイド）	・アラタ体（アラタ体）	・変態阻止, 幼虫形質維持, 幼虫休眠誘導と維持
2. 神経分泌性ホルモン（ペプチドホルモン）		
・前胸腺刺激ホルモン	・脳（側心体, アラタ体）	・前胸腺刺激による脱皮ホルモン合成と分泌促進
・硬化着色ホルモン	・脳, 神経節（腹部末端神経節, 囲交感神経器官）	・クチクラのタンニングを促進する
・卵成熟ホルモン	・脳（側心体）	・卵巣に作用してエクジソン合成促進
・羽化ホルモン	・脳（側心体, アラタ体, 神経節）	・羽化, 脱皮行動の触発
・休眠ホルモン	・食道下神経節（側心体）	・カイコの卵休眠誘導
・脂質動員ホルモン	・側心体（側心体）	・バッタの脂肪体での脂質放出, 飛翔筋での脂質の酸化促進
・体色赤化黒化ホルモン	・脳, 食道下神経節（脳―側心体―アラタ体連合体, 食道下神経節）	・皮膚クチクラ層の黒色化, 真皮の赤色化

浮き出させて撮影する方法で，画像はコンピュータにより自動的に合成される．

コンプライアンス　compliance　［伸展性］
医療用語では，通常肺，膀胱，胆囊などの空洞臓器の膨張度の指標をいう．すなわち，これら臓器の内壁と外壁の単位面積当たりの圧力差により生じる容積の変化率で表す．これら臓器の弾性度（elastance）とは互いに逆数関係にある．

❖**こんぶんきぶびょうへん　根分岐部病変
furcation involvement**　［分岐部病変］

コンポーネントワクチン　component vaccine
細菌やウイルスの抗原性を示す成分を主体として開発されたワクチンであり，弱毒性ワクチンや（死菌）不活化ワクチンが全菌体またはウイルスを使用するのに比べ，不純物を含まない安全なワクチンである．う蝕ワクチンの開発において，S. mutans 全菌体の免疫により，ヒト心筋との交叉反応をもつ抗体の誘導される危険性が古くから指摘されており，コンポーネントワクチン用抗原として菌体表層タンパク質成分などから，さらに低分子のペプチドについて研究されている．☞ワクチン，う蝕ワクチン，ペプチドワクチン，DNA ワクチン

コンポジットレジン　composite resin　［複合レジン］　2つの異なる材料を組み合わせることにより，もとの素材よりもすぐれた特性を発揮する材料を複合（コンポジット）材料と呼ぶ．プラスチックの中では線維強化プラスチック等のように以前から応用されていた．コンポジットレジンは歯科の修復材料として最も多く用いられ，基本組成は多官能性モノマーを成分とするベースレジンと多量に混入された無機質フィラーである．これに重合開始剤と重合促進剤が添加されている．フィラーはシリカ系を主としたもので表面をシランカップリング剤で処理し，ベースレジンと化学的に結合する．フィラーの小さいマイクロフィラー型やサイズの異なるフィラーをブレンドしたハイブリッド型などがある．ハイブリッド型はフィラーの充塡率が 85％ に達するものもあり，物性も向上し臼歯咬合面にも使用可能となった．重合方式で化学重合型と光重合型に分けられ，可視光線で重合する1ペーストの光重合型が操作性のよさから広く用いられている．コンポジットレジン自体は歯と接着しないが，歯面処理剤やデンティンプライマー，ボンディング材で構成されるボンディングシステムを用いることで歯と強く接着する．☞レジン，ビスフェールA

こんめんうしょく　根面う蝕　root surface caries　［歯根う蝕］　歯肉が退縮して露出した歯根面に発症するう蝕で，病原微生物としてミュータンスレンサ球菌や Actinomyces viscosus の関与があげられる．歯冠部う蝕と比較して浅在性に進行する．歯質接着性修復材による治療と，症例に合わせた適切な口腔清掃の指導が必要となる．☞う蝕

さ

サーキュリン　circulin　ポリミキシンに似たペプチド性の抗生物質で, *Bacillus circulans* により産生される. 細菌の細胞膜に損傷を与え, 水分子の透過性を高める. ☞ 抗生物質

サーマライト　thermalite　DNA の熱による変性プロフィルにおける軽微な転移をいう.

❖**さいさゅう　鰓弓　branchial arch**　[臓弓, 咽頭弓]

さいきん　細菌　bacteria　[バクテリア]　Archaea と Eubacteria の総称. 細かな分類は http://www.ncbi.nlm.nih.gov/Taxonomy/tax.html 参照.

さいきんがく　細菌学　bacteriology　あらゆる細菌 (bacteria) に関する生物学, 生化学, 分子生物学レベルのすべての研究を総合した広い分野の学問体形をいう.

さいきんがたこうごうせい　細菌型光合成　bacterial photosynthesis　光合成を行う原核生物のうち, ラン藻を除く狭義の光合成細菌でみられる光合成の形式. 光化学系が1種のみで水を電子供与体として利用することができず, 酸素は発生しない. ☞ 光合成

さいきんすうさんていほう　細菌数算定法　count for bacterial number　微生物の生死にかかわらず, 被験液中のすべての微生物 (全菌) 数を測定する場合と生きている微生物 (生菌) だけを算定する場合がある. 全菌数測定には血球計算と同様に計算室を用いる. すなわち, 被験液を染色液で希釈と同時に染色し, 顕微鏡下で複数の小区画内 ($1/4000$ mm^3) の菌数を測定し, 平均をとる. これに希釈倍数をかけて被験原液中の全菌数を計算する.

生菌数を測定する場合には被験菌液を10倍段階希釈し, 各希釈液を適当な寒天平板培地で培養し, 生じたコロニー数を測定する平板培養法を用いる. 平板培養法には希釈液を溶解した寒天培地中に混ぜ込んで, 被検菌ごと硬化させる混釈培養法と, あらかじめ硬化させた平板培地上に均一に塗抹し, 培養する塗抹培養法がある. いずれにしても, 被験菌液中の生菌1つひとつがそれぞれ単一のコロニーを形成するという仮定の上で計算しており, 単位としては colony forming unit (CFU) を用いる.

したがって, ミュータンスレンサ球菌のように通常数個から十数個の細菌体が連なって生育する細菌の正確な菌数測定には, 培養前に超音波処理など菌体をバラバラにする工夫が必要となる. ☞ 選択培地

さいきんせいアレルギー　細菌性アレルギー　bacterial allergy　花粉などに対する皮膚のアレルギー反応ではなく, 細菌が原因で起こるアレルギーのことで, 結核菌感染によって起こるアレルギーなどは, 遅延型ではあるが, その1つの例である. ☞ アレルギー

さいきんそう　細菌叢　microbial flora, bacterial flora　ある限定された場に複数の種類の細菌がお互いにバランスを取り合って存在する状態. 口腔内, 小腸内, 大腸内, 泌尿生殖器, 皮膚で, そこに存在する細菌の種類, 数は, それぞれ大きく異なる. ☞ 口腔微生物叢

さいきんたとうるい　細菌多糖類　bacterial polysaccharide　多糖類の生物学的分類で, 細菌由来の多糖類全般を示す語. 菌体を構成する構造多糖類と細菌が菌体内外に合成する多糖類があるが, 一般には後者のことを示し, その代表的なものがデキストラン ($\alpha 1 \rightarrow 6$ グルカン) である. これまでデキストラン生成菌は数十種類以上認められており, 菌株によりグルコース残基の数や結合形態は異なる. ヒト口腔内微生物の多くが菌体外にデキストラン, フルクタンといった多糖を合成する. 特にミュータンスレンサ球菌の合成する $\alpha 1 \rightarrow 3$ 結合を豊富に含んだグルカンはムタンと呼ばれ, その非水溶性かつ粘着性により, バイオフィルム形成において重要な役割を果たしている. ☞ デキストラン, グルカン, 多糖類, ムタン

さいきんどくそ　細菌毒素　bacterial toxin　細菌は種類により, 物理的または化学的反応により生体の恒常性や生理機能を妨害する有機物質をつくる. コレラ菌などのグラム陰性菌の菌体, 特に外膜中に存在するリポ多糖に属する内毒素や, この菌がつくるタンパク質性の外毒素などが代表的なものである. ☞ 内毒素, 外毒素

サイクリック AMP　cyclic adenosine $3',5'$-

monophosphate [cAMP, 環状 AMP] 1956 年に Earl W. Sutherland が，ホルモンであるアドレナリンならびにグルカゴンが肝細胞表面の受容体に結合し，ATP (adenosine 5′-triphosphate) から環状 AMP (cAMP) の合成を開始させることを見出した．ホルモン自体は肝細胞には入らず，細胞への影響はすべてこの cAMP によって伝達される．すなわち，ホルモンはある細胞から別の細胞へ情報を伝える一次伝達物質 (first messenger) として働き，cAMP は，細胞内での情報伝達にかかわる二次伝達物質 (second messenger) である．cAMP は，生体内では細胞膜に局在するアデニル酸シクラーゼ (adenylate cyclase) によって ATP から生成され，ホスホジエステラーゼ (phosphodiesterase) によって加水分解され，5′-AMP を生じる．

cAMP はアドレナリンやグルカゴンのほかにも副腎皮質刺激ホルモン (ACTH)，甲状腺刺激ホルモン (TSH) などの多くのホルモンの細胞内伝達物質として働いている．また，プロスタグランジンなどの生理活性物質も cAMP を増加させることが知られている．cAMP の影響は広範囲にわたり，貯蔵されているエネルギー源の分解の促進，カタボライト抑制の解除，胃粘膜による酸分泌の増加，血小板凝集の阻害，塩化物イオンチャンネルの開放などはみな，cAMP によって引き起こされる．☞ ホルモン

サイクリン cyclin 細胞周期の進行を制御するタンパク質で，ほ乳類細胞では，現在までに 8 種類のサイクリンが発見されている．サイクリンはその細胞周期のどの段階でその役割を果たすかによって，G1 期から S 期に関わるものは G1 サイクリン，G2 期から M 期に関わるものは分裂サイクリン (mitotic cyclin) と分類される．前者には，サイクリン D (D1, D2, D3 の 3 タイプが知られており，細胞の種類によりそれぞれの発現レベルが異なる) とサイクリン E が，後者には，サイクリン A およびサイクリン B があげられる．これらのサイクリンはそれぞれ，特異的なサイクリン依存性キナーゼ (cyclin dependent kinase, CDK) と複合体を形成し，CDK の活性化に関与する．例えば，サイクリン D は CDK4 および CDK6 と，サイクリン E は CDK2 と，サイクリン B は CDC2 と複合体を形成する．これらのサイクリン-CDK 複合体が活性化されるためにはさらに，サイクリン H と複合体形成をした CDK 活性化キナーゼ (CDK activating kinase, CAK) の存在が必要である．これらの活性化されたサイクリン E-CDK2 およびサイクリン D-CDK4 および CDK6 は核内で，網膜芽細胞腫関連遺伝子産物 RB の特異的セリン残基をリン酸化するといわれている．☞ 細胞周期

サイクロスポリン A cyclosporin A [シクロスポリン A] 真菌が産生するプレキラー T 細胞やヘルパー T 細胞やマクロファージに作用してキラー T 細胞の誘導を抑える薬物．免疫抑制剤として臓器移植などの際に使われる．分子量 1,202 の環状ポリペプチド．作用機序は転写抑制による IL-2 産生の抑制．☞ 免疫抑制剤

さいけつほう 採血法〈実験動物の〉 method of blood collection 採血は，その目的により，部分採血と全採血とに分かれる．前者は，動物を生かしたまま採血する方法であり，連続採血を可能にする．後者は，最終的には動物を屠殺する方法であり，多量の血液を採取できる．部分採血の場合，マウス，ラットなど小型齧歯類では，眼窩（眼球の裏側）静脈叢あるいは尾静脈を傷つけて，ヘマトクリット管などで採血する．また，尾静脈からは，注射針でも採血できる．ウサギは耳静脈から注射針を用いて採血する．全採血では，大部分の動物で麻酔下で心臓から直接採血するので多量の血液が採取できる．その他に，マウス，ラットでは頸部切断法および腹大静脈採血法，そしてウサギでは頸動脈採血法が多用される．

さいしょうかんせんりょう 最少感染量 minimum infecting dose 感染を起こすのに必要な最少の菌量をいう．

❖**さいしょうはいほうのうど 最小肺胞濃度 minimum alveolar concentration** [MAC]

さいしょうはついくそしのうど 最小発育阻止濃度 minimum growth inhibitory concentration [MIC] 抗生物質の細菌や菌に対する発育阻止濃度の最小単位．それを基準にして，阻止スペクトルなどを決める．

❖**さいしょく 再植 replantation of the teeth**

さいせい 再生 regeneration 単細胞・多細胞を問わず多くの生物でみられるもので，個体の失われた部分が補修される現象である．様式や程度はさまざまだが，偶発的に脱落・損傷した部分の再生を病理的再生といい，正常な生理的現象で失われた部分の再生は生理的再生という．

さいせいふりょうせいひんけつ 再生不良性貧血 aplastic anemia 貧血，出血傾向，易感染を生ずる悪性の貧血で，骨髄の造血機能低下に起因する．

さいせっかいか 再石灰化 remineralization 歯質の脱灰は H^+ イオンが消費され，pH が中性に移行するに従って停止する．さらに，Ca^{2+},

HPO_4^{2-}イオンが高濃度に供給されると脱灰反応は逆に進行し再びヒドロキシアパタイトやその他の結晶が形成される．H^+イオンはOH^-イオンによって中和される．

$$Ca_{10}(PO_4)_6(OH)_2 + 8H^+ \leftarrow 10Ca^{2+} + 6HPO_4^{2-} + 2H_2O$$

脱灰で失われたミネラルが回復する現象が再石灰化（remineralization）である．フッ素の存在はこの再石灰化反応を促進し，再石灰化ミネラルの性状を耐酸性にする．微量ではあるがフッ素の存在が再石灰化ミネラル全体の性状を変化させる効果を有する．フッ素が関与しない場合の再石灰化ミネラルは再度の酸の侵襲によって再び溶解することになる．

唾液と歯質が直接反応する口腔内環境では唾液由来のCa^{2+}，HPO_4^-，F^-イオンの脱灰歯質内への浸潤・拡散が優勢となる．再石灰化によってミネラルが形成されても，それは最初からあるアパタイトとは性状が異なっている．再石灰化ミネラルはMg^{2+}，CO_3^{2-}イオンの少ない，F^-が多いイオン構成となる．その結果，再石灰化ミネラルは酸に溶解しにくい耐酸性の性状となる．☞唾液，脱灰，フッ素，ヒドロキシアパタイト

さいだいきょよう《ひばく》せんりょう　最大許容《被曝》線量　maximum permissible dose
[MPD，線量当量限度]　放射線被曝量の限界値で職業人（医師，X線技師など）については年間5 rem（50 mSv），ちなみに一般人はその1/10（5 mSv）である．

さいださい　催唾剤　salivator, sialogogue
[催涎剤]　ピロカルピンなど唾液分泌を促す物質で，人体に害を及ぼさない薬品や化学物質をいう．

❖さいちょう　鰓腸　branchial (pharyngeal) region of intestinal tube, foregut　[呼吸腸]

さいてきおんど　最適温度　optimum temperature　➔至適温度

さいてきpH　最適pH　optimum pH　➔至適pH

サイトカイン　cytokine　基本的には細胞から分泌される活性タンパク質の総称である．当初，産生細胞で分類していたが，IL-6のようにT細胞，マクロファージ，線維芽細胞など多種類の細胞で産生されることが明らかになり，まとめてサイトカインと呼ぶこととなった．最近では活性タンパク質のほとんどが遺伝子クローニングされ，複数の活性因子が実は同一分子によることが明らかになった．サイトカインはほとんど糖タンパク質であるが組換え大腸菌によりつくられる糖をもたないタンパク質も活性をもつ．ホルモンは特定の細胞が産生しその作用も特異であり遠隔の組織に作用するが，サイトカインは複数のタイプの細胞が同一のサイトカインを産生したり，周辺の細胞に働き多面的に働く場合が多い．

サイトカインは生体の恒常性の維持に必要不可欠であるが，一方では炎症部などで過剰生産され，病態の形成，遷延などに関与している．サイトカインの種類は，第一群として免疫学領域からのリンパ球系の細胞からつくられるリンホカインと呼ばれていたもの，単球（モノサイト）からつくられるモノカインといわれていた活性分泌タンパク質があり，ほとんどがインターロイキンとして分類される．第二群として抗ウイルス物質としてのインターフェロン（IFN）もその作用が細胞の増殖抑制，分化促進効果などからサイトカインに含まれる．第三群には造血系の細胞に働く増殖因子，コロニー刺激因子（CSFs）がある．第四群には造血系の細胞以外の細胞に働く増殖因子があり，血小板由来増殖因子（PDGF），上皮成長因子（EGF），線維芽細胞増殖因子（FGF），神経増殖因子（NGF）などが含まれる．さらに$TGF-\beta$のように増殖促進だけでなく，顕著な抑制作用をもつサイトカインも存在する．その他，細胞障害（アポトーシス）関連の腫瘍壊死因子（TNF）も含まれる．

サイトカインの特徴は次の通りである．1）多くのサイトカインは分子量1〜10万程度の糖タンパク質である．2）in vitroできわめて微量（pg〜ng/ml）で作用する．3）サイトカインはおもに産生された局所で作用し，ホルモンとの相違点の1つである．しかし大量に産生された場合は血中に移行して，他の臓器に作用する．4）複数の生理活性を有している．5）またレセプターのシグナル伝達部分が複数のサイトカインに共有される場合もあり，異なるサイトカインが同一の作用を有する．6）異なったサイトカインが相乗的または拮抗的に働く．7）サイトカイン・ネットワークが存在し，1つのサイトカインが別のまたは複数のサイトカインを誘導することがある．それらのサイトカインがまた別のサイトカインを誘導することもある．8）サイトカインにはインヒビターが存在する．IL-1にはレセプターと競合的に結合するアンタゴニストが存在し，他のサイトカインも体液中の可溶性レセプターがサイトカインと結合し細胞表面のレセプターへの結合と拮抗する．すなわち，サイトカインによる過剰反応を制御する機能を担っている．過剰に産生すると，生体バランスが崩れて通称でいうところのサイトカ

サイトカインの一覧表

インターロイキン	分子量(KDa)	アミノ酸数	主な産生細胞	主な機能
IL-1α	17.5		マクロファージ, 好中球, T, B, NK 血管内皮, 平滑筋, 線維芽, その他	T, B, NK 細胞活性分化, TNF, CSF 急性期タンパク誘導, IL-2〜8 誘導
IL-1β	17.3	159		
IL-2	15	133	T細胞	T細胞の増殖, IFN-γ誘導, B, NK 細胞の増殖分化活性化
IL-3	28	133	T細胞	造血前駆細胞の増殖分化
IL-4	15〜19	153	T細胞	クラススイッチによるIgG. IgE誘導, T, 肥満細胞の増殖, B細胞の活性化, 増殖
IL-5	46 二量体	115	T細胞, 肥満細胞	B細胞増殖, 抗体産生細胞への分化 好酸球の増殖分化
IL-6	21〜28	212	T, B細胞, マクロファージ, 線維芽細胞, 血管内皮細胞等, 多種の細胞	B細胞を抗体産生細胞に分化, T細胞増殖分化, キラーT細胞の誘導, 急性期タンパク誘導, 多能性幹細胞の増殖
IL-7	25	154	骨髄, 胸腺のストローマ細胞, 脾, 腎の細胞	T細胞, B前駆細胞の増殖分化, キラーT細胞の活性増強, 単球の活性化
IL-8	8 二量体	72	マクロファージ, 線維芽細胞, 血管内皮細胞, 好中球, 肝細胞	好中球遊走能の亢進, 好中球の活性化, ケモカインファミリーの代表
IL-9	40	126	T細胞	ヘルパーT, 肥満細胞, 胎児胸腺細胞の増殖
IL-10	19	160	T, B, 肥満細胞	T細胞からのIFN-γ産生抑制, T, 肥満細胞の増殖
IL-11	23	199	骨髄ストローマ細胞, 線維芽細胞	造血幹細胞芽球コロニー増殖, B細胞の分化, マクロファージの分化誘導, 巨核球の分化
IL-12	35+40	328 253	B細胞	IFN-γ産生誘導, 活性化T細胞増殖 NK細胞の刺激, LAK細胞の誘導
IL-13	17		T細胞	炎症性サイトカイン (IL-1, IL-6, TNF) 産生抑制, IL-4と類似作用, 単球, マクロファージ, B細胞の活性化
IL-14	50〜60	483	T細胞	活性化B細胞の増殖, 抗体産生抑制
IL-15	14〜15	114	上皮, 線維芽細胞, マクロファージ	T細胞増殖, CTL, LAK活性化
IL-16	50〜60 三量体	130	T細胞, 好酸球, 気管上皮, 肥満細胞	T細胞増殖, T細胞, 好酸球の走化性因子
IL-17	17〜20	155	T細胞	サイトカイン (IL-6, 8, GM-CSF) 誘導好中球への分化促進
IL-18	22.3	157	マクロファージ (前駆体として存在), 骨芽細胞, 角質上皮細胞	IFN-γ, GM-CSF産生促進, NK細胞の刺激, IL-10産生抑制

さ行

造血因子	分子量 (KDa)	アミノ酸数	主な産生細胞	主な機能
エリスロポエチン (EPO)	34	165	腎皮質,間質細胞	赤芽球系細胞の増殖・分化,有効な造血剤
G-CSF	18〜19	174	単球,マクロファージ,線維芽細胞内皮細胞,前脂肪細胞	好中球系細胞の増殖・分化および機能増強
M-CSF	45 二量体	149	マクロファージ,線維芽細胞,血管内皮細胞	マクロファージの産生,破骨細胞の増殖,コレステロール低下作用
GM-CSF	22	127	T細胞	好中球,好酸球,マクロファージの増殖分化・機能亢進
ステムセルファクター (SCF)	31 36	164	骨髄ストローマ細胞	肥満細胞増殖,他のサイトカインと共働で幹細胞の増殖促進
トロンボポエチン (TPO)	38	332	腎臓	血小板産生刺激因子

インターフェロン	分子量 (KDa)	アミノ酸数	主な産生細胞	主な機能
IFN-α	20	165 166	白血球,マクロファージ	ウイルス増殖抑制,細胞増殖抑制,細胞分化誘導,マクロファージ,NK細胞の活性増強
IFN-β	20〜25	166	線維芽細胞,上皮細胞	MHCクラスI,II抗原発現増強
IFN-ω	25	172	白血球	きわめて多面的生物作用
IFN-γ	20	146	T細胞,NK細胞	

細胞傷害因子	分子量 (KDa)	アミノ酸数	主な産生細胞	主な機能
TNF-α	17	157	単球,マクロファージ	腫瘍細胞傷害作用,マクロファージ,好中球活性化,線維芽細胞の増殖促進,IFN-βの誘導
TNF-β	25	171	リンパ球	(TNF-βは別名リンホトキシン)

成長因子	分子量(KDa)	アミノ酸数	主な産生細胞	主な機能
HGF	90	728	免疫系(好中球),多種細胞	肝細胞増殖,多面的作用,血
NGF	13(二量体)	118	顎下腺,T細胞	中枢神経系栄養因子
TGF-β	25(二量体)	112	血小板,骨,リンパ球	免疫機能抑制,細胞増殖抑制
PDGF	30, A鎖B鎖重合		血小板,マクロファージ,血管内皮細胞,血管平滑筋細胞,多種細胞	線維芽細胞増殖,好中球・単走
EGF	6	53	全身,顎下腺,十二指腸,腎臓	多種多様な細胞に増殖支持
TGF-α	5.5		肝細胞,胎児細胞	
LIF	3.2〜6.2	204	多種の細胞	胎児性幹細胞分化抑制,血小板IL-6と似た多機能

CSF:colony stimulating factor, G-CSF:granulocyte-CSF,
GM-CSF:granulocyte-macrophage-CSF, M-CSF:macrophage-CSF
EGF:epidermal growth factor, EPO:erythropoietin
FGF:fibroblast growth factor, HGF:hepatocyte growth factor
LIF:leukemia inhibitory factor, NGF:nerve growth factor
PDGF:platelet derived growth factor, TGF:transforming growth factor
TNF:tumor necrosis factor, TPO:thrombopoietin

イン病が起こる。☞ インターロイキン,インターフェロン

サイトカラシン　cytochalasin　菌類の代謝産物。アクチンを主成分とする動植物のミクロフィラメント系に作用し細胞質分裂や食作用などの細胞運動、また発生、形態形成などの過程を可逆的に阻害する。A〜Jの10種類の構造類似体が知られる。

❖**さいのうほう　鰓嚢胞　branchial cyst**

さいはつうしょく　再発う蝕　recurrent caries　[二次う蝕]　不適切な治療により、二次的に発症するう蝕をいう。

❖**さいはつせいアフタ　再発性アフタ　recurrent aphthae**　[慢性再発性アフタ性口内炎]

さいぼう　細胞　cell　動・植物の組織を構造する基本単位であり、内部に遺伝情報とその発現機構をもつ。細胞膜に包まれた細胞質ゾル中に細胞小器官が浮遊している。植物細胞では細胞膜の外側に細胞壁が存在する。また、器官や臓器によって特徴的な構造の細胞が認められる。細胞形態が細胞骨格の働きによって大きく変化するものもある。

❖**さいぼうかんきょう　細胞間橋　intercellular bridge**

さいぼうかんけつごう　細胞間結合　cell junction　[細胞結合]　多細胞生物における接触する細胞間に認められる。機能によって、分子も通過できないように細胞を集める閉塞結合、機械的に付着させる固定結合、電気的・化学的シグナルを行う連絡結合の3種類に分類される。☞ 接着因子

さいぼうかんしつ　細胞間質　intercellular substance, ground substance　[細胞間物質,細胞間基質,細胞間マトリックス]　組織中の細胞間を満たす物質で、細胞によって生産される。組成はコンドロイチン硫酸やヒアルロン酸などのムコ多糖類をおもに含むタンパク質多юで多量である場合、特に礎質(ground substrate)という。

❖**さいぼうきはくそう　細胞希薄層　cell-free zone**　[ワイルの層]

さいぼうこっかく　細胞骨格　cytoskeleton　真核生物の細胞質に張りめぐらされた網状あるいは束状構造体の総称で、外径5〜6 nmのミクロフィラメント、同7〜11 nmの中間フィラメント、同25 nmの微小管などによって構成される。ミクロフィラメントのおもな構成タンパク質はアクチンであり、微小管のそれはチューブリンである。中間フィラメントの構成タンパク質は細胞によって異なり、筋細胞ではデスミン、間葉系細胞ではビメンチン、上皮性の細胞ではケラチンなどである。

動物細胞にはよく発達した細胞骨格が存在するが，植物細胞での存在様式は明らかではない．細胞骨格は細胞の形態の保持に寄与していると同時に原形質流動，細胞分裂，オルガネラの移動などのさまざまな細胞運動に関与する主たる構造体としても機能している．平滑筋細胞に存在するピンキュリンはアクチン束結合能をもっており，細胞骨格と細胞膜の結合を仲介すると同時に細胞骨格の構造を調節するともいわれている．☞ アクチン，オルガネラ

さいぼうしつ　細胞質　plasma　［原形質］
細胞膜で囲まれており，体積のほぼ半分を占めている細胞質ゾル (cytosol) とタンパク質合成や代謝反応のほとんどを行っている細胞小器官からなる．

さいぼうしついでん　細胞質遺伝　cytoplasmic inheritance　［染色体外遺伝，核外遺伝，非メンデル遺伝］　ミトコンドリア，葉緑体，あるいは内在性寄生体であるウイルスなどがもつ核外遺伝子によって支配される非メンデル性の遺伝現象をいう．オシロイバナの斑入り，酵母のプチット（生育不良），ヒトのレーベル視神経症（ミトコンドリア病）などは葉緑体やミトコンドリア遺伝子異常によって起こる細胞質遺伝として知られている．
　一般に雄性配偶子にくらべ雌性配偶子ははるかに多量の細胞質をもっているので，核外遺伝子は主として雌性配偶子から伝えられる．このことから，細胞質遺伝は母性遺伝と同義に使われる場合が多いが，常に同一とは限らない．ある形質が核内遺伝子によって支配されているにも関わらず，雄性配偶子に関係なく雌性配偶子だけの影響を受けて形質が決定されることがある．例えばショウジョウバエの場合，受精する以前に卵はすでに頭尾の方向軸が決まっている．このような極性を決定する遺伝子は，卵形成の時期に母方のゲノムから転写され，その産物 (maternal mRNA) は受精後すぐ，ときには受精前に働き始める．したがって胚の表現型は，受精後の胚自身のもつ父方と母方の遺伝子の組合せでけでなく，母親のもつ遺伝子型によって決まる．このような様式で表現する遺伝子は，母性効果遺伝子 (maternal-effect gene) と呼ばれ，遺伝様式は母性遺伝 (maternal inheritance) である．遅滞遺伝として知られるモノアラガイの殻の巻型の遺伝もこの類にはいる．☞ オルガネラ，限性遺伝

さいぼうしついでんし　細胞質遺伝子　plasma-gene　［核外遺伝子］　一般には，核の外部つまり細胞質のほうにある核外遺伝子 (extranuclear gene) と同義語で，細胞質遺伝をする．例えばミトコンドリアや葉緑体中に存在するゲノムに含まれる遺伝子のことである．細菌のプラスミドの遺伝子は通常除外する．

さいぼうしゅうき　細胞周期　cell cycle　真核細胞において，細胞分裂を完了した細胞が次の分裂を完了するまでの過程を細胞周期と呼び，G1期（DNA合成準備期でDNA合成はみられない），S期（DNAの複製期），G2期（分裂準備期），M期（分裂期）の4段階に分けられる．増殖刺激のない場合は，G1期からG0期と呼ばれる静止期に入る．G1期からS期へ進行するか否かを決定する時点を開始点と呼び，ここを通過すると，その後細胞は，M期終了まで細胞周期を進行していく．ほ乳類細胞では，この開始点の通過，すなわち，G1期からS期への進行は，G1サイクリンと総称されるサイクリンDおよびサイクリンEと，これらとの複合再形成が活性化に不可欠なサイクリン依存性キナーゼ (cyclin-dependent kinase, CDK4, CDK6, CDK2) により正の制御を受ける．活性化されたCDKは，網膜芽細胞腫関連遺伝子産物Rbをそれぞれのときに特異的なセリン残基でリン酸化し，Rbに結合していたE2F転写因子を放出する．これにより，それまで抑制されていたE2F結合配列を転写調節領域に有する一連の遺伝子群の発現を誘導する．これらの中には，チミジンキナーゼやDNAポリメラーゼαなどのDNA複製に重要な遺伝子が含まれている．また，開始点の通過は，CDK阻害因子 (CDK inhibitor) と呼ばれるタンパク質因子群によって負の制御を受けている．例えば，TGFβの存在や，DNA傷害に反応してCDK阻害因子の1つであるp21/WAF1/CIP1が増加し，CDKによるRBのリン酸化を抑制する．G2期よりM期の開始は，サイクリンBとCDC2（CDK1とも呼ばれる）によって制御されており，S期の終了していない細胞の分裂を抑制している．☞ サイクリン

さいぼうしょうがいせいＴさいぼう　細胞傷害性Ｔ細胞　cytotoxic T cell　［☞ T細胞］
T細胞のなかでウイルスや細菌感染細胞，腫瘍細胞，移植細胞などを殺傷する細胞をキラーＴ細胞あるいは細胞傷害性Ｔ細胞といい，感染免疫，腫瘍免疫において重要な役割を受けもつ．通常はCD8陽性Ｔ細胞で標的細胞の表面上のMHCクラス1分子に結合したウイルスや腫瘍の抗原ペプチド，移植細胞に対しては自己と異なるMHCクラス1分子を認識結合して殺傷するが，CD4陽性のキラーＴ細胞もある．
　キラーＴ細胞の細胞傷害機構として，1）細胞

質顆粒中にある補体に似た物質パーフォリンで標的細胞の細胞膜に穴をあけ，細胞質顆粒中のグランザイムという酵素を注入し標的細胞のDNAを分解し細胞死を誘導する，2) Fasリガンドにより標的細胞表面に発現されるFasを刺激し標的細胞のアポトーシスを誘導する，3) TRAIL (tumor necrosis factor-related apoptosis-inducing ligand)により，そのレセプターを発現する腫瘍細胞のアポトーシスを誘導する，の3つが知られている．

TRAILは，Fasリガンドと同じくTNFファミリーに属するII型細胞表面タンパクで，そのレセプターTRAIL-R1，TRAIL-R2は，TNFレセプターやFas同様，リガンドが結合するとTRAD，FADD，RIPといったdeath domeinを有するアダプター分子と結合し，さらに，caspase-8またはcaspase-10などのシステインプロテアーゼとdeath effector domain部位を介し会合し，これら分子を活性化する．その後，caspase-3，-6，-7といったカスパーゼカスケードが活性化し，アポトーシスが誘導される．TRAILは，Fasリガンドと異なり，腫瘍細胞に対し選択的に作用する．☞ リンパ球，T細胞，細胞性免疫，移植免疫，アポトーシス，カスペースファミリー

さいぼうしょうきかん　細胞小器官　cell organelle　[細胞内区画]　核，ミトコンドリア，小胞体，リボソーム，ゴルジ体，液胞などのほか，細胞特異的な器官がある．植物細胞では葉緑体などが特徴的である．それぞれ異なる機能をもつがこれらの間には複雑な輸送経路があり連携している．☞ リボソーム，ゴルジ装置，核，ミトコンドリア

さいぼうしん　細胞診　cytological diagnosis　患部より細胞を採取し，細胞の形態学的特徴から疾患を診断する方法．

さいぼうすうけいそく　細胞数計測　cell count　試料中の細胞数を測定すること．顕微鏡下で一定量中の細胞数を数える．

さいぼうせいめんえき　細胞性免疫　cell-mediated immunity, cellular immunity　細胞内に寄生するような生物に対する局所反応で，抗体(体液性免疫)が関与せず，リンパ球や食細胞により惹起される免疫応答．一般的には，遅延型過敏症(delayed-type hypersensitivity；DTH)，細胞内寄生菌に対する免疫，ウイルスに対する免疫，腫瘍免疫，移植片対宿主反応(graft-versus-host reaction：GVH reaction)，移植免疫などが知られているが，これらの反応に関与する細胞は一様でない．移植細胞，ウイルス感染細胞，癌細胞などは，キラーT細胞により傷害排除されるが，NK細胞もこれら細胞の傷害に一部関与する．キラーT細胞の誘導は，ヘルパーT細胞により補助される．標的細胞に反応したキラーT細胞前駆細胞は，ヘルパーT細胞が産生放出するIL-2あるいは，マイトジェン，ウイルス感染，IL-1などの刺激を受けたT細胞，マクロファージ，線維芽細胞などの放出するIL-6の作用でキラーT細胞に分化する．ヘルパーT細胞の産生するIFNγは，キラーT細胞の細胞傷害作用を増強する．

結核菌，らい菌，リステリア，サルモネラ，真菌，原虫などは，マクロファージがそれを細胞内に取り込んで殺菌処理するが，ヘルパーT細胞が産生するIFNγで活性化されたマクロファージでは殺菌作用が高まる．キラーT細胞の誘導やマクロファージの活性化を行うヘルパーT細胞はCD4陽性かつIFN-γとIL-2を産生するTh1細胞である．原虫感染において，睡眠病を起こすトリパノゾーマやマラリア原虫のような流血中に寄生する原虫に対しては抗体が重要であるが，組織寄生性のリーシュマニアやクルーズトリパノゾーマ，赤血球内のマラリア原虫などには上記活性化マクロファージの殺菌作用が有効である．

遅延型過敏反応は，12時間以上かかって発現してくる過敏反応をいい，接触性過敏症，ツベルクリン型過敏症，肉芽腫形成過敏症の3つのタイプに分けられる．いずれも血清によって免疫状態を動物から動物へ移入できず，マウスではTh1細胞によって移入できる．遅延型過敏反応と防御免疫は完全には相関はしないが，結核菌由来の可溶性抗原を用いたツベルクリン型過敏反応は，BCGや結核の感染症の有無の診断に利用されている．☞ 移植免疫，細胞傷害性T細胞，移植片対宿主反応

さいぼうせっちゃく　細胞接着　cell adhesion　多細胞生物を構成する細胞相互の結合を細胞接着といい，細胞のもつこのような性質を細胞接着性という．多細胞生物の個体としての存在を可能にしている条件の1つである．細胞どうしが接着することにより情報伝達が可能になるといわれている．電子顕微鏡で観察すると，動物細胞では細胞と細胞の間に15〜20 nmの間隙が普遍的に存在し細胞と相接している．また，細胞膜の一部には接着部位で癒合膜，接着帯，接着斑(デスモゾーム)のような特殊な構造をつくる．植物細胞では糸状の細胞膜が細胞壁を貫いてプラスモデスム(原形質連絡)を形成して細胞と細胞が接着していることが多い．細胞接着のメカニズムとして，1) カルシウムブリッジによる接着，2) 糖

タンパク質による接着，3）細胞表面の負電荷による斥力とファン・デル・ワールス力による引力のつり合った状態での接着，などが提唱されている． ☞ 接着因子，接着性タンパク質

さいぼうせっちゃくぶんし　細胞接着分子　cell-cell adhesion molecules, intracellular adhesion molecules　［細胞間接着分子］　Ca^{2+}依存と非依存性の2種類の細胞接着系がある．Ca^{2+}依存性では皮層の細胞骨格に付着するタンパク質であるカドヘリン，インテグリン，セレクチンまたある．Ca^{2+}非依存性では免疫グロブリン・スーパーファミリーに属するタンパク質であるが，最も研究が進んでいるのは神経細胞接着分子である． ☞ 接着因子

❖**さいぼうちゅうみつそう　細胞稠密層　cell-rich zone**　［富細胞層］

さいぼうないしょうか　細胞内消化　intracellular digestion　飲食作用により細胞内に取り込まれた物質や細胞にとって不要になったものなどを細胞内で加水分解する過程をいい，リソソーム系とユビキチン—プロテアソーム系の2つが知られている．リソソームは水解小体といわれ，グリコシダーゼ，ヌクレアーゼ，プロテアーゼ，リパーゼ，ホスファターゼなど多種の酸加水分解酵素を含む細胞質構造体であり，種々の物質の細胞内消化に関与する．また機能を終えた細胞タンパク質がどちらの系で分解されるかはおもにその一次構造によって決定されると考えられている．すなわち，シグナルペプチドをもつタンパク質はリソソームに運ばれ，カテプシンによって分解される．カテプシンはリソソームに局在するプロテアーゼの総称であり，基質特異性，至適pH，分子量などによって分類され，アルファベットを付けて呼ばれている．分解の結果生じたアミノ酸は再び合成のためのアミノ酸プールとして再利用される．シグナルペプチドをもたない他の多くのタンパク質は，細胞質においてユビキチン—26Sプロテアソーム系で分解される．26Sプロテアソームは多数のサブユニットで構成されるマルチカタリティックプロテアーゼであり，ユビキチンが結合したタンパク質をエネルギー依存的に分解する．この系で分解されるタンパク質は半減期が短いものが多く，また異常タンパク質の除去もこの系で行われる． ☞ タンパク質分解酵素，プロテオソーム，ユビキチン系

さいぼうはかい　細胞破壊　cell disruption　［細胞破砕］　細胞の内容物を得るために細胞膜を破壊すること．酵素活性やタンパク質の精製など生化学研究に欠かせない手法であり，実験結果を左右する重要な操作であるため材料や目的に応じた方法を選択しなければならない．機械的破砕のほか，音波や酵素によるものがある．

さいぼうひょうそうマーカー　細胞表層マーカー　cell surface marker　［細胞表層抗原］　各種の細胞，特に免疫担当細胞の細胞膜表面に存在しているタンパク質分子のことを指す．これらの分子をマーカーとして，機能あるいは分化段階の異なる細胞を分離することができるため，細胞生物学の分野では広く利用されている．また，これらの分子は単なるマーカーではなく，細胞内にさまざまなシグナルを伝える各種のシグナル受容体であることが多く，免疫学や細胞生物学で重要な研究対象となっている．これらの分子は国際会議によって名称が整理統合され，CD（cluster of differentiation）番号が付けられている．現在では，ほとんどの細胞表層マーカーについてモノクローナル抗体が作製されて細胞の分離に利用されている． ☞ モノクローナル抗体，レセプター

主なCD分子

番号	説明
CD 3	ほとんどのT細胞に発現しており，T細胞の最も一般的な細胞表層マーカーとなっている．これは，T細胞レセプター複合体の成分である．
CD 4	T細胞の分化抗原．ヘルパーT細胞のマーカーとして使われている．
CD 8	細胞傷害性T細胞のマーカーとして利用されている．
CD 14	マクロファージ，単球細胞に発現する細胞表層マーカー．CD14分子は，グラム陰性菌のリポ多糖と結合し，マクロファージ，単球細胞の感染防御作用に重要な役割を果たしていると考えられている．
CD 45 R	B 220という名称もある．すべてのB細胞に発現しており，T細胞には存在しないのでB細胞の最も一般的な細胞マーカーとして用いられる．
CD 90	Thy-1,2ともいう．ほとんどすべてのT細胞に発現しており，T細胞のマーカーとして用いられる．
CD 95	Fasともいう．アポトーシスに関与する細胞表層レセプタータンパク質の1つとして最近注目されている．CD 95に欠損のあるマウスは重度の自己免疫疾患を起こすことから，特に免疫応答の制御に深く関与していると考えられている．

さいぼうぶんかく　細胞分画　cell fractionation　機能を保持したままの細胞小器官やタンパク質などの細胞成分を細胞から分画することである。浸透圧や超音波などによって細胞膜や小胞体膜などを破砕した後に遠心処理によって成分を分離できる。成分によって沈降速度が異なることを利用した速度沈降法と、比重が異なることを利用した平衡沈降法がある。

さいぼうぶんれつ　細胞分裂　cell division
1つの細胞が2つ以上に分かれる現象である。核内で染色体が複製された後に有糸分裂によって核が分裂する。次に各核を細胞質が包むように細胞質分裂する。これを細胞周期のM期という。☞細胞周期

さいぼうへき　細胞壁　cell wall　細胞に一定の形を与えるもので、固いことが最大の特徴である。植物細胞の細胞壁はセルロース、ヘミセルロース、ペクチンなどが結合した複雑な構造からなる。細菌の細胞壁はペプチドグリカン層のほかにグラム陽性菌ではタイコ酸層を、陰性菌ではタンパク質層とリポ多糖体ーリポタンパク質層をもつ。

さいぼうまく　細胞膜　cell membrane, plasma membrane, cytoplasmic membrane　[原形質膜]　両親媒性分子からなる脂質二重層である。すべての細胞は細胞膜に包まれており、外界からの隔離のほかに栄養分の取り込み、イオンの透過、食作用などの細胞の重要な生理機能をもつ。膜に埋め込まれているタンパク質分子が重要な役割を果たしている。

さいぼうゆうごう　細胞融合　cell fusion
2個以上の細胞の細胞膜が融合して連続した膜になることによって、多核細胞が形成される現象を細胞融合という。生殖細胞の受精における卵と精子の融合がその典型である。また、骨格筋形成において、単一の筋原細胞が多核筋肉細胞になる過程は（シンシチウム形成）体細胞でみられる典型的な細胞融合である。

　体細胞ではウイルスの感染によっても多核細胞が形成される。ある種の動物ウイルスには、宿主細胞の融合を高頻度に誘導する能力があることが知られている。DNA型ウイルスの天然痘ウイルスやヘルペスウイルス、RNA型ウイルスのパラミクソウイルスやヒト免疫不全ウイルス（HIV）などであり、これらのウイルスの共通の性質は粒子（ビリオン）表面がエンベロープ（外被膜）で被われていることである。これらのウイルスが宿主細胞に感染する際に、エンベロープタンパク質は宿主細胞の細胞膜レセプターに結合して、エンベロープと細胞膜の融合を引き起こすことでウイルスゲノムを宿主細胞内に導入する。これらのウイルスが感染した細胞では、ウイルスの複製の過程で細胞膜表面にもエンベロープタンパク質が発現するので、このエンベロープタンパク質を介してレセプターを有する細胞が結合して融合する。HIVの感染したT細胞でみられるシンシチウム形成は、ウイルスエンベロープタンパク質を介した細胞融合の顕著な例である。

　生殖細胞の受精における卵と精子の融合でも、精子細胞膜には細胞膜融合活性をもつタンパク質が存在し、卵と精子の細胞膜の融合を引き起こすことが明らかにされている。細胞膜融合活性をもつウイルスエンベロープタンパク質や精子細胞膜のタンパク質は共通の細胞膜融合機構を有していると考えられている。

　試験管内での細胞融合には、パラミクソウイルスのセンダイウイルス（HVJ）が初期には用いられた。その後、ポリエチレングリコールなどの化学物質による処理や、高電圧パルスによるエレクトロポレイション法でも誘導が可能になった。後者の方法によって、HVJレセプターをもたない動物細胞や、植物のプロトプラスト細胞が可能であり、2種類の異種細胞を融合させてヘテロカリオンを形成し、その子孫として安定な体細胞雑種（ハイブリド）を作製できる。モノクローナル抗体を産生するハイブリドーマはB細胞とミエローマ細胞との細胞融合で得られる。☞モノクローナル抗体

さいみんやく　催眠薬　hypnotics　[睡眠薬]
催眠作用をもつ薬剤の総称。

さいもうないひけい　細網内皮系　reticuloendothelial system　[網内系、RES]　肝臓、脾臓、リンパ節、骨髄などの組織の細網細胞、組織球、内皮細胞、マクロファージからなり、幹細胞から分化した貪食能を有する細胞が多く存在している。

❖**さいもうにくしゅ　細網肉腫　reticulosarcoma**

❖**さいれつ　鰓裂　branchial cleft, gill cleft**　[咽頭裂]

❖**さいろう　鰓瘻　branchial fistula**

さくイオン　錯イオン　complex ion　金属イオンに分子や別のイオンが結合してできた複雑な構造のイオンを錯イオンといい、錯イオンを含む塩を錯塩という。根管拡大補助剤として使われるEDTA（エチレンジアミン四酢酸）がカルシウムイオンと形成するキレートも錯塩である。

さくかくかしょう　錯角化症　parakeratosis

表皮の角質化の異常で角質層の細胞のなかに核が残っており，進行すると，悪質の皮膚病を起こす．例えば乾癬，剝脱性皮膚炎など多くの落屑性皮膚病にみられる．

さくさん　酢酸　acetic acid, acetate　［エタン酸,酢］　CH_3COOH 分子量 60.05．工業的にはアセトアルデヒドの酸化により製造される．細菌には発酵で糖質を酢酸にする仲間がある．人体では糖質→乳酸→酢酸→脂質の代謝系もある．酢酸発酵で生じる酢は食能として料理に使われるが，3～5％の酢酸を含む．

さくたい　錯体　complex　遷移金属あるいはそのイオンは不完全電子殻をもっており，孤立電子対をもつ分子やイオンと配位結合する．このような原子集団を錯体(complex)あるいは金属錯体(metal complex)という．

❖**さこつかじょうみゃく　鎖骨下静脈　subclavian vein**
❖**さこつかどうみゃく　鎖骨下動脈　subclavian artery**
❖**さこつじょうしんけい　鎖骨上神経　supraclavicular nerves**
❖**さこつとうがいいこつしょう　鎖骨頭蓋異骨症　cleidocranial dysostosis**　［頭蓋圧痕］

サザンブロット　Southern blotting　［サザンブロッティング］　特定のDNA配列が遺伝子のどの領域に存在するか，または試料遺伝子中にそのDNA配列が存在するかを調べる方法．通常，DNAを制限酵素で切断し，電気泳動法によりアガロースゲル中で分子量に従ってDNA断片を分離させ，アルカリ溶液で一本鎖に変性したのち，その泳動パターンを浸透圧や電気泳動によりニトロセルロースやナイロンメンブレンに転写する．続いてメンブレンを80℃で乾燥させるか，UV照射を行ってDNAをメンブレンに固定させる．次に放射線同位元素（p 35が一般的で［α-32 P］dCTPなどを取り込ませる）またはビオチンで標識されたDNA断片，すなわちプローブを用い，ハイブリダイゼーション溶液中でメンブレン上のDNAとのDNA-DNAハイブリダイゼーションにより相同配列を検出する．考案者のE.M. Southernにちなみ名付けられている．

これに対し，遺伝子の発現を調べる目的でRNAを電気泳動により分離して，メンブレンに固定し，DNAもしくはRNAをプローブに検出する方法はノーザンブロット法と呼ばれる．さらにタンパク質を検出する方法はウェスタンブロット法と呼ばれ，SDSポリアクリルアミドゲル上で分離されたタンパク質をメンブレンに固定して標識された抗体により抗原抗体反応で目的のタンパク質を検出する．近年歯科領域で培養が困難な歯周病菌の検出に用いられているDNAプローブ法はサザンブロット法である．☞ウェスタンブロット，ノーザンブロット，SDS-PAGE

サッカラーゼ　saccharase　スクラーゼ(sucrase)の旧名で，スクロース-α-グルコシダーゼが系統名．ショ糖のα-グルコシド結合を加水分解してグルコースとフルクトースとに変える．ヒトのほかに多くの動物，植物，細菌など生物全般にわたり存在する．

サッカリン　saccharin　［安息香酸スルファミド］　トリオール，クロールスルフォン酸，アンモニア，過マンガン酸カリ，水酸化ナトリウムなどを原料として製造する．スクロースの約500倍の甘味を有するが，そのまま尿中に排泄されるので栄養にはならない．水に難溶であるが，ナトリウム塩にした，いわゆる溶性サッカリンは大きな結晶となり水に溶けやすく，非常に甘く，濃厚なときはむしろ苦みを呈する．1982年，米国食品医薬品局（FDA）により発癌物質に指定されたが，現在米国においても使用制限と警告表示の義務付きながら使用されている．わが国での使用基準は食品添加物としてはチューインガムについてのみ認められている．また，歯磨剤の甘味成分としても用いられている．☞甘味料

サッカロース　saccharose　➡スクロース

さっきんざい　殺菌剤　bactericide, bactericidal agent, germicide, germicidal agent　真菌を死滅させる目的の殺真菌剤も，細菌を対象とした殺細菌剤もともに広く殺菌剤と呼ばれる．植物病原菌を殺菌する農薬用（農薬）に広く使用され，木材，繊維製品などのカビ防止など工業用，また公衆衛生用（消毒薬）としても用いられる．かつては無機化合物が用いられていたが，次第に有機化合物に代わり，抗生物質も使用されている．用途により特効的，選択的となり，二次的な悪影響が出ないような物質が使われている．

農薬：使用上から種小，土壌，茎葉用に区別される．作用機構からタンパク質合成阻害剤，脂質合成阻害剤，細胞壁合成阻害剤，DNA合成阻害剤，エネルギー代謝阻害剤に分かれる．化学構造からみて，有機硫黄剤（チオファネートメチル），有機リン剤（EDDP, IBP），有機塩素剤（PCP），有機ヒ素剤（アルソン），脂肪族ハロゲン剤（臭化メチル），その他の有機薬剤（デクソン），無機剤（硫黄剤，銅剤），抗生物質などに分けられる．

工業用カビ防止剤：クレゾールなどのフェノール系化合物やカチオン界面活性剤など．

消毒薬：アルコール類（エタノール，イソプロパノール），フェノール類（石炭酸，クレゾール石鹸，イソジン），ハロゲン化合物（次亜塩素酸ナトリウム，ヨードチンキ，ポピドンヨード），アルデヒド類（ホルマリン，ステリハイド，サイティクス），界面活性剤（ハイアミン，オスパン，ジアミトール，ピスタ，テゴ15），ビグアナイド類（ヒビテン液，ヒビスクラブ，ヒビテングルコネート液），過酸化水素（オキシドール）．栄養型の細菌はこれらの消毒薬に有効である．ウイルスに有効なものはハロゲン化合物，アルデヒド類である．真菌にはイガサン，ハロゲン化合物，アルデヒド類界面活性剤が有効である．芽胞にはグルタールアルデヒドが有効である．☞ 滅菌，消毒

さっきんさよう　殺菌作用　bactericidal action
細菌を完全に死滅させる作用をいうが，芽胞，カビ類，ウイルスなどを死滅させる意味でも広く使われる．この場合に殺芽胞(sporicide)，殺ウイルスと呼ばれることもある．殺菌には物理的方法と化学的方法とがある．物理的因子としては，熱，乾燥，浸透圧，電磁放射線，音波などがある．化学的因子としては酸，アルカリ，界面活性剤，アルコール，アルデヒド，ハロゲン，重金属，酸化剤，フェノールなどがある．一般に殺菌作用は細菌の代謝が盛んな対数期に効果が高く，代謝が静止期の状態の場合には作用しにくい．それらの殺菌作用にはある濃度を必要とし，その濃度以下では単に静菌作用に留まる．静菌作用は殺菌作用とは異なり，その物質を除けば再び菌は増殖する．☞ 滅菌，消毒

さっちゅうざい　殺虫剤　insecticide　殺虫剤は法的に農業害虫用（農薬取締法），衛生害虫用（薬事法），いずれにも該当しない薬品の3種に分類される．さらに衛生用殺虫剤は家庭用殺虫剤（一般医薬品および医薬部外品）と防疫用殺虫剤に分けられる．現在，わが国で衛生用として使用されている殺虫剤原体の種類は約30種，油剤，乳剤，水和剤，粒剤などの製剤の種類となると数百種に及ぶ．以下に，代表的な殺虫剤の種類とその作用を一覧表で示す．☞ 環境ホルモン，昆虫ホルモン

さどういでんし　作動遺伝子　operator gene
[オペレーター]　調節遺伝子の1種で，特定のリプレッサーとの相互作用により隣接する構造遺伝子のmRNAへの転写を制御する遺伝子．☞ ガラクトースオペロン，オペロン

さとうせっしゅせいげん　砂糖摂取制限　sugar control (restriction)　う蝕の発生要因を示したKeyesの輪の食餌要因中最も重要視されるのが砂糖摂取である．砂糖摂取とう蝕発生の関連はヒトに対する介入疫学研究であるVipeholm study (Gustafsson, et al., 1954) やTurk study (Scheinin, et al., 1975) などからも明らかとされており，砂糖摂取を制限することはう蝕予防に有効であると考えられる．代用甘味料使用目的の第一義は甘味食品を制限することなく，砂糖摂取量を制限することにある．☞ う蝕，代用甘味料，スクロース，カイスの3つの輪

サブユニット　subunit　[亜単位，亜粒子]
1つの機能発現単位（生体粒子，生体高分子など）が非共有結合で会合した複数個の構成成分から成り立っている場合，その構成成分をサブユニットという．

サプレッサーいでんし　サプレッサー遺伝子　suppressor gene　突然変異によって失われていた遺伝形質が，その突然変異とは別の遺伝子で起こる第二の突然変異により回復する場合，遺伝子間サプレッションと呼び，その遺伝子をサプレ

殺虫剤

種類（原体）	薬剤名（一般名）	作用
・有機リン殺虫剤	・ジクロルボス，フェニトロチオン，ダイアジノン，テメホス等	・神経筋接合部位におけるコリンエステラーゼの可逆的阻害作用による異常興奮，痙攣，麻痺による致死
・ピレスロイド系殺虫剤	・アレスリン，フタルスリン，ペルメトリン，フェノトリン等	・神経細胞軸索でのNa^+チャンネル阻害作用による伝達撹乱が原因の異常興奮，痙攣による致死
・昆虫成長制御剤	・ピリプロキシフェン，ディミリン，メソプレン等	・昆虫ホルモン様作用による羽化，脱皮阻害および発育阻止作用などによる致死
・有機塩素系殺虫剤	・DDT，BHCなど（わが国ではもはや使用されていない）	・神経細胞軸索でのNa^+チャンネル阻害やGABAとの競合によるCl^-チャンネルの阻害などによる伝達撹乱が原因の異常興奮，痙攣による致死

ッサー遺伝子という.

サプレッサー tRNA　suppressor tRNA　第一の変異が塩基置換によるナンセンス変異あるいはミスセンス変異であるときに，この変異で生じたコドンを認識して，もとの正しいアミノ酸に対応しうるような第二の突然変異が生じ，ナンセンスコドンに対応できるようになった tRNA をいう．その結果もとの変異形質が回復する．☞ RNA

サプレッサー T さいぼう　サプレッサー T 細胞　suppressor T cell　T 細胞や B 細胞の相互作用によって起こる免疫反応を抑制する機能を有した T 細胞サブセット．抗原特異的なものや，イディオタイプ特異的なもの，非特異的なものなどがある．☞ イディオタイプネットワーク

サポニン　saponin　[サポノシド]　配糖体(グルコースなどとの結合物)であり，その非糖部(アグリコン)としてはステロイド，トリテルペノイドが普通で，植物界に広く分布するが，一部の動物にも存在する．水溶液は界面活性が高く，洗剤にも利用されるが，溶血作用が高いので，ヒトなどの赤血球の細胞膜破壊にも利用される．

サホライド　Saforide, diammine silver fluoride　フッ化ジアンミン銀 $Ag(NH_3)_2F$ を含む溶液の商品名．二次う蝕の抑制に用いられる．

サルコイドーシス　sarcoidosis　[類肉腫症，ベック肉腫，シャウマンリンパ肉芽腫]　原因不明の全身性肉芽腫症，特に肺を侵して線維症を起こす．その他，リンパ節，皮膚，肝臓，脾臓，眼，指骨，耳下腺などを侵す．組織学的には，類上皮細胞結節が存在し，ほとんど壊死を伴わない．生化学的には，高グロブリン血症，高カルシウム血症などが起こる．

サルこうてんせいめんえきふぜんしょうこうぐん　サル後天性免疫不全症候群　simian acquired immunodeficiency syndrome　サル免疫不全ウイルス(SIV)の感染により起こるサルの後天性免疫不全症候群(AIDS)のこと．ヒトでは D4+ T リンパ球減少を起こす細胞性免疫不全(一般にカリニ肺炎とかカポシ肉腫なども起こす)症候群である．ヒト AIDS ウイルスはサルの AIDS ウイルスから生じたものとされている．☞ エイズ

サルベージけいろ　サルベージ経路　salvage pathway　[再利用経路，再生経路]　生物体内において生体物質は常に合成されると同時に分解されているが，ある生体物質を完全に分解しつくさないで途中の段階で回収し，再利用するような一連の代謝経路のことをサルベージ経路という．ヌクレオチドの加水分解から生じたプリンが他のヌクレオチドの生合成に用いられる経路など．☞ ハイブリドーマ，単クローン抗体

サルモネラ　Salmonella　腸内細菌科の Salmonella 属の菌を表す．グラム陰性桿菌．飲食物や手指を介し，経口感染し，全身性のチフス症や，食中毒，急性胃腸炎を起こす．Salmonella 属は分類学的には血清型で分類されている．血清型は現在約 2,200 種類に及ぶ．ヒトに病原性を示す血清型は S. typhi, S. paratyphi A, S. enteritidis, S. typhimurium などである．☞ 腸内細菌

さん　酸　acid　酸の定義は歴史的にいろいろな変遷を受けている．酸味を有する一群の物質を古くから酸と呼び，酸素原子をもっていなければならないと考えられていた．その後，水溶液中で水素イオンを出す物質が酸であるという理論が出た．現在では，酸とは陽子供与体あるいは電子受容体という定義が一般的である．酸には塩酸，硫酸などの無機酸と脂肪酸，アミノ酸などの有機酸がある．

さんエッチング　酸エッチング　acid etching　銅板などの表面をおもに硝酸などにより腐食させ，版画や印刷物をつくるときの元版にする技術をいう．歯科においては，歯質とレジンとの接着力を高める目的で行う酸処理法．

さんえんきしじやく　酸塩基指示薬　pH indicator　[pH 指示薬]　多くが弱酸の有機色素 HInd である．HInd ⇄ H+ + Ind− の解離反応で，HInd 型と Ind− 型の濃度比は pH がその指示薬の pK_a 値のとき 1 で, pK_a 値よりも 1, 2 高いときは Ind− 型が 10, 100 倍多く，逆に 1, 2 低いときは HInd 型が 10, 100 倍多い．HInd 型と Ind−

酸塩基指示薬

指示薬	pK_a	色調	指示薬	pK_a	色調
チモールブルー	1.7	赤～黄	ブロモチモールブルー	7.2	黄～青
メチルオレンジ	3.4	赤～橙黄	フェノールレッド	8.1	黄～赤
ブロモフェノールブルー	4.1	黄～青	チモールブルー	9.2	黄～青
メチルレッド	5.0	赤～黄	フェノールフタレイン	9.4	無～紫赤
ブロモクレゾールパープル	6.2	青～紫			

型では共鳴部位の長さの違いなどによる色の違いがあり,測定溶液を指示薬を浸み込ませたpH試験紙につけるか,指示薬溶液を少量測定溶液に滴下してその色調からpHを判読する.

表中の色調はpHがそのpKa値より低ければ左の色,高ければ右の色で,pKa±2の範囲で徐々に変わる.例えば,ミュータンスレンサ球菌の培養において,ブロモフェノールブルー水溶液を1滴加えた培養液の色は,はじめはpH7の少し上なので深青色であるが,培養が進み乳酸が増えるに従いpHは低下し,菌の脱水が始まるpH5.5を過ぎるころから青緑色,pKa値と同じpH4.1では中間色の緑色,さらに発酵が進みpH3.8付近まで下がると黄色を呈す.

また,pH1.0〜11.0で赤〜黄〜青〜紫と連続して変わる広域用pH試験紙も市販されていて,この試験紙のみでおおよそのpHがわかる. ☞ 緩衝液,生物緩衝液

さんえんきてきてい　酸塩基滴定　acid-base titration
酸性溶液に塩基性溶液を加えたり,逆に塩基性溶液に酸性溶液を加えることにより滴定すること.滴定の終点の判定にはpH指示薬などが用いられる.

さんか　酸化　oxidation
酸化とは物質が電子e^-を失うことをいう.また,還元とは電子を得ることをいう.酸化が起こるときは必ず同時に還元が起こる.例えば,$Fe^{2+}+Cu^{2+} \Leftrightarrow Fe^{3+}+Cu^+$という反応系では$Fe^{2+} \to Fe^{3+}+e^-$という$Fe^{2+}$の酸化反応と,$Cu^{2+}+e^- \to Cu^+$という$Cu^{2+}$の還元反応が同時に起こっている.自然界では$AH_2+B \Leftrightarrow A+BH_2$のような水素の移動をともなう酸化還元系も多い.この場合も$AH_2 \to A+2H^++2e^-$という酸化反応と,$B+2H^++2e^- \to BH_2$という還元反応が共役していると考えることができる.

酸化還元反応で酸化される側,すなわち上のFe^{2+}とAH_2は還元剤,Cu^{2+}とBのように還元される物質は酸化剤と呼ばれる.自然界の糖質や脂質には水素原子が豊富に含まれるが,生体内ではこの水素でNAD^+を還元し$NADH$とH^+にして,次いでいくつかの酸化還元反応の進行時に生ずるエネルギーをATPに転換する. ☞ 還元,エネルギー代謝,酸化的リン酸化

さんかかんげんこうそ　酸化還元酵素　oxidoreductase, oxidation-reduction enzyme　[オキシドレダクターゼ]
生物生体の酸化還元を触媒する酵素の総称.生体は多数の有機物および無機物を酵素的に酸化還元し,それによって必要な物質を合成,あるいは必要なエネルギーを産生し,また不必要あるいは有害な物質を代謝分解する.脱水素酵素,還元酵素,酸化酵素,酸素添加酵素などに分類される.

さんかかんげんでんい　酸化還元電位　oxidation-reduction potential　[電極電位,レドックス電位]
白金などの不反応性の電極を酸化還元系を含む溶液中に入れると半電池が構成され,電極と溶液中に電位が生じる.この電位は,その電極と基準の半電池として水素電極(pH 0で電位-0 Vと定める,pH 7で電位-0.420 V)と組み合わせ,完全な電池としてこれら電極間の電位差として測定する.この電位を酸化還元電位(Eh)と呼び,次の式で与えられる.〔Eh=E_0+(RT/nF)+ln[(ox)/(red)]〕.Rは気体定数,Tは絶対温度,nは反応の当量数,Fはファラデーの定数,(ox)および(red)はそれぞれ酸化型と還元型の活量を表す.ここで,(ox)/(red)=1のときEh=E_0となり,E_0を標準酸化還元電位という.

種々の酸化還元系(還元半反応)についてpH 7での標準酸化還元電位(E_0')が明らかにされている.酸化還元電位の高いO_2やFe^{3+}は有効な酸化剤,H_2やNADHは還元剤として働く.酸化剤と還元剤の標準酸化還元電位の差を$\Delta E_0'$とするとpH 7における標準自由エネルギー変化$\Delta G'=-nF\Delta E_0'$が成立する. ☞ 酸化

❖さんかくきん　三角筋　triangular muscle
❖さんかくこう　三角溝　triangular groove
❖さんかくりゅうせん　三角隆線　triangular ridge

さんかざい　酸化剤　oxidant　[オキシダント]
酸化は,1)酸素と結合する,2)水素をとられる,あるいは3)電子を失うことによって生じる現象であり,還元は酸化の逆の反応である.酸化剤は酸化還元系において他方の化合物を酸化し,それ自体は還元される物質のことをいう.

さんかすいぶんかい　酸加水分解　acid hydrolysis
酸性水溶液中で起こる加水分解反応であり高温で促進される.ペプチド結合やグリコシド結合の加水分解に一般的に用いられ,タンパク質のアミノ酸組成や多糖類の糖組成を決定するうえで有用である.

さんかてきリンさんか　酸化的リン酸化　oxidative phosphorylation
細胞中に取り込まれた有機物または無機物が電子供与体となり,電子伝達系(呼吸鎖)を介してATPを生成する過程を呼吸という.この呼吸は3つの段階よりなる.段階1では物質が酸化されたアセチルCoAを生成する.段階2ではアセチルCoAはクエン酸回路に入り,NADHとFADH₂の形で水素が取り出されるとともに二酸化炭素を放出する.段階3

でこの水素原子は水素イオンと高エネルギー電子に分かれ，ミトコンドリア内膜にある電子伝達系と呼ばれる電子運搬分子の連鎖にそって分子状酸素に伝達される．最終電子受容体が分子状酸素である場合これを好気的呼吸という．

このように電子伝達系では電子移動の際の酸化還元反応で放出されるエネルギーを用いてADPをリン酸化してATPを生成しているので，これを酸化的リン酸化という．電子伝達系で電子移動に共役して膜の内外に形成される電気化学的水素イオン濃度勾配（外側酸性）が形成され，この濃度勾配として蓄えられたエネルギーを用いてATP合成酵素がATPを合成する．この過程でNADHから3分子のATPが，$FADH_2$から2分子のATPが生成される．グルコースの化学エネルギーは標準条件で686 kcalである．グルコースが最終的に酸化的リン酸化で酸化されるとき1分子のグルコースから36分子のATPが生成され，ATPの加水分解時のエネルギーを7.3 kcalとすると，36分子のATPとして捕獲されたエネルギーは $7.3 \times 36 = 263$ kcalである．したがってグルコースからATPをつくるための自由エネルギー変換効率は $263/686 \times 100 = 38.3\%$ となる．☞クエン酸回路，呼吸，エネルギー代謝，電子伝達系，エムデン・マイヤホフ経路

さんかぶつ　酸化物　oxide　酸化還元反応において，酵素と水以外の元素または基の化合物のことをいう．塩基性酸化物・酸性酸化物・両性酸化物などに分けられる．

さんさしんけい　三叉神経　trigeminal nerve
第五脳神経で，顔の皮膚と粘膜からの知覚線維と，咀嚼筋，顎舌骨筋，二腹筋前腹および鼓帆張筋と鼓膜張筋へ行く運動線維などからなっている．

❖**さんさしんけいあっこん　三叉神経圧痕　trigeminal impression**

❖**さんさしんけいうんどうかく　三叉神経運動核　trigeminal motor nucleus**

❖**さんさしんけいけいれん　三叉神経痙攣　spasm of trigeminal nerve**

❖**さんさしんけいしゅちかくかく　三叉神経主知覚核　trigeminal main sensory nucleus**

❖**さんさしんけいせきずいろかく　三叉神経脊髄路核　trigeminal spinal tract nucleus**

❖**さんさしんけいせつブロック　三叉神経節ブロック　trigeminal ganglion block**

❖**さんさしんけいちゅうのうろかく　三叉神経中脳路核　trigeminal mesencephalic tract nucleus**

❖**さんさしんけいつう　三叉神経痛　trigeminal neuralgia**

❖**さんさしんけいまひ　三叉神経麻痺　paralysis of trigeminal nerve**

❖**さんさしんけいめいそうしんけいはんしゃ　三叉神経迷走神経反射　trigeminovagal reflex**

さんさんせいきん　酸産生菌　acid producing bacteria　糖（炭水化物）を代謝分解して有機酸を産生することによってエネルギーを獲得している細菌．ミュータンスレンサ球菌はう蝕の発生に最も重要に関わっていると考えられている酸産生菌であるが，その他にも表に示すように数々の酸産生菌が歯垢中に生息している．ラクトバチルスやアクチノミセスもレンサ球菌と同様に，主としてエムデン・マイヤホフ経路により糖を代謝するが，いくつかの点でミュータンスレンサ球菌などのレンサ球菌とは異なる特徴をもつ．アクチノミセスでは二酸化炭素によって酸産生速度が大きくなるが，これは二酸化炭素を利用してコハク酸を産生する系が働き，代謝・酸産生系を活性化するためと考えられる．また，ラクトバチルスでは菌体内の酸化還元バランスを維持するために，酢酸を菌体外から取り入れて利用する．☞う蝕，エネルギー代謝，エムデン・マイヤホフ経路，口腔微生物叢，乳酸発酵，ミュータンスレンサ球菌，レンサ球菌

酸産生菌

ミュータンスレンサ球菌	*Streptococcus mutans* *Streptococcus sobrinus*
その他の口腔レンサ球菌	*Streptococcus sanguis* *Streptococcus mitis* *Streptococcus gordonii* *Streptococcus oralis*
ラクトバチルス	Lactobacilli *Lactobacillus casei* *Lactobacillus fermentum* *Lactobacillus plantarum* *Lactobacillus acidophilus*
アクチノミセス	Actinomyces *Actinomyces israelii* *Actinomyces odontolyticus* *Actinomyces naeslundii*

さんじこうぞう　三次構造　tertiary structure
1本のポリペプチド鎖の折りたたみによってできる，タンパク質分子全体の立体構造．αヘリックスやβ構造といった二次構造，超二次構造が規則的な構造をもたない領域（ループ）を介して連結されてできている．三次構造の安定性に寄与する

因子はおもにアミノ酸側鎖間に働く結合であり，1）静電的相互作用（イオン相互作用），2）疎水性相互作用（疎水性残基が水分子を避けて集合する相互作用），3）水素結合，4）ジスルフィド(S-S)結合，の4種類がおもなものとしてあげられる．そのなかでも三次構造形成には疎水性相互作用が最も重要である．タンパク質は固有の三次構造（立体構造）によって機能を発揮する．したがって，これらの構造を安定化する要因を破壊すればタンパク質はその三次構造を失い（変性），生理的機能を失う．タンパク質が生理的機能をもつ三次構造は，1）その一次構造によって決まる場合，2）プロテアーゼによる限定分解を受けて完成される場合，3）他のタンパク質（シャペロン）やそのタンパク質の置かれた環境（細胞内外での存在する場所など）により決まる場合，がある．こうした事項を考慮し，一次構造から三次構造を予測する試みが盛んに行われている．☞ タンパク質の構造，水素結合，疎水結合，モジュール

さんしょくしょう　酸蝕症　acid erosion ［侵蝕症］　非細菌性の化学的な歯の硬組織の溶解消失で，酸が口腔内に長時間供給された時に起こる．外的な供給源は，労働環境（バッテリー工場等）や過度の酸性の食品の摂取（柑橘類のジュースや乳酸飲料等）があげられ，内的供給源は胃内容物の逆流で慢性嘔吐を伴う疾患にみられる．

❖**ざんずい　残髄　residual pulp**

❖**さんすいし　三錐歯　tricuspid tooth**

さんすいそえん　酸水素炎　oxyhydrogen flame　ブローパイプを用いて酸素と水素を混合燃焼することにより得られる約3,000℃の炎．

さんせいう　酸性雨　acid rain　化石燃料（石炭・石油など）の燃焼によって生じるイオウ酸化物や窒素酸化物が原因となってpH 5.6以下になった降水をいう．酸性が普通の雨の10倍以上で，生態系に重大な影響を与えることが示されている．

さんせいしょくひん　酸性食品　acidic food　塩素，リン，硫黄などの陰性元素を多く含む食品．一方，アルカリ食品はナトリウム，カリウム，カルシウム，マグネシウムなどを多く含む食品．これらを摂取しても，体内のpHが変化することはない．

さんそ　酸素　oxygen　原子記号O，原子番号8，原子量16.00の元素．同位体として原子量17(^{17}O)と18(^{18}O)の重酸素がある．酸素分子(O_2)として空気の20.8%（体積）を占め，有気呼吸生物のエネルギー発生の元の役割をし，地層や海洋ではおもにH_2O，また地殻ではいろいろの無機元素と結合している．

さんそかいりきょくせん　酸素解離曲線　oxygen dissociation curve　［酸素結合曲線，酸素飽和曲線，酸素平衡曲線］　ヘモグロビン，ミオグロビンなどの可逆的酸素結合物質の酸素結合量と酸素分圧の関係を示す曲線．ヘモグロビンの酸素解離曲線には，ヘモグロビン酸素運搬体としての優れた性質である，酸素分圧の高い動脈血中で酸素結合量が高く酸素分圧の低い静脈血中で酸素結合量が低いことが示されている．

さんそちゅうどく　酸素中毒　oxygen intoxication (poisoning)　酸素分子(O_2)は有気呼吸をする生物に不可欠であるが，大気中の濃度よりはるかに濃度の高い酸素を吸うと中毒を起こす．しかし一般には，イオン化した酸素や過酸化物アニオンの形になった酸素を吸収すると中毒を起こす．痙れん，関節痛等種々な症状を呈す．

さんそふそくしょう　酸素不足症　hypoxia　［低酸素症］　なんらかの原因により体組織の酸素が正常以下に減少した状態をいう．

さんそほうわど　酸素飽和度　oxygen saturation　ヘモグロビン(Hb)全量に対する酸化ヘモグロビン(HbO_2)の割合をいう．

ざんぞんし　残存歯　remaining tooth　歯列内に残存している歯．欠損歯の対語．

❖**ざんぞんのうほう　残存嚢胞　residual cyst**

サンドイッチエライザイムノアッセイ　sandwich ELISA immunoassay　2種類の異なる特異性をもつ抗体を用いたイムノアッセイの1つ．ある抗原に対して特異性をもつ一次抗体を容器壁に吸着させたのち，被験試料を反応させ，さらに一次抗体とは異なる抗原決定基を認識する二次抗体と反応後，結合した二次抗体の量を酵素的方法によって測定し，試料中の抗原量を求める方法である．☞ 蛍光抗体法，ELISA

さんぱい　酸敗　rancidity　［油焼け］　食品が劣化することにより酸味が感じられるようになること．油脂の多い食品では不飽和脂肪酸の酸化によって酸化生成物が生じ，さらに加水分解によって刺激臭が発生する．☞ 脂肪酸

し

じあえんそさんえん　次亜塩素酸塩　hypochlorite　次亜塩素酸ナトリウムで代表される塩素系消毒薬．ミルトン®（1%），ピューラックス®（6w/v%）などの商品名で家庭向けに発売されて

おり，誤飲や眼への飛散の事故例が多い．誤飲ではただちに牛乳や生卵の投与や眼への飛散では10分間以上の洗眼が良いとされる．主として器具，器材，病室の消毒に0.02〜0.05％の濃度で使用されるが，金属には腐食性が強く不適．次亜塩素酸は細菌の細胞膜に浸透して酵素を分解して殺菌し，同時に漂白，脱臭作用も示す．ただし，芽胞，結核菌には十分な効果が期待できない． ☞消毒

ジアスターゼ diastase［アミラーゼ］　デンプン，グリコーゲンなどの糖質に作用してα-1,4-グリコシド結合を分解する酵素．アミラーゼの1つ．薬剤としては消化異常症状の改善に1日0.9〜1.5gを食後3回に分服して使用される．☞アミラーゼ

ジアゼパム diazepam［セルシン®，ホリゾン®，他］　ベンゾジアゼピン系の抗不安薬で，穏和精神安定薬，マイナートランキライザーともいわれる．各種神経症，うつ病などの不安・緊張・抑うつ，麻酔前投薬などに用いられる．抗不安作用は中程度で作用時間は長い．ベンゾジアゼピン系薬剤のうち注射可能な唯一の製剤である．また，ダイアップ®の名称で坐剤が発売されており，小児の熱性痙れんおよびてんかんの痙れん発作に使用される．

シアノアクリレート cyanoacrylate　代表的な化合物は2-シアノアクリル酸メチル（シアノ酢酸メチルとホルムアルデヒドとから有機合成してつくる）で，無色の液体で水やアルコールなどの存在下で急速に重合して，金属やガラスと接着する．それに少量の改良剤を加えて，市販の一液性無溶剤型瞬間接着剤をつくる．

シアルさん　シアル酸　sialic acid［ノイラミン酸］　分子式$C_9H_{17}NO_8$，分子量267.24のアシル誘導体（分子中のNH_2基のHをアシル基つまりR·CO-基で置換した化合物）で，天然にはシアル酸として15種以上もあるが，これは植物界にはまだ発見されない．顎下腺ムチン（糖タンパク質）の糖鎖部をはじめとするムコ多糖のヘテロオリゴ糖部の末端にα-グリコシド型で結合し，非還元末端を占めている．特に気道，消化管などの粘液成分分子の末端にあり，例えばノイラミニダーゼを表面にもっているインフルエンザウイルスなどにより分解除去され，粘性を失い，ウイルスは上皮細胞に侵入しやすくなる．

シアンたいせいこきゅう　シアン耐性呼吸　cyanide resistant respiration［シアン不感性呼吸］　好気性生物はミトコンドリアの呼吸鎖により基質からの電子を酸素に渡し，生成するエネルギーでATPを合成し，利用している．この呼吸系は，シアン化物などによって強く阻害を受けることが知られている．一方，高等植物，真菌類，原虫類などには，シアン非感受性のalternative oxidaseの触媒するシアン耐性呼吸系が存在し，ATPを生成することなく直接酸素に電子を伝達し，シアン感受性チトクロム経路のバイパスとして機能している．このような呼吸をシアン耐性呼吸という． ☞電子伝達系

CAATボックス　CAAT box　真核細胞の転写を調節していると考えられている特殊な塩基配列でシトシン（C），アデニン（A），アデニン（A），チミン（T）と並ぶ領域．転写開始点より上流約80〜100塩基離れた領域に存在する． ☞プロモーター

CMCP camphorated mono-parachlorophenol　パラクロロフェノールとカンフルの共融混合物で，根管消毒などに用いる．抗菌スペクトルが広い．

CMセルロース　CM-cellulose, carboxymethyl cellulose　セルロース分子のβ-1,4-結合をしているD-グルコース残基の3個の遊離OH基のいずれかがCH_3COO^-（カルボキシメチル基）で置換されたセルロース誘導体をいう．OH基の40％以上置換されたものは水溶性となりコロイド溶液をつくるが，置換度の低いもので，乾燥重量当たり約1mmolのカルボキシメチル基が置換したのは，pH 5.0以上でイオン交換クロマトグラフィーの充填剤として使用する．水溶性のものは食品の安定剤や繊維の糊剤，膨張性下剤などの治療にも利用する．

CO_2おうとうきょくせん　CO_2応答曲線　CO_2 response curve　肺胞または動脈血中の炭酸ガス分圧と分時換気量との関係を表した曲線．

CO_2ナルコーシス　CO_2 narcosis　急激な炭酸ガスの蓄積により血流pHが低下し，頭痛，血圧上昇，昏睡などの症状が起こる現象．

GOT glutamic-oxaloacetic transaminase, aspartic acid aminotransferase［グルタミン酸―オキサロ酢酸トランスアミナーゼ，アスパラギン酸アミノトランスフェラーゼ］　アミノ基転移酵素の1つでL-アスパラギン酸+2-オキソグルタル酸⇌オキサロ酢酸+L-グルタミン酸という反応を触媒．肝炎や心筋梗塞に伴い，逸脱酵素の1つとして本酵素の血中濃度が高まるため，本酵素の測定による診断がよく用いられる．

Cがたかんえん　C型肝炎　type C hepatitis　C型肝炎ウイルス（HCV）の非経口感染で生じる肝炎である．C型肝炎患者の約50％が慢性化し，

その一部は肝硬変，肝癌へと移行する．患者の30～40%に輸血歴が認められるが，感染経路の不明な者も相当数である．インターフェロンによる治療が行われるが，ウイルスのサブタイプにより治療効果が異なる．診断は血清中の抗ウイルス抗体，またはウイルスRNAの証明によって下される．C型肝炎の原因ウイルスは，1989年，非A非B型肝炎のチンパンジー材料より，cDNAのクローニングによって発見された．HCVはプラスの極性をもつ約9.4 kbpの一本鎖RNAウイルスである．遺伝子は5'-E1 E2，NS2 NS3 NS4 NS5-3'の遺伝子構造をもち，この構造の類似性から，ペスティウイルスとともにフラビウイルス科に分類される． ☞ 肝炎, B型肝炎

C3かいろ　C3回路　C3-cycle　いわゆる光合成炭酸固定の主流系で，リブロース二リン酸にCO_2が結合して，還元的ペントースリン酸回路により六炭糖をつくり上げる反応系を，C3回路といっている． ☞ 光合成

C3しょくぶつ　C3植物　C3 plant　植物は，その光合成様式の特徴から，C3植物，C4植物，および多肉植物型光合成（CAM）植物とに分類される．イネ，ムギなど農業上有用な植物を含む地球上の植物の90%以上はC3植物に属する．光合成によって大気中の二酸化炭素は炭水化物へと変換されるが，C3植物はその最初の過程で炭素数3個のグリセリン三リン酸をつくる．C3光合成回路では，その炭酸固定酵素であるオキシゲナーゼの二酸化炭素に対する基質特異性が低いため，光合成反応の効率がC4植物と比べて低く，現在遺伝子組換え技術によりC3植物へのC4植物の光合成酵素の導入が試みられている． ☞ 光合成

GCがんりょう　GC含量　GC-content　DNA中のグアニン（G）とシトシン（C）の合計含量で，モルパーセントで表記する．二本鎖DNAではGC含量とAT含量の合計は100モルパーセントに等しい．DNAの融解温度はGC含量の増加に伴い高くなる．また生物種により高低がある． ☞ DNA

^{14}C-ねんだいけってい　^{14}C-年代決定　^{14}C-age determination　生物が生きている間は，体内の^{14}C濃度は一定に保たれているが，死後は体外からの炭素の吸収が止まるので^{14}Cの自然崩壊によってその濃度は時間経過とともに減少する．したがって，全炭素に対する^{14}Cの比を分析することによって生物が生存していた年代を決定することができる．^{14}Cの半減期は，5,730年，β粒子を放出．

cDNAクローニング　cDNA cloning　目的とする遺伝子を同定するに当たり，あらかじめつくってあるcDNAライブラリーから探し出す操作をいう． ☞ 遺伝子操作, クローニング

cDNAライブラリー　cDNA library　ある遺伝子をクローニングする場合に，ゲノムDNA自身を使うと，イントロンその他の余計な部分があり，目的のタンパク質構造など推定しがたい．そこでmRNAのほうから決めたほうが有利だが，これはまた酵素などに弱く不安定なので，逆転写酵素を用いてその相補DNAを合成しライブラリーとする． ☞ 遺伝子操作

CTL　cytotoxic T lymphocyte　[キラーT細胞, 細胞障害性T細胞] ➔細胞障害性T細胞

CTLL-2さいぼう　CTLL-2細胞　CTLL-2 cell　C57BL/6マウス由来のフレンドウイルス感染白血病細胞に対する細胞障害性T細胞株．IL-2の測定用細胞として利用される．

GTPけつごうタンパクしつ　GTP結合タンパク質　GTP-binding protein　[Gタンパク質] GTPおよびGDPと特異的に結合し，結合したGTPをGDPとPiに加水分解する酵素（GTPアーゼ）の活性をもつタンパク質の総称．生理応答反応に関わる種々の情報伝達経路の分子スイッチとして働く．Gタンパク質，チューブリン，タンパク質合成に関わる翻訳因子などが含まれる． ☞ シグナル伝達

CDPとう　CDP糖　CDP-sugar　シチジン二リン酸糖のこと．すなわち糖のモノヌクレオチドのうち，ヌクレオチド残基として，シチジン-5'-二リン酸が結合したものの総称．糖残基としてポリオールが結合した仲間もある．糖としてはD-グルコースのものが多い．

CD4　[Leu-3/T4（ヒト），L3T4（マウス）] ヒトCD4は分子量55 KDの糖タンパク質で，T細胞，単球系細胞（マクロファージや一部の樹状細胞）にモノマーとして発現している．細胞外領域に4つ（V1-V4）の免疫グロブリン様ドメイン構造をもち，さらに疎水性の膜貫通領域，および38アミノ酸からなる高度に塩基性の細胞内領域をもつ．細胞外領域のうちV1の領域がHIVの外被タンパク質gp120と結合してウイルスの受容体として作用する．ヒトのCD4遺伝子は第12染色体に，マウスでは6番染色体にマップされる．

CD4の機能の1つは，接着分子として抗原提示細胞のMHCクラスII分子の非多形性（$\beta 2$）領域に結合することで，これによりクラスII拘束性T細胞とMHCクラスIIをもつ抗原提示細胞との相互作用を安定化させることである．また，CD4分子は細胞膜の内側でリンパ球特異的なsrcファ

ミリーのチロシンキナーゼであるp56^{lck}のN末と結合し、T細胞受容体が抗原提示細胞のMHCクラスII分子と抗原ペプチドを認識する際の補助シグナルを伝達することにより、T細胞の活性化を強める。さらに、CD4分子がクラスII分子と結合することにより伝達されるシグナルは、胸腺のT細胞の分化にも重要で、クラスII分子を欠くマウスはCD4陽性T細胞の分化が阻害される。ヒトではCD4陽性T細胞は末梢血T細胞の約65％を占める。CD4陽性T細胞は抗原提示細胞上のクラスII分子と抗原ペプチドを認識して活性化されると、種々のサイトカインを産生したりCD8陽性T細胞やB細胞等との直接的な相互作用をすることにより、これらの細胞を制御する。このようにしてCD4陽性T細胞は液性および細胞性免疫の両方を調節することから、ヘルパーT細胞とも呼ばれる。☞ 免疫担当細胞, T細胞, 主要組織適合（性）抗原, 細胞接着, 細胞表面マーカー

C反応性タンパク C 反応性タンパク C-reactive protein ［CRP］　急性期反応物質の1つ。肝細胞で産生される。炎症が発生すると血液中に増加する炎症性タンパク質である。感染症, 循環障害による組織の障害・壊死, 外傷などにより炎症が発生すると血液中に速やかに増加する。疾患特異性はないが, 病気の活動性や炎症の程度をよく反映する。

GPT glutamic-pyruvic transaminase, alanine aminotransferase ［グルタミン酸─ピルビン酸トランスアミナーゼ, アラニンアミノトランスフェラーゼ］　L-アラニン＋2-オキソグルタル酸⇌ピルビン酸＋L-グルタミン酸という反応を触媒する酵素。GPTは肝に特異的に多く, 腎では肝の約3分の1の活性がみられるがその他の臓器には少ない。肝胆道系疾患時に血中での活性値が変化するので臨床上利用されている。

シーベルト sievert ［SV］　放射線の吸収線量（グレイ（Gy）単位）は同じでも, 放射線の種類や照射条件が異なると生物学的な効果は異なる。これを考慮した吸収線量を線量当量といい, 単位はシーベルト（Sv）で表す。従来用いられていたレム（rem）との関係は, 1Sv＝100 remであり, 単位の次元はグレイと同じJ/kg^{-1}である。☞ アイソトープ

C4かいろ C4回路 C4-cycle → C4ジカルボン酸回路

C4ジカルボンさんかいろ C4ジカルボン酸回路 C4 dicarboxylic acid cycle ［C4回路, ハッチ・スラック回路, ジカルボン酸回路］　C4植物の炭酸固定経路。葉肉細胞中でホスホエノールピルビン酸カルボキシラーゼにより炭酸がホスホエノールピルビン酸と結合し, オキサロ酢酸, 次いでリンゴ酸などを生成する反応回路。植物細胞質には, ミトコンドリア, 葉緑体などの独立ゲノムがあって, 諸種の代謝反応を遂行しているが, そのなかのおもにC4ジカルボン酸が関与する回路のことをいう。☞ 光合成

C4しょくぶつ C4植物 C4 plant　光合成による炭酸固定の最初の過程で炭素数4個のオキザロ酢酸を合成する植物。C4光合成回路は数種類の酵素からなる代謝回路であり, 二酸化炭素を濃縮することによって, 高い光合成能を示す。また, 増殖速度も速く, 高温, 高CO$_2$濃度といった極限環境に対する耐性にも優れている。C4植物の長所をイネやムギなどのC3植物に付与しようとする遺伝子学的試みが, 現在盛んに行われている。☞ 光合成

Jさ J鎖 J chain　分子量約15,000のポリペプチド鎖であり, 2量体のIgAや5量体のIgMに存在する。IgAおよびIgMに共通に存在するC末端から2番目にシステイン残基をもつオクタペプチドを介してS-S結合している。☞ 抗体

シェーグレンしょうこうぐん シェーグレン症候群 Sjögren syndrome　乾燥性角結膜炎と口腔乾燥症を主病変とし, しばしば慢性関節リウマチや膠原病を伴う疾患である。中年の女性に発症することが多い。基本的病態は外分泌腺の慢性炎症性破壊に由来する乾燥状態である。口腔乾燥症に伴って, しばしば蝕が多発することがある。組織学的には, 涙腺および唾液腺にリンパ性細胞の浸潤と腺房の退行性変化がみられる。原因は不明であるが, 自己免疫疾患の1つと考えられている。☞ 自己免疫

❖**シェーライン・ヘノッホしはんびょう シェーライン・ヘノッホ紫斑病 Schonlein-Henoch purpura**

❖**しおん 歯音 dental consonant** ［歯裏音］

❖**じかい 耳介 auricle**

❖**しかいけいせいしょう 歯牙異形成症 odontodysplasia**

しがいしょく 歯牙移植 transplantation of the tooth　抜歯後, 歯を再び歯槽骨内に植立し保存を図る処置。通常, 外傷によって脱臼・脱落した歯を同一部位に植立する自家移植を再植と呼ぶ。または智歯や歯周疾患にて抜歯した歯を同一口腔内に植立する場合もある。植立した歯の予後は, 数年後に骨性癒着や歯根吸収を起こして脱落する症例が多い。

しがいスペクトル 紫外スペクトル ultravio-

let spectrum ［UVスペクトル］　およそ1.3×10^{-6}から4×10^{-5}cmの波長範囲にわたる電磁スペクトル.

❖じかいそくとうしんけい　耳介側頭神経　auriculotemporal nerve
❖しがエナメルじょうひしゅ　歯牙エナメル上皮腫　odonto-ameloblastoma

しかく　視覚　visual sensation　網膜には，視細胞，双極細胞，水平細胞，アマクリン細胞および神経節細胞がある．視細胞は光を受容するよう特殊に分化した細胞で，光エネルギーを神経活動に変換する．視細胞で受容された光情報は，双極細胞を介して神経節細胞に伝えられる．これがおもな視覚情報の経路であり，水平細胞やアマクリン細胞はこの経路に側方抑制をかけることにより，信号処理を行う．

　網膜に入射した光は，視細胞外節のディスク膜上にある視物質（ロドプシン）により吸収される．これにより，GTP結合タンパクの1種であるトランスデューシンを介してホスホジエステラーゼが活性化される．この活性化により細胞内サイクリックGMPの濃度が減少し非選択性陽イオンチャネルは閉じる．細胞外からのイオンの流入が減少し視細胞は過分極する．一方，暗時には細胞内サイクリックGMP濃度が高い状態にあり，チャネルは開いて陽イオンが細胞内に流入する．これにより，視細胞は脱分極状態になり，終末部にあるシナプス小胞から伝達物質が放出される．

　視細胞の伝達物質はグルタミン酸である．視細胞は双極細胞および水平細胞とシナプス結合をしている．双極細胞は，光刺激に対して脱分極を示すON型と過分極を示すOFF型に分けられる．OFF型双極細胞と水平細胞にはイオンチャネル内蔵型グルタミン酸受容体（AMPA型）があり，グルタミン酸の作用により膜の陽イオン透過性が増大して脱分極が起こる．一方，ON型双極細胞のグルタミン酸受容体は代謝型受容体でグルタミン酸の作用により，コンダクタンスの減少を伴った過分極応答を示す．すなわち，暗時に視細胞より放出されたグルタミン酸が双極細胞の代謝型受容体に結合するとGTP結合タンパクが活性化され，ホスホジエステラーゼの活性化を介してサイクリックGMP濃度が減少し，陽イオンチャネルが閉じられ過分極状態になる．

　また，双極細胞からも伝達物質としてグルタミン酸が放出される．双極細胞からの出力は，興奮性シナプス結合を介して神経節細胞とアマクリン細胞に伝えられる．神経節細胞にもイオンチャネル内蔵型グルタミン酸受容体（NMDAおよびAMPA型）があり，グルタミン酸によりイオンチャネルが開き，陽イオンが流入し脱分極が起こる．ここで発生した活動電位は神経節細胞の軸索である視神経，視交叉，視索を経て視床の外側膝状体に入力する．ここでニューロンを換え，視放線を経て大脳皮質視覚領域に至る．このように視覚と嗅覚の感覚細胞での細胞内情報伝達系はサイクリックGMPとサイクリックAMPの違いはあるものの，よく似た機構で起こっている．またトランスデューシンは，味細胞においても発見されている．☞シナプス，神経伝達物質，シグナル伝達

❖しがこうそしき　歯牙硬組織　dental hard tissue
❖しがしじそしき　歯牙支持組織　dental supporting apparatus
❖しがしゅ　歯牙腫　odontoma
❖しかしゅうふくぶつ　歯科修復物　dental restoration

じかじゅせい　自家受精　self-fertilization　雌雄同体の動物において，同一の個体中の精子と卵が受精すること．植物でも種子植物が自家受粉することによって起こる．ミミズなどの貧毛類やカタツムリなどの有肺腹足類でも例外的に行われることがある．

じかせん　耳下腺　parotid gland　外耳道の前外方にある純漿液性の複合胞状腺で，耳下腺唾液を分泌する．☞唾液

❖じかせんえん　耳下腺炎　parotitis
❖じかせんかん　耳下腺管　parotid duct
❖じかせんし　耳下腺枝　parotid branches　［耳介側頭神経］
❖じかせんしんけいそう　耳下腺神経叢　parotidean plexus

じかせんだえき　耳下腺唾液　parotid saliva　三大唾液腺の中でも最も大きい耳下腺は複合管状胞状腺で終末部は漿液胞細胞からなる漿液腺であり，刺激によって漿液性の唾液が分泌される．唾液アミラーゼと高プロリンポリペプチドを含み，分泌速度によって重炭酸塩は増加，リン酸塩は低下，pHは上昇する．☞唾液

❖じかせんにゅうとう　耳下腺乳頭　parotid papilla
❖じかせんリンパせつ　耳下腺リンパ節　parotid lymph nodes
❖しがはせつ　歯牙破折　fracture of the tooth

しかようセメント　歯科用セメント　dental cement　歯科材料で，一般に粉末と液体を混同・練和して硬化する材料．修復充塡材，合着材，裏装（層）材，仮封材として広く臨床にて用いら

れる．種類は，リン酸亜鉛セメント，カルボキシレートセメント，亜鉛華ユージノールセメント，グラスアイオノマーセメント，レジンセメント等多岐にわたり，概して理工学的に弱い材料でもある．

ジカルボンさんかいろ　ジカルボン酸回路　dicarboxylic acid cycle　→ C4ジカルボン酸回路

❖**しかん　歯冠　crown of the tooth**
❖**じかん　耳管　auditory tube**
❖**じかんいんとうきん　耳管咽頭筋　salpingopharyngeus muscle**
❖**じかんいんとうこう　耳管咽頭口　pharyngeal opening of auditory tube**
❖**じかんきょうさく　耳管狭窄　stenosis of the auditory tube**
❖**しかんきょり　歯間距離　interproximal distance**
❖**しかんくう　歯間腔　interproximal space**
❖**しかんけいぞくほう　歯冠継続法　dowel crown prosthesis**
❖**しかんさんかく　歯間三角　interdental space**
❖**しかんしずい　歯冠歯髄　coronal pulp**［冠部歯髄］
❖**しかんセメントしつ　歯冠セメント質　coronal cementum, crown cementum**
❖**しかんちゅうかく　歯間中隔　interdental septum**
❖**しかんにゅうとう　歯間乳頭　interdental papilla**
❖**しかんにゅうとうあんぶ　歯間乳頭鞍部　col**
❖**しかんはせつ　歯冠破折　fracture of dental crown**

じききょうめい　磁気共鳴　magnetic resonance［MR］　原子核の磁気的性質を利用した分光学．

しきそけいすう　色素計数〈血液の〉　color index［FI］　1個の赤血球が含有する血色素量で正常値を1とする．FI＝$\frac{H \times 5,000,000}{R \times 100}$
FI＝色素係数，H＝血色素量，R＝赤血球数

❖**しきそせいぼはん　色素母斑　pigmented nevus**

しきんワクチン　死菌ワクチン　killed vaccine　ホルマリンや石炭酸などの化学薬品処理や加熱処理あるいは紫外線照射などによって，殺した菌体をワクチンの抗原とするもの．ウイルスを不活性化させて用いる場合には不活化ワクチンという．コレラ，百日咳，肺炎双球菌，日本脳炎，狂犬病ウイルスなどがこれにあたる．☞ ワクチン

❖**じくつい　軸椎　epistropheus**［第二頸椎］

シグナルでんたつ　シグナル伝達　signal transduction　細胞間の情報伝達，もしくは細胞外の情報を受け取った細胞がその情報を核へ伝達する過程．生体が恒常性を維持し，正常に機能するためには，外界の変化に迅速に対応しなければならない．そのために，生体は外界からの情報を細胞間，細胞内に伝達することによって代謝，遺伝子発現を適切に調節する．細胞どうしの情報交換を細胞間シグナル伝達（intercellular signal transduction）といい，ホルモン，増殖因子，神経伝達物質，接着などによって行われる．細胞外からの情報が，細胞内のさまざまな分子によって中継されて，核へ伝達される情報制御の過程を細胞内シグナル伝達（intracellular signal transduction）といい，細胞外からの微弱なシグナル（一次メッセンジャー）は，受容体により認識され，さらに細胞内で変換，増幅されて，二次メッセンジャー，内部効果器により応答系に伝えられる．

外来シグナルとしてはホルモン，増殖因子，環境変化などのストレス，細胞側の因子としては，1) インシュリンレセプター，EGFレセプターなどのシグナルの特異的受容体，2) Grb2，Shcなど，他のタンパク質どうしを結合させるアダプター，3) 交換器であるGTP結合タンパク質，4) 二次メッセンジャーを生成するアデニル酸シクラーゼ，グアニル酸シクラーゼ，ホスホリパーゼなど，5) cAMP，cGMP，Ca，ジアシルグリセロール，イノシトールリン酸などの二次メッセンジャー，6) リン酸化，脱リン酸化を行う各種プロテインキナーゼ，ホスホプロテインホスファターゼがあげられる．インシュリンレセプター，EGFレセプターなどの増殖因子受容体の多くはチロシンキナーゼでもある．

これらの因子は上流からのシグナルを受け取って活性化され，さらにその下流の因子を活性化する．このくり返しによって情報が伝達される．例えば，受容体型チロシンキナーゼにリガンドが結合すると，受容体は二量体化してチロシンキナーゼ活性が上昇し，複数のチロシン残基の自己リン酸化が起こる．そこにアダプタータンパク質であるShc，さらにGrb2が直接もしくはShcを介して結合する．Grb2はSosを結合し，SosはRasのGTP-GDP交換反応を促進して，GDP結合の不活性型RasをGTP結合の活性型Rasに変換する．GTP結合Rasはプロテインキナーゼであるc-Raf-1を活性化し，MEK，MAPKキナーゼ(Erk)へと続くMAPキナーゼカスケードが活性

化される．MAPキナーゼは核内へ移行し，さらに下流のキナーゼや転写因子をリン酸化する．多様な情報に迅速に対応するため，細胞内には複雑なシグナル伝達経路が多種存在し，上記の例でも複数の経路が並列する．

シグナル伝達システムの破綻は，さまざまな疾病の原因となる．癌では受容体，GTP結合タンパク質，プロテインキナーゼ，転写因子などの異常がみられ，シグナル伝達機構が恒常的に活性化している．微生物感染時における発熱，ショックなどの生体反応や，血管内皮細胞の過修復によって起こる動脈硬化もシグナル伝達の過剰反応と考えることができる．☞ 受容体，タンパク質リン酸化酵素，サイクリックAMP

シグナルはいれつ　シグナル配列　signal sequence　真核生物では，分泌型のタンパク質はリボソームにより合成されたあと，膜を透過し小胞体へ入る．これらのタンパク質はN末端にシグナルペプチドと呼ばれる配列をもち，これによってリボソームが小胞体に付着すると考えられており，多くの分泌タンパク質でその配列が報告されている．☞ シグナルペプチド

シグナルペプチダーゼ　signal peptidase
分泌タンパク質や膜タンパク質は小胞体膜結合性のリボソーム上で合成後，膜通過の過程を経る．これらのタンパク質を選別するシグナルは，タンパク質のN末端に存在するいくつかのアミノ酸残基（シグナルペプチド）であり，膜通過過程後に切り離す酵素をシグナルペプチダーゼという．☞ シグナルペプチド

シグナルペプチド　signal peptide　［シグナル配列］　分泌タンパク質のN-末端側に存在し，成熟タンパク質部分を分泌させるためのシグナルとして機能を果たすペプチド構造．アミノ酸残基数は20〜40ほどであり，共通の構造として始めに2〜4残基の塩基性アミノ酸，続いて10〜15残基ほどの脂溶性アミノ酸が続く．その数残基後でシグナルペプチド部分はシグナルペプチダーゼにより切断されて細胞膜に留まり，成熟タンパク質が分泌される．原核生物では，大腸菌アルカリ性ホスファターゼ，枯草菌α-アミラーゼをはじめ，*Streptococcus mutans* のGTFなどの分泌タンパク質にみられる．真核生物では，アルブミン，インスリンなど多くの分泌タンパク質にみられる．さらに，真核生物では，細胞質で生合成されたタンパク質がミトコンドリア内へ移行する際にもシグナルペプチドが機能を果たしている．

シクロセリン　cycloserine　［サイクロセリン］
D-型シクロセリンはオキサマイシン，セロマイシン，オリエントマイシンなどと呼ばれ，放線菌が生産する細菌細胞壁ペプチドグリカンの生合成の阻害剤である．アラニンラセマーゼやD-アラニン-D-アラニンリガーゼを拮抗的に阻害する．化学合成により生じるL型のほうは2,3の細菌のアラニンラセマーゼを拮抗阻害する．☞ 抗生物質

シクロデキストラン　cyclodextran　［環状イソマルトオリゴ糖］　D-グルコースがα-1,6グルコシド結合でつながった構造の環状イソマルトオリゴ糖．デキストランに *Bacillus circulans* T-3040株が産生するシクロデキストラン合成酵素を作用させると生成する．通常，重合度7, 8および9からなる3種のシクロデキストラン混合物として得られる．水に易溶，無味無臭，非還元性の化学的に安定な糖質である．

う蝕原因菌 *S. mutans* と *S. sobrinus* のグルコシルトランスフェラーゼ作用を強く阻害し，スクロースからの粘着性非水溶性グルカン（ムタン）合成およびそれを介した平滑面への固着・集落化を著明に抑制する．七量体が最も強い活性阻害および固着抑制作用を示す．最近，両う蝕原因菌をそれぞれ感染させたラットのう蝕発生を有意に抑制することが立証され，これからのう蝕予防剤として有望視されている．☞ オリゴ糖，グルコシルトランスフェラーゼ，う蝕予防

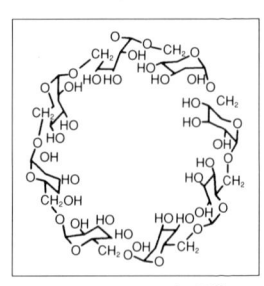

シクロデキストラン（八量体）

シクロデキストリン　cyclodextrin　［サイクロデキストリン］　D-グルコースが数個，α1→4構造でドーナツ状に結合した化合物．デンプンに *Bacillus macerans* のグルコシルトランスフェラーゼを作用させるとともにグルコースの数が6，7，8個のものが生成される．それぞれをα，β，γ-シクロデキストリンと呼ぶ．シクロデキストリンはそのドーナツ状の空洞内が疎水性であるためさまざまな有機分子を取り込み，その性質を変化させるため，医薬品，化粧品の安定化剤，可溶化剤，酸化防止剤として用いられ，食品添加物と

しても同様の目的で使用されている．☞ シクロデキストラン

シクロプロパン　cyclopropane［サイクロプロパン］　正三角形をした環状飽和炭化水素で，医療分野で吸入麻酔薬として用いられる．

シクロヘキシミド　cycloheximide［アクチダイオン］　*Streptomyces griseus* によって生産されるグルタルイミド系抗生物質．無色針状結晶で安定な物質であるが，アルカリ性溶液中では不安定．酵母および糸状菌など真核生物系に対して強い抗菌活性を示す．抗菌機構はタンパク質合成阻害．☞ 抗生物質

ジクロラミン　dichloramine　$C_7H_7O_2NCl_2S$．黄白色の結晶で，ユーカリ油やクロロロコサンに溶かして根管治療などで殺菌剤として用いる．

❖ **しぐん　歯群　set of teeth, dentition**［生歯］

❖ **しけい　歯頸　dental cervix**

❖ **しけいおん　歯茎音　alveolars**

❖ **しけいせん　歯頸線　cervical line, neck line**

しけいぶしょく　歯頸部う蝕　cervical caries　不浄域である歯冠部の歯頸部に発生したう蝕をいい，一般に歯面う蝕も含む．乳前歯では，隣接面から唇側を含む帯状に発生するう蝕は特徴的な外観を呈する傾向があり，新産線との関連が考察された．☞ う蝕

❖ **しけいぶちかくかびん　歯頸部知覚過敏　cervical hypersensitivity**

❖ **しけいぶ（しそうえん）とうえい　歯頸部（歯槽縁）投影　alveolar ridge projection**

❖ **しげき　歯隙　dental space**

❖ **しげきぞうげしつ　刺激象牙質　irritation dentin**

しけつ　止血　hemostasia, hemostasis　体からの出血を止めること．方法として緊縛法，圧迫，焼灼，血管結紮，止血剤使用などがある．

しけつざい　止血剤　hemostat, hemostatic［止血薬］　開放血管からの出血を化学薬品または機械的に止める物質をいう．

シゲラ　*Shigella*　赤痢菌の一属．

❖ **しげんせいかくかのうほう　歯原性角化膿胞　odontogenic keratcyst**

❖ **しげんせいがんしゅ　歯原性癌腫　odontogenic carcinoma**

❖ **しげんせいしゅよう　歯原性腫瘍　odontogenic tumor**

❖ **しげんせいせっかいかじょうひしゅ　歯原性石灰化上皮腫　calcifying epithelial odontogenic tumor**

❖ **しげんせいせんいしゅ　歯原性線維腫　odontogenic fibroma**

❖ **しげんせいにくしゅ　歯原性肉腫　odontogenic sarcoma**

❖ **しげんせいねんえきしゅ　歯原性粘液腫　odontogenic myxoma**

❖ **しげんせいのうほう　歯原性嚢胞　odontogenic cyst**

じこアレルギー　自己アレルギー　autoallergy　自己抗原に起因するアレルギーをいう．☞ 自己免疫，アレルギー

しこうしすう　歯垢指数　plaque index, debris index (Green-Vermillion)［プラークインデックス］　歯垢の付着を評価する指数で，歯石指数と合計して口腔清掃指数（OHI）として，広く疫学的調査に用いられる．智歯を除く永久歯を上下・左右・前臼歯に6分割して，各部位の最も歯垢の付着している頬（唇）側と舌（口蓋）側の歯を探針にて0～3に評価してその平均値を歯垢指数とする．

しこうせいそう　歯口清掃　mouth cleaning, oral hygiene［口腔清掃］　口腔の自浄作用に加え，人工的に口腔，歯などを清掃すること．歯ブラシ，デンタルフロスなどの道具や，歯磨剤やうがい剤など種々の方法がある．☞ プラークコントロール

しこうそめだしえき　歯垢染め出し液　disclosing solution, disclosing material［プラーク染色剤］　プラークを染め出すために用いられる色素液．Skinner液，ビスマルクブラウン，フクシン，蛍光色素としてエリスロミンなどがある．

じこしょうか　自己消化　autolysis［自己分解］　細胞が死んだり，障害や無酸素状態などにおかれたりして代謝が停止すると，自分がもっている種々雑多な酵素が無秩序に働き始め，全体の有機物質が分解を起こすことをいう．

じこぞうしょく　自己増殖　self-reproduction, self-replication　子が親と全く同じものを独自に形成しながら増殖すること．☞ 複製

❖ **しこつ　歯骨　dentaly bone**

❖ **しこつ　篩骨　ethmoid bone**

❖ **しこつほうそう《どう》　篩骨蜂巣《洞》　ethmoidal sinuses (cellules)**

じこにんしき　自己認識　self-recognition　生体は，その内外からの非自己（病原微生物や癌細胞などの異物）を排除し自己を防衛するために，自己認識の機構を備えた免疫系を発達させている．すなわち，生体は，主要組織適合（性）遺伝子複合体（MHC）によってコードされる分子によ

って自己を認識し、非自己を識別している。この識別に関与している細胞はT細胞であり、T細胞はそのレセプターによって、自己認識の基本であるMHC分子と内外の異物（非自己である抗原）の複合体（異物によって変容した自己のMHC）を非自己として認識する。

MHC分子は、クラスI（移植抗原および分化抗原）、クラスII（免疫応答支配抗原）、クラスIII（補体成分関連産物）などの機能群に分けられ、それぞれをコードする遺伝子座がMHCの中に連座している。クラスI MHC分子はすべての有核細胞に表現されており、ウイルス感染などによってMHC分子が変容するとキラーT細胞によって認識されその標的になる。クラスII MHC分子は主として免疫系の細胞上に表現され、特に抗原提示機能をもつマクロファージ系の細胞上ではクラスII MHC分子と異物の複合体が形成され、ヘルパーT細胞による非自己認識の場になる。

生物学的意味合いにおける自己認識は、多細胞生物の同一個体における細胞一細胞間の円滑な会話や協同作業を保障し、個体の恒常性を維持するための機構であり、原始的な自己認識機構の完成がおそらく単細胞生物から多細胞生物への進化を可能にしたと考えられる。確かに、自己認識に裏打ちされた移植片拒絶反応は、免疫系の未発達な海綿動物はもとより、群体を形成するポルボックスや、植物においてすら観察できる。☞ 抗原提示，抗原提示細胞，主要組織適合（性）遺伝子複合体，主要組織適合（性）抗原，移植片拒絶反応

じこめんえき　自己免疫　autoimmunity　免疫系は本来外来抗原を認識してそれに対処する機構であるが、何らかの原因により自己成分に対して反応する場合があり、これを自己免疫という。そして、自己の成分と反応した結果、自己抗体や自己反応性T細胞が誘導され、組織障害が起こる。これら障害は、自己免疫疾患と総称される。自己免疫が起こる原因には、通常免疫系から隔離されている組織（眼球，甲状腺，脊髄，精子など）の抗原が放出され免疫系に接触する場合、自己成分が何らかの理由で変容したために非自己として認識される場合、自己抗原が非自己抗原と共通のエピトープをもっているために非自己認識の際に自己免疫が誘発される場合、免疫の調節機構に欠陥が生ずる場合などがある。

自己免疫疾患は、器官に特異的な抗原に対して免疫反応が起こる器官特異的なもの（橋本甲状腺炎，アジソン病，悪性貧血，インスリン依存性糖尿病など）と、全身に分布している抗原に対して起こる非器官特異的なもの（シェーグレン症候群，重症筋無力症，皮膚筋炎，強皮症など）に分類される。後者には、障害されやすい器官が決まっているもの（全身性エリテマトーデスにおける腎障害，慢性関節リウマチにおける関節炎など）もある。☞ 自己認識

じこめんえきしっかん　自己免疫疾患　autoimmune disease　自己抗原に対する抗体を産生するため、自己組織を攻撃し損傷したり、持続的な免疫複合体によって貪食細胞に負担がかかり、過剰な免疫複合体が組織に沈着する疾患。代表的なものとして溶血性貧血，全身性エリテマトーデスがある。

しこん　歯根　root of the tooth　歯のセメント質に覆われた部分。

しこんきゅうしゅう　歯根吸収　root resorption, dental resorption of tooth　歯根の硬組織の吸収で、乳歯の脱落時や歯根セメント質の代謝の過程で起こる生理学的な歯根吸収や、根尖性歯周炎，外傷，再植歯，腫瘍・嚢胞による圧迫，埋伏歯などに起こる病理学的な吸収がある。吸収は破歯細胞にて行われ、二次セメント質による修復が著明な場合がある。

❖**しこんせんせつじょじゅつ　歯根尖切除術　apicoectomy**

❖**しこんにくが（げ）しゅ　歯根肉芽腫　apical granuloma, radicular granuloma**

しこんのうほう　歯根嚢胞　radicular cyst　歯根肉芽腫が嚢胞化したもので、通常は根尖嚢胞をいう。失活歯が原因で、多くは自覚症状を欠く。内容液は粘稠な淡黄色から帯褐色の漿液で多くはコレステロール結晶を含む。内側から重層扁平上皮，肉芽組織，被膜を形成する線維性結合組織からなり、著明な炎症性反応は認められない。通常摘出手術は、パルチェI・II法が適用となる。

❖**しこんはせつ　歯根破折　fracture of dental root**

❖**しこんはついくせん　歯根発育線　developmental line of dental root**

❖**しこんひだい　歯根肥大　hypertrophy of dental root**

しこんまく　歯根膜　periodontal ligament　歯根膜は歯槽窩壁と歯根表面との間にみられる軟組織で、歯小嚢から形成される。歯根膜は歯槽骨に歯を固定させるとともに、咀嚼圧に対する緩衝帯的な役割をもつ。歯根膜は1種の緻密結合組織で、よく発達したコラーゲン線維からなる。コラーゲン線維の末端は歯槽骨とセメント質にそれぞれ侵入し、シャーピー線維と呼ばれる。その他オ

キシタラン線維と呼ばれる弾力性のある線維も認められる．歯根膜は血管や神経が豊富に認められ，脈管神経隙と呼ばれるコラーゲン線維束の隙間を通って分布する．

神経線維は三叉神経の分枝である上下顎神経に属し，よく発達した知覚終末装置をもつ．これまでに，樹枝状自由終末，ルフィニ終末，コイル状終末および有被膜性紡錘状終末の4型が存在することが明らかにされてきた．これら知覚終末装置は歯根膜感覚として知られる触覚とともに痛覚受容にも関与すると考えられている．

歯根膜のコラーゲン線維間には歯状象牙質の形成を誘導したエナメル器由来のヘルトビィヒ上皮鞘がセメント質形成時に寸断されたマラッセ残存上皮が存在する．この上皮の意義についてはよく知られていないが，エナメル上皮腫として腫瘍化する可能性のあることが示唆されており，臨床的に注目されている． ☞ 圧受容器，コラーゲン，歯胚，セメント質，神経，歯槽骨，歯

しこんまくせんい　歯根膜線維　periodontal fiber　[歯周靭帯]　歯根周囲を取りまき，歯と歯槽骨を結び付けている歯根膜を構成するコラーゲン線維をいう．太い線維束は主線維と呼ばれ，セメント質や骨に入り込んだ部分はシャーピー線維と呼ばれる．部位により，歯槽骨頂線維，水平線維，斜線維，根尖線維，歯間水平線維に分けられ，歯の咬合時のショックをやわらげたり，歯の脱落を防ぐ機能をもつ．

❖**しこんまくポリープ　歯根膜ポリープ**　periodontal polyp

しし　死歯　dead tooth　抜髄などで歯髄を失った歯．変色，知覚欠如などがみられる．

ししき　歯式　dental formula　記号を用いて歯種およびその数を一定の方式により表現する方法．

❖**しじく　歯軸　tooth axis**

❖**しじこつ　支持骨〈歯槽骨の〉　supporting bone**

しじさいぼう　支持細胞　feeder cell　人工培地中で培養細胞が培養容器中で増殖しない場合，別の細胞を増殖させ層を形成させた後に目的の細胞を植えることがある．目的の細胞の増殖を助けることから支持細胞という．通常フィダーセルの増殖を抑えるため，放射線照射やマイトマイシン処理した細胞が用いられる．

ししつ　脂質　lipid, lipide, lipoid, lipin, fat　タンパク質，糖質とともに生体を構成する物質群で，分子中に長鎖脂肪酸または類似の炭化水素鎖をもつため有機溶媒には溶けるが水にはほとんどまたは全く溶けない．単純脂質であるトリアシルグリセロールは動植物体のエネルギー貯蔵体として存在し，複合脂質は生体膜の構成成分となっている．

ししつせいごうせい　脂質生合成　lipid biosynthesis, lipogenesis　グリセロール三リン酸に2分子のアシル CoA が結合したホスファチジン酸となり，これに第三のアシル基が結合するとおもにエネルギー貯蔵体であるトリアシルグリセロールに，これにコリンやエタノールアミンが結合するとおもに生体膜の構成生分であるホスファチジルコリンやホスファチジルエタノールアミンになる． ☞ 脂肪酸生合成

ししゅうえん　歯周炎　periodontitis　歯周組織において歯肉に限局していた炎症が歯肉を越えて根尖側へ広がり歯根膜，歯槽骨の破壊をきたした状態を歯周炎という．歯肉炎と同様に炎症性疾患であるが，歯肉炎で認められる所見に加えて，歯周ポケットの形成，歯槽骨の吸収などの所見が認められることが特徴的である．歯周炎の中で最も一般的な成人性歯周炎は，30歳半ば以降に発症し緩慢な経過をとることが知られている．初期の歯周ポケットは歯肉溝底部を構成する接合上皮に裂隙が形成されることによって生じると考えられている．この形成機序については不明だが，裂隙はやがて裂溝状となり歯肉溝底部の深化が起こり歯周ポケットが形成される．ポケット内にプラークが新たに形成されると炎症がさらに増強され，歯肉結合組織の水腫や炎症性肥大，接合上皮の根尖側への増殖とポケット底上皮の変性・壊死によりポケットは深くなり，歯肉溝底部はエナメル・セメント境界を越えてアタッチメントロス（付着の喪失）が生じる．歯周炎では血管の拡張，血管周囲のリンパ球・形質細胞の浸潤，水腫，一部歯根膜線維の融解・消失が起こる．また，歯槽骨では歯槽骨縁に沿って破骨細胞による骨吸収窩の形成が認められ，歯槽骨内にも充血，血管の拡張，リンパ球や形質細胞の浸潤が認められ，骨吸収が起こる．

歯周炎の原因の中で最も重要なものは，歯面に付着する細菌性プラークである．細菌性プラークは多種の細菌およびその産生物によって構成され歯面に強固に付着している．歯肉縁上のプラークは，おもにグラム陽性球菌あるいは短桿菌により構成されているが，歯肉縁下特にポケット底部付近のプラークでは，グラム陰性桿菌が占める割合が高くなる．歯周ポケット内に定着・増殖した嫌気性グラム陰性桿菌は，その産生する組織溶解酵素，代謝産物，あるいはさまざまな毒素により直

接的に，または過剰に活性化された宿主の免疫応答により間接的に歯周組織の炎症反応を増強している．多彩な歯周病原因子を産生し歯周炎の病巣から多数分離される細菌は，歯周病原性細菌と呼ばれている．これらの細菌が産生する病原因子としては，グラム陽性菌由来のリポタイコ酸とムラミルジペプタイド，グラム陰性菌由来のリポ多糖，Actinobacillus actinomycetemcomitans 由来の菌体表層成分，Porphyromonas gingivalis 由来の線毛などがあげられる．また，歯槽骨の吸収に直接関与していると考えられている宿主側の因子としては，各種インターロイキンおよびプロスタグランジン E 2 などがある．

リスクファクター（危険因子）は疾患の発症あるいは進行を規定する因子あるいは発症・進行の予測に役立つ因子であると定義されるが，歯周炎と関連する可能性のあるリスクファクターとしては，病因（プラーク，歯石，歯周病原細菌，外傷性咬合など），宿主（遺伝的要因，生物学的要因，精神的・意識的要因，臨床的口腔要因など），環境（生活習慣要因，教育文化要因，経済的要因，医療保健要因など）が考えられる．この中でも，喫煙と糖尿病は特に注目され，相関を示す研究成果が報告されている．☞ アクチノバチルス・アクチノマイセテムコミタンス，嫌気性細菌，ポルフィロモナス・ジンジバーリス

ししゅうしっかん　歯周疾患　periodontal diseases　［歯周病，辺縁性歯周炎］　辺縁性歯周組織疾患を指し，根尖性歯周組織炎や特殊性炎症，腫瘍を含めない．う蝕とともに口腔の二大疾患であり，歯肉炎，歯周炎を含み，後者はさらに前思春期性歯周炎，若年性歯周炎（歯周症），急速進行性歯周炎，成人性歯周炎に分類される．直接原因は，歯に付着する微生物であり，これに対する炎症反応が疾患の本態である．☞ 歯周病

ししゅうしっかんしすう　歯周疾患指数　periodontal disease index（PDI）　Ramfjord によって考案された歯肉炎と歯周炎を同時に評価する指標である．審査対象歯を上下顎，左右側，前臼歯部からそれぞれ計 6 歯を指定して，炎症なしを 0，歯肉炎を 2，3，歯周炎を 4〜6 に評価し，その平均値を個人の指標とする．PI と比較して歯周疾患の評価が詳しいこともあり，多数を対象とした疫学的調査に向き，あらゆる年齢層で使用可能である．

ししゅうしょう　歯周症　periodontosis
→歯周病

❖**ししゅうじんたい　歯周靱帯　dental annular ligament**

ししゅうそしき　歯周組織　periodontal tissue, periodontium　歯を支持する組織群で，歯肉，歯根膜，セメント質，歯槽骨よりなる．歯肉は上皮と結合組織からなり歯頸部を取り囲んで歯を支持し歯槽突起を被覆する．セメント質は歯根象牙質を被い，歯根膜のシャーピー線維を内部に封入して，歯槽骨に歯を固定・支持する．歯根膜，セメント質，固有歯槽骨は中胚葉由来の歯小囊からできる．

❖**ししゅうのうほう　歯周囊胞　paradental cyst**　［根側囊胞］

❖**ししゅうのうよう　歯周膿瘍　periodontal abscess**　［根方膿瘍］

ししゅうびょう　歯周病　periodontal disease　広義の歯周病は，歯周組織における病理学的な変化のすべてを含むものである．実際，1960 年代までは，歯周病は歯周組織における病理学的変化すべて（炎症，変性，新生物など）を含むものとして定義されていた．しかし，1960 年代半ばからは最も一般的に認められる炎症性の変化のみが注目されて，腫瘍など新生物に関しては歯周病の分類から外された．これまで多数の研究者により歯周病の分類が提唱されてきたが，1989 年に米国歯周病学会が提唱した歯周病の分類が最も広く利用されている．この中で歯肉炎は，①プラークによる歯肉炎，②プラークによる歯肉炎に二次的な修飾因子が加わって発症する歯肉炎，の大きく 2 つに分けられている．一方，歯周炎は，①成人性歯周炎，②早期発症型歯周炎，③全身疾患に伴う歯周炎，④壊死性潰瘍性歯周炎，⑤難治性歯周炎，の 5 つに分類されている．近年では，歯周病は歯周炎の同義語のように使用されることも多い．☞ 歯周疾患

ししゅうびょうげんせいさいきん　歯周病原性細菌　periodontopathic bacteria　［歯周病原菌，歯周病関連細菌］　歯周病の原因となっているデンタルプラークの約 80 ％は細菌であり，1 g 当たり数千億もの生菌が棲息している．このデンタルプラークに生息する何種類かの細菌が，宿主抵抗性とのバランスの中でそれぞれ病原性を発揮し歯周病を成立させていく．歯周病は，複数の細菌種が関わっている混合感染症であり，その原因になっている細菌を歯周病原性細菌と呼ぶ．歯周病原性細菌の多くはグラム陰性の嫌気性桿菌であり，そのおもな原因菌とともにいくつかの病型に大別されている（表 1）．急性壊死性潰瘍性歯肉炎（acute necrotizing ulcerative gingivitis；ANUG）は，ほとんどのエイズ患者にみられる．

歯周病原性細菌は，線毛や赤血球凝集因子など

表1 歯周病の分類と主な病原菌

妊娠性歯肉炎	Prevotella intermedia
思春期性歯肉炎	Prevotella intermedia
急性壊死性潰瘍性歯肉炎	Prevotella intermedia, Treponema denticola
成人性歯周炎	Porphyromonas gingivalis, Prevotella intermedia, Actinobacillus actinomycetemcomitans, Treponema denticola, Bacteroides forsythus, Fusobacterium nucleatum, Eikenella corrodens, Campylobacter rectus
若年性歯周炎	Actinobacillus actinomycetemcomitans

表2 歯周病原性細菌の主な病原因子

付着・定着因子
　　線毛
　　赤血球凝集因子
　　レクチン様タンパク
白血球に対する抵抗性因子
　　莢膜
　　スーパーオキサイド・ジスムターゼ
毒素
　　白血球毒素 (leukotoxin)
　　溶血因子
　　内毒素
免疫応答に作用する因子
　　免疫グロブリン分解酵素
　　免疫抑制物質
組織破壊酵素
　　コラゲナーゼ
　　プロテアーゼ

によって歯周局所に付着し，それが感染の第一歩となる．ポルフィロモナス・ジンジバーリス (*Porphyromonas gingivalis*) の線毛遺伝子 *fimA* を不活化して得られた線毛欠損変異株は，ヒト口腔由来細胞への付着能を欠落しており，fimA線毛が付着に関わっていることも証明されている．
菌体表層に存在する莢膜は，白血球の食作用に抵抗する因子となる．若年性歯周炎の主たる原因菌と考えられているアクチノバチルス・アクチノミセテムコミタンス (*Actinobacillus actinomycetemcomitans*) が産生するロイコトキシンは，白血球の機能を低下させる．*P. gingivalis* の産生するタンパク質分解酵素としては，Arg-gingipain (遺伝子は *rgpA* と *rgpB*) と Lys-gingipain (遺伝子 *kgp*) が知られており，この酵素の詳細は遺伝子の単離および解析から明らかになってきている．トレポネーマ・デンティコーラ (*Treponema denticola*) 由来のプロテアーゼ dentilisin (遺伝子 *prtP*) は，付着や細胞障害性に関与していると考えられている．リポ多糖 (LPS) は内毒素として免疫系に作用し，補体の活性化や炎症性サイトカインの産生を誘導するなどして，最終的には破骨細胞を活性化し骨吸収を引き起こす (表2)．☞アクチノバチルス・アクチノミセテムコミタンス，エンドトキシン，嫌気性細菌，口腔感染症，サイトカイン，歯周病，歯周炎，歯肉炎，デンタルプラーク，ポルフィロモナス・ジンジバーリス

ししゅうポケット　歯周ポケット　periodontal pocket　［真性ポケット］　歯肉溝底部の上皮付着が破壊され，底部がセメントエナメル境より根尖部に移動したポケットを指し，臨床的に歯周ポケットの存在は歯周炎の主徴状である．歯周ポケットの底部と歯槽骨頂の位置関係から，骨縁上ポケット，骨縁下ポケットと区別するが，同一歯でも歯面や位置が違うと深さが違うので，診査には細心の注意が必要である．

❖**ししゅうポケットそうは　歯周ポケット搔爬　periodontal pocket curettage**　［盲囊搔爬療法］
ししゅうポケットそくていき　歯周ポケット測定器　pocket probe　［盲囊探針，盲囊測定器，ポケットプローブ］　歯周ポケットの深さや歯石の沈着状態を調べるための道具．

ししゅんきせいしにくえん　思春期性歯肉炎　puberty gingivitis　思春期に起こる軽度の歯肉炎で，卵胞ホルモンの過剰によると考えられる．

❖**しじょう　矢状　sagittal**　［正中］
❖**ししょうかぶ　視床下部　hypothalamus**
❖**ししじょうにゅうとう　糸状乳頭　filiform papilla(e)**
❖**じじょうにゅうとう　耳状乳頭　fungiform papilla(e)**
❖**ししょうのう　歯小囊　dental sac, dental follicle**　［歯囊］
❖**ししょうひ　歯小皮　dental cuticle**　［ナスミス膜］
❖**しじょうめん　矢状面　sagittal plane**　［正中面］

ししん　視診　inspection　視覚による診断で，触診・打診の対語．

❖**ししんけいかん　視神経管　optic canal**
❖**じしんけいきん　耳神経節　otic ganglion**
しずい　歯髄　dental pulp　歯の中心にあって歯髄腔を満たし，象牙質の代謝や形成，修復，

さらには侵襲に対する防衛，知覚の受容と伝達を担う疎性結合組織で，中胚葉の歯乳頭から発生する．大部分は線維芽細胞の歯髄細胞で，冠部歯髄では表層から象牙芽細胞層，細胞希薄層，細胞稠密層に区別され，象牙芽細胞層の下にはラシュコフ神経叢がある．根部歯髄では象牙芽細胞層のみである．

❖**しずいえし 歯髄壊死 necrosis of pulp**
❖**しずいえそ 歯髄壊疽 gangrene of pulp**
しずいえん 歯髄炎 pulpitis 歯髄は周囲を象牙質で囲まれた歯髄腔内に存在する結合組織で，輸送路と排出路を兼ねている根尖孔から血管支配が行われている．このような解剖学的特徴により，一度歯髄に炎症が起こると内圧が亢進し，神経組織の圧迫による激痛を伴うとともに循環障害により容易に歯髄死に至る．歯髄炎の原因には，①う蝕などの細菌性原因，②外傷，不適切な窩洞形成などの物理的原因，③即時重合レジンなどの化学的原因があるが，最も一般的な原因は細菌性原因である．う蝕により象牙質内に実質欠損を生じると，細菌あるいは細菌の代謝産物の刺激が歯髄に伝わり歯髄充血（可逆性の病変）の状態になる．この時点で刺激源が除去された場合は歯髄は正常な状態に復帰する．しかし，さらにう蝕が進行し歯髄に達すると激烈な痛みを伴う化膿性歯髄炎へと移行し，やがて歯髄壊死あるいは歯髄壊疽に至る．また，う蝕が歯髄に達した後，歯髄の表面を被覆する軟化象牙質がとれると，出血・排膿によって歯髄内圧が下がって歯髄の生活機能が回復し慢性の経過をとることもある．歯髄への弱い刺激が長期間続く場合には，歯髄の象牙質側に接近して配列している象牙芽細胞が歯髄側から象牙質を添加し二次象牙質の形成が認められる．う蝕以外の細菌性原因による歯髄炎としては，深い歯周ポケット内に露出した根管側枝から細菌が侵入し，炎症が歯髄組織全体へ波及する上行性歯髄炎（逆行性歯髄炎）がある．

❖**しずいくう 歯髄腔 pulp cavity**
しずいさいぼう 歯髄細胞 pulp cell 歯髄を構成する細胞で，線維細胞に属する．その他，象牙細胞，未分化間葉細胞，遊走細胞なども含まれる．

❖**しずいじゅうけつ 歯髄充血 hyperemia of pulp**
❖**しずいしゅっけつ 歯髄出血 hemorrhage in pulp**
❖**しずいじょかつほう 歯髄除活法 devitalization of pulp** ［歯髄失活法］
❖**しずいじょつうほう 歯髄除痛法 desensitization of pulp** ［歯髄無痛法］

❖**しずいでんきますいほう 歯髄電気麻酔法 electro-anesthesia of pulp**
❖**しずいないちゅうしゃますいほう 歯髄内注射麻酔法 intrapulpal injection**
❖**しずいのうよう 歯髄膿瘍 pulp abscess**
❖**しずいポリープ 歯髄ポリープ pulp polyp**
❖**しずいますいしけん 歯髄麻酔試験 anesthetic test of pulp**

しすういじょう 歯数異常 anomalies in number of tooth 先天的に歯の数が正常の歯数（ヒトの場合乳歯20，永久歯32）より多いか少ない場合をいう．

しすうかじょう 歯数過剰 supernumerary number of tooth 先天的に歯の数が正常数より多い場合をいう．

しすうぶそく 歯数不足 deficiency of tooth number 先天的に歯の数が正常数より少ない場合をいう．

ジスコイド discoid 手用器具の1種．

シスチン cystine ［3,3'-ジチオビス(2-アミノプロピオン酸)］ $C_6H_{12}N_2O_4S_2$．分子量240.30．L型はタンパク質を構成する含硫アミノ酸の1つである．ヒトでは非必須アミノ酸．難水溶性．W. H. Wollaston (1810年) により膀胱結石中に発見された．2分子のシステインが酸化・結合したもので，毛髪などのケラチンに多く含まれる．タンパク質の高次構造保持に重要な役割を果たしている．シスチンレダクターゼによってシステインになる．シスチン尿症は，二塩基性アミノ酸（シスチン，リジン，アルギニン，オルニチン）の輸送機構の遺伝的障害によるもので，二塩基性アミノ酸が多量に尿中に排泄される．シスチンは難水溶性のため結石を形成しやすい．シスチン蓄積症はリソソームでのシスチン転送の遺伝的障害によるもので，体中にシスチンが蓄積する．特に腎への蓄積は低リン血性くる病，尿細管性アシドーシス，汎アミノ酸尿，糖尿などを生じ，腎不全へ進行する．☞アミノ酸，システイン

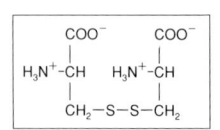

$$\underset{\text{シスチン}}{\text{COO}^- \quad \text{COO}^-\\ H_3N^+\text{-CH} \quad H_3N^+\text{-CH}\\ | \quad |\\ CH_2\text{-S-S-CH}_2}$$

システイン cysteine ［2-アミノ-3-メルカプトプロピオン酸，チオセリン］ $C_3H_7NO_2S$．分子量121.16．略記はCysまたはC（一文字表記）．SH基のpKaは8.33（25℃）．L型はタンパク質を構

成する含硫アミノ酸の1つである．ヒトでは非必須アミノ酸．E. Baumann（1884年）によりシスチンから単離された．中性からアルカリ性溶液中で微量重金属イオンにより空気酸化されてシスチンになりやすい．システインのSH基は，反応性が高いためシステインプロテアーゼなどに代表される酵素の活性中心の触媒部位に含まれることが多い（SH酵素）．グルタチオンの前駆体．D型はルシフェリンに含まれる．生体内では，メチオニンとセリンからシスタチオニンを経てシステインとなる．システインは代謝分解され大部分は最終的にピルビン酸となる．*Fusobacterium* などの嫌気性細菌はシステインを分解し口臭の原因の1つであるアンモニアや硫化水素を産生する．☞ アミノ酸

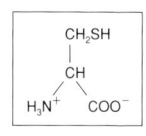

```
       CH₂SH
        |
        CH
       / \
     H₃N⁺  COO⁻
```
システイン

シストロン　cistron　2つの突然変異が，同じ遺伝子内に存在するか否かを決定するための相補性検定から定義される遺伝子単位を表す．2つの突然変異が相補性を示す場合，2つは遺伝的に互いに独立であるように機能しており異なるシストロンに属する．相補性を示さない場合はこれらの突然変異は同一シストロンにある．また2つの突然変異が同じ遺伝子内にある場合をシスの位置にある，異なった遺伝子内にある場合をトランスの位置にあるという．

1つのシストロンは通常は転写，翻訳されて1つのポリペプチドを決定する．そのため，1分子のポリペプチド鎖に相当するDNA部分にタンパク質合成の開始および終止のシグナルを加えたDNA領域のことをシストロンと呼び，遺伝子と同義語に使われることも多い．しかしすべてのポリペプチド鎖を相補性検定で検出することはできないし，1本以上のポリペプチド鎖に影響する変異もあるなど，シストロン本来の定義と遺伝子とは，かならずしも同じとはいえない．☞ 遺伝子，タンパク質合成

ジスルフィドかきょう　ジスルフィド架橋
disulfide bridge　[S-S結合]　タンパク質のポリペプチド中のシステイン残基が，自分のポリペプチド鎖中の-SH基または他の分子中のシステインの-SH基とS-S結合したような場合，アミノ酸鎖からみると架橋のようになるので，この

ような名称で表現する．☞ タンパク質の構造
ジスルフィドけつごう　ジスルフィド結合
disulfide bond　[S-S結合，ジスルフィド架橋]　2つのSH基が酸化されることによって形成される結合．タンパク質内では2つのシステインによるジスルフィド結合が立体構造保持に重要な役割を担う．ドメイン等分子内におけるS-S結合と抗体のように分子間にみられるS-S結合とがある．☞ タンパク質の構造

❖**しせいがくえん　歯性顎炎　odontogenic maxillary (mandibular) inflammation**
❖**しせいじょうがくどうえん　歯性上顎洞炎　odontogenic maxillary sinusitis**
しせいびょうそうかんせん　歯性病巣感染
dental focal infection　[歯性中心感染，病原性病巣感染]　歯に関連した細菌感染による慢性病巣から，体の離れた他臓器に感染性疾患を起こすことをいい，原病巣としては，感染根管，根尖性歯周炎，辺縁性歯周炎があげられ，歯科の外科的処置による一過性の菌血症も原因となることがある．疾患として，リウマチ性疾患，悪急性心内膜炎，間質性心筋炎，血管炎，全身性エリテマトーデス，結節性紅斑が考えられている．
❖**しせいへんとうしゅういえん　歯性扁桃周囲炎　odontogenic peritonsillitis**
❖**しせいへんとうしゅういのうよう　歯性扁桃周囲膿瘍　odontogenic peritonsillar abscess**
しせき　歯石　dental calculus, tartar　歯の表面に沈着する石灰化物で，唾液腺開孔部や不潔域，歯周ポケット内などに観察される．歯面に付着した歯垢中に無機塩が沈着し，歯垢が古くなるとともに石灰化も進行していく．7，8割がヒドロキシアパタイトを中心とするリン酸カルシウム塩で．1割が微生物由来が主である有機物，残りが水から成る．
しせきしすう　歯石指数　calculus index
歯垢指数と同様に12区分に分け，0〜3点評価し，歯石指数＝$\frac{点数の合計}{区分の数}$で表す．
しせきじょきょ　歯石除去　scaling　[歯面沈着物除去]　スケーラーなどを用いて，歯石，プラークなどを機械的に除去すること．☞ PMTC
しせきじょきょき　歯石除去器　scaler　[スケーラー]　歯石などを除去する道具．手用スケーラーや超音波スケーラーがある．
しぜんこうたい　自然抗体　natural antibody
感作されたことのない抗原に対し，反応性を示す抗体．ヒト血液中のA型およびB型血液型抗原と反応する抗体などが例であり，交叉反応性抗体と考えられている．

しぜんとうた　自然淘汰　natural selection
[自然選択]　自然要因に基づく淘汰のことで，チャールズ・ダーウィンによって説かれた生物の適用的進化の概念．自然界の生物は激しい生存競争を行い生存に有利な変異を保存することによって環境に適するよう改善される，というものである．

しぜんとつぜんへんい　自然突然変異　spontaneous mutation　特別な処理なしに自然に起こった突然変異．☞突然変異

しぜんめんえき　自然免疫　natural immunity
[自然抵抗性]　後天性または獲得性免疫 (aquired immunity) に対して，先天的にもっている非特異的抵抗性をいう．例えば，生体が本来もっている皮膚とか食細胞その他体液中にある諸々の物質が関与する抵抗性のことである．☞免疫，抗菌ペプチド

❖**しそう　歯槽　alveolus, dental socket**
❖**しそうえん　歯槽縁　alveolar margin**
❖**しそうか　歯槽窩　alveolar fossa**
❖**しそうかん　歯槽管　alveolar canal**
❖**しそうこう　歯槽孔　alveolar foramen**
❖**しそうこうせん　歯槽硬線　alveolar hard line, lamina dura**　[歯槽硬板]

しそうこつ　歯槽骨　alveolar bone　歯根を入れている歯槽窩の部の骨質を歯槽骨といい，神経堤に由来する歯小嚢の間葉細胞から分化した骨芽細胞によって形成される．歯槽骨は直接歯根を支持する固有歯槽骨と，その周囲にみられる支持歯槽骨に分けられる．固有歯槽骨内には歯根膜のコラーゲン線維束が多数侵入し，シャーピー線維として観察される．このようなシャーピー線維に富む固有歯槽骨の部位は線維束とも呼ばれる．健康な歯槽骨ではこの部分はX線不透過像として観察され，歯槽硬線 (lamina dura) とも呼ばれるが，石灰化の程度とは直接には関係ないと考えられている．

歯槽骨の形成は基本的に他の結合組織性骨化と同じ様式で行われる．下顎骨の発生に先立って出現するメッケル軟骨は耳小骨の形成に関わるが，下顎骨の形成には直接関与せず消失する．

歯にはさまざまな外力が加わるため，固有歯槽骨も機能の維持のため生涯にわたって改造が行われており，骨の吸収や添加のくり返しによって不規則な線条構造が多数みられる．歯に適当な矯正力を加えると，圧迫側の歯槽骨表面では骨の吸収が，また牽引側では骨の添加が破骨細胞や骨芽細胞によって行われる．☞アパタイト，形態形成，骨芽細胞，歯根膜，歯周病，歯胚，石灰化，破骨細胞，歯，発生，コラーゲン

❖**しそうこつえん　歯槽骨炎　alveolar osteitis**
しそうこつきゅうしゅう　歯槽骨吸収　alveolar bone resorption　歯周組織の1つである歯槽骨の吸収は，生理学的吸収と病的吸収とがある．前者は，歯の生理学的近心移動時や，咬合圧に対する生理学的反応が含まれ，後者では咬合圧の消失による廃用萎縮，歯の外傷や矯正移動時における圧迫側での吸収，および炎症による吸収があげられる．

❖**しそうちゅうかく　歯槽中隔　alveolar septum**　[槽間中隔]
❖**しそうちょう　歯槽頂　alveolar crest**　[歯槽骨頂]
❖**しそうちょうかんせん　歯槽頂間線　interalveolar crest line**
❖**しそうちょうせん　歯槽頂線　alveolar ridge line**
❖**しそうていけいせいじゅつ　歯槽堤形成術　alveoplasty**　[顎堤形成術]
❖**しそうどうみゃく　歯槽動脈　alveolar arteries**
❖**しそうとっき　歯槽突起　alveolar process**
❖**しそうとっきこっせつ　歯槽突起骨折　fracture of the alveolar process**
❖**しそうのうよう　歯槽膿瘍　alveolar abscess**
❖**しそうのうろうしょう　歯槽膿漏症　alveolar pyorrhea**　[歯槽膿漏]
❖**しそうりゅうき　歯槽隆起　alveolar juga**
❖**しそくこつ　歯足骨　pedestal bone**
❖**じぞくせいサルファざい　持続性サルファ剤　long lasting sulfonamide**
❖**したい　歯帯　cingulum**

したいしすう　歯苔指数　debris index　歯垢の付着度合を表す0～3の4段階の評価法．

しつう　歯痛　toothache　エナメル質は知覚をもたないが，象牙質は，切削，加圧，陰圧，乾燥，加温，冷却，高浸透圧等で痛覚を感じる．この痛みは歯髄のCおよびAδ線維である歯髄神経が担うが，この痛みの受容メカニズムは，象牙細管を痛みのシグナルがどのように伝わるかでいくつかのモデルが提唱されている．また歯痛は放散性が強く，歯槽錯誤や関連痛を起こす場合がある．

❖**しっしん　失神　fainting**
❖**しつしんけいせつ　膝神経節〈顔面神経の〉　geniculate ganglion**
❖**しっせいえそ　湿性壊疽　moist gangrene**
ジッパーリング　zippering　DNAあるいはRNAの分離している2本の相補鎖が二重らせん

鎖になる過程をいう．

シッフしやく　シッフ試薬　Schiff's reagent
［フクシン－アルデヒド試薬，フクシン－亜硫酸試薬］　ドイツの H. Schiff によって発明されたアルデヒド検出用試薬．特にアルデヒドとケトンを区別する目的で広く利用されている．糖類の染色法として PAS 染色に用いられる．

しつりょうすう　質量数　mass number　原子核を構成する陽子数と中性子数の総和のことである．この数は原子，その同位体，核種などの表示に使う．

しつりょうぶんせきき　質量分析器　mass spectrograph　原子の電磁気的相互作用を利用して，原子や分子のイオンの質量の違いにより分析する方法で，原子の質量や化学分析，有機化合物イオンの原子組織などが測定でき，写真記録が得られる分析器．

しつりょうぶんせきほう　質量分析法　mass spectrometry ［MS］　試料をイオン化し，真空下にその分子量（厳密には質量数を生成したイオンの価数で割った値，m/z）に応じて分離，検出する機器分析法である．1980 年代半ばに，FAB (Fast Atom Bombardment；高速分子衝突)，MALDI (Matrix-Assisted Laser Desorption Ionization；マトリックス支援レーザー脱離イオン化法)，ESI (Electrospray Ionization；エレクトロスプレーイオン化法) などのソフトイオン化法が相次いで開発され，それまでイオン化が困難であった揮発性，高極性，高分子量といった性質をもつ生体分子を分解を招くことなく効率よくイオン化することができるようになり，生化学領域にも質量分析法が広く応用されるようになった．特に，MALDI と ESI の実用化により，ペプチド，タンパク質，核酸，糖，脂質などの生体分子の質量分析が容易に行えるようになった．これらのイオン化法を用いた質量分析計では，数ピコモルの試料があれば，0.1〜0.01 % 程度の精度で，数十万 Da までの分子量の測定が可能である．

　測定結果は，横軸が m/z，縦軸が相対イオン量で表され，質量スペクトル (mass spectrum) と呼ばれる．イオン源で生成した特定のイオンを選び出し，質量分析計内で自発的に分解，もしくは不活性ガスとの衝突などにより生成するイオン（フラグメントイオンあるいはプロダクトイオンという）の質量を測定することで，もとのイオン（前駆イオン）の構造を推定することも可能である．この手法は CID-Ms/Ms (collision-induced dissociation；衝突活性化解裂列) や PSD (Post-source decay；ポストソース分解) と呼ばれ，多くの構造情報を得ることができるため，ペプチド，糖，脂質などの構造解析に用いられている．

　混合物を質量分析計で同時に分析するためにクロマトグラフィーと質量分析計を直結して，クロマトグラフィーの溶出物を直接質量分析計で分析する方法もよく用いられている．ガスクロマトグラフィーと質量分析計を組み合わせた，GC-MS が以前から用いられていたが，ESI の実用化に伴い高分解能液体クロマトグラフィーと質量分析計を組み合わせた LC-(ESI)-MS も広く用いられるようになった．LC-MS，GC-MS ともに構造解析のみならず，薬物の血中濃度の定量や，代謝産物の分析，など臨床分野への応用が広がっている．
☞ 高性能液体クロマトグラフィー

❖してい　歯堤　tooth band

してきおんど　至適温度　optimal temperature
［最適温度］　微生物や増殖や酵素反応には適した温度域があり，そのなかでも最も速く増殖または反応する温度のことである．菌種，菌株，酵素の種類などによって異なる．

してき pH　至適 pH　optimal pH　［最適 pH］微生物の増殖や酵素反応には適した pH 域があり，そのなかでも最も速く増殖または反応する pH のことである．菌種，菌株，酵素の種類などによって異なる．

シデロホア　siderophore　イオンが極度に低い環境において細菌が増殖するときに，細菌や真菌が産生する鉄イオンに高い親和性をもつ低分子複合体．環境中のイオンに結合したシデロホアは細菌や真菌の膜レセプターに特異的に結合し細胞内に取り込まれることによってイオンを供給する．

シトクロム　cytochrome　［チトクローム］ヘムタンパク質のうち，ヘムが $Fe^{2+} \leftrightarrow Fe^{3+} + e^-$ 反応を行い電子伝達系の構成成分であるタンパク質を指す．しかし，電子伝達系の末端で酸素あるいは無機物質に電子を与えて還元する酵素についてもシトクロムと呼ぶ場合がある（例えばシトクロム a_3，d，P 450）．ヘムの種類として，ヘム a，プロトヘム，ヘム c，ヘム d，ヘム o がある．シトクロムの種類とその性質を表に示す．☞ 電子伝達系

シトクロムけい　シトクロム系　cytochrome system　鉄原子をもつヘムをその構造としてもち，ヘムに結合する二価鉄と三価鉄の変換によって電子の伝達に関与するタンパク質をシトクロムと呼ぶが，これが関与する電子伝達系のことをいう．最もよく知られているものは，ミトコンドリアにあり，ユビキノン（コエンザイムQ）から

シトクロムの種類と性質

シトクロム（別名）／吸収帯（nm）／存在／その他.

- a／605(還元型)／動物，微生物／青酸，一酸化炭素，その他の呼吸阻害剤と反応しない．
- a_1／590(還元型)／微生物.
- a_3（シトクロム c オキシダーゼの本体）／一酸化炭素，青酸と結合すると 590 nm に吸収帯／動物／自酸化性が強い．
- aa_3（シトクロム c オキシダーゼ）／595-607(還元型)／ヘム a をもつ．
- b／560-562, 525-533, 427-430(還元型)／動物／プロトヘムをもつ．
- b_2／557, 528, 422(還元型)／酵母／プロトヘムをもつ．
- b_3（シトクロム b-559（植物黄化組織））／559, 529, 425(還元型)／植物．
- b_5／動物／プロトヘムをもつ．ミクロソーム電子伝達系の成分となっている．
- b_6（シトクロム b-563）／563(還元型)／植物，微生物／標準酸化還元電位 $E_0' = -0.11$ V．
- b-555／555, 528, 424(還元型)／動物／$E_0' = +0.006$ V．
- b-559（葉緑体）／559(還元型)／植物／$E_0' = +0.37$ V の高ポテンシャルの b-559 と，+0.02 V から +0.065 V の低ポテンシャルの b-559 がある．
- b_K（シトクロム b-562）／562, 532, 429(還元型)／$E_0' = +0.03$ V．
- b_T（シトクロム b-565, シトクロム b-566）／565, 558(還元型)／標準酸化還元電位 E_0' はエネルギー状態によって変わる．$E_0' = -0.03$ V（−ATP のとき），$E_0' = +0.24$ V（+ATP のとき）．
- c／550, 520, 415(還元型)／動物，微生物，葉緑体／ヘム c をもつ．シトクロム c オキシダーゼに直接電子を渡す．$E_0' = +0.26$ V．
- c_1／553, 523, 418(還元型)／動物，酵母，細菌，葉緑体／$E_0' = +0.225$ V．
- c_2／細菌／$E_0' = +0.35$ V．
- cd_1／625, 554, 549, 523, 460, 418(還元型)／細菌／1分子中にヘム c とヘム d_1 をもつ．625 nm の吸収極大は pH 変化や CN^-, CO, NO の結合によって移動する．
- d（シトクロム a_2）／630／細菌／ヘム d をもつ．
- f／553-555(還元型)／細菌，藻類，植物／$E_0' = +0.35$ V．
- o／557-567, 532-537, 415-420(CO 結合物)／細菌／プロトヘムとヘム o をもつものと，プロトヘムとヘム c をもつものが知られている．
- P-450／450(CO 結合物, 還元型)／動物，植物，酵母，細菌／プロトヘムをもち，酵素活性を示す．多数の生体物質や外来性物質の酸化的解毒反応に関与しているが，あるものでは酸化されて毒性が増大するものもある．これら物質によって発現が調節されている．多くの P-450 の一次構造が決定されている．

酸素まで，シトクロム c など種々のシトクロム系の間で電子を受け渡し，酸素にまで電子を渡す間のエネルギーを利用してミトコンドリア内膜と外膜の間でプロトン（水素イオン）の濃度勾配をつくり，この濃度勾配のエネルギーを利用して，無機リン酸と ADP から ATP をつくる酸化的リン酸化に関与する電子伝達系である．また，p-450 と呼ばれ，450 nm の波長に吸収のピークをもつシトクロムが関与する電子伝達系は，薬物などに電子を渡し，1 原子の酸素を添加して，これを水酸化するのに関与する．これによって薬物など異物を生体から排泄しやすい形にして排泄を促進し，1 種の解毒作用を行う．また，ビタミン D が肝臓，腎臓で水酸化され，活性型ビタミン D になるとき，あるいは各種ステロイドホルモンの生成に際しても，1 原子の酸素を添加して水酸化するために p-450 が関与する．細菌の嫌気的電子伝達（嫌気的呼吸）の多くにはシトクロム b と呼ばれる一群のシトクロムが関与し，エネルギーの生成に関与する．シトクロム系は種々の生物の電子伝達に広く使われている．☞ シトクロム，酸化的リン酸化，酸化還元電位，ユビキノン系，ミトコンドリア，嫌気的呼吸

シトシン cytosine ［Cyt，4-アミノ-2-オキソピリミジン］ $C_4H_5N_3O$．分子量 11.10．ピリミジン塩基の 1 つ．核酸の構成成分である．核酸の

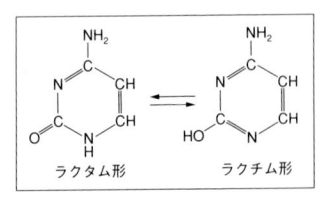

ラクタム形　　　ラクチム形

シトシン

加水分解によって得られる．水に難溶，酸と塩をつくる．pH 7 で 267 nm に吸収極大を示す．ラクタム型とラクチム型の互変異性体をもち，中性条件ではほとんどラクタム型になる．紫外線照射によって二量体を形成する．亜硝酸の作用でウラシルを生成する．DNA の二重らせんの中ではグアニンと 3 つの水素結合で結ばれている．☞ ウラシル，チミン，核酸，DNA，RNA

❖**しないし　歯内歯　dens in dente**
❖**しないせいにくが（げ）しゅ　歯内性肉芽腫　internal granuloma**

シナプス　synapse　神経線維の末端の他のニューロンまたは効果器との接合部をシナプスという．シナプスは信号の伝達のため形態的に分化し，機能的に特殊化した構造をもつ．一般にシナプスにおける興奮の伝達は一方向性に行われる．興奮を伝える側をシナプス前部，興奮を伝えられる側をシナプス後部という．前シナプスニューロン終末部はシナプスボタンというふくらみをつくることが多い．

　一般にシナプスといえば，化学伝達物質を媒介として興奮の伝達を行う化学的シナプスのことを指す場合が多い．化学的シナプスではシナプス前部の細胞膜（シナプス前膜）とシナプス後部の細胞膜（シナプス後膜）の間は 20〜30 nm の間隙によって隔てられシナプス間隙と呼ばれる．シナプス前膜付近には化学伝達物質で充満された多数のシナプス小胞と呼ばれる球形の小胞が集合している．このシナプス小胞にはいくつかの種類があり，最も一般的なのが直径 30〜40 nm，および 45〜60 nm の球形の明調な小胞で小胞（S 型小胞）と呼ばれアセチルコリンを含んでいる．また長径約 50 nm の扁平で明調な F 型小胞と呼ばれるものがあり，これは GABA を含むと考えられている．直径 50 nm の暗調な小胞は，暗小胞と呼ばれカテコールアミン（ノルアドレナリンなど）を含むといわれる．直径 60〜200 nm の球形の大型の暗調な小胞はペプチド性伝達物質を含む．☞ 神経，神経系，神経伝達物質

しにく　歯肉　gingiva, gum　[歯ぎん]
口腔粘膜の歯槽突起ならびに歯を包む部分をいう．

しにくアメーバ　歯肉アメーバ　Entamoeba gingivalis　歯周ポケットの最深部に多くみられるアメーバの 1 種．

❖**しにくいしゅく　歯肉萎縮　gingival atrophy　[歯肉退縮]**

❖**しにくエレファンチアージス　歯肉エレファンチアージス　gingival elephantiasis　[歯肉線維腫症]**

しにくえん　歯肉炎　gingivitis　歯肉に限局した炎症性疾患である．①プラークによる単純性歯肉炎，②プラークに二次的な修飾因子が加わって発症する複雑性歯肉炎，③プラークと関係しない外傷による歯肉外傷，の 3 つに分類される．1965 年に Löe らによって報告された実験的歯肉炎の結果から，歯肉炎の最も重要な原因は歯面に付着するプラークであることが明らかになった．歯面にプラークが形成されると，プラーク中の細菌や細菌の代謝産物により歯肉上皮および直下の歯肉結合組織に炎症が惹起される．その結果，歯肉の色調は淡いピンク色から赤色あるいは赤紫色へと変化し，炎症のため歯肉が増大し歯肉辺縁が歯冠側方向に移動するため歯肉ポケット（仮性ポケット）が形成される．しかし，歯肉溝底部の位置はエナメル・セメント境界付近にありアタッチメントロス（付着の喪失）は認められない．歯肉炎は歯周炎と異なり，歯槽骨の吸収，歯の動揺も認められない．原因であるプラークを除去すれば歯肉の炎症は消退し治癒するため，歯肉炎は可逆的な病変であると考えられている．複雑性歯肉炎における全身的修飾因子としては，月経・妊娠時の性ホルモンの変動，白血病などの血液疾患，パピヨン・ルフェーブル症候群などの遺伝性疾患，扁平苔癬などの皮膚疾患，AIDS などの免疫疾患，抗てんかん薬（フェニトイン）などの薬物服用などがある．☞ プラークコントロール

❖**しにくえん　歯肉縁　gingival margin　[歯肉稜]**

しにくえんかしせき　歯肉縁下歯石　subgingival calculus　[血石]　歯肉ポケットおよび歯周ポケット内に沈着している歯石で，歯肉縁上歯石と比較して，血色素および微生物の産生色素の影響を受けて暗色である．辺縁性歯周炎の直接原因のポケット内微生物の石灰化したもので，ポケット内プラークとともに機械的に除去しない限り歯周炎の治癒は望めない．

❖**しにくえんしすう　歯肉炎指数　gingival index　[GI]**

❖**しにくえんすい　歯肉円錐　gingival cone**

❖**しにくがん　歯肉癌　carcinoma of the gingiva　[歯肉粘膜癌]**

❖**しにくきょういこうぶ　歯肉頬移行部　mucobuccal fold　[歯肉頬反転部]**

しにくこう　歯肉溝　gingival sulcus, gingival crevice　歯と歯根膜の破壊のない歯肉の間に存在する溝で，歯の周囲を取り巻く．歯の萌出に伴い，退縮エナメル上皮が歯面側に上皮内で開裂して形成され，さらに歯肉溝内の上皮を歯肉溝上

皮，底部の上皮を付着上皮と呼ぶ．健康歯肉では0.5～2 mmで，底部がセメントエナメル境を越えない(仮性ポケットも含む)．これを越えると歯周ポケットと呼び，歯肉溝とは呼ばない．

しにくこうしんしゅつえき　歯肉溝滲出液　gingival crevicular fluid［GCF］　歯肉溝滲出液は，炎症により歯肉結合組織に分布する血管から歯肉組織内に滲出し上皮細胞間隙を通過して歯肉溝内に漏出してくる組織液であり，血液成分(抗体特にIgG，補体など)を多く含んでいる(歯肉溝単床に存在する多形核白血球，単球，リンパ球が刺激を受けて産生する液性因子が含まれている)．さらに，歯周組織局所での代謝に関連する酵素代謝産物(アルカリ性ホスファターゼ，コラゲナーゼ，歯周病原性細菌由来のトリプシン様酵素，プロスタグランジンなど)，歯周組織破壊に関連した産物(βグルクロニダーゼ，アスパラギン酸アミノトランスフェラーゼなど)などが含まれている．GCFの採取には，ストリップ状の濾紙(ペリオペーパー)を歯肉溝において浸出液を染み込ませるペーパーストリップ法が多く用いられている．GCF量の測定は浸出液を染み込ませたペリオペーパーをペリオトロン®で分析することができる．成分の分析はペリオペーパーから緩衝液に成分を溶出させることによって行われるのが一般的である．GCF量は歯肉の炎症の程度と強く相関し，炎症の進展とともに増加することが報告されている．また，歯周炎の病変の活動性とGCF中の歯肉組織破壊に関連した酵素（アスパラギン酸アミノトランスフェラーゼ，コラゲナーゼ，エラスターゼなど）の濃度が相関するという結果が報告され，現在，GCFを利用した臨床診断キットの開発が試みられている．

❖**しにくこうないえん　歯肉口内炎　gingivostomatitis**

しにくこうポケット　歯肉溝ポケット　gingival sulens pocket　歯肉辺縁から上皮付着部までの歯と歯肉の間をいい，これが深くなると歯肉ポケットになる．

❖**しにくしそうねんまくいこうぶ　歯肉歯槽粘膜移行部　mucogingival junction**

❖**しにくしそうねんまくけいせいしゅじゅつ　歯肉歯槽粘膜形成手術　mucogingival surgery［MGS］**

❖**しにくしゅっけつ　歯肉出血　gingival bleeding**

しにくしゅっけつしすう　歯肉出血指数　gingival bleeding index　遊離および付着歯肉における炎症の度合を0～3の4段階で表示したもの．

❖**しにくしょう　歯肉症　gingivosis**

❖**しにくせいけいしゅじゅつ　歯肉整形手術　gingivoplasty**

❖**しにくせつじょじゅつ　歯肉切除術　gingivectomy**

❖**しにくせんいしゅしょう　歯肉線維腫症　fibromatosis of the gingiva**［特発性歯肉増殖症］

❖**しにくぞうしょくしょう　歯肉増殖症　gingival hyperplasia**

❖**しにくたいしゅく　歯肉退縮　gingival recession**

❖**しにくのうほう　歯肉囊胞　gingival cyst**［ボーン結節］

❖**しにくのうよう　歯肉膿瘍　gingival abscess**［パルーリス］

❖**しにくはくりそうはじゅつ　歯肉剝離搔爬術　flap operation**［フラップ手術，歯肉被弁手術］

❖**しにくひだい　歯肉肥大　gingival enlargement, gingival hypertrophy**［歯肉増殖］

❖**しにくべんこんせんそくいどうしゅじゅつ　歯肉弁根尖側移動手術　apically repositioned flap operation**

しにくポケット　歯肉ポケット　gingival pocket　→歯肉溝ポケット

❖**しにくポリープ　歯肉ポリープ　gingival polyp**

2,4-ジニトロフェノール　2,4-dinitrophenol　酸化的リン酸化で電子伝達の際得られたエネルギーを，ATP合成反応と共役するのを阻害する脱共役剤の1種．

❖**しにゅうとう　歯乳頭　dental papilla**

し《が》ねんれい　歯《牙》年齢　dental age［咬合発育段階］　身体の発育状況を尺度として個体の生理学的発育程度を示す生理学的年齢の1つで，歯胚の発育程度や歯の萌出時期にて発育程度を判定する．一般的に，歯の萌出状況によって分類するヘルマンの咬合発育段階（乳歯から第三大臼歯萌出まで大きく5段階，さらに細分類される）が歯年齢として使用されている．

しのうきんるい　子囊菌類　Ascomycetes（Ascomycetae）　子囊菌から子囊を生じる分類群（門）をいう．子囊は子囊菌の有性生殖によって生じた子囊胞子（通常8個）を包んでいる袋のことで，長楕円型円筒形，棍棒形，球形などがある．原生子囊菌，小房子囊菌，真正子囊菌などの網を包含する．

しはい　歯胚　tooth bud　歯の初期発生過程

で形成される構造. ☞ 菌の発生

しはんびょう　紫斑病　purpura　自己免疫疾患の1つ. 病巣部は皮膚内出血のため上部からは, 出血後の時間により赤→紫→褐色→黄色などにみえる. 多くは2, 3週間で消失するが, 色素沈着のため種々の型の痕跡が残る. ☞ 自己免疫

ジフテリア　diphtheria　ジフテリア菌 (*Corynebacterium diphtheriae*) およびその毒素により生じる感染症のこと. 咽頭, 鼻, 気管支系の粘膜が炎症し, 線維性の滲出物が分泌されるのが特徴. この菌の毒は猛毒で, 末梢神経, 心筋, その他多くの組織に病理的変化を起こさせる.

ジフテリアきん　ジフテリア菌　diphtheria bacillus　一般の呼び名であり学名は *Corynebacterium diphtheriae* という. 放線菌目に属し, グラム陽性菌. ジフテリア病原菌で, 分子量約6万のジフテリア毒素 (タンパク質性) をつくり, 菌体外に放出する. ヒトに対して, 末梢神経, 心筋をはじめとし多くの組織に潰瘍などの病変を起こす.

❖**ジフテリアせいこうないえん　ジフテリア性口内炎　diphtheric stomatitis**

ジベレリン　gibberellin　[GA]　植物成長ホルモンの1種. イネの馬鹿苗病菌の, イネの伸長成長をひき起こす物質として発見された. 微生物のみではなく植物自体からもつくられ, 化学構造も多少異なる90種近いものが報告されている. 植物の茎や葉の伸長成長, 休眠打破, 単為結果 (種なし実実), 老化防止などの作用をもつ.

しぼう　脂肪　fat　グリセロールの脂肪酸トリエステルであるトリアシルグリセロールの混合物. 動植物の油分. 非極性で水に不溶. トリアシルグリセロールは動植物のエネルギー貯蔵物質で, 量的に最も多い脂肪であるが, 生体膜には含まれない. リパーゼにより加水分解されて, 酸化的代謝では糖質やタンパク質の約2倍 (1 g 当たり 9.3 kcal) のエネルギーを出す.

しぼうさん　脂肪酸　fatty acid　脂肪族モノカルボン酸を脂肪酸という. 通常はグリセリンや高級アルコールとのエステル体, あるいはスフィンゴイド塩基などとの酸アミド化合物として存在する. エステル型の脂質を希アルカリの条件下で加熱することにより, 脂肪酸の金属塩を得ることができる. いわゆるけん化法である. 脂肪酸の金属塩を pKa 以下の酸性にすると遊離脂肪酸が得られる. 酸アミド結合した脂肪酸は酸加水分解あるいは強アルカリ条件下での高温加熱処理により遊離される.

脂肪酸は, 脂肪族鎖が飽和型の飽和脂肪酸, 分枝鎖を含む分枝鎖脂肪酸, ヒドロキシル基を含むヒドロキシル脂肪酸, 二重結合あるいは三重結合を含む不飽和脂肪酸に分類される. 二重結合を1個含むものはモノエン脂肪酸, 2個以上含むものはポリエン脂肪酸と呼ばれる. 鎖長による分類もなされ, 炭素数 2〜4 のものは短鎖脂肪酸, 炭素数 5〜10 のものは中鎖脂肪酸, 炭素数11個以上のものは長鎖脂肪酸と呼ばれる. 脂肪酸は系統名あるいは慣用名で呼ばれる.

略記も用いられ, カルボキシル基の炭素を1として番号を記し, 不飽和結合については数と位置が記載される. 炭素数12の直鎖飽和脂肪酸の系統名は n-ドデカン酸, 慣用名はラウリン酸であり, 12:0 と略記される. 炭素数18で, 不飽和結合が炭素9番と炭素10番の間に存在するモノエン酸の系統名は n-ヘキサデカンモノエン酸, 慣用名はオレイン酸であり, 18:1 または $C_{18}^{\triangle 9}$ と略記される. 以下に代表的脂肪酸の慣用名を略記とともに記す：ミリスチン酸, 14:0；パルミチン酸, 16:0；ステアリン酸, 18:0；パルミトオレイン酸, 16:1 または $C_{16}^{\triangle 9}$；リノール酸, 18:2 または $C_{18}^{\triangle 9,12}$；リノレン酸, 18:3 または $C_{18}^{\triangle 9,12,15}$；アラキドン酸, 20:4 または $C_{20}^{\triangle 5,8,11,14}$.

直鎖飽和脂肪酸の炭素数9以下のものは室温で液体であるが, 炭素数10以上になると室温で固体となる. 不飽和脂肪酸は飽和脂肪酸に比べて一般に融点が低く, オレイン酸は室温でも液体である. 炭素数3以下の飽和脂肪酸は水と任意の割合で混合できるが, 炭素数の増大とともに水への溶解性は急減する. 高級脂肪酸は水に溶けないが, エタノール, エーテル, 四塩化炭素, ベンゼン, クロロホルムなどの有機溶媒によく溶ける. 分枝鎖脂肪酸は直鎖脂肪酸より溶解性は高い.

しぼうさんせいごうせい　脂肪酸生合成　fatty acid biosynthesis　脂肪酸生合成には, 新規 (*de novo*) 合成と炭素鎖延長等がある. 新規合成はアセチル CoA カルボキシラーゼと脂肪酸合成酵素の2つの酵素で触媒される. アセチル CoA カルボキシラーゼは次の2段階反応によりアセチル CoA からマロニル CoA を合成する.

$$E-B+ATP+HCO_3^- \rightleftharpoons E-B\sim CO_2^-+ADP+Pi$$
$$E-B\sim CO_2^-+アセチル CoA \rightleftharpoons E-B+マロニル CoA$$
$$ATP+HCO_3^-+アセチル CoA \rightleftharpoons マロニル CoA+ADP+Pi$$

(E：酵素, B：ビチオン)

脂肪酸合成酵素は, アセチル CoA とマロニル CoA から NAD(P)H を補酵素として脂肪酸を合成する. 本酵素は, 転移―縮合―還元―脱水―還元の反応サイクルを触媒し, その反応は次式によって示すことができる. 酵素により反応産物が遊

離酸, CoA 誘導体あるいは ACP(アシルキャリアータンパク質) 誘導体の場合がある.

$$CH_3CO-CoA + nHOOCCH_2CO-CoA + 2nH^{+}2nNADPH$$
$$\rightarrow CH_3CH_2(CH_2CH_2)_{n-1}CH_2COOH + nCO_2 + 2nNADP^{+} + (n_{+1})CoA$$

この系では炭素数 16 前後の飽和脂肪酸が合成されるが,さらに鎖長の長い脂肪酸,不飽和脂肪酸,ヒドロキシ脂肪酸は,それぞれ鎖長伸張酵素,デサチュラーゼ,ヒドロキシラーゼによりつくられる.高等植物ではモノエン酸からポリエン酸への転換が可能であるが,動物のデサチュラーゼによって二重結合が導入される位置はカルボキシル基から数えて 9 と 10 の間の場合が多い.したがってリノール酸や α リノール酸などは必須脂肪酸として摂取しなければならない. ☞ 脂肪酸

しぼうさんぶんかい　脂肪酸分解　fatty acid degradation　[β 酸化]　生体の貯蔵エネルギーの大半は脂肪酸である.生物が脂肪酸をエネルギー源あるいは炭素源として利用するためには,アセチル CoA まで分解する必要がある.この分解系は脂肪酸の C 2 位と C 3 位の炭素の共有結合を酸化的に切断することから β 酸化と呼ばれる.脂肪酸は,まずアシル CoA シンテターゼ(長鎖脂肪酸-CoA リガーゼ)によって活性化される.このアシル CoA は 4 種類の酵素反応のくり返しによって,アセチル CoA に分解される.

真核生物の β 酸化系の細胞内局在は生物によって異なり,植物・菌類ではペルオキシソーム(あるいはグリオキシソーム)のみに β 酸化系が局在し,動物ではペルオキシソームとミトコンドリアにそれぞれ異なる β 酸化系が局在している.ミトコンドリアには,さらにマトリックスと内膜にそれぞれ異なる系が存在する.図に示すように,アシル CoA の 2, 3 位の炭素原子間にトランス二重結合を導入する反応は,原核生物や動物のミトコンドリアの β 酸化系ではアシル CoA デヒドロゲナーゼ(ACDH)によって,真核生物のペルオキシソームの β 酸化系ではアシル CoA オキシダーゼ(ACOD)によって,それぞれ触媒される.両酵素はともに FAD を補酵素として利用するが,ACDH が電子受容体として ETF 電子伝達系を利用するのに対して,ACOD は酵素分子を直接電子受容体として H_2O_2 を生成する. ☞ 脂肪酸

しぼうしゅ　脂肪腫　lipoma　[脂肪癌,ピメローマ]　成熟した脂肪細胞の塊で,脂肪組織の良性新生物である. ☞ 腫瘍

❖**しぼうずい　脂肪髄　fat marrow**

しぼうにくしゅ　脂肪肉腫　liposarcoma　[脂肪形成肉腫]　体の各部,特に後部腹膜組織,大腿部,膝窩部や臀部などに発生するが,一般に筋肉間や関節周囲面の深い箇所に発生する悪性新生物のことである. ☞ 腫瘍

❖**2-3 ジホスホグリセロール　2-3 diphosphoglycerol**　[2-3 DPG]

ジメルカプロール　dimercaprol　[バル®]　ヒ素中毒ガス,ルイサイトの解毒剤として発見された.ヒ素,水銀,鉛,銅,ビスマス,クロム,アンチモンなどの重金属中毒治療薬.分子内の 2 個の SH 基が重金属とキレートを形成し,生体内の必須 SH 基を保護する.筋肉内注射.

シャーピーせんい　シャーピー線維　Sharpey fiber　[貫通線維]　骨やセメント質を結組織内に片端を埋入させ,結合組織と硬組織を結合させている機能をもつ膠原線維束で,歯槽骨では歯を歯槽骨に支持固定する働きをもつ.通常,歯根膜の主線維全部をいうわけではない.セメント質や歯槽骨面に対してシャーピー線維は直角に貫通している.

シャーレ　petri dish　[ペトリ皿]　細菌などの平板培養に用いるガラスの容器.

❖**しゃがんれつ　斜顔裂　oblique facial cleft**　[斜顔面裂]

じゃくでんかいしつ　弱電解質　weak electrolyte　水中でその一部がイオン解離する電解質.電気伝導率も小さい.対語として強電解質がある.

❖**しゃくねつかん　灼熱感　burning sensation**

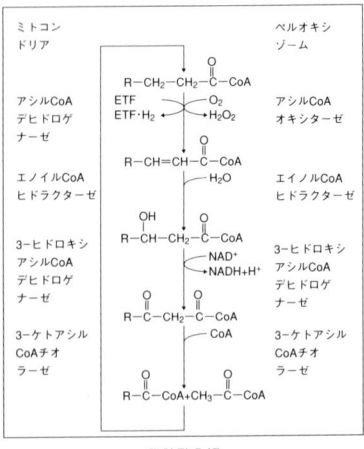

脂肪酸分解

❖じゃくねんせいこくしょくしゅ　若年性黒色腫
juvenile melanoma

じゃくねんせいししゅうえん　若年性歯周炎
juvenile periodontitis　[歯周症]　全身的には健康で思春期（10〜20歳台前半）に永久歯の急速な歯周組織の破壊をみる歯周疾患で，通常切歯と第一大臼歯近心面に限って左右対称に発生する限局型と広汎型に区別される．10歳台の罹患率は人種差があり0.1％から黒人では3％を超える報告がある．病原菌として *Actinobacillus actinomycetemcomitans* や Capnocytophaga 等の関与と，宿主の白血球機能障害の関与が示されている．

❖ジャケットクラウン　jacket crown
❖しゃこっせつ　斜骨折　oblique fracture
❖しゃしんコントラスト　写真コントラスト
radiographic contrast
❖しゃせっこん　斜切痕〈歯の〉　linguogingival fissure
❖しゃそうりゅうせん　斜走隆線〈歯の〉　diagonal ridge, oblique ridge

シャトルベクター　shuttle vector　複数の生物種を形質転換することのできるベクター．狭義では，グラム陰性菌である大腸菌とグラム陽性菌，例えば枯草菌やストレプトコッカス属などの両者を形質転換することのできるベクターを指すことが多い．原則として，それぞれの微生物で機能を発揮する複製領域と薬剤耐性遺伝子を必要とするので，分子サイズが大きくなる傾向にある．文献では，個々の研究者により構築された多くのシャトルベクターが報告されているが，市販されているものはわずかであり，使用頻度の高い複製領域と薬剤耐性遺伝子とを表に示した．

グラム陽性菌での複製領域をもたず，薬剤耐性遺伝子のみを有するベクターは，相同領域を介してストレプトコッカス属などの染色体に組み込むことが可能であり，特定の遺伝子を不活性化する際や，他の生物種からの遺伝子を特定箇所に組み込むなどに利用される（integration plasmid）．微生物には異種生物由来のDNAを排除する制限修飾系が存在するので，シャトルベクターによる形質転換には形質転換効率に注意を払う必要がある．大腸菌と，アグロバクテリウムを利用した植物を形質転換することのできるベクターをバイナリーベクターと呼ぶことがある．☞ベクター，遺伝子操作

しゃふつめっきん　煮沸滅菌　boiling sterilization　煮沸することによる滅菌．☞滅菌

シャフロン　shafflon　[逆位群]　一連のDNA配列の向きが反転したものが多重に存在する領域．

しゅ　種　species　生物分類の基本単位．形態的特徴から種が分けられているものが優勢だが，遺伝子や生態学的な見地の導入によって種の概念が修正され規定されようとしている．

しゅうかシアンはんのう　臭化シアン反応
cyanogen bromide reaction　臭化シアンで処理したアガロースにアミノ基をもったリガンドを直接加えると結合し，リガンドの結合した安定な担体を調整できる．臭化シアンでアガロースを処理し，活性化することをいう．アフィニティークロマトグラフィーによるタンパク質の精製などに利用されている．またタンパク質に作用させると，メチオニンのC末側を切断し，タンパク質を断片化する．その際メチオニンはホモセリンに変わる．タンパク質の一次構造の解析に利用される．

❖しゅうかんせいアフタ　習慣性アフタ　habitual aphtha
❖しゅうかんせいがくかんせつだっきゅう　習慣性顎関節脱臼　habitual luxation of the tempolomandibular joint　[反復性顎関節脱臼]
❖しゅうきせいしにくえん　周期性歯肉炎
periodic gingivitis

じゅうきんぞくおせん　重金属汚染　heavy

シャトルベクターに利用されるDNA断片

	複製領域	Genbank	薬剤耐性遺伝子	Genbank
大腸菌	ColE1(pBR322)	J01566	Amp^r	pBR322
	p15A(pACYC177)	X06402	Km^r	M18327
			Cm^r	Tn9
			Tc^r	pSC101
枯草菌	pUB110	X03885	Km^r	X03885
	pC194	V01277	Em^r	Y00116
streptococci	pVA380-1	M96957	Sp^r	M69221
	pLS5	M29725	Tc^r	M85225

metals pollution　　ヒトに中毒を起こすような重金属，特に水銀，カドミウム，クロムなどが空気中，土壌，川，海などに蓄積すること．特に，熊本県水俣湾で起こった水銀汚染による水俣病，また，富山県神通川流域で起こったカドミウム汚染によるイタイイタイ病は有名である．

じゅうけつ　充血　hyperemia　　身体の一部，例えば胃とか肝臓などの器官の血液量が正常のときよりも多く集積することをいう．

じゅうごう　重合　polymerization　　単量体が複数結合することで，付加重合，縮合重合，共重合などがある．

❖しゅうごうせいしがしゅ　集合性歯牙腫　compound odontoma

じゅうごうよくせいざい　重合抑制剤　inhibitor of polymerization　［重合防止剤，重合禁止剤］　　重合反応を阻害する物質．負触媒，酸化防止剤，重合酵素の阻害剤などがある．

❖じゅうこっせつ　縦骨折　longitudinal fracture

じゅうさ　重鎖　1）heavy chain, 2）heavy strand　　1）免疫グロブリンのH鎖．☞ 抗体　2）重同一体で標識したポリヌクレオチド鎖．

じゅうしょうふくごうめんえきふぜんしょう　重症複合免疫不全症　severe combined immunodeficiency　［SCID］　　先天的な免疫不全症の1つで，原因が複数あるものをいう．ヘルパーT細胞の機能異常やサプレッサーT細胞の過剰産生などが実験的に調べられている．☞ SCIDマウス

じゅうすい　重水　heavy water　［酸化ジュウテリウム］　　分子式はD_2O. 水（H_2O，きわめてわずかのD_2Oを含む）を電気分解して残った液を濃縮してつくる．密度はH_2Oの1.107倍，沸点101.42℃，イオン積1.95×10^{-15}（25℃で）．NMRなどの基準物質にも使う．

じゅうすいそ　重水素　heavy hydrogen　　元素記号はDとT．質量数つまり原子核を構成する陽子（プロトン）と中性子（ニュートロン）との和が2(D)と3(T)（普通の水素Hの質量数は1）の水素同位体の総称で，Dは二重水素，Tは三重水素の記号．

❖じゅうせきし　重積歯　dens invaginatus　［内反歯，歯内歯］

しゅうそ　臭素　brome　［Br］　　原子番号35，原子量79.90．ハロゲン元素（水素，臭素，フッ素，塩素など）の仲間の1つ．海水や岩塩などのなかにも臭素化合物として存在する．海藻などの植物中には無機型および有機型臭素化合物があり，なかには抗生物質もある．農薬，医薬，染料，香料などの成分原料として利用される．単体では毒性は高い．

❖じゅうそうへんぺいじょうひ　重層扁平上皮　stiratified squamous epithelium

じゅうぞくえいようせいぶつ　従属栄養生物　heterotroph　［有機栄養生物］　　光合成で二酸化炭素と水から有機物をつくって生存する独立（または無機）栄養生物（autotroph）とは全く異なり，生活増殖のために有機物（糖とか有機酸）を使う生物群をいう．一部の植物，細菌や菌類，全動物など．

しゅうだん　集団　population, group　　生物学的には単位集団（unit group）ともいう．ほ乳類などの野外研究で最初いい出された考え方で，サルなどの場合でも同様であるが，それぞれの種に特有な方法で，遺伝子を子孫に伝える流れの調整や近親交配を避けるなどに役立つ重要な要素と考えられている．例えば1頭の雌雄の親ザルと子供が集団をつくって自分の遺伝子を守る．

しゅうふくいでんし　修復遺伝子　repair gene　　DNAは生物の遺伝情報を担っているので，損傷が生じた場合重大な問題が生じる．そのため生物はDNAの損傷を修復するさまざまな機能を備えている．これらの修復機能はDNA損傷の種類の多様性に対応して多数知られており，これらに関係する遺伝子群を修復遺伝子と呼ぶ．☞ DNA修復

しゅうふくこうそ　修復酵素　repair enzyme　　DNAの分子中の塩基部やリン酸結合部などは，その複製などのときに化学的に損傷されることがある．そのままにしておくとDNAの遺伝子機能に損傷が起こるので，修復酵素（DNA依存性，DNAポリメラーゼ，リガーゼなど）の働きで，その修復が行われている．☞ DNA修復

❖じゅうふくこっせつ　重複骨折　double fracture

じゅうふくDNA　重複DNA　redundant DNA, repetitive DNA　［反復DNA］　　異なるヌクレオチド配列のそれぞれのコピーを多数含むDNA．真核細胞の全DNA中かなりの部分を占める．

しゅうらく　集落　colony　　多細胞生物と細菌や菌の場合とで多少内容が異なってくる言葉である．前者では1種または数種の生物からなり，一地域にほぼ恒久的に生活するものをいう．後者は同一微生物の集団であり，種により個体群の形態，色，硬軟，透明度などが特徴的である．

しゅうりつ　収率　yield　　化学物出の抽出精

製や化学合成に際し，目的物質の出発の混合物質に対する比率をいう場合が多い．

しゅくごう　縮合　condensation　2分子，あるいは同一分子内の2つ以上の部分が，水やアルコールなどの分離を伴い，新しい結合をつくる反応をいう．

しゅくしゅ　宿主　host　[ホスト]　移植片を受けとる側の個体や寄生性の動植物，寄生虫，微生物が寄生する相手の生物を宿主という．宿主は寄生されることによって損害を受けることもある．寄生虫や微生物では寄生が感染と同一の場合があるが，それには感染する細胞に吸着できる受容体の存在が必要である．☞ 移植免疫

じゅし　樹脂　resin　→レジン

しゅじゅつごきんけっしょう　手術後菌血症　postoperative bacteriemia (bactcremia)　手術後に血管中の液液が，生きている細菌に汚染されている症状をいう．

じゅじょうさいぼう　樹状細胞　dendritic cell　[樹状状細胞，樹状白血球，D細胞]　単球/マクロファージ系の細胞の1種で，クラス2抗原を表面抗原として有しており，T細胞やB細胞への抗原提示細胞として機能する．血液，リンパ液，その他の組織に多く存在する．☞ 抗原提示

じゅじょうとっき　樹状突起　dendrite　神経細胞にある分枝した神経細胞体の突起．☞ 神経系

❖しゅっけつ　出血　bleeding, hemorrhage
❖しゅっけつじかんそくてい　出血時間測定　dentermination of bleeding time
❖しゅっけつせいこつのうほう　出血性骨嚢胞　hemorrhagic bone cyst
しゅっけつせいショック　出血性ショック　hemorrhagic shock　急性出血の結果生じる貧血性ショックで，低血圧，頻脈，蒼白，冷感，冷たい湿った皮膚，乏尿などが特徴．
❖しゅっけつせいそしつ　出血性素質　hemorrhagic diathesis　[出血性素因，凝固障害症]
❖じゅつごせいじょうがくのうほう　術後性上顎嚢胞　postoperative maxillary cyst

じゅどうめんえき　受動免疫　passive immunity, passive immunization　[受身免疫，養子免疫，受身移入]　他の個体で形成された抗体を移入することで獲得させる免疫をいう．母体の抗体が胎盤経由で胎児に移行する場合も指す．また，感作リンパを移入してもたらされる養子免疫 (adoptive immunity) も含まれる．ジフテリア，破傷風，ヘビ毒などの治療に動物抗血清を用いる血清療法が行われていたが，再度用いると，二次免疫応答反応により動物抗体成分に対するヒト抗体が誘導されて，移入抗体半減期の短縮，アナフィラキシー，血清病を引き起こす．近年，安全性の高いキメラ抗体やヒト型抗体が開発されて血清療法に利用されている．能動免疫は，立ち上がりが遅いが (2～4週間以上) 免疫応答を長時間 (数年間以上) 維持し，感染防御能を発揮する．受動免疫抗体の投与は，立ち上がりは速いが (静注で数分，筋注で1日前後で血中レベルが上昇)，保持時間は短い．

う蝕受動免疫の開発ではサルで，S. mutans の歯面初期付着因子 (ペリクル結合能をもつ) に対するモノクローナル抗体の歯面塗布でう蝕予防効果が得られ，ヒト実験系でも，S. mutans の定着を抑制する．S. mutans 菌体を妊娠乳牛に免疫し，その牛乳をラットに受動免疫することでう蝕が抑制され，またヒトにこの牛乳を含嗽させることで S. mutans の定着が抑制される．雌のニワトリに S. mutans 菌体やグルコシルトランスフェラーゼ免疫して得られた卵黄中の抗体 IgY をラットに受動免疫することでう蝕が抑制される．植物培養細胞は，植物成長ホルモンの添加によって根，茎，葉に分化して成熟した植物体を形成し種子を採取することも可能である．S. mutans の歯面付着を阻害する抗体，J鎖，分泌片の各遺伝子をタバコに発現させることが成功しており，このトランスジェニック植物から精製した組換え分泌型 IgA は，ヒト歯面への S. mutans の再付着を抑制する．☞ 能動免疫 (active immunity)，う蝕ワクチン，アナフィラキシー，キメラ抗体，ヒト型抗体，植物抗体

しゅよう　腫瘍　tumor　[新生物]　生体の一部の細胞から発生し，自律的に過剰に増殖する組織．臨床的に，良性腫瘍 (benign tumor) と悪性腫瘍 (癌，malignant tumor) とに分けられる．良性腫瘍は，細胞の形と配列がその由来する正常細胞に近い形態をとり，浸潤性・転移性がない腫瘍．一方，悪性腫瘍は細胞の形と配列がもとの細胞と異なっており，多くは浸潤性・転移性がある．

悪性腫瘍は，その主体をなす細胞の由来により，上皮性悪性腫瘍 (癌腫，carcinoma)，非上皮性悪性腫瘍 (肉腫，sarcoma) および血液細胞由来の腫瘍 (白血病，悪性リンパ腫など) とに分けられる．癌腫は増殖の本体である癌細胞が集団をつくり，これを支持組織である間質が取り巻く構造から成り，実質と間質が混合することはない (胃癌，肺癌，大腸癌，肝臓癌など)．肉腫は細胞はバラバラで，その間に間質があって両者が混合する (骨肉腫，脂肪肉腫，メラノーマ，ウイルムス腫瘍など)．単に癌というときには，固形腫瘍および非固形腫

癌の白血病も含めて悪性腫瘍すべてを指すことが多い．喉頭癌，口腔癌，咽頭癌，鼻副鼻腔・中耳癌，甲状腺癌などの頭頸部癌は全癌の約5％を占める．組織型は多彩であるが，扁平上皮癌が約70％を占める．

腫瘍を発生させる原因には，ウイルス感染，細菌感染，化学物質，紫外線や放射線などがあり，いずれも癌関連遺伝子の変異を促し複数の変異を蓄積することによって（多段階発癌説），細胞増殖や分化の制御機構を逸脱させ異常増殖能を獲得させる．感染による癌に対しては，原因の感染症に罹患しないように予防することが可能であり，例えば，B型肝炎ウイルスに対するワクチンの使用により，肝癌の激減が実証されている．また最近，緑茶の飲用が癌の予防に効果があることなどが明らかになりつつあり，今後，癌の化学予防が可能になるかもしれない．また，治療に対しては細胞癌化のメカニズムに基づく遺伝子・分子標的治療の発展が期待されている．☞ オンコジーン，抗癌剤，発癌物質，発癌性微生物，脱分化

しゅようウイルス　腫瘍ウイルス　oncogenic virus［癌ウイルス，オンコルナウイルス］　宿主，または実験動物に何らかの腫瘍をつくるウイルスの総称．そのゲノムに，DNAをもつか，RNAをもつかによって，DNA腫瘍ウイルスとRNA腫瘍ウイルスに分けられる．前者にはアデノウイルス，ヘルペスウイルスなどが知られ，後者では，レトロウイルスが有名である．☞ 腫瘍，ウイルス，オンコジーン

しゅようえしいんし　腫瘍壊死因子　tumor necrosis factor［TNF］　TNF-α，βがあるがふつうはTNF-αを指す．活性化マクロファージなどが産生する代表的なサイトカインの1つで，マクロファージを細菌やウイルス，寄生虫などで刺激したときに放出される．ある種の癌細胞には*in vitro*でアポトーシスを誘導．☞ サイトカイン

じゅようき　受容器　receptor［受容体，レセプター］　動物が外界からの刺激情報を受ける特別な構造の総称．単一細胞では受容体といい，ほとんどは細胞表面の膜貫通型タンパク質であり，さまざまのシグナル分子を特異的に結合し細胞内シグナル伝達を連鎖反応させる．細胞内受容体は，拡散によって細胞膜を通過した小さな疎水性シグナル分子と結合する．☞ 受容体，シグナル伝達

しゅようこうげん　腫瘍抗原　tumor antigens
腫瘍によって産生される抗原物質．腫瘍診断の助けになることもある．肝細胞癌が産生するαフェトプロテイン，腺癌が産生するカルシノエンブリオニックアンチゲンなど多数知られる．

❖**しゅようせいかいこうしょうがい　腫瘍性開口障害　trismus due to tumors**

しゅようそしきてきごう《せい》いでんしふくごうたい　主要組織適合《性》遺伝子複合体　major histocompatibility complex［*MHC*］　移植片拒絶反応において最も強い抗原性を発現する組織適合（性）抗原は，主要組織適合（性）遺伝子複合体（major histocompatibility complex；*MHC*）と呼ばれる領域の遺伝子によって支配されている．ヒトでは第6染色体短腕上に位置する約4,000 kbの*HLA*領域がこれに相当し，マウスでは第17染色体上の約0.33 cMの*H-2*領域がこれに相当する．*MHC*産物は構造と機能の違いからクラスⅠ，クラスⅡ，クラスⅢの3つのクラスに分けられる．

クラスⅠ遺伝子は，マウスでは，主要な*K*，*D*およびマイナーな*Qa*，*Tla*計4つのグループに分かれている．遺伝子の数はマウスの系統によって異なり，Balb/c系では33個（*K*領域に2個，*D*領域に5個，*Qa*領域に8個，*Tla*領域に18個）の遺伝子が存在するが，B10系では26個（*K*領域に2個，*D*領域に1個，*Qa*領域に10個，*Tla*領域に13個）である．ヒトでは，マウスの*K*，*D*に相当するものとして*HLA-A*，-*B*，-*C*の3つの遺伝子座が同定されており，これら以外にも約30個のクラスⅠ遺伝子の存在が推定されているが，マウスの*Qa*，*Tla*遺伝子群に対応するものは不明である．クラスⅠ遺伝子領域からコードされるクラスⅠ抗原は，多型性に富む一連の古典的移植抗原をコードし，初期胚，中枢神経系，脳や一部の腫瘍細胞を除く大部分の体細胞表面上に発現している膜タンパク質である．この抗原は，同種移植片の拒絶のほか，ウイルス感染細胞をCD8陽性のキラーT細胞が攻撃する際の認識分子として細胞性免疫反応に重要な役割を果たしていることが明らかになっている．

クラスⅡ遺伝子は，マウスでは*I*領域に，ヒトでは*D*領域に存在する．*I*領域は*I-A*と*I-E*亜領域に分けられ，前者は*A*α，*A*β，*E*βの3つの遺伝子，後者は*E*α遺伝子が存在している．それぞれの遺伝子産物はAα-Aβ，Eα-Eβの組合せでヘテロ二量体を形成し，細胞膜にIa抗原として発現している．*D*領域は*DR*，*DQ*，*DP*亜領域に分けられ，各クラスⅡ分子を構成するα鎖とβ鎖に対応する*A*遺伝子と*B*遺伝子が存在する．クラスⅡ遺伝子領域からコードされるクラスⅡ抗原の分布は，B細胞，マクロファージ，活性化T

細胞，上皮細胞などに限局している．この分子は，リンパ球混合培養反応の主要な刺激分子となっているほか，胸腺内でのpositive/negative selectionによる成熟T細胞レパートリーの獲得，CD4陽性T細胞への抗原提示を介して抗体産生反応，遅延型過敏反応および即時型アレルギー反応など多様な免疫応答系に重要な役割を担っている．また，T細胞の抗原認識における拘束分子であり，さらに個体の免疫応答の有無あるいは高低を規定していることが明らかになっている．

クラスIとクラスII遺伝子領域の間には，HLA抗原と直接関係ないクラスIII遺伝子群が存在する．この領域には，補体成分(C2，C4，Bf因子)，熱ショックタンパク質(hsp-70)，21-ヒドロキシラーゼ遺伝子，腫瘍壊死因子(tumor necrosis factor，TNFα,β)，HLA-B関連転写物(BAT)などをコードする遺伝子が存在する．

クラスI，クラスII遺伝子群の特徴の1つは，相同性のある遺伝子が互いに隣接し，クラスターを形成している点である．この事実は，進化の過程でこの領域の遺伝子群の形成に遺伝子重複の機構が多大に寄与し，その結果多重遺伝子族として構成・確立していったことを示唆している．各ハプロタイプにより各種遺伝子間距離や相同性のある遺伝子の数が異なっていることは，遺伝子重複およびその反作用ともいうべき欠失が進化の過程で頻繁に起きてきた結果によるものと思われる．またMHC抗原の遺伝的多型性は，通常の多型と異なり，アミノ酸の数で5～22個という大きな単位で可変領域が認められることから，遺伝子変換(gene conversion；相同性のある遺伝子が多数存在する場合，遺伝子間どうしで遺伝子配列を変換する)が頻繁に起こった可能性があり，この機構によりMHC遺伝子は類まれで，しかも高度な遺伝的多型性を獲得してきたものと思われる．

皮膚移植をした際，宿主が認識する拒絶反応の対象となる抗原を組織適合(性)抗原(histocompatibility antigen)という．遺伝的な解析により，マウスのこの抗原は40あまり同定され，その中で，2番目に見つかったものが最も主要な役割を果たしていることが判明し，主要組織適合(性)抗原(major histocompatibility antigen；MHA)と呼ばれ，「H-2」と略されている．マウスのH-2に相当(対応)するヒトの抗原がHLA(human leukocyte antigen)である．これは当初ヒトの白血球に表現されている抗原系として報告されたためHLAと命名されたが，現在では，白血球ばかりでなく種々の細胞表面上に発現していることが知られている．その他の種では，それぞれDLA (dog)，RIL (rabit)，GPLA (guinea pig)，RT1(rat)，B(chicken)と命名されている．1991年Jan Kleinの提唱により，ウズラのCortanix japonicaはcojaとするなど，今後他の各種動物のH-2やHLAに相当する領域の命名は，その学名に基づき付けられるものと思われる．

MHCは同種移植片の拒絶に関与する一群の細胞表面タンパク質であり，当初同種移植片の拒絶という自然界では生じえない現象において発見されたのであるが，「自己」と「非自己」とを識別し，生体の恒常性および生命の維持の基本に関わる重要なタンパク質と認識されている．実験動物およびヒトのある特定の抗原に対する免疫応答性を観察した際，個体差あるいは個人差が存在し，あるものは高い応答性を示すのに対し，あるものはほとんど応答性を示さない．すなわち同種個体においても特定の抗原に対する免疫応答性に多様性が存在する．この多様性を生み出している本体がMHC領域からコードされる遺伝子産物であることが明らかとなり，その後急速にこの抗原の生化学・免疫学的および遺伝学的研究が進んだ．☞MHCクラス拘束，HLA遺伝子複合体，H-2遺伝子複合体，主要組織適合(性)抗原，移植片拒絶反応

しゅようそしきてきごう《せい》こうげん　主要組織適合《性》抗原　major histocompatibility antigen　[MHA，主要組織適合(性)遺伝子複合体産物，MHC抗原，MHC分子]　MHC抗原は同種移植片の拒絶に関与する一群の細胞表面タンパク質であり，当初同種移植片の拒絶という自然界では生じえない現象において発見されたのであるが，「自己」と「非自己」とを識別し，生体の恒常性および生命の維持の基本に関わる重要なタンパク質と認識されている．MHC抗原はクラスI，II，IIIの3つに分類され，その中でMHC遺伝子に支配されている抗原はクラスIとIIの2つである．これらの分子は，抗原ペプナドと結合しT細胞に抗原を提示する機能をもっている．

クラスI抗原は，ヒトではおもにHLA-A，-B，-C，マウスではおもにH-2K，D領域に支配され，MHC領域(ヒトでは第6染色体，マウスでは第17染色体)からコードされる分子量44,000(マウスでは47,000)のH鎖(α鎖)と，non MHC領域(ヒトでは第15染色体，マウスでは第2染色体)にコードされる分子量12,000のL鎖(β2ミクログロブリン；β2m)が非共有結合したヘテロ二量体よりなる．クラスI抗原は，多型性に富む一連の古典的移植抗原をコードし，初期胚，中枢神経系，脳や一部の腫瘍細胞を除く大部分の体

細胞表面上に発現している膜タンパク質である。この抗原は、同種移植片の拒絶のほか、ウイルス感染細胞を CD 8 陽性のキラー T 細胞が攻撃する際の認識分子として、細胞性免疫反応に重要な役割を果たしていることが明らかになっている。

クラス II 抗原は、ヒトでは *HLA-DR*, *-DQ*, *-DP*, マウスでは *I-A*, *I-E* 領域で支配され、*MHC* 領域内(ヒトでは第 6 染色体、マウスでは第 17 染色体)のそれぞれ異なる領域からコードされる骨子量 32,000～34,000 の α 鎖 (H 鎖)と 29,000～32,000 の β 鎖 (L 鎖)が非共有結合したヘテロ二量体よりなる糖タンパク質で、α 鎖および β 鎖は、ほぼ同様の基本構造をもつ。クラス II 抗原の分布は、B 細胞、マクロファージ、活性化 T 細胞、上皮細胞などに限局している。クラス II 抗原は、リンパ球混合培養反応の主要な刺激分子となっているほか、胸腺内での positive/negative selection による成熟 T 細胞レパートリーの獲得、T 細胞への抗原提示を介して抗体産生反応、遅延型過敏反応および即時型アレルギー反応など多様な免疫応答系に重要な役割を担っている。また、CD 4 陽性 T 細胞の抗原認識における拘束分子であり、さらに個体の免疫応答の有無あるいは高低を規定していることが明らかになっている。☞ MHC クラス拘束, *HLA* 遺伝子複合体, *H-2* 遺伝子複合体, 主要組織適合(性)遺伝子複合体 (MHC), HLA 抗原, クラス II MHC 抗原, クラス I MHC 抗原, 移植免疫, 移植片拒絶反応

じゅようたい　受容体　receptor
［レセプター］　細胞外の情報伝達分子と特異的に結合して、その細胞に応答を誘導する構造体(その本体はタンパク質)。レセプターの多くは細胞膜に存在するが、ステロイドレセプターなどのように細胞質内に存在するものもある。情報伝達分子の中でも内分泌系のホルモン、神経系の神経伝達物質、免疫系のサイトカイン、発生分化に関与する各種因子などのレセプターに関する研究が遺伝子工学技術をもって急速に発展している。

レセプター遺伝子のクローニングはレセプタータンパク質の構造と機能の解明をもたらし、さらにトランスジェニック動物やノックアウト動物の実験から情報伝達の発現調節に関する動態が明らかになりつつある。情報伝達経路の中でも、タンパク質のリン酸化反応系、GTP 結合タンパク質系やユビキチンワールド系などの研究が進んでいる。骨を破壊吸収する破骨細胞は単球/マクロファージ系の前駆細胞より分化するが、この分化過程は、骨芽細胞の提示する破骨細胞分化因子 (ODF) と前駆細胞の ODF レセプターとの結合により誘導され、さらに骨吸収活性も誘導されることが、ODF ノックアウトマウスや ODF レセプターノックアウトマウスの実験から明らかになっている。☞ アゴニスト, アンタゴニスト, サイトカイン, ホルモン

✤シュレーゲルじょう　シュレーゲル条〈象牙質の〉　Schreger line, Schreger bands　［ハンター・シュレーゲル条］

シュワルツマンはんのう　シュワルツマン反応　Shwartzman reaction　［シュワルツマン現象］細菌内毒素を皮下投与したのち、同毒素を静脈注射することによって生じる限局性皮膚反応、腎、肺、心臓の病変をいう。免疫反応かどうかはわかっていない。

シュワンさいぼう　シュワン細胞　Schwann cell　［神経鞘細胞］　神経鞘を構成する細胞.

シュワンしょう　シュワン鞘　sheath of Schwann　［神経鞘］　神経系の軸索を包む薄い層で、シュワン細胞が多数かわら状にまきついたもの。

✤シュワンしょうしゅ　シュワン鞘腫　Schwannoma

✤じゅんかんきょだつ　循環虚脱　circulatory collapse

じゅんばいよう　純培養　pure culture　［純粋培養］　単一細胞に由来する培養。通常、よく分離したコロニーを 1 つ釣菌し、新たな平板培地に培養することによって純培養を得る。純培養は病原菌の同定や検査の基本的な条件である。

✤じょういんとうしゅうしゅくきん　上咽頭収縮筋　pharyngeal constrictor muscle

しょうえき　漿液　serous fluid　透明の水様液で漿膜表面を湿らせているもの。または漿膜の炎症時に滲出するもの。

しょうえきさいぼう　漿液細胞　serous cell　特に水様あるいは薄いタンパク液を含む細胞.

✤しょうえきせいえん　漿液性炎　serous inflammation

✤しょうえきせいしずいえん　漿液性歯髄炎　serous pulpitis

しょうえきせん　漿液腺〈唾液の〉　serous gland　耳下腺から分泌されるサラサラとした唾液の水成分でプチアリンを含む。☞ 唾液

しょうえんこうそざい　消炎酵素剤　anti-inflammatory enzyme preparation　トリプシン、プロナーゼなどのタンパク質分解酵素と塩化リゾチームといった多糖類分解酵素が、急性炎症反応において浮腫の抑制のために使用されている。解熱鎮痛作用はない。☞ 炎症反応

しょうえんりょうほう　消炎療法　antiphlogistic therapy　炎症を治療することを主体とした療法．炎症は障害を受けた生体が回復するために必要な反応で，防御反応でもあるが，炎症反応そのものが耐え難い場合も多く，炎症をよく知って治療に臨むことにより良好な治癒を迎える場合も多い．対症療法である．☞ 炎症反応

しょうか　昇華　sublimation　固体が液体の状態を経ずに直接気体に変わる現象．

しょうか　消化　digestion　動物が摂取した食物中の栄養素を吸収しうる形に分解する過程をいう．体外消化と消化管内消化，細胞内と細胞外消化，物理的消化と化学的消化，口腔内消化と胃内消化などの分類がある．これにより糖質は単糖類に，タンパク質はアミノ酸に，脂肪は脂肪酸とグリセロールに最終的に分解される　☞ 細胞内消化

❖しょうかがくしょう　小下顎症　microgenia
❖じょうかがくぜんとつ　上下顎前突　bimaxillary protrusion
❖じょうがくがん　上顎癌　carcinoma of the upper jaw
❖じょうがくけっせつ　上顎結節　maxillary tuberosity
❖じょうがくけんし　上顎犬歯　upper canine (cuspid)
❖じょうがくこつ　上顎骨　maxilla
❖じょうがくこつこつずいえん　上顎骨骨髄炎　osteomyelitis of the maxilla
❖じょうがくこつこっせつ　上顎骨骨折　maxillary fracture
❖じょうがくこつたい　上顎骨体　maxillary body
❖じょうがくしょう　小顎症　micrognathia
❖じょうがくしょうきゅうし　上顎小臼歯　upper bicuspid, maxillary premolar
❖じょうがくしんけい　上顎神経　maxillary nerve
❖じょうがくしんけいブロック　上顎神経ブロック　maxillary nerve block
❖じょうがくせっし　上顎切歯　upper incisor
❖じょうがくぜんとつ　上顎前突　maxillary (upper) protrusion　[出っ歯]
❖じょうがくそくせっし　上顎側切歯　upper (maxillary) lateral incisor
❖じょうがくたい　上顎体　epignathus
❖じょうがくだいいちしょうきゅうし　上顎第一小臼歯　upper (maxillary) first premolar
❖じょうがくだいいちだいきゅうし　上顎第一大臼歯　upper first molar
❖じょうがくだいきゅうし　上顎大臼歯　upper (maxillary) molar
❖じょうがくだいさんだいきゅうし　上顎第三大臼歯　upper third molar
❖じょうがくだいにしょうきゅうし　上顎第二小臼歯　upper (maxillary) second premolar
❖じょうがくだいにだいきゅうし　上顎第二大臼歯　upper second molar
❖じょうがくちゅうせっし　上顎中切歯　upper (maxillary) central incisor
❖じょうがくどう　上顎洞　maxillary sinus　[ハイモア洞]
❖じょうがくどうえん　上顎洞炎　maxillary sinusitis　[上顎洞蓋膿症]
❖じょうがくどうがん　上顎洞癌　carcinoma of the maxillary sinus　[上顎癌]

じょうがくどうせんこう　上顎洞穿孔　antral perforation, oroantral opening, perforation of sinus　上顎臼歯部は上顎洞および鼻腔前庭への距離がない場合がしばしばあり，骨内インプラントの埋入時や臼歯の抜歯時に穿孔してしまうことがある．粘膜を穿孔しない場合は投薬等の対症療法を行うが，穿孔した場合は，直ちに異物を除去する．診断は，鼻をつまんで鼻腔内圧を高め，穿孔部位からの漏出を確認する．

❖じょうがくどうせんこうへいさじゅつ　上顎洞穿孔閉鎖術　plastic closure of the oroantral opening
❖じょうがくどうちくのうしょう　上顎洞蓄膿症　empyema of the maxillary sinus　[上顎洞炎]
❖じょうがくどうれっこう　上顎洞裂孔　maxillary hiatus
❖じょうがくとっき　上顎突起　maxillary process
❖じょうがくにゅうけんし　上顎乳犬歯　upper (maxillary) milk canine
❖じょうがくにゅうせっし　上顎乳切歯　upper (maxillary) milk incisor

しょうかこうそ　消化酵素　digestive enzyme　消化に携わる酵素の総称で，その作用は一般的には加水分解である．消化酵素には細胞内消化に携わるものと高等動物の唾液腺，胃腺，膵腺，腸腺，下等動物の中腸腺等，消化腺から分泌されるものがある．基質となるものにはタンパク質・炭水化物・脂質・核酸があり，それぞれプロテアーゼ，カルボヒドラーゼ，リパーゼ，ヌクレアーゼなどに分類される．

しょうかれっこううしょく　小窩裂溝う蝕　pit

and fissure caries　咬合面の小窩や裂溝に発症するう蝕．小窩裂溝は不浄域であり，かつ組織学的にも石灰化の低い部位があり，う蝕の好発部位である．視診および探針による触診にて診断するが，穿下性にて進行するので発見時にはかなりの程度う蝕が進行している．予防として口腔清掃の他，小窩裂溝填塞法がある．☞ う蝕

❖**じょうがんかれつ　上眼窩裂　superior orbital fissure**

しょうき　笑気　nitrous oxide, laughing gas　[亜酸化窒素，一酸化二窒素]　N_2O．ガス麻酔薬の１つ．笑気は毒性がない，導入覚醒が早い，気道刺激性がない，引火性がない，鎮痛作用がある，などの点において優れている．全身麻酔の手術に使用される．しかし，麻酔作用，鎮痛作用が強くないため，通常は他の吸入麻酔薬や静脈麻酔薬と併用される．

しょうききゅうにゅうちんせいほう　笑気吸入鎮静法　nitrous oxide-oxygen inhalation sedation　笑気(亜酸化窒素)と酸素を用いたガス吸入鎮静法．

しょうきますい　笑気麻酔　nitrous oxide anesthesia　笑気を用いた全身麻酔法．

じょうきめっきんき　蒸気滅菌器　steam sterilizer　高温，高圧の水蒸気によって器具などを滅菌する操置．☞ 滅菌

❖**しょうきゅうし　小臼歯　anterior cheek tooth, bicuspid, premolar**　[双頭歯，前臼歯]

❖**しょうきょうこつきん　小頬骨筋　smaller zygomatic muscle**　[上唇方形筋の頬骨頭]

❖**しょうきん　笑筋　risorius muscle**

❖**じょうけいしんけいせつ　上頸神経節　superior cervical ganglion**

じょうけんはんしゃ　条件反射　conditioned reflex　無条件刺激と条件刺激を継時的に組み合わせてくり返すことにより，生得的な無条件反射がこの反射とは無関係な条件刺激によって引き起こされること．例えば食物を与えて音を聞かせることをくり返すと，音だけで唾液が分泌されるようになる．

❖**しょうこうがいかん　小口蓋管　lesser palatine canals**

❖**しょうこうがいこう　小口蓋孔　lesser palatine foramina**　[口蓋孔]

❖**しょうこうがいしんけい　小口蓋神経　lesser palatine nerve**　[中および後口蓋神経]

❖**しょうこうがいどうみゃく　小口蓋動脈　small (lesser) palatine arteries**

❖**じょうこうこうがいどうみゃく　上行口蓋動脈　ascending palatine artery**

❖**しょうこうしょう　小口症　microstomia**

❖**じょうこうじょうせんじょうみゃく　上甲状腺静脈　superior thyroid vein**

❖**じょうこうじょうせんどうみゃく　上甲状腺動脈　superior thyroid artery**

❖**しょうこうせいけっしょうばんげんしょうしょう　症候性血小板減少症　symptomatic thrombocytopenia**

❖**しょうこうせいこうないえん　症候性口内炎　symptomatic stomatitis**

❖**しょうこうせいさんさしんけいつう　症候性三叉神経痛　symptomatic trigeminal neuralgia**

❖**じょうこうせいしずいえん　上行性歯髄炎　ascending pulpitis**　[上昇性歯髄炎]

❖**しょうこうとうしんけい　小後頭神経　lesser occipital nerve**

❖**じょうこうとうしんけい　上喉頭神経　superior laryngeal nerve**

❖**じょうこうとうどうみゃく　上喉頭動脈　superior laryngeal artery**

しょうこうねつ　猩紅熱　scarlet fever, scarlatina　溶連菌感染症の１つ．３～12歳くらいの子供がかかりやすい．A 群溶連菌に感染して起こる．高い熱とともに皮膚に赤い発疹が出て症状の重いものを猩紅熱と呼ぶ．溶連菌感染症は抗生物質がよく効けば１週間以内に回復するが，併発症として急性腎炎，リウマチ熱，アレルギー紫斑病などを起こすおそれがある．

じょうざいきんそう　常在菌叢　normal bacterial flora　皮膚や粘膜など外界と接する部分に定着している細菌．常在菌叢を構成する菌の種類は個人や，身体の場所により異なる．代表的なものは，腸管の大腸菌や *Bacteroides*，皮表ブドウ球菌である．常在細菌叢は，他の病原菌の侵入を防ぐなどの防御的役割があるが，宿主の抵抗力が落ちると内因感染の原因になる．☞ 口腔微生物叢，日和見感染症

❖**しょうさこつじょうか　小鎖骨上窩　minor (lesser) supraclavicular notch (fossa)**

しょうさんぎんアンモニアようえき　硝酸銀アンモニア溶液　ammoniacal silver nitrate solution　銀とアンモニアの錯塩 $Ag(NH_3)_2^+OH^-$ の溶液で，硝酸銀溶液に比べ還元されやすい．また Ag^+ と硬組織の Ca^{++} の置換も起こりにくく，軟組織に浸透性が強い．う蝕予防やう蝕進行の阻止のためのアンモニア銀療法や銀還元療法に用いられる．

❖**じょうしそうじょうみゃく　上歯槽静脈**

maxillary alveolar veins

❖じょうしそうしんけい　上歯槽神経　superior alveolar nerves

❖じょうしそうしんけいそう　上歯槽神経叢　superior dental plexus

❖じょうしそうどうみゃく　上歯槽動脈　superior alveolar arteries

❖じょうじゅうぜっきん　上縦舌筋　superior longitudinal muscle

❖しょうじょうがくしょう　小上顎症　maxillary micrognathia［上顎発育不全症］

しょうじょうき　鐘状期〈歯胚の〉　bell-shaped stage(tooth germ)　歯胚の発生過程は，蕾状期，帽状期を経て鐘状期に入る．この期のエナメル器では，内エナメル上皮の辺縁や咬頭頂となる部位から順次エナメル芽細胞が分化し，エナメル質の形成が始まり，歯乳頭表層の細胞からは象牙芽細胞が分化して象牙質の形成が始まる．よって，この時期は歯冠の形態が決定され，石灰化が始まり，歯胚の急激な増大の時期である．

❖しょうしようぞうげしつ　硝子様象牙質　hyaline dentin, vitrodentin

❖じょうしん　上唇　maxillary labium, upper lip

❖じょうしんきょきん　上唇挙筋　lavator labii superioris muscle［眼窩下筋］

❖じょうしんけいせつ　上神経節〈舌咽神経の〉　jugular ganglion, superior ganglion

❖じょうしんけいリンパせつ　上深頸リンパ節　superior deep cervical lymph nodes

❖じょうしんけっせつ　上唇結節　superior labial tubercle

❖じょうしんしょうたい　上唇小帯　superior labial frenum

❖じょうしんじょうみゃく　上唇静脈　superior labial vein

❖じょうしんどうみゃく　上唇動脈　superior labial artery

❖じょうしんびよくきょきん　上唇鼻翼挙筋　levator labii superioris alaeque nasi muscle

❖じょうしんほうけいきん　上唇方形筋　quadratus labii superioris muscle

❖しょうすいたいしんけい　小錐体神経　lesser petrosal nerve［小浅錐体神経］

じょうせい　上清(澄)　supernatant［上澄み］　遠心分離を行ったときに生じる上層の部分．

しようせいビタミン　脂溶性ビタミン　fat-soluble vitamin　ビタミンは大きく水溶性と脂溶性に分けられ，脂溶性ビタミンのおもなものとしてはビタミンA, D, E, Kがあげられる．☞ビタミン

❖しょうぜっかせん　小舌下腺　minor sublingual glands

❖しょうぜっかせんかん　小舌下腺管　minor sublingual ducts

❖しょうぜつしょう　小舌症　microglossia

じょうせんしょくたい　常染色体　autosome　性染色体以外の染色体で，2倍体の核にある雄と雌にそれぞれ由来する非常によく似た1対の染色体のことである．人では44本の常染色体がある．☞染色体

❖じょうだえきかく　上唾液核　superior salivatory nucleus

❖じょうだえきせん　小唾液腺　minor salivary glands

❖しょうちゅうかんしつ　小柱間質　interprismatic substance

しょうてんでんきえいどう　焦点電気泳動　electrofocusing［等電点電気泳動］　等電点(両性電解質の電気泳動移動度が0となるpH値)を異にする種々の両性電解質を低イオン下で電気泳動すると，各々の両性電解質は等電点の順序に配列するように泳動し，この配列が達成されると静止し，相互分離する．このような原理を利用する電気泳動のこと．

❖しょうとうしょう　小頭症　microcephalia

しょうどく　消毒　disinfection［殺菌，滅菌］　微生物のうち病原性のあるものを殺滅・除去して，感染の起こらないレベルまでに低下させることを消毒という．物理的方法として，加熱，特にシンメルブッシュによる煮沸，紫外線照射法が，また化学的方法として，消毒剤が広く用いられている．芽胞の中には数時間の煮沸で死滅しないものがある．紫外線照射では，物品の表面のみ消毒される．消毒剤としては，アルコール類，フェノールとその誘導体，重金属化合物，ハロゲンとその化合物（ヨードホール，次亜塩素酸塩など），アルキル化剤(ホルムアルデヒドなど)，界面活性剤，酸化剤，酸とアルカリなどがある．微生物細胞に対する作用機序は，消毒剤の種類により多様である．エタノール類は細胞表面部の脂質類を溶解し，細胞壁，細胞質膜を通過して原形質中のタンパク質を変性させ，さらに酵素活性を阻害する．過酸化水素やクロールカルキなどは酸化により，またオキシシアン化水銀などは，原形質中のタンパク質と結合して細胞機能を障害する．強酸，強アルカリなどは細胞成分を水解して，またフェノール，クレゾールやホルマリンなどはタンパク質を凝固または

変性して細胞機能を障害する．逆性石鹸などは必須酵素系を阻害する．消毒剤の使用にあたっては，個々の薬剤の特性と作用機序を熟知し，濃度，温度および作用時間を正しく守らなければならない．☞ 殺菌，殺菌剤，電解水，防カビ剤，滅菌

しょうどくやく　消毒薬　disinfectant　[殺菌剤]　病原微生物を不活化または，殺滅することにより感染を阻止する薬物をいう．化学療法薬と違い，微生物と宿主の両方に作用するため，生体には，安全なものを局所的に使用する．生体，器具類，室内，汚物などの消毒に用いられる．オキシドール，クロルヘキシジン，クレゾール，グルタールアルデヒドがある．

しょうにまひ　小児麻痺　infantile paralysis, poliomyetitis　[ポリオ，乳児麻痺]　小児にみられる脳性または脊髄性の運動機能の麻痺．脊髄性のものはポリオウイルスによる急性感染症．現在ではワクチンにより予防される．

じょうひ　上皮　epithelium　体表面，管腔(消化管，呼吸器の管系，泌尿器の管系)，体腔(心膜腔，胸膜腔，腹膜腔)などの表面を覆う単層から数層の細胞層．互いに接触し，細胞間質が存在しないことを特徴とする．

❖**じょうひかくまく　上皮隔膜　epithelial diaphragm**

❖**じょうびこうかい　上鼻甲介　superior nasal concha**

じょうひさいぼう　上皮細胞　epithelial cells　体の表面，胃や腸などの消化管の内面，体腔の内面などの体内の器官や組織の表面を覆っている組織を構成する細胞．外部の刺激から細胞を守るなどさまざまな役割がある．機能により感覚上皮・吸収上皮・保護上皮・腺上皮などに，形態により単層扁平上皮，単層円柱上皮，移行上皮，重層扁平上皮などに分類される．

じょうひしょうたいホルモン　上皮小体ホルモン　parathyroid hormone　[パラトルモン]　上皮小体から分泌される83アミノ酸からなるペプチドホルモン．カルシウム代謝に関係する．血液中のカルシウム(カルシウムイオン)とリン(リン酸塩)の濃度を調節している．腎臓でのリンの排泄を増加させ，血中のリン濃度を低下させる．また，骨からのカルシウムの再吸収速度を増し，血中のカルシウム濃度を高くする働きがある．

❖**じょうひしんじゅ　上皮真珠　epithelial pearls**

❖**じょうひせいいけいせい　上皮性異形成　epithelial dysplasia**

❖**じょうひせいしずいそくにく　上皮性歯髄息肉　epitheliated pulp polyp**

❖**じょうびどう　上鼻道　superior nasal meatus**

❖**じょうひ《せい》にくが《げ》しゅ　上皮《性》肉芽腫　epitheliated radicular granuloma**

しょうほう　小胞　vesicle　直径数十mmないし数μmまでの閉じた膜構造で，内部に液相を含むものを指す．

しょうほうたい　小胞体　endoplasmicreticulum　細胞内にみられる管状，胞状，囊状構造物．リボソームの付着の有無により，形態的に粗面小胞体と滑面小胞体に分けられる．粗面小胞体はタンパク合成の場である．☞ タンパク質合成

しょうまく　漿膜　serous membrane, chorion　体腔に存在する臓器の最外膜．不規則な弾性線維結合組織で補強された中皮からなる．

じょうみゃく　静脈　vein　体の末梢部および肺から心臓へ血液がもどるときに通る血管．静脈の壁は動脈と比較して薄く弾力性がない．また，血液の逆流を防ぐために各部に弁がついている．一般的に，動脈と併走し同じ経路をとる．

❖**じょうみゃくないちんせいほう　静脈内鎮静法　intravenous sedation**

❖**じょうみゃくますいほう　静脈麻酔法　intravenous anesthesia**

❖**じょうみゃくりゅう　静脈瘤　varix**

じょうりゅう　蒸留　distillation　液体を熱して気化させ，その気体を冷却して再び液体とすること．不純物が除かれ，純粋な液体が得られる．多成分の混合液を熱し沸点の違いを利用して各成分を分離すること．

じょうりゅうすい　蒸留水　distilled water　[D.W]　水が気化した蒸気を冷却することによって得られた純度の高い水で生化学・分子生物学的な実験その他に広く利用される．本来はイオン化強度はないが，大気中の二酸化炭素が溶解すると弱酸性を示す．

じょおうぶっしつ　女王物質　queen substance　女王蜂の大顎腺分泌物．フェロモンの1種で蜂の分業を維持させる．9-オキソトランス-2-デセン酸．☞ フェロモン

しょきうしょく　初期う蝕　primary caries, incipient caries, initial caries　[白斑病変，白斑う蝕病変]　エナメル質表面に実質欠損のない初期段階のう蝕．白斑状を呈しエナメル質表層下の脱灰が認められる．適切な口腔清掃等の進行防止措置をとると，再石灰化で修復したり，長期間安定して進行しない．表層エナメル質はまだ硬いので力を入れた触診は控えるべきである．☞

再石灰化，う蝕

しょきうしょくのしんだん　初期う蝕の診断　diagnosis of incipient caries　初期う蝕の診断には視診，触診，透過光線による診査，X線診査などが併用される．また電気抵抗を利用する方法も知られている．

❖**しょきちりょう　初期治療〈歯周治療の〉　initial preparation**

❖**しょくぎょうせいしかしっかん　職業性歯科疾患　occupational dental diseases**

❖**しょくぎょうせいまもうしょう　職業性摩(磨)耗症　occupational abrasion**

しょくさいぼう　食細胞　phagocyte　[貪食細胞]　感染性微生物，老化した赤血球，死細胞，外来性の異物を含むさまざまな粒子を取り込み破壊する貪食細胞を食細胞という．食細胞には，単核性の単球・マクロファージと核の分葉した多系核白血球がある．後者は通常は好中球と呼ばれ，末梢血中の白血球の大多数を占めるが寿命が短い．食貪に関与するレセプターとして，CD 14，Fcγレセプター，補体のC3に対するレセプターがある．マクロファージの貪食はこのほかマンノースレセプター，スカベンジャーレセプターなどが関与する．

　食細胞に食貪された微生物は，ファゴソーム(食胞)内に取り込まれ，その後リソソームとファゴソームが融合したファゴリソソーム内でリゾチームなど種々のリソソーム酵素により殺菌される．また貪食により，細胞膜に存在するgp 91 phoxとgp 22 phoxからなるチトクロームb 558および細胞質にあるp 67 phox, p 47 phox, rac 2の5分子から形成されるNADPH oxidaseの作用によりスーパーオキシド(O_2^-)を産生し，さらに過酸化水素(H_2O_2)や水素ラジカル(・OH)，一重項酸素(O_2)などの活性酸素を産生し殺菌を行う．

　好中球ではラクトフェリンやミエロパーオキシダーゼ(MPO)も殺菌に働く．これらは過剰に産生されるとその周辺組織の傷害をもたらし，炎症を惹起するとともに，MPOアンカーのように自己抗体の産生を促し血管炎の原因になる．phoxのいずれかに先天的に欠陥がある慢性肉芽腫症(chronic granulomatous disease；CGD)では，活性酸素が産生ためブドウ球菌，緑膿菌，アスペルギルスなどのカタラーゼ陽性の菌や真菌を殺菌できず，菌が排除されないため慢性炎症により肉芽腫が形成される．☞ 細胞内消化，マクロファージ

しょくさよう　食作用　phagocytosis　[貪食作用]　食細胞の細胞膜の一部が微生物や細胞破片を取り囲んで陥入し，くびれて膜から離れることによって食胞という細胞内小胞に取り込むこと．マクロファージと好中球は侵入した微生物を捕食しますが，またマクロファージは老化した細胞を掃除する役割ももつ．食胞はリソソームと融合し捕食した細胞を分解する．☞ 細胞内消化，食細胞

しょくじ　食餌　diet　食べ物のこと．

しょくしん　触診　palpation　医師が患者の体表を手で触って，体温，腫脹，浮腫，圧痛，脈拍などを診断する方法．

❖**じょくそう　褥瘡　decubitus**

❖**じょくそうせいかいよう　褥瘡性潰瘍　decubital ulcer**　[外傷性潰瘍]

❖**しょくどう　食道　esophagus**

しょくばい　触媒　catalyst　そのもの自身は変化せず，化学反応の速度を増加または減速させる物質をいう．生化学的に代表的な触媒としては酵素があげられる．酵素は，ある特異的な物質(基質)に作用し，生成物を生じさせる生体触媒である．☞ 酵素反応速度論

しょくばいさよう　触媒作用　catalysis　触媒の働きによって起こる化学反応の速度変化をいう．

しょくひんてんかぶつ　食品添加物　food additive　昭和23年食品衛生法の施行とともに定められ，食品の製造過程で，または食品の加工や保存の目的で食品に添加，混和，浸潤その他の方法によって使用するものと定義されている．わが国では，厚生労働大臣が安全性と有効性を確認して指定した指定添加物と，使用実績が認められ，品目が確定している天然添加物に分類されている．近年，指定添加物として認められた甘味料に，アスパルテーム(昭和58年)，キシリトール(平成9年)，スクラロース(平成11年)などがある．☞ 甘味料，代用甘味料，キシリトール

しょくぶつウイルス　植物ウイルス　plant virus　植物を宿主とするウイルス．分類名に関しては，http://www.ncbi.nlm.nih.gov/Taxonomy/tax.html参照．☞ ウイルス

しょくぶつぎょうしゅうそ　植物凝集素　phytohemagglutinin, plant agglutinin　レクチンの1種で，植物の種子や根茎に含まれるタンパク質または糖タンパク質性の凝集素である．T細胞やB細胞を幼弱化し分裂を促す働きをもつものがある．T細胞活性化を引き起こすインゲン豆の植物凝集素が知られている．☞ レクチン

しょくぶつしきそ　植物色素　plant pigment

植物体内に含まれる有色物質の総称である．フラビン系色素，カロチノイド色素，色素タンパク質などが知られている．クロロフィルのように植物の生存にかかわるものや生理的に重要なものもある．☞ 光合成

しょくぶつホルモン　植物ホルモン　phytohormone　動物ホルモンに対応してつくられた言葉．植物によって生産される天然の調節物質であり，生産された場所からほかの場所に移動し植物の生理機能を支配することもある．不明なことがまだ多く，判明しているのはオーキシン，ジベレリン，サイトカイニン，アブシジン酸，エチレンなどである．

しょくぶつレクチン　植物レクチン　plant lectin　[フィトヘマグルチニン]　植物由来の糖結合性タンパク質．その結合価が2価以上で動植物細胞を凝集し，多糖類や複合糖質を沈降させ，結合特異性が単糖やオリゴ糖による阻止試験で規定できるもの．動物レクチンの対語．☞ レクチン

しょくへんあつにゅう　食片圧入　food impaction　咀嚼中に隣接歯の間に食物が強制的に押しこまれること．歯肉の退縮および歯周ポケットの形成を招く．

しょくもつれんさ　食物連鎖　food chain　[食物網，食物錯雑]　生物の繋がりを食う食われるの関係で示したもの．生態系の物質循環に着目した栄養動態論のなかで使用されることが多い．鎖環の数は4～5であることが多い．基本的に光合成植物で始まり草食動物を経て肉食動物に終わる．一般にあとのものほど大型になり個体数は少なくなる．

❖**じょこつ　鋤骨　vomer**

ジョサマイシン　josamycin　[ツリマイシンA_3, プラテノマイシンA_3, ロイコマイシンA_3]　*Streptomyces narbonensis* var *josamyceticus* の産生するマクロライド系抗生物質．ブドウ球菌，レンサ球菌，肺炎球菌，赤痢菌，マイコプラズマに有効．抗ヒスタミン剤テルフェナジン（トリルダン®），アステミゾール（ヒスマナール®）との併用でQT延長などの副作用を発現する．重大な副作用として，外国で偽膜性大腸炎の報告がある．☞ 抗生物質

しょじょせいしょく　処女生殖　parthenogenesis　[単為生殖，単為発生]　生殖細胞である卵が受精することなしに発生すること．動物ではミツバチ，アリマキ，ミジンコなどに，植物ではシロバナチョウセンアサガオ，ドクダミ，ハンノキ，タンポポなどにみられる．染色体数としては，半数型と倍数型とがある．☞ 生殖

じょせいホルモン　女性ホルモン　estrogens, female sex hormones　[雌性ホルモン]　主として卵巣で生成される，17β エストラジオール，エストロン，エストリオールの総称．☞ 性ホルモン

しょっかく　触覚　tactile sense　皮膚感覚の1種．物にふれたときに起こる感覚．加えられる刺激が強力だったり，持続的な場合は圧覚と呼ぶ．

ショトウ　ショ糖　sucrose, saccharose　→スクロース

しょにゅう　初乳　colostrum, colostralmilk, foremilk　[前乳]　妊娠中期から分娩後第一週程までの間に母体の乳腺から分泌される水様，淡黄色の乳汁．その後，乳汁はしだいに灰白色の成熟乳 mature milk へと移行していく．初乳成分は成熟乳に比べタンパク質，ミネラルに富んでおり，乳糖は少ない．初乳には分泌型 IgA をはじめとする免疫グロブリンが豊富に含まれており，児は一過性に受動免疫を獲得し，特に消化器系からの病原菌やアレルゲンの侵入を阻止する．また，近年，初乳中のラクトフェリンの抗菌・抗ウイルス効果も注目されている．☞ 受動免疫

❖**じょびき　鋤鼻器　vomeronasal organ**

シリカゲル　silica gel　非晶質のケイ酸．$SiO_2 \cdot nH_2O$. 多孔質のゲルで，水蒸気をはじめ種々の物質に対する吸着力が強いので，乾燥剤のほか，吸着クロマトグラフィーの充填剤に用いられる．

じりつしんけい　自律神経　autonomic nervous system　意識的の随意的な制御を受けない内臓器官を支配する神経系．生体の恒常性の維持に必要な循環，呼吸，消化，代謝，分泌，体温維持，排泄，生殖を制御する．心臓・胃・腸・肝臓・膀胱などの臓器や，汗腺・内分泌腺・唾液腺などの分泌腺の働きを調節する．自律神経系は，互いに拮抗して作用する交感神経系と副交感神経系の2つの神経系からなる．☞ 神経系

じりつしんけいしゃだんやく　自律神経遮断薬　autonomic nervous blocking agents　自律神経系は，交感，副交感神経からなり，無意識下に，循環，呼吸，消化など生体の恒常性を保つために働いている．この神経伝達機能を遮断する薬物のことをいう．コリン作動性効果遮断薬，アドレナリン作動性効果遮断薬，アドレナリン作動性ニューロン遮断薬，中枢性アドレナリン性神経抑制薬，自律神経節遮断薬などからなる．☞ 神経系

しれつ　歯列　arrangement of the teeth　[歯列弓]　歯ならび，歯なみ．永久歯列は I $\frac{2}{2}$ C $\frac{1}{1}$ P $\frac{2}{2}$ M $\frac{3}{3}$ = 32 で，乳歯列は i $\frac{2}{2}$ c $\frac{1}{1}$ m $\frac{2}{2}$ = 20 である．

❖**しれつきゅう　歯列弓　dental arch**　[歯列]
❖**しれつきゅうしすう　歯列弓指数　index of the dental arch**
❖**しれつきゅうちょうけい　歯列弓長径　length of the dental arch**
❖**しろう　歯瘻　dental fistula**

じん　仁　nucleolus　[核小体]　真核細胞の核内にある小体で，リボソーム RNA の合成とリボソームの組み立てを行っているものをいう。
☞ リボソーム

❖**しんおん　唇音　labial sound**

しんか　進化　evolution　生物の変化を伴った時間的変遷。一般に形態や行動の複雑化や適応の高度化，また種の増加がみられるが，部分的には退行が起こったり，ある時点での安定化が起こることもある。

❖**しんかくこうがいれつ　唇顎口蓋裂　cleft of the lip, alveolus and palate**

しんかくせいぶつ　真核生物　eucaryote　細胞の静止期において核膜が認められ，分裂期において染色体構造が観察される生物群。有糸分裂を行い，細胞内小器官が発達している。生物は，ウイルス，細菌，らん藻などの原核生物 procaryote と，真核生物とに分けられる。

❖**しんかくれつ　唇顎裂　cleft of the lip and alveolus**　[口唇歯槽部裂]

❖**しんがんめんじょうみゃく　深顔面静脈　deep facial vein**

❖**しんがんめんリンパせつ　深顔面リンパ節　deep facial lymph nodes**

しんきん　心筋　myocardium, cardiac muscle　心臓の筋肉。横紋筋である。必要なときだけ比較的短い収縮を営み，収縮力の調節は主として収縮する細胞の数の増減によって行われている骨格筋に対し，心筋は持続的に働き続け，その収縮力は個々の細胞が状況に応じて調節できる性質を備える。

しんきん　真菌　Eumycetes, true fungi　真菌は，テレオモルフ（有性世代；teleomorph）に基づいて 4 つの分類群（門，phylum）に分類される（表）。有性胞子として接合胞子，子嚢胞子および担子胞子の形成能が確認された真菌は，それぞれ接合菌 Zygomycota，子嚢菌 Ascomycota および担子菌 Basidiomycota に分類される。有性胞子形成能が確認されていない真菌は，不完全菌 Deuteromycota に分類される。4 分類群はいずれも病原真菌を含んでいる。各分類群は無性胞子のタイプ，菌糸の形態，細胞壁多糖組成などに特徴がある。特に接合菌は，①無性胞子として内生胞子（胞子嚢胞子）をつくり，②隔壁のない菌糸（無隔膜菌糸）形態をとり，③細胞壁にキトサンを含む，などの点で他の 3 分類群と明瞭に異なっている。不完全菌は，もし有性世代が発見されると子嚢菌または担子菌に編入・再分類される。また，有性生殖能が確認されなくとも，分子生物学的または生化学的に既知のテレオモルフとの類縁関係が明らかになったものも多い。

一方，細胞形態に基づいて真菌は糸状菌と酵母に大別される。真菌を菌種レベルで分類・同定する場合，糸状菌と酵母では指標が少し異なる。糸状菌では菌糸の構造，有性胞子および無性胞子のタイプ・大きさ・形・着生様式などの形態学的特徴に重きが置かれる。酵母では，有性胞子形成能を示す場合には，有性胞子のタイプによって子嚢菌か担子菌かを決定できる。菌種レベルの同定には，形態が単純なことから，炭水化物利用能を中心とする生化学的特徴の方が重視される傾向がある。

このように，真菌の分類は伝統的に形態に基礎を置いてきたが，最近は系統学的分類が進みつつあり，核酸を指標とする分子生物学的分類が盛んに行われるようになった。従来からの DNA 塩基組成，DNA-DNA 相同性，DNA-rDNA 相同性などに加えて，最近では 18 rDNA（または 18S rRNA），28S rDNA，キチン合成酸素遺伝子（*CHS*）などの塩基配列も分類のために用いられている。特に 18S rDNA（18S rRNA）の構造は，真菌の系統関係を解析する上でもきわめて有用かつ不可欠なものとなっている。これに基づく分子系統樹からも，接合菌は他の真菌群とは異なる進化を辿ってきたことが示されている。

Candida は通常培地では酵母状（単細胞性）の生育を示すので酵母とみなされている。しかし，特殊な培地（コーンミール寒天など）上では，*C. glabrata* を除いて菌糸状の生育を示す。生体内では，粘膜や表皮表面に定着した状態では酵母状，組織内に侵入すると菌糸状の発育を示すことが多い。酵母状の発育をするときは，出芽によって増殖し，芽細胞は単細胞性で球形～円柱形の形態となる。*C. albicans* のみは，菌糸の先端や側壁に厚膜分生子をつくり，血清中で発芽管（germ tube）を形成する。

C. albicans の核内には，核小体および DNA とヒストン（タンパク質）との複合体からなる染色体が 8 本存在し，有糸分裂を行う。細胞膜は，他の真核生物と同様に，タンパク質と脂質を主成分とする。細胞脂質は主としてリン脂質とグリセリドであるが，エルゴステロールが約 6 ％含まれる。

真菌分類群の生物学的特徴

分類群	有性胞子	無性胞子	細胞形態*	細胞壁多糖	病原菌腫の例*
接合菌	接合胞子	内生胞子	無隔菌糸	キトサン β-グルカン	Absidia, Mucor, Rhizomucor Rhizopus, Conidiobolus, Basidiobolus
子嚢菌	子嚢胞子	外生胞子	有隔菌糸 (単細胞)	キチン β-グルカン	Aspergillus spp. Blastomyces dermatitidis, Histoplasma capsulatum
担子菌	担子胞子	外生胞子	有隔菌糸 (単細胞)	キチン β-グルカン	Cryptococcus neoformans
不完全菌	なし	外生胞子	有隔菌糸 (単細胞)	キチン β-グルカン	Candida albicans, C. glabrata, Coccidioides immitis, Malassezia furfur, Sporothrix schenckii, Trichosporon spp.

*単細胞は酵母. 病原菌種名はすべてアナモルフ. 山口英世「病原真菌と真菌症(南山堂)」より.

細胞壁の骨格は,不溶性多糖であるキチンとβ-グルカンで構成され,これらが形成する網目構造の空隙をマンナンタンパク質複合体が覆っている.このマンナンは Candida において高い免疫原性をもつ抗原 (11種) として知られ, C. albicans では 6型と 13 b 型の抗原因子があり,2つの血清型 (A, B) に分かれる.

C. albicans は,カンジダ症 (Candidiasi または Candidosis) を引き起こす代表的な病原菌種である (この他 C. tropicalis, C. parapsilosis, C. glabrata, C. guilliermondii, C. krusei, C. kefyr, C. lusitaniae, C. rugosa などの非アルビカンス Candida も起因菌となる). ヒトの消化管,上気道,腟などの粘膜や間擦部位の皮膚(腋下,陰股部など)の表面に常在していることが多い.

すべての Candida 属菌種は,深在性真菌症治療用の抗真菌剤 5剤 [amphotericin B (AMPH), flucytosine (5-FC), miconazole (MCZ), fluconazole (FLCZ), itraconazole (ITCZ)] に対して感受性を示すが, C. albicans は最初から耐性の菌株が少なからず分離される.

真菌の学名 (菌種名) は,他の生物群と同様に,国際命名規約に従って二名法 (binominal nomenclature) によって行われるが,以下のようなおもに 2つの理由によって学名が変更されるケースがあるので注意を要する. 第一は,分類学的重要性をもつ特徴が発見されたことに伴う再分類である. 第二は不完全菌とされてきた真菌におけるテレオモルフ発見である. 分類上の規約では,アナモルフ (無性世代;anamorph) よりテレオモルフの菌名が絶対的に優先する. これに従うと,例えばクリプトコッカス症の起因菌は Cryptococcus neoformans (アナモルフ) ではなく, Filobasidiella neoformans (テレオモルフ) という菌名を使用しなければならない. しかし,病原真菌の場合は生体内ではアナモルフとして存在するのが普通なので,アナモルフだけを取り扱う場合には,アナモルフ名の使用が認められている. また,真菌症では起因菌を菌種レベルではなく,関連真菌群をひとまとめにして取り扱うこともある. 例えば,皮膚糸状菌症 dermatophytosis や黒色糸状菌症 phaeohyphomycosis は,それぞれに起因するすべての真菌症を包括している.

しんきんしょう 真菌症 mycosis 主病巣部位により,表在性真菌症 (superficial mycosis),深部皮膚真菌症 (subcutaneous mycosis),深在性真菌症 (deep mycosis) に分けられる.

表在性真菌症は,感染が皮膚の表層(表皮,特に角質層),爪,毛髪または皮膚に隣接する扁平上皮粘膜(口腔や腟)の表層にとどまり,皮下組織や粘膜下組織に及ばない真菌症をいう. 感染症の中で最も発症率が高く,わが国では全人口の 10%以上が何らかの表在性真菌症に罹患しているといわれる. 特に皮膚糸状菌症 dermatophytosis (白癬tinea) が最も多く (約 80%),皮膚や粘膜のカンジダ症,癜風などの皮膚マラセチア症が続く. 白癬は,真菌症としては例外的に伝播しやすく,特に隔離された集団(軍隊など)内で発生するとほぼ全員が罹患するといわれている. 一方, AIDS 患者では粘膜型カンジダ症,特に口腔咽頭カンジダ症の発生率が 70%以上にも及び,しかも頻繁に再発する.

深部皮膚真菌症は,土壌中や植物表面に生息する特定の腐生性真菌が,皮膚の穿刺・創傷を介して偶発的に生体組織へ侵入することによって起こる. 一般的に熱帯や亜熱帯地域で多発し,わが国

における発生率は低い．スポロトリコーシス，黒色真菌感染症の順に多いが，年間発生症例数はそれぞれ数百例および数十例程度である．

深在性真菌症は，日本を含め世界的にみて平素無害菌による日和見感染症型真菌症で占められ，しかも大半が院内感染として発生する．中でもカンジダ症の発生率が最も多く，アスペルギルス症がこれに次ぐ．深在性真菌症の発生率や蔓延の状況に関する客観的な情報は，真菌症に対する関心の低さおよび診断の困難さのために乏しい．

日和見感染症型真菌症には，内因性のもの（カンジダ症，ジオトリクム症）と外因性のもの（アスペルギルス症，クリプトコッカス症，ペニシリウム症，ムコール症）がある．

一方，病原性真菌による真菌症はいずれも外因性で，世界中で汎地的に存在するもの（クロモミコーシス，マズラミコーシス，リノスポリジウム症，スポロトリコーシス）と世界の限局した地域に流行するもの（コクシジオイデス症，ヒストプラスマ症，ブラストミセス症，パラコクシジオイデス症，マルネフェイ型ペニシリウム症）がある．後者は地域流行型深在性真菌症で，それぞれの起因菌は *Coccidioides immitis*, *Histoplasma capsulatum*, *Blastomyces dermatitidis*, *Paracoccidioides brasiliensis*, *Penicillium marneffei* である．温度非依存性の二形性真菌である *C. immitis* 以外は，温度依存性の二形性真菌（25℃で酵母形，37℃で菌糸形）である．菌糸形よりも酵母形の方が食細胞の食食殺菌能に抵抗性がある．

地域流行型深在性真菌症は輸入真菌症と判断されており，中でもコクシジオイデス症の起因菌のC. immitisは感染力が強く，肺に感染し発症すると死亡率が高いことが知られている．そのためコクシジオイデス症は感染症新法（感染症の予防および感染症の患者に対する医療に対する法律）において真菌の中で唯一「四類感染症」に入れられている．

コクシジオイデス症は，おもにカルフォルニアやアリゾナなどの米国西南部と中南米（一部）でみられる．ヒストプラスマは，5大陸の多くの地域で風土病的に存在し，トリやコウモリの糞で汚染した土壌に繁殖する．ブラストミセス症は，北アメリカ（中部から東部）やアフリカあるいはインドで認められている．パラコクシジオイデス症は，おもにブラジルで報告され（約80％），その他コロンビアやベネズエラなどラテンアメリカで報告されている．マルネフェイ型ペニシリウム症は，東南アジア（中国雲南省～ベトナム・タイ）に限局される．

真菌症は，免疫能が低下した易感染性宿主に多くみられるが，臓器移植などの高度医療の普及，癌患者やエイズ患者の増加，高齢化社会の進行，生活習慣病の増加に伴い今後増加することが予想される．また，輸入真菌症は，今のところ発生例は少ないが，世界各地を訪れる旅行者の増加に伴い増加も予想される．しかしながら，真菌症に対する認識は概して薄く，総合的な理解と対策の早急な構築が望まれる．☞ エイズ

しんけい　神経　nerve　　一般に末梢神経系における神経細胞の神経（軸索）突起，すなわち神経線維の束のことを神経という．脳神経，脊髄神経，交感神経および副交感神経などに区別される．機能的に感覚性（知覚性）と運動性に分類できるが，感覚線維から成るものは感覚（知覚）神経，運動線維から成るものは運動神経，両者が混在する場合は混合神経という．末梢神経は混合神経が多い．

末梢神経線維は伝導速度，直径，有髄か無髄かによってA，B，Cの3群に分類される．A群は有髄の体性神経で更に$\alpha,\beta,\gamma,\delta$群に細分される．B群は有髄の自律神経の節前線維であり，C群は無髄の自律神経の節後線維と皮膚の痛覚神経からなる．これらの神経線維は神経内膜という結合組織に包まれ，さらに複数の神経線維は神経周膜で囲まれ1つの神経となる．太い神経では複数の神経周膜がさらに神経上膜に包まれ1つの神経となる．

口腔領域に分布するおもな神経は以下のものである．上顎部の知覚は上顎神経，下顎部は下顎神経に支配されている．また味覚は舌前2/3が顔面神経（鼓索神経），舌後1/3が舌咽神経，その他の部位が迷走神経に支配されている．表情筋は顔面神経，咀嚼筋は下顎神経，舌筋は舌下神経に支配される．腺，血管は迷走神経（副交感神経）や上顎神経節由来の交感神経に支配されるが，歯髄で現在まで副交感神経は証明されていない．

しんけいガス　神経ガス　nerve gas　　戦争で敵に損害を与えるために用いる有毒なガス，または，毒ガスのうち神経をおかすものを神経ガスという．吸入や皮膚，眼から体内に入り，中枢神経へと至る．有機リン化合物のサリン，タブンが代表で，これらは強い抗コリンエステラーゼ作用をもつ．

❖**しんけいきんしゃだんやく　神経筋遮断薬 neutromuscular blocking agent**

しんけいけい　神経系　nervous system
動物は一定の環境条件下で生活しており，体内および体外の環境の変化を刺激として受け入れ反応する．この時刺激を受け入れる受容器と反応を引

```
神経系（解剖学的分類）
 中枢神経 ┬ 脳 ┬ 前脳 ┬ 終脳…外套、嗅脳、大脳基
         │    │      │          底核
         │    │      └ 間脳…視床、視床上部、視
         │    │                床後部、視床下部
         │    ├ 中脳
         │    └ 菱脳 ┬ 後脳……橋、小脳
         │          └ 髄脳……延髄
         └ 脊髄
 *脳のうち終脳と小脳を除いた部分を脳幹という。生命
 維持のための重要な中枢がここにある。

 末梢神経 ┬ 脳神経
         └ 脊髄神経
```

き起こす効果器との間をつなぎ，直接かつ迅速に刺激を伝えるのが神経系である．神経系は，脳・脊髄から成る中枢神経とこれに出入りする末梢神経とに二分される．さらに末梢神経は脳から発する12対の脳神経と，脊髄から発する31対の脊髄神経から成る．また神経系はその機能から体性神経系（動物神経系）と自律神経系（植物神経系）に分けられ，体性神経系は感覚（知覚）神経（求心性神経）と運動神経（遠心性神経），自律神経系は交感神経と副交感神経からなる．

組織学的には中枢神経系は神経細胞と神経膠細胞からなり，神経細胞の多い部分は灰白質，神経線維の多い部分は白質と呼ばれる．末梢神経系は神経細胞と神経膠細胞に相当するシュワン細胞と外套細胞からなる．

しんけいさいぼう　神経細胞　nerve cell, ganglion cell　神経細胞体とその突起からなる細胞．感覚器からの刺激や，他の神経細胞からの刺激を興奮として伝える役目，複数の刺激を統合する役目がある．

❖**しんけいしゅ　神経腫　neuroma**
❖**しんけいしゅうまく　神経周膜　perineurium**
しんけいしゅうまつ　神経終末　nerve ending, nerve terminal　[軸索終末，終末ボタン] 軸索が他の神経細胞または効果細胞（筋または腺細胞）とシナプス接合をしており，しばしば終末がこん棒状となっている．神経興奮の伝達をつかさどり，大きさは1〜12μm．☞シナプス
❖**しんけいしょう　神経鞘　neurilemma, neurolemma**　[シュワン鞘]
❖**しんけいしょうさいぼう　神経鞘細胞　neurilemmal cell**　[シュワン細胞]
❖**しんけいしょうしゅ　神経鞘腫　neurilemmoma**　[シュワン細胞腫]
❖**しんけいじょうまく　神経上膜　epineurium**

❖**しんけいせいかいこうしょうがい　神経性開口障害　neurotic trismus**
❖**しんけいせいショック　神経性ショック　neurogenic shock**
しんけいせいちょういんし　神経成長因子　nerve growth factor　[NGF]　1952年にR. Levi-Montalciniにより発見された，交感神経と知覚神経の成長促進と維持に必要な因子．このタンパク質のレセプターは，他の成長因子（PDGF, EGF, insulin, IGF-1）と異なり，チロシンリン酸化作用をもたない．
しんけいせい　神経線維　nerve fiber　ニューロン（神経細胞）から他のニューロン，あるいは標的細胞（筋，分泌細胞など）へ情報を伝える出力系の突起で，1箇のニューロン当たり1本ある．
❖**しんけいせんいしゅ　神経線維腫　neurofibroma**
❖**しんけいせんいしゅしょう　神経線維腫症　neurofibromatosis**
❖**しんけいそう　神経叢　nerve plexus**
❖**しんけいつうせいしつう　神経痛性歯痛　neuralgic toothache**
❖**しんけいつうせいじつう　神経痛性耳痛　neuralgic ear-ache**
しんけいでんたつぶっしつ　神経伝達物質　neurotransmitter　シナプス前部の神経終末から放出され，興奮の伝達の媒介を行う化学物質を神経伝達物質（伝達物質）という．神経伝達物

```
神経伝達物質
 カテコールアミン
  アドレナリン・ノルアドレナリン・ドーパミン・
  セロトニン

 アミノ酸および関連化合物
  グリシン・GABA（γ-アミノ酪酸）・グルタミン
  酸・アスパラギン酸

 ペプチド
  オピオイドペプチド（エンドルフィン・エンケフ
  ァリン）・ニューロテンシン・サブスタンスP・
  VIP・ニューロペプチドY・ソマトスタチン・ア
  ンギオテンシン

 プリン誘導体
  アデノシン・ATP

 その他
  アセチルコリン・一酸化窒素（NO）
```

質は神経の電気的情報を一度化学的情報に変換し，再び次の細胞に電気的情報として伝える役目を果たしている．神経伝達物質は，シナプス前膜付近に存在する多数のシナプス小胞と呼ばれる球形の小胞中に蓄えられている．活動電位がシナプス前膜に達するとシナプス末端内にカルシウムイオンの流入が起こり，シナプス小胞中の神経伝達物質は開口分泌によりシナプス間隙に放出される．これによりシナプス後膜が興奮する．

神経伝達物質としてはノルアドレナリンとアセチルコリンが古くから知られていたが，1960年代になるとアミノ酸やアミン，1970年代になるとペプチド（神経ペプチド）やプリン誘導体，1990年代になると一酸化窒素（NO）等も知られるようになった．神経伝達物質の多くはシナプス後膜を脱分極させる興奮性神経伝達物質であるが，GABAやグリシンはシナプス後膜を過分極させる抑制性神経伝達物質である．☞ オピオイドペプチド

しんけいどく　神経毒　neurotoxin　神経組織に特異的に作用する毒素．ボツリヌストキシン，テタヌストキシン，テトロドトキシンなど多数が知られる．☞ 毒素

❖**しんけいとっき　神経突起　neurite**
❖**しんけいないまく　神経内膜　endoneurium**
しんけいブロック　神経ブロック　nerve block　［ナーブブロック］　神経ブロック麻酔（法）．局所麻酔薬を末梢神経周辺に注射する伝達麻酔．
❖**しんけいぶんぴつ　神経分泌　neurosecretion**
しんけいペプチド　神経ペプチド　neuropeptides　神経細胞の接合部から分泌される低分子ペプチド．働きが不明のものが多いが，痛みに関連するものがよく知られている．エンドルフィン，エンケファリン，コレシストキニン，アンジオテンシンなど．☞ オピオイドペプチド
しんけいホルモン　神経ホルモン　neurohormones　神経細胞によってつくられ，血中に分泌され，離れた場所のレセプターに働く物質．他のホルモンと同じように半減期が長い．バソプレッシン，アンジオテンシンIIなど．☞ ホルモン
❖**しんけいリンパせつ　深頸リンパ節　deep cervical lymph nodes**
❖**じんこうし　人工歯　artificial tooth**
❖**じんこうしかん　人工歯冠　artificial tooth crown**
❖**じんこうしはいれつ　人工歯配列　arrangement of artificial teeth**
❖**しんこうせいがんめんはんそくいしゅくしょう　進行性顔面半側萎縮症　progressive facial hemiatrophy, progressive hemifacial atrophy**　［ロンベルグ病，パリー・ロンベルグ症候群，顔面栄養神経症］
❖**しんこうてい　唇溝堤　labiodental lamina, lip-furrow band**　［前庭堤］
❖**しんこうれん　唇交連　labial commissure**
しんざいうしょく　深う蝕　deep caries　進行深度が進んでいるう蝕を指し，通常本邦の保険診療のカリエス2～3度にあたる．う窩が歯髄腔に接近しているため，生活歯では激しい歯痛を伴い，覆髄や抜髄等の歯髄処置が必要となる．☞ う蝕
❖**しんさんせん《かん》　新産線《環》　neonatal line**
❖**しんし　真歯　true tooth**
❖**しんじかいどうみゃく　深耳介動脈　deep auricular artery**
ジンジパイン　gingipain　ポルフィロモナスジンジバリス *Porphyromonas gingivalis* の産生する主要なタンパク質分解酵素（プロテアーゼ）．ジンジパインには，タンパク質のアルギニン残基のカルボキシ側を切断するアルギニン－ジンジパイン（Arg-gingipain, RGP）と，リジン残基のカルボキシ側を切断するリジン－ジンジパイン（Lys-gingipain, KGP）の2種類がある．どちらも *P. gingivalis* 染色体上に遺伝子があるが，RGPは2つの遺伝子（*rgpA* と *rgpB*）に，KGPは1つの遺伝子（*kgp*）にそれぞれ遺伝情報が担われている．*rgpA* と *kgp* 遺伝子はドメイン構造をしており，プロテアーゼドメイン領域の後方に赤血球凝集活性やヘモグロビン結合活性を有する複数のアドヘジンドメインがある．

RGPとKGPはともに分泌型と菌体結合型があり，分泌型はプロテアーゼドメインタンパク質のみからなるが，菌体結合型はアドヘジンドメインタンパク質と複合体を形成して存在する．RGPとKGPは活性の強弱はあるが，ともに血清アルブミン，免疫グロブリン，補体，サイトカインなどの生体タンパク質を分解する．両者ともSH還元剤による活性化を受け，ロイペプチンやヨードアセトアミドによる阻害を受けることからシステインプロテアーゼに分類される．しかし，通常のシステインプロテアーゼとは異なり，内在性プロテアーゼインヒビターの1つ，シスタチンによる阻害は受けない．また，両酵素はセルピン，TIMPsおよびα2マクログロブリンなどの他の内在性プロテアーゼインヒビターにも影響されないことから，*P. gingivalis* の重要な歯周病原因子と考えられている．☞ ポルフィロモナスジンジバリ

ス，タンパク質分解酵素，歯周炎，歯周病，歯周病原性細菌
- **しんじゅしゅ　真珠腫　pearl tumor**

しんしゅつ　滲出　exudation　しみ出ること．炎症などの際，血液成分が血管外に出ること．
- **しんしゅつえき　滲出液　exudate**
- **しんしゅつせいえん　滲出性炎　exudative inflammation**

しんしゅつせいマクロファージ　滲出性マクロファージ　exudative macrophage　実験的操作を加えることによって，生体内の特定部位に集積させたマクロファージである．多くの場合，血中の単球が炎症部位に滲出したものであるが，マクロファージを誘導する起因物質によって多様な性状を示す．
- **じんじょうせいかんせん　尋常性乾癬　psoriasis vulgaris**
- **じんじょうせいてんぽうそう　尋常性天疱瘡　pemphigus vulgaris**
- **じんじょうせいろうそう　尋常性狼瘡　lupus vulgaris**　[狼瘡様皮膚結核]
- **しんしょうたい　唇小帯　labial frenum**

しんしょくしょう　侵蝕症　erosion of tooth　→酸蝕症

しんすいき　親水基　hydrophilic group　水酸基(OH)，カルボキシル基(COOH)，アミノ基(NH_2)などの水分子と親和性の強い基がこれらの基は生体高分子に存在し，イオン化して極生の強い水分子と水素結合を形成し，構造を安定化させている．☞ 水素結合

しんすいせい　親水性　hydrophilicity　水分子との親和性(affinity)が強い性質をいう．水中でイオン化する解離基を有する分子は，その解離基が極性の高い水分子を引きつけるので親和性が強い．例えば，アルギニン，グルタミン酸やアスパラギン酸などのアミノ酸の側鎖や核酸のリン酸基などは親和性が強い．このように，極性基(polar group)を有する分子は一般に親水性であるといえる．また，アルコールは，そのOH基が水分子と水素結合(hydrogen bond)を形成するために親水性である．このため，DNA，RNA，多くの糖質ならびにタンパク質は親水性である．しかしながら，長鎖脂肪酸は極性基としてCOOH基を有するが，疎水性(hydrophobicity)の強い，長いアルキル基を有するために疎水性である．☞ 水素結合
- **しんすいたいしんけい　深錐体神経　deep petrosal nerve**

しんせいさいきん　真正細菌　eubacterium　生物を16S(18S)RNAの塩基配列相同性に基づいて分類すると，真正細菌，古細菌，真核生物に分かれる．真正細菌は古細菌以外の原核生物のすべて．
- **しんせいさんさしんけいつう　真性三叉神経痛　true trigeminal neuralgia**
- **しんせいしがけつじょしょう　真性歯牙欠如症　genuine anodontia**
- **しんせいじじょうがくえん　新生児上顎炎　neonatal maxillitis**
- **しんせいぞうげしつ　真正象牙質　orthodentin**
- **しんせいポケット　真性ポケット　absolute pocket**
- **しんせん　唇線　lip line**
- **しんせん　振戦　tremor**
- **しんそく　唇側　labial side**
- **しんそくてんい　唇側転位　labio-version**
- **しんそくとうじょうみゃく　深側頭静脈　deep temporal veins**
- **しんそくとうしんけい　深側頭神経　deep temporal nerves**
- **しんそくとうどうみゃく　深側頭動脈　deep temporal arteries**
- **しんそくめん　唇側面　labial surface**
- **しんそくめんりゅうせん　唇側面隆線　labial ridge**
- **じんたい　靱帯　ligament**

シンチグラム　scintigram　[シンチグラフィー，RI画像]　γ線を出す放射性同位体を投与し，一定時間後に目的とする臓器，全身の放射能の分布をスキャナーにより映像として抽出する方法．これにより，体内各臓器の形，大きさ，位置，また病巣の有無の診断，さらに臓器の機能をみることができる．
- **じんちゅう　人中　philtrum**

シンチレーション　scintillation　物質が放射線の刺激により発光する現象．

シンチレーション　カウンター　scintillation counter　放射線の刺激により起こったシンチレーションを検出，測定する装置．☞ アイソトープ

シンチレーター　scintillator, fluor　放射線粒子により励起されると可視領域の光を放射する発光体をシンチレーターという．シンチレーションカウンターを用いて放射線の検出，スペクトルの測定，放射能の強度を測定する際には，放射線のエネルギーをシンチレーターに吸収させ放射された光を測定する．

しんとうあつ　浸透圧　osmotic pressure
半透膜を隔てて，片側に溶媒，他方に溶液があるとき，溶媒の移行を止めるため溶液側に加えられる圧力．

しんとうあつショック　浸透圧ショック　osmotic shock　細胞の外液が急速に低浸透圧になること．細胞の破砕や抽出を目的として行うこともある．

しんとうばいよう　振盪培養　shake culture
微生物や動植物の培養細胞を，液体培地中で振とうしながら培養すること．

しんないまくえん　心内膜炎　endocarditis
心臓の内膜の炎症によって，種々の症状が現れる疾患で，一般には感染性（おもに細菌感染）心内膜炎のことをさす．起因菌としては，口腔レンサ球菌が中心で，特にストレプトコッカス・サンギイス Streptococcus sanguis が多い．ストレプトコッカス・オラーリス Streptococcus oralis やストレプトコッカス・ゴルドニアイ Streptococcus gordonii などのデンタルプラーク中のレンサ球菌や，黄色ブドウ球菌，緑膿菌もその原因となる．このように，口腔内に常在する細菌が，抜歯などの時に菌血症として侵入し心内膜に感染し，心内膜炎を起こす．発熱，倦怠感などとともに脾腫などを認める．歯周病原性細菌の中には，白血球毒素を産生したり，白血球の食作用に抵抗性を示す莢膜を保有しているものがいる．このような細菌は，血流に入っても容易に殺菌されず心内膜に付着し，感染性心内膜炎を起こすことがある．また，これらの細菌由来の抗原の構造が心臓を構成する細胞の抗原と似ているために，心内膜の抗原に特異的なB細胞が活性化され，心内膜に対する自己抗体がつくられる．近年，このような抗体関与の心内膜炎の発症の可能性も指摘されている．
歯周病原性細菌，デンタルプラーク，レンサ球菌

しんぴ　真皮　corium, derma　コラーゲン線維と弾性線維からなる強靱結合組織．表皮下にあり，ともに皮膚を形成する．

❖**しんふちゃくかくとくしゅじゅつ　新付着獲得手術　excisional new attachement procedure**

❖**しんぶちりょう　深部治療　deep therapy**

❖**しんぶつう　深部痛　deep pain**　[深部痛覚]

シンメルブッシュしゃふつしょうどくき　シンメルブッシュ煮沸消毒器　Schimmelbusch boil-sterilizer　→滅菌

しんわせい　親和性　affinity　[親和力]
2つの分子間の結合の強さを表す用語であり，親和性が高いというとき結合が強く，低いというとき結合は弱い．生物学においては，特定の物質（薬剤の染色色素など）に対する細胞，組織その他生体物質の結合力の強さを表す語として使われ，一般により低い濃度で作用が現れる物質は親和性が高いといわれる．

す

すいえき　膵液　pancreatic juice　膵臓で産生され，膵外分泌腺から分泌される消化液．おもな消化酵素は，トリプシン，キモトリプシン，カルボキシペプチダーゼ，アミラーゼ，リパーゼ，コレステロールエステラーゼ，コラゲナーゼなどである．

すいえき　髄液　cerebrospinal fluid　水様，無色透明でおもに側脳室の脈絡叢で産生され，髄液腔を循環し，クモ膜絨毛から吸収される．成人で100～150 ml の量である．

❖**すいかく　髄角　pulp horn**　[髄室角]

すいがん　水癌　noma　悪性の進行性壊疽．頰部粘膜に初発し，黒緑色で悪臭の強い壊疽となり，頰部，口唇の破壊穿孔，顎骨の腐骨形成，歯の脱落をきたす．小児に多い．☞腫瘍

❖**すいぎんせいこうないえん　水銀性口内炎　mercurial stomatitis**

すいぎんどくせい　水銀毒性　toxicity of mercury　おもに蒸気化した水銀の吸入によって急性あるいは慢性の中毒を生じる．空気中の飽和量は 18 mg/m³（24℃）であるが，許容量は 0.05 mg/m³ である．

❖**ずいくうせんとう　髄腔洗滌　bath of pulp cavity**

すいこみ　吸い込み　sucking　[吸引]　陰圧により吸い込むこと．

すいさんかカルシウム　水酸化カルシウム　calcium hydroxide　化学式 $Ca(OH)_2$，分子量 74.09　水に難溶で強アルカリ性を示す．歯髄や歯内組織に適用すると石灰化作用があり，種々の製剤が市販されている．

すいさんき　水酸基　hydroxyl group　[ヒドロキシル基]　―OH．アルコール，フェノールの特性基．

❖**すいしつ　髄室　pulp chamber**

❖**ずいしつがい　髄室蓋　occlusal wall (roof) of pulp chamber**　[髄室天蓋]

❖**ずいしつかく　髄室角　horn of pulp chamber**　[髄角]

❖**ずいしつせんこう　髄室穿孔　perforation into pulp chamber**

すいしゅ　水腫　edema　[浮腫]　細胞外液が増加した状態。全身性と局所性に大別できる。

❖すいしゅうぞうげしつ　髄周象牙質　circumpulpal dentin

すいそ　水素　hydrogen　[H]　原子番号1．原子量1.0080．水に対する溶解度0.0215（0℃，体積比）．通常は水素は分子 H_2 からなる．化合物として，多くの物質の成分として存在している．

すいそイオンのうど　水素イオン濃度　hydrogen ion concentration　溶液の水素イオンの濃度をいい，通常 pH で表される．pH とは溶液の水素イオンの濃度の逆数で log である．通常，pH=7を中性，pH>7をアルカリ性，また，pH<7を酸性という．

すいぞう　膵臓　pancreas　胃の後方に位置する約15cmの消化腺．十二指腸への膵液の分泌，ランゲルハンス島での内分泌を行う。

すいそきょうよたい　水素供与体　hydrogen donor　[電子供与体]　水素原子を与えやすい化合物．☞ シトクロム系，電子伝達系

すいそけつごう　水素結合　hydrogen bond　水素原子Hを介して行われる非共有結合の1種で，強い相互作用を示す．-OHや-NHなどの陽子供与体(proton donor)と，電気陰性度の高い-COなどの陽子受容体(proton acceptor)との間に働き，X-H…Y-のように表される．典型的な例が水分子で-OH…Oーの水素結合となっている．

　DNAの二重らせん構造はG（グアニン）とC（シトシン）の間に3カ所，A（アデニン）とT（チミン）の間に2カ所の水素結合が形成され，安定化している．GC含量（GC content）がDNAの性質を示す1つの指標になっているのはこのためである．すなわち，DNAのGC含量が高いほど二重らせん構造が強固で，その融解温度（Tm, melting temperature）が高い．☞ DNA，共有結合

すいそじゅようたい　水素受容体　hydrogen acceptor　[電子受容体]　水素原子を受けとりやすい化合物．☞ シトクロム系，電子伝達系

すいそたんたい　水素担体　hydrogen carrier　水素原子の放出または獲得により，酸化還元反応に関与する分子．

すいそでんきょく　水素電極　hydrogen electrode　$2H^+ + 2e^- \leftrightarrows H_2$ の電極反応に基づく半電池．

すいそでんたつけい　水素伝達系　hydrogen transport system　[電子伝達系]　細胞内ミトコンドリア，細菌膜，葉緑体などで酸化還元反応が連鎖的に起こって水素原子の授受が行われる系　☞ 電子伝達系

すいちょくかんせん　垂直感染　vertical transmission, vertical infection　広義の垂直感染を垂直伝播（垂直伝達）といい，拡大家族間での伝播を含め，病原体がある世代から次の世代へ伝播することを指す．宿主ゲノムに組み込まれたウイルスゲノムの世代間伝播を指す場合もある．同世代宿主間の感染である水平感染と区別する．狭義の垂直感染は母子感染を指し，経卵巣，経胎盤，経産道，経母乳，経口などがおもな感染経路となる．母子個体が分離した出産以降は含まないとする考え方と，経産道，経母乳も垂直感染とする考え方がある．梅毒トレポネーマは経胎盤，B型肝炎ウイルスは経胎盤もしくは経産道，HIVは経産道である．う蝕原性細菌である Mutans streptococci は経口感染で，母娘間は88％，母息子間は55％の感染率である．生後19カ月から31カ月が易感染期とするう蝕の「感染の窓」理論から，この時期に母親からの感染を阻止することはう蝕予防に重要である．歯周病原性細菌では明確な母子間感染は認められないが，拡大家族内で罹患者がいる場合，垂直伝播が報告されている．

すいちょくしんか　垂直進化　vertical evolution　ある形質が親から子へと伝わって進化すること．

❖すいちょくぜっきん　垂直舌筋　lingual vertical muscle

❖すいちょくひがい　垂直被蓋　vertical overbite

すいとう　水痘　chickenpox　[水疱瘡]　水痘・帯状ヘルペスウイルスによる疾患で，発熱，発疹を症状とする．接触，飛沫により感染する伝染病である．

すいへいかんせん　水平感染　horizontal transmission, horizontal infection　母胎か

ら胎児へあるいは出産時に産道で母親から児に感染することを垂直感染というのに対して、独立した個体から個体へ感染が波及する場合をこう呼ぶ。飛沫感染、経口感染、接触感染および昆虫や動物などの感染媒介物（ベクター vector）を介しての感染などがある。☞ 垂直感染

すいへいしんか　水平進化　horizontal evolution　ある形質が同種または他種の別の個体に伝わって進化すること。

❖**すいへいち　水平智歯　horizontal position of the wisdom tooth**

すいへいでんぱ　水平伝播　horizontal transmission　［水平感染］　同世代宿主間での伝播。☞ 垂直感染

すいほう　水疱　bulla, vesicle　発疹の種類の1つ。表皮下の空洞内に清澄な漿液がたまった状態。

❖**すいほうせいこうないえんウイルス　水疱性口内炎ウイルス　bullous stomatitis virus**

❖**すいほうせいるいてんぽうそう　水疱性類天疱瘡　bullous pemphiogoid**

すいようえき　水溶液　aqueous solution　水に物質が溶けた液。溶質が水の分子間に入り込んだ状態。

❖**すいようがん　髄様癌　medullary carcinoma**

すいようせいビタミン　水溶性ビタミン　water-soluble vitamin　水溶性ビタミンは、B群（B_1、B_2、ニコチン酸、B_6、B_{12}、葉酸、パントテン酸、ビオチン）とC群（C）に大別される（表）。水溶性ビタミンは過剰に摂取しても尿中に排泄されるため、中毒性は起こさないが欠乏性を起こしやすい。ビタミンB群の多くは補酵素として機能する。ビタミンB_1はチアミンとも呼ばれる抗脚気因子（antiberiberi factor）である。日本では大正、昭和初期に精白米の普及で脚気になる患者が多く国民病の1つといわれた。B_2はリボフラビンと呼ばれフラビン酵素（酸化還元酵素）の補酵素的作用を担う。B群のなかでパントテン酸、ビオチンは食品から摂取されるほかに、腸内細菌でも合成される。卵白にはビオチンと強く結合して吸収を阻害するタンパク質（アビジン）があるので、卵を大量に生食するとビオチン欠乏症を呈することもある。ニコチン酸、ビタミンB_6の欠乏症では口唇炎・口角炎・口内炎などの粘膜症状を引き起こす。ビタミンCは抗壊血病因子（antiscorbutic factor）という意味からアスコルビン酸とも呼ばれ

水溶液ビタミン

	総称名	化合物名	生理作用
B群	ビタミンB_1	チアミン	抗脚気作用 補酵素作用 抗神経炎作用
	ビタミンB_2	リボフラビン	フラビン酵素（酸化還元酵素の1種）の補酵素（FNM, FAD）の構成成分
	ニコチン酸	ニコチン酸 ニコチンアミド	酸化還元酵素の補酵素（NAD, NADP）の構成成分 血清脂質正常化作用
	ビタミンB_6	ピリドキシン ピリドキサール ピリドキサン	アミノ酸代謝酵素の補酵素作用 免疫機能増強作用 造血作用
	パントテン酸	パントテン酸	補酵素A（CoA）の構成成分
	ビタミンH	ビオチン	カルボキシル基転移酵素の補酵素作用
	ビタミンM（Bc）	葉酸（プテロイルグルタミン酸）	各種転移酵素の補酵素作用 造血作用
	ビタミンB_{12}	コバラミン	水素基転移・メチル基転移酵素の補酵素作用 造血作用
C群	ビタミンC	アスコルビン酸	プロリン水酸化酵素反応の促進（コラーゲンの合成促進） 免疫機能増強作用

る．生体内の酸化一還元反応に関与し，欠乏によって歯肉の腫脹や出血，歯肉炎・口内炎を合併する． ☞ ビタミン

スイングローター swing rotor 遠心力により水平位で回るローター．

スーダンブラックB Sudan black B 化学式$C_{29}H_{24}N_6$. 分子量456.55. リソクロムの1種．エタノール，アセトン，ベンゼンに易溶で，生体染色，合成樹脂の着色などに用いられる．

スーパーコイル supercoil →スーパーヘリックス

スーパーこうげん スーパー抗原 superantigen 一般抗原をT細胞が認識するときは，抗原提示細胞上に発現されているMHC分子の可変域部分にはまる抗原ペプチドとT細胞レセプター(TcR)が結合する．反応するTcRは5つの可変部分(Vα, Jα, Vβ, Dβ, Jβ)を有するので，単細胞に1つの抗原に反応するT細胞の頻度は約1/10,000～1/1,000と非常に低い値となる．しかしMls抗原(マウス内在性レトロウイルス抗原)や，Staphylococcal enterotoxinsなどの外毒素抗原は，TcRの特異性とは無関係にある特定のVβと結合し，非常に高い頻度でT細胞(5～30%)を活性化することが明らかになってきた．このような抗原を総称してスーパー抗原(superantigen：SAG)と呼ぶことがKappler & Marrackによって提唱された．おもなスーパー抗原としては前述の細菌外毒素のほかにTSST-1 (toxic shock syndrome toxin 1)やYersinia抗原などが知られている．また，自己免疫疾患の病因論においてこのスーパー抗原が注目されている． ☞ エキソトキシン，抗原提示

スーパーヘリックス superhelix [超らせん，スーパーコイル] DNAの二重らせん構造がさらにねじれた高次のらせん構造をいう．この構造はDNAトポイソメラーゼで調節されている． ☞ α-ヘリックス

❖すうへきし 皺襞歯 lophodont tooth [隆線歯]

❖すうへきぞうげしつ 皺襞象牙質 plicidentin

スキッド／ヒューマウス SCID/hu マウス SCID/hu mouse 重症複合免疫不全症を有する変異マウス(SCIDマウス)にヒトの末梢血リンパ細胞を移入した個体．抗原レセプター遺伝子再編成に際して二本鎖DNA切断部位に結合するDNA依存性タンパクキナーゼが欠損しているため，B細胞，T細胞が成熟せず，そのため移植片の拒絶反応が弱い． ☞ SCIDマウス

スキャッチャードプロット Scatchard plot タンパク質などの高分子物質とリガンド(低分子物質やイオン)との相互作用における，結合定数およびタンパク質分子中のリガンドの結合部位の数を求めるために行うグラフプロットの方法であり，G. Scatchard (1949)が考案した．

スクラーゼ sucrase [インベルターゼ，ショ糖転化酵素，サッカラーゼ] ショ糖(スクロース)を加水分解して等量のグルコースとフルクトースの生成を触媒する酵素．ショ糖の旋光度は右旋光性であるが，生成された両糖の混合物は左旋光性を示すことから，これらの加水分解物は転化糖と呼ばれ，スクラーゼのことを転化酵素(インベルターゼ)ともいう．スクラーゼという名称はショ糖を基質として多糖体を合成する酵素群(dextransucrase, mutansucrase, levansucrase)に用いられている．
デキストランスクラーゼ(dextransucrase)はα1-6結合の水溶性グルカン(デキストラン)を合成する酵素，ムタンスクラーゼ(mutansucrase)はα1-3結合の不溶性グルカン(ムタン)を合成する酵素であるが，これらの酵素はグルコシルトランスフェラーゼ(glucosyltransferase：GTF)と総称され，GTF-SとGTF-Iとに分類されている．レバンスクラーゼ(levansucrase)はβ2-6結合のフルクトースの多糖体のレバン(フラクタン)を合成する酵素であり，フルクトシルトランスフェラーゼ(fructosyltransferase)ともいう．このスクラーゼ酵素群はミュータンスレンサ球菌が細胞外に産生することが知られていて，本菌の重要なう蝕病原因子として注目されている． ☞ グルコシルトランスフェラーゼ，フルクトシルトランスフェラーゼ，ミュータンスレンサ球菌，ムタン

スクレイピー scrapie 羊および山羊に自然感染発症する致死性の神経変性疾患である．発症した多くの羊が体を壁や立木にこすりつける(scrape)ことがこの名称の由来となった．羊，山羊のほかにもシカ，ミンク，ネコ，ウシにも同様の疾患が知られる．羊スクレイピー脳乳剤の脳内接種によって，実験動物への伝搬にも成功している．羊スクレイピーの好発年齢は2～5歳で，多くは生後間もなく母親から感染する．伝搬経路は，スクレイピーに感染した母親の胎盤を通じた経口感染である可能性が高く，その胎盤に汚染された牧草などによる水平感染も疑われている．スクレイピーの感染因子はプリオンであり，不活化には従来の消毒滅菌法に強い耐性を示すこと，潜伏期間が長いことなどから，汚染地からスクレイピーを完全に駆逐することはきわめて困難である．英

国における1990年代初頭のウシ海綿状脳症(狂牛病)の蔓延は，羊のスクレイピーが羊由来の濃厚試料を通してウシに伝搬したものと考えられている．☞ プリオン

スクロース sucrose, saccharose ［砂糖，ショ糖，サッカロース，ケーンラコガー］ サトウキビやテンサイから精製されるグラニュー糖や上白糖の主成分で，ヒトが摂取した場合のエネルギー値は3.87 kcal/gである（第五訂日本食品成分表）．グルコースとフルクトースが $\alpha 1 \to \beta 2$ 結合した二糖類であり，加水分解されたときに発生する自由エネルギーは6,600 cal/molと高い．これは同じ二糖類であるマルトースやラクトースのそれと比べて2倍以上の値である．ミュータンスレンサ球菌の数種類のグルカン合成酵素はいずれもスクロースのみを基質とするが，これはその高い自由エネルギーがグルコース分子の転移に不可欠であるためと考えられている．スクロースから非水溶性のグルカンを合成することにより，ミュータンスレンサ球菌は平滑面への強固な付着と高度凝集を呈する（スクロース依存性コロニー形成）．スクロースはグルカン合成の基質であると同時にエネルギー獲得のための炭素源としてミュータンスレンサ球菌をはじめとする口腔内細菌により非常に速やかに発酵される．さまざまな疫学的研究から，スクロースは最もう蝕原性の強い食品であることが認められている．スクロースはまたフルクタン合成酵素，インベルターゼ，α-グルコシダーゼなどの基質でもある．☞ 甘味料，グルコシルトランスフェラーゼ，フルクトシルトランスフェラーゼ，代用甘味料，糖質，う蝕，固着

スズ tin ［Sn］ 原子番号50．原子量118.69．融点231.84℃，沸点2,275℃．天然には，錫石 SnO_2 として産生される．

❖**スタージ・ウェーバーしょうこうぐん スタージ・ウェーバー症候群** Sturge-Weber syndrome ［脳顔面血管腫症］

スタセリン statherin 唾液中に含まれるペプチド．リン酸カルシウムの沈殿を阻害し，唾液のカルシウム濃度の調整に関与していると考えられている．アミノ酸62残基で，チロシンに富みリン酸基を有する．ヒトとサルから報告されている．☞ 唾液

スチーブンス・ジョンソンしょうこうぐん スチーブンス・ジョンソン症候群 Stevens-Johnson syndrome 多形滲出性紅斑症候群の1つ．原因として薬剤アレルギーなどが注目されている．

ステアリンさん ステアリン酸 stearic acid 化学式 $CH_3(CH_2)_{16}COOH$．高級飽和脂肪酸の1種．無色の結晶で水に不溶，エーテルや塩アルコールに溶ける．融点71～72℃．☞ 脂肪酸

スティルマンかいりょうほう スティルマン改良法 modified Stillman method 歯ブラシの使用方法の1つ．

ステビア stevia 南米パラグアイの国境付近の高地で，キク科植物ステビア（*Stevia rebaudiana Bertoni*）の葉から抽出される甘味物質でおもな成

スクロース

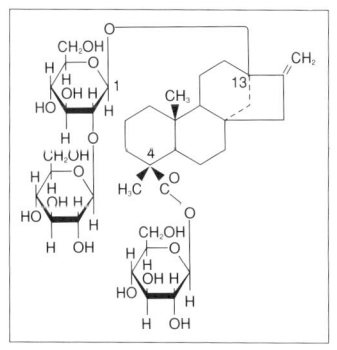

ステビオシド レバウディオサイドA

ステビア甘味成分

分はステビオサイド (Stevioside, $C_{38}H_{60}O_{18}$, mol wt 804.90) である．ステビア甘味料には大別して3種類あり，ステビオサイドを主成分とするレギュラー品，レバウディオサイド (rebaudioside) Aの含有量の高いレバAおよび糖転移品がある．

レギュラー品はステビオサイドとレバウディオサイドの含有比率が7：3から8：2である．レバAは，ステビオサイドとレバウディオサイドの比が1：3程度になったものでステビオサイドより，甘味度が高く，苦味や渋味は弱い．糖転移品は成分の糖部分に1〜数個のグルコースを結合させたもので，甘味度は低くなるが，苦味や渋味が弱くなり，味質はかなり改善されたものである．甘味度はショ糖の150〜300倍である．経口摂取されたステビア甘味料の成分の大部分は腸内細菌によって部分分解され，残部が糞便中に排泄される．ステビア甘味料の栄養成分としての有効エネルギー値は0 kcal/gとされている．非う蝕誘発性の甘味料である．☞ 甘味料，代用甘味料

ステファンきょくせん　ステファン曲線　Stephan curve　1944年にStephanは歯垢に微少電極を突き刺すことでグルコース洗口後のヒト歯垢中のpH変化を測定した（電極穿刺法）．その後洗口溶液にさまざまな糖質が試され，さらに口腔内の微少電極上に歯垢を形成させて歯垢のpHをより正確に測定する方法（電極内蔵法）が開発されており，現在では糖質の種類や測定法によらず，一般的に糖質が供給された後の歯垢pH変化のprofileをステファン曲線と呼んでいる．

歯垢細菌が炭素源として利用できる糖質が供給された場合，その直後に歯垢pHは急速に低下して最低となり，その後唾液や歯垢自体の緩衝作用によって緩やかに上昇してもとのpHに回復する．この間，歯垢pHがエナメル質臨界pH 5.5以下にあるときにう蝕が生じる危険性が高いと考えられている．糖質溶液を一定にした場合，ステファン曲線は被験者のう蝕活動性を評価する指標となる．また，種々の糖質溶液を供試した場合には糖質のう蝕誘発性を評価する指標となる．すなわちステファン曲線がエナメル質臨界pH以下にある時間の長い場合ほど，個人の蝕活動性あるいは糖質のう蝕誘発性が高いことになる．電極内蔵法を用いた歯垢下pH連続測定法は現在，厚生労働省の定める特定保健用食品のうち，「虫歯になりにくい食品」の認可やトゥースフレンドリー協会の「歯にやさしい食品」の認定に対する検定方法として採用されている．☞ う蝕活動性試験，発酵，プラークpH測定法

ステロイド　steroid　ステロイド核，つまり，ペルヒドロシクロペンタフェナントレン環をもつ化合物の総称．天然物として広く存在する成分の1つである．胆汁酸，ステロール，性ホルモン，副腎皮質ホルモン，強心性配糖体，昆虫変態ホルモンなど生物学的に重要なものが多い．☞ ホルモン

ステロイドホルモン　steroid hormone　ステロイド骨格をもつ脂溶性ホルモンの総称．精巣で生合成されるアンドロゲン，卵巣のエストロゲン，胎盤のゲスターゲン（プロゲステロン），副腎皮質のグルココルチコイド，ミネラロコルチコイドに大別される（表）．アンドロゲンは男性化作用（精子形成，付属生殖器官および骨格筋の発育）に関与し，エストロゲンは女性発情ホルモンとして生殖と付属生殖器官（子宮，腟，外陰部）の発育・分化など女性化作用を促進する．グルココルチコイドは全身に作用し，肝臓における糖新生，脂肪組織における脂肪分解，筋におけるタンパク分解などの代謝調節機能をもつ．ミネラロコルチコイドは腎臓に作用し，ナトリウムの再吸収とカリウムの排出を促進して体内の電解質バランスを保持する．脂溶性のステロイドホルモンは，水溶液の血清タンパク質に結合して標的臓器・細胞に運搬され，血清タンパク質から遊離した一部ホルモンが細胞膜を通過し，核内受容体を介してその機能を発現する．核内受容体の仲間では甲状腺ホルモン受容体遺伝子が初めて単離された．その後ビタミンA, D, 各種ステロイドホルモンの受容体の構造が相次いで明らかにされ，これらは核内受容体スーパーファミリーあるいはステロイドホルモン受容体スーパーファミリーに分類される．☞ ホルモン，性ホルモン，副腎皮質ホルモン

❖ステンセンかん　ステンセン管　Stensen duct　［耳下腺管］

ストリキニーネ　strychnine　［ストリキニン］化学式$C_{21}H_{22}N_2O_2$．分子量334.42．フジウツギ科の種子に含まれるインドールアルカロイド．中枢神経に作用する．殺鼠剤として用いられる．

ストレスタンパクしつ　ストレスタンパク質　stress proteins　外的ストレスに対して細胞を守るために特異的に発現が高くなる一群のタンパク質の総称．ヒートショックタンパク質 (HSP) がその代表．大腸菌からヒトまで普遍的に発現している．ストレスとは，狭義にはヒートショックを意味することが多く，通常の生育環境より5〜10度高い温度をいうが，その他，さまざまな化学物質，例えば電子伝達系の阻害剤，遷移金属，SH試薬，エタノール，ヒ素，アミノ酸アナログ，なども含まれる．広義には酸化ストレス応答，

ステロイドホルモン

総称名	炭素数	代表的なホルモン	産生場所	生理作用
アンドロゲン	19	テストステロン（T） ジヒドロテストステロン（DHT）	精巣	男性ホルモン作用（精巣・前立腺発育促進，タンパク質同化，成長促進，精子形成）
		デヒドロエピアンドロステロン（DHEA） アンドロステンジオン	副腎皮質	
エストロゲン	18	エストロン エストラジオール	卵巣 胎盤	発情ホルモン作用（卵胞の発育促進・排卵など月経周期調節，子宮の発育促進）
ゲスターゲン	21	プロゲステロン	黄体 胎盤	黄体ホルモン作用（受精卵の着床維持，乳腺の発育促進，妊娠の維持）
グルココルチコイド	21	コルチコステロン コルチゾール	副腎皮質	糖質・タンパク質・脂質代謝の調節
ミネラロコルチコイド	21	アルドステロン	副腎皮質	電解質代謝の調節

さ行

SOS応答，緊縮応答（飢餓応答）もストレス応答に含まれるが，これらはいわゆるヒートショック応答とは別の遺伝子の支配を受けている．

ストレスタンパク質にはいくつかのファミリーがあり，タンパク質の分子量を表す数字をつけて呼ばれることが多い．代表的なものにHSP 100 (Clp/HSP 104)，HSP 90，HSP 70，HSP 60/GroEL (chaperonin)，HSP 47，DnaJ/HSP 40，GroE，low-molecular HSPなどがある．ストレスタンパク質が機能する際の一般的な分子機構は次のように考えられている．すべてのHSPタンパク質の上流にはHSE (heat shock element) と呼ばれる配列が存在している．細胞にストレスがかかるとHSF (heat shock factor) と呼ばれる転写因子が活性化されてHSEに結合し，HSPタンパク質の転写が活性化される．HSPタンパク質はストレスによって変性したタンパク質と疎水性相互作用をすることによって，タンパク質の不可逆的凝集を防ぎ，その再生を助ける．

ストレスタンパク質は正常な状態の細胞にも発現しており，シャペロニン機能を担っている．シャペロニンとは「さまざまなタンパク質の折りたたみ (folding) や会合 (assemhly) を助けるが，その最終産物中の構成成分とはならない」働きのことである．リボソームで合成された新生ポリペプチドは各々の機能に応じて細胞内小器官に輸送されるが，合成されたままのランダムな構成では，分子内，あるいは他のタンパク質と疎水性領域どうしが相互作用して凝集を起こす．また，完全に折りたたまれた状態ではオルガネラの膜を通過することができない．ストレスタンパク質は，新生ポリペプチドの高次構造の形成，細胞内輸送，細胞内小器官の膜透過などをシャペロニンとして助ける役割を果たしている．またストレスタンパク質の1つであるユビキチンは変性タンパク質の分解に重要である．☞ 熱ショック応答，ユビキチン系

ストレプトコッカス *Streptococcus* ［レンサ球菌］ → レンサ球菌

ストレプトコッカス・アンギノーサス *Streptococcus anginosus*　*Streptococcus anginosus* groupは，*Streptococcus milleri* groupと呼ばれている菌は，*Streptococcus anginosus*，*Streptococcus constellatus*，*Streptococcus intermedius* の3菌種で，いずれもヒトの歯肉溝，口腔，腸管，膣などの粘膜に常在するoral streptococciである．

S. anginosus groupは常在菌叢を形成し，本来

は他の病原菌の定着，侵入を防いでいる菌と考えられていた．しかし，S. anginosus group は敗血症や化膿性疾患の起因菌として認識されるようになってきた．腹部感染症では S. anginosus, 呼吸器感染症では S. constellatus, 中枢神経感染症では S. intermedius が多いという報告がある．また，単独菌より口腔内嫌気性グラム陰性桿菌が関与した複数菌感染のほうが重篤になると報告されている．

さらに，最近の研究では，S. anginosus group とみられる細菌が，食道癌部では 15 例中 11 例 (73 %), 胃癌部では 43 例中 9 例 (21 %) で検出されている．これに対して，食道および胃の正常部，大腸癌，子宮頸部癌，膀胱癌および腎細胞癌では全く検出されていない．食道癌部・胃癌部で高率に存在する菌の DNA 断片をクローニングし，塩基配列を決定した結果 S. anginosus の rDNA と 99 % のホモロジーを示し，Streptococcus 様細菌の感染が高率にあることが報告されている．S. anginosus を特異的に検出する PCR プライマーで，種々の癌組織や食道異形上皮での感染を調べた結果，食道癌部では 70 % 以上，胃癌部では約 40 % で検出され，他の癌部では検出されていない．これらの結果は S. anginosus の感染が食道癌の発生と関連している可能性を示唆している．☞ 発癌性微生物，口腔微生物叢

ストレプトコッカス・サリバリウス　Streptococcus salivarius　通性嫌気性グラム陽性のレンサ球菌で舌背や唾液中から検出される．ショ糖から菌体外多糖として水溶性のフルクタンを合成する．口腔粘膜・鼻咽喉・咽頭にも常在し，出生後に最初に口腔内から検出される菌の 1 つである．う蝕との相関は少ない．☞ レンサ球菌，口腔微生物叢

ストレプトマイシン　streptomycin　S.A. Waksman が 1943 年に，放線菌 Streptomyces griseus から発見したアミノグリコシド抗生物質．リボソームの 30 S サブユニットと結合してタンパク質合成を阻害する．適応は結核症，細菌性心内膜炎，野兎病，ワイル病．副作用は眩暈，耳鳴，難聴など．☞ 抗生物質

ストロマトライト　stromatolite　らん藻類の作用により，古代の海水中の粒子や炭酸カルシウムが結合し沈殿してできた岩石．35 億年前のものが最古とされ，先カンブリア期のものが多く発見されるが，現在でも特殊な環境下では形成される．

ストロンチウム　strontium　[Sr]　原子番号 38. 原子量 87.62. アルカリ土類金属の 1 つ．歯にも蓄積される．

スナイダーテスト　Snyder test　Snyder の考案によるう蝕活動性試験の 1 つ．☞ う蝕活動性試験

スパー　spur　免疫学的試験法の 1 種のゲル内沈降反応によって形成されるヒゲ状の沈降線の突出部. 2 種類の試験抗原に対して部分的に同一な抗体が含まれている抗血清を用いて沈降反応を行った場合，その 2 つの抗原と抗血清の間に現れる沈降線は，一部融合せずに他方を越えて伸びる．この部分をスパーという．同一抗原だと沈降線は完全に融合する．☞ オクタロニー法

スピロヘータ　Spirochaete　[らせん状細菌]　細かいらせん状の形態をもつ運動性グラム陰性菌に対する一般的総称．その運動性はほかの運動性細菌が鞭毛を動かして移動するのと異なり，自身を回転あるいは伸縮させることによって水中を泳動する．Bergey のマニュアルでは Borrelia, Brachyspira, Cristispira, Leptonema, Leptospira, Serpulina, Spirochaeta および Treponema の 7 属に分類されている．口腔内にみられるのは Treponema であり，Treponema denticola は歯周病の進行とともに歯周ポケット内で増加することが知られている．☞ 歯周病原性細菌

スフェロプラスト　spheroplast　細菌や植物細胞から細胞壁を取り除いたものがプロトプラストであるが，リゾチーム処理したグラム陰性菌などで細胞壁が一部残っている場合や残っている疑いのあるものは，スフェロプラストと呼ばれる．☞ 細胞壁

スプライシング　splicing, splice　真核生物の mRNA は，ゲノム上の何か所かに分断してコードされていることが多い．そのため RNA に転写された直後の遺伝情報は，例えば最終産物の構造や機能に無関係な不要な部分を含んでいる．この mRNA 前駆体は，キャップ構造の付加などのプロセッシングを経るが，相前後して多くの転写一次産物中の不要な介在配列（イントロン）が切断除去される．そして mRNA となる部分（エクソン）が結合され成熟した mRNA となる．この過程をスプライシングという．

一般にイントロンの 5′ 末端は GU, 3′ 末端は AG である．この過程は，mRNA 前駆体が数種のタンパク質，RNA 分子（snRNA）などと共にスプライソソームを形成することではじまる．mRNA 前駆体が，エクソンとイントロンの接点で切断され，生じたイントロンの 5′ 末端のグアニル酸が同じイントロンの 3′ 末端近くのアデニル酸に異常な（5′—2′）結合をつくって環状となる．その後，この環状のイントロンの切断と除去，そ

して2つのエクソンの連結が起こる．核からのRNA産物はスプライシングされないものも多くあり，例えば多くのヒストン，βインターフェロンはスプライシングを必要としない．☞ 伝令RNA，遺伝子

スペクトル spectrum スペクトルは，本来変動するものの範囲という意味である．医・歯学の分野では，光の吸収スペクトルあるいは抗菌物質の抗菌スペクトルという用語が用いられる．光の吸収スペクトルとはある波長範囲でどのような吸光度カーブを示し，また，抗菌スペクトルとはある抗生物質がどのような細菌に有効であるかを示す．☞ 抗生物質

スペルミン spermine 化学式 $H_2N(CH_2)_3NH(CH_2)_4NH(CH_2)_3NH_2$．N,N'-ビス(-3-3アミノプロピル)テトラメチレンジアミン．融点66℃．沸点150℃．強塩基性．低分子ポリアミンで真核生物に存在する．生体内ではヒトの精液や細胞増殖が盛んな部位に多く含まれる．

スミスぶんかい スミス分解 Smith degradation 多糖や複合糖質中の糖残基の配列や結合様式を調べるために F. Smith が考案した方法である．まず基質となる糖質を適量の過ヨウ素酸液で酸化処理後，水素化ホウ素ナトリウム液で定量的に還元してから，生成物を加水分解し，生じた糖アルコールをクロマト法などで同定および定量する．例えば1→3結合の単純グルカンは，最初の過ヨウ素酸酸化の際に糖残基間の結合が開裂しないことが特徴である．ほかの結合のものは開裂する．

スリーディーエス 3DS ドラッグデリバリーシステム(Drug Delivery System；DDS)は，薬剤による確実な治療効果の発揮，薬剤の適用疾患の拡大，副作用の低減，使用性の向上などをもたらす薬物治療の新しい概念．(1)生体中での薬物放出の制御(コントロールドリリース)，(2)生体内の薬物吸収の改善(生体膜透過促進)，(3)生体内での薬物の標的指向(ターゲッティング)の3つの分野がある．

近年，歯の表面のバイオフィルムを除去した後，薬剤による歯面の除菌を目的に，あつらえの個人用トレーを使用したドラッグデリバリーシステムが応用されている．これを歯科(Dental)のドラッグデリバリーシステム(Dental Drug Delivery System)の頭文字をとりスリーディーエス(3DS)という．

歯列にフィットするドラッグ・リテーナー(歯列型個人トレー)に抗菌剤を塗布し，上下顎の歯列に装着して，ミュータンスレンサ球菌をはじめとする歯面のバイオフィルム細菌の除菌を行うシステム．唾液に希釈されず，歯面に抗菌剤を効果的に作用させることができるなどの特長をもつ．☞ バイオフィルム

スリッピー SLPI secretory leukocyte protease inhibitor 分子量11.7kDaのセリンプロテアーゼインヒビターであり，スリッピーと呼ばれている．好中球エラスターゼ，カテプシンG，トリプシン，キモトリプシン，チマーゼの活性を特異的に阻害する．2つの相互にホモロジーを有するドメインより構成され，C末端に実質的な抗プロテアーゼ活性がある．さまざまな粘膜表層細胞より産生され，涙腺，肺，上顎洞の粘膜下腺の漿液細胞，上部消化管，生殖器系の分泌細胞に局在する．SLPIのはっきりとした生理的機能は不明であるが，最近，抗菌作用や抗真菌作用をもつことが報告されている．急性，慢性の好中球エラスターゼによる肺傷害の治療目的にSLPIを使用するという期待が高まっており，rSLPIにより好中球エラスターゼによる組織障害を人為的に調節できる可能性が注目されている．

SLPIは唾液中にも検出される．耳下腺から分泌されたものは他の唾液腺に比べSLPIが4倍の高濃度で存在する．rSLPIは，生理的な濃度でマクロファージのHIV-1感染を阻害したという報告がある．しかし，唾液腺分泌物の in vivo における抗HIV作用の程度や，唾液腺でのHIV感染力の程度は，まだわかっていない．歯周病領域では，歯肉溝滲出液中にもSLPIの存在が報告されている．これは接合上皮から産生されたものと考えられている．好中球エラスターゼは，歯周組織破壊を引き起こすため，SLPIの抗エラスターゼ作用が現在研究されている．☞ プロテアーゼインヒビター

せ

せい 性 sex 性は有性生殖が行われることと関連して生じたものであり，雌雄の別はそれぞれのつくる配偶子の形態によって区別された．一般に大型の配偶子(卵子)をつくる個体を雌，小型の配偶子(精子)をつくる個体を雄と呼んでいる．しかし，有性生殖を行う生物の雌雄が必ずしもそれぞれ独立した雌雄異体とは限らず，雌雄同体である生物種も多く，大部分の植物はこの部類に属する．動物では線形動物(センチュウ類)，環形動物(ミミズ類)，原索動物(ホヤ類)などで雌雄同体がみられる．これらの生物種では，性の違いは生殖器官にだけみられて個体にはない．

微生物になると、そのほとんどは無性的な細胞分裂で増殖し、高等動物にみられるような性と生殖との関係がない。ゾウリムシは、外形では区別できないが、交配型がEタイプのものとOタイプのものに区別され、この2つのタイプの間で接合が起こり、核の交換・受精といった有性生殖に特有の現象がみられる。また、単細胞緑藻類クラミドモナスでは交配型＋とー、アカパンカビでは交配型Aとa、酵母では交配型aとαの細胞どうしの接合と減数分裂が起こる。大腸菌においても、F^+または Hfr の細胞から F^- の細胞へ染色体 (DNA) が移行し、F^- 細胞内で遺伝子の組換えが起こる。このことから、ふつう F^+ や Hfr を雄、F^- を雌と呼んでいる。微生物に性があるかどうかは、性の定義がむずかしい現在、人によって異論がある。しかし、性の本質は2個の配偶子が融合することによって親とは遺伝的に異なるような子を生み出す有性生殖にあると考えるなら、ゾウリムシ、クラミドモナス、アカパンカビ、酵母はもとより、大腸菌にも性があるといえる。

性の決定は多くの場合、遺伝的に支配されている。ヒトを含む多くのほ乳動物では、性染色体の組合せがXYで雄、XXで雌になる。胎児初期において、Y染色体上の *SRY* (sex-determining region Y) 遺伝子はホメオティック遺伝子であって、コードされるタンパク質は転写因子としてミュラー管の退化と雄性生殖器の分化誘導といった雄性分化に関連する遺伝子群の発現調節を行う。この遺伝子座を含む領域に欠失があると、ターナー症候群を発症する。また、この領域がX染色体に転座し、核型はXXであるにもかかわらず男性である症例が報告されている。ウシの二卵性の双生仔で雌雄からなる場合、雌では生殖器官などの分化が抑制されて生殖不能となる性的異常（フリーマーチン）が起こることがある。メダカでは、性ホルモンを与えることにより性転換を起こさせることが可能である。また、個体発生の過程で、いったん決定された性が成長にともなって転換する場合がある（ナメクジ、クロダイ、ベラ、カキ）など、性はさまざまな要因で変化を受けやすい側面をもっている。☞ 生殖、染色体、ホメオティック遺伝子、環境ホルモン

❖**せいえんこう　正円孔　round canal** ［正円管］

せいがんざい　制癌剤　antitumor drugs, antineoplastic drugs　→抗癌剤

せいきんてきやくざい　静菌的薬剤　bacteriostat, bacteriostatics, bacteriostatic agent ［静菌剤］　細菌を殺菌せずに、その増殖を阻止する作用を示す抗生物質。テトラサイクリン系、クロラムフェニコール、マクロライド系などの抗生物質は最高血中濃度でも静菌的に働き、これらの薬剤は MIC 濃度以上に保たれなければ、菌は増殖する。

テトラサイクリン系：広域スペクトラムの静菌的な薬剤である。テトラサイクリン、ミノサイクリン、ドデシサイクリンがある。タンパク質合成を阻害する。テトラサイクリン、ミノサイクリンは腎から排泄されるが、ドデシサイクリンは胆汁に排泄される。腎障害の患者の場合はドデシサイクリンを選択する。現在、一次選択となる適応症は肺炎マイコプラズマ感染症、クラミジア感染症、リッケチア感染症などである。黄色ブドウ球菌にはミノサイクリンは優れた抗菌力をもつ。最近増加の傾向にあるブドウ糖非発酵性グラム陰性桿菌に対して抗菌力を示し、静注による臨床効果が期待される。

クロラムフェニコール系：静菌的であるが、きわめて広い抗菌スペクトラムをもつ強力な薬剤である。タンパク質合成を阻害する。クロラムフェニコールおよびチアンフェニコールがある。副作用は造血機能障害であるが、大量投与で再生不良性貧血を起こす。肝機能や腎機能が未熟な新生児に gray baby 症が起こることがある。現在、第一次選択剤となる疾病は腸チフス、パラチフスである。大半が代謝物として尿中に排泄される。

マクロライド系：静菌的な作用を示すが、高濃度では殺菌的に作用する。タンパク質合成を阻害する。エリスロマイシン、オレアンドマイシン、キタサマイシン、スピラマイシン、ジョサマイシン、ミデカマイシン、ロキタマイシンなどがある。胆汁へ排泄され、尿中排泄は少ない。肺炎球菌、溶血レンサ球菌、マイコプラズマなどに起因する急性呼吸器感染症に用いられる。インフルエンザ菌には感受性があまりよくない。☞ 殺菌剤、抗生物質

せいげんこうそ　制限酵素　restriction enzyme　二本鎖DNAの4〜8塩基配列を認識して鎖の内部を切断するエンドヌクレアーゼの総称である。制限メチル化酵素とともに外来DNAの感染から守る機能を果たす。細菌がバクテリオファージなどの外来のDNAを分解する防御機構として保有している。この酵素はI型、II型、III型の3つの型に分けられる。特にII型の制限酵素は酵素の認識部位内、あるいは、ごく近傍で、特定の部位を切断、加水分解するエンドヌクレアーゼとして、DNAの配列決定や組換えDNA技術など、広範に遺伝子工学実験に利用されている。*Haemo-*

philus influenzae Rd 株から得られた酵素という意味で，最初の文字を属名からとって大文字とし，残り2文字を菌名から取って，この3文字をイタリックにして，*Hin*dⅢなどと命名している．

一般的には10mM程度のMg濃度を要求し，最適pHは7〜8.5，中性塩濃度に活性が大きく影響する．ほとんど市販されているので，詳細な反応条件などは販売している会社の説明書を参考にする．*Asc*Ⅰ，*Not*Ⅰ，*Swa*Ⅰなど8塩基を認識して，よりまれな頻度で切断する"レアーカッター"と呼ばれる酵素も次第に見つかり，パルスフィールドゲル電気泳動などによる巨大DNA断片の解析やゲノム研究に利用されている．例えば，*Not*Ⅰは GC↓GGCCGC（↓印が切断部位）を認識し，霊長類のDNAに応用したとき，平均71-kbの断片を生じる．ATだけ認識する Dra Ⅰ，Ssp Ⅰなどの酵素も多数見つかり使用されているのも新しい特徴である．☞ 遺伝子操作，DNA塩基配列決定法，DNAクローニング

せいげんちず　制限地図　restriction map
制限酵素切断地図．物理的遺伝子地図の1種で，DNAの制限酵素による切断部位を示したもの．☞ 制限酵素

せいごうせい　生合成　biosynthesis　生物の体内で行われる有機物質の合成反応．反応の際エネルギーを消費する．多数の酵素の触媒を必要とする多段階の反応からなる場合もある．☞ 代謝調節，同化作用

せいさんカリ　青酸カリ　potassium cyanide　[シアン化カリウム]　化学式KCN．溶解度0.9g/100g(19.5℃)．きわめて有毒でヒトの致死量は0.15g．シトクロム系の阻害物質．☞ シトクロム系，電子伝達系

❖**せいしこんなん　生歯困難　difficult dentition**　[生歯症，生歯疾患]

❖**せいじゅくがたえんげ　成熟型嚥下　mature swallow**

❖**せいじょうこうごう　正常咬合　normal occlusion**

❖**せいじょうしんけいせつ　星状神経節　stellate gangilon**

❖**せいじょうしんけいせつブロック　星状神経節ブロック　stellate gangilon block**

せいしょく　生殖　reproduction　生殖は生物体が自己と同じ種類の子孫を生じていく現象をいう．生物にとってもっとも基本的で，しかも普遍的な特性であり，生殖法によって2つに大別される．1つは，身体の一部が切れるか，親から生じた特定の細胞がそのまま成長して新個体を形成する無性生殖，もう1つは，2個の配偶子が合体することにより親とは遺伝的に異なる子を生み出す有性生殖である．各生物種がどちらか一方の生殖法のみを行うとは限らず，その両方をほとんど同時に行ったり，コケ植物，シダ植物，ミズクラゲなどでみられるような，世代によって両生殖法を交互に行って増殖しているものなど（世代交代），生物種によって多様な様式をとる．

無性生殖は，一般に単細胞生物や植物や比較的体制の簡単な動物においてみられ，親の身体から子の身体が分かれていくときの外観的な様子に基づき，2分裂（細菌，原生動物，イソギンチャクなど），出芽（酵母，ヒドラ，サンゴなど），胞子形成（シダ，カビ類など），多数分裂（ミズクラゲのストロビラなど），栄養生殖（多細胞生物体の一部が切れて新個体となる生殖法．慣例的に植物の場合に用いられる語であって，ハスなどの地下茎，ユリなどの鱗茎や珠芽）などに区別される．これらは遺伝子構成の点で親と全く同じ子ができるのが原則である．しかし無性生殖のみを行っているようにみえる単細胞生物においても，条件によって，2個の細胞が融合し遺伝子の組換えを行うなど，有性生殖と同様な現象をとるものがある．ゾウリムシは2分裂によって増殖を続けていくうちに分裂能が低下すると，交配型EタイプのものとOタイプのものが接合・核の交換を行い，衰えた分裂能を回復する．単細胞緑藻クラミドモナスでは，光照射の下，低栄養条件で鞭毛の形成が促進され，有性生殖を行うようになる．大腸菌の場合，F因子と呼ばれるエピゾーム性DNAを細胞質内にもつ F⁺とそれを染色体中に組み込んでいるHfrが雄であって，F因子をもたないものは雌と呼ばれる．雄は性繊毛を形成し，F⁻と接合することによってDNAを送り込み，F⁻のDNAと組換えを起こして新しい形質をもった個体をつくる．

生物体は，最初はおそらく無性的に自己増殖していたものが，進化の過程で性の分化が起こり，2個体間で接合と遺伝子の組換えによって遺伝的に多様な個体をつくり，変化する環境に適応してきたと考えられる．それが事実なら，現存する生物種は生活環のどこかで遺伝的組換えを起こす機構があると考えるのが妥当かもしれない．単細胞生物体の多くが，培養の際の温度，光，pHなどいろいろな条件，なかでも栄養条件が悪くなることによって有性生殖の姿を見せてくるのは，環境条件の変化に対応して子孫を残そうとする防御機構の現れとも受け取れる．☞ 性，DNA複製

せいしんあんていざい　精神安定剤　tranquil-

izer ［静穏薬，トランキライザー］　抗精神病薬．精神分裂病や躁病などの治療に用いられる．フェノチアジン系化合物，ブチロフェノン系化合物が主である．

せいじんせいとうにょうびょう　成人性糖尿病　adult-onset diabetes, maturity-onset diabetes ［成人発症型糖尿病］　➔糖尿病

❖**せいしんちんせいほう　精神鎮静法**　psychosedation

せいせいぶつそがい　生成物阻害　product inhibition ［生産物阻害］　酵素反応により生成した反応産物によって酵素が受ける阻害をいう．一般に反応産物の酵素に対する親和性が強い場合，反応産物が酵素から離れないので基質の酵素への結合が妨げられることによって起こる．

せいせんしょくたい　性染色体　sex chromosome　雌雄の性によって形状の異なる1対の染色体．雌がホモのXY型(ヒト)，XO型(バッタ)，および雄がホモのZW型(ニワトリ)などがある．☞染色体

せいせんもう　性線毛　sex pili, conjugative pili ［接合線毛，F繊毛］　Fプラスミドをもつ細菌の表面に形成される特殊な線毛で，細菌と細菌が結合するために必要である．Fプラスミドによって形成が支配され細胞当たり1～4本形成される．☞生殖，プラスミド

せいぞんきょうそう　生存競争　struggle for existence ［生存闘争］　自然環境のなかで，同種の生物間で個体が，または他種の生物の間である種が，より生き延び子孫を残すための生物どうしの競争．生物はこの競争に勝つために，形態的，生理学的，行動学的にそれぞれ独自の進化を遂げてきた．ダーウィンにより提唱された用語である．

せいぞんりつ　生存率　survival rate　生物体に対する薬剤などの影響を調べるときに，作用後の個体数を作用前の個体数に対する割合で表した値．

せいたいがく　生態学　ecology　生物を取り巻く環境因子と生物の生存や繁殖との関係に関する総合科学．ダーウィンの「生存競争(生存闘争)」を前提として，ドイツの動物学者ヘッケルにより定義された(1866年)．人間の経済活動と自然との調和を目指す思想の意味でも用いられることがある．

せいたいこうじょうせい　生体恒常性　biohomeostacy ［ホメオスタシス］　生物の生命機能を正常に保つために，生体内部の物理科学的性状が常に一定の範囲内に維持されること．単細胞生物が細胞内の浸透圧を保持することから，脊椎動物が神経系・内分泌系の働きにより系統だった恒常性の維持を図るに至るまで，多様である．☞ホメオスタシス

せいたいさんか　生体酸化　biological oxidation　生体内で，エネルギーの獲得や不要物質の排除のために行われる酸化反応．☞エネルギー代謝，酸化的リン酸化

せいたいてきごうせい　生体適合性　biocompatibility　医療用材料が生体に為害作用を示さずになじむこと．

❖**せいたいヒダ　声帯ヒダ**　vocal fold

せいたいリズム　生体リズム　biorhythm, biological rhythm ［バイオリズム］　生物の体内にそなわった生物時計によって支配される周期的変化のリズム．概日リズム，概月リズム，概年リズムなどが知られ，それぞれ1日，1カ月，1年という外界の周期とはわずかに異なるが，光による明暗刺激や温度変化などにより微調整される．

せいちばいよう　静置培養　static culture, standing culture　培地を振とうしたりせず，静置の状態で行う培養法．液層を浅くすると好気的になり，深くすると嫌気的となる．

❖**せいちゅうかがくのうほう　正中下顎嚢胞**　median mandibular cyst

❖**せいちゅうかがくれつ　正中下顎裂**　median cleft of the lower jaw

❖**せいちゅうかしんれつ　正中下唇裂**　median cleft of the lower lip

❖**せいちゅうけいのうほう　正中頸嚢胞**　median cervical cyst

❖**せいちゅうけいろう　正中頸瘻**　median cervical fistula

❖**せいちゅうこうがいのうほう　正中口蓋嚢胞**　median palatine cyst

❖**せいちゅうこうしんれつ　正中口唇裂**　median cleft of the lip

❖**せいちゅうし　正中歯**　mesiodens

❖**せいちゅうしそうのうほう　正中歯槽嚢胞**　median alveolar cyst

❖**せいちゅうじょうがくのうほう　正中上顎嚢胞**　median maxillary cyst

❖**せいちゅうじょうしんれつ　正中上唇裂**　median cleft of the upper lip

❖**せいちゅうぜつけっせつ　正中舌結節**　unpaired tubercle ［無対舌結節］

❖**せいちゅうぜつこうとうがいヒダ　正中舌喉頭蓋ヒダ**　median glosso-epiglottic fold

❖**せいちゅうりかい　正中離開**　diast(h)ema, (median) diast(h)ema

❖**せいちゅうりょうけいぜつえん　正中菱形舌炎　median rhomboid glossitis**

せいちょう　成(生)長　growth　生物が発生の過程や生存中に、生物体の一部あるいは全体が大きくなること。細胞の数が増えることが最も普通であるが、細胞自体の大きさが大きくなる場合や、細胞間の分泌物が増える場合（貝殻の成長など）もある。栄養や成長ホルモン、成長因子の影響を受けるが、これらが十分にあっても成長の速度には限界があり、これを超えるのは癌などの特別な場合だけである。

せいちょうホルモン　成長ホルモン　growth hormone　[ソマトトロピン]　脳下垂体前葉のGH産生細胞（somatotroph）で生合成・分泌される分子量約22,000のタンパク質ホルモン。GHと略される。ヒトGHは191個のアミノ酸で構成され、プロラクチン（PRL）、胎盤性ラクトーゲン（PL）とは構造類似性が高く共通の祖先遺伝子から進化したものと考えられる。これらは共通の生物学的・免疫学的特徴を有する。GHの遺伝子は17番染色体長腕に座位し、身体の成長促進、脂肪、タンパク質、糖質の代謝調節に関与する。GHの最も重要な生理作用は、筋、骨格の成長にあるが、これはGH作用によって肝臓で誘導されるインシュリン様成長因子（insulin-like growth factor；IGF）の間接作用による。IGFは脳を除くすべての組織・器官の成長を促進する。しかし、GHには直接作用もあり、骨、軟骨の増殖・分化を促進したり抗インシュリン様作用も有する。GHは細胞膜結合型のサイトカイン受容体スーパーファミリーに属するGH受容体を介して作用する。GHがGH受容体に結合すると細胞内のJAK-2（Janus kinaseファミリーの1つ）と呼ばれるタンパク質チロシンリン酸化酵素が活性化して、細胞内情報伝達系が起動する。☞脳ホルモン、インシュリン、サイトカイン

せいぶつ　生物　living being, organism　一般に代謝、成長(生長)、増殖、運動など、生きていること、つまり生命現象を有するものを指すが、今日では、増殖能をもつこと、エネルギー代謝を行うこと、進化適応することが、生物の基本的・普遍的性質と考えられている。

❖**せいぶつがくてきかんせつふくずい　生物学的間接覆髄　biologic indirect pulp capping**

せいぶつがくてきけんていほう　生物学的検定法　bioassay　[バイオアッセイ]　生物の生活現象を指標として生理活性物質の定量を行うこと。ビタミン、ホルモン、抗生物質、抗血清、毒素などは、きわめて微量でもその効果が生物の発育や機能に現れるので、化学的手段による定量よりも優れていることが多い。

❖**せいぶつがくてきひょうかほう　生物学的評価法〈歯科材料の〉　biological evaluation (dental material)**

せいぶつかんしょうえき　生物緩衝液　biological buffer solution　生理的pH範囲での生化学的な研究に適している一群の緩衝液。例えば、tris, EPPS, MESなどである。また、血漿や細胞間質液、細胞内液、唾液はそれぞれの生理的pHを維持するための緩衝系（physiological buffer system）であり、これも生物緩衝液と呼ぶ。血漿と細胞間質液ではおもな緩衝系はHCO_3^-/H_2CO_3と$HPO_4^{2-}/H_2PO_4^-$であり、血漿ではさらに血漿タンパク質が加わり、通常はpH 7.40 ± 0.05に保たれている。細胞内液では骨格筋細胞の6.0からほとんどの細胞の7.0、赤血球の7.2とさまざまであるが、有機リン酸系とタンパク質系の寄与が大きい。

唾液の緩衝作用も重炭酸塩系とリン酸塩系により、その全緩衝能の85%が炭酸系に由来し、pH=$6.3+\log[HCO_3^-]/[H_2CO_3]$式でほぼ決定される。非刺激唾液のpHは5.3と低く$[HCO_3^-]=5$ mMで緩衝能も弱いが、刺激により分泌速度が高まるとpHは7.8にも上がり$[HCO_3^-]=60$ mMと緩衝能も強くなる。したがって、プラークが唾液に洗われているときはミュータンスレンサ球菌などにより産生された酸も唾液により希釈・中和され、歯の脱灰が抑制される。☞唾液

せいぶつとけい　生物時計　biological clock　[体内時計、生体時計]　生物が体内に生来具えていると考えられる時間測定機構。生体リズムや、渡り鳥やミツバチにみられる太陽コンパス現象は、生物時計の存在を前提にしないと説明できないが、生物時計の局在や実体、時間を測定するしくみなど、まだ不明な部分も多く、研究が進められている。

せいぶつリズム　生物リズム　biorhythm　[バイオリズム]　環境因子に依存しない生物固有の周期的生理活動。リズムが日周的に起こる場合を、生物時計または体内時計という。

❖**せいぶつてきこんかんじゅうてん　制腐的根管充塡　antiseptic root canal filling**

せいプラスミド　性プラスミド　sex plasmid　大腸菌のF因子のように、細菌の接合に関する遺伝子をもつプラスミドのこと。☞プラスミド

せいぼさいぼう　精母細胞　spermatocyte　精子細胞の形成課程において、精原細胞の分化によって生じる細胞。☞生殖

性ホルモン

総 称 名	代表的なホルモン	産生場所	生 理 作 用
アンドロゲン	テストステロン（T）ジヒドロテストステロン（DHT）	精巣	男性ホルモン作用（精巣・前立腺発育促進，筋肉増強，成長促進，精子形成）
エストロゲン	エストロンエストラジオール（E2）	卵巣胎盤	発情ホルモン作用（卵胞の発育促進・排卵や月経周期調節，子宮の発育促進）
ゲスターゲン	プロゲステロン	黄体胎盤	黄体ホルモン作用（受精卵の着床維持，乳腺の発育促進，胎盤ゴナドトロピン CG の合成促進，妊娠の維持）

せいホルモン　性ホルモン　sex hormone

生殖腺，胎盤で生合成・分泌されるステロイドホルモンの総称．精巣で合成されるアンドロゲン，卵巣，胎盤で合成されるエストロゲン，卵巣（黄体），胎盤で合成されるゲスターゲンに大別される（表）．エストロゲンとゲスターゲンを合わせて女性ホルモンということもある．アンドロゲンは炭素数19の男性ホルモンで男性化を促進し，付属性腺（精嚢，前立腺）の発育・分化や二次性徴，精子形成などに関与する．テストステロン，ジヒドロテストステロンなどがあり，テストステロンは標的細胞内でより活性の高いジヒドロテストステロンに変換する．

エストロゲンは炭素数18でステロイド骨格のA環が芳香化しているホルモンで女性化を促進する．重要なエストロゲンはエストラジオール-17β で，卵胞の発育とともに分泌量は増加しいったん卵前後で下がるが，黄体化とともに再び上昇する．エストラジオール-17β は卵胞の発育，子宮内膜上皮の増殖，二次性徴などに関与する．ゲスターゲンはプロゲステロンで代表される炭素数21のステロイドで，アンドロゲンやエストロゲンの前駆物質でもある．排卵後の黄体や胎盤で活発に生合成・分泌され，子宮内膜の成熟を促し受精や受精卵の着床に役立つ．また，胎盤性ゴナドトロピン（CG）の生合成を刺激して妊娠の維持にも機能する．☞ エストロゲン，ステロイドホルモン

せいめい　生命　life

生物が生きて存在することを示す現象を，抽象的に表す概念．生物の根源に関する科学や問題に関連し，生命科学や生命倫理などの用語が用いられる．代謝，複製，進化適応などによりエントロピーの増大に逆う現象．
☞ エネルギー代謝，複製，適応

せいめいのきげん　生命の起源　origin of life

地球上の生命の起源に関しての科学的な考え方の1つにパンスペルミア説がある．これは地球上の生き物のもととなるものが隕石によって運ばれたという考えで，隕石や彗星の中心部に有機物が存在することが証拠としてあげられている．この説は実証に乏しいが，現在でも一部の人に支持されている．もう1つは A. Oparin や J. Haldane が唱えた物質進化に基づく仮説である．Oparin(1936)は，原始地球環境下に無機物から合成されてきたタンパク質に似た化合物がコアセルベート（液滴）をつくり，それが外部から物質を取り込んで物質代謝を開始したとする化学進化の立場をとった．

生物体を構成している共通物質はタンパク質と核酸である．1950年代に入ると，この2つの高分子化合物が原始地球上でどのような化学進化によって生じたかが，シミュレーション実験で追究されるようになった．1953年，ミラーは放電によって原始大気のおもな成分と考えられる水素，アンモニア，メタン，水蒸気の還元型混合気体から無生物的にアミノ酸の生成に成功した．その後，原始大気に関しては，一酸化炭素，二酸化炭素，窒素，水蒸気を主成分とする酸化型説が有力視されてきたが，いずれにしてもこのような原始大気を素材として原始の海の中で生命の誕生が起こったと考えられている．それは，生体と海の元素の組成が似ていること，海水中のモリブデン・亜鉛・鉄といった微量元素は生体の酵素に多く含まれて重要な役割をもっていることから予測できる．放電やUV照射によって，メタン・窒素，水の混合気体からプリンやピリミジン塩基が，メタン・一酸化炭素・水の混合気体からホルムアルデヒドを経て糖が，さらにはシアン化水素の濃アンモニア溶液を加熱することによってアデニンが生成されるなど，化学進化を裏付ける多くの実験結果が報告されている．今では，原始地球の一定の大気の組成とエネルギー源（地熱，雷放電，UV，放射線

など）のもとに，反応性の強いシアン化水素やホルムアルデヒドが最初の有機化合物としてつくられ，それらからアミノ酸や塩基や糖など低分子化合物が生成，ついでタンパク質や核酸，多糖，脂質などの高分子ができてきたと考えられている．

これらの高分子が組み合わさって細胞に至るにはさまざまな過程が予測されているが，その1つはタンパク質が中心的な役割をしている考えである．原始地球環境を模した実験ではアミノ酸がもっとも生成されやすく，アミノ酸混合液を加熱することによってつくられたポリアミノ酸が触媒活性を示したり細胞様構造を呈するなど，タンパク質が最初にできたことが自然のようにみえる．しかしタンパク質は生物体の特性である自己複製を考えるとき弱点となる．最近注目されているのはRNAワールドの考え方である．RNAはDNAに替わって遺伝情報の保有と複製ができ，しかも逆転写酵素によってDNAへ逆転写できる．さらにRNA自体がリボザイムとして酵素能をもつことから，現在のDNAワールド以前にはRNAを中心とした生命体の存在が確かなようにみえる．

❖**せいもんふしゅ 声門浮腫 glottic edema**
❖**せいりがくてきしがいどう 生理学的歯牙移動 physiologic migration of tooth**
❖**せいりがくてきしくう 生理学的死腔 physiologic dead space**

せいりしょくえんえき 生理食塩液 physiological sodium chloride solution ［生理的食塩水］細胞外液と等張である塩化ナトリウム水溶液．一般細菌用には0.85％，ほ乳動物用には0.9％食塩水が用いられる．

せいりてきしょくえんすい 生理的食塩水 physiological saline ［生理食塩水］ →生理食塩液

せいりてきねんれい 生理的年齢 physiological age 個体の成熟度を評価するとき，組織や器官の生理的状態を基準にする方法．骨年齢や歯年齢などがある．

セオライト zeolite ［沸石］ $(Al, Si)O_4$ 四面体がつくる三次元網目構造のなかに水分子やアルカリ土類金属などが入った構造．分子ふるい，触媒，吸着剤などに用いられる．

せきがいスペクトル 赤外スペクトル infrared spectrum 赤外線の波長と強度との関係を表すスペクトル．

せきがさいぼう 赤芽細胞 erythroblast ［赤芽球］前赤芽球の成熟によって生じる赤血球系の幼若な細胞．

❖**せきしょくこつずい 赤色骨髄 red bone marrow** ［赤髄］

せきたんさんチモール 石炭酸チモール phenolated thymol ［チモールカンフル］う蝕消毒剤，根管消毒剤として用いられる液で，組成は，石炭酸：カンフル：チモールが8：4：8である．

せきついどうぶつ 脊椎動物 vertebrates 体軸に沿って脊椎のある動物．脊椎動物門を構成する．魚類，両生類，は虫類，鳥類，ほ乳類の5綱に分類される．それらの進化の過程で顕著な形態的変化をもたらしたものには，陸上生活への移行に伴う四肢骨，呼吸・循環系の変化，胚を乾燥から守る羊膜の発達，胎児の成長のための胎盤の発達などがある．

せきはんしゃ 咳反射 cough reflex 咳は，呼吸器系における最も強力な機械的防御機構として働く．機械的・化学的刺激により気道にある受容体は刺激され，三叉神経，舌咽神経，上喉頭神経，迷走神経分枝および壁側胸膜にある求心性神経を介して延髄の呼吸中枢付近に存在する咳中枢に伝えられる．その後，急速な呼気が起こり，続いて声門が閉鎖する．呼吸筋が収縮し，胸腔内圧が一過性に上昇する．胸腔内圧の上昇により，気道は狭窄される．続いて声門の開口とともに急速な呼出が起こり，咳に特有な音響が発生する．

機械的刺激の受容体は，気道の末梢部分には存せず，主として咽喉頭，気管，気管分枝部，主気管支，葉気管支に分布する．化学的刺激の受容体は，区域気管支，小気管支，気道系細気管支に分布する．不顕性誤嚥は咳反射や嚥下反射の低下により生じる．高齢者では特に，両反射の低下により口腔内や咽頭の汚れやその中にいる細菌を不顕性に誤嚥して誤嚥性肺炎を起こすことがある．気管内に異物が入りかけると，連続的な咳反射が誘発される．さらに，気管支より末梢に吸い込まれると，咳反射とともに，吸気時および呼気時に肺の雑音が起こる．気道が閉鎖され自発呼吸ができなくなると意識が消失し，心肺が停止する．歯科臨床では誤嚥に注意することが大切である．☞嚥下反射，炎症反応，誤嚥性肺炎

❖**せきめんたい 石綿帯 asbestos ribbon**

セクレチン secretin 十二指腸粘膜から分泌される消化管ホルモンの1つ．食物とともに酸が流れ込むと分泌が促進される．膵臓からの重炭酸イオンの分泌を促し十二指腸をアルカリ化する役割がある．胃にも作用し，ソマトスタチンの分泌を促し，胃酸の分泌を抑制させる．☞ホルモン

せだいこうたい 世代交代 alternation of

generations ［世代交番］ 同一種の生活環(生活史)のなかで, 生殖法の異なる世代が交代すること. 通常, 配偶子を用いて有性生殖を行う有性世代と配偶子の関係しない無性世代を交互にくり返すこと. ☞ 生殖

ぜつ（した） 舌　tongue 下顎歯槽堤の内側にあり口底後部より突出した著しい可動性をもつ横紋筋性器官. 食物摂取, 咀嚼の補助, 嚥下, 発音, 味覚に大きな役割を果たす. 舌尖, 舌体, 舌根に分けられ舌根は喉頭蓋や口蓋舌弓に続く. 舌苔の舌背には, なめ取る機能を担う多数の糸状乳頭, 円錐乳頭, 茸状乳頭があり, また有郭乳頭, 葉状乳頭が味蕾をもち味覚を感じる. 舌根には舌扁桃が存在する.

❖ **ぜついんしんけい　舌咽神経　glossopharyngeal nerve** ［第IX脳神経］

❖ **ぜついんしんけいつう　舌咽神経痛　glossopharyngeal neuralgia**

❖ **ぜついんしんけいまひ　舌咽神経麻痺　paralysis of glossopharyngeal nerve**

❖ **せつえん　切縁　incisal edge**

❖ **ぜつえん　舌炎　glossitis**

❖ **せつえんぐうかく　切縁隅角　incisal angle**

❖ **せつえんけっせつ　切縁結節　mamelon (papilla) of the incisal edge**

❖ **せつえんこう　切縁溝　incisal groove**

❖ **せつえんこうごう　切縁咬合　edge-to-edge occlusion** ［切端咬合］

❖ **せつえんし　切縁歯　secondont tooth**

せっかいか　石灰化　calcification, mineralization ［鉱化, 骨化］ 歯や骨の有機基質に特異的にヒドロキシアパタイト結晶が沈着する現象. 石灰化のメカニズムを説明するための押し上げ説, 核形成説, 基質小胞説などが提唱されているが, 未だ不明な点が多い. 骨, 象牙質, セメント質の基質の石灰化は, それぞれ骨芽細胞, 象牙芽細胞, セメント芽細胞の膜性小器官である基質小胞内でカルシウムとリン酸が蓄積, 濃縮されてヒドロキシアパタイト結晶が形成され（基質小胞性石灰化), 次いで基質小胞内の結晶が膜外に出てコラーゲン線維に沿って基質の石灰化が始まると考えられている（コラーゲン性石灰化). エナメル質の石灰化では基質小胞性石灰化はみられない. う蝕予防のためにフッ素イオンを歯に作用させるとヒドロキシアパタイトの水酸化物イオンとイオン交換を行い, フルオロアパタイトが形成される. このフルオロアパタイトはヒドロキシアパタイトに比べ, 結晶構造が安定し, 耐酸性が高い. 萌出直後の歯牙は, 唾液中に過飽和に存在するカルシウムイオンとリン酸イオンを含む唾液に接触する機会が増えることにより, ヒドロキシアパタイトを含むリン酸カルシウムの沈着が起こりエナメル質の低石灰部が質的変化をとげ石灰化が亢進する. この萌出後のエナメル質の成熟は, 細胞関与によって起こる狭義の石灰化と異なる. ☞ ヒドロキシアパタイト, フッ素, 脱灰

❖ **せっかいかしげんせいのうほう　石灰化歯原性囊胞　calcifying odontogenic cyst**

❖ **せっかいかじょう　石灰化条　linear calcification**

❖ **ぜっかかたガマしゅ　舌下型ガマ腫　sublingual ranula**

❖ **ぜっかしょうきゅう　舌下小丘　sublingual caruncule** ［舌下唾液乳頭］

❖ **ぜっかじょうみゃく　舌下静脈　sublingual vein**

❖ **ぜっかしんけい　舌下神経　hypoglossal nerve** ［第XII脳神経］

❖ **ぜっかしんけいかく　舌下神経核　nucleus of the hypoglossal nerve, hypoglossal nucleus**

❖ **ぜっかしんけいせつ　舌下神経節　sublingual ganglion**

❖ **ぜっかしんけいまひ　舌下神経麻痺　paralysis of hypoglossal nerve**

ぜっかせん　舌下腺　sublingual gland 三大唾液腺の1つ. ☞ 唾液

❖ **ぜっかせんか　舌下腺窩　fossa for sublingual gland**

ぜっかせんだえき　舌下腺唾液　sublingual saliva → 唾液

❖ **ぜっかだえきせんえん　舌下唾液腺炎　inflammation of the sublingual salivary gland**

❖ **ぜっかどうみゃく　舌下動脈　sublingual artery**

❖ **ぜっかヒダ　舌下ヒダ　sublingual plica**

❖ **ぜつがん　舌癌　carcinoma of the tongue**

❖ **ぜつがんめんどうみゃく　舌顔面動脈　linguofacial trunk**

❖ **ぜっきん　舌筋　tongue muscles**

❖ **ぜつけいれん　舌痙攣　glossospasm**

せっけっきゅう　赤血球　red blood cell 赤血球は血液の大部分を占める小型の細胞である. 中央がくぼんだ丸い円板状で, 直径は約8μmである. ヒトなど哺乳類の成熟した赤血球には核はない. 鳥類より下等な動物の赤血球には核がある. 赤血球中には鉄を含む血色素タンパク質であるヘモグロビンがあり, 酸素と結合し, 酸素を肺から末梢組織に運ぶ働きがある. ☞ 血液

せっけっきゅうぎょうしゅうそ　赤血球凝集素　hemagglutinin ［HA］　赤血球を特異的に凝集させる物質の総称．赤血球に対する抗体も含まれる．☞ レクチン

せっけっきゅうぎょうしゅうはんのう　赤血球凝集反応　hemagglutination　→血球凝集反応

せっけっきゅうぞうたしょう　赤血球増多症　erythrocytosis ［赤血球増加症］　末梢血中の赤血球数，ヘモグロビン濃度，ヘマトクリットが増加している状態．原因として白血病やストレスなどがある．

せっけっきゅうちんこうはんのう　赤血球沈降反応　erythrocyte sedimentation reaction ［血沈］　赤血球の陰性荷電が，血漿中の陽性荷電成分に対し放電すると，赤血球は互いに凝集して沈澱する．その速度は組織破壊が病的に亢進している場合などに促進され，健康状態の指標となる．

❖ぜつけんまく　舌腱膜　lingual aponeurosis
❖ぜっこうじょうせん　舌甲状腺　lingual thyroid
❖ぜっこつ　舌骨　hyoid bone
❖ぜっこつかきん　舌骨下筋　infrahyoid muscles
❖ぜっこつきゅう　舌骨弓　hyoid arch ［第二鰓弓］
❖ぜっこつじょうきん　舌骨上筋　suprahyoid muscles
❖ぜっこつぜっきん　舌骨舌筋　hyoglossaus muscle
❖ぜっこん　舌根　lingual radix, lingual root
❖ぜっこんがん　舌根癌　carcinoma of the base of tongue
❖ぜっこんちんか　舌根沈下　obstruction by the tongue, swallowing tongue ［下咽頭閉塞］
❖せっし　切歯　incisor
❖せっしか　切歯化　incisivization
❖せっしかん　切歯管　incisive canal ［切歯孔］
❖せっしかんのうほう　切歯管嚢胞　incisive canal cyst
❖せっしけっせつ　切歯結節　incisive tubercle
❖せっしこう　切歯孔　incisive foramen ［切歯管］
❖せっしこつ　切歯骨　incisive bone, premaxillary (intermaxillary) bone ［前顎骨］
❖せっしにゅうとう　切歯乳頭　incisive papilla
❖せっしほうごう　切歯縫合　incisive suture
❖ぜっしゅうへき　舌習癖　tongue habit
❖ぜつしょうたい　舌小帯　lingual frenum

❖ぜつしょうたいかいよう　舌小帯潰瘍　ulcer of the lingual frenum
❖ぜつしょうほう　舌小胞　lingual follicles
❖ぜつじょうみゃく　舌静脈　lingual vein
❖ぜつしんけい　舌神経　lingual nerve
❖ぜつしんどうみゃく　舌深動脈　deep lingual artery
❖ぜつず　舌図　linguogram
❖ぜつせいちゅうこう　舌正中溝　median lingual sulcus
❖ぜっせん　舌尖　lingual apex
❖ぜっせん　舌腺　lingual glands
❖ぜっそく　舌側　lingual side
❖ぜっそくこうとう　舌側咬頭　lingual cusp
❖ぜっそくちゅうかんふくけっせつ　舌側中間副結節　median lingual accessory cusp
❖ぜっそくてんい　舌側転位　linguo-version
❖ぜっそくめんこう　舌側面溝　lingual groove ［舌面溝］
❖ぜっそくめんしにくりゅうせん　舌側面歯肉隆線　linguo-gingival ridge

ぜったい　舌苔　coat of the tongue, tongue plaque　舌背上に付着する帯黄色の堆積物で，口臭の4大原因の1つ．構成は脱落上皮細胞と微生物の混合物で，上部消化器官の障害時等に増える．舌苔は歯ブラシや各種清掃用具による清拭によって除去できる．

ぜったいおんどめもり　絶対温度目盛　absolute temperature scale ［K, ケルビン温度目盛］　熱力学第二法則により定義される熱力学的温度を表す温度目盛で，単位はK（ケルビン）．

せっちゃくいんし　接着因子　adhesion factor ［細胞接着分子，CAM］　細胞と細胞，また細胞と細胞外マトリックスの接着に関わる細胞膜分子をいう．多細胞生物の発生，分化，形態形成，維持，再生などに重要な役割を果たしている．細胞膜を貫通して存在し，細胞内外のシグナル伝達にも働いている．多種類の因子が存在することがわかり，現在の関心は細胞接着分子の発見調節と接着後のシグナル伝達機構の解明に向けられている．それらの因子は以下のように分類されている（表）．カドヘリンスーパーファミリーはカルシウム依存的に細胞間の接着に関与する分子群で，基本的には5個のくり返し構造をもつ細胞外ドメイン，膜貫通領域，細胞内ドメインよりなる．機能的には神経系の形態形成や腫瘍の転移などに関わっている．免疫グロブリンスーパーファミリーは1つ以上の免疫グロブリン類似ドメインを細胞外にもっている分子群で，免疫反応に関与する分子

種々の接着因子

カドヘリンスーパーファミリー	L-CAM，ウボモルリンなど
免疫グロブリンスーパーファミリー	免疫グロブリン，MHC，CD2，CD3，CD4，CD8，CD28，ICAM，NCAM，NgCAM，Tyh1，MAG など
インテグリンスーパーファミリー	フィブロネクチン受容体，ビトロネクチン受容体，VLA抗原，LFA-1，Mac-1，GP IIb/IIIa 複合体など
セレクチンスーパーファミリー	LECAM-1 (L-セレクチン)，LECAM-2，LECAM-3(P-セレクチン) など
MAMスーパーファミリー	メブリン，A5，μドメインを含むタンパク質群

群（免疫グロブリン，主要組織適合性抗原(MHC)），各種T細胞受容体(CD(2, 3, 4, 8, 28)，ICAM など)，神経系で機能する分子群(NCAM，NgCAM，Thyl，MAG など)を含んでいる．インテグリンスーパーファミリーは α，β の2種のサブユニットから構成される分子群で，細胞と細胞外マトリックスの接着に機能している．セレクチンファミリーはレクチン様ドメイン，上皮増殖因子様ドメイン，補体結合様ドメインをもつ分子群(LECAM-1，LECAM-2，LECAM-3 など)で，リンパ球のホーミング現象に関与する．MAMスーパーファミリーは MAM (メブリン，A5，μ から命名) ドメインを含む分子群で，神経回路形成に関与している．☞ 免疫グロブリンスーパーファミリー，インテグリンスーパーファミリー，細胞表面マーカー，ICAM-1，レクチン

❖**ぜつちゅうかく　舌中隔**　lingual septum
❖**ぜっつうしょう　舌痛症**　tongue pain, glossalgia, glossodynia
❖**ぜつどうみゃく　舌動脈**　lingual artery
❖**ぜつにゅうとう　舌乳頭**　lingual papillae
❖**ぜつのうよう　舌膿瘍**　abscess of tongue
❖**ぜっぱい　舌背**　dorsum of tongue
❖**ぜつぶんかいこう　舌分界溝**　terminal sulcus
❖**ぜつへんとう　舌扁桃**　lingual tonsil ［舌小胞］
❖**ぜつまひ　舌麻痺**　paralysis of the tongue
❖**ぜつもうこう　舌盲孔**　foramen cecum ［盲孔］
❖**ぜつリンパせつ　舌リンパ節**　lingual lymph nodes
❖**ぜつれつ　舌裂**　cleft tongue

セドヘプツロース　sedoheptulose　化学式 $C_7H_{14}O_7$．D-アルトロヘプツロース．ヘプトースの1つで，広く植物界に存在している．☞ 糖類

セファゾリン　cephazolin　［セファゾリンナトリム，セファメジン®］　注射用第一世代セフェム系抗生物質．グラム陽性球菌（ブドウ球菌，レンサ球菌，肺炎球菌），グラム陰性桿菌（大腸菌，肺炎桿菌，プロテウス・ミラビリス）に優れた抗菌力を示す．作用は殺菌的である．☞ 抗生物質

セファデックス　Sephadex　デキストランの橋かけ重合体．水中でゲル状になり分子ふるいとして働く．タンパク質や核酸溶液の脱塩や分別によく利用される（ゲル濾過）．☞ カラムクロマトグラフィー

セファレキシン　cephalexin　［ケフレックス®，センセファリン®，ラリキシン®，他］　経口セフェム系抗生物質．グラム陽性球菌（ブドウ球菌，レンサ球菌，肺炎球菌），グラム陰性菌（大腸菌，クレブシエラ，プロテウス・ミラビリス）に対し殺菌的に作用する．持続性製剤として（L-ケフレックス顆粒®，小児用顆粒®）がある．☞ セフェム系抗生物質

セファロース　Sepharose　アマシャム・ファルマシア社製のゲル濾過剤．アガロースゲル顆粒．☞ カラムクロマトグラフィー

セファログリシン　cephaloglycin　［CEG］　セファロスポリンC系の抗生物質．黄色ブドウ球菌，溶血性レンサ球菌，大腸菌などに有効で，尿路感染症に適応されるが，現在はあまり使用されない．☞ 抗生物質，免疫抑制剤

セファロスポリン　cephalosporin　不完全菌類の1つ *Cephalosporium* が生産する抗生物質．化学式 $C_{33}H_{50}O_8$．融点 147°C．☞ 免疫抑制剤，抗生物質

セファロチン　cephalotin　［セファロチンナトリウム，ケフリン®］　注射用第一世代セフェム系抗生物質．有効菌種1）第一選択：レンサ球菌（腸球菌を除く），肺炎球菌，大腸菌．2）第二選択：淋菌．☞ セフェム系抗生物質

セファロリジン　cephaloridine　［ケフロジン®］　注射用第一世代セフェム系抗生物質．有効菌種1）第一選択：ブドウ球菌，レンサ球菌（腸球菌は除く），肺炎桿菌，肺炎球菌，プロテウス・ミラビリス，梅毒トレポネーマ．2）第二選択：淋菌，髄膜炎菌，ジフテリア菌．☞ セフェム系抗生物質

セフェムけいこうせいぶっしつ　セフェム系抗生物質　cephem antibiotics　分子内に細菌細胞

壁の生合成を抑制するβラクタム環（4員環）と隣接する6員環を有する。注射用セフェム薬は、第一〜第四世代まで便宜的に分類されている．

第一世代はグラム陽性菌に強い抗菌力を示すが、βラクタマーゼに不安定．セファロリジン（ケフロジン®），セファゾリン（セファメジン®）．第二世代は大腸菌や肺炎桿菌などのグラム陰性菌に抗菌力をもつが、陽性菌に対する抗菌力は低下した．セフォチアム（パンスポリン®），セフロキシム（ジナセフ®）．第三世代は緑膿菌やインフルエンザ菌に強い抗菌力を示し、βラクタマーゼに安定となったが、グラム陽性菌に対する抗菌力は、前二者よりも劣る．セフトリアキソン（ロセフィン®），セフタジジム（モダシン®）．第四世代はグラム陽性菌と緑膿菌を含むグラム陰性菌に抗菌力をつかめ，菌交代症に注意が必要．セノヒロム（ブロアクト®，ケイテン®），セフォゾプラン（ファーストシン®）．いずれにせよ、抗菌スペクトル、血中半減期、排泄経路の違いなどを考慮したうえで、起炎菌に対して抗菌力の強い製剤を選択して投与する必要がある．

経口剤としては、セフジニル（セフゾン®），セフォチアムヘキセチル（パンスポリンT®），セフポドキシムプロキセチル（バナン®），セファクロル（ケフラール®），セフカペンピボキシル（フロモックス®），セフジトレンピボキシル（メイアクト®）などがある．☞ 抗生物質

セメントがさいぼう　セメント芽細胞　cementoblast　歯小嚢の象牙質の歯根部では、ヘルトウィッヒ上皮鞘が断裂してマラッセの上皮遺残になると同時に、近接する未分化細胞が象牙質の表面に1列に配列してセメント芽細胞に分化し、セメント前質を形成する．歯根面に横長に配列する長方形の細胞でセメント質内に埋入されるとセメント細胞となる．

❖**セメントがさいぼうしゅ　セメント芽細胞腫　cementoblastoma**

❖**セメントさいばつ　セメント細胞　cementocyte**

セメントしつ　セメント質　cementum　セメント質は歯根象牙質を包む硬組織で、歯を顎骨に固定する支持組織の1つである．セメント質も歯周組織と同様に、神経堤由来の歯小嚢の間葉細胞が分化したセメント芽細胞によって一生を通して形成される．ウシやウマなどの草食動物では、セメント質は歯根だけでなく歯冠部でもよく発達しており、歯冠セメント質と呼ばれる．

歯が咬合を営む以前に形成されるセメント質はセメント芽細胞によって徐々に添加されるため、その中には細胞成分はみられず、無細胞セメント質あるいは第一セメント質と呼ばれる．歯がいったん咬合機能を開始すると、セメント芽細胞は形成を速め、骨細胞の場合と同様にセメント細胞としてセメント質中に埋没する．このようなセメント質を有細胞セメント質あるいは第二セメント質と呼ぶ．セメント細胞の入った小腔はセメント小体と呼ばれ、栄養路である細管を歯根膜側に向けて伸ばしている．有細胞セメント質は根尖側に多く形成される．

セメント質内にも歯根膜のコラーゲン線維束やシャーピー線維となって侵入する．第二セメント質は咬合圧などの機械的刺激や加齢によって間歇的に形成され続けるため、層板構造がみられるが、これがセメント質の成長線である．セメント質の成長線はエナメル質や象牙質のものと異なって規則的でない．☞ アパタイト，形態形成，骨芽細胞，歯根膜，歯胚，石灰化，象牙質，エナメル質，発生，歯，コラーゲン

セメントしつうしょく　セメント質う蝕　caries of cementum　[白亜質う蝕]　露出したセメント質表面に発生するう蝕で、セメント質が薄いため象牙質の歯面う蝕と臨床上区別できない．原生セメント質では、シャーピー線維、二次セメント質では、シャーピー線維、層板間層とセメント小腔がう蝕の侵入・進行経路となる．☞ う蝕

❖**セメントしつけいせい《せい》せんいしゅ　セメント質形成《性》線維腫　cementifying fibroma**　[線維セメント質腫]

❖**セメントしつしゅ　セメント質腫　cementoma**　[白亜質腫]

❖**セメントしつはせつ　セメント質破折　tear of cementum**

❖**セメントしょうかん　セメント小管　cementum canaliculi**

❖**セメントしょうくう　セメント小腔　cementum lacuna**

❖**セメントしょうぜつ　セメント小舌　cementum spur**　[セメント舌]

❖**セメントしょうたい　セメント小体　cementum corpuscle**

❖**セメントしょうひ　セメント小皮　cementum cuticle**

❖**セメントぞうしょくしょう　セメント増殖症　hypercementosis**

❖**セメント《しつ》りゅう　セメント《質》粒　cementicle**

セライト　Celite　各種クロマトグラフィーの担体として用いられるSiO_2を骨格とするケイソ

ウ土製品の通称．元は商品名であった．☞ クロマトグラフィー

セラミックス　ceramics　本来は陶器類のことを指すが，現在では非金属無機材料のほとんどすべてをいう．歯科材料に用いられるおもなものとして，酸化亜鉛やアルミノシリケートガラスがセメントの粉末に，石英とクリストバライトが埋没材に，長石と酸化アルミニウムがポーセレンに利用されている．特に歯および骨の無機主成分でもあるヒドロキシアパタイトには，生体親和性・生体活性が認められ，今日，代表的なバイオセラミックスとして注目されている．歯科領域では歯磨剤，骨代替補塡剤，人工歯根などに用いられている．☞ ヒドロキシアパタイト

セリン　serine　[2-アミノ-3-ヒドロキシプロピオン酸]　$C_3H_7NO_3$．分子量105.09．略記は Ser または S（一文字表記）．ヒドロキシル基の pK_a は13.6(25℃)．L型はタンパク質を構成するヒドロキシアミノ酸の1つである．ヒトでは非必須アミノ酸．E. Cramer (1865年) によりセリシン (絹糸を構成するタンパク質) の加水分解物から単離された．D型はポリミキシンDやシクロセリンなどに含まれる．タンパク質中のセリン残基の一部はリン酸化されホスホセリンとして存在し，ホスホトレオニンと同様，リン酸化―脱リン酸化によってタンパク質の生理活性を調節する．

セリンプロテアーゼに代表されるようにセリンが酵素の活性中心で機能することがある (セリン酵素)．ホスファチジルセリンの構成成分であり，グリシン，トリプトファン，システイン，スフィンゴシンなどの前駆体となる．エムデン・マイヤホフの解糖系中間基質である3-ホスホ-D-グリセリン酸やヒドロキシピルビン酸から生合成される．おもにセリン―グリシン交換反応によりグリシンを経て代謝されるが，一部は直接ピルビン酸に代謝分解される．ムチン糖タンパク質では糖鎖の一部がポリペプチド鎖のセリンまたはトレオニン残基にO-グリコシド結合している．☞ アミノ酸，トレオニン，グリシン

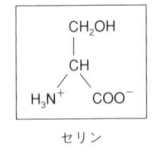

$$\begin{array}{c} CH_2OH \\ | \\ CH \\ / \ \backslash \\ H_3N^+ \quad COO^- \end{array}$$

セリン

セリンエステラーゼ　serine esterase　セリン残基を活性部位にもつ，エステルを加水分解する酵素．

セリンプロテアーゼ　serine protease　活性部位にセリン残基のあるプロテアーゼで，ジイソプロピルフルオロリン酸と結合して失活するもの．高等動物の消化酵素の大部分がこれである．一般的にタンパク質を中性付近でよく切断し，その際補因子を必要としないのが特徴である．代表的なものにトリプシン，トロンビン，プラスミンなどがある．☞ プロテアーゼ

セルソーター　cell sorter　細胞を単離した後，蛍光色素で標識し，細い管腔内を通過する際に，個々の細胞の蛍光強度や大きさを計測し，標識細胞と非標識細胞を別々に分離回収することのできる機器．

セルハーベスター　cell harvester　液体培養の細胞を濾紙上に集める装置．H^3 チミジンの取り込み実験などに用いられる．

セルラーゼ　cellulase　[エンド-1, 4-β-グルカナーゼ]　β-1, 4-グルカン (セルロース) の β-1,4-グルコピラノシル結合を加水分解する酵素．高等植物，菌類，細菌，軟体動物などに広く分布している．菌類のセルラーゼはセルロースの分解産物やソホロース (グルコース2分子が β-1,2 結合した二糖類) により誘導される誘導酵素で異化物抑制を受ける．

セルロース　cellurose　β-D-グルコースが $\beta1\to4$グルコシド結合で連なった直鎖状高分子．植物に多く，ワタなどの繊維のほとんどはセルロースからなっている．☞ 多糖

セルロプラスミン　ceruloplasmin　[フェロオキシダーゼⅠ]　血液の α_2-グロブリン領域に電気泳動で分画される青色の銅タンパク質．1分子当たり8個の銅原子を結合している．二価鉄を三価鉄に酸化する．

セロトニン　serotonin　5-hydroxytriptamin (5-HT)．トリプトファンから生合成される物質で，血小板，腸管に多く含まれる．脳にもみられ，神経伝達物質の1つ．☞ 神経伝達物質

セロハン　Cellophane　[ビスコース・フィルム] 商品名．セルロースを再生して，透明の薄膜状にしたもの．透析などに用いる．

セロビオース　cellobiose　2分子の β-D-グルコースが $\beta1\to4$グルコシド結合した還元性二糖．セルロールの基本構造をもつ．☞ 糖質

せんいがさいぼう　線維芽細胞　fibroblast　結合組織中に存在する，紡錘状の細胞で，両端や辺縁に刺状，あるいは水かき状の細胞質の突起をもつ．膠原線維を生成する．

せんいげんそ　遷移元素　transition elements, transition metal　不完全なd殻をも

つ元素，また不完全なd殻をもつ陽イオンを生ずる元素を遷移元素といい，元素の周期表において4つの系列をなし規則的な位置を占めている．遷移元素はすべて金属元素であることから遷移金属ともいわれる．

❖**せんいこつ　線維骨　woven bone, fibrous bone**　［線維性骨］

せんいしゅ　線維腫　fibroma　狭義には線維芽細胞由来の良性腫瘍．一般には線維性結合組織よりなる良性の腫瘍．☞ 腫瘍

❖**せんいしゅしょう　線維腫症　fibromatosis**

❖**せんいしゅせいエプーリス　線維腫性エプーリス　fibromatous epulis**

❖**せんいせいエプーリス　線維性エプーリス　fibroide pulis, fibrous epulis**

❖**せんいせいこついえいようしょう　線維性骨異栄養症　fibrous osteodystrophy**

❖**せんいせいこついけいせいしょう　線維性骨異形成症　fibrous dysplasia of bone**　［線維性異形成症］

❖**せんいせいそしききゅうしゅ　線維性組織球腫　fibrous histiocytoma**

❖**せんいせいポリープ　線維性ポリープ　fibrous polyp**

❖**せんいそせいえん　線維素性炎　fibrinous inflammation**

❖**せんいなんこつ　線維軟骨　fibrocartilage, fibrous cartilage**

❖**せんいにくしゅ　線維肉腫　fibrosarcoma**　［線維形成肉腫］

ぜんかくせいぶつ　前核生物　prokaryote, procaryote　→ 原核生物

❖**せんかせいこつきゅうしゅう　穿下性骨吸収　undermining bone resorption**

❖**ぜんがんびょうへん　前癌病変　precancerous lesions**　［前癌状態］

ぜんくたい　前駆体　precursor　［先駆体，前駆物質，先駆物質］　代謝，生合成系などの反応系で，ある物質に対して，その前の段階にある物質をいう．通常は，両者が構造上類似しているものをいう．

❖**せんけいきんまく　浅頸筋膜　superficial cervical fascia**

❖**せんけいコンジローマ　尖圭コンジローマ　condyloma acuminatum**

❖**ぜんけいじょうみゃく　前頸静脈　anterior jugular vein**

❖**せんけいリンパせつ　浅頸リンパ節　superficial cervical lymph nodes**

せんけつし　先欠歯　congenital tooth　［先天性欠如歯］　多数歯の欠除の場合は，全身疾患や遺伝性疾患が考えられるが，少数歯の場合は，系統発生学上の退化現象とされる．第三大臼歯，上顎側切歯に多い．この場合は永久歯の欠損部位に乳歯の晩期残存する場合がある．

せんこうせい　旋光性　optical rotatory power　光学活性の1種で，ある物質を直接偏光が通過するとき，偏光面を回転させる性質をいう．回転の方向が右方向あるいは左方向かによって，それぞれ右旋性あるいは左旋性という．☞ 糖質

せんざいせいうしょく　潜在性う蝕　undermining caries　［下掘れう蝕］　う蝕病巣が表層よりも内部（エナメル質・象牙質境界部）で拡大したものをいう．裂溝う蝕に多くみられる．☞ う蝕

せんざいだっかいのう　潜在脱灰能〈食品の〉　potential decalcification efficiency　細菌により食品から形成される酸量とその食品の歯面への粘着性から指定した食品のう蝕誘発性．☞ う蝕原性

❖**ぜんし　前歯　anterior tooth, front tooth**

せんしばいよう　穿刺培養　stab culture　固型培地に針を突き刺して微生物を植え付け培養すること．ミュータンス菌など嫌気性細菌のストック培養などに用いる．

❖**せんしゅ　腺腫　adenoma**

❖**せんじょうし　栓状歯　peg-shaped tooth**　［矮小歯］

❖**ぜんじょうしそうし　前上歯槽枝　anterior superior alveolar branches**

❖**ぜんじょうしそうじょうみゃく　前上歯槽静脈　anterior superior alveolar veins**

❖**ぜんじょうしそうどうみゃく　前上歯槽動脈　anterior superior alveolar arteries**

せんしょくたい　染色体　chromosome　［クロモソーム］　ふつう染色体というときには真核生物の核分裂の際にみられる紐状ないし棒状の構造体をさす．しかし染色体が遺伝子の担体であるとの見方から，間期や分化した細胞核内にみられる染色質はもとより，ウイルスや原核生物が保有する単一の核酸分子そのものも染色体と呼ばれている．真核生物の染色体は，DNAと塩基性タンパク質ヒストン粒子（直径約10 nm）が結合してできた数珠状の紐が，高次に折り畳まれた構造になっている．1本の染色体をつくっているDNAは1本と考えられているので，中期染色体のDNAは長さにしておよそ1万分の1に圧縮された格好になっている．

各生物種は染色体の数と型が固有であり，その特徴(核型，karyotype)を比較して系統的進化をたどることができる．通常，染色体の同定は分裂中期での長さや動原体(紡錘糸の付着点)の位置，さらには，各種の分染法(Q染色法，G染色法など)で染め分けた縞模様などに基づいて行われる．染色体には数の異常として倍数性や異数性が，構造の異常として，欠失，逆位，転座などがある．親の生殖細胞に生じた染色体異常の大部分は，減数分裂，精子形成，受精，初期発生の各過程で淘汰されるが，ヒトの新生児のうち約0.6％になんらかの先天性の染色体異常が認められる．☞DNA，ヒストン，遺伝子

せんしょくたいがいいでん 染色体外遺伝
extrachromosomal inheritance 遺伝物質の本体であるDNAは，核の染色体のほかに細胞質中のミトコンドリアや色素体などのいろいろな細胞小器官にも少量ながら含まれており，これらの遺伝因子に支配されている形質の遺伝をいう．☞細胞質遺伝

せんしょくたいちず 染色体地図 chromosome map 個々の染色体の特定部位や遺伝子の相対的な位置を示したもので，作成法により遺伝学的地図と細胞学的地図がある．

せんしょくたいパフ 染色体パフ chromosome puff [パフ] 双翅目の幼虫の唾液腺などの細胞核内にある染色体の特定場所にみられる不連続な膨らみ構造．発生過程の定まった時期に，染色体上の定まった位置に一定の順序で出現する．

❖**せんせいこうしんえん 腺性口唇炎 cheilitis glandularis** [膿瘍性腺性口唇炎]

❖**ぜんぜつせん 前舌腺 anterior lingual gland** [ブランダン・ヌーン腺，ヌーン腺]

❖**せんそくとうじょうみゃく 浅側頭静脈 superficial temporal vein**

❖**ぜんそくとうせんもん 前側頭泉門 sphenoid fontanel** [楔状泉門]

❖**せんそくとうどうみゃく 浅側頭動脈 superficial temporal artery**

せんたくとうかまく 選択透過膜 perm-selective membrane 水は通さないがイオンは透過させる人工膜．

せんたくばいち 選択培地 selective medium 微生物や培養細胞の集団の中から，ある特定の性質を示す細胞を選択的に増殖させる培地をいう．特定の細胞以外の増殖をおさえる物質(抗生物質，殺菌剤，還元剤，酸，色素など)を添加したり，栄養要求性の違いを利用して炭素源や窒素源の工夫をすることによりつくられる．例えば，腸内細菌科の選択培地であるMacConkey's寒天培地には，グラム陽性菌およびある種の陰性菌の発育を阻害するため胆汁酸塩が添加されており，またサルモネラ菌や赤痢菌のための選択培地であるSS寒天培地には，大腸菌などの発育を阻止するためラクトースが炭素源に使用されている．

口腔微生物の分離同定によく使用される選択培地には，MS寒天培地(口腔レンサ球菌)，MSB寒天培地(ミュータンスレンサ球菌)，ロゴサSL培地(乳酸桿菌)，FM培地(*fusobacterium*属菌)，VM培地(*Veillonella*属菌)，CFAT培地(*Actinomyces*属菌)，TBBP培地(*Capnocytophaga*属菌)，TBSV培地(*Actinobacillus actinomysetemcomitans*)，GE培地(*Candida albicans*)などがある．それら培地に選択性を付与している主要成分を表に示した．これらのほか黒色集落形成嫌気性菌や*Eikenella*属菌用のものも知られている．

口腔微生物用の主な選択培地と選択性に寄与する成分

選択培地	対象微生物	選択性に寄与する主な成分
MS寒天培地	口腔レンサ球菌	色素，亜テルル酸，ショ糖(5％)
MSB寒天培地	ミュータンスレンサ球菌	色素，亜テルル酸，バシトラシン ショ糖(20％)
ロゴサSL培地	乳酸桿菌	酢酸(pH 5.4)
変法FM培地	*Fusobacterium*属菌	色素，ネオマイシン，チオグリコール酸
VM培地	*Veillonella*属菌	色素，乳酸塩(炭素源)，チオグリコール酸
CFAT培地	*Actinomyces*属菌	色素，硫酸カドミウム，フッ化ソーダ 亜テルル酸
TBBP培地	*Capnocytophaga*属菌	バシトラシン，ポリミキシンB
TBSV培地	*A. actinomycetemcomitans*	バシトラシン，バンコマイシン
GE培地	*Candida albicans*	ニトロフラン誘導体

センチモルガン　centimorgan　→モルガン単位

❖せんつう　仙(疝)痛　colic

せんつうせいうしょく　穿通性う蝕　penetrating caries　病巣が表層から深層へ向け直線的に拡大進展するう蝕で，急性う蝕に多い．

❖ぜんていそく　前庭側　vestibular side
❖ぜんていてい　前庭堤　vestibular band
❖せんてんせいエプーリス　先天性エプーリス　congenital epulis
❖せんてんせいかしんろう　先天性下唇瘻　congenital fistula of the lower lip
❖せんてんせいこうかくろう　先天性口角瘻　congenital commissural fistula
❖せんてんせいひょうひすいほうしょう　先天性表皮水疱症　epidermolysis bullosa hereditaria
❖せんてんてきふけついき　先天的不潔域　congenital unclean area

せんてん《せい》ばいどく　先天《性》梅毒　congenital syphilis　胎児が，梅毒の母親から胎内で感染した梅毒．胎盤を介した血行性感染である．

❖せんとう　尖頭〈歯冠の〉　tip, cusp
❖ぜんとうがいか　前頭蓋窩　anterior cranial fossa
❖ぜんとうこつ　前頭骨　frontal bone
❖ぜんとうしんけい　前頭神経　frontal nerve
❖ぜんとうせっこん《こう》　前頭切痕《孔》　frontal foramene, frontal notch
❖ぜんとうどう　前頭洞　frontal sinus
❖ぜんとうとっき　前頭突起　frontal process

セントラルドグマ　central dogma　DNAの塩基配列に書き込まれた遺伝情報が，メッセンジャーRNAに転写され，運搬RNAの翻訳により，リボソーム上でアミノ酸が定められた配列どおりに重合してタンパク質が合成される，という一方的な情報の流れ．しかし一部のRNAウイルスでは遺伝情報がRNAからDNAの方向に流れる場合もある．☞タンパク質合成

❖ぜんにゅうし　前乳歯　prelacteal tooth
❖ぜんにゅうしてい　前乳歯堤　prelacteal tooth band
❖せんねつ　腺熱　glandular fever

せんぷくき　潜伏期　incubation period, latence, latent period　[潜在期]　病原体による感染が成立した後，宿主生物が病気を発症するまでの間の期間．侵入部位での局所免疫との攻防自体が症状となる場合もあれば，全身あるいは好適器官へのより広汎な感染の後に発症することもある．さらに病原体の最少発症数やそれに至るまでの増殖に要する時間も，潜伏期の長さを左右する．

❖せんぷくせいこつくうどう　潜伏性骨空洞　latent bone cavity

ぜんぶしょうぎし　全部床義歯　full denture, complete denture　[総義歯]　歯列弓のすべての歯の喪失症例の補綴のために適用される有床義歯で，顎位，咀嚼，顔貌，発音等が回復される．人工歯と義歯床からなり，人工歯には陶歯，レジン歯が使用され，義歯床には金属やアクリルレジンを使用する症例が多い．装着後は定期的に点検して顎堤基底骨の変化や咬合状態，義歯床の適合などを点検修正しなければならない．

せんもう　線毛　pili, fimbriae　グラム陰性菌に多く存在し電子顕微鏡によらないと観察できない繊細な毛状の器官であるが，形態的にも機能的にも異なる2種類（普通線毛と性線毛）がある．普通線毛（fimbriae, common pili）は動植物細胞への吸着や細菌どうしの凝集の機能をもち，液体培地中で十分に線毛を形成し菌膜を形成する．

せんもう　繊毛　cilium（*pl.* cilia）　真核生物の運動性の繊維状細胞小器官の1つ．基本構造は鞭毛と同じで微小管の束を主体とする，いわゆる9+2構造である．

❖せんもん　泉門　fontanel
❖せんようしげんせいしゅよう　腺様歯原性腫瘍　adenomatoid odontogenic tumor　[腺エナメル上皮腫]

せんりょうとうりょう　線量当量　dose equivalent　放射線防護を目的とした放射線量の1つの概念で，この値により放射線の人体へのリスクが示される．単位はシーベルト．☞アイソトープ

せんりょうとうりょうげんど　線量当量限度　dose-equivalent limit　放射線の人体への影響を考慮し，かつ有効に利用するために設けられた，職業別，性別などの被爆線量の上限値．☞アイソトープ

❖せんリンパしゅ　腺リンパ腫　adenolymphoma　[乳頭状嚢腺リンパ腫，ワーシン腫瘍]　唾液腺に発生する良性腫瘍．☞腫瘍

❖ぜんるいのうりょう　前涙嚢稜　anterior lacrimal crest

そ

❖そうえんえん　蒼鉛縁　bismuth line
❖そうえんごうきん　蒼鉛合金　bismuth alloy

❖**そうえんせいこうないえん　蒼鉛性口内炎**
bismuth stomatitis

そうかせい　走化性　chemotaxis　[化学走性]
細胞が，誘引される分子の濃度勾配の高い方に向かって遊走する運動を走化性という．単細胞が栄養源をとらえたり，毒物などの分子から遠ざかったりするのに必要である．また，高等生物では，細胞集団からなる組織の構築や再構成にも有効に働く．これらの機能が特殊化したものに免疫細胞がある．免疫細胞が外来異物をとらえたり，炎症や免疫反応のために移動する際に必要となる．走化性因子として，外因性，内因性のものがある．また，運動には細胞内カルシウムの上昇および細胞骨格の働きが必要である．細菌感染によって細菌が産生する走化性因子としてfMetペプチドFMLPがある．炎症に伴って生体がつくる走化性因子には，補体由来のC5aおよび炎症性サイトカインIL-8がある．IL-8をはじめとする走化性サイトカインの共通構造からケモカインファミリーが提唱され，そのアミノ酸配列構造からCC，CXC，Cケモカインに分類されている．

走化性因子には，それぞれレセプターが存在する．FMLPレセプターは2種類あり，FMLP-R1とFMLP-R2がクローニングされている．また，C5a-RおよびIL-8-Rも構造が明らかになっている．ケモカインレセプターは，Gタンパク質関連の7回膜貫通型の特徴を有し，特に，CXC5やCXC4は，HIV感染に関与する補助レセプターとして作用しており，エイズ発症と関連していることが明らかにされてきている．HIV感染にケモカインのレセプターが補助レセプターとして作用していることが解明され，HIV感染には，リンパ球，マクロファージ上のCD4分子がレセプターになっていることから，ケモカインレセプターの関与がエイズ発症との関連で注目され，現在その研究が発展している．また，歯周病に関与する好中球が血管から遊走して，炎症を拡大させる．この遊走の誘導が炎症を拡大する．これに関与する走化性因子として，細菌が産生するfMetペプチドがある．また，マクロファージなどが産生するIL-8も好中球の遊走にかかわっており，歯周病の悪化に関与していると推定される．☞リンパ球，マクロファージ

そうかんけいすう　相関係数　correlation coefficient　2つ以上の変量のあいだの関連性を，統計学的に示す尺度．

❖**そうかんちゅうかく　槽間中隔　interalveolar septum**　[歯間中隔]

❖**ぞうきかんかく　臓器感覚　organic sensation**

❖**そうきほうしゅつ　早期萌出　early eruption**　[早期生歯]

そうきゅうきん　双球菌　*Diplococcus*　[双球菌属]　球菌のうち2個の細胞が対になって存在するものの通称．

ぞうきんばいようほう　増菌培養法　enrichment culture　多種の細菌を含む材料より，特定の菌を増殖させる培地を用いて培養する方法．

❖**そうけいどうみゃく　総頸動脈　common carotid artery**

❖**そうけいどうみゃくしんけいそう　総頸動脈神経叢　common carotid plexus**

ぞうげがさいぼう　象牙芽細胞　odontoblast　[造歯細胞]　歯髄の最外層，象牙質面に一層に並んだ象牙質を形成する細胞で，象牙細管内に象牙芽細胞突起を伸ばす．由来は歯乳頭表面の外胚葉性間質細胞から内エナメル上皮の誘導により分化し，分化後は分裂はせず，象牙質の形成と代謝機能の調節を担う．象牙質知覚にも関与している可能性がある．

❖**ぞうげさいかん　象牙細管　dentinal tubule**　[歯細管]

ぞうげしつ　象牙質　dentin　象牙質は外胚葉性間葉（ectomesenchyme）に由来する歯乳頭（dental papilla）によって形成される．歯髄は象牙質を形成した後に残存する歯乳頭組織であり，発生学的に共通することから，象牙質・歯髄複合体（dentin-pulp complex）という名称も用いられる．最もよく発達した象牙質をもつ動物の歯は象の牙で，象牙質という名称もこれに由来する．

象牙質は象牙細管と象牙基質よりなる．象牙質を形成する象牙芽細胞は，基底膜を通して内エナメル上皮との間にみられる上皮間葉間の相互のシグナリングによって，歯乳頭表層に存在する未分化間葉細胞から分化する．すなわち，象牙芽細胞が分化するためには内エナメル上皮とその基底膜が必要で，象牙質の外形はエナメル器の形態によって決定される．

象牙質の形成はエナメル質の形成に先立って開始する．象牙芽細胞はI型コラーゲンとプロテオグリカンなどの線維間有機質を分泌し，基質小胞性石灰化によって石灰化が進む．この最初に形成される象牙質は外套象牙質と呼ばれ，約$20\mu m$の厚さになる．象牙芽細胞は遠心端をエナメル象牙質境に残して細長い突起（トームス線維）を伸長しながら歯乳頭側へと後退する．そのためトームス線維は象牙芽細胞体によって形成される象牙質に取り囲まれることになり，これが象牙細管とな

る．細管の壁は高度に石灰化しており，管周象牙質と呼ばれる．外套象牙質形成以後は基質小胞はみられなくなり，象牙芽細胞はⅠ型コラーゲンと象牙質特有のタンパク質であるホスホリン (phosphorin) を分泌し，この非コラーゲンタンパク質を核としながら添加的に石灰化が進行する．このようにして形成される象牙質は一般に原生象牙質と呼ばれる．

原生象牙質では結晶ヒドロキシアパタイトはおもに同心円状に沈着し，石灰化球が形成される．石灰化は1日に約4μmの割合で進行し，脱灰切片で石灰化余としても観察される．隣接する石灰化球が融合するところは石灰化度が高く球間網と呼ばれる．一方，石灰化球に取り囲まれた部位は球間区と呼ばれ，石灰化度の低い球間象牙質が存在する．象牙質のコラーゲン線維は5日ごとに大きく配列方向を変えることが知られており，エブネルの成長線として脱灰染色切片で容易に観察することができる．

ヒトの象牙質形成不全症には，Ⅰ型コラーゲン分子を構成するポリペプチド鎖の遺伝子として知られる *COL1A1*（α1），または *COL1A2*（α2）の突然変異によって生じることが報告されている．またラットでは象牙質に特有のDMP-1 (dentin matrix protein-1) 分子の遺伝子異常が象牙質形成不全症に関与するとも考えられている．☞ アパタイト，エナメル質，形態形成，骨代謝，骨芽細胞，歯胚，石灰化，歯，発生，コラーゲン

❖ **ぞうげしついけいせいしょう　象牙質異形成症** dentin(al) dysplasia ［無根歯］

ぞうげしつうしょく　象牙質う蝕 caries of dentin, dentin caries　　象牙質の脱灰と有機質の破壊を起こす象牙質に発生するう蝕．脱灰の進行過程では，有機質が残った軟化象牙質を経てう窩を形成する．象牙質う蝕は象牙細管を伝わって進行するので，表層に底のある蝕円錐を形成する．このう蝕円錐は，研磨標本から，崩壊層，着色層，混濁層，透明層，不透明層に分けられ，脱灰標本では，う菌層，寡菌層，先駆菌層に分けられる．☞ う蝕

❖ **ぞうげしつきしつ　象牙質基質** dentin matrix

❖ **ぞうげしつしゅ　象牙質腫** dentinoma

❖ **ぞうげしつちかくかびんしょう　象牙質知覚過敏症** dentin hyperesthesia, hypersensitive dentin

❖ **ぞうげしつちかくどんまざい　象牙質知覚鈍麻剤** desensitizer of hypersensitive dentin

❖ **ぞうげせんい　象牙線維** dentinal fiber, Tomes fiber ［トームス線維］

❖ **ぞうげぜんしつ　象牙前質** dentinogenic zone, predentin, uncalcified dentine ［予成象牙質，幼若象牙質，前象牙層板］

❖ **ぞうげそうばん　象牙層板** dentinal lamella ［エブネルの象牙層板，象牙前質］

❖ **ぞうげりゅう　象牙粒** denticle

そうさがたでんしけんびきょう　走査型電子顕微鏡 scanning electron microscope ［SEM］　　真空中の試料表面に電子線を照射することによって試料表面から放出される反射電子・二次電子・X線などを検出し，画像化する顕微鏡．CRTモニター上に高分解能で焦点深度の深い三次元画像が得られる．☞ 電子顕微鏡

そうさがたトンネルけんびきょう　走査型トンネル顕微鏡 scanning tunneling microscope ［STM］　　バイアス電圧をかけた探針を試料表面に近づけたときに流れるトンネル電流の変位量を利用して表面形状を画像化する．ナノメーター単位の微細な構造を，高真空を必要としない条件下で観察できる利点がある．☞ 電子顕微鏡

❖ **そうじつじょうきゅうし　桑実状臼歯** mulberry molar

❖ **そうじょうこつたこうせいこつずいけっそん　巣状骨多孔性骨髄欠損** focal osteoporotic bone marrow defect

そうじょうさよう　相乗作用 synergy, synergism, potentiation ［相乗効果］　　2つ以上の作用因子の連合した効果が，それぞれ単独時にもたらされる効果の総和（相和）よりも大きい場合をいう．薬物の効果には potentiation が用いられる．対語として相加作用がある．

❖ **そうじょうじょうひせいかけいせいしょう　巣状上皮性過形成症** focal epithelial hyperplasia

そうしょうちゆ　創傷治癒 wound healing　　外傷により身体の表面，または臓器の表面が離断し，開いている状態から，肉芽形成，血管再生により，その傷が修復される過程．

❖ **そうせい　叢生** crowding

❖ **そうせいし　双生歯** geminated tooth

そうたいせいちょう　相対成長 allometry, relative growth　　体の全体，もしくはその一部を基準とし，それに対する体のある部分の成長度を表したもので，頭蓋や顎骨の成長研究などに利用されている．

そうどうせんしょくたい　相同染色体 homologous chromosome　　減数分裂において対合する染色体．二倍体における2個の相同染色体は，それぞれの両親の配偶子に由来する．☞ 減数分裂

❖そうはつせいしそうこついしゅく　早発性歯槽骨萎縮　presenile alveolar atrophy
❖そうばんこつ　層板骨　lamellar bone, lamellated bone
❖そうびどう　総鼻道　common nasal meatus
そうほえんきついごう　相補塩基対合　complementary base pairing　[相対的塩基対形成]　核酸の塩基がアデニンとチミン(ウラジル)，グアニンとシトシンの間で水素結合をつくること．
☞ 核酸，DNA 複製
ソークワクチン　Salk vaccine　[非経口ポリオ生ワクチン]　ホルマリンにより不活化されたポリオのウイルス粒子からなる非経口ポリオワクチン．死滅しているので増殖はできないが，筋注として用いる．免疫原性は保たれているため感染を起こさずポリオウイルスに対する抗体産生が起こる．☞ ワクチン
ゾーンでんきえいどう　ゾーン電気泳動　zone electrophoresis　電気泳動のうち，電気泳動度の異なる成分が互いに分離され，ゾーンを形成するものをいう．現在ではこれが主流．☞ SDS-PAGE
❖そくけいのうほう　側頸嚢胞　lateral cervical cyst
❖そくけいろう　側頸瘻　lateral cervical fistula
❖そくし　側歯　lateral tooth
そくじ《がた》かびんしょう　即時《型》過敏症　immediate (type) hypersensitivity　[即時(型)過敏反応，即時(型)アレルギー]　抗体による過敏症のうちⅠ，Ⅱ，Ⅲ型アレルギーをいう．これらは抗原投与後数分間以内に発症する．☞ アレルギー
❖そくせっし　側切歯　lateral incisor
❖そくせん　塞栓　embolus, plug
❖そくとうか　側頭窩　temporal fossa
❖そくとうきん　側頭筋　temporal muscle
❖そくとうきんまく　側頭筋膜　temporal fascia
❖そくとうこつ　側頭骨　temporal bone
❖そくとうせん　側頭線　temporal line
❖そくとうりん　側頭鱗　squama of the temporal bone
❖そくほうかあつほう　側方加圧法〈根管充填〉　lateral condensation method
❖そくほうせいししゅうのうほう　側方性歯周嚢胞　lateral periodontal cyst
そしききゅう　組織球　histiocyte　[大食細胞，マクロファージ]　組織に存在する単核食細胞．炎症，抗原刺激により食作用を行うようになる．
☞ 免疫担当細胞，マクロファージ
そしきてきごう《せい》こうげん　組織適合《性》抗原　histocompatibility antigen　同種移植における移植片拒絶反応に関与する抗原の総称であり，移植抗原の1つである．この抗原は遺伝的に独立した複数(多数)の抗原群として細胞表層に散在する．それぞれの抗原遺伝子はいくつかの染色体上に散座し，各々の遺伝子座に多数の同一複対立遺伝子をもつ．対立遺伝子は共優性として発現され，両遺伝子型抗原が同時に産生される．
　拒絶の強さは抗原種により異なる．例えば，マウスでは H-1, H-2, H-3, …H-Y, …と呼ばれる40以上の組織適合遺伝子座が全染色体上に散座しており，コンジェニックマウス間の皮膚移植実験では，H-3抗原のみが異なる組合せでは50日前後で，H-10抗原のみの相違では80日前後で，H-1抗原では100日前後，H-4抗原では120日前後，そして H-9抗原では300日前後で移植皮膚片が脱落する．それらのなかで H-2抗原の不一致による移植皮膚片の脱落は10日前後と群を抜いて早い．
　一般に個々の高等動物は多種の組織適合(性)抗原を同時に発現しているが，そのなかで特に強く拒絶反応に関与している抗原群を1つずつもつ．この群に属する抗原を主要組織適合(性)抗原と呼び，これを規定している遺伝子座を主要組織適合遺伝子複合体(MHC)という．マウスでは H-2が，ヒトでは HLA がこれに当たる．これに対し，他の組織適合(性)抗原を副(マイナー)組織適合(性)抗原と呼ぶ．☞ 主要組織適合(性)抗原複合体，細胞性免疫，体液性免疫，H-2, HLA
そしきばいよう　組織培養　tissue culture　生体の組織の一部(組織片や細胞)をとり，シャーレやフラスコなどの無菌容器内で，適当な条件下で，適当な栄養分を含んだ人工培地内で培養，増殖させる技術．研究の手段として利用される．
そしゃく　咀嚼　mastication, chewing　食物を口腔内に摂取し，食塊にして嚥下するまでの口腔，咽頭の生理学的な一連の動作をいう．これによって，食物を咬断，粉砕，臼磨して食塊を形成し，味覚を刺激して唾液，消化液の分泌を促進し，口腔諸組織を活性化して生理学的発育を促進し，心理的な満足を満たす等の意義をもつ．
そしゃくうんどう　咀嚼運動　masticatory movement, chewing motion　咀嚼時に行われる運動で，咬みきる(咬断)，咬み砕く(粉砕)，すり潰す(臼磨)の3つの機能が，食物を嚥下するために適当な大きさ，かたさ，形の食塊形成に

まで進める過程の運動である．舌運動（準備期，投入期，保持期，選別期，食塊形成期）と下顎運動（開口相，閉口相，咬合相）と顔面表情筋野運動が，リズミカルに反復される．中脳レベルに咀嚼パターン形成機能がある．

❖そしゃくきん　咀嚼筋　masticatory muscles
❖そしゃくきんけいれん　咀嚼筋痙攣　spasm of masticatory muscles
❖そしゃくしどう　咀嚼指導　instruction as to chew food
❖そしゃくそく　咀嚼側　chewing side［咬合側］
❖そしゃくのうりつ　咀嚼能率　masticatory efficiency
❖そしゃくめん　咀嚼面　masticating surface［咬合面］
❖そしゃくりょく　咀嚼力　masticatory force［咬合力］

そすいけつごう　疎水結合　hydrophobic bond　水分子との親和性（affinity）の弱い非極性基（nonpolar group）が水溶液中で互いに集まろうとする相互作用である．アルキル基，フェニル基などの炭化水素の基は典型的な非極性基であり，タンパク質のプロリン，チロシン，ロイシン，フェニルアラニン残基などもこれに属する．球状タンパク質の機能と密接に関係している立体構造は非極性基が分子の内部に，親水基が表面に位置するようになっており，生合成された1本のポリペプチド鎖がおりたたまれる際に疎水結合が重要な役割を果たしている．界面活性剤（surfactant）のミセル形成も疎水的相互作用によるもので，親水性基（hydrophilic group）と疎水性基（hydrophobic group）をそれぞれ一端に有する分子は臨界ミセル濃度（cmc, critical micelle concentration）で疎水基が内側に集まり，表面に親水基を向けミセルをつくる．☞疎水性

そすいせい　疎水性　hydrophobicity　水分子との親和性（affinity）の弱さを表す性質．簡単にいうと，疎水性が高いほど，水に溶けにくい．疎水性の強さは分子中のアルキル基，フェニル基などの非極性基（nonpolar group）あるいは疎水性基（hydrophobic group）の数により決定される．生物学的に，疎水性タンパク質（hydrophobic protein），疎水性アミノ酸（hydrophobic amino acid）などという言葉がよく使用される．疎水性タンパク質とは組成アミノ酸のなかで，非極性基を有するプロリン，チロシン，ロイシン，フェニルアラニンなどの疎水性アミノ酸含量の高いものをいう．水分子との親和性（affinity）の弱い非極性基（nonpolar group）が水溶液中で互いに集まろうとする相互作用を疎水結合（hydrophobic bond）という．☞親水性

そすいせいクロマトグラフィー　疎水性クロマトグラフィー　hydrophobic chromatography　試料を疎水性に基づいて分離する方法であり，タンパク質の精製などに用いる．塩濃度の高い状態で塩析されたタンパク質を充填剤に吸着させておき，次第に塩濃度を下げていくと溶出してくる．試料によって溶出する塩濃度が異なるために分離が起こる．☞クロマトグラフィー

❖そせいけつごうそしき　疎性結合組織　loose connective tissue［疎線維性結合組織］

ソニケーター　sonicator　［超音波発生装置］細胞，細菌などの破砕，洗浄などに用いる．

ソニックヘッジホッグ　sonic hedgehog　ショウジョウバエのセグメント・ポラリティー遺伝子の1つであるヘッジホッグ遺伝子に相同な脊椎動物の遺伝子がコードするシグナルタンパク質である．コンピュータゲームのキャラクターの名前に由来している．ソニックヘッジホッグ遺伝子（Shh）は，形態形成に不可欠な重要な遺伝子である．発生初期の体の左右非対称性を決める遺伝子の1つで，ニワトリではヘンゼン結節の左側に発現する．また，この遺伝子が異常になると単眼症を含む全前脳症になる．さらに，四肢の指のパターン形成，神経管における運動神経の分化，毛の形成，歯の形成など多くの形態形成に関与している．タンパク質はC末端側にあるタンパク質分解活性により切断され，コレステロールで修飾されていたN末端側がシグナル分子として働く．SHHタンパク質は膜タンパク質であるパッチト（PTC）に結合する．SHHの結合していないパッチトは受容体である膜タンパク質スムースンド（SMO）に結合し，SMOの活性を抑制しているが，SHHがPTCに結合すると，PTCとSMOの相互作用が変化し，SMOが活性化される．これらの遺伝子は歯の形成過程にも関与している．

フィンランドのUniversity of HelsinkiのDevelopmental Biology Programmeから，Gene expression in toothと名付けられたホームページ（http://honeybee.helsinki.fi/toothexp）にアクセスすると最新の情報が得られる．☞形態形成，ホメオボックス遺伝子

そめんしょうほうたい　粗面小胞体　granular endoplasmic reticulum, rough endoplasmic reticulum, rough ER　細胞内小器官の1つ．単位膜からなる袋状の構造物で表面にリボソームが付着したもの．強い塩基好性を示す細胞．膵臓

の外分泌細胞，胃底腺の主細胞，神経細胞，形質細胞で発達している．リボソームでその細胞に特有な分泌性タンパク質（ホルモンなど）が合成され，小胞体腔に貯えられ，必要に応じてゴルジ装置に輸送され分泌される．☞ ゴルジ装置，リボソーム

ソモジー・ネルソンほう　ソモジー・ネルソン法　Somogyi-Nelson method　還元糖（おもに単糖）の比色定量法の１つで，Somogyi の滴定法をヒ素モリブデン酸塩を用いた比色法に改良した方法である．試料約 5〜600 μg にまず適量の銅試薬を加えた試験管開口部をアルミ箔で覆い，沸騰水中で 10 分加熱後流水中で冷やしてから，Nelson 試薬を適量加えて生成された酸化第一銅を溶かしばらく放置すると，試料の糖量により草色から深青色が現れる．それを一定量の容積にして，500 mμ 波長で比色定量して糖量を求める．

ゾル　sol　普通のコロイド溶液をゾルと呼ぶことがあり，ゾルの分散媒の量が減少して流動性を失い半固体状になった状態をゲルという．寒天印象材やアルジネート印象材は，ゾルの状態で口腔内に適用しゲル化させることによって印象を取る水成コロイド印象材である．

ソルビトール　sorbitol　［ソルビット，グルシトール］　炭素数が 6 のソルビトール（$C_6H_{14}O_6$, mol wt 182.71）に対応する糖類はグルコース（glucose）である．最も食品に応用されている糖アルコールである．固形および液状製品がある．固形製品の結晶には α，β，γ の 3 型がある．ソルビトールはリンゴ，ナシ，杏などの果物類や海藻類などに存在している．工業的にはグルコースを原料として触媒存在下で水素添加することによって得られる．ソルビトールの甘味はショ糖の 60〜70％で，味の切れはやや早い．経口摂取されたソルビトールの大部分は小腸で直接吸収されて体内で代謝され，一部は大腸に到達して腸内細菌によって発酵される．一時に大量に摂取すると腹部の膨満感，軟便化，下痢などの副作用が起こる．ソルビトールの栄養成分としての有効エネルギー値は 3 kcal/g とされている．

歯科的には，ミュータンスレンサ球菌はソルビトールを炭素源として生育可能であるので，歯垢中においても酸産生の基質になっているが，酸産生速度はかなり緩慢であるためう蝕誘発性はほとんどないと解釈されている．ヒト歯垢での酸産生の評価法の対照として用いられている．溶解度：固形分濃度：70 %（20℃）．☞ 糖アルコール，甘味料，代用甘味料，う蝕予防

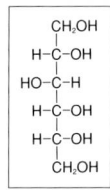

```
      CH₂OH
    H-C-OH
   HO-C-H
    H-C-OH
    H-C-OH
      CH₂OH
```

ソルビトール

ソルボース　sorbose　［ソルビノース，キシロ-2-ヘキスロース］　ケトヘキソースの 1 種．ソルビトールの酵素的酸化により生じる．アスコルビン酸（ビタミン C）の工業的合成における重要な中間体である．☞ 糖質

た

ターナーし　ターナー歯　Turner tooth　局所の炎症による歯の形成異常歯．

ターナーしょうこうぐん　ターナー症候群　Turner syndrome　低身長，翼状頭，外反肘などの先天異常に伴う性染色体異常による疾患．☞性染色体

❖**だいいちおよびだいにさいきゅうしょうこうぐん　第一および第二鰓弓症候群　first and second branchial arch syndrome**

❖**だいいちさいきゅう　第一鰓弓　first branchial arch**

❖**だいいちしょうきゅうし　第一小臼歯　first premolar**

❖**だいいちせいし　第一生歯　first dentition**

❖**だいいちセメントしつ　第一セメント質　acellular cementum**　[無細胞セメント質]

❖**だいいちだいきゅうし　第一大臼歯　first molar**

❖**だいいちにゅうきゅうし　第一乳臼歯　first milk molar**

たいえきせいめんえき　体液性免疫　antibody-mediated immunity, humoral immunity　[液性免疫]　B細胞が抗原刺激により産生する抗原と特異的に結合するタンパク質である抗体，すなわち免疫グロブリンが関与する免疫応答をいう．高等動物の抗体には，IgA, IgD, IgE, IgG, IgM の5つのクラスがあり，それらは，抗原結合部はそのままにし，H鎖の定常部を変換することで生み出されている．抗原と反応したB細胞が抗体を産生．抗体のクラススイッチをするためにはヘルパーT細胞（Th細胞）の補助が必要である．Th1細胞が産生するIFNγはIgG2への，Th2細胞が産生するIL-4やIL-13は，IgG1, IgEへの，また，TGF-βはIgAへのクラススイッチを誘導する．

　抗体は，抗原となるウイルスや細菌に結合しそれらを直接中和不活化するが，IgGクラスの抗体が細菌などに結合すると，そのFc部分が好中球やマクロファージのFcγRに認識され，それらの菌の食食殺菌が促進される．また，K細胞と呼ばれる細胞や好中球，マクロファージなどはウイルス感染細胞や癌細胞に結合したIgGのFc部分をFcγRで認識し，それを傷害破壊する．これは抗体依存性細胞媒介性細胞傷害作用（antibody dependent cell-mediated cytotoxicity；ADCC）と呼ばれる．好中球やマクロファージの場合は，活性酸素，タンパク分解酵素，組織傷害性タンパク質などを，またK細胞の場合はパーホリンやグランザイムを放出し相手を傷害する．

　IgGが胎盤を経由して母胎血から胎児血に移行するのも，胎盤細胞がFcγRを発現するためである．補体の第一成分は抗原と反応したIgGとIgM抗体のFc部に結合し活性化される．

　自己の細胞や組織に向けられた抗体が形成されADCCが誘導されると，筋のアセチルコリンレセプターに対する自己抗体による重症筋無力症や抗赤血球抗体による自己免疫性溶血性貧血などが誘導される．☞抗体，抗体形成，T細胞，補体

❖**たいえんVじがたしれつきゅう　帯円V字形歯列弓　round V-shaped dental arch**

❖**たいえんほうけいしれつきゅう　帯円方形歯列弓　round square dental arch**

ダイオキシン　dioxins　ダイオキシン類（diocins）を指す場合と，その中で作用が最強であるといわれる 2,3,7,8-tetrachlorodibenzo-p-dioxin（TCDD）を指す場合とがある．ダイオキシン類とは，dibenzo-p-dioxin, dibenzofuran および，coplanar PCB（polychlorinated biphenyls）の3種類の物質群を指し，各々が塩素数とその位置が異なる多数の同族体からなる．これらの毒性をTCDDのそれと比較し，比で表わすことがある（毒性等価係数 TEF）．以下，最も研究されているTCDDについて述べる．

　TCDDの油性溶媒や混餌による経口投与での吸収率は一般に約50～80％と高い．他方，代謝は一般的に遅く，半減期はヒトで約10～11年，アカゲザルで約400日，ラットで約10～40日，マウスで約7～12日といわれる．TCDDの単回投与では，動物は即死せず，数日から数週間経った後に死亡する．LD_{50} は最も高感度であるといわれるモルモットで 0.6 mg/kg bw，最も鈍感であるといわれるハムスターで 5 mg/kg bw であり，種差が

大きいのみならず，マウスなどでは系統差が大きいことも知られている．TCDDのラットに対する長期反復曝露では肝臓が標的となる．しかし，はっきりした死因が特定されておらずwasting syndromeと形容されることがある．TCDDには遺伝毒性はないと報告されている．齧歯類に対する発癌実験では，肝，甲状腺，口腔鼻腔扁平上皮が標的であるが，メカニズムとしては発癌プロモーター作用が考えられている．ヒトにおいては標的ははっきりしないが全体に癌のリスクを上昇させることが指摘されている．WHO/IARCのIARC Monographs on the Evaluation of Carcinogenic Risks to HumansにおいてGroup 1 (human carcinogen)とされている．奇形は，マウスにおける口蓋裂と水腎症(腎盂拡張)が有名である．アカゲザルにおいては，子宮内膜症との関連性が指摘されている．免疫系に対して，特に in vivo 実験においてT/B両細胞系に対して免疫低下の方向に作用する．

TCDDは，モルモットなどの高感受性動物に対して「従来の毒性物質」の何百分の1あるいは何千分の1の微量で毒性を発揮することなどから，ヒトによってつくられた「最強の毒」といわれてきた物質である．しかしながら，「変異原性がない」，「毒性感受性に非常に大きな種差や系統差がある」，「毒性による死亡の原因が特定できない(wasting syndromeといわれる所以である)」など徐々にその正体が解明されてきた．そして，これらの特徴は，「dioxin受容体」を想定すれば説明されることが知られるに至り，ついにArylhydrocarbon Receptor (AhR)遺伝子のクローニング，AhRノックアウト(KO)マウスの作成により，dioxinの生物効果のほとんどがこの核内受容体に支配されていることがはっきりした．すなわち，AhRKOマウスは大量のTCDD投与にもwasting syndromeは発症せず，口蓋裂・水腎症奇形の誘発もみられず，AhRを介したCYP1A1誘導が必須であるところのベンツピレンによる発癌もみられない．

AhRは細胞内受容体の一員であり，dioxin分子は，ホルモンが作用するような低濃度で受容体に結合し，その結果，標的遺伝子の転写を促進し，それがdioxin毒性の毒性症状として観察されていたことになる．dioxin毒性の種差は第一に受容体分子構造の種差に起因すると考えられる．また，遺伝子発現を介する影響が主であるため，大量投与後に「即死」せず，徐々に症状が発現してくること，複数の組織・臓器に複雑な影響が現れ，wasting syndromeなどと表現せざるを得ないような死に方をすることも，受容体原性毒性の一面であろう．エストロジェン受容体系への影響，あるいはp27やras/protein kinaseを介した細胞回転への影響，エストロジェン受容体を介する遺伝子発現の抑制現象なども，遺伝子発現調節レベルで説明されつつある．ちなみに，AhRは，肝臓のCYPの誘導の研究から発見されたものである．

❖**だいがくしょう　大顎症　macrognathia**
❖**だいきゅうし　大臼歯　molar, posterior cheek tooth**
❖**だいきょうこつきん　大頰骨筋　zygomaticus major muscle**
❖**だいこうがいかん　大口蓋管　pterygopalatinal canal**　[翼口蓋管]
❖**だいこうがいこう　大口蓋孔　greater palatine foramen**
❖**だいこうがいしんけい　大口蓋神経　anterior palatine nerve**　[前口蓋神経]
❖**だいこうがいどうみゃく　大口蓋動脈　greater palatine artery**

たいこうざつ　退交雑　backcross　[戻し交雑，戻し交配]　交雑によって生じたF1とその両親のいずれかとの交雑をいう．優性ホモの親との退交雑では，表現型はすべて親と同じになるが，劣性ホモの親とでは，子に生じた配偶子の遺伝子型がそのまま表現型となる．　☞ 検定交雑

❖**たいこうし　対咬歯　antagonistic tooth**　[対合歯]
❖**だいこうしょう　大口症　macrostomia**
❖**だいこうとうこう　大後頭孔　foramen magnum**　[大孔]
❖**だいごこうとう　第五咬頭〈下顎大臼歯の〉 fifth cusp**

タイコさん　タイコ酸　teichoic acid　[テイコ酸]　本来，細胞壁成分の酸性物質の意味をもつ語．グラム陽性菌の細胞壁に存在する多糖でポリリビトールリン酸またはポリグリセロールリン酸の誘導体である．側鎖にD-アラニン，グルコース，ガラクトース，N-アセチルガラクトサミンなどが結合し，一般にこれら側鎖が抗原特異性を決定している．レンサ球菌や乳酸桿菌のものは主としてグリセロールリン酸のポリマーを骨格とするグリセロールタイコ酸であり，脂質と結合したリポタイコ酸として細胞膜からのびているものもあり，多くの場合細胞壁のタイコ酸と共通の抗原性を示す．　☞ リポタイコ酸

たいさいぼうとつぜんへんい　体細胞突然変異　somatic mutation　個体発生の過程で，一部の

体細胞に突然変異が起き，新しい形質が発現すること．キメラ，モザイクなどがある．☞ 抗体形成，突然変異

❖**だいさこつじょうか　大鎖骨上窩　greater supraclavicular notch**
❖**だいさんせい　第三生歯　third dentition**
❖**だいさんだいきゅうし　第三大臼歯　third molar**
❖**だいじかいしんけい　大耳介神経　great auricular nerve**

たいしゃ　代謝　metabolism　生物が，外界から物質を取り入れ，物質の合成（同化）や分解（異化）などの化学反応によってさまざまな物質に変換した後老廃物を排出する働き．また，代謝に伴うエネルギーの出入りや変換をエネルギー代謝という．☞ エネルギー代謝，同化作用

たいしゃちょうせつ　代謝調節　metabolic regulation　［代謝制御］生物が生命活動を維持するためには，外界からさまざまな物質を摂取して栄養素をつくり，複雑な有機物ならそのままの形で利用し，複雑な有機物はいったん単純な素材に戻して体内で利用する．外界から吸収したエネルギーも，生体内で必要な化学反応（酵素反応）に利用できるATP，ホスホクレアチンなどに変換して貯蔵する．生体のこうした一連の作用を代謝と呼び，この代謝系は巧みに調節されている．代謝系は摂取した栄養素をもとに，より複雑なタンパク質，核酸，脂質，糖質などを合成する同化作用と，これらを単純な素材にまで分解して再利用したり対外に排泄する異化作用のバランスで成り立っている．こうした代謝調節の担い手が酵素であり，酵素の基質や産物なども調節に役立っている．生体の代謝調節系では酵素の量あるいはその活性が絶えず調節されている．これらの酵素量の増減やその活性は当該酵素やその調節因子をコードする遺伝子の発現によって調節されていることが多い．また基質や産物の増減はフィードバック的に代謝系に作用して，目的の産物をさらに増加させたり（positive feedback），逆に減少させたり（negative feedback）することがある．☞ エネルギー代謝，異化代謝産物抑制，フィードバック抑制

❖**たいしょうねんてん　対称捻転〈歯の〉winging**

たいじょうほうしん　帯状疱疹　herpes zoster　水痘―帯状ヘルペスウイルスによる感染症．初感染後神経節に潜伏したウイルスが再活性化して引き起こす症状．

たいしょくさいぼう　大食細胞　macrophage　→マクロファージ

❖**だいしんしょう　大唇症　macrocheilia**　［巨唇症］
❖**だいすいたいしんけい　大錐体神経　greater petrosal nerve**

ダイズトリプシンインヒビター　soybean trypsin inhibitor　［トリプシンインヒビター，STI］豆科植物に存在する，トリプシンを阻害する分子量20,100のタンパク質．トリプシンとは1：1で結合する．クニッツインヒビターやボーマン・バークインヒビターはその例．☞ プロテアーゼインヒビター

❖**だいせいし　代生歯　successional tooth**　［交代歯］
❖**だいせいしてい　代生歯堤　successional dental lamina**
❖**だいぜっかせんかん　大舌下腺管　major sublingual duct**
❖**だいぜつしょう　大舌症　macroglossia**　［巨舌症］

たいせんしょくたい　体染色体　autosome　［常染色体］染色体のうち，性染色体以外のものをいう．形の等しい相同対からなる．☞ 染色体

❖**だいせんもん　大泉門　anterior fontanell, large fontanell**

だいだえきせん　大唾液腺　large (major) salivaly glands　［大口腔腺］太い導管で口腔に開口する大きな唾液腺で，耳下腺，顎下腺，舌下腺がある．この中でも耳下腺は最大で，耳下腺管は上顎第二大臼歯冠に対向する頬粘膜に開口する．顎下腺は顎下小丘に開口し，舌下腺は，舌下小丘に開口する大舌下腺と，舌下ヒダに十数カ所にて開口する床舌下腺に分かれる．

だいちょうきん　大腸菌　*Escherichia coli*　[colioform bacteria]　ヒトの腸管内常在菌であり，グラム陰性，通性嫌気性の桿菌である．鞭毛をもち運動性がある．腸管内では消化吸収，ビタミン合成，異物代謝など重要な役割を果たしている．多種の血清型が存在し，近年病原性大腸菌としてO157が注目されている．☞ O157

たいないどけい　体内時計　biological clock　→生物時計

❖**だいななこうとう　第七咬頭　seventh cusp**
だいにけいろ　第二経路　alternative pathway　→補体活性化経路
❖**だいにさいのう　第二鰓嚢　inner branchial groove, second pharyngeal pouch**
❖**だいにしょうきゅうし　第二小臼歯　second premolar**
❖**だいにせいし　第二生歯　second dentition**

❖**だいにセメントしつ　第二セメント質**　secondary cementum

❖**だいにぞうげしつ　第二象牙質**　secondary dentin　［不規則象牙質］

❖**だいにだいきゅうし　第二大臼歯**　second molar

❖**だいににゅうきゅうし　第二乳臼歯**　second milk molar

だいようけっしょうざい　代用血漿剤　plasma expander　［血漿増量剤］　循環血漿量を保持し，コロイド浸透圧を保ちたい状況で血漿のかわりに使用する製剤．デキストラン，ゼラチン製剤などがある．☞ 血漿

だいようだえき　代用唾液　salivary substitute　［人工唾液，合成唾液］　唾液分泌が少ない症例に対する，治療用の人為的に合成された唾液の代用として使用する溶液で，口腔乾燥症に基づく口腔機能，口腔環境の悪化を改善するための対症療法剤．組成は塩類に保湿剤等を添加し，スプレー状に塗布できるものなどが市販されている．☞ 唾液

❖**だいよんだいきゅうし　第四大臼歯**　fourth molar

❖**だいりせきこつびょう　大理石骨病**　marble bone disease　［大理石骨症］

たいりついでんし　対立遺伝子　allelomorph, allele　［アレレ］　対立形質に対応する遺伝子で，相同染色体の互いに対応する部位に存在する．複対立形質に対しては，それらに応じた遺伝子群として複対立遺伝子が存在する．☞ 遺伝子，メンデルの（遺伝）法則

❖**だいろくこうとう　第六咬頭**　sixth cusp

たいんせいしっかん　多因子性疾患　multifactorial disease　１つひとつはそれほど決定的ではない遺伝要因あるいは，環境要因のうち，２つ以上の原因因子が同時に作用したときに病状が進行する疾患．☞ う蝕

ダウエックス　Dowex　イオン交換樹脂の商品名．☞ カラムクロマトグラフィー

タウリン　taurine　分子量125の含硫アミノ酸の１つであり，動物界に広く分布し，化学構成が明らかにされている（β-aminoethanesulfonic acid $H_2NCH_2CH_2SO_3H$）．タウリンは生体内においてメチオニンやシステインから合成される．生体内では胆汁，母乳などに多量に見出される．胆汁中では，胆汁酸であるコール酸と抱合してタウロコール酸の形で存在し，脂質の消化吸収に関係している．その他にも，心筋，骨格筋などの筋肉組織，さらに中枢神経系，網膜などの視覚系にも高濃度に存在している．タウリンは生体内で最も多量に存在する含硫アミノ酸であるが，その生理的機能については不明の点も多い．

明確な機能としては，胆汁中のタウリンが腸管における脂肪や脂溶性ビタミンの吸収を，その界面活性作用によって促進するというものである．また，中枢神経系に対する調節因子としての作用も古くから知られており，体温調節，中枢性の浸透圧調節などに関与しているとされている．さらに，脳，神経の発達，生体膜の恒常性の維持，感染防御などにもタウリンが関与していることが報告されている．よく知られていることであるが，育児用の人工ミルクにはタウリンが添加されている．これは，乳幼児期の脳にタウリンが多量に含まれていること，新生児期のタウリン合成能力は未発達であること，さらに，母乳に多量のタウリンが含まれていることが知られているためで，タウリンは乳幼児にとっての必須栄養素と考えられている．また，ネコにおいてはタウリン欠乏症により網膜障害が起こることが報告されており，視覚系においても重合な役割を果たしていることが推測されている．タウリンは，現在，人工ミルクの他，健康栄養ドリンク剤や点眼薬に添加され，広く用いられている．☞ アミノ酸

ダウンしょうこうぐん　ダウン症候群　Down syndrome　［蒙古症，モンゴリスム］　第21染色体が正常に比べ１本多く存在することに起因する先天性異常症候群．精神遅滞，特徴的な顔貌を示す．

だえき　唾液　saliva　唾液は耳下腺，顎下腺，舌下腺の３大唾液腺からおもに分泌され，このほかには多数の小唾液腺からの分泌物および歯肉溝滲出液などが口腔内で混合されて全唾液（混合唾液）を構成する．１日の総分泌量は成人で約$1.5\,l$で尿量に匹敵する．pHの正常範囲は約6.8～7.4で通常中性であり，比重は1.000～1.020で血清のそれより低値である．99％以上が水分であり，そのほかに無機質としてNa^+, K^+, Cl^-, HCO_3^-, SCN^-, PO_4^{3-}, NH_4^+, Ca^{2+}, Mg^{2+}, I^-, F^-などがある．一方，有機質のおもなものにはタンパク質（酵素，抗体，血液型物質，ホルモン様物質など）があり，種々の電気泳動により分類すると，非常に多くの個人的な違いがあるとともに40種以上が知られており，唾液に固有のものと血清と共通するものとがある．その分子量は数千あまりのペプチドから数百万の糖タンパク質の複合体まで広く分布している．

唾液腺細胞は自律神経，すなわち副交感神経および交感神経の二重支配を受け，また，唾液を生

産し分泌する終末部（腺房部）と分泌された唾液を口腔に運ぶ導管部とから構成されている．腺房部細胞を介して腺腔内に移動し生成された原唾液は，導管部を通過するときに，それぞれの導管部細胞において，組成の一部が再吸収されたり，分泌されたりする．そのため腺房部で生成された原唾液は血漿と等張性であるが，耳下腺や顎下腺の開口部から得られる唾液は低張性となる．この低張性の唾液を産生する意義は，唾液が血漿と同じ塩濃度の場合，血漿中の濃度よりも低濃度は感知できないことから，唾液産生過程でナトリウムと塩化物が再吸収され，その結果，唾液が低張性になり，塩味を感じる能力が高められるというところにある．このように唾液は口腔内に入った物質を溶かして味蕾に導き，味覚を起こさせる．つまり，唾液分泌は味蕾中の味細胞が制御しているといえる．

さらに，唾液には多彩な機能があり，食物の湿潤化，円滑化による咀嚼および嚥下，発音や味覚などの生理機能の補助作用，洗浄，緩衝，抗菌作用に基づく歯および口腔粘膜の保護作用などが知られている．機能の1つである抗菌因子（リゾチーム，ペルオキシダーゼ，ラクトフェリン，ディフェンシン，キャセリシジン，ヒスタチン，スタセリン，インヒビン，ムチン，ロダン，分泌型IgAなど）が口腔内の微生物に対し抑制的に作用し，抗菌用炎要因と，また炭酸－重炭酸塩系と呼ぶ緩衝作用をもち，抗う蝕要因と考えられている．また実際，唾液流量と唾液中の構成物質量からう蝕や歯周炎の発症率との間には相関のあることが示されている．☞ 抗菌ペプチド

だえきアミラーゼ　唾液アミラーゼ　salivary amylase　唾液中に分泌されるデンプン分解酵素で，アイソザイムとして分子量62kDaと56kDaの2種類がある．一方膵型アミラーゼは54kDaである．デンプン，グリコーゲンなどの多糖類のα-1,4グルコシド結合を加水分解し，還元糖であるマルトース，グルコースを生ずる．流行性耳下腺炎では，血清唾液アミラーゼが顕著に上昇する．☞ アミラーゼ

だえきかしょうしょう　唾液過少症　oligoptyalism, oligosialia　→口腔乾燥症

❖**だえきかん　唾液管　salivary duct**

❖**だえきかんえん　唾液管炎　sialodochitis**

だえきかんしょうのうしけん　唾液緩衝能試験　salivary buffering capacity test, buffer capacity test　食後1時間以上経過後の刺激唾液5mlを採取しpHを7に合わせた後，0.05N乳酸を加えてpH6にする．この時加えた乳酸の量を測定する．この量から，唾液1lあたりの乳酸の量に換算し，緩衝能とする．唾液緩衝能試験とう蝕活動性試験の結果にはやや逆相関の傾向がみられる．☞ う蝕活動性試験

❖**だえきかんゾンデ　唾液管ゾンデ　salivary duct probe**

❖**だえきかんへいそく　唾液管閉塞　sialoangiostenosis**

だえきこうたい　唾液抗体　salivary antibody　唾液中に分泌される免疫グロブリン．分泌型免疫グロブリン（sIgA）が主である．☞ 分泌型免疫グロブリン，粘膜免疫，抗体

❖**だえきしょうたい　唾液小体　salivary corpuscles**

だえきせん　唾液腺　salivary glands　[口腔腺]　口腔に開口する唾液を分泌する腺で，大唾液腺と小唾液腺がある．大唾液腺は漿液腺である耳下腺，混合腺である顎下腺と舌下腺がある．小唾液腺は混合腺として口唇腺，頬腺，前舌腺，臼歯腺があり，粘液腺として口蓋腺，後舌腺が，漿液腺として舌のエブネル腺がある．

❖**だえきせんえん　唾液腺炎　sialoadenitis**

❖**だえきせんがん　唾液腺癌　carcinoma of the salivary gland**

❖**だえきせんこんごうしゅよう　唾液腺混合腫瘍　mixed tumor of salivary gland**

❖**だえきせんしゅよう　唾液腺腫瘍　tumors of the salivary glands**

❖**だえきせんしょう　唾液腺症　sialadenosis, sialosis**

だえきせんせんしょくたい　唾液腺染色体　salivary gland chromosome, salivary chromosome　ショウジョウバエなどの双翅類の唾液腺細胞でみられる，巨大な多系染色体．染色体が細胞分裂を伴わずに複製をくり返すことにより生じる．

❖**だえきせんつう　唾液仙（疝）痛　salivary colic**

❖**だえきせんていたいのうほう　唾液腺停滞嚢胞　retention cyst of salivary gland**

❖**だえきせんないぶんぴ　唾液腺内分泌　internal secretion of salivary gland**

だえきせんホルモン　唾液腺ホルモン　salivary gland hormone　[パロチン]　耳下腺の産生する分子量約13万のホルモン様の糖タンパク質．軟骨，骨，歯などの硬組織や，皮膚，血管の結合組織の発育に関与しているとされる．パロチンは唾液腺ホルモン製剤の商品名でもある．☞ ホルモン

だえきタンパクしつ　唾液タンパク質　salivary

protein ［唾液グリコプロテイン，ムチン，ムコイド］　各種唾液に含まれる特徴的なさまざまの分子量のオリゴ糖鎖を含有する糖タンパク質の総称．塩基性と酸性に分けられ，獲得被膜の主成分となったり，湿潤，保護，抗菌の役割を担う．抗体，酵素等も含まれ，抗菌，消化作用にも関与する．

だえきぶんぴつ　唾液分泌　salivation, secretion of saliva, salivary secretion　唾液分泌量は，安静時の成人で 0.03～1.2 m*l*/分で，炎症性疾患や口内炎，舌炎などで分泌量が増加，唾石症，シェーグレン症候群，老人性萎縮時に分泌量は低下する．分泌に影響を与える因子には，概日周期，分泌刺激の種類，心理的因子，明るさ等が知られている．

だえきぶんぴつかたしょう　唾液分泌過多症　polysialia, ptyalism, sialosis, sialism　［唾液過剰分泌症］　唾液の分泌が異常に亢進している状態．最も多い原因は口腔の急性炎症によるもので，口腔内の損傷やアフタ潰瘍，義歯の不適応などによって引き起こされることがある．また，薬物中毒やパーキンソン病，てんかんなどでもみられる．

だえきぶんぴつげんしょうしょう　唾液分泌減少症　hypoptyalism, oligosialia　唾液の分泌が減少した状態．唾液腺の炎症，変性，萎縮などが原因になる．シェーグレン症においても唾液分泌の低下が起こることが多い．唾液の分泌量の低下によって，口腔内の状態が悪化し，う蝕の増加がみられる．☞ 口腔乾燥症

だえきぶんぴつそくしんこうか　唾液分泌促進効果　sialagogic effect　唾液の分泌は，食物による口腔粘膜や舌の刺激によって促進されるほか，過去の条件付けによって反射的に分泌が起こる条件反射によるものがある．唾液分泌検査においてはクエン酸を口腔に含ませて唾液分泌量を調べることも行われる．

だえきぶんぴつちゅうすう　唾液分泌中枢　center of salivation　唾液の分泌に関与する副交感神経節前ニューロンの存在する上唾液核および下唾液核をいう．

だえきぶんぴつふぜん　唾液分泌不全　hypoptyalism　☞唾液分泌減少症

だえきりゅうしゅつしけん　唾液流出試験　salivary secretion test　口腔内に分泌される総唾液量を測定する方法と，耳下腺と顎下腺にチューブを挿入し，単一唾液腺の分泌量を測定する方法がある．唾液の分泌量は食事などによって大きく変動するが，平均成人で，1日に 1～1.5 *l* とされている．

❖**だえきろう　唾液瘻　salivary fistula**

タカアミラーゼ　Takaamylase　高峰譲吉がコウジカビから単離したアミラーゼ．☞ アミラーゼ

たかくはっけっきゅう　多核白血球　polymorphnuclear leukocyte　［多形核白血球］　白血球（好中球）の核の形が 2～5 個の塊に分葉したもの．分葉しない核をもつものは若い細胞で老熟するに従って分葉の数が増える．感染症などで多数の好中球が動員されると，核の分葉が少ないものが増加する．☞ リンパ球

タカジアスターゼ　Takadiastase　明治時代に高峰譲吉がコウジカビから精製した酵素剤をタカジアスターゼという．食物の消化を助ける胃腸薬として利用された．

たかワクチン　多価ワクチン　polyvalent vaccine　2 種類以上の病原体(菌株)または 2 種以上の抗原決定基に対し抗体誘導能を有するワクチン．いくつかの弱毒株を用いているポリオ経口ワクチンが代表的である．高い免疫原性をもつためワクチン効果が高い．☞ ワクチン

だくど　濁度　turbidity　溶液に光をあてたときの透過光の強度と入射光の強度の比を濁度といい，高分子溶液やほかのコロイド分散系中の分子や粒子の性質を研究するのに測定される．また，水の濁りの程度を示す用語も濁度であり，飲料水，プール水などの水質の適否の判断にも用いられる．通常，吸光光度計（スペクトロメーター）では 540 nm 近辺で判定される．

❖**たけいしんしゅつせいこうはんしょうこうぐん　多形滲出性紅斑症候群　erythema exsudativum multiforme syndrome**　［スティーブンス・ジョンソン症候群］

❖**たけいせいこうはん　多形性紅斑　erythema multiforme**

❖**たけいせいせんしゅ　多形性腺腫　pleomorphic adenoma**　［混合腹瘍］

たこうげんせいペプチドシステム　多抗原性ペプチドシステム　multiple antigen peptide system　［MAPs］　ペプチド抗原の免疫原性を高揚させるために考え出された方法である．このMAPsのコア部分は 7 個あるいは 11 個のリジンにて構成されており，4 個や 8 個の枝をもつ分枝構造を形成している．それぞれの枝の $-NH_2$ 基に 4 個あるいは 8 個のペプチドの C 末端側がつながり，ペプチドが並列に並ぶ．コア部分が構築されたレジンが市販されている．そのレジンを用いれば，通常の方法にて MAPs ペプチドが合成でき

る．この MAPs ペプチドは，キャリアタンパク質を用いる場合と同等のアジュバント効果を有し，また抗原エピトープのみを有した最小単位のペプチドにも用いることができる．よって，キャリアなしにワクチン効果が期待され，またより強く目的抗体のみを誘導するので安全性が高い．アジュバントを使用しにくい鼻腔や腸管への粘膜ワクチンへの応用が検討されている．☞ ペプチドワクチン

❖**たこうとうし　多咬頭歯　multitubercular tooth**

❖**たこんし　多根歯　multirooted tooth**　[複根歯]

❖**だしん　打診　percussion**

❖**たせいしせい　多生歯性　polyphyodonty**

だせき　唾石　salivary stone, sialolith　唾液腺内，および導管内に形成された結石を指し，唾液腺とその導管に多い．個数，大きさ，型式，堅さはさまざまで，リン酸カルシウム，炭酸カルシウム，有機物，各種塩よりなる．慢性炎症，外傷，迷入異物，剝落上皮等が原因としてあげられるが明らかでない．唾石によって引き起こされた症状を唾石症といい，摘出が必要になる．

❖**だせきしょう　唾石症　sialolithiasis**

だついんすい　脱イオン水　deionized water　イオン交換カラムを通して精製された非常に純度の高い水．水素イオン濃度が原理的にはなく，種々の分子生物学的実験に用いられる．

だつえん　脱塩　desalting　試料に含まれる塩類を除く操作であり，一般には海水の淡水化など純水を得る目的の脱塩を指す．生物学では，生体試料の水溶液に含まれる塩類を除くことをいい，イオン交換，ゲル濾過，限外濾過，透析などの方法を用いる．

だっかい　脱灰　demineralization　歯質の無機成分であるヒドロキシアパタイト（$Ca_{10}(PO_4)_6(OH)_2$；リン酸カルシウムの1種）が酸によって溶解される過程を脱灰という．エナメル質の脱灰は pH 5.5 以下になると発現しやすくなる．化学反応式は次のように表される．

$$Ca_{10}(PO_4)_6(OH)_2 + 8H^+ \rightarrow 10Ca^{2+} + 6HPO_4^{2-} + 2H_2O$$

脱灰は，バイオフィルムに関連する細菌が関与する場合，また関与しない場合にも発現する．細菌が関与するエナメル質脱灰の直接的な原因は，デンタルプラークが産生する各種有機酸（おもに乳酸）である．口腔内の酸産生菌が発酵性糖質を代謝し，酸が歯面に作用した結果である．デンタルプラークはグルカンを介して歯面に形成され，さらにグルカンはバリアとして酸がデンタルプラークから拡散するのを防いでいる．その結果，酸は蓄積され長期間にわたり歯面に作用する．

細菌が関与しない場合は，内因性（胃酸）ならびに外因性（酸性食品，ビタミンCの常用，労働環境条件下で発生する各種酸のガス・ミストなど）由来の酸が原因である．また，歯科医療では酸が日常的に使用される．細菌が関与するエナメル質の脱灰は，う蝕の初期症状でありう窩形成前のう蝕である．表層下脱灰病変（subsurface lesion）とも呼ばれる．☞ う蝕, 酸産生菌, デンタルプラーク, 乳酸, バイオフィルム, ヒドロキシアパタイト

だっかい‐さいせっかいかへいこう　脱灰–再石灰化平衡　decalcification–recalcification equilibrium, demineralization – remineralization equilibrium　歯垢下の歯表面や慢性う蝕病巣では，局所の酸の強弱により無機成分の溶出と再結晶化がくり返されている．この状態で硬組織が見かけ上，増減のない状況を指し，平滑面う蝕では表層の再石灰化層に顕著にみられる．この部では硬組織の元素は活発に回転し，フッ素の硬組織の取込みもこの過程で起こる．☞ 再石灰化

❖**だっかいそう　脱灰層　demineralization layer**

だつかんさ　脱感作　desensitization　[減感作]　IgE 抗体によって媒介されるⅠ型の即時型アレルギーの原因物質であるアレルゲン（花粉，ハウスダスト，ダニ，動物のふけ，ハチ毒など）を少量ずつ，アレルギー患者に投与することによって，アレルゲンに対する感受性を低下させることをいう．また，このような治療法を脱感作療法という．Curitis（1898）が花粉症患者に花粉の抽出物を注射したのがこの療法の始まりと考えられている．

脱感作療法を開始すると，抗原特異的な IgG 抗体価と抑制性Ｔ細胞の活性が高められる反面，IgE 抗体価は低下する．ハチ毒アレルギーの場合，脱感作により生じた IgG 抗体が体内に入ってくるハチ毒抗原を中和し，アナフィラキシー症状を抑える．また，ブタクサアレルギー患者の有効例の場合には，抗原特異的な抑制性Ｔ細胞の活性が高められて IgE 抗体産生を抑制するほか，マスト細胞の増殖抑制が起こるという．しかし，この療法が無効の例もあり，また，これらの変化と臨床症状改善との間に必ずしも強い相関関係がみられない場合もある．したがって，この治療法の正確な作用機序は不明な点が多い．☞ アナフィラキシー, アレルギー, 抗体

だっき 脱気 removal of air, degassing
溶液から気体成分を除くこと。アクリルアミドゲルなどは、空気の混入によりその重合が阻害されるため脱気が必要となる。陰圧にしたり、煮沸したりする方法がある。

❖**だっきゅう 脱臼〈歯の〉 luxation of tooth**

だっし 脱脂 removal of grease, delipidation
組織・細胞などから油脂成分を除くこと。

だっすい 脱水 dehydration 触媒や酵素の働きにより分子内または分子間で水（H_2O）が脱離する反応。または試料から水分を奪うこと（乾燥）。乾燥剤として、五酸化リン、過塩素酸ナトリウム、活性アルミナ、シリカゲル、塩化カルシウム、濃硫酸、水酸化ナトリウムなどがある。

だつぶんか 脱分化 dedifferentiation 分化した組織や器官の細胞が、一時的あるいは永続的にその分化形質を失うこと、あるいは再び未分化の状態に戻ることをいう。一般に、分化した細胞はその増殖能は抑制されているが、なんらかの原因でその分化形質を失うと増殖能を発現するようになる。癌細胞は分化の制御が外れて脱分化したものといえる。一方、正常な細胞の分化形質は非常に安定に決定づけられており、脱分化によって分化のレパートリーが変化したりすることは容易には起こらない。☞ 分化, 腫瘍

だつぶんきょくせいきんしかんやく 脱分極性筋弛緩薬 depolarizing muscle relaxant 神経接合部における後部膜局所の脱分極による筋弛緩薬で、サクシニルコリンがこれにあたる。

❖**だつらくし 脱落歯 deciduous tooth** [乳歯]

たとう 多糖 polysaccharide 多糖とは単糖類が重合したものであるが、単糖類が2〜10個重合したものを少糖類あるいはオリゴ糖と呼ぶのに対して、それ以上重合したものを多糖と呼ぶ。

一般に、同種類の単糖類からなるホモ多糖と2種類以上の構成糖からなるヘテロ多糖とがある。

多糖の機能としては、別表にも示すように、動物や植物のエネルギー物質（デンプン、グリコーゲンなど）、細胞支持物質（セルロース、キチンなど）や分泌物質（デキストラン、カードラン、プルランなど）などさまざまであるが、それぞれ生物の生命現象に大きく関わっているものが多い。

多糖の利用面では、食品や医薬品、化粧品の増粘剤、ゲル化剤あるいは結着剤としての利用が多いが、最近では冷凍食品の品質向上でもよく使われている。また、ヒトでの生理機能に関して食物繊維あるいは、β-1,3 グルカンなどは抗腫瘍性の

多糖類の一覧表

物質名	起源	存在	主構造
デンプン	植物	貯蔵物質	グルコースの α-1,4 結合
イヌリン	植物	貯蔵物質	フルクトースの β-2,1 結合
グルコマンナン	植物	貯蔵物質	グルコースとマンノースの β-1,4 結合
セルロース	植物	細胞壁	グルコースの β-1,4 結合
キシラン	植物	細胞壁	キシロースの β-1,4 結合および 1,3 結合
マンナン	植物	細胞壁	マンノースの β-1,4 結合
ペクチン	植物	細胞壁	ガラクツロン酸の α-1,4 結合
グアガム	植物	分泌物質	ガラクトースとマンノースが結合
アラビアガム	植物	分泌物質	ガラクトースの β-1,3 結合
アガロース	海藻	細胞壁	ガラクトースとアンヒドロガラクトースの β-1,4 結合
カラギーナン	海藻	細胞壁	ガラクトースサルフェートとアンヒドロガラクトースが結合
アルギン酸	海藻	細胞壁	マンヌロン酸とグルロン酸が結合
ガラクタン	海藻	細胞壁	ガラクトースの β-1,4 結合
グリコーゲン	動物	貯蔵物質	グルコースの α-1,4 結合
キチン	動物	細胞成分	N-アセチルグルコサミンの β-1,4 結合
デキストラン	微生物	分泌物質	グルコースの α-1,6 結合
レバン	微生物	分泌物質	フルクトースの β-2,6 結合
カードラン	微生物	分泌物質	グルコースが β-1,3 結合
プルラン	微生物	分泌物質	マルトトリオースが α-1,6 結合
キサンタンガム	微生物	分泌物質	グルコース、マンノース、グルクロン酸が β 結合
ニゲラン	微生物	細胞壁	グルコースが α-1,3 結合および α-1,4 結合(ほぼ等量)
ラミナラン	海藻	貯蔵物質	グルコースの β-1,3 結合
ムタン	微生物	分泌物質	グルコースの α-1,3 結合および α-1,6 結合

機能でも注目されている.

以上は多糖そのものの利用に関してであるが,デンプンを分解して得られるグルコース,フルクトース,マルトースや水飴あるいはそれらの水素添加物である糖アルコールは食品や医薬品の分野で頻繁に利用されている.また,デンプンやその分解質をもとにしてつくられる各種オリゴ糖,キシランを分解して得られるキシロオリゴ糖,キチンやキトサンを分解して得られるオリゴ糖などは整腸作用をもつ難消化性糖質として知られている.

また最近では,木材から抽出したキシランを分解して得られるキシロースを水素添加してつくられるキシリトールが,非う蝕性甘味料としてガム等に盛んに利用されている.☞ グルコース,オリゴ糖,キシリトール

たとうるい　多糖類　polysaccharide, glycan [グリカン]　炭水化物命名規約によると構成糖の重合度が10以上のものに対する名称であるが,一般には重合度100以上のものをいう.生物学的にはその機能を根拠に構造多糖類と貯蔵多糖類に分類され,由来を根拠に植物多糖類,細菌多糖類,動物多糖類に分類される.また,構造的分類では単一の単糖から構成されるホモ多糖類と数種類の単糖から構成されるヘテロ多糖類に分類される.さらに,ウロン酸やエステル硫酸を多く含むものを酸性多糖,中性糖のみのものを中性多糖とする分類もある.☞ 多糖

たのうせいかんさいぼう　多能性幹細胞　pluripotential stem cell [全能性幹細胞]　さまざまな血球に分化する能力をもつ細胞.すべての血球は多能性幹細胞が分裂と分化をくり返すことによりつくられる.

タバコモザイクウイルス　tobacco mosaic virus [TMV]　植物ウイルスの代表的なもので,最初に結晶化されたウイルス.ss-RNA positive-strandウイルスであり,増殖にDNAを介さない.タバコ,トマトなどのモザイク病の原因として知られている.細菌濾過器を通過することができる,結晶化が可能である,核酸を含むなどのウイルスの性質がこのウイルスを用いて明らかにされたことでも有名である.

❖**たはつせいがくのうほう　多発性顎嚢胞　multiple jaw cysts**

❖**たはつせいこつずいしゅ　多発性骨髄腫　multiple myeloma**

タブレット　tablet [錠剤]　薬品を錠剤に成形して1錠中に必要な成分を含有させたもの.

❖**たほうせいのうほう　多胞性嚢胞　multilocular cyst**

❖**たるじょうし　樽状歯　barrel-shaped tooth** [栓状歯]

ダルトン　dalton [Da]　分子や原子の質量の単位であり,炭素の同位元素 ^{12}C の1原子の質量の12分の1である.ダルトンで示された分子1個の質量は数値的には分子量と同じであるが,分子量は無名数であり分子量の単位としてダルトンを使用するのは正しくない.

たんいせいしょく　単為生殖　parthenogenesis [単為発生,処女生殖]　卵細胞が雄性配偶子の関与なしに発生を始める現象.ミツバチの雄,アリマキ,ミジンコなどが単為生殖で発生することが知られている.また,人工的に物理,化学的な刺激を与えて未受精卵の発生を開始させることを人工単為生殖という.☞ 生殖

たんきゅう　単球　monocyte　血液中に存在する直径10〜18 nmほどの単核の細胞で,リンパ球に比べ大型である.通常馬蹄形の核を有し,しばしば細かいアズール好性顆粒を保有する.細胞質は,よく発達したゴルジ体と多くのリソソームが存在し,リソソーム内には,ペルオキシダーゼやいく種類もの酸性加水分解酵素があり,食食した微生物の殺菌,消化に重要な役割を果たしている.細胞表面に発現するFcγレセプターやCR3レセプターにより,IgGや補体のC3bでオプソニン化された微生物を効率よく食食する.骨髄造血幹細胞に由来し,単芽球,前単球を経て単球に分化する.単球は血管壁を通過して組織に出ると,マクロファージ,類上皮細胞,多核巨細胞などに分化する.マーカーとしては細胞表面抗原のCD14および非特異的エステラーゼ活性が有名であり同定に用いられる.

ヒト単球をマクロファージコロニー刺激因子(M-CSF)や顆粒球・マクロファージコロニー刺激因子(GM-CSF)などのマクロファージ増殖分化因子で培養するとマクロファージへ分化するが,GM-CSFとIL-4存在下に培養するとCD1陽性の樹状細胞に,またM-CSFとIL-4または,M-CSFと破骨細胞分化因子(ODF)存在下に培養すると酒石酸抵抗性の破骨細胞様多核巨細胞に分化する.☞ 食細胞,マクロファージ,破骨細胞

❖**たんきゅうせいはっけつびょう　単球性白血病　monocytic leukemia**

❖**たんけいせいせんしゅ　単形性腺腫　monomorphic adenoma**

❖**たんこんし　単根歯　simple-rooted tooth**

たんさんカルシウム　炭酸カルシウム　calcium carbonate　$CaCO_3$,分子量100.09.天然には

方解石，アラレ石，バテライトとして産出する．製鉄，建材，石灰孔などに用いられるほか，顔料，製紙，歯みがき粉などに用いられる．

たんさんこてい　炭酸固定　carbon dioxide fixation　[炭酸同化]　独立栄養生物である植物や細菌が，二酸化炭素を取り込んで自己の構成成分を合成する働き．そのエネルギー源として光エネルギーを利用する光合成と，無機物質（硫化水素，イオウ，亜硫酸，硫酸など）を酸化する際に得られる化学エネルギーを利用する化学合成とに分けられる．☞ 光合成，カルビン回路

たんさんどうか　炭酸同化　carbondioxide assimilation　[炭酸固定]　光合成経路によって二酸化炭素から炭水化物を合成することを炭酸同化という．☞ 光合成

たんじゅう　胆汁　bile　肝臓で合成される消化分泌液．主成分は胆汁酸，リン脂質，コレステロール，ビルビリン．胆汁酸はデオキシコール酸とリトコール酸のグリシンあるいはタウリン抱合体である．胆汁酸には界面活性剤としての作用があり，食餌中の脂肪酸や脂溶性ビタミンを乳化して消化吸収を促進する．

❖**たんじゅんこっせつ　単純骨折　simple fracture**　[閉鎖骨折]

❖**たんじゅんせいこつのうほう　単純性骨嚢胞　simple bone cyst**　[外傷性骨嚢胞]

❖**たんじゅんせいしこんまくえん　単純性歯根膜炎　periodontitis simplex**

❖**たんじゅんほうしん　単純疱疹　herpes simplex**

たんすいかぶつ　炭水化物　carbohydrate
→糖質

だんせいホルモン　男性ホルモン　male hormone　[雄性ホルモン，アンドロゲン]　雄性の二次性徴を誘発するステロイドホルモンの総称．主要な男性ホルモンはテストステロンである．☞ ホルモン

だんそうさつえいほう　断層撮影法　tomography, laminagraphy　X線撮影において体内のある平面だけを選択的に撮影する方法．最近は，フィルムの代わりにX線検出装置を移動させ，透過線量データをコンピュータに取り込んで解析するコンピュータ断層撮影法が一般的である．

たんとう　単糖　monosaccharide　単糖類は，通常の加水分解によってそれ以上簡単な構造に分解することができない糖であり，オリゴ糖，多糖の構成単位である．その炭素数に従って三炭糖（トリオース）から七炭糖（ヘプトース）に細分される．さらに，分子中にアルデヒド基あるいはケトン基の存在により，アルドースとケトースに二分される．最も簡単なアルドースはグリセルアルデヒドであり，ケトースはジヒドロキシアセトンである．

また，三炭糖以上の糖類は不斉炭素原子を有し，不斉炭素原子の数が増すと異性体の数も増す．n個の不斉炭素原子で2^n個の異性体が存在することになる．例えば，アルドヘキソースには$n=4$で16種類の異性体があり，それぞれ半数ずつの対掌体（鏡像）としてのDおよびL体が存在する．また，不斉炭素原子が存在すると光学活性を有する．つまり，右旋性（＋）と左旋性（－）であり，DおよびL体とは必ずしも一致していない．生理的に最も重要な単糖類はアルドヘキソースの一種であるD-グルコースである．D-マンノースとは不斉炭素原子1個だけが異なり，この両者をエピマーと呼ぶ．

単糖は遊離カルボニル基をもつ鎖状構造よりも，ヘミアセタールあるいはヘミケタールの環状構造をとる．六員環はピラノース，五員環はフラノースと呼ばれる．この複素環形成によって生じるヒドロキシル基に基づく異性体をα-およびβ-アノマーという．この両者は水溶液中で平衡関係にあり，変旋光を示す．また，このヒドロキシル基は他の位置とは異なり反応性に富み，この位置では置換反応も容易に進行する．ミュータンスレンサ球菌をはじめとするプラーク細菌によって好適に代謝される単糖は，グルコースとフルクトースである．☞ オリゴ糖，多糖

タンパクしつ　タンパク質　protein　約20種類のL-α-アミノ酸（amino acid）が互いにペプチド結合（-CO-NH-）をくり返してできたポリペプチド鎖（polypeptide chain）からなる．細胞の主成分で，生命現象に最も密接した物質である．加水分解（hydrolysis）によりアミノ酸のみを生じる単純タンパク質と，アミノ酸以外の構成成分を含む複合タンパク質とに分けられる．前者にはアルブミン（albumin），ヒストン（histon），グロブリン（globulin）などの多くのタンパク質が含まれ，後者には糖タンパク質（glycoprotein），リポタンパク質（lipoprotein），リンタンパク質（phosphoprotein），金属タンパク質（metalloprotein）などが属する．

タンパク質は生命現象において非常に重要で，しかも幅広い機能を有している．以下にその例をあげる．

1）酵素としての触媒機能：生物におけるほぼすべての化学反応は酵素（enzyme）と呼ばれるタンパク質によって触媒されている．例えば，過酸

化水素の酸素と水への分解のような簡単なものから，全染色体の複製といった複雑なものまで，ほとんどに酵素が関与している．

2）輸送：ヘモグロビン（hemoglobin）による酸素あるいはトランスフェリン（transferin）による鉄イオンの輸送などがその例である．

3）運動：タンパク質は筋肉の主成分であり，筋肉の収縮運動は2種類のタンパク質フィラメントが滑り運動することによって起こる．

4）機械的支持体：皮膚や骨の張力の強さは線維状タンパク質であるコラーゲン（collagen）の存在に依存している．

5）免疫防御：抗体（antibody）はウイルスや細菌の感染防御に働く．細胞表面に存在し，細胞内に情報を伝達するレセプター，あるいは細胞間の情報伝達に係わるサイトカイン（cytokine）などもタンパク質である．

6）遺伝情報の制御：細胞の増殖あるいは分化に係わる遺伝子の発現を制御しているサプレッサー，エンハンサーなどもタンパク質である．

7）神経の電気シグナルの発生と伝達：ある特定の刺激に対する神経細胞の反応は受容体タンパク質が伝達する．

歯科領域で独特なタンパク質として，コラーゲン（collagen）とエナメルタンパク質（enamel protein）がある．エナメルタンパク質はハイドロキシアパタイト結晶の形成をコントロールしているのではないかと推測されている一群のタンパク質である．石灰化を完了したエナメル質にはほとんどタンパク質は存在しないが，石灰化する前のエナメル質には約30％のタンパク質が存在し，これらをエナメルタンパク質と呼ぶ．エナメルタンパク質は石灰化に先だって，エナメル質基質から消失する． ☞ アミノ酸，アクチン，酵素の分類，タンパク質分解酵素，能動輸送，細胞接着，シグナル伝達，免疫応答，エネルギー代謝

タンパクしつごうせい　タンパク質合成　protein synthesis

タンパク質合成は生合成（biosynthesis）と化学合成（chemical synthesis）とに分けられる．タンパク質の生合成はDNAに書き込まれた遺伝情報がmRNAに転写（transcription）され，そのmRNAの情報がタンパク質に翻訳（translation）されることにより行われる．細胞内では膜結合型あるいは遊離型リボソーム（ribosome）で行われており，その反応は大きく4段階に分けることができる．

1）アミノ酸の活性化．20種のアミノ酸がアミノアシル-tRNAシンテターゼの作用で，各アミノ酸に特異的に対応するtRNAの3'末端のリボースにエステル結合し，アミノアシル-tRNAとなる．

2）遺伝情報の転写．DNAのもつ情報を転写することにより生じたmRNAと結合し，開始複合体を形成する．

3）ペプチド鎖の延長．mRNAの示す遺伝暗号に従ってペプチド鎖が延びていく．

4）ペプチド鎖合成の終結．mRNAの示す暗号が終止コドンに到達するとペプチド鎖終結因子の作用で新生ペプチド鎖がtRNAから切り離され，リボソームから遊離する．

タンパク質は，またアミノ酸を化学的に重合させて合成することができる．現在でも，ペプチドの合成には化学合成が用いられているが，タンパク質の化学合成はまだ一般的ではなく，遺伝子組換え技術により大腸菌（*Escherichia coli*）や酵母（yeast）などに生合成させる方法が一般的である．しかしながら，ペプチド合成機の開発によりタンパク質の化学合成速度も飛躍的に進歩し，現在まで，インシュリン，リボヌクレアーゼAなどが合成されている．今後は，比較的低分子量のタンパク質には遺伝子組換え技術よりも化学合成が一般的になるかもしれない． ☞ コドン，伝令RNA，リボソーム

タンパクしつごうせいそがいざい　タンパク質合成阻害剤　protein synthesis inhibitor

タンパク質合成を選択的に阻害する薬剤．動物細胞のリボソームは80Sであり，細菌は70Sである．ストレプトマイシン，テトラサイクリン，クロラムフェニコールは，70Sリボソームに働きタンパク質合成を阻害する．シクロヘキシミドは，80Sリボソーム系にのみ，ピュロマイシンは両方に作用する． ☞ タンパク質合成

タンパクしつのこうぞう　タンパク質の構造　structure of protein

タンパク質の構造は一次構造，二次構造，超二次構造，三次構造，四次構造からなり，タンパク質のアミノ酸配列を一次構造，その折りたたみによって形成される立体構造を高次構造という．一次構造にはアミノ酸側鎖のリン酸化やグリコシル化などによる修飾や，2つのシステインのチオール基の酸化により形成されるジスフィルド結合（S-S結合）も含み，S-S結合はペプチド鎖を架橋し高次構造の形成と安定化に寄与する．

二次構造はαヘリックスとβ構造からなる規則的な構造である．αヘリックスはらせん構造をとり，ほとんどの場合1ターンに3.6残基の右巻らせん構造である．β構造（βシート構造ともいう）はほとんどのびきった構造をとり，β構造をと

る1本のペプチド鎖をβストランドと呼ぶ．ほとんどの場合，β構造は隣接したポリペプチド鎖との水素結合により安定化する．通常，隣り合うN末端からC末端へのポリペプチド鎖の向きがすべて同一に並ぶ平行β構造，逆に並ぶ逆平行β構造をとることが多い．これらαヘリックスとβ構造は，規則的な構造をとらないループと呼ばれる領域で連結されている．複数の二次構造の配置により，超二次構造と呼ばれる（フォールドともいう）単位構造に分類される．1）αヘリックスのみからなるallα，2）逆平行β構造のみからなるallβ，3）αヘリックスとβ構造が交互に並ぶアミノ酸配列をとり，平面状のβ構造をαヘリックスが囲む構造のα/β，4）αヘリックスとβ構造からなる領域が別々に分かれて存在するα+βの4種類がそのおもなものである．

三次構造は1本のポリペプチド鎖がとるタンパク質全体の構造を指す．そのなかで，100〜200アミノ酸からなる構造的にまとまった領域をドメインと呼び，機能の単位でもある．各ドメインは1本のポリペプチド鎖上に連結されていて，それが折りたたまれて三次構造を形成している．また各ドメインはモジュールから構成されるともいわれている．

四次構造は，三次構造をもつ複数のポリペプチド鎖が非共有結合で会合した立体構造である．この会合体は結合に方向性があるため特定の決まった構造をとり，オリゴマーと呼ばれる．オリゴマーを形成する各ポリペプチド鎖をサブユニットという．オリゴマー形成によって，巨大な構造タンパク質を形成したりサブユニット間の相互作用による広範な機能抑制を可能にしている．最近の予測ではタンパク質の高次構造は有限であり，1,000個程度であるといわれている．☞ アルファヘリックス，タンパク質

タンパクしつぶんかいこうそ　タンパク質分解酵素　protease　[プロテアーゼ，プロテイナーゼ，ペプチダーゼ]　タンパク質，ペプチドのペプチド結合の加水分解を触媒する酵素（EC 3·4群）の総称である．従来，基質としてタンパク質を分解する酵素をプロテイナーゼ（proteinase），低分子ペプチドを分解する酵素をペプチダーゼ（peptidase）と区別して呼んできたが，生化学国際連合命名委員会（1992年）の勧告ではペプチド結合の加水分解を触媒する酵素をすべてペプチダーゼと呼び，このうち，ペプチド鎖の中央部を切断するものをエンドペプチダーゼ（endopeptidase），ペプチド鎖を末端からアミノ酸，あるいはペプチド単位で逐次的に加水分解する酵素をエキソペプチダーゼ（exopeptidase）と呼ぶことを推奨している．前者は活性発現に関与するアミノ酸残基や金属などの特徴から以下の4種に分類されている．

1）セリンエンドペプチダーゼ（Serine endopeptidases：E.C.3.4.21）：活性発現にセリン残基を必須とする酵素で，消化酵素であるトリプシンやキモトリプシン，血液凝固関連酵素，細菌のズブチリシンなどが代表的である．その活性はDFP（diisopropyl fluorophosphate）やPMSF（phenylmethan sulfonyl fluoride）で阻害される．2）システインエンドペプチダーゼ（Cysteine endopeptidases：E.C.3.4.22）：植物のパパインや動物のカルパインなどに代表される酵素で，活性中心にシステインが存在していることから，チオールプロテアーゼ（Thiol protease），SH-プロテアーゼと呼ばれることもある．これらの酵素はモノヨード酢酸やPCMB（p-クロロメルクリ安息香酸），エポキシコハク酸誘導体であるE-64などで阻害される．3）アスパラギン酸エンドペプチダーゼ（Aspartic endopeptidases：E.C.3.4.23）：ペプシン，レニン，カテプシンD, Eに代表される一群の酵素で，活性発現に必須な残基がアスパラギン酸であり，その活性はペプスタチンで阻害されることが多い．ヒト免疫不全ウイルス（HIV）がコードするプロテアーゼもこの中に分類されている．酸性プロテアーゼ（acid protease），カルボキシプロテアーゼ（carboxyl protease）と呼ばれることもある．4）メタロエンドペプチダーゼ（Metalloendopeptidases：E.C.3.24）：活性発現に金属を必須とする一群の酵素で，亜鉛を必須金属とするものが多い．動物のコラーゲナーゼ，マトリックスメタロプロテアーゼ，細菌のサーモリジンなどが代表的である．また，*Streptococcus*や*Capnocytopgaga*などが産生するIgA specific proteaseもメタロエンドペプチダーゼである．酵素活性は金属キレート剤であるEDTA，オルトフェナントロリンで阻害される．

エキソペプチダーゼは，活性発現に関与するアミノ酸残基や金属などの特徴にペプチドの分解様式を加味してアミノペプチダーゼ（Aminopeptidases：E.C.3.4.11），セリンカルボキシペプチダーゼ（Serin-type carboxypeptidases：E.C.3.4.16），メタロカルボキシペプチダーゼ（Metallocarboxypeptidases：E.C.3.4.17），システインカルボキシペプチダーゼ（Cysteine-type carboxypeptidases：E.C.3.4.18），ジペプチダーゼ（dipeptidases：E.C.3.4.12），ジ（トリ）ペプチジルペプチダーゼ（di(tri)peptidyl peptidases：E.C.3.4

14)，ペプチジルペプチダーゼ（peptidyl peptidases：E.C.3.4.15）および修飾されたアミノ酸に働くオメガペプチダーゼ（Omega peptidases：E.C.3.4.19）の8種に分類されている. ☞ プロテアーゼインヒビター，タンパク質

タンパクしつリンさんかこうそ　タンパク質リン酸化酵素　protein kinase　[プロテインキナーゼ]
ATPのγ-リン酸基をタンパク質に転移する反応を触媒する酵素. セリン, スレオニン残基の水酸基をリン酸化するセリン/スレオニンキナーゼ, チロシン残基の水酸基をリン酸化するチロシンキナーゼに大別されるが, セリン/スレオニンとチロシンの両方をリン酸化する酵素（dual specificity protein kinase）, ヒスチジンをリン酸化するヒスチジンキナーゼも存在する. タンパク質リン酸化酵素は, 基質タンパク質の特定残基をリン酸化することにより, 高次構造の変化を引き起こし, その機能を変える. 逆反応である脱リン酸化は, リン酸化タンパク質脱リン酸化酵素（phosphoprotein phosphatase）によって触媒される. タンパク質の活性を速やかに, かつ可逆的に調節できるリン酸化反応は, 普遍的にみられる翻訳後修飾であり, 増殖, 分化, 細胞周期, 遊走など, さまざまな細胞活動がタンパク質のリン酸化, 脱リン酸化によって制御されている. ☞ シグナル伝達

タンパクにょう　タンパク尿　albuminuria, proteinuria　[アルブミン尿]
尿中にタンパク質が検出されること. 臨床検査では5〜10 mg/dlでタンパク尿陽性と判定される. タンパク尿では, 腎臓機能の障害, 腎臓疾患が疑われる.

たんりょうたい　単量体　monomer　[モノマー]
高分子合成の際の重合反応の出発物質を単量体あるいはモノマーという. また, ポリマーの構成単位の分子を単量体あるいはモノマーという. 例えば, エチレンを重合させてポリエチレンを合成することができるが, この場合, エチレンが単量体, モノマーである.

ち

チアノーゼ　cyanosis
動脈血中の酸素量が低下してデオキシヘモグロビンが3 g/dlを超えたときに現れる症状. 皮膚や粘膜, 特に口唇が暗青色を呈する. 大気の酸素分圧が低下したときや心不全, 肺機能の低下などで現れる.

チアミン　thiamine　[ビタミンB_1, サイアミン, アノイリン]
脚気を防ぐビタミンとして発見された. ピリミジン環とチアゾール環がメチレン基で結合した化学構造をもつ. 生体内でチアミンピロリン酸となり, 補酵素として働く. ☞ ビタミン

チェーン・ストークスがたこきゅう　チェーン・ストークス型呼吸　Cheyne-Stokes respiration
無呼吸の呼吸型の1つ.

ちえんがたかびんしょう　遅延型過敏症　delayed type hypersensitivity　[遅延型アレルギー]
抗原に感作されたT細胞が抗原の再刺激に反応して起こす細胞性アレルギーを介した炎症性の組織反応で, CoombsとGell分類のⅣ型アレルギーの別名称である. IgE抗体と抗原との反応は数分で生じるのに対して, 反応のピークが抗原刺激後24〜48時間にあるので, この呼び名が付いた.

MHC拘束性CD4^+T細胞（マウスではTh1細胞）が抗原特異的に反応してインターフェロンγなどのサイトカインを放出する. これにより毛細血管の増殖・血管透過性亢進が起こり, 単球/マクロファージ, リンパ球, 好塩基球などの炎症細胞が遊走・集積し, 血漿成分の滲出も起こる. サイトカインによりリンパ球は分裂・増殖し, マクロファージは活性化されてIL-1などのサイトカインを放出する. これらの作用で血管内皮細胞や線維芽細胞の増殖・接着分子の増加も生じ, 白血球の浸潤が増強される. 血管内皮細胞から血液凝固や炎症物質も放出されるため凝固系の活性化や線維素の析出も生じる. 抗原が長期間残存すると肉芽腫の形成に至る場合がある. ツベルクリン反応や接触皮膚炎が典型例である. 生体に不利な面ばかりでなく, 細胞内寄生細菌や真菌感染の防御にもかかわっている. ☞ アレルギー, 炎症反応, 細胞性免疫, T細胞, サイトカイン

❖ちかんこつ　置換骨　replacing bone

チクル　chicle
アカテツ科の植物（Palaquium gutta）の乳濁液から得られたゴム様ポリテルペン（グッタ）とトリテルペンアルコールの混合物で, チューインガムの基材として用いられる.

チクロ　cyclamate
サイクラミン酸カルシウムあるいはサイクラミン酸ナトリウムの略. アニリンから合成される人工甘味料. 甘味はスクロースの40〜60倍, 砂糖に似た甘味で水によく溶け, 加熱にも安定なため, 人工甘味料として使われたが, 発癌性があることが疑われて, 現在, 日本では用いられていない. ☞ 代用甘味料

❖ちし　智歯　wisdom tooth　[第三大臼歯, 親知らず]

ちしいでんし　致死遺伝子　lethal gene

通常の寿命以前に死を引き起こす遺伝子．優性突然変異により生じた致死遺伝子は，その遺伝子をもつ個体はすべて死滅する．一方，劣性致死遺伝子では致死遺伝子がホモとなった個体が死滅する．

❖**ちししゅういえん　智歯周囲炎　pericoronitis of the wisdom tooth**　［智歯難生症］

❖**ちしなんせい　智歯難生　difficult dentition of the wisdom tooth**

ちしりつ　致死率　lethality　ある病気に罹患した患者のうち，その病気で死亡した患者の割合．

ちしりょう　致死量　lethal dose　有害化学物質あるいは放射線などが，急性毒性として生物を死に至らしめるのに必要な量．50％致死量（LD 50）として使われることが多く，化学物質の毒性を表す指標となる．

❖**ちず《じょう》ぜつ　地図《状》舌　geographic tongue**　［遊走輪］

ちっそじゅんかん　窒素循環　nitrogen cycle　窒素が，大気，土壌，生物などの間を形を変えながら循環している様．大気中の窒素ガスは根粒菌やらん藻により無機化合物に変えられ（窒素固定），植物はこれを取り込み有機物を合成する．動物は他の生物を食べることにより有機物の形で窒素を取り入れる．生物の排泄物，遺体は再び無機物に分解される．

チトクローム　cytochrome　→シトクロム

チミジン　thymidine　→チミン

チミジンとりこみはんのう　チミジン取込み反応　thymidine incorporation, thymidine uptake　放射性物質（通常は^{3}H）で標識したチミジン（DNAの合成時に用いられているヌクレオチド）を用いて細胞のDNAの合成の程度を測定する方法．T細胞，B細胞の免疫賦活効果や抑制効果を定量する．

ちみつこつ　緻密骨　compact bone　［緻密質］　骨膜直下の骨表層部を占める骨質で緻密で硬く，骨格の物理的強度の主体を担う．よく発達した緻密骨では微細なハバース管が長骨の長軸方向に走り，血管と結合組織を入れ，これを取り巻くように4～20層の骨層板が形成されている．このハバース管を中心とした円筒形を骨単位と呼び，介在層板がこの間を埋める．骨膜からハバース管に血管を導いている管をフォルクマン管と呼ぶ．

チミン　thymine　［Thy，5-メチルウラシル］$C_5H_6N_2O_2$．分子量126.12．ピリミジン（1,3-ジアジン：ピリミジンおよびその誘導体を総称してピリミジン塩基という）塩基の1つ．核酸（おもにDNA）の構成成分．冷水には難溶，熱水には可溶．pH 7で246.5 nmに吸収極大を示す．ラクタム型とラクチム型の互変異性体をもつが，中性条件ではほとんどラクタム型をとる．紫外線照射によって二量体を形成する．DNAの二重らせんの中ではアデニンと2つの水素結合で結ばれている．☞ウラシル，シトシン，核酸，DNA，RNA

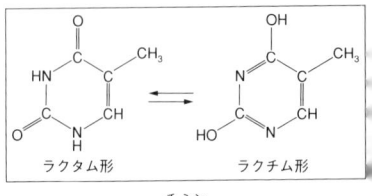

ラクタム形　　　ラクチム形

チミン

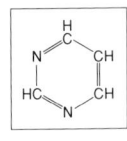

ピリミジン

チモーゲンかりゅう　チモーゲン顆粒　zymogen granules　［酵素原顆粒］　膵外分泌腺細胞や胃固有腺の主細胞にみられる分泌顆粒の1種．

チャイニーズレストランシンドローム　Chinese restaurant syndrome　グルタミン酸ナトリウム（味の素など）の多量摂取により起こる神経障害．重い頭痛，しびれ，震えなどが症状として現れる．

❖**ちゅうかんしんけい　中間神経　intermedius nerve**　［ブリスベルクの神経］

❖**ちゅうかんセメントしつ　中間セメント質　intermediate cementum**

❖**ちゅうけいかリンパせつ　中頸下リンパ節　median submandibular lymph nodes**

❖**ちゅうけいしんけいせつ　中頸神経節　middle cervical ganglion**

❖**ちゅうこうがいしんけい　中口蓋神経　middle palatinal nerve**

❖**ちゅうこうまくどうみゃく　中硬膜動脈　middle meningeal artery**

ちゅうしゅつ　抽出　extraction　ある混合物のなかから，目的物質の物性を利用し，種々の方法で取り出すこと．例えば，細胞膜をクロロホルムで処理し，リピドを抽出したり，界面活性剤を利用してリポタンパク質を抽出したりする．

ちゅうしゅつぶつ　抽出物　extract　細胞中の目的成分を水あるいは有機溶媒に溶解し取り出したものを抽出物という.

❖ちゅうじょうエナメルしつ　紐状エナメル質　enamel string

❖ちゅうじょうしそうし　中上歯槽枝　middle superior alveolar branch

❖ちゅうじょうしそうどうみゃく　中上歯槽動脈　middle superior dental artery

❖ちゅうしんけっせつ　中心結節　central cusp

❖ちゅうしんじょうみゃくあつ　中心静脈圧　central venous pressure

❖ちゅうしんせいがくこつがん　中心性顎骨癌　central carcinoma of jaw bone

❖ちゅうしんせいせんいしゅ　中心線維腫　central fibroma

❖ちゅうしんりゅうせん　中心隆線〈歯冠の〉　central ridge

❖ちゅうすうせいさんさしんけいつう　中枢性三叉神経痛　central trigeminal neuralgia

ちゅうせいアミノさん　中性アミノ酸　neutral amino acid　アミノ酸のうち側鎖に解離基をもたないアミノ酸.1分子中にアミノ基とカルボキシル基を各1個もつモノアミノカルボン酸に相当する.酸性アミノ酸,塩基性アミノ酸に対するアミノ酸の分類である.グリシン,アラニン,バリン,ロイシン,イソロイシン,フェニルアラニンなどがある.☞アミノ酸

ちゅうせいしぼう　中性脂肪　neutral fat　モノアシルグリセロール,ジアシルグリセロール,トリアシルグリセロールを指す.長鎖モノアシルグリセロールは界面活性作用が強く,乳化剤として用いられ,また,消化管内でも吸収ミセルの形成に関わる.ヒトの脂肪細胞などにはトリアシルグリセロールが多く含まれる.

ちゅうせいとう　中性糖　neutral sugar　グルコースやフルクトースのようにそれぞれ-CHO(アルデヒド基)や>CO(ケト基)をもち中性の糖をいう.こうした中性の単糖が重合したものを中性多糖という.これに対し,グルコースのC_1が-COOH基(カルボキシル基)となっているものはグルコン酸といって酸性であるし,またC_6が-COOH基となっているグルクロン酸も酸性である.酸性糖が重合すれば酸性多糖が生じるが,自然界の酸性の多糖はウロン酸多糖のみである.

❖ちゅうせっし　中切歯　center incisor

❖ちゅうぞうかん　鋳造冠　cast crown

❖ちゅうそくとうどうみゃく　中側頭動脈　middle temporal artery

ちゅうどくりょう　中毒量　toxic dose　医薬品あるいは科学物質の毒性は摂取経路(経口的,経皮的,経気道的)や剤型により大きく異なる.医薬品については毒薬・劇薬の指定基準(LD_{50})があり,経口で毒薬は＜30 mg/kg,劇薬＜300 mg/kgとされている.ヒトの推定致死量は経口で,猛毒：60 mg,強毒：茶さじ1杯,中程度毒：30 g,弱毒：250 g,実用上の無毒：500 gといわれている.

ちゅうはいよう　中胚葉　mesoderm　胚の3つの原始胚層の中層.結合組織,筋組織,血液,心臓血管系,リンパ系泌尿器系の臓器,組織がここから発生する.

❖ちゅうびこうかい　中鼻甲介　middle nasal concha

❖ちゅうびどう　中鼻道　middle nasal meatus

ちゅうわ　中和　neutralization　本来は,酸と塩基が反応して中性の水を生ずることをいうが,現在ではいろいろな意味で使用される.例えば,細菌の毒素の毒性を抗毒素で無毒化することを中和ともいう.また,ウイルスの感染を抗体で防ぐことを中和するというし,またその抗体を中和抗体という.

ちょうえんしんぶんり《ほう》　超遠心分離《法》　ultracentrifugation　[超遠心]　数万rpmの高速度で回転する遠心機によって溶液中の物質を沈降させる方法.タンパク質や核酸などの巨大分子,ウイルス,細胞画分などの分離に用いられる.

ちょうおんぱしょり　超音波処理　ultrasonication, sonication　超音波の特性を生かして,超音波により細胞を粉砕したり溶解しにくい物質を可溶化すること.

ちょうおんぱしんだん　超音波診断　ultrasonographic diagnosis　[超音波エコー法]　超音波を人体に投射すると人体内の各組織の境界で反射が起こる.この反射した超音波を画像化,分析して人体内の様子を調べることを超音波診断という.妊娠時の胎児の検査のほか,肝臓の組織の病変の検査に用いられる.

❖ちょうかがくじんたい　蝶下顎靱帯　spheno-mandibular ligament

❖ちょうけいこつ　蝶形骨　sphenoid bone

❖ちょうけいこつどう　蝶形骨洞　sphenoid sinus

❖ちょうこうがいこう　蝶口蓋孔　sphenopalatine foramen

❖ちょうこうがいせっこん　蝶口蓋切痕　sphenopalatine incisura

❖ **ちょうこうがいどうみゃく　蝶口蓋動脈**
sphenopalatine artery

チョウジゆ　チョウジ油　clove oil　チョウジのつぼみまたは葉を水蒸気蒸留して得た精油．薬効：局所麻酔作用と弱い鎮痛作用がある．口腔内殺菌剤として，特にう蝕の局所麻酔または鎮痛をかねて滴剤として用いる．1日量0.025〜0.15 g．

❖ **ちょうじょうがくほうごう　蝶上顎縫合**
sphenomaxillary suture

❖ **ちょうせん　腸線　catgut**

ちょうでんどうたい　超伝導体　superconductor　電気抗体が液体ヘリウム温度で0になる金属あるいは合金をいう．水銀ではじめて明らかにされ，ニッケルとチタンの合金などが広く研究機器などに使用されている．

ちょうないさいきん　腸内細菌　Enterobacteriaceae　腸内細菌はきわめて大きな菌群(科)で30菌属，多数の菌種が含まれる(表)．これらの中には医学上重要な病原菌が含まれ，また大部分のものはヒトの臨床材料から検出される．特に，Salmonella, Shigella, Yersinia, 下痢原性大腸菌などは腸管感染症原因菌として重要である．口腔に

腸内細菌に含まれる菌属および菌種

Arsenophonus (A. nasoniae)*
Budvicia (B. aquatica)
Buttiauxella (B. agrestis)
Cedecia (C. davisae, C. lapagei, C. neteri)
Citrobacter (C. amolonaticus, C. diversus, C. Freundii)
Edwardsiella (E. hoshinae, E. ictaluri, E. tarda)
Enterobacter (E. terrigena, E. aerogenens, E. agglomerans, E. amnigenus, E. asburiae, E. cloacae, E. dissolvens, E. gergoviae, E. hormaechei, E. interrmedius, E. nimipressuralis, E. sakazaki, E. taylorae)
Erwinia (E. amylovara, E. ananas, E. cacticida, E. carotovora, E. chrysanthemi, E. cypripedii, E. nigrifluens, E. persicinus, E. psidii, E. quercina, E. rhapontici, E. rubrifaciens, E. salicis, E. stewartii, E. tracheiphila, E. uredovora)
Escherichia (E. blattae, E. coli, E. fergusonii, E. hermannii, E. vulneris)
Ewingella (E. americana)
Hafnia (H. alvei)
Klebsiella (K. oxytoca, K. planticola, K. pneumonia**, K. terrigena)
Kluyvera (K. ascobata, K. cryocrescens)
Leclercia (L. adecarboxylata)
Leminorella (L. grimontii, L. richardii)
Moellerella (M. wisconsensis)
Morganella (M. morganii)
Obesumbacterium (O. proteus)
Pantoea (P. agglomerans, P. dispersa)
Pragia (P. fontium)
Proteus (P. mirabilis, P. myxofaciens, P. penneri, P. vulgaris)
Providencia (P. alcalifaciens, P. heimbachae, P. rettgeri, P. rustigianii, P. stuatillis)
Rahnella (R. aquatilis)
Salmonella (S. bongori, S. choleraesuis***)
Serratia (S. entomophila, S. ficaria, S. fonticola, S. grimesii, S. liquefaciens, S. marcescens, S. odorifera, S. plymuthica, S. proteamaculans, S. rubidae)
Shigella (S. boydii, S. dysenteriae, S. flexnerii, S. sonnei)
Tatumella (T. ptyseos)
Xenorhabdus (X. nematophilus, X. luminescens, X. beddingii, X. bovienii, X. poinarii)
Yersinia (Y. aldovae, Y. bercovieri, Y. enterocolitica, Y. frederiksenii, Y. intermedia, Y. kristensenii, Y. mollaretii, Y. pestis, Y. pseudotuberculosis, Y. rhdei, Y. ruckeri)
Yokenella (Y. regensburgei)

* ( ) 内は菌種名
** K. pneumonia 菌種には3亜種，pneumonia, ozaenae, rhinoscleromatis が含まれる．
*** S. choleraesuis 菌種には6亜種，choleraesuis, salamae, arizonae, diarizonae, houtenae, indica が含まれる．

は各種 *Streptococcus* 菌種が常在しているが，腸内細菌もときどき検出される．グラム陰性，無芽胞性，通性嫌気性，オキシダーゼ陰性，ブドウ糖を発酵性の桿菌の一群．硝酸塩を亜硝酸に還元し，普通の培地によく発育する．運動性のある菌は周毛がある．

　腸内細菌の抗原にはO，H，KおよびF抗原があり，Oは菌体，Hは鞭毛，Kは莢膜(Kapsel ドイツ語)，Fは線毛(Fimbriae)の抗原を指す．OおよびHのいわれは，Proteusのスウォーミング(swarming；遊走)現象に由来し，プロテウスで鞭毛をもつ菌株を寒天培地で培養すると，培地の表面全体に広がって発育し，集落を形成しない．一方，培地に胆汁酸塩を添加して鞭毛の形成を阻止した培養基は，スウォーミングを起こさず，菌の接種部のみに発育する．

　スウォーミングした状態は，寒い日に窓ガラスに"はぁー"と息を吹きかけたとき，ガラスが白く曇る様子(ドイツ語で"Hauch：曇り"の意)に似ている．このことから，プロテウスのスウォーミング現象を"Hauch"と，また鞭毛のない菌の発育をHauchではないということから，"ohne Hauch"という言葉で表現した．このことを基に，鞭毛をもつプロテウスの菌株をH型，鞭毛を保有しない無鞭毛菌株をO型と呼んだ．この呼称は，スウォーミングの有無にかかわらず，大腸菌やサルモネラをはじめとするすべての腸内細菌やビブリオ，さらに多くのグラム陰性桿菌にも適用され，鞭毛の抗原をH抗原，また菌体の抗原をO抗原と呼ぶようになった．これらの抗原(おもにOおよびHまたはK)を組み合わせたものを血清型という．

❖**ちょうぼう《そう》　鳥貌《相》　bird face**

ちょうらせん　超らせん　superhelix　➡スーパーヘリックス

❖**ちょうりょくじゅようき　張力受容器　tension receptor**

❖**ちょくせつせいこつきゅうしゅう　直接性骨吸収　direct bone resorption**

❖**ちょくせつふくずいほう　直接覆髄法　direct pulp capping**

❖**ちょくたつせいこっせつ　直達性骨折　direct fracture**

ちょぞうタンパクしつ　貯蔵タンパク質　storage protein, reserve protein　　物質の貯蔵に関与するタンパク質．特定の物質を結合しているもの(鉄貯蔵タンパク質であるフェリチン)，およびタンパク質自身が栄養源としてアミノ酸の貯蔵体の役割を果たしているもの(乳中のカゼイン，卵白中のオバルミン，小麦種子中のグリアジン，とうもろこし種子中のゼインなど)がある．

ちょぞうデンプン　貯蔵デンプン　reserve starch, storage starch　　葉緑体中で昼には光合成によりつくられた六炭糖が重合してデンプンになり，夜になるとそれは葉緑体内(普通の緑色植物)または外部の細胞質(紅藻などの場合)にデンプン粒として一時貯えられる．過剰の場合には茎や根の光合成を行わない貯蔵組織にデンプン粒となって貯蔵される．これを貯蔵デンプンという．☞デンプン

❖**ちょりゅうのうほう　貯留嚢胞　retention cyst**

チロシン　tyrosine　[2-アミノ-3-ヒドロキシフェニルプロピオン酸，p-ヒドロキシフェニルアラニン]　$C_9H_{11}NO_3$　分子量181.19．略記はTyrまたはY(一文字表記)．ヒドロキシル基のpKaは10.07(25℃)．L型はタンパク質を構成する芳香族アミノ酸の1つである．ヒトでは非必須アミノ酸．J. F. von Liebig(1846年)によりカゼインのアルカリ加水分解物から発見された．F. Bopp(1894年)により単離された．タンパク質中のチロシン残基は一部リン酸化されO-ホスホチロシンとなり，リン酸化一脱リン酸化反応によって細胞外刺激の内部への伝達，物質の膜透過の調節などの情報伝達系で重要な役割を果たす．チロシンは副腎髄質や脳でドーパを経てエピネフリン(アドレナリン)になる．チロキシンやトリヨードチロニンなどの甲状腺ホルモンにはヨード化されたチロシン(ヨードチロシン)が含まれる．

　生体内では，フェニルアラニンがフェニルアラニン-4-モノオキシゲナーゼによってヒドロキシル化されて生ずる．分解はp-ヒドロキシフェニールピルビン酸を経てフマル酸やアセト酢酸へ至る．チロシン代謝異常によりアルカプトン尿症が生ずる．☞アミノ酸

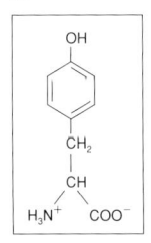

チロシン

チンキざい　チンキ剤　tincture　　生薬をエタノールまたはエタノールと精製水の混液で浸出して製した液状の製剤をいう．内服用チンキ剤とし

て，アヘンチンキ(麻薬)，苦味チンキ，トウヒチンキ，ホミカチンキがある．

❖**ちんきゅうせいこっせつ　陳旧性骨折　old fracture**

ちんこうけいすう　沈降係数　sedimentation coefficient, sedimentation constant　分子の沈降速度は遠心力に比例するが，この比例定数を沈降係数という．高分子の沈降係数は，分子の分子量，形状，会合状態によって異なる．沈降係数の単位はS（スヴェードリ）で表す．

ちんつうやく　鎮痛薬　analgesic　他の知覚には影響を与えず，痛覚を選択的に抑制する薬．大別して2種類がある．麻薬性鎮痛剤は，中枢神経系のオピオイド受容体に作用する薬物であり，代表的なものはモルヒネである．強い鎮痛作用を示すが，向精神作用も強く，一般に麻薬として使用が制限されている．一方，解熱性鎮痛薬は，作用は弱いが，頭痛や炎症に伴う痛みの緩和に広く使われる．この種の鎮痛剤は，プロスタグランジン合成を阻害することによって作用を示すものが多い．

つ

❖**ツイードさんかく　ツイード三角　Tweed diagnostic facial triangle**

つうかく　痛覚　sense of pain　現実の，または潜在的な組織損傷に伴って生じる不快な感覚．神経によって脳に伝えられた痛覚は，さまざまな修飾を受け，痛みとして認識される．☞ 神経伝達物質

つうせいけんきせいきん　通性嫌気性菌　facultative anaerobe　[通性菌]　酸素の存在の有無にかかわらず生存，増殖できる菌を通性嫌気性菌という．多くの通性菌では酸素がある環境のほうが，ないほうよりも増殖率が高い．腸内細菌，ビブリオ，ブドウ球菌などがその代表である．レンサ球菌や乳酸桿菌は通性嫌気性菌ではあるが，酸素の存在は菌の発育や増殖に影響しない．これは腸内細菌などでは酸素の存在で最も大きなエネルギーが得られるのに対し，レンサ球菌などでは酸素の関与する経路をもたないためである．通性嫌気性菌は偏性嫌気性菌の範疇には入らない．☞ 嫌気性(細)菌

❖**つうふうせいかんせつえん　痛風性関節炎　gouty arthritis**

ツニカマイシン　tunicamycin　Streptomyces lysosuperificus の産生するヌクレオシド抗生物質．グラム陽性菌，真菌，糖タンパク質外被をもつウイルスを糖鎖合成を阻害することにより阻止する．真核細胞では，ドリコールピロリン酸 N-アセチルグルコサミン合成を阻害することで糖タンパク質がNグルコシド化されない．研究用試薬として用いられる．☞ 抗生物質

ツベルクリン　tuberculin　[ツベルクリンタンパク質，PPD]　結核菌から精製された数十種類のタンパク質の混合物．ツベルクリン反応に用

おもな通性嫌気性菌

グラム陰性桿菌
Enterobacteriaceae（腸内細菌科）ここに含まれる菌属は腸内細菌の項を参照．
Vibrionaceae（ビブリオ科）含まれる属：*Vibrio*, *Aeromonas*, *Plesiomonas*, *Photobacterium*, *Listonella*, *Enhydrobacter*
Pasteurellaceae（パスツレラ科）含まれる属：*Actinobacillus*, *Haemophilus*, *Pasteurella*
その他の属：*Calymmatobacterium*, *Cardiobacterium*, *Chromobacterium*, *Eikenella*, *Gardnella*, *Streptobacillus*, *Zymomonas*
グラム陽性球菌
Staphylococcus（ブドウ球菌）属
Streptococcus（レンサ球菌）属
Enterococcus（腸球菌）属
グラム陽性無芽胞桿菌
Lactobacillus（乳酸桿菌）属
Listeria（リステリア）属
Corynebacterium（コリネバクテリウム）属
Actiomyces（アクチノミセス）属
Bifidobacterium 属

いる．

ツベルクリンはんのう　ツベルクリン反応　tuberculin reaction　結核菌に感染した人，不顕性感染をしている人，BCGのワクチンを受けている人がツベルクリンを皮下注射されると，徐々に皮膚に小さな固まりが現れ，約48時間で最大の大きさになり赤く充血してくる．この反応をツベルクリン反応という．遅延型過敏症の１種である．☞アレルギー

て

てあしくちびょう　手足口病　hand-foot-and-mouth disease　おもに乳幼児にみられる伝染性のウイルス感染症．原因ウイルスはコクサッキーウイルス．手足に発疹，水疱を生じ，口腔粘膜に粘膜疹，水疱を伴う．発熱を伴うこともある．初夏から秋を中心に好発する．経口，接触，飛沫などによって感染する．

tRNA　transfer RNA　→転移リボ核酸

❖ **DIC　disseminated intravascular coagulation**　[播種性血管内凝固症]

DEAE-セファデックス　DEAE-sephadex　生体高分子の分離精製に広く使われるイオン交換体の１つ．弱塩基性のジエチルアミノエチル基を架橋デキストラングルに導入したもの．☞クロマトグラフィー

TEAE-セルロース　TEAE-cellulose　生体高分子の分離精製に使われるイオン交換体の１つ．強塩基性のトリエチルアミノエチル基をセルロースゲルに導入したもの．☞クロマトグラフィー

DEAE-セルロース　DEAE-cellulose　生体高分子の分離精製に使われるイオン交換体の１つ．セルロースゲルに弱塩基性のジエチルアミノエチル基を導入したもの．☞クロマトグラフィー

def しすう　def 指数　def index　永久歯におけるDMFにならって，乳歯う蝕の罹患状態を評価するために用いる．

ていしょくげんせいかんみりょう　低う蝕原性甘味料　low cariogenic sweetener　ショ糖の代用としてう蝕予防をうたった甘味料としては，人工・天然甘味料（サッカリン，アスパルテーム，ステビオサイド等），糖アルコール（ソルビトール，マルチトース，パラチニット，エリスリトース等），ショ糖の構造異性体（パラチノース，トレハルロース），グルカン合成酵素を阻害するグルコシルオリゴ糖（ハノース，イソマルトース等）があるが，一長一短があり用途によって他の糖との併用や複数の組合せによって使用する．☞代用甘味料

TATAボックス　TATA box　真核細胞におけるプロモーター配列の１種で，TATA結合タンパク質（TATA binding protein；TBP）が結合する転写因子結合領域．転写開始領域より約20塩基ほど上流に存在する．真核細胞では，mRNAはRNAポリメラーゼIIにより転写されるが，TATA boxを有するDNAにRNAポリメラーゼを作用させても転写は全く起こらない．RNAポリメラーゼが転写を開始するにはTBPを含む非常に多くの転写因子（transcription factor：TF）が，RNAポリメラーゼに先立ってTATA boxに結合する必要がある．遺伝子が特異的に発現する場合には，TATA box以外にCAT box（配列はCCAAT）やGC box（配列はGGCGG）と呼ばれる転写調節因子結合領域にCTF（CCAAT-binging transcription factor；CTF）やSp1が結合する．また，エンハンサーと呼ばれる領域が遺伝子の転写活性を強く上昇させる役割を果たしている場合もある．☞タンパク質合成

DNA　deoxyribonucleic acid　[デオキシリボ核酸]　RNAと同じように糖，リン酸，塩基からできているが，糖がデオキシリボースなので，デオキシリボ核酸と呼ばれる．大部分の生物の遺伝子の本体となっており，遺伝情報の記録・保存に働いている．構成する塩基はアデニン(A)，チミン(T)，グアニン(G)，シトシン(C)の4塩基で，遺伝情報は塩基の配列として暗号化されている．

　DNAの発見は1869年，当時25歳のフリードリット・ミーシャーが膿の白血球の核にある，既知のタンパク質とは異なる物質として，ヌクレインと命名したことに始まる．その後，フレデリック・グリフィス（1928年）による肺炎双球菌の形質転換実験を経て，1944年オズワルド・アベリーによる実験は，DNAが肺炎双球菌の形質転換をもたらす物質であることを示した．当時支配的であったタンパク質が遺伝物質であるという考えを，大きく転換するものであった．その後1952年ハーシェーとチェイスの細菌に感染するウイルスの実験は，ウイルスが自分のDNAを細菌に注入することによって増殖することを示した．この実験はDNAが遺伝物質であることをなお疑っていた大部分の人々を納得させた．

　DNAの塩基成分の分析（プリン塩基とピリミジン塩基が等量存在する．つまりAとT，GとCの等量関係の発見）とX線結晶解析の結果に基づき，1953年にはワトソンとクリックによる二重ら

せん構造が提唱され，遺伝物質としての保存性を構造内に秘めた．DNAの化学構造が明らかとなった．DNAの鎖には方向性があり，2本の鎖が逆向きに絡まって，二本鎖(double strand, dsDNA)を形成している．一本鎖DNA (single strand, ssDNA)はウイルスに存在する．末端が共有結合で閉じているとき，それぞれds ccc (covalently-closed circular) DNAとかss cccDNAという．mRNAから逆転写によって得られたDNAをc (complementary) DNAという．DNAは指紋のような役割を果たし，遺伝子診断，親子鑑定や犯罪捜査にも使われ，遺伝子治療などにも応用されている．☞ 遺伝子，核，核酸，組換えDNA技術，ゲノム，サザンブロット，染色体

DNAいぞんせいRNAポリメラーゼ DNA依存性RNAポリメラーゼ DNA-dependent RNA polymerase, DNA-directed RNA polymerase ［RNAポリメラーゼ転写酵素］DNAを鋳型として，それに相補的なRNAを合成する酵素．☞ タンパク質合成

DNAいぞんせいDNAポリメラーゼ DNA依存性DNAポリメラーゼ DNA-dependent DNA polymerase, DNA-directed DNA polymerase DNA複製の際に働く酵素．DNAを鋳型としてそれに相補的なDNAを合成するポリメラーゼ．この酵素はデオキシリボヌクレオチド三リン酸を基質として用いる．☞ DNAポリメラーゼ

DNAウイルス DNA virus 動物DNAウイルスは，細胞核内で複製する二本鎖DNAウイルス（パポーバウイルス，パピローマウイルス，アデノウイルス，ヘルペスウイルス），細胞質で複製する二本鎖DNAウイルス（ポックスウイルス），一本鎖DNAウイルス（パルボウイルス），部分的に二本鎖である環状DNAをゲノムとするウイルス（ヘパドナウイルス），とに分類される．

核DNAウイルスの転写と複製は宿主細胞に依存し，そのゲノムには細胞の転写制御因子とウイルスの転写制御因子が結合する部位がある．細胞質DNAウイルスすなわちポックスウイルスは，転写と複製に必要な因子を宿主細胞に依存せず，自らのウイルスゲノムにコードしている．ヘパドナウイルス（肝炎B型ウイルス）のゲノムは，感染後に細胞核内でウイルス粒子含有DNAポリメラーゼで完全な二本鎖DNAに修復される．ゲノムDNAの複製は，ウイルス逆転写酵素が，修復二本鎖DNAから転写された完全長RNAをテンプレートとして行う．ヘルペスウイルス，ポックスウイルス，ヘパドナウイルスは，エンベロープウイルスである．☞ ウイルス

DNAえんきはいれつけっていほう DNA塩基配列決定法 methods of DNA sequencing DNA塩基配列の決定法は，ジデオキシ誘導体(dideoxy derivatives；ddNTP)とDNAポリメラーゼを組み合わせたジデオキシ法（dideoxy termination法；別名サンガー法）が主流となっている．この方法は，ddNTPではリボースの3位の炭素原子に水酸基が存在しないので，DNA鎖の伸長反応時にこの誘導体が取り込まれるとその部分で反応が停止する，という原理を利用している．塩基配列を決定するには，通常P^{32}などの放射性同位元素を使用するが，近年では蛍光ラベルされたddNTPが開発されており，励起光を照射することによりddGTPは青，ddATPは緑，ddTTPは黄色，そしてddCTPは赤の蛍光を発する．蛍光法による塩基配列決定法の概要は以下のようである．

DNA塩基配列の決定には，サンプルとなるDNA, DNAポリメラーゼ，4種の塩基の混合物(dNTPと略記する)の他，プライマー(primer)が必要である．通常，塩基配列を決定するDNA断片はプラスミド等のマルチクローニングサイト(MCS)中にクローン化されているので，その部分に相補なDNAを化学合成し，それをプライマーとしてアニーリング(annealing)させる．

この系にDNAポリメラーゼ，およびdNTPを加えて反応を行うと，サンプルとなるDNA鎖に対応した塩基が取り込まれ，DNA鎖の伸長が起こる．ここで，dNTPの中に蛍光物質が結合した4種のddNTPをほんのわずかの量だけ加えると，DNA鎖はかなり長く伸長するが，ジデオキシ誘導体がたまたま取り込まれた時点でその伸長が停止する．そしてその伸長したDNA鎖は蛍光を発するが，その色調は最後に取り込まれた塩基の種類に依存する．そこで，dNTPとddNTPの比率をうまく調節することにより，ddNTPが全くランダムに取り込まれるため，あらゆる重合度のDNA鎖からなる混合物を得ることが可能となる．この混合物を蛍光検出器が下部にセットされたポリアクリルアミドの電気泳動装置により分析する．このゲルは，重合度が1つだけ異なったDNA鎖も分離する能力をもち，また，重合度の低い低分子から先に泳動される．この蛍光検出器がコンピュータと連動しており，蛍光強度が時間の変化として記録される．例えば，赤，緑，赤，緑，青，黄，黄，の順に蛍光が検出されたとすると，それは最も重合度が低く伸長したDNA鎖の最後の塩基がCであり，それより1塩基伸長した

DNA鎖の最後の塩基がAとなる．この蛍光を順を追って解析することにより，未知部分の塩基配列が決定される．今日では耐熱性DNAポリメラーゼが使用されるようになり，PCRと同様な反応条件で相補鎖の伸張が行われ1回に約400塩基ほどが解読される．

DNAキメラ　chromosomal chimera　→キメラDNA

DNAクローニング　DNA cloning　［遺伝子クローニング］　注目しているタンパク質，あるいはRNAをコードする遺伝子を単離すること．原核生物での遺伝子のクローン化は，1) 制限酵素により消化した染色体断片を適当なベクターに導入して大腸菌のクローンバンク（clone bank）を作成する過程と，2) そのクローンバンクの中から目的遺伝子を保持する大腸菌を探し出すスクリーニング過程（screening）の2ステップから成る．目的遺伝子を保持する大腸菌のスクリーニングには「道具」が必要であり，注目しているタンパク質のもつ生化学的機能や，そのタンパク質に対する抗体を作成して用いる．真核生物では遺伝子が転写・翻訳される過程で通常スプライシング（splicing）が起こるので，目的遺伝子を染色体から直接クローン化することはできない．そこで真核生物の場合は細胞から全RNAを抽出した後，メッセンジャーRNA（mRNA）を得，これ鋳型として逆転写酵素を作用させてコンプリメンタリーDNA（cDNA）を作成する．このcDNAを適当なベクターに導入して大腸菌のクローンバンクを作成し，以下原核生物での遺伝子のクローン化と同様なスクリーニング過程により目的遺伝子を単離する．

ここで述べた方法は遺伝子産物のもつ生化学的，あるいは免疫学的機能（function）を指標として遺伝子単離を進めるもので，ファンクショナルクローニング（functional cloning）と呼ばれる．しかしながら，原因が未知の遺伝子疾患に対しては，この方法では，変異遺伝子の単離を進める上での生化学的，あるいは免疫学的相貌が得られないので突然変異を起こした原因遺伝子をスクリーニングすることができない．その場合には，遺伝子産物のもつ機能には着目せず，突然変異を起こした原因遺伝子の周辺に存在するマイクロサテライトの多型性（多くの場合CAリピートの重合度のばらつきを利用する）を遺伝子単離の指標として用いる．この方法をポジショナルクローニング（positional cloning）と呼び，その概要は以下のようである．

ヒト染色体（全塩基対は3,000 Mb）では，機能は不明であるがさまざまな種類の反復配列が知られている．その中で，CAリピートは数Mbに1つの割合で存在し，このリピートの塩基配列には個人差はないが，リピートの重合度数に個人差（多型性；polymorphism）がみられる（具体的なリピート数は50～100ほどである）．さらにそのCAリピートの多型性は両親からその子孫へと遺伝していく．そこで，個人差のみられないCAリピート前後の20～30塩基を化学合成してPCRプライマーを作成する．未知の遺伝子疾患を有する同一家系の複数の患者から染色体を調製し，これを鋳型としてPCRを行う．すべての患者は，突然変異を起こした同一遺伝子をホモ接合体の形で保持するため，その原因遺伝子の近傍に位置するCAリピートの数はすべての患者で全く同一となる．使用したプライマーが染色体のどの位置に存在するかはすでに知られているので，原因遺伝子の機能には関係なく注目している遺伝子の単離が可能となる．今日ではフランスのグループにより，約2,000種のCAリピートの位置が同定されている．☞遺伝子操作

DNAけつごうタンパクしつ　DNA結合タンパク質　DNA binding protein　DNAに親和性をもったドメインを介して，特異的あるいは非特異的にDNAに結合するタンパク質の総称．機能のうえから，(1)遺伝子発現を調節する転写抑制因子，(2)DNA複製，組換え，修復に関わる因子（大腸菌のRecAタンパク質のように一本鎖DNA結合タンパク質が例としてあげられる），(3)DNAの超らせんを解消するトポイソメラーゼやATP存在下でDNAを巻戻すヘリカーゼのようなDNAのコンホメーションに変化を与える因子，などに大別される．

DNA結合部位の構造上の特徴から，次の4つの代表的なDNA結合ドメインが例としてあげられる．(1)ジンクフィンガー（zinc finger）；2個のシステインとヒスチジン（C_2H_2）あるいは4，5，6個のシステイン（C_4）が，アミノ残基のループによって隔てられた構造を基本として亜鉛に配位結合し，ペプチド鎖が指のように突き出た構造をとる．(2)ロイシンジッパー（leucine zipper）；αヘリックス構造をとる領域で，7個のアミノ酸ごとにくり返して存在するロイシンが，2回転ごとに一側面に並ぶ．同様の構造をもつタンパク質どうしが，ロイシン残基間の疎水結合でジッパーのように組み合わさってホモまたはヘテロ二量体を形成する．さらに，ロイシンジッパーのN末端側の塩基性アミノ酸によってDNA結合ドメインが形成される．(3)ヘリックス・ターン・ヘリックス

(helix-turn-helix）；2つのαヘリックス構造が，βターンによって連結されてDNA結合ドメインを形成する．(4)ヘリックス・ループ・ヘリックス（helix-loop-helix）；bHLH（basic helix-loop-helix）とも呼ばれ，αヘリックス構造を介して形成された二量体の塩基性アミノ酸領域でDNAを認識する．

このように，DNA結合タンパク質は遺伝子発現制御，DNAの複製，組換え，修復など，生命現象の維持に重要な役割を果たしている．☞ 核酸，DNA，TATAボックス

DNAごうせいそうち　DNA合成装置　DNA synthesizer → DNAシンセサイザー

DNAしゅうふく　DNA修復　DNA repair
ゲノムDNAは，複製中あるいは環境物質や紫外線などの放射線のために損傷を受けるが，これらが後の細胞世代に引き継がれないように複数の修復機構が存在する．大腸菌において，DNAが高度の傷害を受けると，その際に生じた一本鎖DNAにRecAタンパク質が結合し，これによってLexAレプレッサータンパク質の分解不活化を促進するようになる．その結果，LexAによってこれまで発現が抑制されてきた約20種類に及ぶ遺伝子の発現が誘導される．これをSOS応答と呼ぶ．これらの中には，DNA修復に関与する遺伝子も含まれるためSOS修復と呼ばれる．しかし，いくつかの遺伝子は，DNA複製を停止させていた損傷を乗り越えて，複製を進めるため，高率に突然変異が誘発することとなる（エラープローン修復，error-prone repair）．このような突然変異の増加は，実際には細胞を死に至らしめ，結果的には高度DNA傷害を受けた細胞を除去することになると考えられている．☞ DNA複製

DNAシンセサイザー　DNA synthesizer
[DNA合成装置]　自動的にDNA合成を行う機器．不溶性の担体上でDNA鎖長延長反応を行う固相法を応用してDNA合成を行う．

DNAせいげんこうそ　DNA制限酵素　DNA restriction enzyme　[制限エンドヌクレアーゼ]
DNAの特定の塩基配列を識別し，二本鎖DNAを切断するエンドヌクレアーゼ．生物種により特異性が異なるので，種々の微生物から特異性の異なった酵素が純化されている．☞ 遺伝子操作，制限酵素

DNAふくせい　DNA複製　DNA replication
細胞が増殖する際には生命の設計図であるゲノムDNAに合成反応が起こり，その結果生じた2つのゲノムDNAが娘細胞に1つずつ分配される．このDNA合成反応をDNA複製という．DNA複製は一定の開始点（ori）から開始し，多くの場合両方向性に進行する．ゲノムDNAは通常二本鎖であるが，複製の際には部分的に水素結合が解けて一本鎖になり，それぞれの一本鎖DNAを鋳型にしてその相補鎖の合成が起こることで新旧両鎖からなる二本鎖DNAが二組生じる．このような複製機構を半保存的複製という．

このDNA複製を行う酵素をDNAポリメラーゼといい，鋳型DNA上ですでに合成されているDNA鎖またはRNA鎖の伸長反応を行う．すなわち，先導配列（プライマー）を必要とし，先導配列の3′-OH末端に新しいヌクレオチドーリン酸を結合していく方向（5′→3′）にのみ合成が起こり，逆方向（3′→5′）には合成しない．二本鎖DNAを形づくる2つの一本鎖DNAは方向性が互いに逆向き（5′→3′と3′→5′）であるが同時に複製されていく．それは3′から5′の方向に見かけ上DNA複製を行うDNA鎖においても，実際にはプライマーを必要としないRNAポリメラーゼによってまず短いRNAが随意の場所に合成され，それをプライマーとしてDNA複製フォークの進行方向とは逆向き（5′→3′）に伸長反応が起こっているからである．すなわち連続的な複製を行う鎖（リーディング鎖 leading strand）と不連続的な複製を行う鎖（ラギング鎖 lagging strand）がある．大腸菌の環状二本鎖ゲノムDNAの複製はゲノム上に1つ存在する開始点（oriC）から始まり両方向性に進行し，ほぼ対極で複製フォークが再会する．

大腸菌のDNA複製に関与するタンパク質には，DNA複製開始タンパク質（DnaA），一本鎖DNAへの巻き戻しタンパク質（DNAヘリカーゼ，DnaB），一本鎖DNA結合タンパク質（SSB），プライマー合成タンパク質（プライマーゼ，DnaG），DNAポリメラーゼIIIホロ酵素，プライマーRNA除去を行うDNAポリメラーゼI，ラギング鎖の短鎖DNAを連結させるDNAリガーゼ，複製によって生じるトポロジーの変化を是正したり，複製終了後の2つのゲノムDNAリングを切り離すDNAトポイソメラーゼなどがある．

一方，真核生物のゲノムDNAには多数の複製開始点が点在しており，それぞれの開始点から複製が起こるが，平均20個程度の開始点からなる領域が複製単位（ドメイン）を形成し，ドメインごとに協調してDNA複製が行われる．また特殊なDNA複製として，ある種のバクテリオファージのゲノムDNAの複製や伝達性プラスミドの伝達の際の複製でみられるローリングサークル型複製 rolling circle replication がある．☞ ゲノム，

DNA, DNA 結合タンパク質

DNA プローブ　DNA probe　DNA の塩基配列の相補性を利用して、ある特定の塩基配列を検出する目的に用いる DNA 断片. ☞ PCR 法, サザンブロット, ノーザンブロット

DNA ベクター　DNA vector　目的とする遺伝子を宿主に導入し, 宿主の分裂に伴い複製し, コードする遺伝子を発現するために必要な運搬体である DNA. ☞ ベクター, シャトルベクター, 遺伝子操作

DNA ポリメラーゼ　DNA polymerase　[DNA 依存性 DNA ポリメラーゼ]　染色体複製の際に, 複製フォーク (replication folk) において鋳型鎖 (template strand) から相補鎖 (complementary strand) を合成する酵素. 複製フォークの進行方向と相補鎖合成の進行方向が同一なものをリーディング鎖 (leading strand), また, 逆のものをラギング鎖 (lagging strand) と呼ぶ. 原核生物, 真核生物ともに複数の DNA ポリメラーゼが存在し, リーディング鎖, およびラギング鎖の伸長, また, Okazaki 断片のギャップの補塡などの反応に関与する. さらに, DNA 鎖の修復に関与するものも存在する. ☞ DNA 複製

DNA まきもどしタンパクしつ　DNA 巻き戻しタンパク質　DNA unwinding protein　[DNA ヘリカーゼ]　DNA の二重らせんを解離させる酵素. DNA 複製の際には, DNA の塩基対を分離して二重らせんを解離させる必要があるが, DNA ヘリカーゼは ATP 加水分解エネルギーを利用して DNA 一本鎖と結合し, そのまま DNA 鎖に沿って移動することにより二重らせんを解離させる.

DNA ライブラリー　DNA library　[遺伝子ライブラリー]　一連の遺伝子の集合に含まれる DNA を適当な長さの断片に切断し, ベクターに結合し作成したコレクションで, 使用した染色体のすべての領域が含まれているもの. 通常, ゲノムライブラリーと cDNA ライブラリーの 2 つに大別される. ☞ 遺伝子操作

DNA ワクチン　DNA vaccine　抗原タンパク質をコードする DNA をプロモーター支配下で発現する組換えプラスミド DNA で, 個体に投与したとき抗原特異的な免疫を誘導する精製 DNA を指す. 開発途上にあるため, 概念的にも物質的にも不確定な要素を含む. 遺伝子治療研究において, 個体への遺伝子導入法が種々検討されていた過程で, Tang らがヒト成長ホルモン遺伝子 DNA をマウス上皮に注入すると抗体が誘導されることを報告 (1992 年) した例が発端となった. 以降, インフルエンザウイルス NP タンパク質, HIV-1 Env タンパク質などの遺伝子 DNA を用いた種々の DNA ワクチン開発研究が試みられ, 細胞性免疫の誘導に優れていることが示されている.

DNA の投与法は, 水溶液のまま筋肉注射する方法, リポソームに埋め込み局所注入する方法, 金粒子に吸着させ遺伝子銃で皮下注入する方法などが検討されている. DNA は熱にも安定で, 安価にかつ容易に大量精製でき, CpG モチーフなど免疫増強配列をもち, 原理的には安全性も高いことから新ワクチンとしての期待が高い. クリントン米国大統領のエイズワクチン 10 年以内開発計画表明(1997 年)で, DNA ワクチンへの期待が強調されたため, いっそうの注目を集めた. ☞ 遺伝子, 遺伝子操作, 組換え DNA 技術, DNA プラスミド, ワクチン

DMF しすう　DMF 指数　DMF (dmf) index　う蝕は治癒するものでなく蓄積的な疾患であるとの観点から, 過去のう蝕も含めた全う蝕経験の集計を行う歯科統計の指標. 歯 1 本を単位とし, 集団の平均 DMF 歯数を DMFT 指数, 歯面を単位

DNA ポリメラーゼの種類と役割

	DNA ポリメラーゼの種類	役割
原核生物	DNA ポリメラーゼ I	ラギング鎖合成の際に RNA プライマーを除き Okazaki 断片のギャップの補塡を行う C-末端 2/3 が Klenow 断片となる
	DNA ポリメラーゼ II	DNA 鎖の修復
	DNA ポリメラーゼ III	replication fork での DNA 鎖の伸長
真核生物	DNA ポリメラーゼ α	リーディング鎖の伸長 ラギング鎖合成のための RNA プライマーの添加
	DNA ポリメラーゼ β	DNA 鎖の修復
	DNA ポリメラーゼ δ	ラギング鎖の伸長
	DNA ポリメラーゼ ε	Okazaki 断片のギャップの補塡を行う

とし，集団の平均DMF歯面数をDMFS指数で表す．

DMFしりつ　DMF歯率　DMF tooth rate
→DMF率

DMFひょうき　DMF表記　DMF declaration
集団におけるう蝕罹患状態を知るために用いられる指数に用いられる歯の分類法．未処理う蝕をD (Decayed tooth)，う蝕が原因の喪失歯をM (Missing tooth)，う蝕が原因による処置をF (Filled tooth)，歯をT (Tooth)，歯面をS (Surface)と表す．また，永久歯を大文字，乳歯を小文字で表す．評価は各歯について行う場合と各歯面について行う場合がある．

DMFりつ　DMF率　DMF rate　被検歯の過去も含めた全う蝕の経験率を表す歯科統計の指標．個人の口腔の指標と集団の全体の経験率を表す場合，および個人を単位としたDMF者率，歯を単位としたDMFT率(DMF歯率)，歯面を単位としたDMFS率(DMF歯面率)がある．

ていおんかねつほう　低温加熱法　low-temperature heat method　[低温殺菌法，パスツリゼイション，LTH法]　62℃で30分加熱処理する殺菌法．食品の殺菌に用いられる．食品中のサルモネラ菌やブドウ球菌などはこの方法で大部分が死滅するが，食品中のビタミンなどの破壊は少ない．しかし，最近は，牛乳の殺菌には130℃3分の高温殺菌法が主流になっている．

ていおんさっきん　低温殺菌　pasteurization
→低温加熱法

ていざいせいうしょく　停在性う蝕　arrested caries　う蝕の進行が停止している慢性う蝕をいう．☞う蝕

Tさいぼう　T細胞　T cell　[Tリンパ球]
造血幹細胞に由来する前駆細胞が胸腺 (thymus) で成熟，分化し末梢に至ることからT細胞と呼ばれる．T細胞は，細胞表面に発現されるT細胞レセプター (T cell receptor；TCR) によって抗原提示細胞上の主要組織適合(性)遺伝子複合体 (major histocompatibility complex：MHC，ヒトではHLA) 分子と結合した抗原ペプチドを認識するが，抗原分子そのものあるいは抗原ペプチドそのものとは直接結合できない．この現象はT細胞のMHC拘束性と呼ばれ，B細胞の抗原レセプターが直接抗原分子を認識結合できる点と大きく異なる特徴である．TCRには，α鎖とβ鎖の二量体からなるものと，γ鎖とδ鎖の二量体からなるものの2種類が存在する．大部分のT細胞は，αβ型TCRを発現するが，一部の細胞はγδ型TCRを発現している．αβ型T細胞は，さらにCD4を発現するヘルパーT細胞と，CD8を発現するキラーT細胞に分けられる．ヘルパーT細胞は，IL-2やIFN-γを産生し，キラーT細胞の誘導やマクロファージを活性化するTh1細胞と，IL-2, IL-5, IL-6, IL-10, IL-13などを産生しB細胞の抗体産生を補助するTh2細胞に分けられる．CD4陽性T細胞は，MHCクラスII分子に結合した抗原ペプチドを，CD8陽性T細胞はMHCクラスI分子に結合した抗原ペプチドを認識する．

γδ型T細胞は，通常のリンパ組織や血中よりも腸管上皮や皮膚に多く存在し，ごく一部，CD8を発現するが，大部分はCD4もCD8も発現しない．αβ型T細胞がおもにタンパク質抗原を認識するのに対し，γδ型T細胞は脂質抗原や非タンパク質リン酸有機化合物などを直接認識し，その認識はHLA分子を介さないが，通常のようにHLA分子に結合したペプチドやCD1と呼ばれる拘束分子と結合した抗原も認識する．CD1により提示される抗原は，結核菌などの細胞壁に由来するリン脂質や海藻由来のα-ガラクトシルセラミドなどである．

胸腺に依存しないで肝臓や腸管で分化するT細胞も存在し，胸腺外分化T細胞と呼ばれる．胸腺外分化T細胞は，肝の類洞や腸管上皮内に多く存在し，γδ型TCRを発現するが，年齢とともにαβ型TCRのものも増えてくる．胸腺外分化T細胞は胸腺内で分化するT細胞にみられる自己応答性のクローン除去のステージがないため，自己抗原を認識するT細胞を含んだまま成熟することより，これら細胞の過剰活性化は自己免疫疾患の発症と関連する．☞細胞傷害性T細胞，細胞性免疫，リンパ球，T細胞受容体

Tさいぼうじゅようたい　T細胞受容体　T cell receptor　[T細胞レセプター，TCR]　T細胞の細胞膜上に発現し，特異的な抗原認識を司る受容体．T細胞受容体 (TCR) はα鎖とβ鎖，あるいはγ鎖とδ鎖から成るヘテロ二量体であり，さらにCD3と呼ばれる分子と複合体を形成している．CD3との複合体形成は膜への局在に必須である．

α，β，γ，δ鎖は免疫グロブリンスーパーファミリーに属する遺伝子によってコードされている．一次構造も免疫グロブリンと同様に，定常(C)領域と可変(V)領域とに分けられ，V領域は，V遺伝子，D遺伝子(β，δ鎖のみ)，J遺伝子の再構成によって多様性が生み出されている．このV領域で個々のT細胞の抗原特異性が決定されている．α鎖の遺伝子座はヒトでは14q11-12に，β

鎖は7q32-35に，γ鎖は7p15にδ鎖はα鎖と同じ座位に各々，存在している．

αβTCRは胸腺，および末梢T細胞で発現しており，γδTCRは腸管上皮，舌上皮，子宮などで発現している．αβTCRの抗原認識は，プロセッシングを受けた抗原と自己の主要組織適合(性)抗原(MHC)分子との複合体を認識し，可溶性の抗原を認識することはできない．CD8陽性T細胞のTCRはCD8と結合してMHCクラスⅠ—抗原複合体を認識し，CD4陽性T細胞のTCRはCD4と結合してMHCクラスⅡ—抗原複合体を認識する．またスーパー抗原と呼ばれる分子はMHC分子の側面に結合しており，これをTCRが認識する．γδTCRの抗原認識にはプロセッシング過程は必要ではなく，免疫グロブリンと似た抗原認識を行っていると推定されている．

TCRが刺激されると，チロシンキナーゼやリン脂質が関与する複数の細胞内情報伝達系を介して，細胞増殖やリンホカイン産生などの細胞応答が起こる．ただし，T細胞の効率良い活性化にはTCRによる抗原認識のみでなく第2の刺激が必要である．☞ 細胞表面マーカー，主要組織適合(性)抗原，細胞傷害性T細胞，シグナル伝達

T さいぼうマイトジェン　T 細胞マイトジェン　T cell mitogen　　抗原以外にリンパ球の活性化を起こす物質のなかで，レセプターとの特異性とは関係がなくある特定のクラスのリンパ球のすべてに作用する人工的な活性物質をマイトゲンといい，そのなかでT細胞に作用する物質をいう．コンカナバリンAやファトヘマグルチニン(PHA)が代表的である．☞ マイトジェン

TCA かいろ　TCA 回路　TCA cycle　[トリカルボン酸回路]　→クエン酸回路

TCA サイクル　tricarboxylic acid cycle　[TCA回路，クエン酸回路，トリカルボン酸回路，クレブス回路]　糖，脂肪酸，多くのアミノ酸などの炭素骨格を最終的に完全酸化するための代謝回路．アセチルCoAとオキサロ酢酸の縮合によるクエン酸合成に始まる．☞ クエン酸回路

TGF βスーパーファミリー　TGF-β superfamily　　TGF-βスーパーファミリーはtransforming growth factor β (TGF-β)，activin，bone morphogenetic protein (BMP) などから構成され(図)，生物の発生や細胞の分化・増殖に関与するサイトカイン群である．TGF-βによる細胞増殖抑制作用は癌の病因に深く関与しており，また，その細胞外マトリックスの産生促進作用は線維性疾患の病因に深く関与していると考えられている．TGF-βのレセプターはⅠ〜Ⅲ型3つの

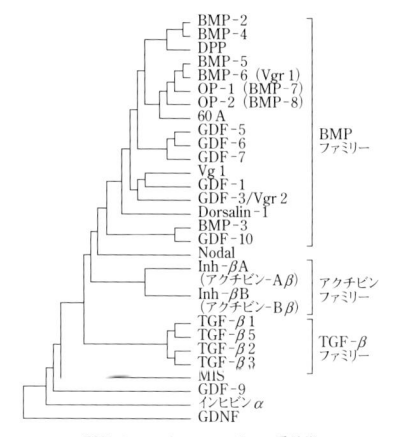

TGF-βスーパーファミリーの系統樹
(中尾ら：実験医学　Vol. 16 No. 14 1798-1804, 1998. より引用)

タイプが存在するが，これらのうち直接シグナル伝達に関わるのは，Ⅰ型とⅡ型レセプターであり，これらはセリン/スレオニンキナーゼ型レセプターとして知られている．また，Ⅲ型レセプターはTGF-βを細胞表面に保持する働きがあることが知られている．TGF-βはまずⅡ型レセプターに結合し，ついでⅠ型レセプターに結合して複合体を形成する．この際，Ⅱ型レセプターは，Ⅰ型レセプターの膜貫通領域直下のグリシン，セリンに富んだ領域(GS領域)をリン酸化する．このリン酸化によって活性化されたⅠ型レセプターは，細胞内のシグナル伝達物質へその情報を伝える．TGF-βスーパーファミリーの細胞内シグナル伝達物質としては，Smadと総称される一群の分子が知られている．約50〜80 kDaのタンパク質で，ほ乳類ではSmad 1〜8までが報告されている．これらのSmadは構造と機能の違いから，3つのクラスに分けられており，それぞれ1) リガンド特異型Smad, 2) 共有型Smad, 3) 抑制型Smadとして知られている．これらのうち，リガンド特異型Smadは活性化されたⅠ型レセプターからリン酸化を受けることにより，共有型Smadとの結合が可能となり，次いで核内に移行して，標的遺伝子の発現を調節することが知られている．リガンド特異型SmadのうちSmad 1, Smad 5, Smad 8はBMPの刺激によりリン酸化を受けること，Smad 2, Smad 3はTGF-βおよびactivinの刺激によりリン酸化を受けることが知られてい

る．また，共有型 Smad としては Smad 4 が知られている．一方，抑制型 Smad としては Smad 6,Smad 7 が知られているが，活性化された I 型レセプターに結合することにより，リガンド特異型 Smad のレセプターへの結合を阻害する．その結果，リガンド特異型 Smad のリン酸化が起こらず，シグナル伝達は阻害される．Smad 7 は TGF-β, activin, BMP のいずれのシグナルをも阻害しうるが，Smad 6 はおもに BMP のシグナルを抑制する．TGF-β スーパーファミリーのうち，特に BMP は fibroblast growth factor (FGF) などとの協調作用により，歯胚の形成位置や歯の形態を決定する因子として注目されている． ☞ アクチビン，サイトカイン

ていしきそせいひんけつ　低色素性貧血　hypochromic anemia
血色素指数が 0.9 以下，平均赤血球ヘモグロビン量が 29 Pg 以下の貧血をいう．

❖ていしゅつし　挺出歯　elongated tooth, extruded tooth

ディスクゲルでんきえいどう　ディスクゲル電気泳動　disc gel electrophoresis
細ガラス管中にアクリルアミドゲルを作成し，このゲル内でタンパク質を電気泳動によって分離する方法．サンプルを濃縮ゲル内で濃縮させてから電気泳動を行うため，個々のタンパク質バンドはきわめて薄い円形ディスク状に分離される． ☞ SDS-PAGE

ディスクレパンシー　discrepancy
歯列と顎骨の間に生ずる大きさの相違をいう．狭義には矯正治療時の抜歯基準として用いられ，歯列弓に歯を正常な位置に配列しようとする場合に，スペースが不足している場合をマイナス，空隙ができる場合をプラスと表す．ディスクレパンシーの原因として，人類進化上の歯と顎骨の退化があげられる．

ディフェンシン　defensin
defensin は，低分子塩基性抗菌ペプチドの 1 グループとして分類され，1980 年にウサギの NP-1 が最初に発見されてから 100 種類以上が見つかっている．ジスルフィドの位置とアミノ酸残基数の違いから，ほ乳類では α-defensin と β-defensin，さらに insect defensin, plant defensin など，植物から動物に至るまで幅広く存在している．ほ乳類では，活性型は 20〜40 残基程度の大きさで，β-sheet 構造と 3〜4 個の分子内ジスルフィド結合をもつ．初めに見つかった α-defensin は血球系細胞でおもに発現し，1991 年に初めてウシの気管から見つかった β-defensin は，上皮系細胞においておもに発現している．α-defensin のサブタイプとして環状構造をもつ θ-defensin と呼ばれるものもある．
ヒトの defensin は，α-defensin として 6 種類，β-defensin として 2 種類が現在までに報告されている．血液，腸管，気管，舌，皮膚などさまざまな組織で発現しており，唾液中にも存在している．抗菌ペプチドとして，抗菌作用，抗真菌作用および抗ウイルス作用をもつが，それ以外にもケモカイン様活性をもち，樹状細胞や T 細胞の遊走にも関与していることが知られている．そのため，細菌の感染において自然免疫だけでなく獲得免疫においてもその機能が注目されてきている． ☞ 抗菌ペプチド，ヒスタチン，唾液

ていホスファターゼしょう　低ホスファターゼ症　hypophosphatasia
常染色体性劣性遺伝病の 1 つ．血清アルカリホスファターゼの低下と骨基質の石灰化障害による骨形成の異常がみられる．

ティンプ　TIMP　tissue inhibitors of metalloproteinases
TIMP は，matrix metalloproteinase に対する内因性インヒビターであり，ティンプと呼ばれ TIMP-1 と TIMP-2 がある．これら TIMP は，いずれも 1：1 のモル比で，活性型 MMP を不活化したり，不活性な前駆体から活性型への転換を阻害する．TIMP は表皮，粘膜組織，歯髄組織，卵巣組織などさまざまな組織に発現・分布することがわかっている．血管新生の場において血管内皮細胞はコラゲナーゼなどの MMP を産生する一方で TIMP を産生しており，そのバランスによって血管新生は調節されている．最近，TIMP はインヒビター活性とは別に多くのさまざまな細胞に対して強い細胞増殖性をもつほか，骨吸収抑制作用をもつことが明らかになり，その生理的機能が注目されている．健常者と歯周病患者における唾液中の総 TIMP 量を比較したところ歯周病患者のほうが有意に TIMP 量が少ないという結果が報告されている．歯周治療後の患者の唾液中の総 TIMP 量が治療前よりも上昇するということからも，TIMP と歯周病との関連性が指摘されている．さらに，歯周病患者の歯肉溝滲出液中の MMP と TIMP 量と活性が調べられ，診断への応用が試みられている． ☞ MMP, プロテアーゼインヒビター，歯周病

データベース　database
ある事柄に関する情報を系統的かつ大規模に収集したもの．今までに報告されたすべての DNA 配列を検索できる DNA データベース，タンパク質のアミノ酸配列を集めたプロテインデータベース，ヒトなどで発現している遺伝子配列を集めた EST データベース，論文を検索できる文献データベースなどがあ

デオキシアデノシン deoxyadenosine　デオキシリボースにアデニン基が結合した分子．☞ アデニン，核酸

デオキシアデノシンいちリンさん　デオキシアデノシン一リン酸 deoxyadenosine monophosphate ［デオキシアデニル酸, dATP］　デオキシアデノシンの5′水酸基にリン酸が結合したもの．☞ アデニン

デオキシアデノシン5′-さんリンさん　デオキシアデノシン5′-三リン酸 deoxyadenosine 5′-triphosphate ［dATP］　デオキシアデノシンの5′水酸基に三リン酸が結合したもの．細胞内におけるDNA合成の基質である．☞ アデニン

デオキシアデノシン5′-にリンさん　デオキシアデノシン5′-二リン酸 deoxyadenosine 5′-diphosphate ［dADP］　デオキシアデノシンの5′水酸基に二リン酸が結合したもの．☞ アデニン

デオキシウリジン deoxyuridine　デオキシリボースにウラシル基が結合した分子．☞ ウラシル，核酸

デオキシグアノシン deoxyguanosine　デオキシリボースにグアニン基が結合した分子．☞ グアニン，核酸

デオキシグアノシンいちリンさん　デオキシグアノシン一リン酸 deoxyguanosine monophosphate ［デオキシグアニル酸］　デオキシグアノシンの5′位の水酸基がリン酸化された分子．☞ グアニン，核酸

デオキシグアノシン5′-さんリンさん　デオキシグアノシン5′-三リン酸 deoxyguanosine 5′-triphosphate ［dGTP］　デオキシグアノシンの5′位の水酸基にリン酸3分子が結合したヌクレオチド．高エネルギーリン酸基を有しており，細胞内のDNA生合成の直接の基質として利用される．DNA合成では新たに入るデオキシリボヌクレオチド三リン酸が順次3′末端側のデオキシリボヌクレオチドの3′位の水酸基に付加し，ホスホジエステル結合を順次形成する．☞ グアニン，核酸

デオキシグアノシン5′-にリンさん　デオキシグアノシン5′-二リン酸 deoxyguanosine 5′-diphosphate ［dGDP］　デオキシグアノシンの5′位の水酸基が二リン酸化された分子．☞ グアニン，核酸

デオキシシチジン deoxycytidine　デオキシリボースにシトシン基が結合した分子．☞ シチジン，核酸

デオキシシチジンいちリンさん　デオキシシチジン一リン酸 deoxycytidine monophosphate ［デオキシシチジル酸］　デオキシシチジンの5′位の水酸基がリン酸化された分子．☞ シチジン，核酸

デオキシシチジン5′-さんリンさん　デオキシシチジン5′-三リン酸 deoxycytidine 5′-triphosphate ［dCTP］　デオキシシチジンの5′位の水酸基が三リン酸化された分子．これも細胞によるDNA生合成の基質である．☞ シチジン，核酸

デオキシシチジン5′-にリンさん　デオキシシチジン5′-二リン酸 deoxycytidine 5′-diphosphate ［dCDP］　デオキシシチジンの5′位の水酸基が二リン酸化された分子．☞ シチジン，核酸

デオキシチミジン deoxythymidine　デオキシリボースにチミジン基が結合した分子．☞ チミン，核酸

デオキシチミジンいちリンさん　デオキシチミジン一リン酸 deoxythymidine monophosphate ［デオキシチミジル酸］　デオキシチミジンの5′位の水酸基がリン酸化された分子．☞ チミン，核酸

デオキシチミジン5′-さんリンさん　デオキシチミジン5′-三リン酸 deoxythymidine 5′-triphosphate ［dATP］　デオキシチミジンの5′位の水酸基が三リン酸化された分子．これも細胞によるDNA生合成の基質である．☞ チミン，核酸

デオキシチミジン5′-にリンさん　デオキシチミジン5′-二リン酸 deoxythymidine 5′-diphosphate ［dADP］　デオキシチミジンの5′位の水酸基が二リン酸化された分子．☞ チミン，核酸

デオキシリボース deoxyribose　通常D-2-デオキシリボースをさす．DNAに含まれるデオキシリボヌクレオチドの構成成分で，DNA中では1位の炭素原子が塩基の窒素原子とβ-グリコシド結合を形成している．RNAに含まれているD-リボースのグリコシド結合よりも酸によって加水分解をうけやすい性質をもっている．通常，

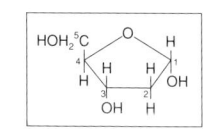

デオキシリボース（フラノース型）

リボースを有するヌクレオシド二リン酸に，リボヌクレオシドリダクターゼが作用することにより，2位の水酸基が還元されてできる．☞ 核酸，DNA，糖質

てきおう　適応　adaptaion　生物のもつ形態的，生理的性質などが環境に適した状態，すなわちその生物の生存に有利と判断できる状態に変化すること．適応には短期間に環境の変化に応じて表現型を変化させる場合と，長期にわたる環境要因の影響により遺伝形質の変化を伴う場合とがある．前者のように非遺伝的な変化には特定の物質によって酵素が誘導される現象などがある．狭義には遺伝的に変化した場合をいう．

てきおうこうそ　適応酵素　adaptive enzyme　[誘導酵素]　特定の誘導物質を加えることによって細胞における酵素分子の合成速度が増加するような酵素群をいう．これに対して，誘導物質の存在に関係なく細胞内の酵素量が一定している酵素群を構成酵素と呼ぶ．適応酵素の遺伝子においては通常リプレッサーがオペレーターに結合していて，構造遺伝子の発現は抑制されているが，誘導物質（多くの場合，酵素の基質）が添加されるとリプレッサーは誘導物質と結合してオペレーターからはずれ，これに隣接するオペロンはRNAポリメラーゼによって転写され酵素の合成が始まる．

最もよく知られた適応酵素の例は大腸菌のβ-ガラクトシダーゼである．この酵素は培地中にβ-ガラクトシドがないとほとんど産生されないが，ラクトースを添加すると1〜2分後には急激に産生されるようになる．再び誘導物質を除くとリプレッサーはオペレーター遺伝子に結合してオペロンの転写は抑制され，β-ガラクトシダーゼの産生は短時間のうちに停止する．

7種のミュータンスレンサ球菌のうち*S. mutans*，*S. rattus*はフルクトシルトランスフェラーゼ（FTF）を産生するが，このFTFは基質であるスクロースが存在しなくても菌体外に産生されるため厳密な意味での適応酵素とはいえないが，培地中にスクロースを添加すると*ftf*遺伝子の発現が著しく誘導される．その発現調節機構は十分には解明されていないが，複数の調節メカニズムの存在が示唆されている．なお，ミュータンスレンサ球菌のう蝕誘発性と深い関わりをもつグルコシルトランスフェラーゼ（GTF）は構成酵素である．☞ ラクトースオペロン，ヒスチジンオペロン，リプレッサー

デキストラナーゼ　dextranase　[α-1,6-グルカナーゼ，デキストラン分解酵素]　α-1,6-グルカンを分解する加水分解酵素の総称．Johnsonが，ヒトのプラークのグルカナーゼ活性を調べたところ，新鮮分離株の20％がグルカナーゼ活性を有していた．そのうちの38％がグラム陰性桿菌，27％がグラム陽性球菌，28％がグラム陰性桿菌そして7％がグラム陰性球菌であった．う蝕原性細菌として注目されている*S. mutans*も菌体内や菌体外にデキストラナーゼ活性を有する．ミュータンスレンサ球菌が産生するデキストラナーゼの精製は，Ingbritt（血清型*c*），OMZ176（*d*），K1R（*g*），AHT-k（*g*），6715（*g*），6715-UAB66（*g*）株で試みられている．デキストラナーゼは，一部非水溶性グルカンを分解し，また非水溶性グルカンの産生を阻害し，口腔streptococciの付着を阻止することから，付着と凝集に影響を与える可能性がある．しかもプラーク形成のかなりの初期の段階から持続的に作用し，プラークの構成要素に何らかのかかわり合いがあることを示している．

*S. mutans*の産生するデキストラナーゼには，エンド型（dextranase, DexA）とエクソ型（dextran glucosidase, DexB）の2種類がある．DexAは菌体外に，DexBは菌体内に存在する．DexAは，グルカン中のα-1,6結合を切断し，その分解産物としてisomaltosaccharide（IMS）を産生する．このIMSは，細胞内に輸送されてDexBによりグルコースに分解され，プラーク細菌のエネルギー源（炭素源）として供給されるとともに，α-1,3結合のグルカン鎖に，短いα-1,6結合の側鎖を付加するためのプライマーとなり，非水溶性（粘着性）グルカンが，生成されると考えられる．生成される非水溶性グルカンのα-1,3結合とα-1,6結合の割合は，GTFとDexBにより，調節されている可能性が示されたが，まだ明らかではない．*dexB*遺伝子は，multiple sugar metabolism（MSM）operon上に存在し，糖の取り込みと代謝に関与する輸送系タンパク質とα-gal, GtfAおよびDexBをコードしている．*dexB*遺伝子には，α-アミラーゼ，イソアミラーゼ，プルラナーゼと同様な糖のα-1,4結合やα-1,6結合を分解する酵素特有の保存領域（conserved region）があり，これは基質結合部位と活性部位であることが示された．DexA変異株は，野生株と比べて著しく菌体外グルカンの産生量が増え，歯面への付着能が増加した．また，DexB変異株は，α-1,6結合の側鎖が増え，その結果粘着性が増し，細胞をしっかり歯面に固着した．

S. sobrinus 6715（*g*）は，口腔内streptococciのデキストラナーゼ（Dex）活性を阻害するデキストラナーゼインヒビター（Dei）を産生し，このDei

は, streptococci の mutans group のすべての血清型に存在する. Dex 活性を欠き, 非水溶性グルカンの合成が不完全な *S. sobrinus* UAB108 (*g*, Dex－Dei＋) は, 高分子水溶性グルカンを過剰に産生し, *S. mutans* の付着能を抑制し, 動物実験の結果, う蝕原性 streptococci の歯垢形成能もう蝕誘発能も抑制することが明らかになった. さらに, UAB108 株は, 酵素活性のある Dex タンパク質を培養濾液中に産生すると同時に, この活性を完全に阻害する多量の Dei を産生した. 遺伝子産物 Dei は, 競合的に Dex 活性を阻害し, Dei-Dex 複合体をつくり, デキストラナーゼ活性を阻害する. ☞ ムタナーゼ, ムタン, グルコシルトランスフェラーゼ

デキストラン dextran *Leuconostoc mesenterioides* などのデキストランスクラーゼによって, スクロースを基質として生成される粘質性グルカン. 一般に, グルコース残基結合形態の65％以上がα1→6結合のものをさす. ミュータンスレンサ球菌のグルコシルトランスフェラーゼにはグルカン合成にプライマーを必要とするものがあり, *in vitro* でその反応を観察する際のプライマーとして, グルコース残基数10,000のデキストラン T 10 が用いられることが多い. ☞ グルコシルトランスフェラーゼ, グルカン, デキストラナーゼ

デキストランスクラーゼ dextran sucrase [α-1,6グルコシルトランスフェラーゼ] スクロースを基質としてデキストランを合成する酵素. 乳酸菌の1種である *Leuconostoc mesenterioides* のものが代表的であり, デキストランの工業的生産にも利用されている. スクロース分子は酵素の加水分解活性部位で分解され, フルクトース残基は溶媒中に放出される. グルコース残基は酵素のデキストラン結合部位に結合したグルコースポリマーに次々に転移, 重合し, 高分子のデキストランが合成される. ミュータンスレンサ球菌のグルコシルトランスフェラーゼはデキストランとは異なるグルコースポリマーを合成するため, デキストランスクラーゼとは呼ばれないが, 反応様式は同様である. ☞ グルコシルトランスフェラーゼ

デキストリン dextrin デンプンを科学的または酵素を使って低分子化した多糖のことをいう. しかしつくる方法によりいろいろな形や物性の違ったデキストリンが生じる. 例えば工業的につくった水溶性のものは, 焙焼デキストリン (白色または黄色) という. デンプンをα-アミラーゼで分解すると枝の長い限界デキストリンが生じ, β-アミラーゼでつくったものは枝の短い限界デキストリンが生じ, ある種のグルコシルトランスフェラーゼで分解すると, グルコース残基が環状に並び, それぞれ6(α-), 7(β-), 8(γ-) デキストリン (シクロデキストリン) が生じる.

デキストロース dextrose [D-グルコース] D-グルコースのことをデキストロースともいう. デキストランは D-グルコースのポリマーであるが, デキストランを加水分解して得られた単糖をデキストロースと呼んだ. →グルコース

てきてい 滴定 titration 物質 A の溶液に A と反応する物質 B の溶液を少量ずつ終点になるまで加え, 加えた物質 B の量により物質 A を定量することをいう. 終点は呈色, あるいは温度の変化などにより判定する.

デシル decile 累積度分布を九等分した統計的変数. 第一デシルは全データの最低0～10％に入る値を指し, 第2デシルは10～20％, …第9デシルは80～90％となる.

テストステロン testosterone [17β-ヒドロキシアンドロスト-4-エン-3-オン] 睾丸間質細胞で産生される男性ステロイドホルモンの1種. 雄性の性成熟などに関わるホルモンである. 男性ホルモン. プロピオン酸テストステロン注射薬にはエナルモン注Ⓡ, テスチノンⓇがある. 経口投与すると肝臓で速やかに不活化されるので筋肉注射により用いられる. 経口投与にはメチルテストステロン (エナルモン錠Ⓡ) が用いられる. 効能：男子性腺機能不全,造精機能障害による男子不妊症,末期女性生殖器癌の疼痛緩和, 手術不能の乳癌. 禁忌：アンドロゲン依存性腫瘍(前立腺癌),肝障害. ☞ 性ホルモン

デスモシン desmosine 弾性線維の主成分エラスチンの架橋を形成する分子. エラスチンタンパク質のリジン残基どうしの結合によりピリジン環をもつデスモシンが形成され, これがエラスチン分子どうしの架橋となってエラスチン線維の安定性と弾力性に寄与する.

デスモソーム desmosome [接着斑] 細胞間結合の1つ. 隣接する細胞間の直径約0.5μmの円盤状の構造. 互いの細胞膜間の距離は20～25 nm, 細胞膜直下には電子密度の高いアタッチメントプラーク, さらにその下にトノフィラメントが密生する. ☞ 細胞接着

デセトープ desetope 抗原上のアグレトープと結合する MHC, 分子の部位をいう. ☞ アグレトープ, MMC, 抗原提示

デタージェント detergent [界面活性剤] 分子中に親水性基と疎水性基を有し, その両親媒性によって, 水－油の2相界面に効率的に吸着さ

れ，界面の自由エネルギーを低下させる作用をもつ．水溶液中では臨界ミセル濃度以上でミセルコロイドを形成する．洗剤として一般家庭で広く用いられるほか，乳化剤，可溶化剤などとして各種の産業で広範囲に応用される． ☞ 界面活性剤

テトラサイクリン　tetracycline　$C_{22}H_{24}N_2O_8$，分子量 444.44，*Strepomyces aureofaciens* または他の *Strepomyces* により生産される抗生物質．淡黄色結晶，溶解性 1.7 mg/ml 水，>20 mg/ml メタノール，融点 170〜175℃，マウスに対する半致死量 LD_{50} は 145〜170 mg/kg（静脈注射）330〜355 mg/kg（腹腔注射）．細菌の 70 S リボソームの 30 S サブユニットと結合し，アミノアシル tRNA の A 部位への結合を阻害することによりタンパク質合成を阻害する．テトラサイクリンを母核とする一連の抗生剤が開発され，広い抗菌スペクトルを示し，各種感染症に頻用された．しかし今日では，多くの菌で耐性菌が出現し，臨床的用途は限定されてきた．一次選択となる適応症には肺炎マイコプラズマ感染症，クラミジア感染症，リケッチア感染症などがあげられる．おもに経口剤として使用されるが，注射剤としても製品化されている．Ca^{2+} などとキレートをつくり，骨や歯に沈着し，胎児では奇形を起こすことがある．テトラサイクリン耐性は細菌の細胞質膜の変化による透過性の低下であるといわれている．抗菌力の改善されたドキシサイクリン，ミノサイクリンが本系の中心の薬剤となっている．☞ 抗生物質

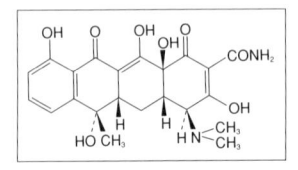

テトラサイクリン

テトロース　tetrose　[四炭糖]　炭素原子4個を分子中に有する単糖の総称．D-トレオースや D-エリトロースなどが含まれる．☞ 糖質

テトロドトキシン　tetrodotoxin　[TTX，フグ毒]　フグ毒の成分であるが，ビブリオ科あるいはアルテロモナス科の海洋細菌の産生する毒素であることが知られている．神経や骨格筋のナトリウム（Na^+）チャネルに結合し活動電位を止める麻痺性毒．フグの食性により毒の強さが異なり，一般に養殖フグの毒性は弱いとされる．

de novo ごうせい　de novo 合成　de novo synthesis　[新規合成]　構成元素から新規に合成すること．

テフロン　Teflon　フッ素を含むポリマーの1種，ポリテトラフルオロエチレンの商品名．化学薬品に対する耐久性に優れており，高温でも安定である．また，摩擦係数が小さいため，各種の表面加工にも用いられる．家庭用品では，フライパンのテフロン加工がよく知られている．

❖**デュアルバイト　dual bite**

❖**デューリングほうしんじょうひふえん　デューリング疱疹状皮膚炎　dermatitis herpetiformis**

テラマイシン　terramycin　塩酸オキシテトラサイクリンの商品名．種々の *Streptomyces* から産生されるテトラサイクリン系抗生物質．原核細胞のリボソームに結合し，アミノアシル tRNA の正常な結合を阻止することによりタンパク質合成を阻害する．ポリミキシン B を含有した軟膏は膿痂疹，毛囊炎，尋常性毛瘡や外傷，熱傷などのびらん，潰瘍，術後の二次感染に有効．眼軟膏は外眼部・前眼部感染症（特に緑膿菌感染症）に効果がある．☞ 抗生物質

デルマタンりゅうさん　デルマタン硫酸　dermatan sulfate　[コンドロイチン硫酸 B，β-ヘパリン]　皮膚，大動脈，腱，心臓弁，肝臓，半月板などに見出されるグリコサミノグリカン．L-イズロン酸と N-アセチルガラクトサミン四硫酸からなる二糖のくり返し構造が主で，少量の D-グルクロン酸も含まれる．組織疾患，加齢などで，硫酸含量など少しずつ異なる．コンドロイチナーゼ ABC によって分解される．

テロメア　telomere　[末端小粒]　DNA の中にあり，体細胞の分裂回数を数えるいわゆる回数券である．染色体末端（DNA の末端）5′ TTAGGG 3′ の 6 塩基の反復配列（ヒトの場合約 2,000 個（約 12 kb）程度）からなり，細胞分裂とともにこの部分が短縮していく．老化細胞ではテロメアの部分がほとんど検出できないものもあり，テロメアの消失が細胞分裂の終わりと考えられている．悪性腫瘍細胞の多くは不死化細胞（無限の分裂寿命をもつ immortal cell）の状態にあり，テロメアの短縮がみられない．これは，テロメアの部分を延長させるテロメレース（telomerase）という酵素が存在しているからである．反対にテロメレース活性の存在が不死化細胞の存在を裏付けることから，悪性腫瘍に対する診断的意義が重要視されてきている．実際に，口腔扁平上皮癌細胞の約 90 % でテロメレース活性のあることが確認されており，癌の病理組織学的診断に加えて分子生物学的確定診断の一助となるものと考えられてきている．☞ 老化，遺伝子，細胞周期，

DNA 後製,腫瘍

てんい　転移〈腫瘍の〉　metastasis　癌の原発部位から離脱した癌細胞が身体の別の部位に移動して新たな癌コロニーを形成することを転移という。一般的に,癌は,周囲の組織に侵入し,さらに遠隔の部位に定着する能力が高いほど,悪性であると考えられる。転移は,1) 癌細胞の周囲の組織への侵入,2) 血液やリンパなどの脈管による移動,3) 遠隔組織における癌細胞の再侵入と増殖,によって起こる。癌細胞の種類によって組織に対する親和性に差があり,転移しやすい組織があるといわれている。☞ 腫瘍

てんいRNA　転移RNA　transfer RNA [tRNA]　➡転移リボ核酸

てんいリボかくさん　転移リボ核酸　transfer RNA [運搬RNA, tRNA]　mRNAの遺伝情報を,タンパク質のアミノ酸配列に翻訳するアダプターとしての機能をもつRNA。約80個のヌクレオチドからできていて,塩基の約半数は二重らせんステムをつくり,残りはループを形成,さらに,三次元的に積み重なり,安定化され,やや固いL字型構造をとっている。20種のアミノ酸それぞれに対して通常複数個のtRNA (アイソアクセプター tRNA, isoacceptor-tRNA) が存在し,64種類のコドンのうち終止コドンを除く61個のコドンを識別している。L字型構造の3′末端のCCA配列はすべてのtRNAに共通であり,アミノ酸は末端のアデノシンの3′-OH基にカルボキシル基を介して結合する。

それぞれ決まったアミノ酸が決まったtRNAに結合するのは,特異的なアミノアシルtRNA合成酵素 (aminoacyl-tRNA synthetase, ARS) の働きによって行われており,このことが正確な遺伝暗号の翻訳を可能にしている。L字構造のもう一方の端に位置するアンチコドン (通常5′末端から34〜36位) がmRNAのコドンと相補的な対応をすることによって遺伝情報が読み取られている。その際,コドン−アンチコドンの認識には,アンチコドンの最初の位置とコドンの3番目の位置の間で塩基対のゆらぎがあり,これによって,いくつかのtRNAは複数のコドンを認識できる。逆に1つのコドンが1種類以上のtRNAによって認識されることになる。tRNAによるmRNAの遺伝情報解読は,翻訳開始,ペプチド鎖伸長,および終結の3段階に分けられ,高度に組織化された分子構造の働きによって,きわめて正確にしかも毎秒約15個のアミノ酸が重合するといった高速で進行する。☞ RNA, 遺伝子, 核酸, コドン, タンパク質合成, 伝令RNA

でんかいしつ　電解質　electrolyte　水などの溶媒に溶解したとき,その溶液が電気伝導性をもつようになる物質を電解質という。電解質は,溶液中でイオンに解離し,電場がかけられると,このイオンが電荷を運ぶ。塩化ナトリウムなど,一般的な無機塩はほとんど電解質である。

でんかいすい　電解水　electrolytic water　0.1%以下の希薄な食塩水を電気分解することによって,殺菌力などの機能を獲得した水溶液を指す。電気分解の方法には,陽極と陰極を隔膜でしきる有隔膜電解と隔膜で仕切らない無隔膜電解があり,それぞれ物性の異なる電解水が得られる。

　食塩水の有隔膜電解では,陽極において水 (H_2O) から酸素と水素イオン,塩化イオン (Cl^-) から塩素 (Cl_2) が生じ,塩素はさらに水と反応して次亜塩素酸と塩酸を生ずる ($Cl_2+H_2O \Leftrightarrow HOCl+HCl$)。その結果,pH 2.2〜2.7,酸化還元

転移リボ核酸

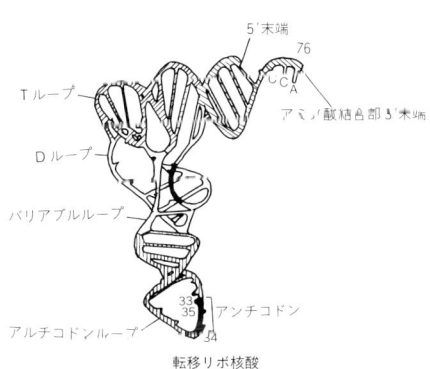

電位 1.1〜1.2 V, 溶存酸素 15〜20 ppm, 有効塩素 20〜60 ppm という性状をもつ電解水が陽極側にできる. これが強酸性電解水と呼ばれている. 陰極側では水が電解されて水酸イオンと水素ガスが生じ($H_2O \rightarrow OH^- + 1/2\ H_2$), pH 11〜12 を示す. これは強アルカリ性電解水と呼ばれる (飲用に使われるアルカリイオン水とは別物). 一方, 無隔膜電解では, 陽極と陰極の電解反応生成物が混合し, 弱アルカリ性の電解水が生成する. これは, 次亜塩素酸ナトリウムの希釈液と同等の性状を示すので電解次亜水と呼ばれる. さらに, 生成電解水の pH が 5〜6 になるように pH 調整剤を添加して無隔膜電解したものが弱酸性電解水と呼ばれる (食塩水の代わりに 3% 塩酸水を無隔膜電解することにより弱酸性電解水が生成する装置も開発されている). 厚生労働省は, 個別審査により強酸性と弱酸性の電解水生成装置を医療機器として薬事認可している.

電解水の主殺菌要因は次亜塩素酸 (HOCl) である. 次亜塩素酸は, pH によって化学種の構成が変化することが知られている. すなわち, 強酸性電解水の pH 領域では塩素 (Cl_2) と次亜塩素酸 (HOCl) が 1:9 の比率で混在し, 弱酸性電解水ではほぼ HOCl のみ, そして電解次亜 (弱アルカリ性) 領域では HOCl と次亜塩素酸イオン (ClO^-) が 1:9 の比率で混在する. 殺菌力は, HOCl が ClO^- よりも 100 倍以上強いといわれ, 実際, 有効塩素濃度 50 ppm の強酸性電解水は 1,000 ppm の次亜塩素酸ナトリウム溶液と同等以上の殺菌力があり, グラム陽性・陰性の殺菌やかび, 酵母などに対して広い殺菌スペクトルを示す. また, ウイルスに対しても強い不活性化作用を示す. 電解水の殺菌機構は, 次亜塩素酸からハイドロキシラジカル・OH が生じ, それが細胞膜脂質, タンパク質, 核酸に損傷を与えるためと考えられている.

用途としては, 手指と内視鏡の洗浄消毒を厚生労働省が認めている他, 医療領域では血液透析機などの医療機器, 環境 (床など), および褥瘡や創部の洗浄消毒に用いられており, 歯科領域でも環境や口腔などの洗浄消毒に利用されている. 毒性に関しては, 急性毒性, 眼および皮膚刺激性, 細胞毒性が低く, 手荒れも少なく, 変異原性も認められていない. また, 耐性菌も非常に出にくい. これらの利点に対して, 有機物と容易に反応して減衰してしまうことや, 化学的に不安定なので長期保存できないという弱点がある. これらのことから, 殺菌の実行性をあげるためには, 有機物汚染のひどいところはまず汚染を除去してから使用すること, 流水洗浄するように使うことが必要である. また, 電解水は市販されていないので, 装置を使用現場 (近く) に設置してユーザーが必要に応じてつくり, 新鮮なうちに使うというシステムがとられている. 装置には, 水道に直結してセットし, 蛇口をひねると電解水がつくられる流水式のものと電解槽に食塩水を入れてつくるバッチ式のものがある.

合理的な衛生管理が実施されている医療や歯科施設では電解水は効果的に活用されている. また, 今後は「撲滅から共存へ」という観点から, 使用対象のみならず, 使用者にも環境にもやさしく効果的な衛生管理技術が求められていくと判断される. この観点からも電解水の活用は今後拡大すると予想されている. ☞ 殺菌, 消毒

てんかとう 転化糖 invert sugar スクロース溶液に希酸あるいはインベルターゼを作用させることにより加水分解が生じ, 等量のグルコースとフルクトースが生ずる. この加水分解を転化といい, 生じたグルコース-フルクトースなど分子混合物を転化糖という. スクロースが非還元性なのに対し, この転化糖は還元糖であり, 吸湿性が大きく, 結晶しにくい. また, 加熱による糖・アミノ反応 (メイラード反応) が生じやすいなど, 種々の性質がスクロースとは異なっている. その物性と甘味のために水飴, 蜂蜜, 上白糖などに添加されている. ☞ スクロース, インベルターゼ

でんきえいどうほう 電気泳動法 electrophoresis タンパク質や核酸を移動度の違いにより分離する方法. 一般にタンパク質や核酸は負に帯電しており, 陽極側に引き寄せられる性質をもっている. ポリアクリルアミドゲルやアガロースゲルなどの分子ふるいのなかで電荷をかければ, 分子量が小さく電荷の大きい分子ほど速く移動する. ☞ SDS-PAGE

でんきぎょうこ 電気凝固 electroangulation 電流を生体に流して組識を凝固させること.

でんきしんだんき 電気診断器〈歯髄の〉 electric pulp testing apparatus 電気診に用いる装置.

でんきせいみかく 電気性味覚 electrically elicited taste 舌の電気刺激により発現される特異な味.

❖でんきてきこんかんちょうそくていほう 電気的根管長測定法 electric measuring of root canal length

でんきとうせき 電気透析 electrodialysis 透析を行う際に電場をかけ, 透析を迅速に行う方法. 通常の透析では, 透析膜を通過する拡散によって高分子量物質と低分子量物質を分離するが,

分離したい低分子量物質が水溶液中でイオンになっている場合は，電圧を加えることにより，低分子イオンの移動を加速することが可能である．また，高分子量物質に結合しているイオンも電気透析によって除去できることがある．

❖ **でんきますい　電気麻酔　electroanesthesia**
❖ **でんきメス　電気メス　electric knife**
でんきゆうごう　電気融合　electrofusion
電気的に処理することで細胞を融合させる技術．
☞ 細胞融合

でんきようしゅつ　電気溶出　electroelution
アガロースゲルやアクリルアミドゲルから化合物を電気泳動により溶出させる技術．☞ ウエスタンブロット

でんしきょうよたい　電子供与体　electron donor　生体酸化還元反応における電子（水素）の移動に際して，他の分子またはイオンに電子（水素）を与えるもの．電子の移動と水素の移動は $H_2 \rightleftharpoons 2H + 2e$ という関係で等価であるので，水素受容体という言葉を区別せずに用いることがある．

でんしけんびきょう　電子顕微鏡　electron microscope　[電顕]　可視光線（400～550 nm）を光源とする光学顕微鏡に対して電子線（0.003～0.006 nm）を光源として利用するものを電子顕微鏡といい，透過型電子顕微鏡（TEM：transmission electron microscope）と走査型電子顕微鏡（SEM：scanning electron microscope）の2種に大別される．さらに最近では電子線を使わず近接した物質間に生ずる物理作用を利用した走査トンネル顕微鏡（STM：scanning tunneling microscope），原子間力顕微鏡（AFM：atomic force microscope）も開発され，これらを含めて電子顕微鏡と総称している．

医学・生物学分野での透過型電子顕微鏡の利用範囲は広く，組織，細菌，ウイルス，酵素，毒素などの形態の確認や免疫電顕法を利用した組織あるいは細胞内での特異抗原の局在性を調べることも日常的に行われている．歯科領域での利用として，硬組織である歯，骨などを薄切法で観察するには，固定・包埋に先立って脱灰しなければならない．脱灰法には試料の基質，観察の目的により異なるので最適な脱灰法を選ぶ必要がある．

走査型電子顕微鏡の性能は，この10年で飛躍的に向上し，分解能は1 nmを超えるまでになった（加速電圧 30 KV 時）．そのため小型のウイルスでも確認が容易となったほか，免疫電子顕微鏡法の利用も盛んに行われている．トンネル顕微鏡，原子間力顕微鏡については，開発・改良途上でもあり，現在のところいくつかの問題点をもっているが，常温，常圧しかも液体中でも観察可能であり，光学系をいっさい使用していないことから今後おおいに期待できる装置といえよう．

でんしじゅようたい　電子受容体　electron acceptor　生体酸化還元反応において，電子（水素）供与体から電子（水素）を受け取る分子またはイオンを電子受容体と呼ぶ．電子受容体は電子を受け取って電子供与体を酸化し，自らは還元される．

でんしでんたつけい　電子伝達系　electron transport system　酸化還元反応をくり返しながら電子の移動が行われる系をいう．ミトコンドリア，ミクロソーム，ペルオキシソーム，葉緑体，細菌の膜などに存在する．ミトコンドリア内のクエン酸回路で NAD に渡された水素は FMN をもつ NADH 脱水素酵素（f_D）にその水素をわたす（図）．この酵素は FMN の他にタンパク質分子中のイオウと結合した鉄イオンをもっており，この鉄イオンがその水素をコエンザイム Q（CoQ，ユビキノンという脂溶性のキノン誘導体）に移す．この酵素作用はアミタール，ロテノンによって強く阻害される．

一方，クエン酸回路で FAD をもつコハク酸脱水素酵素（f_S）によってコハク酸から奪われた水素は鉄―イオウタンパク質の仲介で CoQ に移される．CoQ の水素は $H \rightarrow H^+ + e^-$ となり，この電子により酸化型シトクロム（Cyt）b（Fe^{3+}）が還元され還元型シトクロム b（Fe^{2+}）となる．以下，電子はシトクロム c_1，シトクロム c，シトクロム aa_3 の順に移動し，最後に分子状酸素に渡されて電子の伝達は終了する．これによって還元された酸素は水溶液中の H^+ と結合して H_2O となり，電子伝達系の全反応が完結する．シトクロム b からシトクロム c_1 の電子移動はアンチマイシンによって阻害される．シトクロム aa_3 から分子状酸素への電子移動は青酸，一酸化炭素によって阻害される．この過程で NADH から3分子の ATP が，$FADH_2$ から2分子の ATP が生成される．

```
NADH  → f_D
              ↘
                CoQ → Cytb → Cytc_1 → Cytc → Cytaa_3 → O_2
              ↗
コハク酸 → f_S
```

多くの真核細胞のミクロソームにも電子伝達系が存在する．この系では NADH および NADPH の還元力（電子）と分子状酸素を用いて脂溶性基質をモノオキシゲナーゼ（この酵素により分子状酸素の1原子は基質に取り込まれ，他の1原子は反応に必要な水素供与体により還元されて水になる）的に酸化する．肝ミクロソームには2種の電

子伝達系がある．1つはシトクロム b_5 を含む経路 (a) であり，他は P-450 を含む経路 (b) である．

(a) NADH $\to f_{p1} \to$ Cyt$b_5 \to$ CSF $\to O_2$
(脂肪酸不飽和化)

(b) NADPH $\to f_{p2} \to$ CytP-450 $\to O_2$
(薬物，ステロイド水酸化)

ここで f_{p1} は NADH-シトクロム b_5 還元酵素，f_{p2} は NADPH-シトクロム P-450 還元酵素と呼ばれる．CSF は青酸感受性の末端酵素である．(a) の経路は脂肪酸の不飽和化に役立つている．(b) の経路は薬物やステロイドの水酸化に役立っている．f_{p2} はシトクロム b_5 を還元することもできるので，(a) と (b) の経路は連結されている． ☞ ミトコンドリア，クエン酸回路，シトクロム，エネルギー代謝，酸化的リン酸化

デンシトメーター densitometer 光学密度を計測する機器をデンシトメーターという．例えば，写真やフィルム，電気泳動ゲルなどの濃淡を測定する際に使用する．また，気体あるいは液体の密度を測定する装置も意味する．

てんしゃ 転写 transcription DNA を鋳型として RNA が合成されること．DNA の塩基，アデニン (A)，チミン (T)，グアニン (G)，シトシン (C) に対して，RNA の塩基であるウラシル (U)，A，C，G がそれぞれ相補的な塩基対をつくり，5′ から 3′ 方向へと合成される． ☞ タンパク質合成

てんしゃちょうせつ 転写調節 transcriptional control 転写段階である mRNA 合成の速度を調節することにより，遺伝子の発現を制御すること．誘導酵素や抑制酵素などの合成は，この段階で調節される． ☞ ラクトースオペロン

❖**てんじょうしゅっけつ 点状出血 petechia**
❖**テンションリッジ tension ridges**

でんせんせいたんかくしょう 伝染性単核症 infectious mononucleosis EB ウイルスによる急性感染症． ☞ EB ウイルス

でんせんびょう 伝染病 communicable disease 特定の病原体またはその毒性産物が，感染しているヒト，動物または病原巣から感受性のある宿主に伝播されて起こる疾病で，伝播は中間的な植物または動物宿主，媒介動物，無生物環境を通じて直接の場合と間接の場合とがある．感染症は宿主の感染という事実に着目し，伝染病は感染源や病原巣から宿主への伝播という現象を重視した定義である．伝染病発生の三大要因は病原体，感染経路，宿主の感受性である．集団における伝染病発生には，散発型，地方型，流行型，汎流行型がある．散発型 sporadic とは時間的にも，場所的にも少数が散発的に発生する場合をいう．地方型 endemic とは特定地域に長期間，ある疾病または病原体が常在的に存在し，発生が予見できるような場合に使われる．動物（家畜）の間にみられる流行は動物間地方流行 enzootic という．流行型 epidemic とは特定の集団または地域においてある疾病が予想値を明らかに超えて発生する場合をいう．ある疾病が多発し，しかも流行の時間的経過が急速な場合は，これを点流行と呼んでいる．動物（家畜）の間にみられる流行は動物間流行 epizootic という．世界的な流行を汎流行型 pandemic という． ☞ 病原体，感染症

でんたつますい 伝達麻酔 conduction anesthesia, nerve block anesthesia［神経ブロック］ 神経の走行の途中で外部から到達しやすい部位，または神経叢に局所麻酔薬を注射し麻酔を得る方法．手術やペインクリニックに利用される麻酔方法．

デンタルプラーク dental plaque［歯垢，プラーク］ 歯の表面に付着した微生物とその産生物で構成された堆積物をいう．この堆積物は洗口やウォータースプレーによって容易に除去することが困難なほど強く歯面に固着している．約 75% は菌体であり，残り（マトリックスと呼ばれる）はこれら微生物が産生した主として多糖体であり，また唾液由来の糖タンパク質，カルシウムやリン酸などの無機物などから構成される．微生物の種類は 300〜400 と多く，湿重量 1g 当たり生菌数は $10^{10 \sim 11}$ 個である．

一般に歯肉辺縁を境に歯冠側に位置するものを歯肉縁上プラーク，根尖側のものを歯肉縁下プラークとして区別する．歯肉縁上プラーク細菌叢はグラム陽性菌群が優位であり，なかでもレンサ球菌が最も優勢であり次いで放線菌の分布が高い．構成される微生物は成熟度により異なるが，成熟したプラークの場合深層部分において嫌気性菌が顕著に増加している．歯肉縁下プラーク細菌叢においては，歯根のセメント質に付着したプラークは歯肉縁上プラークと類似の細菌叢からなり，レンサ球菌と放線菌が主体となっている．

歯周ポケット内に存在する非付着性のプラークからは，血液寒天平板上で黒色を呈するグラム陰性嫌気性桿菌や運動性嫌気性桿菌が優勢である．これら細菌が歯周炎の原因と考えられているが，直接原因としての確かな証拠はなく，歯周ポケットが形成されたその結果としての環境がこれら細菌の発育に適しているためとの考えもある．プラークによりスクロース摂取量などとの密接な関係から，ミュータンスレンサ球菌の分布率が高くなる

とう蝕発症との関連性が重視されるようになる．近年，固相表面に付着した微生物とその産生物で構成される蓄積物はバイオフィルムと称されており，プラークはまさにその代表的なものといえる．☞ バイオフィルム，ムタン，ミュータンスレンサ球菌，固着

デンタルフロス　dental floss　［フロスシルク］
隣接面の清掃に用いられる絹やナイロンの糸．

❖**デンティンブリッジ　dentin bridge**
❖**でんどうはブラシ　電動歯ブラシ　electric tooth brush**　［自動歯ブラシ］

てんとつぜんへんい　点突然変異　point mutation　もともとは，遺伝子内の点とみなしうる程度に小さな部分の変化に基づく変異で，塩基対置換とフレームシフトによる変異の総称．☞ 突然変異

❖**てんねんし　天然歯　natural tooth**

デンプン　starch　［スターチ］　高等植物の種子，根茎などに貯蔵炭水化物として貯えられている．光合成で生成したデンプンは葉緑体に貯えられる．貯蔵組織へは，スクロースの形態で輸送され，デンプン粒として細胞のアミロプラストに貯えられる．このデンプン粒の構造や性質は植物種によって異なるが，水に懸濁することで膨潤し，さらに加熱することで粒が壊れて糊になる．

　デンプンは，一般的にグルコース分子のα-1,4 結合のみからなる直鎖のアミロース（15〜30％）とα-1,6 結合の分岐をもったアミロペクチン（0〜70％）から構成されている．ともにヨウ素で染まるが，アミロースは青色を，アミロペクチンは赤紫色を呈する．歯科では，歯磨き後の洗浄後の検査にこの性質を利用している．また，アミロース溶液はアミロペクチンに比べると白濁し，沈殿を生じやすい．この現象は老化と呼ばれ，デンプン含有食品の保存性に影響を与えている．

　近年，デンプンは，酵素処理により得たブドウ糖や異性化糖のようなものから，リン酸化等の化学的な加工処理を行ったものまで，用途に合わせて広く生産供給されている．例えば，飲料，食品や医薬品はもちろん，トイレタリー製品，ダンボール箱や建築資材に至るまで広く利用されており，新しい機能を有するさまざまなオリゴ糖の生産原料にも利用されている．多くのオリゴ糖は，非う蝕誘発性あるいは低う蝕誘発性のものも多く，予防歯科の面からもその研究と利用の進展が注目されている．さらに，プラークから分離した細菌の 1 割程度はデンプン分解活性を有しており，利用可能である．☞ グルコース，アミラーゼ

デンプンホスホリラーゼ　starch phosphorylase　ホスホリラーゼの 1 種でグリコーゲンやデンプンを加リン酸化加水分解する酵素．グリコーゲンの末端グルコースの水酸基をリン酸化したのち，加水分解して遊離させる作用をもつ．生じたグルコース -1- リン酸は，代謝されて筋肉中ではおもに乳酸に，肝臓ではおもにグルコースとして消費される．

てんぽうそう　天疱瘡　pemphigus　刺融解性の水疱を形成する自己免疫疾患を天疱瘡という．病変部に免疫グロブリンや補体成分の沈着がみられ，表皮細胞間抗体（天疱瘡抗体）が検出される．☞ 自己免疫

でんれい RNA　伝令 RNA　messenger RNA　［メッセンジャー RNA，mRNA］　伝令 RNA はゲノム DNA を鋳型として RNA ポリメラーゼによって合成され，タンパク質のアミノ酸配列に対応する遺伝暗号をコードしている一本鎖 RNA である．

　大腸菌の伝令 RNA は $\alpha_2\beta\beta'\sigma$ という 4 種類のサブユニットから構成される RNA ポリメラーゼホロ酵素によって合成される．σ は開始因子であり，RNA ポリメラーゼホロ酵素による伝令 RNA 合成は遺伝子 DNA の 5'側のプロモーター（promoter）領域（-35 領域と-10 領域からなる）から開始され，遺伝子 DNA の 3'側にみられるターミネーター（terminator）領域（GC-rich の逆向き反復配列とそれに続く T の連続配列からなる）で終了する．

　一方，真核生物には 3 種類の RNA ポリメラーゼがあるが，伝令 RNA の合成は pol II によって行われる．また，転写の開始には多くの転写因子が関わる．真核生物の伝令 RNA には原核生物のそれとは異なり，5'末端にキャップ（m7GpppN）と呼ばれる特有の構造，3'末端にはポリアデニル酸が付加されたポリ(A)尾部構造がある．キャップ構造は伝令 RNA の安定化やタンパク質合成の開始反応に関わっており，ポリ(A)尾部構造は伝令 RNA の翻訳調節や安定性に重要と考えられている．

　最近，原核生物においても短いポリ(A)尾部が伝令 RNA の 3'末端に存在していることが報告されている．☞ コドン，TATA ボックス，RNA，リプレッサー，タンパク質合成

と

❖**といじょうこん** 樋状根 gutter shaped root

とう 糖 sugar, glucide, carbohydrate, saccharide →糖質

とうアルコール 糖アルコール sugar alcohol, polyol　糖アルコールとは，糖類がもつカルボニル基を還元して得られる鎖状多価アルコール（炭化水素のHをOH基で置換したものをアルコール類といい，OH基を2個以上含むものを多価アルコールという）の総称である．一般に糖アルコールは，糖の語尾の-oseを-itolまたは-itに変えて命名されている．糖アルコールには炭素数が3～6個の単糖アルコール，オリゴ糖（少糖類）を還元して得られるオリゴ糖アルコール，糖化度の異なる水飴を還元して得られる還元水飴などがある．

　糖アルコールの食品の加工特性として，耐熱性でメイラード反応が起こりにくい（褐変，焼け防止），難発酵性や保湿効果（品質保持），つやだし効果（皮質改良）などがあり，機能性として非う蝕誘発性，消化吸収が緩慢である（カロリーの低減），血糖値の急激な上昇がないことやインシュリンの分泌を刺激しないこと（糖尿病患者への適応），リポタンパク質リパーゼ活性を高めない（肥満防止），タンパク質変性の防止効果（魚肉，畜肉の鮮度保持），ミネラル吸収促進効果，ビタミンCの酸化抑制などがある．歯科的には口腔内細菌による発酵性がほとんどないことや脱灰エナメル質の再石灰化作用があることから非う蝕誘発性の食品のおもな甘味料である．糖アルコールの一般的な欠点として，一時に多量に摂取すると腹部の膨満感，軟便化，下痢などの副作用が起こる．☞甘味料，代用甘味料，糖質，う蝕予防

どういげんそ 同位元素 isotope ［アイソトープ，放射性同位元素，RI］　原子番号は同じだが，核内の中性子数が異なるために質量数の異なる核種をいう．その一部は不安定で，自然壊変し，安定な核種に変わっていく．☞アイソトープ

どういたい 同位体 isotope →アイソトープ

❖**とうがい** 頭蓋 skull

❖**とうがいいんとうしゅ** 頭蓋咽頭腫 craniopharyngioma

❖**とうがいかん** 頭蓋冠 skull cap

❖**とうがいがんめんいこつしょう** 頭蓋顔面異骨症 craniofacial dysostosis

❖**とうがいこつ** 頭蓋骨 skull bones

❖**とうがいてい** 頭蓋底 base of the skull

❖**とうがいていこっせつ** 頭蓋底骨折 fracture of the base of skull

❖**とうがいひょうきん** 頭蓋表筋 epicranial musculature

とうがいぼうぎょぶっしつ 凍害防御物質 cryoprotectant ［凍結保護剤］　生物細胞を，-80℃など凍結状態で生きたまま保存する際，凍結による障害を軽減させる目的で凍結液中に加える物質．一般に使用されているものに，ジメチルスルホキシド（DMSO），グリセロール，エチレングリコール，グルコース，ショ糖などがある．

とうかがたでんしけんびきょう 透過型電子顕微鏡 transmission electron microscope →電子顕微鏡

どうかさよう 同化作用 anabolism ［同化，合成］　物質代謝において原料物質の化学的複雑さを増加する化学変化，合成の局面をいい，異化作用と対置される．同化作用には，例えばアミノ酸や有機酸，ヌクレオチド，単糖のような単純な分子から，タンパク質，核酸，多糖などの複雑な高分子を合成する反応などが含まれる．一方，異化作用は物質代謝における分解の局面をいい，タンパク質，糖，脂質などの複雑な分子を二酸化炭素やアンモニアのような簡単な分子に分解する反応などをいい，生物はその過程において放出される化学エネルギーをATPに変換してさまざまな生命活動に利用している．

　同化作用の1つとして，光合成の過程で光エネルギーにより生じる還元力（NADPH）とエネルギー（ATP）によって二酸化炭素を有機炭素化合物にする，炭素（炭酸）同化（固定）がある．二酸化炭素の同化は典型的にはカルビン回路により行われる．

　無機態窒素の同化も生物にとって重要なプロセスで，地球上の生物の多くは窒素源を植物や細菌類に依存している．窒素は，硝酸イオンやアンモニアの形で細胞に取り込まれ，グルタミンやグルタミン酸などに変換されていくことが多いが，一部の細菌，光合成細菌，ラン藻は窒素分子（N_2）を直接アンモニアに還元し同化する窒素固定の能力をもつ．高等植物のマメ科は土壌細菌と共生関係をもつことによって窒素固定能を獲得している．☞カルビン回路，光合成

どうかしきそ 同化色素 assimilatory pigment, photosynthetic pigment ［光合成色素］　光合成エネルギー源として光を吸収する色素．大別すると，クロロフィル，カロテノイド，フィコビリンがある．植物は光合成色素によって集めら

れた光エネルギーを利用し，二酸化炭素を固定して炭水化物を合成する． ☞ 光合成

どうかデンプン　同化デンプン　assimilation starch　光合成の結果として植物が空気中の二酸化炭素から葉緑体中で合成するデンプンを同化デンプンという． ☞ 光合成，デンプン

❖**どうかん　導管〈腺の〉　excretory duct**

どうぎいでんし　同義遺伝子　multiple genes　遺伝子座の異なる2つあるいは複数の遺伝子が共通した形質を発現する作用をもつとき，それぞれの遺伝子を同義遺伝子という．極端に同義遺伝子の数が多い場合をポリジーンといい，発現形質が量的に左右される場合に多い．

とうけいがく　統計学　statistics　あらゆる科学の基礎となる学問．科学は再現性，信頼性のうえに成り立っており，それを裏付ける理論として統計学が発達してきた．われわれの身の回りにみられる多くの事象は100％の確率で起こるものではなく，通常その発現にはある程度の誤差を含んでいる．したがって，ある事象の確からしさを確率論的に表現せざるをえない．ある研究において，作業仮説を立て，「条件を異にした結果に差がありそうであるが，本当に差があるのか」と問われたときに確率論的に差がある，あるいは差がないということになる．その際，誤る確率を危険率（有意水準ともいう）として表す．例えば，「実験群と対照群の平均値は5％の危険率で有意差がある」といった場合，この研究を100回くり返したら5回は平均値に差がないが，95回は差があるということである．通常危険率は5％以下（5％，1％，0.1％）に設定される．

　う蝕は多要因性疾患であり，単一の要因で起こるものではない．ミュータンスレンサ球菌に代表される微生物の要因，ショ糖を代表とする基質要因，歯質にかかわる宿主要因，そして時間要因が複雑に絡み合っている．また，ショ糖の摂取を例にとると貧困で摂りたくても摂れないような社会経済的な要因があるし，容易に手に入れられる環境であってもその人の価値観や嗜好によってその摂取状況は変化する．微生物や歯質についても同様である．このような多要因疾患の要因分析に近年コンピュータの進歩も相まって多変量解析が行われるようになった．多変量解析には，重回帰分析，判別分析，主成分分析などがある．分子生物学のような細分化された（細分化されればされるほど交絡因子を排除したきわめて限局された条件での研究になる）研究による成果は，特にう蝕のような多要因疾患ではその条件下においての成果であることを常に考慮する必要がある．

どうけいこうはい　同系交配　inbreeding　[近親交配]　同一の系統に属する生物個体間の交配．同系交配をくり返すと各対立遺伝子のホモとなる程度が増し，劣性形質が発現しやすくなる． ☞ 純系

❖**どうけいしせい　同形歯性　homodonty**

とうけつかつだん　凍結割断　freeze-fracturing　[フリーズフラクチャー法]　電子顕微鏡を用いて生物試料を観察するときに用いる方法の1つ．特に細胞膜の内部の構造を観察するのに適している．細胞を液体窒素で瞬間的に凍結させ，それをナイフで割ると細胞内側の割面が現れる．露出した割面に白金を吹き付けてシャドウイングし，細胞内部のタンパク質などを溶出させたあと，レプリカを電子顕微鏡で観察する．

とうけつかんそうほう　凍結乾燥法　lyophilization method, freeze-drying method　溶液を凍結し，真空下で水分を昇華させ溶液から固体物質を分離する方法．操作中の物理的・化学的変化が少ない．

とうけつしょうか　凍結昇華　cryosublimation　[凍結乾燥法，フリーズドライ法]　(1) 顕微鏡観察用試料調製法の1つ．薄片にした組織を液体窒素で瞬間的に凍結させ，次いで低温下で減圧し，細胞中の水分を凍結昇華させる．光学顕微鏡観察のためには，この薄片を真空中でパラフィンに包埋する．電子顕微鏡観察のためには，薄片を樹脂に包埋し重合させる．
(2) 細菌，酵素，食品などを長期保存することを目的として，凍結後，低温下で水分を昇華させることを凍結乾燥法という．

とうけつしょくこく　凍結食刻　freeze-etching　[フリーズエッチング法]　電子顕微鏡観察用試料調製法の1つ．細胞の外表面や細胞内部を観察するのに適している．液体ヘリウムで冷却した金属銅表面に細胞や組織などの試料を固着させることによって試料を瞬間的に凍結する．試料をナイフで割って内部構造を露出させたあと，真空中で部分的に水分を昇華させ，試料内の水分を減少させる．このエッチング過程で露出した部分に白金を吹き付けてシャドウイングを施す．この方法では，細胞の三次元構造を明らかにすることが可能である．

とうけつちかん　凍結置換　freeze-substitution　顕微鏡観察のために多量の水を含む試料を固定する方法の1つ．試料を液体窒素で急速に凍結し，これを低温下に保ったままアルコールやアセトンなどに浸す．この操作によって，試料中の水分が有機溶媒に置換されると同時に試料の固定も行わ

とうけつほござい　凍結保護剤　cryoprotectant
細胞などを凍結保存する際，そのまま凍結すると細胞中の水が結晶になって細胞にダメージを与える．これを防ぎ，細胞を生存したまま保存するためにジメチルスルホキシドなどの凍結保護剤を加えることが多い．細菌の凍結保存にはグリセロールが凍結保護剤として汎用される．

とうけつゆうかい　凍結融解　freeze-thawing
細胞を緩和に破壊して細胞内部のタンパク質や核酸を抽出する方法の1つ．細胞をドライアイス-アセトンなどで急速に凍結し，その後，30～40℃に加熱して融解させる．この操作を数回くり返すことによって，細胞が破壊され，細胞内容物が溶出する．

とうししつ　糖脂質　glycolipid　［グリコリピド］　水溶性の糖鎖と脂質鎖をもつ化合物全般をいうが，普通脂質鎖にアミノ基(-NH$_2$)をもつ長鎖のアルコールであるスフィンゴシンが結合し，セラミドとなり，それにグルコースなどの糖が結合している．これらは例えば，ある種のグラム陽性の細菌の細胞膜に存在する．一方，スフィンゴシンのかわりにグリセロールが脂質や糖質の結合相手となっている糖質もある．スフィンゴ糖質の例としては，赤血球にあるグロボシドと呼ばれる糖脂質で，数個の単糖よりなる糖鎖がセラミドと結合し，セラミド部分は細胞膜に埋め込まれ，糖部は外部に突出し，抗原とか感染細菌の受容体などとして働く．

❖**とうしぜんそうけいぞくし　陶歯前装継続歯　dowel crown with an interchangeable porcelain facing, porcelain faced dowel crown**

とうしつ　糖質　sugar, glucide, carbohydrate, saccharide　［糖，炭水化物］　元来はC$_n$(H$_2$O)$_m$という一般式を含む化合物の意味したが，最近では糖アルコールなどの多価アルコールやそのアルデヒド，ケトン体なども含めて糖質と総称する．生体における糖質はエネルギー源と構造維持に寄与している．糖質には単分子である単糖，数個(2～10)の単糖分子が結合したオリゴ糖，さらに多数の単糖からなる多糖がある．単糖には構成炭素数が3～7のものがあり，天然には炭素数6の六炭糖(ヘキソース)が最も多く存在する．また，単糖はアルデヒド基をもつアルドースとケトン基をもつケトースに分類される．さらには単糖は多くの場合環状構造をとり，その環型によってもピラノース(六員環)とフラノース(五員環)に分けられる．表に代表的な単糖とオリゴ糖をまとめる．☞ 多糖，単糖，甘味料，代用甘味料，オリゴ糖

❖**とうしょう　凍傷　congelation**

とうせき　透析　dialysis　セロファン等の半透膜を用いて，タンパク質などの高分子物質と塩類等の低分子物質とを分離する方法．半透膜に細胞や組織からの抽出液を入れ，水中につるすと塩類などの低分子物質は水中に流出していくが高分子物質は膜中に残留する．☞ 半透膜

❖**とうそう　凍瘡　perniosis**

❖**どうたいこう　導帯孔　gubernacular opening**

とうタンパクしつ　糖タンパク質　glycoprotein　［グリコプロテイン，プロテオグリカン］　糖とタンパク質からなる一群の物質．ムコ多糖(糖タンパク質)など典型的な例であったが，糖部が2種の糖の反復よりなる多糖がタンパク質と結合しているものに限ってムコ多糖と称し，一般の糖タンパク質と区別してプロテオグリカンなどと呼び始めた．したがって糖タンパク質というのは，糖部が一定の構造をもたないオリゴマーでタンパク質と共有結合したものを指す．結合様式にはペプチド中のアスパラギンの-NH$_2$基に結合するAsn型糖鎖と，セリンまたはスレオニンの-OH基に結合するムチン型糖鎖がある．消化管粘膜や植物ゴムや細菌の粘着物などにこの種の粘着物が多い．☞ ムチン

❖**とうちょうけっせつ　頭頂結節　parietal eminence**

❖**とうちょうこつ　頭頂骨　parietal bone**

どうちょうばいよう　同調培養　synchronized culture　培養している細胞を細胞周期の一定時期にそろえる培養法．DNA合成阻害剤や，必須アミノ酸を除くなど，薬剤を利用した誘導同調法と，密度勾配遠心分離法など物理的手段を用いての選択同調法がある．☞ 細胞周期

❖**とうつうはんのう　疼痛反応　pain reaction**

どうてきへいこう　動的平衡　dynamic equilibrium　生物が外界との活発な物質交換，代謝のなかで，形態や体成分が外見上一定に保たれている状態．自由エネルギーの減少が起こることもありうるため，化学反応における平衡とは異なる．☞ ホメオスタシス

とうでんてん　等電点　isoelectric point　［等電pH］　生化学において取り扱う物質のうち，多くのものが両性電解質である．それらはそれぞれあるpHにおいて分子の正味の荷電が0になる．このpH値を等電点と呼ぶ．荷電0のため分子が電場中で移動しない．この性質を利用した分画方法に等電点電気泳動や等電沈殿がある．

単糖

分類	糖質名（異称）	和名	略号
アルドヘキソース （六炭糖アルドース）	グルコース glucose （デキストロース dextrose）	ブドウ糖	Glc
	マンノース mannose （セミノース semminose）		Man
	ガラクトース galactose （セレブロース cerebrose）	脳糖	Gal
ケトヘキソース （六炭糖ヘキソース）	フルクトース fructose （レブロース levulose）	果糖	Fru
	ソルボース sorbose		
アルドペントース （五炭糖アルドース）	キシロース xylose	木糖	Xyl
	リボース ribose		Rib
	アラビノース arabinose		Ara
ケトペントース （五炭糖ケトース）	キシルロース xylulose （リキソロース lyxulose）		
	リブロース ribulose		

オリゴ糖

糖質名（異称）	構造	和名
スクロース sucrose （サッカロース saccharose）	グルコースとフルクトースが $\alpha 1 \to \beta 2$ 結合した二糖	ショ糖
マルトース maltose	グルコースが $\alpha 1 \to 4$ 結合した二糖	麦芽糖
イソマルトース isomaltose （ブラキオース brachiose）	グルコースが $\alpha 1 \to 6$ 結合した二糖	
ラクトース lactose	ガラクトースとグルコースが $\beta 1 \to \alpha 4$ 結合した二糖	乳糖
トレハロース trehalose （ミコース mycose）	グルコースが $\alpha 1 \to 1$ 結合した二糖	マッシュルーム糖
パラチノース palatinose （イソマルチュロース isomalutulose）	グルコースとフルクトースが $\alpha 1 \to 6$ 結合した二糖	
ラフィノース raffinose （メリトリオース melitriose）	スクロースのグルコース側にガラクトースが $\alpha 1 \to 6$ 結合した三糖	
パノース panose	マルトースの非還元末端にさらにグルコースが $\alpha 1 \to 6$ 結合した三糖	
カップリングシュガー Coupling sugar	スクロースのグルコース側にグルコースが $1 \sim 3$ 個 $\alpha 1 \to 4$ 結合したオリゴ糖	

とうでんてんでんきえいどう　等電点電気泳動
electrofocusing, isoelectric focusing　種々の両性電解質を低イオン強度下で電気泳動し，各々の等電点に従って相互分離をする電気泳動法．

とうにょうびょう　糖尿病　diabetes, diabetes milletus［真性糖尿病］　糖尿病は代謝疾患の一群で，慢性高血糖を重要な特徴とする．そのほかにも糖代謝，脂質代謝，タンパク質代謝に特徴的な異常がある．糖尿病の代謝異常はインスリン作用の不足に由来する．インスリン作用の不足はインスリン分泌低下とインスリン感受性低下が種々の程度に組み合わさって起こる．糖尿病の成因は多様であり，その発症には遺伝的素因と環境因子がともに重要な役割を演じている．生活習慣病として呼ばれているが，同様の生活習慣をもつ者においても糖尿病の罹患率に限界があり，それ以上には増加しない．すなわち，糖尿病は遺伝的素因をもつ個体に生活習慣因子が作用して慢性の高血糖をきたす疾患であると定義される．素因をもたない者は，環境が作用しても糖尿病にはならないという点を明確に認識しておかなければならない．

病型は，1型糖尿病（膵臓のランゲルハンス島β細胞破壊による絶対的インスリン欠乏），2型糖尿病（インスリン抵抗性とインスリン分泌不全による相対的インスリン欠乏），妊娠糖尿病，そのほかの特殊な病型（遺伝的β細胞機能異常，インスリン作用の遺伝的異常，膵外分泌疾患など）に分類されている．

1型糖尿病は，若年者に急激に発症し，多尿，口渇，やせなどの症状を呈し，ケトーシスになりやすく，治療にインスリン注射を必要とする．はじめに第6染色体上に遺伝子座をもつ特定のHLA抗原との相関から，この型の糖尿病にかかりやすい遺伝的素因の存在が示唆され，現在では15の遺伝子が1型糖尿病疾患感受性遺伝子として明らかになっている．また膵島細胞抗体（ICA），インスリン自己抗体（IAA），glutamic acid decarboxylase 65抗体（GAD 65），ICA 512/IA-2抗体の出現などから自己免疫機序，さらにウイルス感染が成因として推定されている．2型糖尿病は，成人以後に緩徐に発症し，諸症状も潜行的に進展することが多い．治療には必ずしもインスリンを必要とせず，主として食事療法を行い，病状により血糖降下剤が与えられる．

糖尿病は，長期にわたる高血糖や種々の代謝異常により全身の臓器に合併症を引き起こしてくる．例えば，動脈硬化症，糖尿病性腎症，糖尿病網膜症，糖尿病性神経障害，足壊疽，虚血性心疾患などが起こる．歯科領域では，歯周病を起こしやすくさせるリスクファクターとしても考えられている．☞インスリン，HLA抗原，自己免疫

❖**とうにょうびょうせいこうないえん（しにくえん）　糖尿病性口内炎（歯肉炎）　diabetic stomatitis (gingivitis)**

❖**とうぶXせんきかくしゃしんぶんせきほう　頭部X線規格写真分析法　roentgenographic cephalometry**［レントゲンセファロメトリー］

どうぶつレクチン　動物レクチン　animal lectin　初期のレクチンはほとんど植物由来であったが，その後動物組織にも糖鎖を認識，結合するタンパク質，すなわちレクチンが存在することが明らかになった．初めて動物組織から発見されたレクチンは肝実質細胞表面に存在する肝レクチンで，ガラクトースと特異的に結合する．血清中の糖タンパク質は，老朽化するとその糖鎖の先端に結合しているシアル酸が脱離，その次のガラクトースが末端残基になる．肝レクチンはこれを認識して結合し，肝細胞へ老廃タンパク質を取り込み分解することに寄与していると考えられている．ただし，動物細胞表面に存在するレクチンは，最近は「糖鎖認識レセプター」あるいは「細胞接着因子」として捉えられることが多くなっており，「動物レクチン」という用語はそれほど一般的ではなくなっている．☞レクチン，受容体，細胞接着

❖**どうみゃくけつさんそぶんあつ　動脈血酸素分圧　partial pressure of oxygen in the arterial blood**　［Pao$_2$］

❖**どうみゃくけつたんさんガスぶんあつ　動脈血炭酸ガス分圧　partial pressure of carbon dioxide in the arterial blood**　［Paco$_2$］

❖**とうめいそう　透明層〈う蝕の〉　transparent zone (layer)**

❖**とうめいぞうげしつ　透明象牙質　transparent dentin**

ドーパミン　dopamine　$C_8H_{11}NO_2$．カテコールアミンの1つで，それ自体で神経伝達物質の作用をもつほか，アドレナリン，ノルアドレナリンの前駆体でもある．脳の黒質，線状体系にはドーパミン作動性ニューロンが密集している．パーキンソン病や精神病とも関連している．☞神経伝達物質

❖**トームスかりゅうそう　トームス顆粒層　Tomes granular layer**

❖**トームスとっき　トームス突起　Tomes process**　［エナメル芽細胞突起］

トキソイド　toxoid　→毒素

❖ **とくい《たい》しつ　特異《体》質　idiosyncrasy**

とくいせい　特異性　specificity　［基質特異性，反応特異性］　酵素のもつ基質の種類を厳密に識別する性質を基質特異性という．また，酵素反応のもつ特定の反応のみ触媒し副反応を起こさないという性質を反応特異性という．広義には生物個体あるいはその社会の異質系にみられるすべての特殊性をいい，抗原・抗体や，リガンド・レセプター等の結合反応，さらに分化における細胞，組織，器官等の相互反応における特色性等も含まれる．

❖ **どくけっしょう　毒血症　toxemia**

どくせい　毒性　toxicity　生体機能に対する，薬物や化学物質の有害作用のこと．実験動物を用いる毒性試験により情報を得る．1回投与による毒性を急性毒性，反復投与による毒性を慢性毒性という．その他，催奇形性，発癌性などがあり，試験として単回投与毒性試験，反復投与毒性試験，生殖・発生毒性試験，癌原性毒性試験などがある．

❖ **とくせいＸせん　特性Ｘ線　characteristic X-rays**　［示性Ｘ線］

❖ **とくせいきょくせん　特性曲線〈Ｘ線フィルムの〉　characteristic curve**

どくそ　毒素　toxin　［トキシン］　一般に生物体がつくる毒性の強い物質を毒素と総称する．微生物が産生する毒素には，細菌タンパク質毒素（enterotoxin 腸管毒），細菌内毒素（endotoxin），細菌外毒素（exotoxin），カビ毒（mycotoxin）がある．一方，動物や植物が本来保有している有害成分や食物連鎖で取り込まれ毒化した魚介類などの毒も含めて自然毒といい，キノコ毒，植物毒のような植物性自然毒とフグ毒，下痢および麻痺性貝毒のような動物性自然毒がある．

外毒素：細菌の産生するタンパク質毒素が菌体外分泌放出されたもの．外毒素の特徴は易熱性で，微量で特異的作用を示し，ホルマリン処理でトキソイド化し，対応する抗毒素で定量的に中和される．タンパク質毒素の種類は非常に多く100種以上もあるが，代表的なものにはジフテリア毒素，破傷風毒素，ボツリヌス毒素，コレラ毒素，ガス壊疽毒素，各種エンテロトキシンなどがある．神経作用，代謝障害，心臓毒性，血管毒性，細胞毒性，腸管毒作用など毒素による特異性が強い．

内毒素：グラム陰性桿菌の細胞壁を構成するタンパク質・リポ多糖（LPS）複合体で，いわゆるＯ抗原と同意語である．LPSだけでも内毒素という場合が多い．内毒素は外毒素より毒力は弱いが，生体に対して微量で発熱やショックなど重篤な症状を起こす．その生物活性はどの菌種から抽出した標品でもほぼ同じである．

カビ毒：カビの産生する毒素で，ヒトや家畜の生体に急性あるいは慢性の生理的，病理的障害をもたらす毒性物質の総称である．アフラトキシンは慢性毒性としてヒトに強力な発癌性を示す．急性毒性としては急性の脳炎症状であるライ症候群などを起こす．おもな汚染食品としてはピーナツ，トウモロコシなどの穀類，汚染穀物を飼料としたウシの牛乳や乳製品などがある．畑や貯蔵施設でカビ（カビ毒）汚染を受けた穀類を摂食することにより中毒症が起こる．フザリウムトキシン（赤カビ毒）のおもな汚染食品は麦類や米などである．ATA（alimentary toxic alcukia 食中毒性無白血球症）を起こす．

キノコ毒：コレラ様症状型（細胞毒性が強く，致死率が高い）；ドクツルタケ，シロタマゴテングタケ，タマシロオニタケ，コテングタケモドキなど．摂食後，6〜10時間で腹痛，下痢，嘔吐，10〜24時間後，コレラ様の水様性下痢，脱水症状．24時間以上黄疸，腎炎，肝性脳症．重症では2〜7日で死亡する．毒成分はアマニタトキシンと総称される環状ペプチドでタンパク質の生合成を阻害し，組織細胞の壊死を起こす．神経系症状型（神経障害および知覚障害）：ムスカリン様症状型はオオキヌハダトマヤタケなど．摂食10〜30分後，激しい発汗，流涎，血圧低下，呼吸困難，意識喪失．毒成分はムスカリン，ムスカリジン．副交感神経節前線維に作用する．アトロピン様症状型はテングタケ，ベニテングタケなど．摂食30分〜3時間後，異常な興奮，流涎，視力障害，うわごと，幻覚，重症では筋硬直，意識不明となる．毒成分はイソキサゾール化合物で，神経伝達物質 GABA のレセプターに結合して抑制作用を示す．幻覚剤様症状型はシビレタケ，ヒカゲシビレタケなど．摂食30分〜1時間後，幻聴，幻視（色彩），口渇，意識障害，神経錯乱．毒成分はトリプタミン誘導体で，中枢神経伝達物質のセロトニンと拮抗的に作用する．

フグ毒：フグ類以外にも，ツムギハゼ，ホラガイなどもフグ毒を保有する．フグ毒はテトロドトキシン（TTX）が主成分である．フグの毒化機構は，フグが食べるフグ毒を保有する餌になる生物の摂食でフグ毒の蓄積による．中毒の主症状は麻痺であり，摂食後20分〜3時間で現れる．致死時間の最も短い例は1.5時間，4〜6時間が最も多い．

シガテラ毒：ドクウツボ，ドクカマス，バラフ

エダイなどの摂食による．主成分は脂溶性シガトキシンである．症状は温度感覚異常（ドライアイスセンセーション），筋肉痛，関節痛などの神経系障害や下痢，嘔吐など．⇨エキソトキシン，エンドトキシン

とくていほけんようしょくひん　特定保健用食品　foods for specified health use　国民の健康ニーズに応えるため，1991年に厚生省は栄養改善法施行規則を一部改正して，特定保健用食品を制度化した．おもな改正の要点は用語の定義，申請書の記載事項，表示事項にある．特殊栄養食品のうち，栄養成分の補給ができる旨の表示をする食品を強化食品とし，病者用，妊産婦・授乳婦用，乳幼児用，高齢者用等の特別の用途に適する旨の表示をする食品を特別用途食品とした．そして，「特別用途食品のうち，食生活において特定の保健の目的で摂取する者に対し，その摂取により当該保健の目的が期待できる旨の表示をするもの」を特定保健用食品とした．その後1996年に栄養改善法施行規則の一部改正により特殊栄養食品，強化食品を廃し，現行の特別用途食品のなかに特定保健用食品が位置づけられた．厚生労働省への申請によって食品の機能性等が科学的に証明されたと評価された食品には特別の許可マークの使用と健康表示が許される．

　特定保健用食品の機能性成分としてこれまでに効果が認められているものは，1．食物繊維，2．オリゴ糖，3．糖アルコール，4．多価不飽和脂肪酸，5．ペプチドおよびタンパク質，6．配糖体・イソプレノイドおよびビタミン，7．アルコール，8．リン脂質，9．乳酸菌，10．ミネラル，11．その他，の分野である．歯科領域ではパラノース，グルコシルシュクロース／マルトシルシュクロース，トレハルロース，マルチトール，エリスリトール，還元パラチノースが「虫歯の低減」をその機能とする代用甘味料素材に認められてきた．しかし，特定保健用食品では素材ではなく食品としての機能性の確認が必要とされているので，機能性試験は最終食品を用いて行う必要がある．すでに100品目以上の食品が特定保健用食品としての認可を受けており，「虫歯の低減」を目的にした食品も5品目認可されている．☞ 代用甘味料，オリゴ糖，糖アルコール

とくはつせいけっしょうばんげんしょうせいしはんびょう　特発性血小板減少性紫斑病　idiopathic thrombocytopenic purpura　［本態性血小板減少性紫斑病］　広範囲の斑状出血，粘膜からの出血，血小板数不足，貧血，疲弊を特徴とする予後の重篤な全身症．2～3週間から数カ月続き致死病となる．血小板に対する自己抗体反応が原因と考えられる．☞ 自己免疫疾患

❖**とくはつせいこつくうどう　特発性骨空洞　idiopathic bone cavity**

❖**とくはつせいさんさしんけいつう　特発性三叉神経痛　idiopathic trigeminal neuralgia**

❖**とくはつせいしがきゅうしゅう　特発性歯牙吸収　idiopathic resorption of tooth**

❖**とくはつせいしにくかけいせいしょう　特発性歯肉過形成症　idiopathic gingival hyperplasia**

どくりつえいようかがくごうせいさいきん　独立栄養化学合成細菌　chemoautotrophic bacteria　無機物の化学的暗反応によってエネルギーを得て生きる細菌．☞ 光合成

どくりつえいようせいぶつ　独立栄養生物　autotroph　外界から取り入れた無機物を栄養源として，体構成物質や生命活動に必要な有機物を合成することができる生物．光合成や化学合成によって有機物を合成する．☞ 光合成

❖**としん　兎唇　harelip**

とつぜんへんい　突然変異　mutation　［変異］　分離や遺伝的組換えによらない遺伝形質の検出可能なすべての変化をいう．その表現型から「優性変異」と「劣性変異」の2種に大別され，DNAの変化の仕方による分類から点変異，欠失，重複，逆位，挿入，転座などと区別される．個々の突然変異が世代当たり起こる確立を突然変異率（mutation rate）といい，集団中の突然変異体の割合（mutation frequency）から推定される．

　優性変異は，1回の遺伝的事情（点変異，欠失，挿入，組換え）によって生じる異型接合体において表現形質が現れる．例えばミスセンス変異による薬剤耐性変異が代表例である．免疫グロブリン遺伝子の組換えによる生成も広義の優性変異である．細胞変異による抗原に対する結合能の変化は典型的な優性変異である．一方，劣性変異の多くは，遺伝子の不活性化のため，常染色体上の遺伝子の場合には，1回の遺伝的事象によって2個の対立遺伝子の一方に変異が生じても（異型接合体）表現型は変わらない（保因者）．したがって，劣性変異が表現型として現れるためにはもう一度遺伝的事象によって正常な対立遺伝子の不活性化（同型接合体）が必要となる．例えば，免疫不全をもたらすアデノシンデアミナーゼ（ADA）欠損，プリンヌクレオチドホスホリラーゼ（PNP）欠損，マウスscid変異などは典型的な劣性変異である．

　また，突然変異には，DNAの複製および修復のエラーがおもな原因で自然に生じる「自然突然変異」と，物理的または化学的作用原（mutagen）

によって引き起こされる「誘発突然変異」とがあり，その変異様式が異なる．誘発突然変異はDNAに生じた傷を修復する機構の損傷，複製誤りを増加させる損傷，あるいはDNAの対合の誤りを増加させるような生物学的過程を経て生じるとされている．自然突然変異の大部分は，点変異と大きな領域の欠失である．アルキル化剤は最も効果的な変異原であり，ほとんどの場合点変異を誘発する．X線やγ線などの電離放射線やUVは，頻度は低いが点変異，比較的小さな欠失，フレームシフトを起こす．また，ほ乳動物細胞ではDNA前駆体プールの不均衡は効果的な変異原であり，点変異を誘発する．

最近では，遺伝子導入が挿入型突然変異を起こす手段として注目されている．もし目的の遺伝子がクローン化されていれば，相同的遺伝子組換え法により，染色体上の標的遺伝子に任意の変異や欠失を導入し，生体内の遺伝子産物の機能を修飾・破壊することができる (gene targeting)．この技術は，変異マウス(ノックアウトマウス)の作製のために開発された．

成熟した免疫グロブリン遺伝子は体細胞変異を起こし，抗原結合能に変化を生じる．この体細胞変異は見かけ上B細胞に特異的であり，抗原結合領域の特定の部位に集中的に起こるらしい．このような変異が遺伝子レベルで起こっているとすれば，分化に伴った新しい突然変異の導入機構の存在が示唆されよう． ☞ フレームシフト突然変異

ドデシルりゅうさんナトリウム　ドデシル硫酸ナトリウム　sodium dodecyl sulfate [SDS] 水に難溶性の物質，特に生体膜タンパク質の可溶化に頻用される界面活性剤． ☞ SDS-PAGE

ドナー　donor [提供者] 臓器移植時などの臓器提供者．

とまつひょうほん　塗沫標本　smear preparation 膿液，血液，腹腔滲出液などをスライドグラス上に塗り広げ，乾燥，固定，染色した光学顕微鏡用標本．

ドメイン　domain [領域] タンパク質を形成する1本のポリペプチド鎖上に存在する，構造上まとまった領域．平均150アミノ酸からなる球状の領域で，機能上の単位でもある．これを越える大きさをもつタンパク質では1つのドメインのみではなく，同じ程度の大きさをもつ複数のドメインがビーズのように連結されている．例えば大腸菌のDNAポリメラーゼIは928アミノ酸からなり，1本のポリペプチド鎖をポリメラーゼ，3'-5'エキソヌクレアーゼ，5'-3'エキソヌクレアーゼの機能をもつ3つのドメインに分割でき，融合オペロンともみなせる．プロテアーゼ処理によって約300アミノ酸からなる5'-3'エキソヌクレアーゼ部分が切り出され，クレノウフラグメントと呼ばれるポリメラーゼ(約400アミノ酸)，3'-5'エキソヌクレアーゼ(約200アミノ酸)の2つのドメインからなる領域を機能を損なうことなく得ることができる．また，各ドメインは遺伝子のエキソンに対応した約20残基からなるモジュールから構成されるとする考え方があり，ドメイン構造とモジュールによる分子進化の関連についての研究も行われている． ☞ モジュール，タンパク質の構造

ドライゼンテスト　Dreizen test → 唾液緩衝能試験

❖**ドライソケット　dry socket** [抜歯後歯槽骨炎]

トランスクリプトーム　transcriptome ある状態において細胞に発現しているmRNAのフルセットの概念．遺伝子がいつ，どこで，どの程度発現しているのかを明らかにすることを目的とする． ☞ 遺伝子，伝令RNA

トランスジェニックしょくぶつ(プラント)　トランスジェニック植物(プラント)　transgenic plant [遺伝子導入植物，形質転換植物] 外来遺伝子を導入して染色体に組み込んだ細胞よりなる植物個体．1980年代初期にタバコ，ペチュニアなどのトランスジェニック個体作製成功以来，アラビドプシス(シロイヌナズナ)，イネなどさまざまな実験植物，農作物，園芸植物などにおいて作製が可能になっている．

作製法としては，体細胞への遺伝子導入と染色体への組み込み，遺伝子導入細胞の選択・増殖と個体再分化というステップを経るのが一般的である．トランスジェニック動物作製の場合，受精卵や胚に遺伝子を導入し，遺伝子導入個体を得る方法が一般的であるが，植物への導入の場合は，植物の病原菌 *Agrobacterium tumefaciens*（アグロバクテリウム ツメファシエンス）がよく用いられる．アグロバクテリウム ツムファシエンスは，植物に感染するとTi-プラスミド中のT-DNAと呼ばれるDNA断片を植物の染色体中へ導入することが知られている．野性型T-DNAの代わりに目的のDNA断片を導入するためのバイナリーベクターが開発され，それにより遺伝子導入が行われている．以前，アグロバクテリウム ツムファシエンスを用いた遺伝子導入は，双子葉植物に限られると考えられていたが，現在ではイネなどの単子葉植物においても有効であることがわかってきている．

他の遺伝子導入法としては，電気穿孔（エレクトロポーレーション）法，パーティクルガン法（particle gun method）などがある．パーティクルガン法は1987年コーネル大学のSanfordらによって報告された方法で，DNAを付着させた直径数μmの金属微粒子を，高速で組織や細胞に直接打ち込むことで遺伝子を導入する方法である．今のところパーティクルガン法によって細胞内に導入されたDNAが，どのようなメカニズムで染色体に組み込まれるか不明である．現在では装置の小型高性能化が進み，野外で手軽に遺伝子導入を行うことも可能になってきている．

以上のような技術によって，植物にさまざまな有用遺伝子を導入することが積極的に進められ，病害虫抵抗性，医薬品生産能など，まったく新しい形質をもった植物がつくり出されている．Lehnerらはミュータンスレンサ球菌の表層タンパク質抗原に対する抗体を産生するトランスジェニック植物を作出し，それから抽出した抗体を用いて，ヒト口腔から長期間ミュータンスレンサ球菌を除菌できることを示した．☞ 遺伝子操作，組換えDNA技術，トランスジェニックマウス，ベクター，受身免疫

トランスジェニックマウス transgenic mouse
[遺伝子導入マウス]　外来遺伝子を組み込まれたマウス．個体レベルで目的の遺伝子を発現させることにより，その遺伝子の機能を解析し，あるいは実験用モデル動物として利用する．通常の作成法は，受精卵の前核へのDNA(基本的にプロモーター＋目的遺伝子)注入であり，このDNAがゲノムに組み込まれて発現し，かつ子孫に伝わることにより，系統として確立できる．この効率は，生まれた産子の数％から数十％である．適切なプロモーターを選択することにより，時期あるいは臓器特異的に発現させることが可能である．☞ ノックアウトマウス，トランスジェニックプラント

トランスダクション transduction [形質導入]　ウイルスが担体となって細胞から細胞へと遺伝形質を導入すること．バクテリアの場合はファージ，有核細胞の場合はアデノウイルス，ワクシニアウイルス，レトロウイルスなどを用い，感染した標的細胞にウイルスのもつ遺伝形質を発現させることを指す．アデノウイルスやワクシニアウイルスは導入した遺伝子が一過性に発現するのに対し，レトロウイルスではウイルスはゲノムに組み込まれるため，恒常的な発現が期待される．レトロウイルスベクターを利用して血液系の骨髄幹細胞に遺伝子を発現させる治療法も試みられているが，感染効率は低い．☞ トランスフェクション，トランスフォーメーション，遺伝子操作

トランスフェクション transfection　[遺伝子導入]　外来性遺伝子を動物細胞に導入すること．バクテリアのtransformationに対応し，培養細胞の遺伝子導入を指す．一過性のtransfectionでは，導入したDNAは染色体の外に存在するため，一般に不安定である．目的の遺伝子とともに薬剤耐性遺伝子を導入して薬剤を添加して培養することにより，導入した遺伝子を発現する細胞を選択し，細胞のゲノムに安定に外来遺伝子が挿入されたクローンを得ることが可能である．この時の遺伝子挿入部位はランダムである．

トランスフェクションの方法として，リン酸カルシウム法，DEAEデキストラン法，リポソーム法，電気的穿孔法（エレクトロポーレーション）などがある．接着性細胞にはリン酸カルシウム法やリポソーム法を用い，条件や細胞によっては50％以上の確立で遺伝子が導入される．浮遊性の細胞，特にT細胞系への外来性遺伝子の導入効率は低いが，恒常的な発現には電気的穿孔法が好んで用いられ，各種リポソーム法も開発されている．一過性の発現にはDEAEデキストラン法やリポソーム法がよく用いられているが，その効率は細胞によってかなり異なる．☞ 薬剤耐性，遺伝子操作，トランスダクション，トランスフォーメーション

トランスフォーメーション transformation
[形質転換]　トランスフォーメーションは，バクテリアやイーストにおいては，外来の遊離DNAを獲得し，その形質を発現することを意味する．例えば，クロモゾーム外で増殖するプラスミドが抗生物質耐性遺伝子を含む場合は，プラスミドを菌体に導入して抗生物質耐性のコロニーを選択することにより，プラスミドに含まれる外来遺伝子を発現させたり増幅させたりするクローンを得ることである．プラスミド遺伝子導入のために用いられるバクテリアは，細胞膜の透過性をあげたり，電気穿孔法によってDNAが菌体内に入りやすいような薬剤処理がしてあり，コンピテントセルと呼ばれる．

一方，有核細胞のトランスフォーメーションとは，遺伝子の導入により，培養細胞の形態変化が起こり，成長因子依存性や接触阻害効果などの増殖制限が喪失することを指す．正常な接着性培養細胞は一層になって増殖し，密着した状態になるとそれ以上の増殖は抑制されるのが接触阻害効果である．ところがある種の遺伝子を導入すると，そのような調節が働かず，細胞が盛り上がっても

なお増殖するようになる．この現象に基づいて腫瘍遺伝子が定義された．☞ 遺伝子操作，トランスダクション，オンコジーン，トランスフェクション

トランスポゾン　transposon　DNA上のある部位から他の部位へ移動することができる転移因子（transposable element）の1つで，細菌の染色体やプラスミドに見出される薬剤耐性遺伝子を含む Tn やショウジョウバエの P 因子，トウモロコシの Ac-Ds などが知られている．トランスポゾンの構造は，両端に逆位くり返し配列をもつことが特徴であり，転移に必要なトランスポゼース（transposase）の遺伝子をコードするものもある．トランスポゾンは，転写産物である RNA が逆転写酵素によって DNA に逆転写されて転移するレトロポゾンと DNA 型トランスポゾンに分類される．近年，レトロウイルスベクターによる遺伝子導入によって遺伝子治療が行われるなど，医療面でのトランスポゾンの利用が盛んになっている．

❖**トリーチャー・コリンズしょうこうぐん　トリーチャー・コリンズ症候群　Treacher Collins syndrome**　［下顎顔面異骨症］

トリオース　triose　［三単糖］　炭素原子を3個もつ単糖．グリセルアルデヒドとジヒドロキシアセトンのこと．☞ 糖質

❖**ドリオピテクスがた　ドリオピテクス型　Dryopithecus pattern**

トリカルボンさんかいろ　トリカルボン酸回路　tricarboxylic acid cycle　［TCA 回路］　→クエン酸回路

トリクロロさくさん　トリクロロ酢酸　trichloroacetic acid　［TCA，三塩化酢酸］　収れん防腐薬，いぼ腐食薬として用いられる．また，タンパク沈殿薬としても広く利用される．

トリス　tris　［トリス（ハイドロキシメチル）アミノメタン］　$C_4H_{11}NO$，分子量121.14．緩衝液をつくるとき，よく用いられる代表的な試薬の1つ．基本的構造は，脂肪族第一アミンであり，塩酸その他の酸で適定することで pH 7.2～9.4 の緩衝液をつくることができる．☞ 緩衝液

トリソミーしょうこうぐん　トリソミー症候群　trisomy syndrome　［三染色体症候群］　3本の相同染色体をもつ染色体異常症．ダウン症候群は常染色体21番のトリソミーである．

トリチウム　tritium　［三重水素，^3H］　半減期は約12年である水素の放射性同位元素．チミジンと結合したトリチウムは DNA 合成時に核に取り込まれるため，細胞の増殖活性を判定できる．このほか，核酸やタンパク質，糖など種々の物質にラベルすることができる．エネルギーは低いが，非常に微細な局在が観察できるため，組織切片でのオートラジオグラフィーに頻用される．☞ DNA 複製

トリプシノーゲン　trypsinogen　膵臓から分泌されるタンパク分解酵素の前駆体で，限定加水分解により，活性型の α- および β-トリプシンとなる．☞ タンパク質分解酵素

トリプシン　trypsin　セリンプロテアーゼの1種．膵臓から前駆体として分泌され，加水分解により活性化される．食物タンパク質の消化に働くほか，他の酵素前駆体の活性化に働く．タンパク質のアミノ酸配列決定を目的としたポリペプチド鎖断片化に不可欠である．切断部位はリジンおよびアルギニンのカルボキシ側である．☞ タンパク質分解酵素

トリプシンインヒビター　trypsin inhibitor　タンパク質分解酵素であるトリプシンの活性を阻害する物質をいう．トリプシンの活性中心は95位のセリンと57位のヒスチジンを含む触媒部位と基質特異性に重要な189位のアスパラギン酸を含む基質結合部位で構成されており，低分子合成インヒビターである DFP（diisopropyl fluorophosphate）や PMSF（phenylmethan sulfonyl fluoride）はセリン残基と TLCK（tosyl - L - lysyl chloromethyl ketone）はヒスチジン残基とそれぞれ結合して活性を不可逆的に阻害する．

一方，ベンザミジンやペプチド性インヒビターのロイペプチン（leupeptin）およびほとんどの動植物のタンパク性トリプシンインヒビターは，基質類似体としてトリプシンの基質結合部位と非共有結合して酵素活性を可逆的，拮抗的に阻害する．大豆には Kunits 型と Bowman-Birk 型の2種のタンパク性のインヒビターがあり，通常，前者を STI（soybean trypsinin inhibitor），後者を BBI と呼んでいる．BBI や鳥類の卵に存在するオボムコイドは1分子のインヒビターで基質特異性の異なるプロテアーゼを同時に結合して阻害することができる多頭型インヒビター（multi-headed inhibitor）である．

ワシ膵臓には塩基性インヒビター（BPTI，Kunits 型；商品名トラジノール）と分泌性インヒビター（BPSI，Kazal 型）の2種のインヒビターが存在する．後者によるトリプシンの活性阻害は一時的で，インヒビターとの結合で失われたトリプシンの活性は生理条件下で経時的に回復する．このような阻害は時阻害（Temporaly inhibition）と呼ばれ，生体中ではトリプシンの再利用に寄与していると考えられている．トリプシンイ

ヒビターはトリプシンのみを特異的に阻害するわけではなく，セリンプロテアーゼ（セリン型エンドペプチダーゼ）に属する酵素を広く阻害することができるものが多い．また，セリンプロテアーゼと似た反応機構をもつシステインプロテアーゼ（システイン型エンドペプチダーゼ）の活性を阻害するものもある．☞ プロテアーゼインヒビター

トリプトファン　tryptophan　[2-アミノ-3-(3-インドリル)プロピオン酸]　$C_{11}H_{12}N_2O_2$．分子量204.23．略記はTrpまたはW（一文字表記）．L型はタンパク質を構成する芳香族アミノ酸の1つである．インドール環をもつためフォリン反応などさまざまな呈色反応を示し，タンパク質定量などに用いられる．ヒトでは必須アミノ酸．F. G. HopkinsとS. W. Cole（1901年）によりカゼインの加水分解物から単離された．通常の酸加水分解ではほとんど破壊される．トリプトファン2,3-ジオキシゲナーゼ（トリプトファンピロラーゼ）によって開裂され，キヌレン酸，キヌレニンなどの生体色素や，ニコチン酸などの前駆体がつくられる．この代謝経路の障害により，高トリプトファン尿症や高トリプトファン血症などの先天性代謝異常を起こす．また，トリプトファンはトリプトファン5-モノオキシゲナーゼで始まる別経路で代謝され，脳と消化管ではセロトニンの，松果体ではメラトニンの前駆体となる．☞ アミノ酸

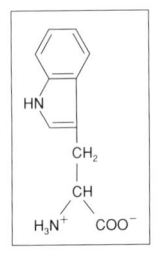

トリプトファン

トリプレット　triplet　[コドン]　核酸中での3個の塩基の連鎖のことで，遺伝暗号の単位となる．☞ コドン

❖**トルコあん　トルコ鞍　Turkish saddle**

ドルトン　dalton　[ダルトン，Da, D, d]　分子や原子の質量単位(Da)．^{12}Cの1原子の質量の1/12で，1.661×10^{-27} kg．

トレー　impression tray　[印象(用)トレー]　印象採得時において印象材を保持し，その変形を最小限に抑えるための装置．印象材を保持する盆状の体部と，保持するための柄部からなる．一般的な歯列の形態に合わせた汎用のものを既製トレー，各個の印象用にその都度製作されるものを個人トレーと区別する．

トレーサー　tracer　放射性同位元素など，物質の移動・変化の追跡のための目印として用いられる物質．☞ アイソトープ

トレオニン　threonine　[2-アミノ-3-ヒドロキシ酪酸]　$C_4H_9NO_3$．分子量119.12．略記はThrまたはT（一文字表記）．L型はタンパク質を構成するヒドロキシアミノ酸の1つである．ヒトでは必須アミノ酸．W. C. Roseら（1935年）によりフィブリンの加水分解物から単離された．タンパク質中のトレオニン残基は一部リン酸化されO-ホスホトレオニンとして存在し，ホスホセリンと同様，リン酸化－脱リン酸化によってタンパク質の生理活性を調節する．トレオニンデヒドロゲナーゼによって2-アミノ-3-オキソ酪酸に分解され，さらに脱炭酸されてアミノアセトンになる．別経路としてトレオニンアルドラーゼによってアセトアセトンとグリシンに開裂される．☞ アミノ酸，セリン

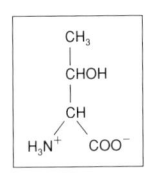

トレオニン

トレハロース　trehalose　[α-D-グルコピラノシル α-D-グルコピラノシド]　2分子のグルコースがα-1,1結合した非還元性の二糖類．自然界では，動植物，微生物にわたって広く遊離の状態で存在し，特に椎茸などの茸類や酵母に多く含まれる．製造方法としては，古くは酵母から抽出されたり，ホスホリラーゼによりマルトースからつくられていたが，最近はデンプンにトレハロース精製酵素を作用させ，安価に製造できる．

トレハロースはクマムシやイワヒバの乾燥耐性に役立つ糖として知られているが，細胞の安定化にも効果があり化粧品にも使われている．最近では，デンプンの老化防止，タンパク質の変性防止あるいは非還元性であるためアミノ酸とのメイラード反応を起こさないなどの特長を有することから各種の食品に利用されている．ヒトが摂取した場合は，小腸で分解・吸収されるが，口腔内では分解され難くう蝕予防への利用が期待される．☞ グルコース，オリゴ糖

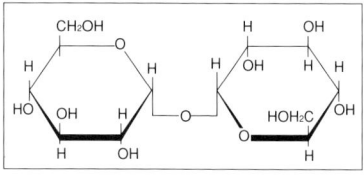

トレハロース

トレポネーマ *Toreponema*　スピロヘータの1属．らせん状形態をもつ桿菌．種々の糖質とアミノ酸をエネルギー源として利用する．*Treponema pallidum* は梅毒の病原体であり，細胞中での培養は可能であるが人工の培養液中では培養できない．ヒト口腔内の *Treponema* 属はヘプトンと血清を含む複合培地中で培養可能だが，いずれにしても *Treponema* の培養は困難で操作に熟練を要する．歯周病原菌の1つと考えられている *Treponema denticola* はマクロファージの抗原認識能を障害することが知られている．

トロイのもくばそがいざい　トロイの木馬阻害剤 Trojan horse inhibitor　トロイの木馬のように，危険な贈り物をすることで，アフィニティーラベル法で活性部位へ導入された阻害剤．例えば，ペニシリンは，細菌のトランスペプチダーゼを阻害するが，ペニシリンは，同酵素の基質 D-Ala-D-Ala に似ており，活性部位に入り込み阻害する．

トローチ troche　薬品に糖と結合剤など添加剤を加え成形した製剤．口中で徐々に溶けるため口腔粘膜に長時間作用する．保険調剤ではトローチ剤は外用薬に分類されている．

トロンビン thrombin　タンパク質分解酵素の1つ．血液中のフィブリノーゲンを重合させフィブリンに変化させる．多くの血液凝固因子（V因子，VIII因子，XI因子，XIII因子，フィブリノーゲンなど）を限定分解して活性化し，フィブリン血栓の形成を促進し止血を促進する．☞ 血液凝固

トロンボキナーゼ thrombokinase　→ トロンボプラスチン

トロンボプラスチン thromboplastin　[トロンボキナーゼ]　血液凝固に関与する因子．Ca^{2+} 存在下，プロトロンビンをトロンビンに変換する．☞ 血液凝固

な

ないいん《せい》かんせん　内因《性》感染　endogenous infection　外界に接している皮膚や上気道，消化器などの主として粘膜表層部に生息している細菌叢を常在細菌叢という．常在細菌叢は，宿主が正常なときは菌の種類がほぼ一定で，菌種相互および菌・宿主間で均衡が保たれ，ほかの病原菌の侵入を防ぐなど，生体防御に寄与している．しかし，抗生剤投与や宿主の抵抗力の低下によりそれらの均衡が乱れると常在細菌によって感染症が引き起こされることがある．これを内因（性）感染という．すなわち常在菌による日和見感染である．従来，う蝕を内因感染症とする考え方があるが，これに対して近年，ミュータンスレンサ球菌は口腔常在菌ではなく，う蝕は単純にミュータンスレンサ球菌の感染症としてとらえるべきであるという考え方が提起されている．☞ミュータンスレンサ球菌，日和見感染症

❖**ないエナメルじょうひ　内エナメル上皮　inner enamel epithelium**

❖**ないけいじょうみゃく　内頸静脈　internal jugular vein**

❖**ないけいどうみゃく　内頸動脈　internal carotid artery, internal maxillay artery**

❖**ないけいどうみゃくしんけい　内頸動脈神経　internal carotid nerve**

❖**ないけいどうみゃくしんけいそう　内頸動脈神経叢　internal carotid plexus**

ないこっかく　内骨格　endoskelton　動物の体内深部にある体を支持する硬い構造．

❖**ないこつしょう　内骨症　enostosis**

ないざいせいオピオイドペプチド　内在性オピオイドペプチド　endogenous opioid peptides　ほ乳類の中枢および末梢組織中に存在する鎮痛性ペプチドの総称（エンケファリン，βエンドルフィン，ネオエンドルフィン，ダイノルフィンなど）．オピオイド受与体と特異的に結合する．☞オピオイドペプチド

❖**ないしゃせん　内斜線〈下顎骨の〉　internal oblique line**

❖**ないしろう　内歯瘻　internal dental fistula**

❖**ないぜつきん　内舌筋　intrinsic lingual muscles**

❖**ないそくしてい　内側歯堤　inner enamel strand, inner dental lamina**

❖**ないそくぜんとうとっき　内側前頭突起　median frontal process**

❖**ないそくびとっき　内側鼻突起　median nasal process**

❖**ないそくよくとつきん　内側翼突筋　medial pterygoid muscle**

❖**ないそくよくとつきんしんけい　内側翼突筋神経　internal pterygoid nerve**

ないはいよう　内胚葉　entoderm　受精した多細胞動物卵が発生の過程で2または3層の細胞群よりなる原腸胚となるときの最内層で，消化管の主要部分，胸腺，甲状腺，呼吸器などに分化する．☞発生

ないひょうじゅん　内標準　internal standard　機器分析に際し，比較のため試料中に加える一定量の既知物質．

❖**ないぶ《せい》こきゅう　内部《性》呼吸　internal resorption**

ないぶんぴつせん　内分泌腺　endocrine glands, ductless glands　[内分泌器，無導管腺]　腺組織ともとの被蓋上皮との間に全く連絡がなくなり，腺細胞から出された分泌物がそこに分布する血管やリンパ管に出ていく構造をもった腺細胞．

ないぶんぴつホルモン　内分泌ホルモン　endocirine hormones　内分泌腺から出されるホルモンの総称．脳下垂体ホルモン，副腎皮質ホルモン，甲状腺ホルモン，インシュリン，グルカゴンなど多数知られる．☞ホルモン

ナイロン　nylon　ポリアミド系合成高分子繊維の総称．

❖**ナスミスまく　ナスミス膜　Nasmyth membrane**　[歯小皮]

ナチュラルキラーさいぼう　ナチュラルキラー細胞　natural killer cell　[NK細胞]　NK細胞は，ウイルス感染細胞や腫瘍細胞を抗原の感作なしに殺傷することのできる，T細胞レセプターもB細胞レセプターも有しないリンパ球で，獲得免疫ができる以前の初期生体防御に重要な細胞で

ある．パーホリン，グランザイム，NKCF（NK cytotoxic factor）などを放出して標的を殺す．大型で腎形の核をもち細胞質に顆粒を有することから，large granular lymphocyte（LGL）とも呼ばれ，細胞表面に CD 16 や CD 56 を発現し，IL-15 が分化成熟に重要な役割を果たす．

NK 細胞は，標的細胞に対し細胞傷害活性を誘導する活性化レセプター〔ヒトの KAR（p 50），CD 94/NKG 2 C やマウスの NKR-P 1 などのリガンドを認識する分子と DAP-12 などの細胞内領域に ITAM（immunoreceptor tyrosine-based activation motif）をもつシグナル伝達分子の 2 種類により構成される〕と，自己の MHC クラス I を認識し活性化レセプターからのシグナルを抑制する抑制性レセプター〔ヒトの KIR（killer cell inhibitory receptor）のような免疫グロブリンスーパーファミリーに属するものとヒト CD 94/NKG 2 C とマウス Ly 49 などの C タイプレクチンに属するものと 2 種類に分類される〕の 2 種類のレセプターを用いて標的細胞を識別するため，MHC クラス I の発現が低下した細胞は，NK 細胞のよい標的になる．抑制性レセプターは細胞内領域に ITIM（immunoreceptor tyrosine-based inhibition motif, I/VXYXXL/I の 6 つのアミノ酸で構成されるモチーフ）をもち，MHC クラス I を認識する．ITIM 内のチロシン残基がリン酸化されると，SHP-1 などの SH 2 ドメインをもつホスファターゼが結合することにより，活性化シグナルが遮断され，細胞傷害活性の抑制が起こる．☞ 主要組織適合(性)抗原，リンパ球

ナトリウム（Na）ポンプ　sodium pump　ナトリウムの輸送に関連したイオンポンプをナトリウム（Na）ポンプという．細胞内のイオン組成は，原核細胞，真核細胞を問わずカリウムイオンが多く，ナトリウムイオンが少ない．真核細胞におけるこのイオン輸送を行っているのが，ナトリウムポンプの 1 種であり，P 型 ATPase の代表である Na^+, K^+-ATPase である．この ATPase は ATP の加水分解エネルギーを利用して，Na イオン 3 個を細胞外に運び，K イオン 2 個を細胞内に取り込む．細胞膜内外に Na イオンと K イオンの化学ポテンシャルが生じるほかに，3 個の陽イオンが出て 2 個の陽イオンが入るので電気的ポテンシャルが生じる．ヒトの細胞は約 −70 mV の膜電位差をもつが，これはこの Na^+ ポンプによるイオン輸送の結果であり，細胞のエネルギー消費の 3，4 割がこの目的に使われているといわれる．

原核細胞のイオン組成は，Na^+, K^+-ATPase ではなく，一般にはプロトン ATPase とその電気化学的勾配を利用した K^+ の内側への輸送，および Na^+ とプロトンとの対向輸送により保たれているが，プロトンの代わりに Na イオンを排出するプロトン ATPase 型のナトリウムポンプの関与により，イオン組成が保たれているものも一部ある．

イオン輸送 ATPase のうち ATP とリン酸化中間体をつくるものを P 型 ATPase と分類し，Na^+, K^+-ATPase はこの仲間である．細胞内の Na イオンを結合した ATPase は ATP によりリン酸化され，コンホメーションが変化して Na イオンを膜の外側に転移する．ここで Na イオンと K イオンが置き換わり，リン酸基がはずれ K イオンが内側に転移する．そして K イオンが Na イオンと置き換わるというサイクルをくり返すことにより細胞内のイオン組成が保たれる．神経や筋組織では，Na^+, K^+-ATPase による膜を介した Na イオンと K イオン，そして Cl イオンの電気化学的ポテンシャルがつくられるからこそ，それらのイオンに対するイオンチャンネルの開閉によるイオンの受動輸送が生じ，イオンの流れすなわち電流が流れることにより，インパルスの伝導という機能が働くのである．また，唾液腺など腺組織での水やイオンの分泌にも Na^+, K^+-ATPase が重要な役割をしているし，胃粘膜の H^+, K^+-ATPase は胃酸分泌の主役である．ウアバインを含むジギタリス系強心ステロイドは Na^+, K^+-ATPase の選択的阻害剤である．

ジギタリスの強心作用については，心筋において Ca イオンは Na^+, K^+-ATPase により排出された細胞外の Na^+ と交換反応により細胞内から汲み出されることにより，その濃度が一定に保たれている．ここで，ジギタリスにより Na^+, K^+-ATPase が阻害されると，Na^+, Ca^+ 交換反応が減少し細胞内の Ca イオン濃度が高まり，これが心筋の収縮力を増大させるとされている．☞ イオンチャンネル，プロトンポンプ，イオンポンプ，能動輸送

なまワクチン　生ワクチン　live vaccine
病原性を低下（弱毒化）させた生きた病原体を接種するワクチンを指す．牛痘は人に対して重篤な疾病を起こさないが，牛痘に感染した乳しぼりは痘瘡にかかりにくいという観察から，Jenner が種痘に用いた牛痘の例（1796 年）が最初の生ワクチンである．一般的に，病原体を本来の宿主と異なった動物種や感染経路，低い温度などで継代すると，病原体は新しい環境に馴化し，病原体は弱まる．これが現行の生ワクチンでも基本になってい

る．

Endersらが開発した培養動物細胞によるウイルス培養法（1948年）を用いて，Sabinらは1950年代に腸管感染だけで麻痺を起こさない不顕性感染弱毒ポリオウイルス株を分離し，生ワクチンに開発した．現行の麻疹，風疹，おたふく風邪，水痘，黄熱ワクチンも，種々の動物種培養細胞や発育鶏卵で低温など培養条件を変えて長期間継代し，馴化した弱毒変異ウイルス株を生ワクチンに用いている．細菌生ワクチンのBCGも，牛型結核菌を牛胆汁を含む培地で13年間230代継代して得られた弱毒菌株である．経験的手法によらず，DNA組換え技術を用いて，病原性関連遺伝子を同定して弱毒生ワクチン株を作出する試みや，他の弱毒株にワクチン抗原遺伝子を挿入する組換え生ワクチン開発も展開されている．☞ ウイルス，BCG，病原体，ワクチン

なんXせん　軟X線　soft X-rays　[ソフトX線]　X線のなかで波長の長い電磁波．エナメル層の脱灰像撮影に利用される．

❖**なんかぞうげしつ　軟化象牙質　softened dentin**　[う蝕象牙質]

❖**なんこうがい　軟口蓋　soft palate**

❖**なんこうがいがん　軟口蓋癌　carcinoma of the soft palate**

❖**なんこうがいれつ　軟口蓋裂　cleft of the soft palate**

なんこつ　軟骨　cartilage　脊椎動物の骨格系を構成する弾力に富む組織で，軟骨細胞とこれにより生産される細胞間質からなり，組織中には血管，リンパ管および神経線維は分布せず，栄養は周囲の結合組織からの浸透によって細胞に供給されている．細胞間質はおもにプロテオグリカンと2型コラーゲンであるが，間質を構成する成分の違いにより，硝子軟骨，弾性軟骨，線維軟骨に分類される．軟骨中のプロテオグリカンは，トルイジンブルー染色で異染性（メタクロマジー）を示し独特の紫色に染まる．軟骨の発生は，特定の場所に中胚葉性細胞が凝集塊をつくることから始まり，軟骨による骨格がつくられ，生物全体の形態が決まる．分化した硝子軟骨細胞は，やがて静止軟骨細胞，増殖軟骨細胞，肥大軟骨細胞へと徐々に肥大しながら形を変え，最終的には大部分の軟骨細胞は吸収され，基本的にはもとの形態を残しながら骨組織に置換される．このように軟骨を経て形成される骨形成を軟骨性骨化と呼び，頭蓋底，脊椎，手足の骨など大部分の骨はこれに属する．これに対して頭蓋冠や下顎骨は軟骨を経ずに直接骨が形成される．このような骨形成を膜性骨化と

いう．下顎骨の形成は独特で，先につくられたメッケル軟骨に沿って骨形成が起こるが，メッケル軟骨自体は骨に置換することなく消失する．

軟骨の分化・増殖過程に関与する物質として成長ホルモンがよく知られている．脳下垂体から分泌された成長ホルモンはいったん肝臓に作用し，そこでソマトメジンと呼ばれるペプチドを合成し，このソマトメジンが直接軟骨細胞の増殖分化を促進する．さらに軟骨の形成異常を示す遺伝子疾患の研究から，軟骨の形成に重要な役割を果たしている多くの遺伝子とその分子メカニズムが明らかになりつつある．細胞間質を構成する2型コラーゲンやプロテオグリカンの遺伝子異常のほかに，BMPファミリー，FGFレセプター，PTH/PTHrPレセプター，ホメオボックス遺伝子など分化増殖因子やそのレセプターおよび転写調節因子の異常によっても軟骨に顕著な形成異常が認められ，またマウスを用いた実験からこれらの因子を制御するヘッジホッグ（hedgehog）やノギン（noggin）も軟骨の形成に関与していることが示唆されている．☞ ホルモン，コラーゲン

❖**なんこつがいこっか　軟骨外骨化　perichondral ossification**　[膜性骨化，結合組織性骨化]

❖**なんこつさいぼう　軟骨細胞　chondrocyte**　間葉組織中の軟骨原基の分化によってつくられた軟骨前組織にて，硝子様基質を分泌して自らを基質の中に埋め込んだ中腔中の細胞を指す．軟骨の間質成長は，この軟骨細胞が分裂増殖して基質を分泌することにより，この同一母細胞由来の細胞集団は長骨の骨端軟骨では円柱状の配列を成す．

❖**なんこつないこっか　軟骨内骨化　enchondral ossification**　[軟骨性骨化]

❖**なんこつまく　軟骨膜　perichondrium**

なんすい　軟水　soft water　水中のカルシウム塩およびマグネシウム塩の含有量によってその水の硬度を表し，それらの含有量が比較的少ない水を軟水，多い水を硬水という．水100m*l* 中に酸化カルシウムとして1mgを含むとき1度といい，10度以下のものを一般に軟水と呼ぶ．

❖**なんせいしがしゅ　軟性歯牙腫　soft odontoma**　[エナメル上皮線維腫]

❖**なんせいせんいしゅ　軟性線維腫　soft fibroma**

ナンセンスコドン　nonsense codon　[終止コドン]　どのアミノ酸にも対応しないUAG，UAA，UGAの3種のコドンをいう．このコドンでタンパク質合成が停止するので，終止コドンともいう．☞ コドン，タンパク質合成

❖なんぶ《そしき》こうさんきゅうにくが（げ）しゅ　軟部《組織》好酸球肉芽腫　eosinophilic granuloma of soft part

に

ニーランデルほう　ニーランデル法　Nylander test　尿中グルコースの定性反応試験の１つ.

にかこうたい　二価抗体　bivalent antibody, divalent antibody　IgG, IgEのように抗原との結合価が二価の抗体. ☞ 抗体

❖**にくが（げ）しゅ　肉芽腫　granuloma**
❖**にくが（げ）しゅせいエプーリス　肉芽腫性エプーリス　granulomatous epulis**
❖**にくが（げ）しゅせいこうしんえん　肉芽腫性口唇炎　cheilitis granulomatosa**
❖**にくが（げ）そしき　肉芽組織　granulation tissue**

にくしゅ　肉腫　sarcoma　[悪性非上皮性腫瘍] 組織学的に上皮性でない悪性の腫瘍の総称.

ニコチン　nicotine　*Nicotiana tabacum* の葉に含まれるアルカロイド. 自律神経節および骨格筋に特異的に作用して, アセチルコリン様作用を現す. 禁煙補助薬として２mgのニコチンを含むガム (ニコレット®) がある. 喫煙者のニコチン依存状態を一時的に補い, 最終的に禁煙に導くことを目的としている. 最近は貼付薬 (ニコチネル®) も医師の診断のもとで発売されている. 薬価基準適用外.

ニコチンアミドアデニンジヌクレオチド　nicotinamide adenine dinucleotide　[NAD] ビタミンのニコチンアミドに由来する補酵素で, 酸化還元反応やエネルギー産生に関与する. 微生物から高等動物まで普遍的に存在している. NADと együtt, 還元型はNADHである. また, NADとNADHは紫外部での吸収が異なるため, これを利用してさまざまな物質の定量や反応の解析に利用されている.

ニコチンアミドモノヌクレオチド　nicotinamide mononucleotide　[NMN⁺] ニコチン(酸)アミドのN位にリボース-5-リン酸がβ結合したヌクレオチド. ニコチンアミドアデニンジヌクレオチド (NAD) の前駆体.

ニコチンさん　ニコチン酸　nicotinic acid　[ナイクリン®] 抗ペラグラ因子ビタミン. ニコチン酸またはニコチン酸アミドは経口投与されると生体内でNADやNADPに合成され, 種々の脱水素酵素の補酵素として酸化還元反応に関与する. 適応：ニコチン酸欠乏症の予防および治療(ペラグラなど), 口角炎, 口内炎, 舌炎, 接触皮膚炎, 末梢循環障害. 成人１日必要量は13〜20 mg. 禁忌：本剤過敏症, 重症低血圧, 動脈出血. ☞ ビタミン

ニコチンさんアミド　ニコチン酸アミド　nicotinic acid amide, nicotinamide　[ニコチンアミド] ニコチン酸とともにペラグラ予防因子として発見された. ビタミンB複合体の１つ. 生理的効果はニコチン酸と同一であり, 生体内ではNAD, NADPなどのようにニコチン酸アミド型で存在する. ☞ ビタミン

❖**ニコチンせいこうないえん　ニコチン性口内炎　nicotinic stomatitis**

にじうしょく　二次齲蝕　secondary caries, recurrent caries　修復物が接する歯質に発生するう蝕をいい, 修復物辺縁の破折, 閉鎖性の不良な場合や予防拡大が不十分, 罹患歯質の取り残しの状態の修復等の理由で発生する. 修復物と罹患歯質を除去して再治療が必要になる. 予防には, 十分な予防拡大, 正しい窩縁形態と修復物による完全閉鎖, 修復物辺縁の破折防止, 歯面の強化, 口腔清掃の徹底などへの考慮が必要である. ☞ う蝕

にじかんせん　二次感染　secondary infection　1) 最初に感染した人に由来する病原微生物によって, その周りにいる人が感染すること. 2) ある感染症の発症時に異なった病原微生物に重複感染すること. ☞ 感染症

にしげんれつせつ　二歯列説　dimer theory　[集合説, 融合説] 歯の発生に関する学説の１つ.

にじこうぞう　二次構造　secondary structure　タンパク質の立体構造において CO, NH 基間の水素結合により形成される比較的狭い範囲にみられる特殊な立体構造. ヘリックスやβ-シート, β-ターンなどの規則的構造を指す. ☞ タンパク質の構造

にじたいしゃぶつ　二次代謝物　secondary metabolite　生物の生命維持, 発育増殖に直接的に関与しない物質.

❖**にじにゅうとう　二次乳頭　secondary papillae**

にじばいよう　二次培養　secondary culture　生体から取り出した細胞を初めて体外培養した初代培養を１回継代したもの.

にじメッセンジャー　二次メッセンジャー　second messenger　cAMPなどホルモンや神経伝達物質などの細胞外情報物質が, 細胞膜に存在する受容体と結合することにより, 細胞内に新

たに生成される別種の細胞内情報伝達物質．☞ 神経伝達物質

にじめんえきおうとう 二次免疫応答 secondary immune response 生体が二度目の抗原刺激を受けたときに起こす免疫応答．初めて抗原刺激を受けたときに起こす一次免疫応答の際に成立した免疫学的記憶によって，二次免疫応答では一次免疫応答に比して抗原刺激に対して速やかで強い応答が起こり，かつ，応答は長期間持続する．T細胞であれB細胞であれ，それぞれのリンパ球は1種類の抗原を認識する能力をもち，反応しうる抗原に初めて遭遇すると特定の細胞（クローン）のみがサイトカインなどに対するレセプターをもつようになり，他の細胞がつくったサイトカインに反応し，増殖や分化をする．その結果，一次免疫応答のエフェクター細胞ばかりでなく，二次免疫応答に関与する免疫記憶細胞が生み出される．

この記憶細胞は，単に同じ細胞が増えることによって生じているのではなく，細胞表面分子やサイトカインの分泌活性などの性質が未刺激の細胞とは異なっている．記憶B細胞は未刺激のB細胞と質的に異なり，より高い親和力をもつ抗原レセプターをもち，二次刺激に対してIgG抗体をより速く産生する．T細胞の場合も記憶T細胞は抗原に対する親和力が高く，例えば，記憶CD4陽性T細胞は，未刺激T細胞とは異なるCD45分子を発現し，二次刺激に対して敏速にサイトカインを合成する．☞ サイトカイン，免疫応答，免疫（性）記憶，ワクチン

にじゅうもうけんほう 二重盲検法 double blind test 薬効検定に際して用いられる方法．患者や医師の主観が入らないように，管理者が企画して，比較したい2種の薬物のうち，どちらが投与されているか，医師，患者ともわからないようにして投薬し，薬効の有意差を判定する．

にじゅうらせん 二重らせん double helix 1953年にワトソンとクリックにより提唱された，DNAの分子構造モデル．☞ DNA

❖にせいしせい 二生歯性 diphyodonty [複生歯類]

ニッケルどくせい ニッケル毒性 toxicity of nickel ニッケルは人体にとって非必須元素であり，えん下すると，はきけ，急性胃腸炎を発症する．また感作性があり，アレルギー性皮膚炎などを誘起する．☞ アレルギー

にとう 二糖 disaccharide [二糖類] 2分子の単糖がグリコシド結合をした糖の総称．☞ 糖質

❖にふくきんし 二腹筋枝 digastric branch

にほんのうえんワクチン 日本脳炎ワクチン Japanese B encephalitis vaccine 日本脳炎の病原体は小型のRNAウイルスである．ワクチンはこの病原体をマウスの脳内接種によって発症させ，脳の乳剤をつくりウイルスを精製しホルマリンによって不活化させた不活化ワクチンである．☞ ワクチン

にめいほう 二名法 binomial nomenclature 生物の種を分類する国際的命名法．ラテン語で属名と種小名を並べて表現する．

にゅうか 乳化 emulsity 互いに混じり合わない2つの溶液の一方を細粒にして，他方のなかに分散させること．

にゅうかざい 乳化剤 emulsifying agent, emulsifier 互いに溶け合わない2つの液体を乳化して，安定なエマルジョンをつくるために用いる物質のこと．その作用は，界面張力を下げること，界面に保護膜をつくることにある．通常各種の界面活性剤を用いる．

にゅうさん 乳酸 lactic acid 有機酸の1種でキレート作用をもつかなり強い酸である．動物組織では激しい運動を行ったときなど，嫌気的解糖の最終生成物として乳酸が産生される．ミュータンスレンサ球菌などの歯垢細菌も糖（炭水化物）を分解して，乳酸を生成することによってエネルギーを獲得する．乳酸などの有機酸はエナメル質を脱灰していき蝕発生を開始すると考えられる．

歯垢中には歯垢細菌により，乳酸，酢酸，ぎ酸，プロピオン酸などさまざまな酸が産生されるが，このような酸の種類や量は，口腔をめぐる環境の変動により変化する．すなわち，摂食前には歯垢中には乳酸以外にも酢酸やぎ酸などが存在するが，摂食直後に乳酸の産生量が急激に上昇する．このとき同時に歯垢内のpHも低下しているので，低い至適pHを有する乳酸脱水素酵素が活性を発揮していると考えられる．動物組織と同様に，各種の歯垢細菌においてもピルビン酸から乳酸脱水素酵素の触媒によって生成する．また，歯垢中にはベイヨネラやナイセリアのような乳酸を代謝してエネルギーを獲得している細菌も生息している．☞ 乳酸脱水素酵素，乳酸発酵，ミュータンスレンサ球菌

にゅうさんきん 乳酸菌 Lactobacillus 糖を発酵して乳酸を生成する菌を乳酸菌 Lactic-acid bacteria と総称し，Streptococcus などの球菌と Lactobacillus などの桿菌に大別される．狭義に乳酸菌といった場合は通常，乳酸桿菌を示す．乳酸桿菌は歯面への定着性が低いため，平滑面う蝕の発生に対する関与は低いと考えられている．し

かしう窩や軟化象牙質などからは高頻度で検出され，う蝕の進行への関与は大きいものと考えられている。☞ う蝕病原性細菌，乳酸発酵

にゅうさんきんすうそくてい　乳酸菌数測定
lactobacillus count　通常，Rogosa の考案した乳酸菌選択用の SL 培地を用いてコロニーを計数する。☞ 細菌数算定方法

にゅうさんだっすいそこうそ　乳酸脱水素酵素
lactate dehydrogenase　［LDH，乳酸デヒドロゲナーゼ］　乳酸を脱水素してピルビン酸にする反応を触媒する酵素であるが，NAD を補酵素とする反応の平衡は乳酸生成側に傾いているので，実際には糖から生ずるピルビン酸を還元し乳酸を生成する酵素である。動物の筋肉，各臓器，血液などに数種のアイソザイムが存在し，それぞれ代謝し，各組織固有の生理的意義をもつ。

動物筋肉の酵素は分子量 14 万で，四量体である。嫌気的の骨格筋の M 型と好気的な心筋の H 型が存在するが，通常これらサブユニットが混合した四量体として存在し，筋肉疲労の原因となる筋肉運動時の乳酸産生を触媒する。

ミュータンスレンサ球菌などの口腔レンサ球菌やラクトバチルスなど多くの歯垢細菌の乳酸脱水素酵素も NAD を補酵素とし，歯垢における乳酸の産生に関わっている。

ミュータンスレンサ球菌などのこの酵素の特徴はフルクトース-1,6-ビスリン酸を活性化物質として要求し，また無機リン酸によって阻害されることである。そして至適 pH が pH 6 付近であるので，環境の pH が低い場合には乳酸が主として産生されることになる。

また，ミュータンスレンサ球菌の糖代謝によって産生される乳酸の量は，菌体内中間体フルクトース-1,6-ビスリン酸濃度の変動とよく相関することが知られている。なお，S. mutans の乳酸脱水素酵素の塩基配列はすでに明らかにされている。☞ う蝕，エネルギー代謝，乳酸，乳酸菌，発酵，乳酸発酵，ミュータンスレンサ球菌，酵素反応速度論

にゅうさんはっこう　乳酸発酵　**lactid acid fermentation**
微生物が糖を代謝して主として乳酸を産生する発酵。乳酸だけを生ずるホモ乳酸発酵と，乳酸以外の物質も産生するヘテロ乳酸発酵とがある。ヘテロ乳酸発酵では，エタノール，酢酸，ぎ酸，炭酸，水素などを生ずることも多い。

ミュータンスレンサ球菌などでは糖をエムデン・マイヤホフ経路によりピルビン酸まで分解し，産生する酸の種類や量はピルビン酸を基質とする 2 つの酵素の触媒作用によって決定される。すなわち，ピルビン酸は酸産生系の分岐点となり，乳酸脱水素酵素によって触媒される場合には乳酸が産生されるが，ピルビン酸ぎ酸リアーゼによる触媒を受けた場合にはぎ酸や酢酸，エタノールが産生される。酢酸を産生する過程では酢酸キナーゼによる反応で ATP が生成され，効率的にエネルギーが獲得される。

糖が過剰に供給される条件下では，もっぱら乳酸が産生されるが，糖の供給が制限されているときには，ぎ酸や酢酸などが産生される。これらの現象は食事時や食間時における歯垢中の有機酸の種類や量の変動をよく説明することと考えられる。☞ エムデン・マイヤホフ経路，乳酸，ミュータンスレンサ球菌

にゅうさんリンゲルえき　乳酸リンゲル液
lactated Ringer solution　細胞外液の電解質組成に近似しており，適切な電解質および水分の補給を目的として用いられる。乳酸ナトリウム（28 mEq/l）は，体内で代謝されて HCO_3^- となりアシドーシスを補正する。禁忌：高乳酸血症の患者

にゅうし　乳歯　**baby tooth, milk tooth, provisional tooth, temporary tooth**　［脱落歯］
生後 7 カ月頃～3 歳までに萌出し，順次代生歯と交換する 20 本の歯をいい，上下顎左右それぞれ，乳切歯 2 本，乳犬歯 1 本，乳臼歯 2 本である。青白色の光沢を帯び，歯冠長が小さく，歯帯が観察され，咬合面が小さく，歯根は代生歯の歯冠を避けて屈曲し，歯髄腔が大きい等の特徴がある。

にゅうしうしょく　乳歯う蝕　**caries of the deciduous tooth**
永久歯う蝕と比べ次に述べる特徴がある。(1) 乳歯は有機質含有量が多いため，多発性および急速進行性を示し，歯質が急速に崩壊される。(2) 歯牙に対する歯髄の占める割合が大きく，歯髄炎に移行しやすい。反面，乳歯は第二象牙質の形成が永久歯よりも活発である。(3) う蝕の進行に伴う自覚症状は永久歯と比べ不明瞭である。病変が歯髄にまで及んで初めて歯痛を訴えることが多い。(4) う蝕罹患状況は隣接面う蝕，環状う蝕が主である。

近年う蝕のない幼児が増加してきており，ハイリスク児との差が開く傾向にある。平成 11 年歯科疾患実態調査では，1 人平均う歯数および 1 人平均未処置歯数とともに過去の調査に比べて減少傾向を示し，特に重度う蝕の減少が著明である。1 歳 6 カ月児歯科健康調査による乳歯う蝕罹患型には，O_1，O_2，A，B，C 型があり，O_1 型はう蝕がなく，口腔衛生状態が良好なもの，O_2 型はう蝕がなく，口腔衛生状態が不良なもの，A 型は上顎前

歯部，または臼歯部のみにう蝕があるもの，B型は上顎前歯部，および臼歯部にう蝕があるもの，C型は臼歯部および上下顎前歯部すべてにう蝕があるもの（臼歯に生歯があるなしにかかわらず下顎前歯部にう蝕があるときを含む），などのカテゴリーに分類される．近年ではう蝕原性菌の簡易検出キットが普及しており，O_2 型のケースは口腔衛生状態ばかりではなく，細菌学的にも診断されるようになり，乳幼児の唾液中のミュータンスレンサ球菌レベルと相関している．口腔内に歯が萌出するまでは本菌の感染は起こらず，主として養育者を介しておよそ生後 19 カ月から 31 カ月までの間に感染が起こるという報告があり，したがって乳幼児のう蝕予防は，本人ばかりでなく周囲の養育者の口腔衛生が重要である．なお，哺乳びんう蝕も哺乳びんでう蝕誘発性飲料を長時間飲用することで起こる低年齢児の乳歯う蝕である．☞ う蝕，ミュータンスレンサ球菌

❖にゅうしぐん　乳歯群　set of milk teeth　［脱落歯群］
❖にゅうしこうごう　乳歯咬合　primary occlusion
❖にゅうしそうきそうしつ　乳歯早期喪失　premature loss of deciduous tooth
❖にゅうしそうきほうしゅつ　乳歯早期萌出　early eruption of deciduous tooth
❖にゅうしばんきざんぞん　乳歯晩期残存　persistence of deciduous tooth
にゅうしょうタンパクしつ　乳漿タンパク質　whey protein　　レンニンにより凝固する乳汁の乳漿中に含まれる可溶性タンパク質．
❖にゅうしれつきゅう　乳歯列弓　deciduous dental arch, milk dental arch
にゅうだくえき　乳濁液　emulsion　［エマルジョン］　互いに溶け合わない 2 種類以上の液体の混合物で，一方が微細粒子として他方のなかに分散しているもの．
にゅうとう　乳糖　lactose　［ラクトース，β-D-ガラクトピラノシル-(1-4)-D-グルコース］　$C_{12}H_{22}O_{11}$，分子量 342.3．融点（水和物），202℃（α 形），252℃（β 形）．比旋光度 $[\alpha]_D +84° \rightarrow +52°$（$\alpha$ 形），$+34° \rightarrow +54°$（β 形）．二糖類の 1 つ．乳中では $\alpha : \beta$ が 2:3 で存在する．通常は乳糖の乳中に遊離の状態で存在（ヒト乳 6〜7％，牛乳 4〜5％）し，授乳期中の重要な炭水化物源である．植物ではレンギョウの花粉中などいくつかの植物で見出されている．工業的にはチーズ製造の副産物であるホウェイ中から抽出し供給され，スクロースの 0.7 倍の甘味を呈し，さまざまな食品において利用されている．おもに乳酸菌によって資化され，通常の酵母では資化されていない．ヒトでは整腸作用やカルシウム吸収を促進することが知られているが，乳糖分解酵素の活性が低い，あるいは欠如した乳糖不耐症と呼ばれる患者も存在する．ガラクトオリゴ糖は，乳糖のガラクトース部分にさらに 1〜4 個のガラクトースが連なったものである．☞ オリゴ糖，乳酸発酵

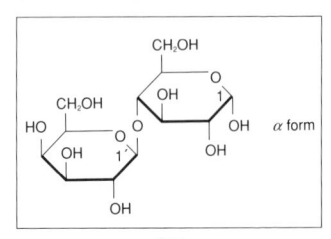

乳糖

❖にゅうとうしゅ　乳頭腫　papilloma
❖にゅうとうじょうかけいせい　乳頭状過形成　papillary hyperplasia
❖にゅうとうじょうのうせんリンパしゅ　乳頭状囊腺リンパ腫　papillary cystadenoma lymphomatosum　［ワーシン腫瘍］
❖にゅうとうそう　乳頭層　papillary layer
❖にゅうようとっき　乳様突起　mastoid process
❖ニューロレプトアナルゲジア　neurolept analgesia　［NLA，ニューロレプト麻酔］
ニューロン　neuron　→神経細胞
にょう　尿　urine　　腎の糸球体により，血液から濾過され，尿細管で再吸収を受けた後，排泄される液体．水分，電解質，炭酸イオン，尿素などさまざまなものを排泄，調整する役割をもつ．
にょうさん　尿酸　uric acid　　核酸の purin から代謝されるか，もしくは 5-phosphoribosyl pyrophosphate とグルタミンから合成される．人では尿酸が腎から排泄されるが，他のほ乳類ではアラントインにまで酸化されてから排泄される．
にょうそ　尿素　urea　　アミノ酸代謝によりここから遊離したアミノ基は肝で代謝を受け尿素となり，体外に排出される．☞ 尿素回路
にょうそかいろ　尿素回路　urea cycle　　ほ乳類を含む陸生脊椎動物はアミノ酸分解で生成したアンモニアが強い細胞毒であるため，より無毒な尿素 (urea) として排出する．この尿素を生成する経路を尿素回路 (urea cycle) という．
　この回路で合成される尿素の窒素原子の 1 つは

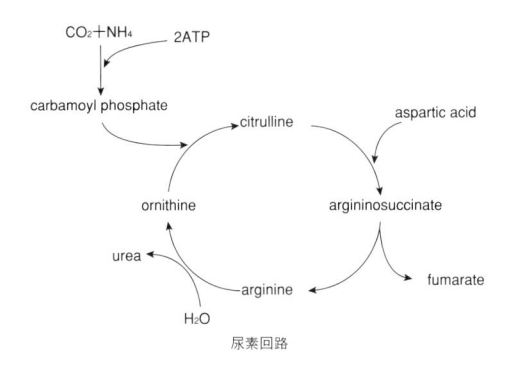

```
          CO₂＋NH₄    2ATP
                ↓
      carbamoyl phosphate
                          → citrulline ← aspartic acid
                                              ↓
          ornithine             argininosuccinate
                                              ↓
          urea                              fumarate
              ↖ arginine ↙
                  H₂O
```
尿素回路

アスパラギン酸（aspartic acid）から，もう1つは NH_4^+ から供給され，炭素原子は CO_2 から供給される．これらの窒素ならびに炭素原子を運ぶ担体となるのはタンパク質の素材とはならないアミノ酸であるオルニチン（ornithine）であり，尿素の直接の前駆体はアルギニン（arginine）である．本回路でアルギノコハク酸（argininosuccinate）から生成されるフマール酸（fumarate）は本回路とクエン酸回路（citric acid cycle）を連結している．☞ クエン酸回路

❖**にょうどくしょうこうないえん　尿毒症口内炎　uremic stomatitis**

にらんせいそうせいじ　二卵性双生児　dizygotic twins　2個の卵子が独立して同時に受精し発育した個体．遺伝的性質を異にする．

にりょうたい　二量体　dimer　[ダイマー]　タンパク質の四次構造の1つ．2つのタンパク質が結合して初めて機能のあるタンパク質となるとき，この結合したものを二量体という．同じタンパク質が結合したものをホモ二量体，異なるタンパク質が結合したものをヘテロ二量体という．☞ タンパク質の構造

にんしんじこうくうえいせい　妊娠時口腔衛生　oral hygiene in pregnancy　妊娠期間中はおもに不規則な飲食物の摂取やつわりによる口腔衛生不良によって，う蝕や妊娠性歯肉炎を起こしやすい．ほかにも，妊娠に伴う内分泌，代謝などの変調が妊娠性歯肉炎の因子として作用するといわれているが，これはほとんどの場合，出産後消退する．妊娠期に歯科治療を必要とするならば，胎児および母体の安全を考慮して妊娠5〜7カ月に行うべきであるが，体調に十分注意する必要がある．

❖**にんしんしゅ　妊娠腫　pregnancy tumor**　[妊娠性エプーリス]

❖**にんしんせいエプーリス　妊娠性エプーリス　pregnancy epulis**　[妊娠腫]

❖**にんしんせいしにくえん　妊娠性歯肉炎　pregnancy gingivitis**

ニンヒドリンはんのう　ニンヒドリン反応　ninhydrin(e) reaction　[アプデルハルデン反応]　アミノ酸をニンヒドリンと加熱すると青紫色を呈する反応をニンヒドリン反応，あるいはアプデルハルデン反応ともいう．この反応は，濾紙クロマトグラフィーや濾紙電気泳動上でのアミノ酸やペプチドの同定，およびアミノ酸自動分析における定量などに用いられる．

ぬ

ヌードマウス　nude mouse　[先天性胸腺欠損マウス]　アルビノマウスから発見された体毛のない突然変異マウス．変異は，第11染色体上の単一劣性遺伝子に生じていることが明らかにされ，*nu* と命名された．ヘテロ個体は正常である．先天的に胸腺を欠き（未分化上皮は認められる），T細胞系の免疫応答を欠如している．このため異種移植片の拒絶がほとんどなく，腫瘍学や免疫学の分野で広く用いられている．一方，マクロファージ活性とナチュラルキラー活性は高い．BALB/c マウスを遺伝的背景にした BALB/c-nu が一般に用いられているが，その他の系統にも導入されて免疫学の興味深い材料になっている．無毛と胸腺欠損の両形質は *nu* 遺伝子による多発型と考えられており，分離することはできない．雌のホモ個体は授乳能力が低いので，繁殖にはヘテロの雌にホモの雄を交配する方法が一般的である．☞ T細胞，胸腺細胞，移植免疫

ヌクレアーゼ　nuclease　[核酸分解酵素]
核酸のヌクレオチド間を開裂させる酵素の総称．DNA のみに作用するデオキシリボヌクレアーゼ（DNase），RNA のみに作用するリボヌクレアーゼ（RNase）および DNA と RNA の二本鎖核酸に作用するものとがある．狭義では，3番目の酵素のことだけをヌクレアーゼということがある．

ヌクレオシド　nucleoside　[Nuc, N]　プリン塩基やピリミジン塩基と五単糖の還元基とが，グリコシド結合によって結合した化合物のこと．核酸成分に含まれるものに（デオキシ）アデノシン，（デオキシ）グアノシン，（デオキシ）シチジン，チミジンおよびウリジンがある．それ以外にヒポキサンチンやイノシンなどがある．☞ 核酸

ヌクレオチド　nucleotide　ヌクレオシドのリン酸エステルのこと．DNA や RNA の構成成分となる．また，エネルギー変換，補酵素の構成成分，グルコース供与体およびセカンドメッセンジャーとしてシグナル伝達などにも関与する．アデノシン 5′-三リン酸（ATP）やサイクリックアデノシン 3′5′-リン酸（cAMP）などがある．☞ サイクリック AMP

ヌルさいぼう　ヌル細胞　null cell　T-あるいは B-リンパ球の表面マーカーが検出できない小型リンパ球．☞ リンパ球

ね

ネオマイシン　neomycin　*Streptomyces fradiae* が産生するアミノグリコシド系抗生物質で，グラム陽性菌，グラム陰性菌に有効．☞ 抗生物質

ねつかがく　熱化学　thermochemistry
定圧あるいは定容での熱の変化は内部エネルギーおよびエンタルピーに相当する．このように，化学反応で熱の吸収あるいは放出を，内部エネルギーあるいはエンタルピーなどの状態量を用いて論じる学問をいう．

ねつかそせいポリマー　熱可塑性ポリマー　thermoplastic polymer　[熱可塑性樹脂]
→レジン

ねつこうかせいポリマー　熱硬化性ポリマー　thermosetling polymer　[熱硬化性樹脂]
→レジン

ねつしゅくごう　熱縮合　pyrocondensation
熱による分子の縮合．

ねっしょう　熱傷　burn, scald　[火傷]　熱湯や火炎のような高熱に触れて起きた皮膚や粘膜の障害．

ねつショックおうとう　熱ショック応答　heat shock response　細胞が高温ストレスに対して示す一連の防御反応．細胞内タンパク質の変性を防ぐために，一群の熱ショックタンパク質（HSP）の発現を上昇させる．大腸菌からヒトまで広くみられる反応である．狭義にストレス応答といったときには熱ショック応答を意味することが多い．

熱ショックタンパク質の転写を活性化する機構は以下の通りである．熱ショックタンパク質には上流に HSE（heat shock element）と呼ばれるプロモーターがある．大腸菌では σ（シグマ）32 という転写因子が制御因子となっており，非ストレス存在下では σ 32 の翻訳は抑制されており，また半減期も短い．熱ショックにより，σ 32 の翻訳と安定性が上昇し，RNA ポリメラーゼのコア酵素と複合体を形成して，HSE に結合する．高等真核細胞では，平常時には細胞質に局在する HSF（heat shock factor）と呼ばれる転写因子が，熱ストレスにより会合状態を変化させて活性化し，核へ移行して HSE に結合する．

熱ストレスを感知するセンサーは，熱エネルギーによる HSF の分子構造の変化，あるいは細胞質内の変性タンパク質の増加であると考えられている．また，HSP は通常の細胞でも発現しており，シャペロニン機能などを担っている．☞ ストレスタンパク質

ねつショックタンパクしつ　熱ショックタンパク質　heat shock protein　[hsp, HSP, HTP]
熱ショックによって合成が誘導されるタンパク質で代表的なものに HSP 90, HSP 70, ユビキチンなどがある．熱ショックなどによって生じるタンパク質の立体構造の崩壊を防いだり，再生したりする．また，正常時にも未熟タンパク質に作用し高次構造の形成や細胞内輸送などに関与している．☞ ストレスタンパク質，ユビキチン系

❖**ねつせいのうよう　熱性膿瘍　hot abscess**

ねつりきがく　熱力学　thermodynamics
熱エネルギーと力学的エネルギーへの相互変換を取り扱う学問．状態を規定するいくつかのパラメータを設定したうえで，系の平衡状態を第一，第二，第三の3つの法則を基礎に論じる．

ねつりきがくだいいちほうそく　熱力学第一法則　first law of thermodynamics　[エネルギー保存の法則]　ある系はその周囲の環境との間でエネルギーを熱と仕事の形で交換する．熱とは系とその環境との間をエネルギーが移動するときに"流れる"ものであり，仕事とは"なされる"ものである．系のエネルギーは環境が与えた量だけ増

加し，環境ではその分減少する．この法則から，系が状態aからbに変化するとき，環境からあるエネルギーを得るとすれば，状態bからaに戻るとき，等量のエネルギーを返さなければならない．そのエネルギーは，その道筋とは無関係で，状態aとbにのみ依存する．

ねつりきがくだいさんほうそく　熱力学第三法則　third law of thermodynamics　同一物質の異なる相間の変化で，エントロピー変化は温度が絶対零度に近づくにつれて，圧力，密度，分子の集合状態には無関係に一定値に近づく．そこで，この一定値をゼロにすれば，エントロピーは常に正であるという法則．

ねつりきがくだいぜろほうそく　熱力学第零法則　zeroth law of thermodynamics　物質aと物質bが熱平衡であり，物質hと物質cも熱平衡じあれば物質aと物質cも熱平衡であるという法則．ただし，熱平衡とは熱の移動がなく，温度が等しいという意味である．

ねつりきがくだいにほうそく　熱力学第二法則　second law of thermodynamics　巨視的な現象は一般的に自発的，すなわち不可逆であるという経験則．例えば，ある物質の高濃度溶液と低濃度溶液を混ぜると，自発的に拡散し濃度分布が均一になる．このような自発的な方向性を示す状態量であるエントロピーを用いると，自発的な変化においてエントロピーは常に増大し，平衡状態で最大になると表現できる．

❖**ネブライザー　nebulizer**　［噴霧器］

ねんえき　粘液　mucus　生体内で生成され分泌される粘性のある液体．主成分はムチンという多糖類と，タンパク質の複合体で粘液腺細胞でつくられる．粘液は粘液腺から分泌され，体内の組織を保護する役目がある．働きは組織によって異なる．例えば，胃では，粘液が胃壁の内面を覆って胃酸の作用から胃壁を保護する．

ねんえきさいぼう　粘液細胞　mucous cell　[粘液腺細胞]　多糖類とタンパク質の複合体であるムチンを含む，粘りけのある液体（粘液）を分泌する細胞．消化管に多く存在し，粘膜の形成に関わっている．

❖**ねんえきしゅ　粘液腫　myxoma**　［粘液線維腫］

❖**ねんえきすいしゅ　粘液水腫　myxoedema**

❖**ねんえきせん　粘液腺　mucous gland**

❖**ねんえきせんいしゅ　粘液線維腫　myxofibroma**

❖**ねんえきのうほう　粘液嚢胞　mucous cyst**　[貯留嚢胞，粘液瘤]

❖**ねんえきりゅう　粘液瘤　mucocele**　［粘液嚢胞］

ねんかつだえき　粘滑唾液　viscous saliva　顎下腺および舌下腺から分泌される粘性の高い唾液．☞唾液

❖**ねんてん　捻転〈歯の〉　rotation**　［回転(歯の)］

❖**ねんひょうひがん　粘表皮癌　mucoepidermoid carcinoma**　［粘表皮腫］

❖**ねんひょうひしゅ　粘表皮腫　mucoepidermoid tumor**　［粘表皮癌］

ネンブタール　Nembutal　ペントバルビタールナトリウムの市販名．バルビツール系中時間作用型の鎮静・催眠薬．催眠作用以外に抗痙攣作用，麻酔作用があり，不眠症，麻酔前投薬，痙攣の抑制鎮静，全身麻酔の導入に用いられる．また小動物の麻酔にも用いられる．半減期15～48時間．

ねんまく　粘膜　mucous membrane　消化器，気道，生殖器など，外部に開口する管や腔の内壁の上皮をいう．粘液腺その他分泌腺からの分泌物によって表面が湿潤に保たれる．口腔粘膜は以下の3型に大別される．1）咀嚼粘膜（歯肉と硬口蓋），2）裏装または反転粘膜(口唇，頬，歯槽粘膜，口腔底，前庭円蓋および軟口蓋），3）特殊化粘膜（舌および味蕾）．咀嚼粘膜は骨と結合してほとんど伸展しないのに対し，裏装または反転粘膜は咀嚼運動などに順応する伸縮性をもつ．特殊化粘膜は感覚器をもつことにより，ほかの粘膜部分と区別される．☞粘膜免疫

❖**ねんまくかこうがいれつ　粘膜下口蓋裂　submucous cleft palate**

❖**ねんまくかせんいしょう　粘膜下線維症　submucous fibrosis**

❖**ねんまくかそしき　粘膜下組織　submucous tissue**

❖**ねんまくこゆうそう　粘膜固有層　lamina propria**

ねんまくめんえき　粘膜免疫　mucosal immunization, mucosal immunity　呼吸気道や消化管などの生体の内表面を覆っている粘膜に直接抗原を投与すること（mucosal immunization：経口免疫，鼻腔免疫など），あるいは，それに伴う粘膜固有の免疫応答反応を粘膜免疫といい，全免疫グロブリンの約6割を占めるIgA抗体が中心的な役割を果たしている．この抗体は，大部分が粘膜の上皮細胞に隣接する粘膜固有層に存在するIgA抗体産生細胞によってJ鎖で結合した二量体として生産される．この二量体のIgAは，上皮細胞の組織側の細胞膜上のポリIgレセプターと結

合して上皮細胞内に取り込まれ，輸送小胞によって反対側の粘膜上に運ばれ分泌される．分泌される際に，二量体のIgAは，ポリIgレセプターの一部分を分泌成分として抱えることになるため，構造が安定し粘膜上でタンパク質分解酵素の作用を受け難くなる．また，二量体であるため単量体の抗体よりも多くの抗原結合部位をもつことになり，病原体に対する中和活性や抗原との交叉反応性が高くなる．

この分泌型IgA抗体（sIgA）の実行（効果発現）の場と誘導の場は異なっている．抗原はまず，IgA誘導組織の粘膜面にあるM細胞（microfold cell）によって取り込まれ，マクロファージ（抗原提示細胞）に受け渡されてプロセスされ，抗原特異的なT細胞に提示される．抗原を認識したT細胞は増殖分化して，抗原を認識したB細胞の増殖と分化を促し，抗原に特異的なIgA産生細胞の前駆細胞を生み出す．これら前駆細胞は血流にのって全身の粘膜の実行組織（消化管，呼吸気道，泌尿生殖器の粘膜固有層，乳腺，唾液腺，涙腺など）に運ばれ，そこでIgAを生産しsIgAとして分泌する．

この誘導組織の中心的なものが，気道では鼻咽頭関連リンパ組織（nasopharyngeal-associated lymphoid tissue；NALT）と気管支関連リンパ組織（bronchus - associated lymphoid tissue； BALT）であり，消化管では腸管関連リンパ組織（gut-associated lymphoid tissue；GALT）である．このことは，体のどこかの部分で抗原刺激を受けると，他の多くの粘膜部分でもその抗原に特異的なsIgA抗体の分泌が起こることを意味している．したがって，この抗原特異的なIgA産生に関与する免疫担当細胞の誘導組織から実行組織への循環帰巣経路は，CMIS（common mucosal immune system）と呼ばれている．粘膜の表面積は，皮膚の200倍以上，テニスコートの1.5面分に相当するといわれている．この広大な粘膜面を介して外界から多くの病原体が侵入するが，これら病原体の防御には，粘膜免疫が重要な役割を果たしている．☞ 分泌型免疫グロブリン，抗原提示

❖**ねんまくるいてんぽうそう　粘膜類天疱瘡　mucous membrane pemphigoid**

の

❖**ノイマンしょう　ノイマン鞘　Neumann sheath**　［象牙質管鞘］

ノイラミニダーゼ　neuraminidase　［シアリダーゼ］　糖鎖末端に結合しているシアル酸を加水分解反応によって切り取る酵素．ミクソウイルス由来のものでは重要な表面抗原となり，細菌由来の酵素では血球凝集活性と関係することが知られている．また，プラーク細菌が産生する酵素は，唾液中の酸性糖タンパク質の歯面への沈着に関与する．

ノイラミンさん　ノイラミン酸　neuraminic acid　マンノサミンおよびピルビン酸から誘導される炭素原子9個からなるアミノ糖．天然には動物細胞外被の主要構成単位として存在する．☞ アミノ糖

のう　膿　pus　［うみ］　化膿したところから出る黄白色の液体．好中球の死骸などが含まれる．

のうかすいたい　脳下垂体　pituitary gland　→下垂体

❖**のうけっしょう　膿血症　pyemia**　［膿性敗血症］

❖**のうげんせいにくがしゅ　膿原性肉芽腫　pyogenic granuloma**　［毛細血管拡張性肉芽腫］

❖**のうしゅ　嚢腫　cystoma**

❖**のうしんけい　脳神経　cranial nerves**

❖**のうとうがい　脳頭蓋　neurocranium**

のうどうめんえき　能動免疫　active immunity　［活動性免疫］　抗原を人為的に免疫することによって獲得免疫となること．ワクチンで免疫された場合がこれに当たる．受身（受動）免疫の対語として用いられる．☞ 受動免疫，ワクチン，免疫応答

のうどうゆそう　能動輸送　active transport　能動輸送とは，一般に，比較的小さな溶質分子を形質膜（細胞膜）の外から内または内から外に，熱力学的平衡に逆らって運ぶ（輸送する）ことをいう．電荷をもたない中性分子に関してはその濃度勾配（化学的勾配）に逆らって運ぶことともいえる．イオンポンプといわれるものはイオンの能動輸送系である．形質膜はリン脂質からできており，細胞はそれゆえ親水性の分子を細胞内から散逸せずに高濃度に保持できる．一方，そのような親水性の溶質分子は形質膜を透過して，逆に外から入ってくることもない．したがって，形質膜を越えて溶質分子を運ぶためにはその担体（transporterあるいはcarrierタンパク質ともいう）が必須である．そして能動輸送には，この輸送担体が何らかのエネルギー遊離反応と共役することにより溶質分子を濃度勾配等に逆らって運ぶことができる．

このエネルギー遊離反応としては，アデノシン

三リン酸（ATP）の加水分解反応，光化学反応，酸化還元反応などがおもに利用される．また，その担体が他の反応と共役せずに，溶質分子が濃度勾配にしたがって運ばれることを促進拡散 facilitated diffusion という．これは1種の受動拡散ではあるが，単純拡散とは輸送速度が飽和することではっきり区別される．すべての細胞（細菌の細胞や唾液腺細胞など）はこの能動輸送により，細胞内に特定の溶質を高濃度あるいは低濃度に保持できる（ex. カリウムとナトリウム）．そして，細胞は全消費エネルギーの3，4割をこの目的のために使っているといわれている．

近年問題となっている多剤耐性機構に，能動輸送すなわち抗生物質ポンプアウト機構が関与している．細菌の抗生物質耐性は，薬剤の酵素による分解ないし不活化（ex. ペニシリン系薬剤に対する β ラクタマーゼ）や薬剤のターゲットの代替物生成（ex. ストレプトマイシンに対するリボソームタンパク質）などの機構によるが，これに加え，能動輸送系の1つである多剤耐性ポンプが注目されている．

この多剤耐性ポンプはそのエネルギー共役および進化論的背景の違いから4つに分類される．それらは ⅰ）ABC（ATP binding cassette）ファミリー，ⅱ）MFS（major facilitator superfamily）ファミリー，ⅲ）SMR（small multidrug resistance）ファミリー，ⅳ）RND（resistance-nodulation-cell division）ファミリーである．なお，ⅰ）の一部は抗癌瘍剤に対するヒトをはじめ真核細胞の耐性タンパク質 MDR ポンプと相同性が認められる．ⅰ）は ATP，その他はいずれもプロトンの電気化学ポテンシャルと共役している．これらの耐性機構で興味深い点は，これらの輸送系は抗生物質が使われはじめ，耐性菌が現れるよりずっと以前から細菌が元来もっていた何らかの生理的な役割を果たしていた輸送系タンパク質とアミノ酸配列がよく似ており，それらと遺伝的起源が同一ではないかと考えられる点である．さらに興味深い点は，それらのいくつかは，抗生物質産生菌が自身を守るための排出機構を担う輸送系であったものが水平伝達された可能性が示唆されることである．☞ イオンポンプ，プロトンポンプ，ナトリウム（Na）ポンプ，薬剤耐性

のうは　脳波　electroencephalogram　[EEG]　大脳内に発生する脳電流，またはその電位変動を頭皮上に取り付けた電極により取り出し，独特の波形で記録したもの．

❖**のうひんけつ　脳貧血　cerebral anemia**

のうほう　嚢胞　cyst　生体内に病的に形成された球状の嚢状構造物．

のうほう　嚢疱　pustule　表皮内に好中球の集まった状態をいう．

❖**のうほうせいエナメルじょうひしゅ　嚢胞性エナメル上皮腫　cystic ameloblastoma**　[多胞性嚢腫]

❖**のうほうせいしがしゅ　嚢胞性歯牙腫　cystic odontoma**

❖**のうほうせいリンパかんしゅ　嚢胞性リンパ管腫　cystic lymphangioma**　[頸部嚢水腫]

のうホルモン　脳ホルモン　brain hormone　視床下部・下垂体系ホルモン，脳・腸ペプチド，アミン・アミノ酸類，オピオイドペプチドなど（p. 298 脳ホルモンの表）．視床下部では下垂体前葉を刺激して，下垂体前葉ホルモンの分泌を促進（抑制）するペプチドホルモンが生合成される．CRH は副腎皮質刺激ホルモン（ACTH），TRH は甲状腺刺激ホルモン（TSH），GRH は成長ホルモン（GH），LHRH（GnRH とも呼ばれる）は性腺刺激ホルモン（LH，FSH）の分泌を特異的に促進する．一方，ソマトスタチンは GH 分泌を抑制する．

下垂体前葉では ACTH，TSH，GH，LH，FSH などペプチド・タンパク質ホルモンが分泌され，末梢の標的臓器を刺激する．下垂体後葉ではバソプレッシン（9アミノ酸，抗利尿・血圧上昇作用），オキシトシン（9アミノ酸，子宮収縮作用）が合成される．消化管（腸管）で見つかった VIP，コレシストキニン（CCK），PACAP などのペプチドホルモンは，脳（神経組織）でも合成されているのでこれらを脳・腸ペプチドという．脳ではドーパミン，GABA などのカテコールアミンやアミノ酸誘導体が合成されている．また，エンドルフィンなどのオピオイドペプチド類（鎮痛ペプチド）なども分泌される．☞ ホルモン，オピオイドペプチド

のうよう　膿瘍　abscess　限局性の化膿性炎により，局所の組織が融解し，膿で満たされた状態をいう．

ノーザンブロット　northern blotting　[ノーザンブロッティング]　組織もしくは細胞中での遺伝子発現の有無，発現している m-RNA のサイズおよび発現量を解析する方法．total RNA または m-RNA を抽出し，ホルムアルデヒド含有の変性アガロースゲル電気泳動により RNA の二次構造を壊し分子量依存的に分離する．続いて毛細管現象やバキュームブロット法，もしくはエレクトロブロット法などにより RNA をゲルからニトロセルロースやナイロン膜などに移動させ固定する．ここまでのステップをノーザンブロットと呼

脳ホルモン

	ホルモンの種類	代表的ホルモン	生理作用など
視床下部ホルモン	ペプチド	GRH GnRH (LH-RH) TRH CRH ソマトスタチン	各種下垂体前葉ホルモンの放出ホルモン 成長ホルモン放出抑制ホルモン
下垂体前葉ホルモン	ペプチド・タンパク質	GH PRL FSH LH TSH ACTH	成長ホルモン プロラクチン 卵胞刺激ホルモン 黄体形成ホルモン 甲状腺刺激ホルモン 副腎皮質刺激ホルモン
下垂体後葉ホルモン	ペプチド	オキシトシン バソプレッシン	子宮筋収縮 抗利尿ホルモン
脳・腸ホルモン	ペプチド	サブスタンスP VIP CCK PHI PACAP GRP ニューロキニン ANP	神経伝達物質 血管作動性物質 血圧調節 平滑筋収縮調節
脳内アミン・アミノ酸	アミン・アミノ酸類	ドーパミン ノルアドレナリン γ-アミノ酪酸(GABA) セロトニン グルタミン酸	神経伝達物質
オピオイドペプチド	ペプチド	エンドルフィン エンケファリン ダイノルフィン	鎮痛作用

ぶ．RNA が固定された膜を，放射性同位元素(p 35 が一般的で[α-32 P]dCTP などを取り込ませる)またはビオチンなどで標識した特異的塩基配列をもつ DNA または RNA 断片(プローブ)を用いハイブリダイゼーション溶液中でインキュベートすると，メンブレン上の RNA の相補的配列に対し DNA-RNA，RNA-RNA ハイブリダイゼーションにより，目的 m-RNA のサイズと発現量を知ることができる．☞ サザンブロット

ノカルディアしょう　ノカルディア症　nocardiosis　*Nocardia asteroides* の感染による慢性化膿性肉芽性疾患．

ノジリマイシン　nojirimycin　ある種の放線菌(*Streptomyces*)が産生するグルコース類似体抗生物質．α-グルコシダーゼ活性を阻害する．☞ 抗生物質

ノタチン　notatin　[グルコースオキシダーゼ]　*Aspergillus niger* や *Penicillium notatum* が産生する酵素で，β-D-グルコースと水から D-グルコノ-δ-ラクトンと過酸化水素を生成する反応を触媒する．この系に o-ジアニシジンを添加すると過酸化水素によって酸化され，呈色するためグルコースの定量ができる．臨床検査において血糖値の測定に利用されている．

ノックアウトマウス　knockout mouse　人為的に遺伝子を欠損させたマウス．遺伝子の機能解析に用いられるとともに，さまざまな疾患のモデル動物としても有効に利用されている．特定の遺

伝子を欠損させる，いわゆるジーンターゲティングの場合，キメラ形成能をもつ胚幹細胞（ES細胞）を用いる．胚幹細胞に相同遺伝子組換えを生じさせることにより特定の遺伝子を欠損させ，それを用いてキメラ個体を作成し，さらに相同組換え部分を生殖系列にのせることによって，ノックアウトマウス系統として確立させる．ノックアウトマウスの利用は，遺伝子の個体レベルでの機能解析には最も有力な方法であり，これまですでに1,000系統以上が作出されている．しかし，その作出に伴う多大な労力が欠点であるといえる．最近では，薬剤により非特異的に変異を起こさせ，あらゆるタイプのノックアウトマウスを系統として確立していく計画が進行している．☞ キメラマウス

ノトバイオシス gnotobiosis　無菌動物を飼育すること．動物を無菌状態に保つこと．

ノボカイン Novocaine　塩酸プロカインの商品名．局所麻酔薬．

ノルアドレナリン noradrenaline　［ノルエピネフリン］　副腎髄質ホルモンの1種．交感神経伝達物質として，高等動物では特に重要な生理機能を有する．☞ 副腎皮質ホルモン，ホルモン

ノルエピネフリン norepinephrine　→ ノルアドレナリン

な行

は

は　歯　tooth　[歯牙]　歯の発生は胎生5～6週ごろ開始する。口腔上皮が将来歯が萌出する部位に一致して間葉組織内に肥厚し，歯堤を形成することから歯胚の形成が始まる。エナメル器に分化し，エナメル質を形成する口腔上皮は皮膚外胚葉に由来するが，間葉組織は将来の中枢神経系となる神経管が形成されるときに生じる神経堤の細胞が落ち込んだもので，神経外胚葉に由来することから外胚葉性間葉(ectomesenchyme)と呼ばれる。これらの細胞群からは顔面の骨と結合組織が形成されるとともに，象牙質や歯髄となる歯乳頭，セメント質や歯周組織を形成される歯小嚢の細胞も分化する。歯の発生の初期には上皮間葉間の相互作用によるシグナリングが重要な役割を果たす。

近年上下顎骨が形成される第一鰓弓の間葉組織にさまざまな転写因子やシグナル分子などの発現することが知られるようになった。その中でも*Pax*遺伝子ファミリーの1つである*Pax9*の発現は歯の発生に重要で，この遺伝子を欠くマウスでは歯が発生しないことが報告されている。*Pax9*が間葉組織の細胞に発現するためには，口腔上皮からのシグナリングが必要とされ，FGF (fibroblast growth factor) がシグナル分子の1つとして同定された。FGFはTGFβ (transforming growth factorβ) スーパーファミリーの1つであるBMP (bone morphogenetic protein) とともにホメオボックス遺伝子の1つである*Msx1*が間葉細胞に発現するのを誘導することが知られている。このように*Pax9*と*Msx1*が発現する蕾状期では間葉組織が歯の発生において重要な役割をもつようになる。両遺伝子は間葉組織細胞にBMP発現を誘導し，このシグナル分子がエナメル器の細胞に*p21*と*Msx2*を発現させることによって，エナメル結節の細胞にアポトーシスを誘導しながら歯の発生が進行すると考えられている。

最も原始的な歯は鮫の鱗と考えられている。これは皮歯と呼ばれ，エナメル質や象牙質も認められる。魚類をはじめとした水生動物のエナメル質は，上皮由来のエナメルタンパク質と間葉由来のコラーゲンが混在しながら形成されるため，エナメロイドと呼ばれる。また魚類の中には象牙細管のない均質象牙質や血管を含む脈管象牙質をもつものもあり，歯の組織構造は動物種やその進化の過程に大きく反映されることが知られている。☞ アパタイト，エナメル質，形態形成，シグナル伝達，歯胚，石灰化，TGF-βファミリー，象牙質，発生，分化，ホメオ（ティック）遺伝子，コラーゲン

バー〈歯科用〉　dental bur　ハンドピースで使用する歯科用切削工具。

❖バーキットしゅよう　バーキット腫瘍　Burkitt tumor　[バーキットリンパ腫, アフリカ顎骨リンパ腫]

パーキンソンびょう　パーキンソン病　Parkinson disease　パーキンソン病錐体外路系脳疾患の1つ。振戦，固縮，動作緩慢が主症候で中年以後に多い原因不明の変性疾患。イギリスの病理学者パーキンソンが1817年に初めて報告した。大脳の黒質，線条体の神経細胞におけるドーパミンの産生低下が特徴的所見である。

パーコール　Percoll　→フィコール

パーセントようえき　パーセント溶液　percent solution　[％溶液]　溶質の濃度を溶液 (100 ml) に対する溶質の重量百分率で表現した溶液。

パーミアーゼ　permease　[透過酵素]　生体膜を横切って物質を輸送するタンパク質。☞ ガラクトースオペロン

❖ハーラーしょうこうぐん　ハーラー症候群　Hurler syndrome　[遺伝性ムコ多糖代謝異常症I型]

パイエルばん　パイエル板　Peyer's patch　[パイエルパッチ, 小腸粘膜リンパ叢]　空腸と回腸に分布するリンパ組織で，腸管から侵入する異物に対する防御機構を司る器官。リンパ系細胞の集まりで，リンパ節によく似た形態を有する。きわめて活性な胚中心をもつ大きなリンパ様濾胞が存在する。IgA産生細胞の含量がきわめて高く，IgA産生前駆細胞が分化する場と考えられている。

はいえんレンサきゅうきん　肺炎レンサ球菌　*Streptococcus pneumoniae*　グラム陽性レンサ球菌，人の上咽頭に定住しているものもある。

呼吸器感染，中耳炎，敗血症，髄膜炎，全身性感染といった，重篤な感染を引き起こす．抗生剤のない時代はこの菌による，大葉性肺炎が多くみられた．

はいえんそうきゅうきん　肺炎双球菌　Diplococcus pneumoniae　肺炎の病因となる細菌の1種．グラム陽性菌．1881年，パスツールにより発見された．形質転換が，最初にこの菌で報告された．

❖バイオアッセイ　bioassay　[生物学的定量法]

バイオゲル　Bio-Gel　米国バイオラド社から市販されているゲル濾過用担体．☞ クロマトグラフィー，カラムクロマトグラフィー

バイオテクノロジー　biotechnology　[生物工学，生命工学]　生物機能を応用した，ヒトの生活に有用な技術．その基盤技術は，遺伝子組換え，細胞融合，組織培養，バイオリアクターなどに大別される．バイオセンサー，バイオチップなどの研究も進められている．作出された微生物による危害や倫理面に関する議論も不可欠である．☞ 遺伝子操作，組換え DNA 技術

バイオトロン　biotron　光，温度，湿度など環境条件が調節されたなかで生物を育てる装置．

バイオハザード　biohazard　[生物災害]　細菌，ウイルス，真菌，原虫などの微生物，または核酸，タンパク質などの微生物構成成分，または微生物の産生産物などを取り扱う場合に発生する災害を意味している．放射線，化学薬品災害などと対比される．バイオハザードは19世紀に，病原微生物が発見され，実験室での取り扱いとともに引き起こされた．

細菌兵器の開発，致命率の高いウイルス性出血熱の出現，組換え DNA 研究などによりバイオハザードの対策の必要性が出てきた．病原微生物のヒトまたは動物に対する病原性，疫学状況，予防・治療法の有無などを考慮しリスク分類を行い，それぞれのレベルに対応する物理的封じ込め（physical containment）実験室，安全装置および運営法にしたがって病原体を安全に取り扱うことが行われるようになった．物理的封じ込めとは，実験区域を制限し，立入り者を制限し，実験空間を実験者から隔離し，危険なエアロゾルを外部に漏れないようにする設備施設を設け，病原体を一定空間内に封じ込めることをいう．封じ込めレベルの低いP1から高いP4へと段階を設けている．一方，宿主・ベクター系による防止策を生物学的封じ込めという．封じ込めの目的は，ハザードを引き起こす病原体などの，実験者，実験者の周囲の者の実験室環境ならびに外部環境への曝露を低下または除去することである．

一次封じ込めとは，実験者あるいは実験室環境を守ることで，良い微生物学的技術と適切な安全装置よりなる．二次封じ込めとは，実験室外環境を守ることで，施設の設計と運営方式の組合せからなる．したがって，封じ込めの3要素は，実験室における熟練した技術と安全装置および施設の設計である．これらの組合せからなる4つのバイオセーフティ（BSL）レベル，BSL 1 から BSL 4 までがある．エアロゾルとは，気体，一般的には空気に浮遊した液体のコロイド粒子または固体粒子と定義され，その検出が実験者の五感では不可能であり，気流に乗ってどこへでも到達しうるので，実験野の空気の流れを調節しない限り予防できず，また濾過しないと除去できない．このために，高性能フィルター（high efficiency particulate air [HEPA]）が用いられる．実験者を守る一次バリアーとして生物学的安全キャビネットがあるが，これは HEPA フィルターを内蔵しており，気流は外から内へ流れるとともに，クラス II キャビネット内では常に清浄気流が上部から下部へ流れるように設計されている．安全キャビネットの導入により実験室ハザードは激減している．病原体を取り扱う各機関で安全体制，健康管理などについて安全管理規程を定めておくことが必要である．

バイオフィルム　biofilm　自然環境の中では固定表層にさまざまな有機物，無機物が付着し，conditioning film と呼ばれる膜が形成される．例えば海水に浸漬した金属表面上に形成された conditioning film の組成は，アミド，芳香族化合物，アミン，カルボン酸などの官能基をもつ有機物である．その後 conditioning film の上に微生物が付着し，次第に細菌塊ができる．この微生物に多糖合成能がある場合は細菌塊はさらに変化して成熟したバイオフィルムが形成され，微生物は多糖体の中に潜むようになる．固層表面と conditioning film の間の相互作用の強さは，いわばバイオフィルムの土台の強さを意味する．歯の表面に形成された conditioning film は唾液糖タンパクを主成分とする被膜で，ペリクルと呼ばれている．

バイオフィルムとは，自然界における微生物の集簇的増殖様式の1つである．固体表層に付着した細菌は，菌体外多糖からなるグリコカリックスを産生し，その内側で分裂・増殖あるいは凝集し，細菌コロニーを形成して表面をフィルム状に被覆する．バイオフィルム中の細菌は血漿成分などを取り込み，より強固なバイオフィルムを形成する．

グリコカリックスにより保護されたバイオフィルム中の細菌は，化学療法剤や貪食細胞，免疫グロブリンに対して抵抗性を示して局所に長期間留まり，感染の慢性化，難治化を招くと考えられている．

口腔のバイオフィルム（デンタル・プラーク）の病原体はう蝕と歯周病の発症原因に限定されているわけではなく，誤嚥性肺炎など多臓器への感染拡大の際のリザーバーとしての役割も注目されている．高齢化社会では体の弱いお年寄り，いわゆる易感染性宿主（compromised host）が増え，バイオフィルムによる健康障害は放置できなくなっている．全身感染症と口腔の関係を論じる際には，これまでのデンタル・プラークとデンチャー・プラークの両方の意味を含むバイオフィルムという言葉を用いるのが適切である．☞ デンタル・プラーク，口腔細菌多糖類，口腔微生物叢，う蝕，歯周病

バイオフィルムかんせんしょう　バイオフィルム感染症　biofilm infectious disease　細菌が培養液中で浮遊状態で生存している状態に対して，菌体周囲を取り巻くスライム状の物質とともに固層基質に付着凝集したコロニーとして存在している状態をバイオフィルムという．バイオフィルムはそれ自体が1つの器官であるかのような代謝機能をもち，抗菌物質や免疫細胞の食作用に対しても，浮遊状態で細菌が存在するときに比べてはるかに高い抵抗性をもつ．そのため細菌がバイオフィルムの形で存在しているときにのみ病原性を示す場合があり，それによる感染症をバイオフィルム感染症という．う蝕や歯周病もデンタルプラークというバイオフィルムの感染症であると考えられる．☞ デンタルプラーク

バイオリズム　biorhythm　→生物リズム

❖**はいがそう　胚芽層　germ zone, germinal layer**　[増殖層]

はいけっしょう　敗血症　sepsis　血液中で細菌が増え，全身に感染を起こしている状態．体内の病巣から細菌が血中に入り，全身性の感染症となる．悪寒戦慄を伴う発熱，多呼吸，頻脈などを呈する．血管内凝固症候群，敗血症性ショック，多臓器不全を引き起こし死亡に至ることもある．起炎菌は大腸菌，ブドウ球菌，レンサ球菌などである．

❖**はいさいぼう　杯細胞　chalice cell, goblet cell**

ばいち　培地　culture media　[培養基]　微生物や高等生物の細胞，組織，器官などを人工的に増殖，発育させるために与える栄養成分と支持体．固型培地と液体培地がある．

はいとうたい　配糖体　glycoside　→グリコシド

ばいどく　梅毒　syphilis　性病の1つ．梅毒トレポネーマの感染によって起こる性行為感染症．保菌者との性交渉によって伝染する．初めは局所に潰瘍ができ自然治癒するが，放置するとその後種々の部位に発症する．脳脊髄梅毒，梅毒性大動脈炎，大動脈弁開鎖不全症，脊髄癆などを起こす．血清学的検査法としてワッセルマン反応が知られている．

ばいどくけっせいはんのう　梅毒血清反応　serologic test for syphilis　梅毒の血清学的診断法．リン脂質を抗原とする脂質抗原試験と*Treponema pallidum*菌体を抗原とするトレポネーマ抗原試験がある．

❖**ばいどくしん　梅毒診　syphilid**

❖**ばいどくせいアンギーナ　梅毒性アンギーナ　syphilitic angina**

❖**ばいどくせいかいよう　梅毒性潰瘍　syphilitic ulcer**

❖**ばいどくせいがくかんせつえん　梅毒性顎関節炎　syphilitic arthritis of the temporomandibular joint**

❖**ばいどくせいこうしんえん　梅毒性口唇炎　syphilitic cheilitis**

❖**ばいどくせいこつえん　梅毒性骨炎　syphilitic osteitis**

❖**ばいどくせいぜつえん　梅毒性舌炎　syphilitic glossitis**

❖**ばいどくせいはくばんしょう　梅毒性白板症　syphilitic leukoplakia**

❖**ばいどくせいリンパせつえん　梅毒性リンパ節炎　syphilitic lymphadenitis**

❖**はいのう　排膿　pus discharge**

ハイブリッドこうたい　ハイブリッド抗体　hybrid antibody　[雑種抗体]　抗体は通常抗原特異性の相同な1対の抗原結合部をもつ．その相同部を人為的に組み換えることにより2種類の抗原特異性を同時にもたせた抗体をいう．☞ 抗体

ハイブリッドさいぼう　ハイブリッド細胞　hybrid cell　[雑種細胞]　2つの異なる細胞を試験管内で融合することによりつくられる細胞株．1つの抗原決定基のみを認識する抗体を産生する細胞と癌細胞間で融合を起こした細胞株はハイブリドーマとも呼ばれる．☞ 単クローン抗体

ハイブリッドタンパクしつ　ハイブリッドタンパク質　hybrid protein　[雑種タンパク質，融合タ

ンパク質］　タンパク質の一次構造を遺伝子組換え技術を応用して変化させたものをいい，融合遺伝子から生成する．2つの結合した異種タンパク質からなり，変化する残基数が少ないミュータントとは区別される．低アレルゲン性タンパク質の開発などに応用される．

ハイブリドーマ　hybridoma　→ハイブリッド細胞

ばいよう　培養　culture　微生物や高等生物の細胞，組織，器官などを人工的に増殖，発育させること．

はいよう《せい》いしゅく　廃用《性》萎縮　disuse atrophy　一度正常の大きさに発達した細胞・組織・臓器・身体が，その正常機能を長時間制限，抑制されたためにその容積を減少することをいう．通常，細胞や組織の容積の減少による細胞性萎縮と数の減少による数的萎縮が組み合わさっている．

❖**パイルしょうこうぐん　パイル症候群　Pyle syndrome**　［家族性骨幹端骨異形成症］

❖**ハウシップか　ハウシップ窩　Howship lacuna**　［侵蝕窩］

ハウスキーピングいでんし　ハウスキーピング遺伝子　housekeeping gene　細胞の生存に必要な構成タンパクやエネルギー代謝系の酵素などをコードしている遺伝子のこと．これらの遺伝子は，分化の異なる細胞でも常に発現していると考えられている．☞ ラクシャリー遺伝子

❖**はぎしり　歯ぎしり　bruxism**

ばくがとう　麦芽糖　maltose　［マルトース］　ブドウ糖2分子が α-1,4 結合している二糖類．☞ 糖質

❖**はくしょくかいめんじょうぼはん　白色海綿状母斑　white sponge nevus**

❖**はくしょくすいしゅ　白色水腫　leukoedema**

はくそうクロマトグラフィー　薄層クロマトグラフィー　thin-layer chromatography　［TLC］　セルロース膜やシリカなどの薄膜をコーティングしたプラスチック板を用いるクロマトグラフィー．CAT（クロラムフェニコールアセチルトランスフェラーゼ）アッセイなどに用いられる．CATアッセイでは，アセチル化の程度により，薄層プレート上での移動度の差となって現れる．☞ クロマトグラフィー

バクテリア　bacterium　→細菌

バクテリオクロロフィル　bacteriochlorophyll　［Bchl］　光合成細菌が有する同化色素．バクテリオクロロフィル a, b, c, d がある．光合成細菌には，大別して紅色無硫黄細菌，紅色硫黄細菌，緑色硫黄細菌の3群があり，細菌の種類によって保有する色素が異なる．

バクテリオシン　bacteriocin　細菌が産生するタンパク質性抗菌物質の総称．特徴として1）分子量数万以下のものからファージ尾部様の高次構造をもつものまでを含む．2）抗菌スペクトルが非常に狭く，近縁の菌にのみ有効である．3）感受性菌表層の特定のレセプターに吸着して作用する．4）生産性はおもにプラスミド（bacteriocinogenic factor）支配である．5）作用機序は，DNA，タンパク質などの合成阻害，細胞膜傷害，ペプチドグリカン合成阻害などさまざまである．大腸菌が産生するコリシン，緑膿菌が産生するピオシン，*Bacillus megaterium* が産生するメガシンなどがよく知られている．

　口腔細菌が産生するバクテリオシンとしてはミュータシン，サングィシン，メラニノシン，アクネシン，マツルシンなどが知られているが，コリシンやピオシンなどと異なり，概して広い抗菌スペクトルを示す（表）．これらのバクテリオシンは，口腔内へ通過菌として侵入する菌の定着を抑える作用をしている．またバクテリオシン産生株は，他の菌株の発育を阻止して自らの定着を有利に導くことから，う蝕や歯周病の予防を目的としたリプレースメントセラピー（細菌置換療法）への応用が期待されている．☞ 殺菌，殺菌剤，抗菌剤，リプレースメントセラピー

バクテリオファージ　bacteriophage　［ファージウイルス，ファージ］　バクテリアに感染するウイルスの総称である．ラムダファージは頭部に 50 kb の線状二本鎖 DNA をもち，それぞれの 5′

口腔細菌が産生する主なバクテリオシン

産生菌	バクテリオシン	分子量（kDa）	抗菌スペクトル
Streptococcus mutans	ミュータシン	4.8 と 973	中域
Streptococcus sanguis	サングィシン	280	中域
黒色集落形成性嫌気性桿菌	メラニノシン	105	中域
Propionibacterium acnes	アクネシン	60	狭域
Corynebacterium matruchotii	マツルシン	1<	中域

末端に 12 bp の cohesive (cos) 部位と呼ばれる相補的な一本鎖 DNA をもつ．大腸菌に感染するとcos 部位が結合して環状 DNA になる．この環状 DNA より cos を含む 50 kb を 1 つのユニットとした線状の長い DNA が合成され，1 個のファージの頭部タンパク質に，50 kb のユニットに切断された DNA がパッケージされる．組替えファージは 20 kb までの外来遺伝子が挿入可能で，試験管内でファージ DNA をパッケージして感染性ウイルスを合成し，大腸菌に感染させて遺伝子を増幅する．

M13 は粒子中に一本鎖 DNA をもち，大腸菌に感染すると二本鎖 DNA を合成して増殖する．感染した大腸菌は溶解せず，感染性ウイルスを産生し続ける．二本鎖の増殖形 DNA は大腸菌から分離し，プラスミドと同様に扱うことができる．一本鎖 DNA はテンプレートとしてシーケンス反応に用いられる．500 bp 程度までの長さの遺伝子を挿入できる．また，T4 ファージは ligase, polymerase, kinase などの遺伝子操作に必須の酵素群の供給源である．☞ 遺伝子操作，溶原化

はくばんしょう　白板症　leukoplakia　［白斑症］　口腔，食道，子宮，膀胱などの粘膜にみられる角化性の白色病変である．肉眼的にも組織学的にも他の病変に分類できず，拭いても除去できない．40 歳以後の男性に多い．口腔では頬部，舌，歯肉，口蓋の粘膜に好発し，局所に継続的に作用する物理的，化学的刺激が誘因と考えられている．肉眼的には限局性の小さいものから広範な広がりを示すもの，境界が明瞭なものから不明瞭なものまで種々の型がある．組織学的には上皮角化層の増生がみられる．時に悪性化することがあり，前癌病変として注意する必要がある．

はくりさいぼうしん　剥離細胞診　exfoliative cytodiagnosis, exfoliative cytology　［新生物または他の型の病変から脱落した細胞や，組織からの滲出物，排泄物，流出物などの沈渣中から回収される細胞の検査による診断法．

❖**はくりせいこうしんえん　剥離性口唇炎　cheilitis exfoliativa**　［落屑性口唇炎，剥脱性口唇炎］

❖**はくりせいぜつえん　剥離性舌炎　glossitis exfoliativa**　［地図状舌］

はこつさいぼう　破骨細胞　osteoclast　破骨細胞は石灰化した骨組織を破壊・吸収する多核巨細胞で，骨のリモデリング（改造）に重要な役割を果たす．通常，吸収窩と呼ばれる骨表面の窪みに存在する．破骨細胞は単球・マクロファージ系の造血細胞より分化した単核破骨細胞がさらに融合して形成される．その核数は数個から数十個に及ぶ．細胞質には多数のミトコンドリアとライゾームが存在する．また骨表面側には，形質膜の陥入よりなる波状縁と，それをとりまくアクチンフィラメントの集合体から構築される明帯が形成される．細胞質に存在するカーボニックアンヒドラーゼ II がプロトン産生にあずかる．波状縁には液胞型プロトン ATPase が局在し，骨表面にプロトンを放出する．さらに受動的な Cl⁻ イオンの放出が起こる．破骨細胞は酒石酸抵抗性酸性ホスファターゼを豊富に含み，酒石酸抵抗性酸性ホスファターゼ染色は破骨細胞の同定に用いられている．破骨細胞はカテプシン K やマトリックスメタロプロテアーゼ-9 を高度に発現しており，これらはライソゾーム酵素とともに波状縁から骨吸収面へ分泌される．

破骨細胞前駆細胞から破骨細胞への分化は骨芽細胞や骨髄ストローマ細胞により厳格に調節されている．破骨細胞の形成を促進する活性型ビタミン D や副甲状腺ホルモンは骨芽細胞/ストローマ細胞に作用し，破骨細胞分化因子の細胞膜上での発現を促進する．破骨細胞前駆細胞は細胞間接触機構を介して破骨細胞分化因子を認識し，破骨細胞に分化する．また，骨芽細胞/ストローマ細胞が産生するマクロファージコロニー刺激因子も破骨細胞の分化に必須の因子である．

一方，骨吸収を抑制するカルシトニンの受容体は破骨細胞に発現する．カルシトニンは破骨細胞に直接作用し，その細胞骨格を破壊し骨吸収活性を抑制する．また，破骨細胞はビトロネクチン受容体を高レベルで発現しており，ビトロネクチン受容体は破骨細胞の骨組織への接着に関与する．歯周炎に伴う歯槽骨の吸収や歯科矯正治療における歯の移動において破骨細胞は重要な役割を果たす．なお，乳歯の歯根吸収時に出現する破歯細胞は破骨細胞と同じ形質をもった細胞と考えられている．☞ 骨代謝，骨芽細胞，骨粗鬆症，歯周炎，破骨細胞活性化因子

はこつさいぼうかっせいかいんし　破骨細胞活性化因子　osteoclast activating factor　［OAF］白血球をフィトヘムアグルチニンなどのマイトジェンで処理した培養上清中に，骨器官培養系で骨吸収を促進する因子の存在が認められ，破骨細胞活性化因子と名付けられた．活性化された単球・マクロファージが産生する破骨細胞活性化因子は，1985 年にインターロイキン 1β (IL-1β) と同定された．現在は，マクロファージや T リンパ球が産生する骨吸収促進活性をもつ IL-1 や腫瘍壊死因子 (tumor necrosis factor, TNF) などの炎

症性サイトカインの総称と位置づけられている．

一方，骨芽細胞は細胞間接触機構を介して破骨細胞の分化を促すことから，骨芽細胞の細胞膜上に破骨細胞分化因子（osteoclast differentiation factor, ODF）が発現していると想定され，1998年にODFのcDNAがクローニングされた．ODFはTNFファミリーに属する膜貫通領域を有するタンパク質で，TRANCE (TNF-related activation-induced cytokine), RANKL (receptor activator of NF-$_κ$B ligand), OPGL (osteoprotegerin ligand) とも呼ばれる．骨芽細胞によるODFの発現は，各種の骨吸収促進因子の刺激により増強される．

ODFはマクロファージコロニー刺激因子の存在下において破骨細胞前駆細胞の破骨細胞への分化を促進する．また，ODFは成熟破骨細胞の骨吸収機能も促進する．ODF遺伝子をノックアウトしたマウスは，骨組織に破骨細胞が認められない大理石骨病を呈するため，ODFは破骨細胞形成に必須な因子であることが判明した．なお，歯周炎における歯槽骨の吸収にはODFとともに破骨細胞活性化因子が重要な役割を果たすと考えられている．☞ 破骨細胞，骨芽細胞，骨代謝，歯周炎

❖**はこつさいぼうしゅ　破骨細胞腫　osteoclastoma**

❖**はさいこっせつ　破砕骨折　splintered fracture**

❖**パジェットこつびょう　パジェット骨病　Paget disease of bone**　［ページェット骨病］

はしさいぼう　破歯細胞　odontoclast　歯の象牙質を吸収する多核の巨細胞で，乳歯の歯根吸収時等に関与する．細胞学的には，破骨細胞と同じ特徴をもち，歯質の吸収に従いハウシップ窩の中に入り込んで，刷子縁を派生して硬組織および軟組織を除去，消化している．☞ 破骨細胞

ハシッシュ　hashish　［マリファナ］　インドタイマの樹脂に含まれる麻薬．

バシトラシン　bacitracin　枯草菌 Bacillus subtilis と licheniformis が産生するポリペプチド複合体の抗生物質で，主成分のバシトラシンAの構造を示す．ウンデカプレニルジホスファターゼに作用してバクテリアの細胞壁合成，さらには膜合成をも阻害する．レンサ球菌では，A群レンサ球菌 S. pyogenes は高い感受性を示すが，口腔レンサ球菌の mitis group や salivarius group, mutans group などに属する多くの菌株は耐性を示す．しかし，0.25単位/mlバシトラシンを添加した培地でも成育するのは mutans group に属する S. mutans と S. sobrinus, S. downei のほとんどの菌株と他のわずかな菌株のみで，2単位/ml のバシトラシンでは S. mutans の多くと S. sobrinus の一部菌株だけになる．S. mutans と S. sobrinus の選択培地として最も汎用されているMSB培地は特に0.2単位/ml のバシトラシンと20％のスクロースを添加したものである．☞ 抗生物質，う蝕原性細菌，A群レンサ球菌，ミュータンスレンサ球菌，薬剤耐性

パスツールこうか　パスツール効果　Pasteur effect　ルイ・パスツールが発見した現象で，発酵は酸素を供給し続けた好気的条件では強く抑制されるが嫌気的条件下では活発であるということ．体内に酸素が供給されると発酵の1種である解糖が抑制され疲労物質である乳酸の蓄積が押さえられる．☞ エムデン・マイヤホフ経路

パスツールピペット　Pasteur's pipette　［トランスファーピペット］　少量の液体や菌液を非定量的に別の容器や培地に移したり接種したりするのに使用する，ガラス管の一端が細くなっている器具．

❖**はセメントさいぼう　破セメント細胞　cementoclast**　［破骨細胞，破歯細胞］

ハチマル・ニイマルうんどう　8020運動　eighty-twenty activity　80歳まで自分の歯を20歯以上保つことを目指し，厚生労働省および日本歯科医師会が推進している生涯にわたる歯および口腔の健康づくり運動．平成元年に取りまとめられた「成人歯科保健対策検討会中間報告」のなかで，歯科保健活動を効果的に進めるためには，具体的な目標を設定することが望ましいとされ，喪失歯数が約10歯以下すなわち残存歯数がおよそ20歯以上あればほぼ日常の食生活に支障を生じないとの調査結果などに基づき，平均寿命である80歳ま

は行

バシトラシン

で（生涯にわたり），自分の歯を 20 歯以上保つこと（自分の歯で健やかな生活を過ごすこと）を目標とする 8020（ハチマル・ニイマル）運動が提唱された．これを受け，平成 3 年歯の衛生週間から「8020 運動の推進」が重点目標として取り上げられたほか，平成 4 年度からは 8020 運動推進会議の開催や実践指導者の養成などを行う 8020 運動推進事業が各都道府県ごとに実施され，8020 運動の推進が図られた．平成 8 年には「今後の歯科保健医療の在り方検討会意見」が取りまとめられたが，このなかで，スローガンとしての 8020 運動の普及啓発の段階から，地域において 8020 の実現を目指したより実践的な事業の推進へと展開を進めることが必要とされた．このため，平成 9 年度からは地域における歯科保健対策の推進を図る歯科保健推進事業が実施されており，8020 を実現可能な目標として捉えるとともに，歯科保健を国民の健康づくりを支える重要なファクターの 1 つとして，総合的に推進していくことが求められている．

❖**はついくくうげき　発育空隙〈乳歯列の〉developmental space of deciduous dentition**

ハッカのう　ハッカ脳　menthol［メントール］単環性モノテルペン．水に難溶無色の結晶で特異で爽快な芳香を有する．はじめ局所を刺激し，熱感，発赤，疼痛を起こすが，次いで知覚を鈍麻する．このため鎮痛，鎮痒薬として用いられる．外用剤として，1～2％エタノール溶液を皮膚のかゆみ，神経痛，昆虫刺激に塗布する．他に清涼飲料，製薬，タバコ香料などにも用いられる．

ハッカゆ　ハッカ油　mentha oil, peppermint oil　ハッカの地上部を水蒸気蒸留して得た油を冷却し，固形分を除去した精油．主成分は l-メントールである．適用：芳香健胃薬の配合剤原料．局所刺激剤（ハップ剤，プラスターなど）の製造原料となる．

はつがんせいびせいぶつ　発癌性微生物　carcinogenic microorganism　癌の原因の 15〜20％は感染症によると推定されている．世界の癌死亡原因の第 2 位（第 1 位は肺癌）である胃癌の半数以上は，細菌の 1 種 Helicobacter pylori 感染によるものと推定されている．また最近では，食道癌と Streptococcus anginosus の関連も指摘されている．女性の癌死の 2 位をしめる子宮頸癌は，その原因のほとんどが papillomavirus の感染である．世界の癌原因の 6 位に位置する肝臓癌は hepatitis virus の感染がおもな原因である．成人 T 細胞白血病 ATL（adult T cell leukemia）は，ヒト T 細胞白血病ウイルス（HTLV-I）が原因となって発症する T 細胞モノクローナル増殖による白血病である．アフリカのある地域では住血吸虫症 Schistosomal parasite による感染が膀胱癌のおもな原因になっている．この他，EB ウイルス（Epstein-Barr virus, EBV）によるバーキットリンパ種や上咽頭癌，エイズ患者に多発する 8 型ヘルペスウイルス（HHV 8）によるカポジ肉腫などがある．感染による癌化のメカニズムは，炎症が関与する機構（H. pylori や Schistosomal parasite 感染など）と，細胞を直接癌化する機構（多くのウイルス感染）が考えられている．☞ 腫瘍，抗癌剤，EB ウイルス，ウイルス，エイズ，感染症

はつがんぶっしつ　発癌物質　carcinogen［癌原性物質］　天然または合成の化合物で，実験動物に皮膚や消化器，呼吸器などを経由して投与したときにその体細胞の一部に遺伝子レベルの変化を引き起こすことによって悪性化を起こさせ，これによって悪性腫瘍を発生させうるものをいう．例えばアルキル化剤やアクリジン色素，ニトロソグアニジンなどにより，その物質が直接に核酸などと反応して変化を引き起こすものを直接型発癌物質，ベンゾピレンなどの芳香族炭化水素や芳香族アミンのように，生体内で反応をうけて初めて発癌性をもつものは前駆型発癌物質という．

発癌物質の多くは，発癌イニシエーターとしての作用と発癌プロモーターとしての作用を同時にもつ．アルキル化剤は核酸のグアニン基の N-7 位をアルキル化し，その結果 DNA の構造はひずみを生じたり，2 本の DNA 鎖の間に架橋を生じたりすることで遺伝子に変異を起こすと考えられている．山極勝三郎がウサギの耳にタールを塗布することで癌を発生させることを 1915 年に初めて実験的に示したことがきっかけで，多くの化学物質の発癌性が調べられた．現在，癌の原因の 35％以上が喫煙による発癌物質のためと考えられている．多くの発癌物質は，細菌に対して突然変異を引き起こす性質があることから，この突然変異現性が発癌物質の試験管反応のスクリーニングに利用されている．☞ 腫瘍，抗癌剤，突然変異

はっきんじ　白金耳　platinum loop［白金線］細菌の釣菌，塗抹，植継ぎに利用する器具．

はっけっきゅう　白血球　leukocyte　血球の 1 つ．白血球は顆粒球，リンパ球，単球に分類される．顆粒球は染色性によりさらに好中球，好酸球，好塩基球に分けられる．骨髄・脾臓・リンパ節で生成される．生体防御がおもな機能．末梢血白血球数は，健康な成人で 5,000～9,000 個/mm³ であるが，感染などによってその数は変動する．☞ リンパ球

はっけっきゅうげんしょうしょう　白血球減少症

leukopenia　末梢血白血球数が 4,000/mm³ 以下の状態.
はっけっきゅうぞうたしょう　白血球増多症
leukocytosis　[白血球増加症]　末梢血中の白血球数が 11,000/mm³ 以上の状態.
❖はっけっきゅうひゃくぶんりつ　白血球百分率
differential count of the white blood cells　[血液像]
はっけつびょう　白血病　leukemia
幼若白血球が異常に増殖する疾患で, 造血組織の腫瘍性疾患. 未熟な白血球が異常に増殖し, 正常な血球が生成されなくなるため, 貧血, 易出血, 免疫力低下などの症状が出る. 増殖した白血球の種類によって分類される. 急性白血病と慢性白血病がある.
❖はっけつびょうせいこうないえん　白血病性口内炎　leukemic stomatitis
❖はっけつびょうせいしくえん　白血病性歯肉炎　leukemic gingivitis
はつげんベクター　発現ベクター　expression vector
目的とする遺伝子を宿主に導入し, コードする遺伝子を発現するために必要な DNA. ☞ 遺伝子操作, 組換え DNA 技術
はっこう　発酵　fermentation
有機物(狭義には糖)を微生物が代謝・分解して, 最終生産物として排泄する過程を発酵という. 微生物が酸素のない条件でエネルギーを獲得する形式の１つである. レンサ球菌や乳酸桿菌が糖から乳酸をつくる乳酸発酵, 酵母によるアルコール発酵などはよく知られている. レンサ球菌は, 通常の試験管内ではグルコースから乳酸のみをつくるので, 乳酸発酵菌と考えられ, 乳酸菌属に分類されている. しかし, 実際の歯垢のように, 糖の供給が制限され, 嫌気的条件下では, ぎ酸, 酢酸, エタノールなど他の発酵産物を多くつくる(混合発酵). 糖供給が制限された条件で乳酸が生成されなくなる現象は, ピルビン酸から乳酸がつくられる過程を触媒する乳酸脱水素酵素がその活性発現に糖代謝中間体であるフルクトース 1,6 二リン酸を必要とし(レンサ球菌など多くの細菌の乳酸脱水素酵素の性質), 糖制限条件ではこの中間体の菌体内濃度が著しく低下するという代謝調節によって起こる. 糖からつくられるピルビン酸をこれら最終生産物に代謝する最初の段階を触媒するピルビン酸ぎ酸リアーゼは, 酸素感受性が強く, 酸素が触れるとただちに失活する. それゆえ, 細菌が空気に触れる試験管内ではほとんど乳酸だけがつくられる. しかし, 実際の歯垢中のように酸素のない条件下では, この酵素の活性が高く保たれ, 多くのぎ酸, 酢酸, エタノールがつくられる. 人は微生物による発酵産物をアルコール飲料の製造, 有機溶媒の製造など種々の目的に利用しているが, 発酵産物は, 微生物にとっては代謝によってエネルギーを生成したあとの排泄物である. う蝕は歯垢微生物が糖を発酵してできた最終生産物(各種の酸)によって起こされる疾患であるので, 歯垢中の微生物による各種酸発酵を理解することは, う蝕の病因の理解や解明, う蝕を起こさない代用糖の開発研究などに重要である. ☞ エムデン・マイヤホフ経路, う蝕病原性細菌, 乳酸発酵, 乳酸脱水素酵素

はっこうタンパクしつ　発光タンパク質
photoprotein　[バイオルミネッセンス]
クラゲやホタルなどの発光に関与するタンパク質. ルシフェリン―ルシフェラーゼやエクオリンなどがある. それぞれ酸素や過酸化水素などによって基質が酸化されたり, 特定の金属イオンによって活性化されて発光する. これらの遺伝子を用いて転写活性の測定や細胞内 Ca^{2+} の測定に利用されている.

❖ばっし　抜歯　exodontia, extraction of tooth
❖ばっしごとうつう　抜歯後疼痛　pain after exodontia
❖ばっしそう　抜歯創　wound of the tooth extraction　[抜歯窩]
❖ばつずい　抜髄　extirpation of dental pulp　[歯髄除去]
はっせいがく　発生学　embryology
個体発生を研究する学問. もともとは形態学的な研究が主体であったが, 現在は発生要因や機能分化に関する生化学的, 遺伝学的研究に重点がおかれている. ☞ 分化, アポトーシス

パッチテスト　patch test　[貼布試験]
接触アレルギーの原因物質などの検出法として行われるテスト. 皮膚に被験アレルゲンを固定し, 48～72 時間後に局所を観察する. 感作アレルゲンであれば, 湿疹が認められる. ☞ アレルギー

❖ハッチンソンし　ハッチンソン歯　Hutchinson tooth　[ハッチンソン切歯]
❖ハッチンソンせっし　ハッチンソン切歯　Hutchinson incisor　[ハッチンソン歯]

ハットばいち　HAT 培地　HAT medium
ヌクレオチドの再利用経路が正常に働く雑種細胞や形質転換細胞のみが増殖できるように考案された培地. ヌクレオチドの合成経路には新生経路と再利用経路(再生経路)がある. この培地には新生経路の遮断剤であるアミノプテリンを添加して

あるので，培地中のヒポキサンチンとチミジンを材料に再利用経路だけで増殖しなければならないので，再利用経路に欠陥がある細胞は死滅する.
☞ 単クローン抗体

はつびょうりつ　発病率　incidence rate　[感受性罹病率]　一定期間内で，集団の平均人口に対して発生する，ある疾病の罹患者数.

❖パトリックはっつうたい　パトリック発痛帯　Patrick pain area　[トリガーゾーン]

バナジウム　vanadium　[V]　金属元素の名前．原子番号23，原子量50.942．動物に必須な元素．

はのけいせい　歯の形成　odontogenesis
胎性6週に歯堤，7週に外胚葉および中胚葉から発生した歯胚が形成され，胎性4カ月頃から石灰化が開始し，歯冠の完成は生後である．発育は，成長期（さらに開始期，増殖期，組織分化期，形態分化期，添加期に分けられる），石灰化期，萌出期に分けられる．

❖はのはついくこう　歯の発育溝　developmental groove

❖はのはついくせん　歯の発育線　developmental line, incremental line　[成長線]

❖はのはついくよう　歯の発育葉　developmental obe

はのはっせい　歯の発生　development of tooth　歯の発生は，上皮－間葉相互作用により生じる．上皮は外胚葉由来で，間葉は中胚葉由来である．形態的に歯の発生は7段階，開始期 (initiation stage)，歯胚形成期 (bud stage)，キャップ期 (cap stage)，初期ベル期 (early bell stage)，後期ベル期 (late bell (differentiation) stage)，萌出期 (secretory stage)，歯根形成期 (root development) に分けられる．開始期においては，歯が形成される領域の上皮細胞が間葉からのシグナルに肥厚し，プラコードを形成する．歯胚形成期には肥厚した上皮から間葉の細胞に情報が伝達され，間葉の細胞も分化を開始する．肥厚した上皮は陥入する．やがて，キャップ期にはエナメル上皮が形成される．エナメル上皮の中心にエナメルノットが形成される．初期ベル期には上皮は間葉を取り囲むようになり，ベルの形になり，新たにエナメルノットが形成される．やがて，形成された歯は口腔内の表面に萌出する．さらに，歯根が形成される．各発生段階における遺伝子発現パターンは，フィンランドの University of Helsinki の Developmental Biology Programme から，Gene expression in tooth と名付けられたホームページ (http://honeybee.helsinki.fi/toothexp) にアクセスすると最新の情報が得られる．☞ 形態形成，ホメオボックス遺伝子

はのむきしつ　歯の無機質　mineral of the

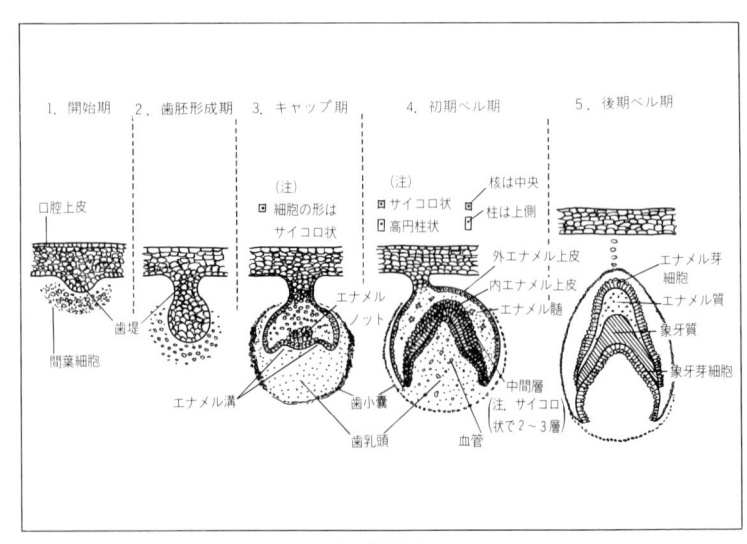

歯の発生過程

tooth エナメル質では97％を占め，ほとんどが大きな六角柱状のアパタイト結晶である．象牙質では65％，セメント質では60％で骨と類似したアパタイト結晶構造をもつ．その他炭酸，ナトリウムやマグネシウム，種々の微量元素を含む． ☞ ヒドロキシアパタイト

はのゆうきしつ 歯の有機質 organic component of the tooth エナメル質では0.1〜0.3％である．象牙質では有機質は20％，セメント質では25％で，Ⅰ型コラーゲンはそれぞれ18,22％であり有機成分の大部分を占める．その他ホスホフォリン，γ-カルボキシルグルタミン酸含有タンパク質，酸性糖タンパク質，血清タンパク質，プロテオグルカンが存在する． ☞ コラーゲン

❖**パノラマ X せんさつえいほう パノラマ X 線撮影法 panoramic radiography** [歯科パノラマ X 線撮影法]

❖**ハバースかん ハバース管 Haversian canal**
❖**ハバースそうばん ハバース層板 Havers bone lamellae**

パパイン papain パパイヤの乳液に存在するシステインプロテアーゼで，1分子に1個の活性SH基を有し，重金属イオンで活性が阻害される．基質に対するアミノ酸配列の特異性は低い．IgGをパパイン処理すると2つのフラグメントに分解される． ☞ プロテアーゼ，Fab フラグメント

パピヨン・ルフェブルしょうこうぐん パピヨン・ルフェブル症候群 Papillon-Lefevre syndrome 高度な歯周疾患と手掌足蹠の過角化症を主徴とする先天性疾患で，劣性遺伝．

パフ puff →染色体パフ

ハプテン hapten [ハプテン基] 抗原決定基は有しているが，それのみでは抗体産生能力のない低分子物質．抗体産生を誘導するためには，免疫原性を有する高分子物質（キャリアー）との結合などの処理が必要である．沈降反応を起こす二価の複合ハプテンと起こさない一価の単純ハプテンがある．

ハプロタイプ haplotype [単相型] 1つの染色体上に存在する遺伝子座が連鎖して存在している場合，同一の染色体上に連鎖する各遺伝子座の対立遺伝子のセットをいう．これにより遺伝子領域を識別することができる．

はみがきこ 歯磨き粉 dentifrice [歯磨剤] 歯ブラシと併用し清掃を補助する薬剤で，歯面を摩耗せず付着物を除去し，歯垢を吸着し発泡して脱落を容易にする役割をもつ．粉末基礎材（モース硬度3以下），保湿剤，発泡剤，粘結剤，甘味料，香料，薬効成分から成る．薬効成分として，フッ素，ハイドロキシアパタイト，デキストラナーゼ，キシリトール，等が使用されている． ☞ う蝕予防

パラチオン parathion 有機リン系の殺虫剤．アセチルコリンエステラーゼの阻害剤．

パラチニット palatinit [パラチニトール] パラチノースを還元して得られるものでグルコピラノシル-1,6-ソルビトール（$C_{12}H_{24}O_{11}$）とグルコピラノシル-1,6-マンニトール（$C_{12}H_{24}O_{11}$）のほぼ等モル混合物である．パラチノースの甘味はショ糖の45％で，味質はショ糖に似ている．経口摂取されたパラチニットの大部分は大腸に到達し，腸内細菌による有機酸発酵を経て吸収される．一時

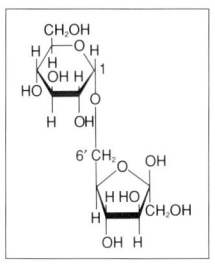

パラチノース

パラチニット

に大量に摂取すると腹部の膨満感，軟便化，下痢などの副作用が起こる．パラチニットの栄養成分としての有効エネルギー値は2kcal/gとされている．非う蝕誘発性の甘味料である．溶解度：固形分濃度：25％(20℃)．☞ 糖アルコール，甘味料，代用甘味料，う蝕予防

パラトープ paratope 抗体やT細胞受容体が抗原と結合する際，抗原決定基に直接結合する抗体あるいはT細胞受容体側の部位．エピトープと対語．☞ 抗原提示

パラフィンろう パラフィン蠟 paraffin wax 主として直鎖の飽和炭化水素からなるろう状の固体．ロウソク，クレヨンなどの原料．

パラホルムアルデヒド paraformaldehyde [パラホルム] ホルムアルデヒドを硫酸で重合させた白色粉末．合成樹脂に利用される．歯科では歯髄乾屍薬，根管充塡剤，除活薬などに用いられる．

バリウム barium [Ba] アルカリ土類金属の1種．原子番号56，原子量137.34．硫酸バリウムは胃腸管のX線診断用造影剤として用いられている．

バリン valine [2-アミノイソ吉草酸] $C_5H_{11}NO_2$．分子量117.15．略記はValまたはV（一文字表記）．L型はタンパク質を構成する分枝アミノ酸の1つである．ヒトでは必須アミノ酸．P. Schutzenberger (1879年) によりアルブミンの加水分解物から単離された．D型はアクチノマイシン，グラミシジンD，バリノマイシンなどの抗菌性物質に含まれる．生体内では，分枝アミノ酸アミノトランスフェラーゼで脱アミノ後，分枝2-オキソ酸脱水素酵素，分枝アシル-CoA脱水素酵素によって酸化され，メタクリリルCoAに代謝分解される．この分解過程は他の分枝アミノ酸であるイソロイシンやロイシンと類似している．その後，数段階の反応を経てスクシニルCoAになる．先天性代謝異常の1つ楓糖尿症（メープルシロップ尿症）は，分枝2-オキソ酸脱水素酵素活性の低下によってバリンなどの分枝アミノ酸やそれから由来する分枝2-オキソ酸が血中に蓄積することによって生ずる．☞ アミノ酸

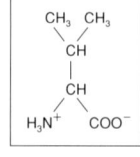

バリン

パリンドローム palindrome 二本鎖DNAの1つの鎖の配列を左から右へ読んだ配列と，その相補鎖の配列を右から左に読んだ配列とが等しいDNA領域．☞ 逆向き反復配列

パルスフィールドゲルでんきえいどう パルスフィールドゲル電気泳動 pulse-field gel electrophoresis [PFG, PFGE] 巨大なDNA分子を分離する際に用いる電気泳動法．通常，一定方向に電場をかけると30kb以上のDNAは少ししか移動しないが，電場の方向を断続的に変換すると切り換えのたびにDNA分子は伸び縮みをくり返しゲル中を移動できるようになる．

❖**バルトリンかん バルトリン管 Bartholin duct**

バルビタール barbital [ジエチルバルビツール酸，バルビール酸塩] 催眠鎮静薬．1882年に合成され，1903年に，この優れた催眠作用が認められた．バルビツール酸系催眠薬発展の端緒となった．禁忌：バルビツール酸系剤過敏症，重症の肝・腎障害．重大な副作用：皮膚粘膜眼症候群．

バルビツールさんゆうどうたい バルビツール酸誘導体 barbituric acid derivatives バルビツール酸はアロン酸と尿素との間でできる環状のウレイドで，側鎖を置換修飾することにより多くの誘導体が合成，実用化されている．催眠作用時間の長さに従って，長時間型（6時間以上）：バルビタール，フェノバルビタール（フェノバール®），中間型（3〜6時間）：アモバルビタール（イソミタール®），短時間型（3時間以下）：ペントバルビタールカルシウム（ラボナ®），超短時間型（1時間以下）：ヘキソバルビタール（チクロパン®）．長時間型は連用により蓄積があり，現在はおもに抗てんかん薬として使用．

パルミチンさん パルミチン酸 palmitic acid [ヘキサデカン酸] 炭素数16個の飽和脂肪酸．☞ 脂肪酸

❖**パロー しょうこうぐん パロー症候群 Parrot syndrome [胎児性軟骨異栄養症]**

パロチン parotin 耳下腺，顎下腺で産生される唾液腺ホルモン．☞ 唾液

パンクレアチン pancreatin 膵液中に含まれる酵素の混合物．

❖**はんげつしがた 半月歯形 selenodonty [月状歯]**

❖**はんげつしんけいせつ 半月神経節 semilunar ganglion [三叉神経節]**

❖**はんげつれっこう 半月裂孔 semilunar hiatus**

バンコマイシン vancomycin *Streptomyces*

orientalis によって生産される糖ペプチド系抗生物質．グラム陽性菌に効果があり，MRSA（メチシリン耐性黄色ブドウ球菌）に用いられる．ペプチドグリカン前駆体の D-Ala-D-Ala と結合し細胞壁ペプチドグリカン合成を阻害する．☞ 抗生物質，MRSA

❖**はんこん　瘢痕　scar**
❖**はんこんけいせいじゅつ　瘢痕形成術　plastic repair of scar**
❖**はんこんせいかいこうしょうがい　瘢痕性開口障害　trismus due to scar**

はんしゃ　反射　reflex　　末梢に加えられた刺激が，脳または脊髄の神経に伝えられて，発生する不随意運動．膝蓋腱反射，アキレス腱反射が有名である．乳児ではさまざまな原始反射がみられる．

はんじょうし　斑状歯　mottled tooth　［歯のフッ素症，フッ素症歯］　　エナメル質形成不全に起因する歯冠表面の白斑を主徴とする歯の構造異常で，飲料水中のフッ化物による慢性中毒の典型症状．エナメル質の地域性形成不全として Black と Mackay が 1916 年に初めて報告した．その後の研究で，飲料水中のフッ素に起因するフッ素慢性中毒の一症状であるフッ素性斑状歯（endemic enamel fluorosis）と考えられている．

飲料水に由来する斑状歯は，花崗岩地帯，温泉，火山地帯に集団的に発生する場合が多い．発現は気候，食品により異なるが，フッ素イオン濃度が 2 ppm 以上の飲料水を幼少期に 6〜8 年間常用した場合に多い．ただし，発症程度は濃度や飲用期間によって異なり，個人差も大きい．

主として永久歯に発現し，肉眼的に白濁，不透明な斑点や縞状の模様を示し，また歯全体がチョーク様外観を呈する．重症では実質欠損や褐色着色を呈する．通常両側性で左右対称であり，水平の縞模様を描く．小臼歯と第二大臼歯が罹患しやすく，上顎切歯がそれに続く．下顎切歯は最も罹患しにくい．診査には，Dean の歯のフッ素症指数の評価基準（1934）により，最も重症な 2 歯の状態を記録する方法が WHO により推奨されている．程度によって questionable, very mild, mild, moderate, severe の 5 段階に分類され，moderate 以上が審美的に問題とされる．組織学的にはエナメル質外層の石灰化不全で，エナメル質小柱，横紋，Retzius 線条が協調される．斑状歯が耐酸性で抗う蝕性である事実から，フッ化物の塗布や飲料水への添加による蝕予防手段が考案実用化された．☞ フッ素

❖**はんじょうしゅっけつ　斑状出血　ecchymosis**

ばんせいいでん　伴性遺伝　sex-linked inheritance　　性染色体上の遺伝子による遺伝様式をいうが，ふつうは X 染色体に連鎖した遺伝子に限定して用いる．ヒトの性染色体の組合せは女性が XX 型，男性が XY 型なので，性染色体上の遺伝子の遺伝様式は，性別と関連した特別の遺伝をする．X 染色体の短腕の遠位端部位（約 250 万塩基対）は，減数分裂の際，Y 染色体と対合するので偽常染色体部と呼ばれる．したがってこの部位にある遺伝子は常染色体上の遺伝子と差異のない遺伝形式を示す．X 染色体上の残る大部分に位置する遺伝子の遺伝が一般に伴性遺伝といわれ，伴性遺伝子をホモにもつ母親と正常の父親の間では，母親の形質が息子に，父親の形質が娘に伝わる十文字遺伝と呼ばれる現象によって特徴づけられる．ヒトでは赤緑色覚異常および血友病に関する遺伝子を含め 400 を越す伴性遺伝子が知られているが，ほとんどが劣性遺伝である．優性遺伝はまれで，歯のエナメル質石灰化不全が 1 例だけ知られている．☞ 限性遺伝，細胞質遺伝

ハンセンびょう　ハンセン病　Hansen's disease, leprosy　［らい病］　　ハンセン病は，結核菌に近縁な細菌であるらい菌 *Mycobacterium leprae* による慢性感染症で，主として皮膚と末梢神経に病変を生じる．しかし，らい菌がヒトの体内に入っても発症することはきわめてまれであり，発病には，らい菌感染の成立，菌の増殖，宿主の免疫状態や環境要因など，種々の要因が関与している．らい菌感染者中の 0.5% 以下のヒトが長期の潜伏期を経て発症すると考えられている．わが国をはじめ多くの先進諸国においては新規活動性患者の発生は著しく減少しているが，世界ではアジア，アフリカ，ラテンアメリカに 80 数万人の患者が今なおこの病気で苦しんでおり，年間 50 万人を超える新患発生が続いている．

世界保健機関（WHO）では 1982 年以降登録患者に多剤併用化学療法を施行している．その優れた効果により，実際，有病率は急速に減少してきた．現在，ハンセン病は早期発見・早期治療により後遺症を残さずに治癒する疾患となっている．しかし，感染源・感染経路や発症機構については不明な部分が多く，その解明が待たれている．またリファンピシン，ダプソンその他の抗ハンセン病薬に耐性ならい菌の存在も確認されている．ワクチン開発も今後の重要な検討課題である．

らい菌は 1873 年（コッホによる結核菌の発見より 9 年前）ノルウェーの G.A. Hansen により発見された．しかし，今日に至るまで人工培養に成功

していない．このことがハンセン病の研究をたいへん困難にしている．現在らい菌のゲノムプロジェクトが組織され，90 数％までゲノムの解明が進んでいる．人工培養が不可能ならい菌は実験動物に接種することで維持されている．正常な免疫力をもつマウスの足底部に $5×10^3$ 個のらい菌を接種すると，6 カ月後には 10^6 個までの限定増殖を示す．ヌードマウスでは全身性感染が成立する．近年ハンセン病を自然発症した野生アルマジロや霊長類が見出され，ハンセン病が人獣共通感染症であることが判明した．

ハンセン病の既往の有無でう蝕ならびに歯内疾患は変わらない．しかし，後遺症として手指にハンディキャップを有する場合は歯ブラシの把持・操作が困難で，リスクは大きい．そのため，補装具を装着した電動歯ブラシなどが利用されている．ハンセン病性紅斑菌はハンセン病に特異的な歯内疾患である．LL 型症例で形成されたらい腫による内部吸収で菲薄化した歯質を透過して，歯髄組織が赤く見えるためその名がついた．化学療法が普及した今日ではまれである．☞ 感染症

❖ハンター・シュレーゲルじょう　ハンター・シュレーゲル条　Hunter-Schreger bands ［シュレーゲル条］

❖ハンターぜつえん　ハンター舌炎　Hunter glossitis

はんちしりょう　半致死量　lethal dose 50％［LD-50］　毒性試験で，一群の試験動物の 50％を致死させる量．☞ LD-50

はんとうまく　半透膜　semipermeable membrane ［透析膜］　タンパク質など高分子量の物質を通過させず，水，塩類など低分子量の物質を通過させる膜のこと．この半透膜の性質を利用して試料中のバッファー交換や脱塩などを行うことを透析 dialysis という．透析には通常，厚さ 20～100 μm の多孔性セルロース膜が用いられ，自然拡散によって膜の外液と内液の間で透過分子の交換が行われる．半透膜を通過できる分子の最大の大きさを限界分子量という．市販の半透膜には限界分子量が 3,500 程度から 14,000 程度までのものがあり，内液にとどめたい物質の分子量に応じて半透膜を選択できる．

ミュータンスレンサ球菌の培養上清からグルコシルトランスフェラーゼやフルクトシルトランスフェラーゼを分離・精製する場合にも，硫安分画により培養上清を濃縮した後，脱塩やバッファー交換のために透析が行われる．これら酵素の質量は 70～180 kDa ほどなので透析膜には限界分子量の大きなものが用いられる．ちなみに，慢性腎不全の治療法である人工透析療法は，体外に導いた血液と透析液を，半透膜を隔てて接触させ，血液から低分子有害代謝物を除去する方法である．

❖ハントしょうこうぐん　ハント症候群　Hunt syndrome ［耳帯状疱疹］

パントテンさん　パントテン酸　pantothenic acid　ビタミン B 群に属する．生体内でアセチル化を行う酵素の補酵素 A（CoA）の構成成分である．製剤にはパントテン酸カルシウムがあり，パントテン酸欠乏症の予防および治療，ストレプトマイシンおよびカナマイシンの副作用の予防および治療，接触皮膚炎，急・慢性湿疹，弛緩性便秘などに適用がある．☞ ビタミン

❖ハンドピース　handpiece

パンニングほう　パンニング法　panning method　細胞表面抗原に対するモノクローナル抗体をプラスチックシャーレなどに固相し，リンパ球を結合させることによってある特定のリンパ球集団を単離する方法．

❖はんのうしゅうしゅく　反応収縮　reaction shrinkage

はんぱつせいかんせん　汎発性感染　pandemic infection　感染症が一地方の流行にとどまらずに広く拡大し，かつ全年齢層を侵すこと．

はんぷくいでんし　反復遺伝子　repeated gene　ゲノム内に何百もの単位がくり返されて存在し，かつすべての単位が全く同じ遺伝子．多重遺伝子族の 1 種．

はんほぞんてきふくせい　半保存的複製　semi-conservative replication　細菌から高等生物に至るまですべての二本鎖 DNA が複製される機構．二本鎖 DNA が一本鎖に分離され，各一本鎖 DNA を鋳型として相補鎖が合成される様式をいう．☞ DNA 複製

❖はんまいじょう　半埋状〈歯の〉　partial impaction

はんゆうせい　半優性　semidominance, incomplete dominance ［不完全優性］　表現型が完全優性と完全劣性の中間型で，ヘテロ個体の表現型が対応する 2 つのホモ個体のちょうど中間のとき，優性の度合は 1/2 で半優性という．☞ メンデルの（遺伝）法則

ひ

ヒアルロニダーゼ　hyaluronidase ［ヒアルロン酸リアーゼ，ムチナーゼ］　ヒアルロン酸分解

酵素の総称で、プラーク細菌が産生したり、ヘビ毒や精液中にリソソーム酵素としても存在している。また、歯肉固有層にリソソーム酵素としても存在している。口腔内では、炎症時に歯肉のグリコサミノグリカンが破壊され遊離してきたヒアルロン酸を分解する。炎症と酵素活性に正の相関がある。

ヒアルロンさん　ヒアルロン酸　hyaluronic acid　グリコサミノグリカンの1種で、D-N-アセチルグルコサミンとD-グルクロン酸が交互に脱水結合してきてた直鎖状の高分子多糖である。結合はβ1-4で、粘性に富み、皮膚、腱、筋肉、軟骨、血管壁、脳、関節などに広く分布する。カイコの胃腔膜にはキチンとともに存在し、食物とともに剝離して腸壁を守る。分子量は100万以上が普通である。眼の硝子体の主要成分である。生体内ではタンパク質と結合しているのが一般である。☞ 糖タンパク質

pHしけんし　pH試験紙　pH paper　水素イオン濃度(pH)を簡便に測定する。リトマス試験紙はアルカリ性では青、酸性では赤に呈色する。このほかに、pH値をより詳細に比色できる試験紙も市販されている。

pHスタット　pH-stat　反応によるpH変化を検出し、自動的に酸またはアルカリを加えもとのpHに維持し、それに要した酸またはアルカリの消費量を示す機器。

pHでんきょく　pH電極　pH electrode　水素イオン濃度などを測るための電極。

pHメーター　pH meter　pHは1リットル中の水素イオン濃度（モル）数の逆数の対数をとった値を示す記号であり、pH 7.0で中性、pH 7.0を超えるとアルカリ性、pH 7.0未満では酸性という。pHメーターは溶液中の水素イオン濃度を測定し、その値を示す機器である。

PAc　protein antigen serotype c　[ピーエーシー、パック]　う蝕病原細菌 *Streptococcus mutans* の菌体表層タンパク質抗原のことである。Ag I/II、P1、B、MSL-1という名称で呼ばれることもある。分子量19万のタンパク質で、線毛様構造をとるという報告もある。*S. mutans* が歯表面にある唾液由来のペリクルと付着する時に、PAcは関与する。またPAcどうしにも付着性が認められており、*S. mutans* の凝集にも関与している。

PAc分子はAリピート（アラニンが豊富なくり返し領域）とPリピート（プロリンが豊富なくり返し領域）という特徴的な構造を有している。この両リピート領域に唾液タンパク質と結合する性質があるとされている。PAcはきわめて抗原性が高く、マウスにアジュバントとともに免疫することにより、強く特異抗体を誘導する。これらの抗体を使用した受動免疫は、*S. mutans* の歯表面への付着を阻害し、また、このモノクローナル抗体の遺伝子を植物細胞へ遺伝子導入し、植物にて産生させた抗体も、*S. mutans* の歯表面への付着を阻害することが明らかとなっている。植物抗体は、動物細胞由来ではないので人獣感染の危険性がなくまた比較的安価で、保存性も高い。う蝕予防用受身免疫の使用抗体として期待されている。☞ 受動免疫、遺伝子操作、菌体表層タンパク質抗原

PMAしすう　PMA指数　PMA index　歯肉炎の罹患率、歯肉炎の広がりなどを示す指数。

Bがたかんえん　B型肝炎　type B hepatitis　B型肝炎ウイルス（HBV）が血液、または血液成分を含む分泌物を介して非経口感染して起きる肝炎である。HBVは1963年、Blumbergらにより発見され、オーストラリアの原住民アボリジニの血清中に見出されたため、最初はオーストラリア抗原と名付けられた。その後、この抗原はHBVの表面に局在するHBVの一部であることが明らかにされ、HBs抗原と呼ばれている。HBVの感染性を有する完全な型のものをdane粒子と呼び、180個のカプソメアよりなる27 nmの正二十面体のヌクレオカプシド（コア）がエンベロープに包まれている42 nmの粒子である。遺伝子は3.2 kbpの環状DNAである。アヒル、ウッドチャック、ジリスなどの肝炎ウイルスとともに、ヘパドナウイルス科に分類される。

本肝炎には急性肝炎と慢性肝炎があり、急性肝炎では、成人に感染した場合、一過性のウイルス感染が起こる。しかし宿主の免疫機能により最終的にウイルスは排除される。潜伏期は約3カ月で、食欲不振や黄疸で発症し、著しい肝機能障害がみられる。特別的な治療法はないが、免疫機能が正常な場合、2カ月前後で自然治癒する。しかし肝機能不全による重篤な劇症肝炎に移行する場合がある。慢性肝炎では、新生児にHBVに感染した場合、ウイルスは排除されず、肝細胞で増殖し続け、キャリア（日本では1％弱の頻度）の状態となる。大部分は肝機能障害を伴わない無症候キャリアである。感染者は長期にわたりウイルスを排出し続け、肝機能の増悪・軽快をくり返す。慢性B型肝炎を経て、肝硬変、肝癌になる可能性が高い。

血液検査で、HBs抗体が陽性は、過去にHBVの感染を受けたか、ワクチンを接種した場合である。HBs抗原が陽性の場合、HRVのウイルス（B型肝炎ウイルス）が肝臓に感染していることを意味する。HBe抗原はHBウイルスタンパク質の

本体であり，これが陽性なら血液中に多数のHBウイルスが存在し，感染力がきわめて強いことを意味する．

HBVは，主として血液を介して感染するため輸血，血液透析による感染の他，性行為による感染，注射針を介した感染，針治療，などがあげられる．特に歯科診療時には，観血処置を伴う頻度が高く，術者の感染防御および医療器具を介した患者間の感染には注意が必要である．観血処置が必須である口腔外科処置以外の一般歯科処置であっても，エアータービンヘッド，バー類，歯内療法におけるファイル類などの運用には適切な感染防御策が求められる．その際，問診等により得られた情報を頼りに肝炎のキャリアもしくは患者に対してのみ消毒や感染防御を強化するのは合理的ではなく，すべての患者を一律にハイリスク者と見なしユニバーサルプレコーションに準じて必要十分な感染防御策を講じて診療を行うことが重要である．事実，B型肝炎の感染防止策は歯科外来における他の感染症すべてに適用できるので，感染防御策を論じるさいの指標とされることが多い．

近年，遺伝子工学的手法によりイーストなどにより純度の高いHBs抗原が大量可能となり，ワクチンとして臨床応用されているので，歯科医療従事者は，医療行為による事故防止のためワクチンの接種が望ましい．☞ C型肝炎，肝炎

B さいぼう　B 細胞　B cell　高等動物において循環リンパ球の5〜15％を占め，表面に抗原レセプターとしての免疫グロブリン（Ig）を発現し，抗原に対応するIgA，IgD，IgE，IgG，IgMの5つのクラスのIgを産生する細胞．抗原レセプターIgによる抗原認識のみでは抗体産生細胞（plasma cell, 形質細胞）への分化は誘導されず，CD40分子にヘルパーT細胞表面上のCD40リガンドが結合することで誘導されるシグナルがB細胞活性化には必要である．IgのクラスをIgMからIgGそしてIgEなどへとクラススイッチしていくにはヘルパーT細胞（Th細胞）が産生するサイトカインが重要な役割を果たし，Th1細胞が産生するIFNγはIgG2への，Th2細胞が産生するIL-4やIL-13は，IgG1，IgEへの，また，TGF-βはIgAへのクラススイッチを誘導する．

ヒトB細胞の同定マーカーとしては，CD19，CD20などが用いられる．ヒトやマウスのB細胞は骨髄で産生されるが，トリではその産生はファブリキウス嚢と種により異なる．また通常のB細胞（B2細胞と呼ぶ）と異なり，発生初期に出現し，腹腔，大網乳斑，腸管粘膜固有層などに主に存在し，自己増殖により維持されるB1細胞と呼ばれるB細胞があり，その大部分はCD5分子を発現している．B1細胞の産生する抗体はおもに抗原低親和性のIgMで，いくつのか抗原と交叉反応する多反応性を有し，特に種々の自己抗原と交叉反応する．B1細胞の異常が，自己免疫疾患やB細胞性慢性リンパ性白血病（B-CLL）と関連することが知られている．☞ 抗体，抗体形成，細胞表面マーカー

PCR ほう　PCR 法　polymerase chain reaction　[ポリメラーゼチェイン反応]　微量なDNAから特定領域を大量に増幅する方法である．二本鎖のDNAを鋳型とし，特定の領域をはさむように短いプライマーDNAを各相補鎖にハイブリッドさせ，4種類の基質デオキシヌクレオチド三リン酸を加え，DNAポリメラーゼを働かせると，プライマーDNAの3'末端に鋳型DNAの塩基配列に相補的なヌクレオチドが添加されて鎖が伸びる．この反応でできる新しい二本鎖DNAを加熱して分離し，過剰に加えてあるプライマーDNAを再び同じ位置にハイブリッドさせ，DNAポリメラーゼ反応で新たなDNA鎖を合成させる．この反応を20〜30回くり返すことによって，目的領域DNAを大量に得ることができる．DNAのクローン化を必要とせず，ごく微量（時に1コピー）の標的DNAがあれば，目的遺伝子の様子を知ることができる．

任意のヌクレオチド配列をもつプライマーを使うAP(arbitrarily primed)-PCR，より長いDNA断片を正確に増幅するLA (long and accurate)-PCR，高温でスタートさせることによって非特異的スタートを防ぐhot start PCR，cDNAの一部分の塩基配列がわかっていて，5'および3'末端部分を単離するPCRとしてのRACE (rapid amplification of cDNA ends) など，じつにさまざまな方法が考えられている．

キャリー・マリスによって本法が発表されたのが1986年だが，耐熱性のDNAポリメラーゼを使用するなどの工夫によって，瞬く間に機械化され，あらゆる生命科学の分野で必須の重要な技術の1つとなっている．この功績によってマリスは1993年に日本国際賞を，1994年にはノーベル医学生理学賞を受けていることからも，生命科学において，いかに革命的な方法として登場し，受け入れられたか理解できる．細菌の同定や検出にも応用されているが，特に微量にしか存在しないウイルスの検出や解析に有効である．ヒトパピローマウイルスゲノム，ヘルペスウイルス，C型肝炎ウイルスなどの検出とその解析に応用されている．

逆転写酵素反応（RT）をPCR法と組み合わせ

て，mRNA を鋭敏に検出し，その存在の有無，長さの異常，発現量に関する定量的な情報を得ることができるのが，RT-PCR と呼ばれる方法である．これは RNA の調製，逆転写酵素反応，PCR の 3 つのステップに分けられる．RNA の検出法には，ノーザンブロット法，ドットブロット法などが使われてきたが，RT-PCR 法は微量に存在する多種類の試料を同時に解析する際に特に優れているので，臨床診断への応用も広く行われている．☞ DNA, 遺伝子操作, 組換え DNA 技術

Bcl-2 ファミリー　Bcl-2 family　ミトコンドリア外膜，小胞体や核膜に存在する *bcl-2* は，1984 年辻本らによって濾胞性 B 細胞リンパ腫の病因遺伝子として同定された．当初は前癌遺伝子として注目されたが，現在ではアポトーシスを抑制するタンパク質として脚光をあびている．*bcl-2* に構造の類似性があるタンパク質群は Bcl-2 ファミリーと総称され，その機能から細胞死を抑制するグループと促進するグループに大別されている（表）．長寿命の体細胞および免疫系細胞の成熟の過程でアポトーシス抑制グループが比較的高発現していることも，細胞死の信号でアポトーシス促進グループが誘導されることからアポトーシスの制御タンパクとしてきわめて重要であると考えられている．Bcl-2 ファミリーは，ファミリー内で二量体を形成することから，抑制グループと促進グループの量と両者の結合比がアポトーシスの制御を担うモデルが提唱されている．しかし，制御のメカニズムに関しては未だ不明な点が多く残されており，どのようなメカニズムでアポトーシスの抑制と促進が制御されているかについてはあまりわかっていない．☞ アポトーシス

BCG　bacille de Calmette-Guerin [*Mycobacterium bovis* strain BCG]　フランスのパスツール研究所で Calmette と Guerin がウシ型結核菌を 5 ％グリセリンに肉汁加ウシ胆汁に浸した馬鈴薯培地に 230 代 (1908～1921) にわたり 13 年間継代することにより病原性が弱く，しかも免疫力は十分に保持している変異株をつくり出した．この菌株を BCG と呼ぶ．BCG は病原性の復帰がなく，結核菌と共通抗原を保有するため，1921 年頃から結核予防ワクチンとして実用化の研究が重ねられ，近年世界的に広く実用化されている．多くの国で用いられているものは生菌を凍結乾燥したものである．BCG をツベルクリン反応陰性者に，自然罹和するまで接種し，発病率低下を期待する．BCG 接種により結核免疫が成立したか否かは，ツベルクリン反応の陽転により判定される．国家検定に合格したもののみが使われる．ツベルクリン (tuberculin)：結核菌の培養液から分離精製したタンパク成分（精製ツベルクリン PPD）．結核免疫の状態を知るための診断試薬．☞ 結核

❖ **PTA けつぼうしょう　PTA 欠乏症　deficiency of plasma thromboplastin antecedent**
❖ **PTC けつぼうしょう　PTC 欠乏症　deficiency of plasma thromboplastin component**
ビートとう　ビート糖　beet sugar　ショ糖のこと．☞ スクロース
ヒーラさいぼう　ヒーラ細胞　Hela cell　1951 年，Hela という女性の子宮頸部癌組織から分離され，株化した細胞．
B リンパきゅう　B リンパ球　B lymphocyte

代表的な Bcl-2 ファミリーの種類と機能

アポトーシス抑制グループ（BH 4, BH 3, BH 1, BH 2, および膜結合ドメインをもつ）	
Bcl-2	濾胞性 B 細胞リンパ腫の病因遺伝子，胎生期は広範囲に存在，成体は限局して発現
Bcl-xL	脳を含め広範囲に発現，アポトーシスを促進する Bcl-xS は同一遺伝子産物であるが生理学的意味は不明
Mcl-1	マクロファージ誘導遺伝子として発見，上皮，免疫系細胞，小腸，筋肉等に発現
A 1(Bfl-1)	GM-CSF 誘導遺伝子として発見
Bcl-w	精子形成に関与
アポトーシス促進グループ（BH 3, BH 1, BH 2, および膜結合ドメインをもつ）	
Bax	p 53 等のシグナルで誘導され，抑制グループに拮抗する，広範囲に存在
Bak	広範囲に存在
Bok/Mtd	成体では卵巣に発現，Mcl-1 と結合
Diva/Boo	成体では生殖系に発現
(BH 3 ドメインのみの構造のもの)	
Bad	Akt/PKCα/PAK 1 によってリン酸化されると失活する
Bid	カスパーゼ-8 で切断されて活性化の報告
Hrk/DP 5	NGF 除去時に誘導の報告

→B細胞

❖ビールメルひんけつ　ビールメル貧血　Biermer anemia

❖びいんくうへいさきのう　鼻咽腔閉鎖機能　nasopharyngeal closure

❖びいんどう　鼻咽道　nasopharyngeal meatus

ビウレットはんのう　ビウレット反応　biuret reaction　　タンパク質やペプチドを比色定量する方法の1つ．アルカリ性条件下で二価銅イオン(Cu^{2+})をタンパク質溶液と反応させると銅イオンが還元され(Cu^+)ペプチド結合と赤紫色の複合体を形成する．これを分光光度計で測定する．感度は低いがタンパク質の種類によって発色の違いが少ない．

ピエール・ロバンしょうこうぐん　ピエール・ロバン症候群　Pierre Robin syndrome　[ロバン症候群]　先天性小下顎症，舌後退，気道狭窄による呼吸障害を示す症候群．

ビオチン　biotin　[ビタミンH]　$C_{10}H_{16}N_2O_3$-S．分子量244.31．卵白に存在するアビジンと強く結合するため，この性質を利用して生化学標識法などに応用されている．

❖びか　鼻窩　nasal pit

❖ひがいこうごう　被蓋咬合　overlapping occlusion

❖ひかこっせつ　皮下骨折　subcutaneous fracture

ひかちゅうしゃ　皮下注射　hypodermic injection, subcutaneous injection　[SC]　注射法の1種．薬液を皮下組織のなかに注射する方法．

ひかっせい　比活性　specific activity　[SA]　一定条件下での酵素の触媒能力を示す値．一般には酵素1mg当たりの酵素活性の単位数で表現する．

❖ひかんけつてきせいふく　非観血的整復〈骨折の〉　closed reduction

ひかんげんとう　非還元糖　non-reducing sugar　　還元性のない糖質をいう．例えば2つの還元糖が互いの還元原子団どうしで脱水結合して，互いに配糖体をつくると，非還元性二糖類が生じる．例えばC_1に還元原子団をもつD-グルコースとC_2に還元原子団をもつD-フルクトースと脱水結合すると，スクロースという非還元二糖が生じ，2分子のD-グルコースが互いに配糖体結合すれば，トレハロースという非還元二糖が生じる．☞スクロース，糖質

ひかんげんまったん　非還元末端　non-reducing end　　還元糖の分子が同じ向きに重合した場合には，2分子のときは二糖，3～10分子の場合にはオリゴ糖，さらに多数のときには多糖が生成される．その際に分子の両端には還元性のある残基とない残基とが生じる．その際の後者の残基のことを"非還元末端"の残基という．☞オリゴ糖，糖質

❖びきょう　鼻橋　columella　[鼻柱]

❖びきょく　鼻棘　posterior nasal spine

びくう　鼻腔　nasal cavity　　鼻中隔の両側で前は外鼻孔，後ろは後鼻孔に続く領域．上皮で覆われ，天井は篩板になっていて，ここに鼻神経が集まっており，神経が体外から直接脳に通じている唯一の部位である．

❖びこうがいかん　鼻口蓋管　nasopalatine duct　[切歯管]

❖びこうがいかんのうほう　鼻口蓋管嚢胞　nasopalatine duct cyst

❖びこうがいしんけい　鼻口蓋神経　nasopalatine nerve

ひコードアミノさん　非コードアミノ酸　uncoded amino acid　　コドンが存在しないアミノ酸．例えばヒドロキシプロリンやヒドロキシリシン．ポリペプチド鎖に取り込まれたアミノ酸残基の酸素修飾によりつくられる．☞タンパク質合成，コドン

❖びこつ　鼻骨　nasal bone

❖ひさいこきゅうしきますいほう　非再呼吸式麻酔法　non-rebreathing method

ひさいぼう　脾細胞　spleen cell　　脾臓の白脾髄に存在するリンパ組織の構成細胞．中心動脈を取り巻くT細胞領域とその外側に存在するB細胞領域とからなる．B細胞領域には刺激されていない濾胞と刺激された濾胞が存在する．マウスにおいては1匹当たりおよそ1～3×10^8個存在し，約35％がT細胞，約40％がB細胞，約25％がマクロファージやNK細胞など他の有核細胞である．赤血球は除く．

❖ひし　皮歯　dermal tooth, integumentary tooth

❖びしそうのうほう　鼻歯槽嚢胞　nasoalveolar cyst

❖ひしつそしゃくや　皮質咀嚼野　cortical masticatory area

ひじゅう　比重　specific gravity　　ある温度である体積を占める物質の質量と，それと同体積の4℃における水の質量との比を比重という．気体の比重を表すには，一般に標準として0℃，1atmにおける空気をとるが，水素または酸素をとる場合もある．

❖**びしんこう　鼻唇溝　nasolabial groove**
❖**びしんのうほう　鼻唇嚢胞　nasolabial cyst**

ヒスタチン　histatin　[高ヒスチジン含有タンパク質]　ヒスタチンは耳下腺，顎舌下腺より分泌される分子量3,000～5,000のヒスチジンに富む塩基性ポリペプチド群であり，1～12まで分離精製されている．総唾液中での総量は1 m*l* 中に数十マイクログラムと報告されており，おもな分子はhistatin-1, 3, 5である．成熟型のhistatin-1は38残基，histatin-3は32残基，histatin-5はhistatin-3のN端の24残基に相当する．この3種でヒスタチン全体の85～90％を占める．ヒスタチンは口腔常在の微生物 *Streptococcus mutans* や *Candida albicans*，*Porphyromonas gingivalis* への抗菌活性があり，口腔内微生物叢の制御因子の1つとして機能していることが知られている．これらの作用機構の詳細は明らかではないが，ヒスタチン分子内に含まれるヒスチジンやアルギニン残基が抗菌活性において重要な役割を果たすと考えられている．ヒドロキシアパタイトへの高い親和性ならびにリン酸残基を含むヒスタチンがリン酸カルシウム過飽和溶液中においてリン酸カルシウムの形成を阻害することから，エナメル質表層の獲得被膜（acquired pellicle）の形成にヒスタチンが関与していると考えられている．☞ 唾液，抗菌ペプチド

ヒスタミン　histamine　肥満細胞，好塩基球，血小板などよりヒスタミン遊離物質などの刺激を介し体液中に遊離するアミンの1種．I型アレルギー反応発現の主要な化学伝達因子と考えられている．☞ アレルギー

ヒスチジン　histidine　[2-アミノ-3-イミダゾールプロピオン酸]　$C_6H_9N_3O_2$．分子量155.16．略記はHisまたはH（一文字表記）．イミダゾール基のpKaは6.0(25℃)．L型はタンパク質を構成する塩基性アミノ酸の1つである．ヒトでは必須アミノ酸．1896年にA. KosselとS. G. Hedinにより独立に発見された．タンパク質中のヒスチジンはメチル化されメチルヒスチジンとなっている場合がある．イミダゾール環の特異的性質から，酵素活性中心でプロトン転移に関与していることがある．分解は，ヒスチジンアンモニアーリアーゼ（ヒスチジンデアミナーゼ）によって直接脱アミノされ，ウロカン酸を経て，最終的にグルタミン酸とアンモニアとぎ酸になる．ヒスチジン脱炭酸酵素によって脱炭酸されヒスタミンとなる．筋肉中にみられるアンセリンやカルノシンもヒスタミンからつくられる．大腸菌ではヒスチジン生合成系の各酵素遺伝子が構成するオペロン（ヒスチジンオペロン）が確認されており，*hisA* から *hisI* の9種の構造遺伝子と調節遺伝子からなる．☞ アミノ酸，ヒスチジンオペロン

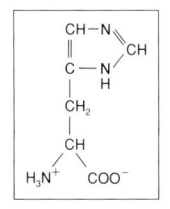

CH—N
‖　　＼
C　　 CH
｜　　／
　C—N
｜
CH₂
｜
CH
H₃N⁺　　COO⁻

ヒスチジン

ヒスチジンオペロン　histidine operon　[*his* オペロン]　ヒスチジンの合成に関与する一連の遺伝子群で，大腸菌では染色体の44分座に位置する．9個の構造遺伝子（*hisGDCBHAFIE*）と調節部位が，このオペロンを構成している．各遺伝子にコードされる酵素は次の通り．*A*：イソメラーゼ．*B*：イミダゾールグリセロールリン酸デヒドラーゼ＋ヒスチジノールホスファターゼ．*C*：ヒスチジノールリン酸アミノトランスフェラーゼ．*D*：ヒスチジノールデヒドロゲナーゼ．*E*：ホスホリボシル—ATP ピロホスホヒドロラーゼ．*F*：シクラーゼ．*G*：ATP ホスホリボシルトランスフェラーゼ．*H*：アミドトランスフェラーゼ．*I*：ホスホリボシル—AMP シクロヒドロラーゼ．

このオペロンはトリプトファンやフェニルアラニンオペロンと似たアテニュエーション調節を受ける．プロモーターと第一構造遺伝子（*hisG*）の間にアテニュエーター（転写を未熟終結させるDNA上のヌクレオチド配列）があり，ヒスチジンが十分に存在すれば短いリーダー配列が合成されるだけであるが，ヒスチジンが少ないとアテニュエーターをこえ長いmRNAが合成される．リーダー配列中にヒスチジンが7個連続して存在しており，ヒスチジンが少ないと，リーダー配列の合成がおそくなりmRNAの折りたたみ具合が変化し，この部分でmRNA合成が終結しなくなると考えられる．☞ オペロン，ヒスチジン，プロモーター

ヒスティオサイトーシスX　histiocytosis X　リンパ増殖性疾患の1つで，骨の好酸球肉芽腫，ハンド・シューラー・クリスチャン病などが含まれる．

ひステロイドこうえんしょうざい　非ステロイド抗炎症剤　anti-inflammatory agent of non-steroid　炎症を鎮静化させる薬剤のうちで，その構造にステロイド骨格を有しないものの総称．

ヒストグラム　histogram　［度数分布柱状図］
柱状図．数量または項目数と比較するための柱状あるいは棒状の図．

ヒストトープ　histotope　MHC分子上で，T細胞レセプターと結合する部分をいう．☞抗原提示

ヒストプラズマしょう　ヒストプラズマ症　histoplasmosis　真菌症の1つ．☞真菌症

ヒストン　histone　真核細胞の核内に広く存在する一群の塩基性タンパク質で，アルギニンとリジンの含有量が多い．ヒストンには5種類のおもな成分分子があり，それらはH1，H2（H2A，H2B），H3，H4と呼ばれる．H1以外のヒストンは生物種をこえて著しく類似しており，特にH3とH4は保存度が高い．これらのタンパク質はクロマチン（核中でのDNA－タンパク質の複合体）の基本単位であるヌクレオソームの構築に関わっている．単一のヌクレオソームのDNAの長さは160～200塩基対であり，ヌクレオソームはヒストンでできたコアにDNAが糸のように巻きついた構造をとっている．ヒストンのH2A，H2B，H3，H4は，それぞれ2個からなる八量体でコアが形成されている．H1はこのコアに隣接するDNAに結合する．

核内DNAとヒストンは，重量比でほぼ1：1で存在し，ヒストンの合成は一般にDNA合成と共役している．またアミノ酸側鎖は，多様な酵素的修飾反応を受けており，アセチル化，メチル化，ADP-リボシル化，リン酸化などが知られている．これらの修飾はクロマチンの高次構造形成，遺伝子発現調節，細胞分裂周期などに広く関わっていると考えられる．☞タンパク質，核，染色体

ビスフェノールA　bisphenol A　2,2-ビス（4′-ヒドロキシフェニル）プロパンにあたる二価フェノール（図）．アセトンとフェノールを縮合して得られるため名称にAがつく．一般にはプラスチックの原料として用いられる．コンポジットレジンやレジン系フィッシャーシーラントの成分として多用されるbis-GMAを合成するための出発原料となる．内分泌撹乱物質（わが国では環境ホルモンと呼ばれる）67種の1つとしてあげられており，エストロゲン作用を有し極微量でも生体に悪影響を及ぼすのではないかと危惧されている．グラナダ大学のOleaらが，シーラント処置後の患者の唾液からかなりのビスフェノールAが検出されたという論文を発表し，BBCのドキュメンタリー番組「精子が減ってゆく―脅かされる生殖機能―」，Deborah Cadbury著「メス化する自然」の中で，歯科用レジン系材料の危険性が指摘され，1996年末からわが国では社会問題となった．その後Olea論文の重大な過ちを指摘する論文が多く発表され，日本歯科医学会は，「ごく一部を除いてビスフェノールAの存在は確認できず，たとえあっても血液中に移行していないため健康への障害は考えられないとする米国歯科医師会の見解を指示する」という中間報告を出し，日本歯科材料工業組合も「溶出はまったくなく，ほとんど人体への影響はない」と報告している．検出法や試験法が困難なためにさまざまな報告がなされている．☞環境ホルモン，コンポジットレジン，エストロゲン，ダイオキシン，性ホルモン

$$HO-\bigcirc-\underset{CH_3}{\overset{CH_3}{C}}-\bigcirc-OH$$

ビスフェノールA

びせいぶつ　微生物　microorganism　微生物とは肉眼で認めることのできないほどに小さな生物の総称であり，分類学上の用語ではない．そのなかには細菌，真菌，原虫（原生動物），ウイルスなどが含まれる．細菌，真菌，原虫は細胞構造をもつ細胞性生物であるが，ウイルスは細胞構造をもたない．細菌は単細胞生物で核膜をもたない（原核生物）．細菌細胞の最外層は細胞壁と呼ばれる堅い膜で覆われている．その内部に細胞膜に覆われた細胞質があり，細胞質中にはDNAからなる核の領域と多数のリボソームがある．これらの基本構造のほか，細胞壁の外側に莢膜や粘液層をもつもの，運動性に関与する鞭毛や付着性に関与する線毛をもつものがある．

一方，真菌と原虫には核膜があり，真核生物に属する．真菌は光合成能力および運動性がなく，厚く堅い細胞壁をもつ．真菌細胞には円形ないし卵円形の単細胞による酵母様細胞と，菌糸と呼ばれる枝分かれした細胞集団（細胞間の隔壁がないか，あっても孔で原形質の連絡があるため，多核体をなす）がある．有性胞子の有無や種類により接合菌類，子嚢菌類，担子菌類，不完全菌類に分類される．原虫は細胞壁がなく，動物細胞の特徴をもつ．根足虫類，鞭毛虫類，線毛虫類，胞子虫類に分類され，運動性があるものが多い．

ウイルスは細菌，真菌，原虫とは異なり，DNAかRNAの一方しかもたず，また，自前のタンパク質合成機構がないため増殖はすべて宿主細胞に依存している．なお，リケッチアとクラミジアはウイルスと同様に偏性細胞内寄生体であるが，細胞構造をもつことなどからグラム陰性細菌に分類さ

れる．口腔内には多数の，また，多種類の微生物が常在しており，口腔内の各部位でそれぞれ異なる微生物叢を形成している．☞ 口腔微生物叢，真菌，ウイルス

ひせんこうど　比旋光度　specific rotation
旋光性の程度は測定するセルの長さ，試料の濃度あるいは温度で左右される．そこで，セルの長さ10 cm，濃度1 g/mlのものを温度20℃で測定したものを比旋光度という．

ヒそ　ヒ素　arsenic　[AS]
原子番号33，原子量74.92の窒素族元素．摂取により中毒を起こす．化合物も有毒．

ひぞう　脾臓　spleen
脊椎動物の胃の付近にある不対のリンパ器官．免疫担当細胞に富み，リンパ球の増殖と機能発現に関与する．通常，マウス1匹当たり，1〜2×10^8個の脾細胞が存在する．

ひだい　肥大　hypertrophy
細胞の数ではなく，容積が増大すること．

ビタミン　vitamin
栄養素のうち，糖質，脂質，タンパク質，無機物（無機塩類など）以外に生体が必要とする微量の有機物．一般に体内で合成されず外部から供給されるため，ホルモンとは区別される．不足すれば特有の欠乏症を起こすが，それを補充してやると症状は改善する．ビタミンは脂溶性，水溶性ビタミンに大別される．脂溶性ビタミン（表）は腸管から吸収された後，肝臓に蓄積されやすいため食物からの摂取が十分であれば欠乏性を起こすことは少ないが，中毒症（過剰性）を起こすことがある．代表的な脂溶性ビタミンであるビタミンAは抗夜盲症因子，ビタミンDは抗クル病因子，ビタミンEはネズミの抗不妊因子，ビタミンKは抗出血性因子として発見された．ビタミンAはレチノール（ビタミンA_1）が主成分であるが，その代謝産物であるレチノイン酸のほうが直接の生理機能を担っていると考えられている．ビタミンAは，植物性$β$-カロチンなどのプロビタミンAが体内で酵素的に転換されて生成する．ビタミンAには網膜の視細胞でロドプシンの材料となるほかに，皮膚・粘膜上皮細胞の分化を促進したり，発癌，癌細胞の増殖を抑制するなど抗癌作用も知られている．レチノイン酸受容体（核内受容体の1つ）は標的細胞の核内に存在して，レチノイン酸-レチノイン酸受容体複合体が染色体の標的遺伝子上に結合してその転写を促進する．

ビタミンDはD_2〜D_7まで知られているが，高い生理活性を有するD_2，D_3が重要である．植物性食品（D_2），動物性食品（D_3）から摂取されたり，コレステロールから合成されたプロビタミンDは，肝臓，腎臓の水酸化酵素の活用で活性型D_2・$D_3=1,25(OH)_2D$に変換される．ビタミンDは小腸・腎臓でのカルシウム，リンの再吸収や骨からのカルシウム，リンの動員を促進したり，骨代謝（骨のリモデリング）を活性化する．ビタミンDの生理作用の発現には，レチノイン酸受容体と同じ核内受容体の仲間に属するビタミンD受容体が機能する．

ビタミンKは植物性食品（K_1）に含まれるほか，腸内細菌でも生合成（K_2）される．血液凝固因子（ビタミンK依存性血液凝固因子）のグルタミン酸（Glu）をカルボキシル化して$γ$-カルボキシグルタミン酸（$γ$-Gla）に変換するカルボキシラーゼの

は行

脂溶性ビタミン

総称名	化合物名	生理作用
ビタミンA	レチノール レチナール レチノイン酸	視覚・聴覚・生殖の機能維持 成長促進，抗癌作用 皮膚・粘膜組織の維持
ビタミンD	エルゴカルシフェロール（D_2） コレカルシフェロール（D_3）	カルシウム，リン代謝 （吸収促進） 骨代謝（骨吸収の促進）
ビタミンE	$α$-，$β$-，$γ$-，$δ$-トコフェロール $α$-，$β$-，$γ$-，$δ$-トコトリエノール	筋・神経機能維持作用 脂質抗酸化作用 細胞膜構造の安定化
ビタミンK	フィロキノン（K_1） メナキノン（K_2）	$γ$-カルボキシグルタミン酸（$γ$-Gla）含有タンパク質の生合成（血液凝固IX因子，VII因子，X因子，II因子，骨タンパク質オステオカルシン）

ビタミンE　vitamine E　抗不妊因子として発見された脂溶性ビタミン．天然にはα-，β-，γ-，δ-トコフェロールとα-，β-，γ-，δ-トコトリエールの8種類が存在．動植物界に広く分布し，生体内で抗酸化作用や膜安定化作用を示す．欠乏症は，ヒトの場合ほとんどないが，未熟児で赤血球溶血による貧血が知られる．

ビタミンA　vitamine A　脂溶性ビタミンで，レチノール，レチナール，レチノイン酸などが知られる．視覚，聴覚，生殖などの機能維持，成長促進，皮膚や粘膜の正常保持，制癌などに関与する．欠乏症として，夜盲症，皮膚や粘膜上皮の角化など，過剰症として脳圧亢進，肝障害，四肢の痛みなどがある．

ビタミンきっこうたい　ビタミン拮抗体　vitamin antagonists　構造の類似性により，作用点でビタミンと競合し，ビタミンの生理作用を阻害する物質．例えば，アミノプテリンは葉酸の，オキシチアミンはB_1の，4-デオキシピリドキシンはB_6の拮抗体．

ビタミンK　vitamine K　脂溶性ビタミンの1種で，このビタミンの欠乏は，血液凝固能の低下をもたらす．ヒトでは，腸内細菌によって合成されるので，普通は必要としないが，新生児の腸内出血などに効果がある場合がある．プロトロンビンほか数種の血液凝固因子の形成に必要である．☞血液凝固

ビタミンけつぼうしょう　ビタミン欠乏症　avitaminosis　ビタミンの欠乏によりひき起こされる疾病．

ビタミンC　vitamine C　[アスコルビン酸]　抗壊血病因子として発見された水溶性ビタミン．強い還元性をもち，代謝において酸化還元反応の調節に機能する．霊長類とモルモット以外の動物は，体内で合成される．

ビタミンD　vitamin D　[カルシフェロール]　脂溶性ビタミンの1つ．ビタミンD_2～D_7の6種類があるが，高い生物活性をもつのはビタミンD_2とD_3である．皮膚で紫外線照射により生成されたビタミンD_2とD_3は，肝臓と腎臓で水酸化されて，活性型ビタミンDとなる．活性型ビタミンDは腸管でのカルシウムの吸収，腎尿細管からのカルシウムの再吸収，骨組織での再吸収を促進することにより血中カルシウム濃度を上昇させる．血中カルシウム濃度が高すぎると活性型ビタミンDの合成は抑制される．このように活性型ビタミンDは血中カルシウムの恒常性維持にとって重要な働きをしている．また，活性型ビタミンD_3は骨芽細胞に作用し破骨細胞分化誘導因子（ODF）を分泌させる．☞ビタミン，骨代謝，破骨細胞活性化因子

ビタミンP　vitamine P　毛細管の浸透性の増大を抑制するビタミン様作用物質．フラボノイドに属するルチン，ヘスペリジンとそのアグリコンが通常使用される．毛細血管壁に直接作用し，組織を緻密にすることで透過性抑制．これらの作用は生理作用でなく，薬理作用と考えられている．

ビタミンB_1　vitamine B_1　[チアミン]　脚気を予防する因子として発見された水溶性ビタミン．体内では活性型であるチアミンピロリン酸（TPP）として作用．TPPは，ピルビン酸脱水素酵素トランスケトラーゼの補酵素としてα-ケト酸の酸化的脱炭酸反応やペントースリン酸回路の反応に関与する．☞ペントースリン酸回路

ビタミンB_2　vitamine B_2　[リボフラビン]　各種フラビン酵素の補酵素として，糖質，脂質，アミノ酸代謝，エネルギー代謝に関与する．欠乏症は咽頭痛，口内炎，口角炎，舌炎，脂漏性皮膚炎，これに続く貧血，神経症がある．しかし他のビタミンB群の欠乏を伴う場合が多い．

ビタミンB_6　vitamine B_6　ネズミの抗皮膚炎因子として発見された水溶性ビタミン．ピリドキシン以外にB_6作用をもつものにピリドキサールとピリドキサミンがあり，B_6群という．腸内細菌により合成されるので欠乏症は起こりにくいが，欠乏症では神経炎，皮膚炎，貧血があり，口腔内症状としては口内炎，口唇炎がみられる．

ビタミンBふくごうたい　ビタミンB複合体　vitamin B complex　[ビタミンB群]　当初ラットの発育に必須の水溶性物質で，単一のビタミンBとして報告されたもののなかから分離発見されたビタミンB群の総称．構造的に多様な化合物群．

❖**ヒダントインしにくぞうしょくしょう　ヒダントイン歯肉増殖症　gingival hyperplasia due to diphenylhydantoin sodium　[フェニトイン歯肉増殖症]**

❖**びちゅうかく　鼻中隔　nasal septum**

ひっすアミノさん　必須アミノ酸　essential amino acids　[必要アミノ酸，不可欠アミノ酸]　動物の体タンパクを構成するアミノ酸のうち，その動物種が体内で合成することができず，したがって食物として体外から取り込まなければならないアミノ酸．ヒトの必須アミノ酸は，イソロイシン，ロイシン，バリン，フェニルアラニン，トリプトファン，リジン，スレオニン，メチオニンで

ある. ☞ アミノ酸

ひっすしぼうさん　必須脂肪酸　essential fatty acid　[不可欠脂肪酸, 必要脂肪酸]　人体内で合成することができず, したがって食物として体外から取り込まなければならない脂肪酸. 通常はリノール酸, リノレン酸およびアラキドン酸を指すが, 5, 8, 11-エイコサトリエン酸もこれに含まれる. ☞ 脂肪酸

ヒトゲノムかいせきプロジェクト　ヒトゲノム解析プロジェクト　human genome project　ヒトDNA (全長 3,000 Mbp) にコードされているすべての遺伝子 (ゲノム; genome) を解読することを目的として, 1990年から米国NIHを中心に日本や欧州諸国が共同して推進している研究事業のこと. ヒトゲノム解析プロジェクトは2003年にはほぼ完了し, ヒトの細胞が, その発生から死滅までの間に発現する可能性があるすべてのタンパク質 (約10〜14万と推定されている) の種類と一次構造が明らかになる. ☞ ゲノム, 遺伝子

ヒトこうてんせいめんえきふぜんしょうこうぐんウイルス　ヒト後天性免疫不全症候群ウイルス　acquired human immunodeficiency virus　[HIV, エイズウイルス]　外被をもつ球形ウイルスで, 中心部にGagタンパク質からなる電子密度の高い領域 (コア) があり, 中に二量体RNAゲノムや逆転写酵素を含んでいる. 構造遺伝子としてレトロウイルスの特徴である *gag, pol, env*, 調節遺伝子として *tat, rev, vpr, nef, vpu* (*vpx*) をもち, 細胞内でウイルス中の逆転写酵素によりRNAからcDNAを合成する (プロウイルス). この時ゲノムの5′末端と3′末端にある共通のくり返し配列 (R) を利用してLTR (long terminal repeat) を両端に形成し, この構造を介して細胞ゲノムへ組み込まれる. HIVの逆転写酵素はDNA合成時のエラーが多いため, 細胞から細胞へと感染する際に遺伝子の変異が起こりやすい. この高頻度変異性が, ウイルスを宿主の免疫機構から逃れやすくしている.

レトロウイルス属レンチウイルス亜科に属し, HIV-1とHIV-2がある. HIV-2はサルの免疫不全ウイルス simian immunodeficiency virus (SIV) のうち *Macaque* 属に感染しているSIV-macと同じ起源であると考えられている. 近年HIV-1も, ある種のチンパンジーに感染しているSIVcpzと近縁関係にあることが明らかとなった. このウイルスはCD4を受容体としてCD4陽性T細胞, マクロファージ, 樹状細胞等に感染する. マクロファージによく感染するウイルスと, T細胞株に感染するウイルスとがある. マクロファージ指向性ウイルスは補助受容体としてCCケモカイン受容体 (CCR3, CCR5等) を用い, T細胞株指向性ウイルスはCXCケモカイン受容体 (CXCR4) を用いることが明らかとなり, それぞれR5型, X4型として分類されている. 感染初期に分離されるウイルスは主としてR5型ウイルスであり, 概して増殖が遅く, T細胞株では増殖しない. ☞ エイズ, 走化性

❖**ひとっき　鼻突起　nasal process**

ヒトTさいぼうこうげん　ヒトT細胞抗原　human T cell antigen　ヒトT細胞の表面抗原をいう. その1つT細胞レセプターは細胞傷害性T細胞でもヘルパーT細胞でも2本のポリペプチド鎖 (α鎖, β鎖) からできている. 各ポリペプチド鎖は2つのイムノグロブリン様ドメインをもち, 抗体と共通した構造をしている. ごく少数のT細胞はγ鎖, δ鎖からなる二量体を有する. その他の抗原はCDの名が付けられ, CD1, CD2, CD4, CD8, 等々20種以上知られている. ☞ 細胞表面マーカー, T細胞レセプター

ヒトめんえきふぜんウイルス　ヒト免疫不全ウイルス　human immunodeficiency virus　→ ヒト後天性免疫不全症候群ウイルス

ヒドロキシアパタイト　hydroxyapatite　[ハイドロキシアパタイト, 水酸化アパタイト]　一般組成式は $Ca_{10}(PO_4)_6(OH)_2$ で表される, アパタイトの1種. エナメル質, 象牙質, 骨の無機塩の基本構造として存在している. OHイオンはほかのイオンと置換されやすく特にフッ素と置換し, $Ca_{10}(PO_4)_6(OH, F)$ や $Ca_{10}(PO_4)_6F_2$ となったものは, フルオロアパタイトと呼ばれ, ヒドロキシアパタイトと比較して安定な結晶となる. そのため酸に対する溶解度はヒドロキシアパタイトよりもフルオロアパタイトの方が低く, 耐酸性が高いということになる. そのため歯の耐酸性を向上しう蝕予防に役立てるため, 水道水のフッ素化, フッ化物配合歯磨剤, フッ素洗口, フッ化物の局所塗布などが行われる. 特にエナメル質に取り込まれてエナメル質の耐酸性を向上させることが確かめられている. ☞ アパタイト, エナメル質, 象牙質, フッ素

ヒドロキシプロリン　hydroxyproline　[4-ヒドロキシ-L-プロリン, 4-ヒドロキシピロリジン-2-カルボン酸]　$C_5H_9NO_3$. 分子量131.13. 略記は4 Hyp. タンパク質を構成するアミノ酸 (イミノ酸) の1つである. ヒトでは非必須アミノ酸. E. Fischer (1902年) によりゼラチンの加水分解物からプロリンとともに発見された. プロリンと同様にニンヒドリン反応では黄赤色を呈する. コ

ラーゲンタンパク質やゼラチンに多く含まれ,コラーゲンタンパク質では重量比の約1/8に相当する.

対応する遺伝子コードはなく,タンパク質中のプロリン残基の一部がプロリンヒドロキシラーゼによってヒドロキシル化されて生じる.この際,2-オキソグルタル酸,分子状酸素,ビタミンCおよびFe^{2+}を要求する.このため,ビタミンCが不足するとコラーゲンタンパク質の生合成が阻害され,壊血病を引き起こす.コラーゲンタンパク質に特異的に多いアミノ酸のため尿中測定により骨や骨コラーゲンタンパク質の代謝回転のよい指標になる.生体内では,4-ヒドロキシ-2-オキソグルタル酸を経てピルビン酸とグリオキシル酸へ,または4-ヒドロキシグルタミン酸を経てアラニンとグリシンへ分解される. ☞ アミノ酸,プロリン,ヒドロキシリジン,コラーゲン

ヒドロキシプロリン

ヒドロキシリジン hydroxylysine [2,6-ジアミノ-5-ヒドロキシ-n-カプロン酸,オキシリジン,ヒドロキシリシン] $C_6H_{14}N_2O_3$. 分子量162.19. 略記は Hyl. L型はタンパク質を構成するアミノ酸の1つである.ヒトでは非必須アミノ酸.B. S. Schryver (1925年) により魚ゼラチンから単離された.コラーゲンやゼラチンに特異的に含まれ,対応する遺伝子コードはなく,タンパク質中のリジン残基の一部がリジンヒドロキシラーゼによってヒドロキシル化されヒドロキシリジン残基となる.この際,プロリンヒドロキシラーゼと同様に2-オキソグルタル酸,分子状酸素,ビタミンCおよびFe^{2+}を要求する.ヒドロキシリジンのヒドロキシル基は水素結合,あるいは架橋結合を形成してコラーゲン線維の安定化に役立っている.また,コラーゲンタンパク質における糖鎖の結合部位になる. ☞ アミノ酸,リジン,ヒドロキシプロリン,コラーゲン

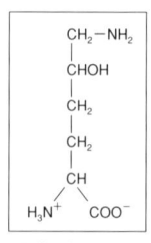

ヒドロキシリジン

ヒドロラーゼ hydrolase [加水分解酵素]
エステル結合,ペプチド結合,グリコシド結合などを水存在下で分解する.それぞれをエステラーゼ,ペプチダーゼ,グリコシダーゼという.

ひないちゅうしゃ 皮内注射 intracutaneous injection, intradermal injection 皮内に一定量の液を注射すること.正確に皮内に注射されると丘斑ができ毛穴が浮き上がる.

ひないはんのう 皮内反応 intracutaneous reaction 皮内に一定量の抗原を注入し,一定時間後にその場所に生じた反応をみる検査.ツベルクリン反応など.

ひふ 皮膚 skin 体の最外部を覆っている組織.表皮,真皮,皮下脂肪組織からなる.病原細菌の体内への侵入を防ぐ,紫外線や外の刺激から体を守る,体温の調節などの働きがある.

ひふいしょく 皮膚移植 skin graft 火傷などのため傷害された皮膚欠損部に新たに皮膚片を移植すること.通常,拒絶反応の起こらない自家移植が行われる. ☞ 移植片拒絶反応,移植免疫

ひふかんさ 皮膚感作 skin sensitization
抗体または抗血清を実験動物またはヒトの皮内に注射し,後天的に感受性を誘発すること.

❖**ひふきんえん 皮膚筋炎** dermatomyositis
❖**ひふけいせいじゅつ 皮膚形成術** plastic operation of the skin
❖**ひふこうないえん 皮膚口内炎** dermatostomatitis
ひふせんりょう 皮膚線量 skin dose 皮膚が受けた放射線量.
❖**ひふねんまくがんしょうこうぐん 皮膚粘膜眼症候群** muco-cutaneous-ocular syndrome [フックス症候群]
❖**ひふねんまくしょうししつしょう 皮膚粘膜硝子質症** lipoid proteinosis
❖**ひふねんまくリンパせつしょうこうぐん 皮膚粘膜リンパ節症候群** mucocutaneous lymph node syndrome
ひほうしゃのう 比放射能 specific radioactivity ある元素またはその元素を含む化合物の単位重量当たりに含まれる放射能の強さ.
ヒポキサンチン hypoxanthine [プリン-6-オール] $C_5H_4N_4O$, 分子量136.11. 核酸の分解により生じる化合物.
ひまつかんせん 飛沫感染 droplet infection

患者のくしゃみ、咳により出た細かく飛び散る水玉、唾を吸入して感染すること。感冒、インフルエンザ、結核、百日咳などの呼吸器感染症の感染様式である。

ひまんさいぼう　肥満細胞　mast cell　結合組織中に散在する球形または多角形の細胞で細胞質に粗大な顆粒をもつ細胞。顆粒には、血管の透過性を高めるヒスタミン、血液の凝固を防ぐヘパリン、タンパク分解酵素を含んでいる。損傷した組織の修復に関与した働きがあると考えられている。細胞表面にはIgEが結合し、花粉などの抗原が結合すると細胞が壊れ、ヒスタミンなどが放出される。☞　アレルギー

❖**ひまんせいしそうこついしゅく　びまん性歯槽骨萎縮　diffuse atrophy of alveolar bone**

❖**ひまんせいリンパしゅ　びまん性リンパ腫　diffuse lymphoma**

ピューロマイシン　puromycin　*Streptomyces alboniger* により生産される抗生物質。グラム陽性菌に対し強い抗菌力を示す。細菌および動物細胞において、アミノアシルtRNAの類似体としてリボソームからポリペプチドの未成熟遊離をひき起こし、タンパク合成を阻害する。☞　抗生物質

ビュレット　burette　目盛りとコックの付いた細長いガラス製の液体体積計。

ひょうけい　表現型　phenotype　生物個体が遺伝子情報を基に、与えられた環境下で実際に示す形態学的、生化学的特性などの形質。

びょうげんせい　病原性　pathogenicity　病原体が宿主に感染して病気を起こさせる能力。☞　感染、病原体

びょうげんたい　病原体　pathogen　ヒトや動植物に感染症を起こす細菌、ウイルス、リケッチア、クラミジア、真菌、原虫などの病原微生物や蠕虫類を一般に病原体または寄生体という。細菌は原核生物で、核膜を欠き、有糸分裂を行わず、染色体は1個である。ウイルスは遺伝子のみで複製系、エネルギー産生系および膜系を欠いている。リケッチアおよびクラミジアは、真核生物に偏性細胞内寄生性を示す。真菌は下等真核生物であり、菌糸形と酵母形がある。病原体に対して、生活は滞留の場所を提供し、条件により感染症にかかる個体（ヒトや動植物）を宿主と呼び、感染症が起こるかどうかは病原体の菌力・起病力と宿主の病原体に対する免疫・抵抗力との力関係で決まる。感染、発病の関係は、生体の防御システムと病原体の毒力との相互関係であり、宿主一寄生体関係と呼ばれている。毒力というのは病原体がもつ病気を起こす力のことで、致命率や宿主の組織に侵入して障害を与える能力によって表される。菌型によって毒力に違いのある場合が多いが、このほか継代培養、動物通過、薬剤抵抗性の獲得などが毒力に影響を与えることがある。Henleは次の3条件が備われば、その微生物をその伝染病の病原体であると考えることができるとした。1）一定の伝染病では必ず一定の微生物が見出されること。2）その微生物を分離して取り出すこと。3）その分離した微生物を動物に接種して、同一疾病を起こし得ること。さらにこれに、4）その感染動物には同一の微生物が見出され、再び純培養が可能なことを加えKochの4原則という。

病原性とは、病原体が感受性のある宿主に病気を引き起こす能力をいう。病原性け、感染する宿主の種類によっても変わる。ヒトに対して病原性のある菌でもほかの動物では病原性を発揮しえない場合がある。また、菌の部位によっても変化する。感染性は、病原体が宿主に到達して、感染を起こすための最初の足場をつくる能力をいう。病原体が一定量になるまでは宿主の反応はゆるやかで発病にまで至らないが、発病量以上になると発病し、病原体量の多いほど発病率や致命率が高く潜伏期も短縮される。病原体が本来生活している場所を病原巣といい、ヒト、動物、節足動物、植物、土壌、無生有機物などがこれにあたる。そこで病原体は増殖し、生存している。これに対して、ヒト、動物、物体あるいは物質から病原体が直接宿主に伝播する場合、これを感染源と呼ぶ。☞　感染症

ひょうざいせいうしょく　表在性う蝕　superficial caries, surface caries　歯の表層に限局したう蝕で、平滑面う蝕に多い。エナメル質表層は再石灰化して硬くなっていることがあり、ごく初期では白斑として観察される場合がある。通常本邦の保険診療のカリエス1度にあたる。ミュータンスレンサ球菌のう蝕病原性が強く関与する。☞　う蝕

❖**ひょうざいつう　表在痛　superficial pain**

ひょうじゅんきょくせん　標準曲線　standard curve　[スタンダードカーブ]　既知物質を用いた濃度と反応生成物の関係を表すグラフで、これとの比較から未知物質の濃度を推定する。

ひょうじゅんごさ　標準誤差　standard error of the mean　[SEM]　標本が得られた母集団の平均を算術平均で推定する場合のばらつきの程度（標準偏差の推定値）をいう。標準偏差を試料の個数の平方根で割った値。☞　統計学

**ひょうじゅんへんさ　標準偏差　standard devi-

は行

ation [SD] 標本間のばらつきの程度を表す統計的指標. 分布の平均値と個々の値の差(偏差)を2乗し, それを算術平均したものの平方根として求める. 標準偏差が小さいことは, 平均値のまわりのちらばりの度合が小さいことを示す. 有意差検定の際には必須である. ☞ 統計学

❖**ひょうじょうきん　表情筋**　mimic muscles, muscles of facial expression　[浅筋, 顔面筋]

びょうそうかんせん　病巣感染　focal infection 限局性の細菌性慢性炎症性疾患が原病巣となり, 遠隔の臓器や組織に器質的組織変化や機能的障害の二次疾患を起こす病態をいい, 原病巣として扁桃, 泌尿器, 腹部腔, 気管部, 腸管部の炎症や辺縁性および根尖性歯周炎があげられる. 二次疾患としてはリウマチ性疾患, 糸球体腎炎, 亜急性心内膜炎, 心筋炎, 動脈周囲炎, 虹彩糸球体炎, ブドウ膜炎, 神経炎, 紅斑性狼瘡, 貧血等があげられる.

びょうてきこっせつ　病的骨折　pathologic fracture, spontaneous fracture　[特発骨折] 何らかの病変で骨が脆弱になったために, 日常生活程度の運動による外力で起こる骨折. 病変として, 骨腫瘍, 骨肉腫, 線維性骨炎, 骨脆弱症, 骨粗鬆症, 骨梅毒, 大理石骨, 骨形成不全症がある.

❖**びょうてきしがはせつ　病的歯牙破折**　pathologic fracture of the tooth　[特発歯牙破折]

ひょうひ　表皮　epidermis, scarf skin, cuticle 生物体の最外層組織.

❖**ひょうひすいほうしょう　表皮水疱症**　epidermolysis bullosa

ひょうめんうしょく　表面う蝕　surface caries [表在性う蝕]　歯表面に広がるう蝕. ☞ 平滑面う蝕

❖**びよくこきゅう　鼻翼呼吸**　respiration with moving of the nose wings

ひよりみかんせんしょう　日和見感染症　opportunistic infectious disease　基礎疾患を有する患者, 免疫抑制剤投与患者, 外科手術後の患者などの易感染宿主 (compromised host) では全身または局所の防御機構が低下しており, 健康者には無害な環境細菌, 常在菌などの微生物による感染症が起こりやすい. このような特殊な条件下にある患者に発生し, 本来無害な菌による感染症を日和見感染症という. それらの微生物を日和見病原体 (opportunistic pathogen) と呼び, 細菌 (表皮ブドウ球菌, 大腸菌, *Acinetobater calcoaceticus*, *Pseudomonas*, *Bacteroides* など), 真菌 (*Candida albicans*, *Cryptococcus neoformans* など), ウイルス (サイトメガロウイルス, ヘルペスウイルスなど), 原虫 (*Pneumocytis carinii*, *Toxoplasma ganndii* など) など多種にわたっている.

AIDS患者では非常に日和見感染症が起こりやすく, サイトメガロウイルスや単純ヘルペス感染症, クリプトスポリジウム下痢症, カンジダ症などがよくみられ, ニューモシスチス・カリニ肺炎はほとんど必発的である. 現在, 病院でみられる感染症の大半は日和見感染症である. また, サルモネラなど通常比較的多くの菌によらなければ成人に感染しない病原菌でも, これらの患者では数個の菌で感染が成立し, 重篤な疾病を起こす. このような感染も日和見的である. ☞ 感染症

❖**びらん　糜爛**　erosion

ピリ　pili　➡線毛

ピリジンヌクレオチド　pyridine nucleotide ピリジン核を含むヌクレオチドの総称. NAD, NADPはその代表. ☞ 核酸

ピリジンヌクレオチドかいろ　ピリジンヌクレオチド回路　salvage pathway　[サルベージ回路] DNA, RNAがプリン, ピリミジンまで分解され, 再び核酸の生合成に利用される代謝経路.

ピリドキサール　pyridoxal　ビタミンB_6作用をもつ物質の1つ. 2-メチル-3-ヒドロキシ-4-ホルミル-5-ヒドロキシメチルピリジン. ☞ ビタミン

ピリドキシン　pyridoxine　[PN]　1934年にネズミでペラグラ様皮膚炎を予防または治療するビタミンB複合体の一因子であることが証明され, ビタミンB_6と命名された (アデロキシン®). 生体内で活性化されて, ピリドキサールリン酸エステルとなり, アミノ酸脱炭酸酵素およびアミノ基転移酵素の補酵素として, 生体内のタンパク質の代謝に重要な役割を果たす. 適用：ビタミンB_6欠乏症の予防および治療, 口角炎, 口唇炎, 舌炎, 湿疹, 末梢神経炎など. ☞ ビタミン

ピリミジン　pyrimidine　[1, 3-ジアジン] ピリミジンおよびピリミジン核の種々の部位の置換された誘導体を総称しピリミジン塩基といい, 生体中では核酸, ヌクレオチド, ヌクレオシドの構成成分として存在する. ☞ 核酸

ビリルビン　bilirubin　ヘモグロビンなどのヘムの分解産物で, アルブミンと結合し血中を移動, 肝臓でグルクロン酸抱合を受け毛細血管内に排出される.

ピルビンさん　ピルビン酸　pyruvate, pyruvic acid　解糖の重要な中間代謝産物である. ホスホエノールピルビン酸のリン酸転移によって生じる. さまざまな酵素によって乳酸をはじめとする

有機酸，アセチル CoA，アラニンなどを生成する．アセチル CoA からはクエン酸回路へ入る．☞ エムデン・マイヤホフ経路

ビルレントウイルス　virulent virus　[毒性ウイルス]　感染した宿主細胞の溶解をひき起こすウイルス．☞ ウイルス

ピレノイド　pyrenoid　紅藻類，接合藻類，ケイ藻類などの藻類にみられるタンパク質性，無色の小体で，糖質の形成と貯蔵に関与していると考えられているが，その機能については未解明である．

❖**ひろうこっせつ　疲労骨折　fatigue fracture**

ピロリンさん　ピロリン酸　pyrophosphate, pyrophosphoric acid　$H_4P_2O_7$，分子量 177.97．2分子のリン酸が脱水縮合したリン酸化合物．

ひんけつ　貧血　anemia　末梢血液中の単位容積当たりの赤血球数や血色素（ヘモグロビン）量が減少した状態．全身に十分な酸素が行き渡らないため，倦怠感，易疲労性，顔色蒼白，動悸・息切れなどの症状を呈する．出血，栄養不足，骨髄性疾患，腎疾患などが原因で起こる．

ヒンジアキシス　hinge axis　[蝶番運動軸]　下顎の開閉時における回転運動に対し想定される運動軸．

❖**ピンドボルグしゅよう　ピンドボルグ腫瘍　Pindborg tumor**　[歯原性石灰化上皮腫]

ふ

ファージ　phage　→バクテリオファージ

ファイトトロン　phytotron　→バイオトロン

ファイトホルモン　fight hormones　エピネフィリンとノルエピネフリンのこと．☞ ホルモン

ファゴソーム　phagosome　[貪食細胞]　細胞の食作用により形成される小胞状の構造で，被覆小胞のようにその周囲に特異な構造はない．☞ 細胞内消化

ファスこうげん　Fas 抗原　Fas antigen　Fas 抗原（Fas/APO-1/CD 95）は 1989 年，モノクローナル抗体によって細胞死を誘導する細胞表面抗原として，米原らおよび Trauth らによって報告された．その構造から腫瘍壊死因子（TNF）レセプターファミリー，その中でも外来信号で直接にアポトーシスを誘導する死（death）レセプターファミリーに属する．Fas 抗原は，リガンドの FasL/CD 95 L と結合すると細胞にアポトーシスを誘導するために，末梢リンパ節での自己反応性および過剰な成熟 T 細胞の除去，細胞障害性 T 細胞や NK（Natural Killer）細胞による感染細胞や腫瘍細胞の除去，および炎症細胞の除去時に引き起こされるアポトーシスの誘導に重要な役割を果たしている．三量体の FasL は細胞表面の 3 分子の Fas 抗原に結合し，細胞内ではこの信号を仲介する FADD/Molt-1 が結合する．この FADD を橋渡しにしてタンパク分解酵素カスペース-8（Mch 5/FLICE）の前駆体が結合して細胞死誘導信号複合体（death-inducing signaling complex）を形成し，カスペース-8 はこの重合体内で自己活性化して，順次下位のカスペースを活性化し一連のアポトーシスの過程が進行する．現在，この Fas 抗原を介しての癌細胞，ウイルス感染細胞，炎症性細胞の除去を通して臨床応用が試みられている．☞ アポトーシス，カスペースファミリー

ファブフラグメント　Fab フラグメント　Fab fragment　IgG をパパインにより分解すると H 鎖の N 末端側の一部と L 鎖からなる（$V_HC_H1+V_1C_1$）が生じる．Fab は抗原結合性を有し抗原結合フラグメント（antigen binding-fragment）と呼ばれるが，抗原結合部位は 1 個しかないため，沈降反応や凝集反応を起こすことはない．一方，Fc フラグメントは補体結合性や一部の動物において皮膚結合性などの性状を保有している．IgG の Fab フラグメントは Fabγ，IgM は Fabμ，IgA は Fabα，IgD は Fabδ，IgE は Fabε などと区別することがある．

また，ペプシンにより処理した場合 V_HC_H1 と L 鎖が結合した F(ab')$_2$ が生じるが，Fab とは H 鎖の切断部位が異なるため別記号で表記する．F(ab')$_2$ を 2-メルカプトエタノールなどの還元剤で処理すると Fab' フラグメントが生じる．これらの各フラグメントは，酵素抗体法（ELISA）や蛍光抗体法など利用価値が高く，研究目的により使い分けられる．細胞内小器官やミトコンドリアなどに局在する抗原の検出には，抗体分子が細胞膜を通過できないため Fab フラグメントが用いられる．また細胞膜上に Fc レセプターをもつ細胞の抗原の検出には Fc を除去したフラグメントの使用が必須となる．またこれらのフラグメントは，バックグラウンドが高くなりがちな組織切片やウエスタンブロット法などによる微量の膜転写抗原の検出にも有効である．☞ 抗体

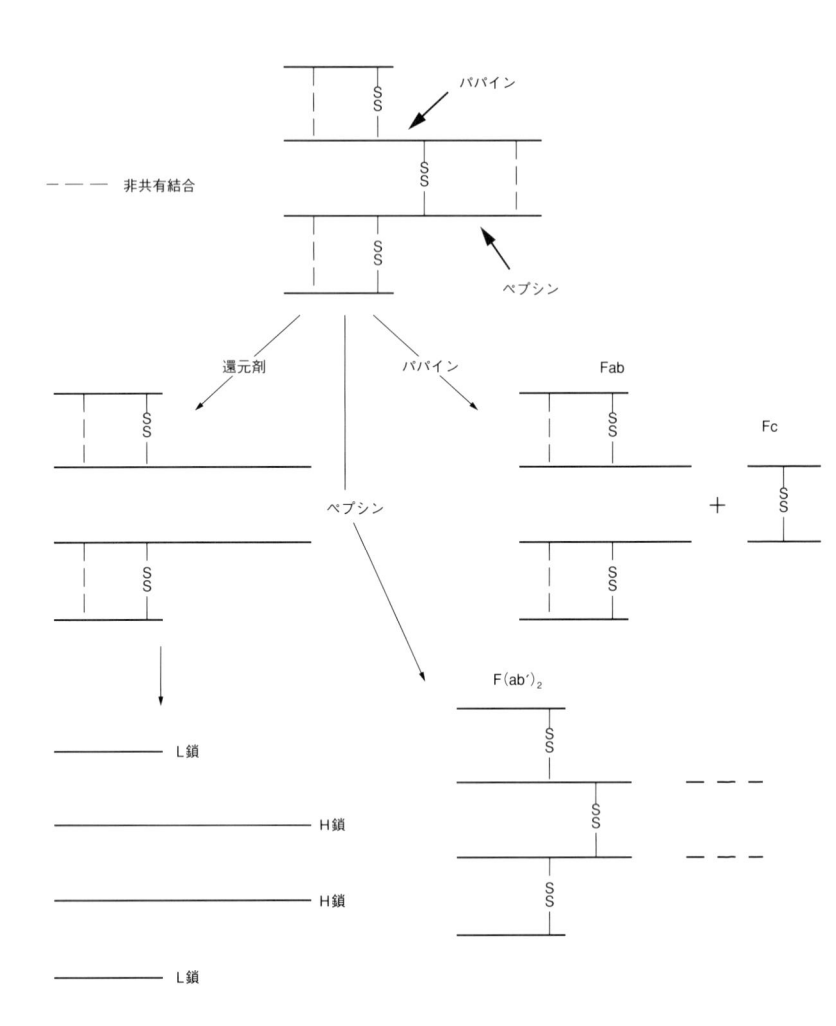

IgG の分解と Fab フラグメント

ファブリキウスのう　ファブリキウス嚢　bursa of Fabricius　鳥類におけるB細胞の分化を担う器官．この嚢は腸管の一部が変化したもので総排泄腔の背側にある嚢状のリンパ組織で，中央の内腔に突出したひだをもつ．濾胞は皮質と髄質に分かれており，ひだの辺縁に分布している．

ファンデルワールスりょく　ファンデルワールス力　van der Waals force　[ファンデルワールス相互作用]　実際の気体は理想気体の状態方程式 $pV=nRT$（P；圧力，V；体積，n；モル数，R；気体定数，T；温度）に当てはまらない．これは，分子間に引力などの相互作用が働いて圧力に影響するからである．この分子間の相互作用をファンデルワールス力という．☞ 水素結合，疎水結合

ファントホッフのしき　ファントホッフの式　van't Hoff equation　浸透圧（P）と溶液モル濃度（C）との関係を表した以下のような式である．$P=CRT$，Rは気体定数，Tは絶対温度である．この式を用いると浸透圧からモル濃度を概算できる．

フィーダーばいようほう　フィーダー培養法　feeder culture method　[フィーダーレイヤー培養法]　培養しようとする細胞の細胞数が少ない場合，ほかの細胞株と一緒に培養することによって増殖を助ける方法．フィーダー細胞としては胸腺細胞や線維芽細胞などが使われる．

フィードバックよくせい　フィードバック抑制　feedback repression　[フィードバック阻害，最終産物阻害]　本来，電気回路の自動制御のしくみで，ある回路の末端からの信号が先端に向かって送られ，その結果出力が適正に制御される．これに類似した制御が生体内でも行われている．例えば，一連の酵素反応系において最終産物がはじめの段階の反応を触媒する酵素を阻害して過剰な産物が蓄積しないように生産量を制御している．7つの連続反応によるピリミジン合成系では初期段階のアスパラギン酸カルバモイルトランスフェラーゼが最終産物のシチジン三リン酸で阻害され，ピリミジン合成量が制御されている．アミノ酸合成系でも最終産物のイソイロシンやトリプトファンがそれぞれの合成系の初期段階の酵素を阻害して過剰生産を制御している．☞ 異化代謝産物抑制

フィコエリトリン　phycoerythrin　[フィコエリスリン]　ラン藻，紅藻，クリプト藻に含まれる紅色の光合成補助色素タンパク．☞ 光合成

フィコール　Ficoll　[パーコール]　ショ糖とエピクロロヒドリンを共重合した水溶性高分子．ファルマシア社の製品．遠心によるリンパ球の分別に用いられる．また，T細胞非依存性抗原でもある．

フィコシアニン　phycocyanin　ラン藻，紅藻，クリプト藻に分布している青色をした光合成補助色素タンパク質．☞ 光合成

フィックのだいいちほうそく　フィックの第一法則　Fick's first law　濃度勾配による物質の輸送を拡散と呼ぶ．拡散する物質の流れが溶液中の濃度勾配に比例することをいう．

フィックのだいにほうそく　フィックの第二法則　Fick's second law　ある系での単位時間当たりの物質の濃度変化は，その系に流れ込む量から流れ出る量を引き，その系の体積で割ったものであることをいう．

フィッシャーシーラント　fissure sealant　[小窩裂溝塡塞法，窩溝塡塞法，う蝕予防塡塞法]　う蝕好発部位である咬合面の小窩裂溝を接着性材料で塡塞すれば不浄域がなくなるためにう蝕の予防が期待できる．一般には萌出したばかりの永久歯咬合面の小窩裂溝に対して，レジン系やグラスアイオノマーセメント等のシーラント（塡塞材）を塡塞する．う蝕予防率は非常に高く，きわめて初期の小窩裂溝う蝕に対しても，この塡塞法を用いて進行を止めることがある．☞ う蝕予防

フィトアグルチニン　phytoagglutinin　[植物凝集素]　植物由来の細胞を凝集させる凝集素．☞ レクチン

ぶいとくいてきとつぜんへんい　部位特異的突然変異　site-directed mutagenesis　DNA分子の特定の塩基や塩基領域を選択的に変異させることで，塩基の置換（replacement），挿入（insertion），欠失（deletion）の方法があり，遺伝子の発現調節におけるDNA配列の役割やタンパク質の機能発現のためのアミノ酸配列の役割を知ることができる．変異部位の導入法には，一本鎖DNAに変異導入用合成オリゴヌクレオチドをハイブリダイズさせるKunkel法や，その合成オリゴヌクレオチドをやはりプライマーとして用い2回のPCRでDNA断片の目的の部位に変異を導入する方法などがある．

例えば，KatoらによるS. mutansのグルコシルトランスフェラーゼGTF-Iの酵素活性中心の研究では，451番目のアミノ酸であるアスパラギン酸がグルコシル基と結合するとの報告に基づき，448～455番目のアミノ酸に対応する24個の塩基からなる相補的オリゴヌクレオチドであって，451番目のアミノ酸に対応する塩基だけをスレオニンの相補的塩基TGGに変えたものを合成し，Kunkel法で451番目のアミノ酸だけをスレ

オニンに置換した変異酵素を作成したところ活性を全く失っていたので、やはりこの451番目のアスパラギン酸周辺がGTF-Iの活性中心であることが確認された。☞ 遺伝子操作, 組換えDNA技術, グルコシルトランスフェラーゼ, DNA塩基配列決定法, DNAクローニング, 突然変異, PCR法

フィブリノーゲン　fibrinogen　[線維素原]
血液凝固I因子. 3種類のサブユニットが対をなしている分子量34万の糖タンパク質. ☞ 血液凝固

❖**フィブリノーゲンげんしょうしょう　フィブリノーゲン減少症　fibrinogenopenia**

フィブリン　fibrin　[線維素]　血液凝固時に, トロンビンと, factor XIIIの働きを受けて, 血中のフィブリノーゲンから生成する重合物質. 安定化フィブリンの生成は血液凝固, 止血に重要である. ☞ 血液凝固

フィブロネクチン　fibronectin　細胞表面, 血漿, 体液中に存在する糖タンパクでそのアミノ酸配列中のアルギニン・グリシン・アスパラギン酸部分を介し細胞接着に重要な働きをなす. またコラーゲン線維, ヘパリン, 基底膜などに結合し, ミュータンスレンサ球菌との結合も知られている.

ブイヨン　bouillon　[ブロース]　肉汁. 歴史的にはウシ心筋や筋肉などの浸出液を指す. 細菌の培養基に利用する.

ふいり　斑入り　variegation　多細胞生物の組織で, もともと同一色である組織が, 2種以上の異なる色の部分からなっている場合をいう.

フィルムバッジ　film badge　実験着などに付け, 放射線の被曝を検査するための器具.

フィンガープリントほう　フィンガープリント法　finger print method, finger printing　[指紋法]　タンパク質の一次構造の類似性を調べる方法で, 特定のプロテアーゼで水解後, 分解産物をクロマトグラフィー等で展開し, そのパターンの比較から推定する. また, 染色体に散在する縦裂反復配列の1種であるミニサテライトDNAをプローブとして行うサザンブロット法もいう. 染色体DNA上に多数のミニサテライトが存在しているため, 得られたバンドは個体に特有なパターンを示す. そのため, 個人識別や親子鑑定に利用されている.

ふうしん　風疹　german measles, rubella　[三日はしか]　rubella virusの感染により起きる疾病. 生ワクチンが開発されている.

ブースター　booster　[追加免疫]　同一抗原

を再度注射すること. 一次免疫で準備された個体に再度抗原刺激を与えることにより, 急速に血中抗体価の上昇をきたす. ☞ 二次免疫応答

❖**フェーデびょう　フェーデ病　Fede disease**　[リガ・フェーデ病]

フェーリングしけん　フェーリング試験　Fehling's test　還元糖の検出と定量に用いられる試験. フェーリング試薬（硫酸銅溶液と酒石酸ナトリウム・カリウムのアルカリ溶液を等量混合したもの）とともに還元糖を煮沸すると酸化第一銅の赤色沈殿が生じる.

❖**フェニックスのうよう　フェニックス膿瘍　Phoenix abscess**

❖**フェニトインしにくぞうしょくしょう　フェニトイン歯肉増殖症　gingival hyperplasia caused by phenytoin**

フェニルアラニン　phenylalanine　[2-アミノ-3-フェニルプロピオン酸]　$C_9H_{11}NO_2$. 分子量165.19. 略記はPheまたはF（一文字表記）. L型はタンパク質を構成する芳香族アミノ酸の1つである. ヒトでは必須アミノ酸. E. SchulzeとJ. Barbieri（1881年）によりモヤシから発見された. D型はチロシジン, グラミシジンS, バシトラシン, ポリミキシンなどの抗生物質に含まれる.

　生体内では, Fe^{2+}依存性フェニルアラニン-4-モノオキシゲナーゼによってチロシンになり, さらにアセト酢酸へ代謝されクエン酸回路に入る. 別経路では, チロシンを経ることなく, フェニル酢酸, フェニル乳酸, フェニルピルビン酸などのフェニルケトン体に代謝分解される. 先天性代謝異常の1つであるフェニルケトン尿症ではフェニルアラニン-4-モノオキシゲナーゼが欠如しているため, フェニルアラニンが体内に蓄積し, また別経路で生じたフェニルケトン体が尿中に排泄される. L-フェニルアラニンはL-アスパラギン酸とともに人工合成ジペプチド甘味料アスパルテームの成分である. ☞ アミノ酸, 甘味料

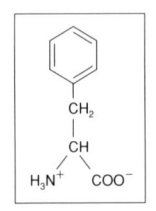

フェニルアラニン

フェニルケトンにょうしょう　フェニルケトン尿症　phenylketonuria　遺伝的アミノ酸代謝異

常症の1つ．放置すれば知能障害などが起こる．

フェノール carbolic acid, phenol ［石炭酸，ベンゼノール，ヒドロキシベンゼン，フェニル酸］C_6H_6O，分子量 94.11．無色結晶，特有のにおいを有し有毒．核酸，糖質の抽出，消毒などに利用されている．☞ 消毒

フェノール カンフル phenol camphor ［キャンフォフェニック］ フェノール，樟脳，流動ワセリンを成分とする局所麻酔薬で，歯の痛み止めとして用いる．

❖**ふえふきしょうこうぐん　笛吹き症候群** whistling face syndrome

フェリチン ferritin 肝，脾，骨髄，筋肉組織に存在する水溶性タンパク（分子量45万）と三価の鉄が結合したもの．多くの生物に広く分布し，ヘムは非ヘム鉄への鉄の供給や，無機鉄の貯蔵に関与する．

フェレドキシン ferredoxin 非ヘム鉄と不安定な無機いおう原子を含む鉄－イオウタンパク質．低い還元電位をもち，光合成および窒素固定の初期電子受容体として働く．☞ 光合成

フェロモン pheromone 動物の体内で生産されて体外に分泌・放出されることで，同種の他個体に対しての特定の生理的な変化や行動を引き起こす活性物質を総称する．特に，昆虫で多くの研究がなされ，その機能から①フェロモン受容者に中枢神経系を介して固有の行動的反応を即時に起こさせることで効果を現すリリーサー効果（解発効果）フェロモンと，②受容者の内分泌系や生殖系に生理的変化（抑制または促進的）を起こさせることで効果を現すプライマー効果(起動効果)フェロモンの2種に分類される．前者には，即効的な性フェロモン，集合フェロモン，警報フェロモンなどがあり，後者には，シロアリの階級分化フェロモン，ミツバチの女王物質，バッタの相変異フェロモンなどが該当する．

　フェロモンの化学構造は，一般的に揮発性の高い比較的簡単な鎖状または環状の炭化水素からなる場合が多い．性フェロモンでは，単一の成分よりも混合比率の異なる複数成分からなる微量のフェロモン分子が，空気中に蒸発・拡散し，嗅覚器官に受容されることで種特異的に作用する．ハエやゴキブリ類の体裂ワックスの中には，接触性フェロモンが接触化学刺激物質として存在する．☞ 昆虫ホルモン

フォイルゲンはんのう　フォイルゲン反応 Feulgen reaction デオキシリボ核酸の特異的な呈色反応．

❖**フォーダイスかりゅう(はんてん)　フォーダイス顆粒（斑点）** Fordyce granules (spots) ［フォーダイス病］

フォリンほう　フォリン法 Folin method ［フォリン・ローリー法，ローリー法］ タンパク質の定量に用いられる方法で，フォリン・チオカルト試薬（フェノール試薬として市販）がタンパク質中のトリプトファン，チロシンによる還元で青色を呈することに基づいて定量する．

ふかぎゃくはんのう　不可逆反応 irreversible reaction 化学反応において容易に逆反応が起きない反応．☞ 化学反応速度論

❖**ふかこつ　付加骨** covering bone, membrane bone ［結合組織骨，被蓋骨，膜性骨］

ふかしけん　負荷試験 load test 負荷をかけたときの機能回復を調べる検査法．

ふかつかワクチン　不活化ワクチン inactivated vaccine, killed vaccine ［死活化ワクチン］ 自分自身では複製，増殖できないように処理をした細菌，ウイルス抗原からなる．抗原性は保たれているため免疫応答は起こり，おもに体液性免疫反応を増強させる．☞ ワクチン

ふかんぜんきんるい　不完全菌類 Deuteromycetae, Fungi Imperfecti, Deuteromycotina, imperfect fungi 増殖環のなかで有性生殖が認められていないことで分類されている真菌．一般に分生子によって増殖する．☞ 真菌

ふかんぜんこうげん　不完全抗原 incomplete antigen それ自身には免疫原性はないが，抗体と結合し沈降反応などの抗原抗体反応を起こす能力をもつ抗原．代表的なものに二価の複合ハプテンがある．

❖**ふかんぜんこうしんれつ　不完全口唇裂** incomplete cleft of the lip

ふかんぜんこうたい　不完全抗体 incomplete antibody ［非定型抗体，非凝集抗体］ 抗原と結合する能力はあるが凝集することはできない抗体をいう．ABO式以外の血液型抗原に対する抗体には不完全抗体が多い．抗原結合価やサイズ，抗原表面の電気的性質などによって非凝集性であることがわかってきた．

❖**ふかんぜんこっせつ　不完全骨折** incomplete fracture ［亀裂骨折］

❖**ふかんぜんまいふくし　不完全埋伏歯** incomplete impacted tooth

ふかんぜんゆうせい　不完全優性 incomplete dominance ［半優性］ ☞ メンデルの法則

❖**ふきそくぞうげしつ　不規則象牙質** irregular dentin ［修復象牙質，第三象牙質］

は行

❖ふきぬけこっせつ　吹き抜け骨折　blow out fracture

ふくくうマクロファージ　腹腔マクロファージ　peritoneal macrophage　［腹腔内マクロファージ］　腹腔に存在するマクロファージ．常在性と滲出性がある．滲出性マクロファージでは原形質内の顆粒にペルオキシダーゼが認められるが，常在性にはない．滲出性マクロファージの誘導にはペプトンやチオグリコール酸の腹腔内注射が用いられる．

❖ふくこう　副溝〈咬合面の〉　accessory groove　［付加溝］

ふくこうかんしんけい　副交感神経　parasympathetic nerve　自律神経を構成する神経系の1つ．交感神経とともに内臓のコントロールなどの体内の不随意な活動を制御している．心臓の拍動数を抑え，血管を拡張，胃腸の蠕動を促進する作用を有し，交感神経とのバランスを保つことにより身体の機能を保つ．副交感神経系は交感神経系と拮抗した作用をもつ．☞神経系

ふくこうかんしんけいけい　副交感神経系　parasympathetic nervous system　交感神経とともに自律神経系を構成する．頭部副交感神経と仙部副交感神経に分けられる．☞神経系

❖ふくこうかんせいだえき　副交感性唾液　parasympathetic saliva

ふくごうこうそ　複合酵素　conjugated enzyme　非タンパク質性の成分を含む複合タンパク質からなる酵素の総称．☞金属酵素

❖ふくごうせいししゅうえん　複合性歯周炎　compound periodontitis　［二次性歯周炎］

ふくごうタンパクしつ　複合タンパク質　conjugated protein　加水分解したときにアミノ酸以外に糖，脂質，金属などを生成するタンパク質の総称．オステオネクチンやオステオポンチンなどのリンタンパク質，免疫グロブリンやシアロプロテインなどの糖タンパク質，そのほかにリポタンパク質やヘムタンパク質などがある．☞タンパク質

❖ふくこうとう　副咬頭　accessory cusp
❖ふくこん　副根　accessory root
❖ふくざつこっせつ　複雑骨折　complicated fracture　［開放性骨折］
❖ふくざつしかはせつ　複雑歯牙破折　complicated fracture of the tooth
❖ふくざつせいしがしゅ　複雑性歯牙腫　complex odontoma　［複合性歯牙腫，集合性歯牙腫］
❖ふくざつせいしずいえそ　複雑性歯髄壊疽　complicated pulp gangrene

ふくじんひしつ　副腎皮質　adrenal cortex　副腎の外層を取りまく内分泌組織．電解質コルチコイド，糖質コルチコイド，アンドロゲンなどのステロイドホルモンを分泌する．これらのホルモンの分泌は脳下垂体により調節されている．☞ホルモン

ふくじんひしつホルモン　副腎皮質ホルモン　adrenal cortical hormone, adrenocortical hormone　副腎皮質で生合成・分泌されるステロイドホルモンの総称．副腎皮質は3層の組織（外側から球状層，束状層，網状層）から構成されているが，球状層でミネラロコルチコイド（鉱質コルチコイド），束状層でおもにグルココルチコイド（糖質コルチコイド），網状層でアンドロゲンが合成される．グルココルチコイド，ミネラロコルチ

副腎皮質ホルモン

総称名	代表的なホルモン	産生場所（組織）	生理作用
グルココルチコイド（糖質コルチコイド）	コルチコステロンコルチゾール	副腎皮質（束状層）	糖質・タンパク質・脂質代謝の調節，電解質代謝，抗ストレス作用
ミネラロコルチコイド（鉱質コルチコイド）	アルドステロン	副腎皮質（球状層）	電解質代謝の調節（Na^+の吸収，K^+・H^+の排出促進）血圧・血漿量の維持
アンドロゲン	デヒドロエピアンドロステロン(DHEA)アンドロステンジオン	副腎皮質（網状層）	精巣男性ホルモンの補助作用

コイドは炭素数21，アンドロゲンは炭素数19より構成されるステロイドである．ヒトやサルなど霊長類の主要なグルココルチコイドはコルチゾールで，肝臓における糖新生，脂肪組織の脂肪分解，筋におけるタンパク分解などを促進する．重要なミネラロコルチコイドはアルドステロンで，腎臓においてナトリウムの再吸収とカリウム，水素イオンの排泄を促進して体内の電解質バランスを保持している．デヒドロエピアンドロステロン(DHEA)，アンドロステンジオンは代表的な副腎アンドロゲンであるが，その機能はよくわかっていない．抗動脈硬化作用，抗肥満作用，免疫調節作用，精巣アンドロゲンの代償作用などが考えられる．ステロイドホルモンは核内にあるステロイド受容体ファミリーに属する受容体を介し，標的遺伝子の転写活性化によってその機能を発現する． ☞ ステロイドホルモン，ホルモン

❖**ふくせいしるい　複生歯類　diphyodontia**［二生歯類］

ふく（ひしゅよう）そしきてきごう《せい》こうげん　副（非主要）組織適合《性》抗原　minor histocompatibility antigen［マイナー組織適合(性)抗原］　拒絶反応に関わる遺伝子産物で，主要組織適合(性)抗原複合体(MHC)遺伝子座以外の座に支配されている抗原をいう．それぞれの抗原の一部が多型のある特異的ペプチドとしてMHC分子に結合し，非自己としてT細胞に認識される組織片拒絶反応が起こる．HY(マウス)抗原など多種多様の抗原があり，遺伝子は全ゲノムに多数散在している． ☞ 移植抗原

ふくたいりついでんし　複対立遺伝子　multiple allele　対立形質に対応する遺伝子が，複数存在する場合，それらに応じた遺伝子群を，複対立遺伝子という．

フグどく　フグ毒　fugu poison ➔ テトロドトキシン

❖**ふくびくう　副鼻腔　nasal sinuses, paranasal sinuses**

❖**ふくびくうえん　副鼻腔炎　paranasal sinusitis**

❖**ふくびくうがん　副鼻腔癌　carcinoma of the paranasal sinus**［洞癌，上顎洞癌］

ふくまくうないちゅうしゃ　腹膜腔内注射　intraperitoneal injection［腹腔内注射，i.p.］腹腔内への注射．

❖**ふくりゅうせん　副隆線　accessory ridge**

ふけんせいかんせん　不顕性感染　latent infection, inapparent infection, symptomless infection　細菌などの微生物に感染しても，微生物の病原性が弱かったり，ヒトの感染防御力が強く，感染を起こしても症状が現れない（健康保菌者）ことをいう．

フコース　fucose　六炭糖の1種．非還元末端糖として広く生物界に分布する．ヒト血液型の型決定基，肝臓への血清糖タンパクの取り込み，マクロファージ遊走阻止因子の受与体などに関与する． ☞ 糖質

❖**ふこつ　腐骨　sequestrum**
❖**ふしゅ　浮腫　anasarca**
❖**ふしょくやく　腐蝕薬　caustics**
❖**ふせいこうごう　不正咬合　malocclusion**
ふせいたんそ　不斉炭素　asymmetric carbon　互いに異なる4つの原子または原子団と結合している炭素原子．

プソイドウリジン　pseudouridine［シュードウリジン，ψ，ψU，ψrd］　広い生物種のtRNA，リボソームRNAおよび核内低分子RNA中に含まれるヌクレオシドの1種． ☞ 核酸

ブタノールはっこう　ブタノール発酵　butanol fermentation［アセトン・ブタノール発酵］　*Clostridium*属細菌の数種が行う，糖質を転化してアセトンとブタノールを生成する発酵．

プチアリン　ptyalin ➔ 唾液アミラーゼ

ふちゃく　付着　adherence, adhesion［接着］微生物と固体表面（基層）との相互作用におけるやや不可逆的な化学吸着現象をいう．強固な不可逆的吸着現象を固着（firm adherence）と称するが，両者を区別せずに一括して付着と呼ぶこともある．感染症の発病には寄生体が宿主の皮膚や粘膜などに感染する過程が必要である．したがって，微生物の上皮細胞などへの付着の有無がその微生物の病原性を決定する要因となる．

付着は，微生物と宿主の細胞表面に存在する高分子物質が化学的に結合することによって生じる．付着を促進する微生物の表層成分を付着因子(adhesin)と呼称する．細菌の付着因子には，線毛，レクチン様タンパク質，疎水性タンパク質，細胞壁成分(リポタイコ酸など)，粘着性多糖体などがある．

口腔微生物が歯面や口腔粘膜に定着するためには，唾液の洗浄作用などで脱離しないよう，それら固有表面に強固に付着することが必要である．う蝕の原因菌ミュータンスレンサ球菌は，その菌体表層成分（高分子タンパク質抗原など）が静電的，疎水的およびレクチン・レセプター様の相互作用などを介して歯面上のペリクル成分と初期付着し，さらにショ糖から合成した粘着性多糖を介して固着し，う蝕を誘発する． ☞ 固着，疎水結

合，接着因子，菌体表層タンパク質抗原，バイオフィルム

ふちゃくしにく　付着歯肉　attached gingiva
頬（唇）側では遊離歯肉溝から歯肉歯槽粘膜境までの，歯を取り巻くピンク色の歯肉をいう．口蓋側では境界は明白ではない．硬く，弾力があり，下層のセメント質や歯槽骨に強く結合しているために非可動性であり，表面にはスティップリングと呼ばれる微細な小窩が観察される．高齢者や炎症時には，発赤腫脹のために，肉眼では消失する．付着歯肉の存在は歯周組織の安定に不可欠との考えもあるが，現在はその意義が疑問視されている．

ふちゃくじょうひ　付着上皮　attached epithelium, junctional epithelium, epithelial attachment　［接合上皮］
歯肉頂縁から歯底側の内縁上皮は，歯肉溝上皮と呼ばれる歯肉を被う上皮と，接合上皮と呼ばれるエナメル上皮由来の非角化重層扁平上皮からなる歯冠に接着する上皮に分かれる．基底細胞のエナメル質との接着は，基底膜の基底板（暗帯）とヘーフデスモゾームで接着し，細胞交代は比較的早い．さらに上皮細胞間隙は広がって血清成分や白血球の遊走路となっている．

フッカジアンミンぎん　フッ化ジアンミン銀　diammine silver fluoride　［フッ化アンモニア銀］
歯面塗布剤の1つ．う蝕抑制と象牙質の知覚鈍麻に用いる．

フッカすいそさん　フッ化水素酸　hydrofluoric acid
フッ化水素の水溶液．ガラスの腐蝕作用がある．

フッカナトリウム　フッ化ナトリウム　sodium fluoride　［フッ化ソーダ］
化学式 NaF．分子量 42.00．水溶性をもつ無色の結晶．う蝕予防剤に用いられるフッ化物の1つである．一般に歯面塗布薬では2％溶液またはゲル，洗口液では0.02〜0.2％溶液が用いられる．また，フッ化ナトリウムに比べ，エナメル質中へのフッ素の取込みが多く，かつ歯質からのリン酸イオンの流出を抑制するという点から，フッ化ナトリウムをリン酸溶液に溶かした酸性フッ素リン酸溶液が塗布薬として開発されているが，疫学的には有効性に大きな差は認められていない．☞う蝕予防

フッカぶつ　フッ化物　fluoride
フッ化ナトリウム NaF，フッ化カルシウム CaF_2 をはじめとしたフッ素の塩類の総称．自然界には蛍石 CaF_2，氷晶石 Na_3AlF_3，リン灰石 $Ca_{10}(PO_4)_6F_2$ などとして存在する．工業，医学領域で使用されているが，歯科領域ではおもにう蝕予防の目的で用いられており，フッ化物応用法により使用するフッ化物が異なる．水道水への添加物としてはフッ化ナトリウム，フッ化カルシウム，ケイフッ化ナトリウム Na_2SiF_6 などが，洗口剤や歯面局所塗布剤にはフッ化ナトリウムが，歯磨剤にはモノフルオロリン酸ナトリウム Na_2PO_3F，フッ化ナトリウム，フッ化第一スズ SnF_2 が用いられている．う蝕予防効果はフッ素イオンが歯質へ作用することによるが，その機序は，エナメル質形成過程において結晶性の高いヒドロキシアパタイトの生成とフルオロアパタイトの生成によって耐酸性を向上させることであり，初期う蝕病巣に対しては同様の効果に加えて再石灰化を促進させることである．☞う蝕予防

フッかぶつによるうしょくよぼう　フッ化物によるう蝕予防　caries prevention with fluoride
フッ素は，エナメル質の耐酸性を向上し歯質を強化する．ヒドロキシアパタイトの水酸基をフッ素に一部置換するとフルオロアパタイトが形成され，より安定な結晶構造をとり，さらに硬組織形成時にはヒドロキシアパタイトの形成を促進し，またヒドロキシアパタイトの結晶構造の欠陥（格子不整）を修復する．さらにう蝕脱灰層に取り込まれて再石灰化を促進し，細菌の酸素活性を阻害する．これらメカニズムでう蝕抑制作用をもつ．☞フッ素，う蝕予防

ふっきとつぜんへんい　復帰突然変異　back mutation, reverse mutation　［先祖返り］
突然変異遺伝子が，再度突然変異を起こし，元の遺伝子に戻ること．欠失による突然変異では，復帰突然変異を起こさない．☞突然変異

フッそ　フッ素　fluorine　［F］
原子番号 9，原子量 18.998．周期表第Ⅶ族に属し，ハロゲン元素の1つ．ハロゲン族の4元素中，最も軽く，最も科学的に反応性が強い．また元素の中では最も陰性が強い．電気陰性度 4.0．酸素および窒素以外のほとんどの元素と直接化合する．常温では2原子分子 F_2 からなる淡黄色，刺激臭のある気体．

（分布）：自然界には広く分布し，土壌，食品，水などに含まれるが，おもに鉱物として存在しており，氷晶石 Na_3AlF_6，蛍石 CaF_2，黄玉 $Al_2SiO_4(F,OH)_2$，リン鉱石 $Ca_{10}(PO_4)_6(F,OH)_2$，リン灰石 $Ca_5(F,Cl)(PO_4)_3$ などがある．

（吸収・排泄）：摂取されたフッ素の吸収率は 90％で，吸収速度も比較的速い．おもに胃から吸収され，腸や口腔粘膜からも吸収される．吸収されたフッ素の大部分は排泄され，わずかに残ったフッ素はおもに骨や歯などの硬組織に沈着する．これらのフッ素も徐々に移動して排泄される．摂取されたフッ素の約10％は吸収されずに直接糞尿

中に排泄される．腸管から吸収されたフッ素はおもに腎から尿中に排泄され，また，汗，涙，唾液などからも一部排泄される．

（毒性）：フッ素への直接曝露では，5～10 ppm で目，呼吸器粘膜を刺激，長時間の曝露では肺水腫を起こす．急性中毒発現閾はフッ素量として 2 mg/kg とされ，動物の LD_{50} は約 50 mg/kg，ヒトでの致死量は事故例から 2.5～5 g と推定される．フッ化ナトリウムの TDL はヒトで 4 mg/kg，LDL は 75 mg/kg である．慢性曝露で骨硬化症，靱帯・腱の石灰化がおこり，関節痛や運動障害を併発することもある．幼少期に 2 ppm 以上のフッ素を含む水を 6～8 年間飲用すると，歯のフッ素症（斑状歯）が発生しやすい．

（う蝕予防効果）：フッ素はう蝕予防効果が確立されている唯一の元素である．第一の機序は，う蝕病原性菌とみなされるミュータンスレンサ球菌の解糖系酵素で，2-phosphoglycerate → phosphoenolpyruvate の過程に働くエノラーゼに抑制的に作用し増殖を阻害するためである．第二の機序は，フッ素による歯質の脱灰抑制ならびに再石灰化促進機構で，各種のフッ化物応用方法が実施されている．高濃度フッ素が歯質ミネラルであるヒドロキシアパタイト $Ca_{10}(PO_4)_6(OH)_2$ に作用した場合の反応生成物は CaF_2 で $[Ca_{10}(PO_4)_6(OH)_2 + 2OF^- + 8H^+ \rightarrow 10 CaF_2 + 6 HPO_4^{2-} + 2 H_2O]$，さらにその溶解により生じたフッ素イオンとの反応で耐酸性のフルオロアパタイト $Ca_{10}(PO_4)_6F_2$ が生じる $[Ca_{10}(PO_4)_6(OH)_2 + F^- \rightarrow Ca_{10}(PO_4)_6F_2 + OH^-]$．一方，500 ppm 以下の低濃度フッ素の場合は直接フルオロアパタイトが生成される．なお，CaF_2 の溶解性は低く，また，フッ素イオンは水和層に存在することで脱灰抑制と再石灰化促進を果たすため，う蝕予防には微量フッ素の頻回供給が最も有効となる．☞ う蝕予防，ヒドロキシアパタイト，斑状歯，再石灰化

フッソイオンでんきょく　フッ素イオン電極　fluoride ion electrode　［フッ素電極］　フッ化ランタン（LaF_3）の単結晶を用いた電極で，溶液中のフッ素濃度を測定する．

フッソしょう　フッ素症　fluorosis　［フッ素中毒］　過剰のフッ化物の摂取により起こる歯の形成異常．骨も侵されるが歯のエナメル質の斑点がおもな特徴．☞ 斑状歯

フッソじょきょ　フッ素除去　defluoridation　フッ素の過剰摂取を防ぐため，飲料水などからフッ素を除くこと．イオン交換樹脂や活性アルミナなどを用いる．

フッソせんこうやく　フッ素洗口薬　fluoride-mouth wash　う蝕予防の目的で用いるフッ化物入りの洗口剤．

フッソちゅうどく　フッ素中毒　fluorosis, fluorine poisoning　［フッ素症］　過量のフッ化物を経口摂取または吸収したことによる急性および慢性中毒をいう．急性中毒発現量はフッ素として 0.3～1.8 mg/kg とされており，症状として著明なものは悪心，嘔吐，腹痛，下痢である．重篤な場合には，低カルシウム血症が起こり，昏睡，痙攣，心不整脈などの症状が加わる．致死量はフッ素として 30～35 mg/kg とされている．慢性中毒として疫学的に確認されているものは，歯のフッ素症と骨硬化症である．歯のフッ素症はエナメル質形成期間中に 1.5～2.0 ppm 以上のフッ素を含む飲料水を摂取したときにみられることがあり，骨硬化症は 5～6 ppm 以上のフッ素を含む飲料水を比較的長期間にわたって摂取したときに現れることがある．☞ 斑状歯

フッソていりょうほう　フッ素定量法　determination of fluoride　フッ素の定量法には重量法，容量法，比色法，イオン電極法などがあるが，現在ではほかの陰イオンによる影響が少なくて定量精度が良く，測定操作も簡単なイオン電極法が普及している．この方法は，フッ化ランタン（LaF_3）の単一結晶膜をもつ電極に膜の内と外のフッ素イオン活性の差による電位差が生じると，これを読み取ってフッ素濃度を測定するものである．測定ではイオン強度を補正するために全イオン強度補正緩衝液（TISAB, total ionic strength adjustment buffer）を用いる．歯科領域では水中のフッ素濃度，飲食物のフッ素含有量，歯や骨のフッ素濃度を測定する場合に使用されている．

フッソいりはみがき　フッ素入り歯磨き　dentifrice containing fluoride　う蝕予防の目的で用いるフッ化物入りの歯磨剤．

フットプリントほう　フットプリント法　foot print method, foot printing　DNA 結合タンパク質が DNA 上のどの部位で結合するのかを解析する方法の 1 つ．ラジオアイソトープで標識した DNA と DNA 結合タンパク質を混合した後，DNase I などで 1 分子当たり 1 カ所で切断する．変性ゲルを用いて電気泳動後にオートラジオグラフィーを行い判定する．

ブドウきゅうきん　ブドウ球菌　*Staphylococcus*　*Staphylococcus* 属に属する菌の総称．なかでも，黄色ブドウ球菌は，病原性が強く，食中毒，皮膚感染，肺炎，敗血症などのさまざまな感染症を引き起こす．抗生剤に耐性を獲得したメチシリン耐性黄色ブドウ球菌（MRSA）は院内感染

の重要な起炎菌である． ☞ 院内感染，MRSA

ふどうけつごう　不動結合〈骨の〉　immovable joint

ブドウとう　ブドウ糖　grape sugar, glucose
→グルコース

❖ブドウまくじかせんえん　ブドウ膜耳下腺炎　uveoparotitis

❖ふとうめいぞうげしつ　不透明象牙質　opaque dentin

ふはい　腐敗　decay, putrefaction　食品中のタンパク質が微生物によって分解され悪臭を伴う不可食化が起こること．タンパク質分解に関与する数種類の腐敗細菌が組み合わさり腐敗を進行させ，アンモニアやトリメチルアミンなどの腐敗アミンを生成する．なかでもヒスタミンは毒性が強くアレルギー様の食中毒を引き起こす．☞ 発酵

ふはいきん　腐敗菌　putrid bacteria　含窒素有機化合物を嫌気的に不完全分解する細菌の総称．

❖ふはいせいえん　腐敗性炎　gangrenous inflammation, putrid inflammation

ぶぶんかすいぶんかい　部分加水分解　partial hydrolysis　高分子化合物を加水分解する際，完全に構成物単体まで分解するのではなく，その構造の一部が残るように分解すること．分子配列などの解析に役立つ．

ふぶんきょくでんどうし　不分極電導子　non-polarisable electrode　感染根管治療などで行われる通常のイオン導入法では電気分解とイオン泳動が同時に起こるため，薬剤の分解や気泡などが生ずる．この電極では分極が起こらず，気泡などの発生が抑えられる．

ふほうわしぼうさん　不飽和脂肪酸　unsaturated fatty acid　二重結合，あるいは三重結合をもつ脂肪酸の総称．二重結合の数により，モノエン，ジエン，トリエン，テトラエン，ペンタエン，ヘキサエンなどと呼ばれる．二重結合の数が2個以上含むものは総称してポリエン脂肪酸と呼ばれ，炭素鎖長20，二重結合3個以上含むものは高度不飽和脂肪酸と呼ばれる．三重結合をもつものはアセチレン型脂肪酸と総称される．炭素数が同じ場合，不飽和脂肪酸は飽和脂肪酸より，また二重結合の数が増すほど融点が低くなる．融点は二重結合の位置やシストランス異性体によっても影響をうける．

脂肪酸の二重結合の位置を示すにはカルボキシル基の炭素を1として数えるのがIUPAKの正式命名法であり，例えばリノール酸は炭素数が18で9, 12位に二重結合をもつので18：2（9, 12）と記す．一方，特に動物での高度不飽和脂肪酸の生合成を論ずる場合には，二重結合の位置を末端メチル炭素（ω末端）から数え，不飽和脂肪酸をn-3（あるいはω3）系列，n-6（あるいはω6）系列，その他の3種類に分類している．n-3系列の代表的不飽和脂肪酸にはリノール酸，γ-リノレン酸，アラキドン酸，n-6系列の代表的不飽和脂肪酸にはα-リノレン酸，エイコサペンタエン酸，ドコサヘキサエン酸がある．☞ 脂肪酸

フマルさんけいろ　フマル酸経路　fumarate pathway　フェニルアラニンあるいはチロシンがフマル酸に異化されクエン酸回路に入る経路．☞ クエン酸回路

プラークコントロール　plaque control　歯周病，う蝕の予防，進行抑制のためにその病因であるプラーク（歯垢）を除去し，その歯や歯肉への付着を防止することであり，方法はさまざまである．最も確実な方法は歯ブラシやデンタルフロスを用いた機械的な清掃である．実際には患者の動機づけと清掃法の指導が重要である．また定期的なリコールと清掃状態のチェックが一般的なプラークコントロールプログラムとなる．プラークの付着状態の評価は歯垢染め出し剤を用いて，染色されたプラークをカウントするプラークコントロールレコードにより行われる．O'Learyにより提唱された方法が一般に普及している．抗菌剤，酵素剤，抗生剤，フッ化物，代用糖などによってもプラークの付着は抑制されるが，臨床的にはその適用法は確立されていない．患者自身によるプラークコントロールには限界があり，特に歯間隣接面や歯肉縁下のプラークコントロールは歯科衛生士や歯科医師による清掃が必要である．歯科医院ではさまざまな器具を用いることでこうした清掃が効果的に行える．このような処置をPTC（Professional Tooth Cleaning）と呼び，スウェーデンのAxelssonは歯肉縁下の清掃を含まずに歯間隣接面の清掃を強調したものを特にPMTCと呼んでいる．わが国ではPMTCは単にProfessional Mechanical Tooth Cleaningの略という解釈もある．☞ デンタルプラーク，う蝕予防

プラークpHそくていほう　プラークpH測定法　methods for measurement of plaque pH　ヒト口腔内（$in\ vivo$）で歯垢のpH変化を測定する方法にはタッチ電極法（microtouch method），サンプリング法（sampling method），電極内蔵法（indwelling method, telemetric method）という3つの方法がある．タッチ電極法は飲食物を摂取後，歯垢に電極を差し込んで（接触させて）歯垢

pHを測定する方法であり，この方法によって得られたpH変化カーブはステファンカーブとして知られている．この方法では電極によって破壊された歯垢部分から唾液が侵入するなど唾液の緩衝能の影響を受けやすいこと，産生された酸が流失するなどの問題がある．サンプリング法は，食品摂食後に一定の時間間隔であちこちの歯垢を微量ずつ掻き取ってそのpHを測定するもので，試料が掻き取られるときに唾液も採取されるので，唾液などの影響を大きく受ける．

これに対して，電極のセンサー上に歯垢を蓄積させて，エナメル質に接する部分，すなわち歯垢深部でつくられる酸によるpH変化を測定するのが電極内蔵法である．この方法では歯垢深部のpH変化を経時的に測定することができる．これらの方法で同一食品を測定すると，タッチ電極法やサンプリング法で得られたpHの値は，電極内蔵法の場合ほど低くならず，最低pH値が約1位高くなることが知られている．☞ う蝕，唾液，電極内蔵法，デンタルプラーク，ステファン曲線

プラークよくせいざい　プラーク抑制剤　chemical plaque inhibitor　プラークの形成を抑制する薬剤をいい，代用糖も含むが，狭義では化学的口腔清掃法や他の清掃法に併用し，プラークの除去や生成の抑制をする薬剤をいう．細菌の発育を抑える静菌，殺菌剤としてクロルヘキシジンや抗生物質，プラークを分解する機能をもつ酵素としてデキストラナーゼ，細菌の活性を抑えるフッ素剤やアルコール等，プラーク除去の補助となる表面活性剤などが含まれる．☞ う蝕予防，プラークコントロール

❖**プラーデルしずいえんしんだんほう　プラーデル歯髄炎診断法　diagnosis of pulpitis by Prader**

❖**フライしょうこうぐん　フライ症候群　Frey syndrome**　[耳介側頭神経症候群]

プライマ　primer　核酸の合成の出発点として働くポリヌクレオチド鎖で，核酸の合成はプライマーの3'-OHにヌクレオチドがジエステル結合し行われる．☞ PCR，遺伝子操作

プライモソーム　primosome　φX174ファージDNAを鋳型とした試験管内複製の研究から見つけられ，一重鎖DNA結合タンパク質(SSB)でコートされたφX174 DNA上に形成されるプレプライニングタンパク質とプライマーゼからなるタンパク質複合体をいう．☞ DNA結合タンパク質

ブラウンうんどう　ブラウン運動　Brownian movement, Brownian motion　気体または液体中で分子が大型粒子に不規則に衝突することにより起こる不規則なジグザグ運動．ある種のコロイド溶液や混濁液で観察される．

フラクションコレクター　fraction collector　溶出クロマトグラフィー，分留などで，流出液を一定量または一定時間ごとに自動的に集める装置．

フラジェリン　flagellin　細菌鞭毛の線維を構成する粒状タンパク質．基本構造として両末端に不変領域が，中央に可変領域が存在している．腸内細菌ではこの可変領域に鞭毛抗原(H抗原)が存在している．また，菌体外に大量に放出されるので，可変領域を抗原エピトープに置き換えて合成ペプチドを作成するのに応用されている．

プラズマさいぼう　プラズマ細胞　plasma cell　[形質細胞，抗体産生細胞]　➡形質細胞

プラズマジーン　plasmagene　➡細胞質遺伝子

プラスミド　plasmid　組換えDNA実験において，分子サイズが10 kb以下の遺伝子をクローン化する際に使用されるベクター．歴史的には，大腸菌プラスミドColE1やトランスポゾンなどから得た複製領域，薬剤耐性遺伝子などを組み合わせて構築されたpBR322が原点となっている．DNAをクローン化する際のバックグランドの存在を容易に見出すために，β-ガラクトシダーゼ活性を利用した工夫もされている．今日では，合成DNA技術の進歩や新しい制限酵素の発見により，遺伝子のクローン化以外にも，塩基配列決定や突然変異の導入のための一本鎖DNAを調製することのできるファージベクター，原核・真核生物内で目的遺伝子を発現させるためのベクター，PCR産物をクローン化するためのベクター，グラム陽性菌とグラム陰性菌の両者を形質転換することのできるシャトルベクターなどが開発され，市販されている．また，クローン化した遺伝子が大腸菌内で発現することによる生育不良の起こる場合がみられ，その際にはpSC101に由来するコピー数の低いプラスミドも市販されている．☞ 遺伝子操作，DNAクローニング，シャトルベクター

プラスミン　plasmin　[ノイノリノリシン，フィブリナーゼ]　血中に存在するエンドプロテアーゼの1つ．前駆体であるプラスミノーゲンがプラスミノーゲンアクチベーターで切断され生成する．血栓溶解に重要な働きを有する．

プラスモン　plasmon　細胞質中の遺伝子の総称で，核内の遺伝子であるゲノムに対比して用いられる．それぞれの遺伝子はプラズマジーンと呼ばれる．☞ 細胞質遺伝

フラノース furanose　4個の炭素と1個の酸素原子からなるフラノシド環と呼ばれる5員環を有する糖の総称.

フラビンアデニンジヌクレオチド flavin adenine dinucleotide ［FAD］　リボフラビン（ビタミンB_2）の補酵素型の1つ.生体内の多くの酸化還元反応において重要な働きをしている.

フラビンこうそ　フラビン酵素 flavin enzyme, flavoenzyme, flavin-linked enzyme　フラビンモノヌクレオチド（FMN）やフラビンアデニンジヌクレオチド（FAD）などのビタミンB_2誘導体を補酵素とする酵素.糖質,アミノ酸,および脂質代謝や酸化的リン酸化など生体内の酸化還元反応に関与する.アルデヒド脱水素酵素やコハク酸酸化酵素などがある.

フラビンタンパクしつ　フラビンタンパク質 flavoprotein　［フラボタンパク質,FP］　リボフラビン（ビタミンB_2）の誘導体と結合する複合タンパク質の総称.フラビン酵素が多い.酸化還元反応に関与したり,卵,血清中にリボフラビン結合性タンパク質としてフラビンの担体として機能している.

フラビンヌクレオチド flavin nucleotide　7,8-ジメチル-10-アルキルイソアロキサジンの構造を有するヌクレオチドの総称.

フラビンほこうそ　フラビン補酵素 flavin coenzyme　酸化還元,酸素添加反応などを触媒する酵素の補欠分子族として機能するフラビンヌクレオチド.

フラボドキシン flavodoxin　FMN（フラビンモノヌクレオチド）を補欠分子として含む,分子量14,000～20,000程度の単一ペプチドのフラビンタンパク質.種々の代謝でフェレドキシンと同じ電子伝達体として機能する.

❖**フランクフルトすいへいめん　フランクフルト水平面** Frankfort horizontal plane　［眼耳平面］

❖**ブランダン・ヌーンせん　ブランダン・ヌーン腺** Blandin-Nuhn gland

❖**ブランダン・ヌーンせんのうほう　ブランダン・ヌーン腺嚢胞** Blandin-Nuhn mucocele　［粘液瘤,粘液嚢胞,貯留嚢胞］

プランチェット planchet　放射能の計測に用いる金属製の円盤型容器.

プランマー・ビンソンしょうこうぐん　プランマー・ビンソン症候群 Plummer-Vinson syndrome　鉄欠乏性貧血に舌炎,口角炎などを伴う症候群.

フリーズエッチング freeze-etching　電子顕微鏡用試料作製法の1つ.液体窒素温度で瞬時に凍結した生物試料を真空中で割断,断面をシャドウイングし,レプリカ膜となっている金属蒸着膜を試料よりはがして観察する.

プリオン prion　ヒトおよび動物に共通の海綿状脳症を生じさせる神経変性疾患の感染因子である.ヒトにおけるクールー病,クロイツフェルト—ヤコブ病（CJD）,動物におけるスクレイピー,ウシ海綿状脳症（BSE）に代表される中枢神経系に限局した致死性の疾患はプリオンによる感染症として,さらに,プリオンタンパク質（後述）の,遺伝子変異により引き起こされる家族性の同様な疾患,例えばゲルストマン—ストロイスラー—シャインカー病などは遺伝性プリオン病と呼ばれる.プリオンはウイルスや細菌のような通常の感染性病原体とは異なり,核酸をもたずタンパク質が感染性をもつとされていることから,Prusinerによってタンパク質性感染粒子（proteinaceous infectious particle：prion）と呼ばれるようになった.

プリオンの遺伝子は正常細胞にも存在しており,生理機能の不明な正常なプリオンタンパク質（PrP^c）を発現している.PrP^cはヒトでは253個,マウスおよびハムスターでは254個のアミノ酸からなり,種間のアミノ酸配列は高いホモロジーを示す.成熟型PrP^cはN-末端アミノ酸22個が合成時にシグナルペプチドとして除かれ,2ヵ所に糖鎖修飾を受け,さらにglycosyl-phosphatidyl inositolの付加等の翻訳後修飾を受けて細胞膜に存在する.PrP^cと感染性をもつ異常型プリオンタンパク質（PrP^{sc}）とは一次構造上の差異がなく,両者を区別する性質は,PrP^cに比べPrP^{sc}は,1）プロテアーゼによる分解に高度に抵抗性を示す,2）β-シート構造が3％から43％に著増している,という高次構造上の差異である.PrP^cからPrP^{sc}への構造交換,すなわちプリオンの感染によるPrP^cの異常化機構は,PrP^{sc}が鋳型となり1分子のPrP^cを異常型に変異するヘテロダイマーモデルと,PrP^{sc}が核となり周囲のPrP^cを重合しながら異常型に変換する核依存性重合モデルの2つの説が提唱されている.いずれのモデルにおいても,構造交換に関わる分子シャペロンの存在が示唆されているがその詳細は不明である.

プリオン病は特異免疫応答を示さず,早期診断はきわめて困難であり,ウエスタンブロット法によるプロテアーゼ感受性を指標とした脳の組織生検が最終的な判断基準となる.英国でのBSEの爆発的流行の後,ヒトへの伝搬が疑われる新変異

型クロイツフェルト—ヤコブ病 (nv-CJD) が英国で報告され，今後の調査結果が注目される．特にnv-CJDは脾臓，扁桃などのリンパ組織のみ，白血球を通じた感染が懸念されている．感染因子の不活化には従来の消毒，滅菌法は無効でありタンパク質を完全に変性させる方法をとらなければならない． ☞ スクレイピー

❖**プリズムじょうこん　プリズム状根　prismatic root**

ブリリアントクレシルブルー　brilliant cresyl blue　幼若赤血球の細網を染色する塩基性オキサジン色素．

ブリロカイン　prilocaine　[プロピトカイン]アミド型の局所麻酔薬．

プリン　purine　7Ⅱイミダゾ[4,5 a]ピリミジン．プリン塩基は核酸，ヌクレオチド，ヌクレオシドの成分となっている． ☞ 核酸

ブルーデキストラン　blue dextran　Pharmacia社の製品で，平均分子量200万のデキストランを，シバクロンブルーF3GA(クロロトリアジン基をもつ色素の1種，多糖とよく結合し複合体をつくる)と結合させて青色化したもの．タンパク質などのゲル濾過の際のカラム内ゲル間の溶媒量 (void volume)を求めるマーカーとか薄層ゲル濾過などでも溶媒の移動の基準として用いられる．

フルオロアパタイト　fluoroapatite　化学式$Ca_{10}(PO_4)_6F_2$．ヒドロキシアパタイト〔$Ca_{10}(PO_4)_6(OH)_2$〕のOH^-の位置にF^-が完全置換した結晶である．OH^-が1つのみF^-と置換した結晶はフルオロヒドロキシアパタイト〔$Ca_{10}(PO_4)_6(OH)F$〕という．これらの結晶はOHとFとの置換によってヒドロキシアパタイトよりも格子不整が減少し，結晶構造が安定していることから，耐酸性が高い． ☞ ヒドロキシアパタイト

フルクタン　fructan　フルクトースからなるホモ多糖体の総称．フルクトース残基が$β2→1$結合したイヌリン型と，$β2→6$結合したレバン型がある．イヌリンは植物の細胞中にコロイド状に存在する貯蔵多糖の1つでおもにキク科植物の根茎に分布する．微生物によってスクロースから合成されるフルクタンの多くはレバン型であり，口腔内細菌においても Streptococcus salivarius や S. sanguis，S. oralis の一部の菌株および Actinomyces viscosus などがレバンを合成することが報告されている．これに対し，S. mutans や S. rattus の合成するフルクタンは一般にイヌリン型である．また，ミュータンスレンサ球菌群中，S. sobrinus，S. cricetus，S. downei はフルクタンを合成しないと考えられている．

フルクタンは歯垢細菌にとって，歯垢中に貯蔵され，外部からの糖の供給がないときにエネルギー源として利用される貯蔵多糖の役割をもつものと考えられている．Streptococcus や Actinomyces の多くはフルクタン分解酵素であるフルクタナーゼをもち，それによりフルクタンをフルクトースに分解し炭素源として利用することが可能である．しかしこれら歯垢細菌のフルクタン合成能や代謝能が直接う蝕発生に関与しているかは明確でない． ☞ グルカン，多糖，糖質，フルクトース，フルクトシルトランスフェラーゼ

フルクトース　fructose　[レブロース，D-アラビノ-ヘキシュロース，果糖．Fruと略記される]$C_6H_{12}O_6$，分子量180.157．融点，104℃($α$形)，102〜104℃($α$形)．比旋光度$[α]_D = -64° → -93°$($α$形)，$-134° → -92°$($β$形)．単糖類の1つ．ケトヘキソースの1つで，代表的なケトースである．水溶液中ではピラノース型とフラノース型の両方が存在する．遊離型としては，蜂蜜，果実とりわけリンゴとトマトに多く含まれている．牛やヒトの精液中にも検出されている．

スクロース（二糖類）をグルコースとともに構成している．また多糖類フルクタンの構成糖としては，植物中にイヌリン($β-2,1-D-$フルクタン)，また，おもに Bacilluc 属や Leuconostoc 属菌によってスクロースからフルクトシルトランスフェラーゼの作用でつくられるレバン($β-2,6-D-$フルクタン)がある．レバンは単子葉植物にも含まれている．フルクトースはヒトの重要な炭水化物源でもあり，スクロースの形で摂取されることが最も多い．スクロースやイヌリンの酸あるいは酵素的な加水分解で生産される．

甘みは糖類で最も甘く，甘味料として多くの加工食品や飲料水に用いられている．グルコースやスクロースと異なり，血糖値を上昇させず，インシュリンも誘導しないのが特徴である．しかし，多量に摂取すると下痢を引き起こすことが知られている．ミュータンスレンサ球菌をはじめとするプラーク細菌によって好適に代謝され，乳酸，ぎ酸などの有機酸を生じ，歯のエナメル質の脱灰を引き起こす原因になる．また，フルクトシルトラ

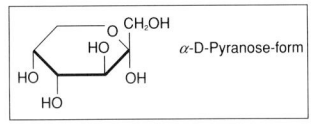

$α$-D-Pyranose-form

フルクトース

ンスフェラーゼを有する菌も存在し，スクロースからフルクタンを合成しプラーク形成に役割を担っていると考えられている．フルクトオリゴ糖は，スクロースのフルクトース部分にさらに1～3個のフルクトースが連なったものである．☞ イヌリン，レバン，スクロース，う蝕

フルクトース 1,6-ビスリンさん　フルクトース 1,6-ビスリン酸　fructose 1,6-bisphosphate　解糖系の代謝中間体．フルクトースの1位と6位にリン酸がエステル結合した化合物．☞ エムデン・マイヤホフ経路

フルクトース 6-リンさん　フルクトース 6-リン酸　fuructose-6-phosphate　解糖系の代謝中間体．フルクトースの6位のアルコール基にリン酸がエステル結合した化合物．☞ エムデン・マイヤホフ経路

フルクトシルトランスフェラーゼ　fructosyl-transferase [FTF]　スクロースを加水分解し，そのフルクトース分子を転移重合してフルクタンを合成する酵素．スクロースのほかラフィノースも基質とし，また近年，*Streptococcus salivalius* の FTF はエルロース，グルコシルスクロース，キシロシルフルクトシドといったオリゴ糖も基質とすることが報告されている．口腔内細菌由来の FTF からは一般にレバン型フルクタンが合成され，*S. mutans* の産生する FTF からはイヌリン型フルクタンが合成される．FTF は *S. mutans* の培養上清中にそのほとんどが分泌されるため，クロマトフォーカシング，HA カラムなどのカラムクロマトグラフィーにより分離精製が可能である．また現在は，*S. mutans* の FTF をコードする *ftf* 遺伝子が GS 5 株の染色体遺伝子からクローニングされ，その全塩基配列が決定されており，FTF に対する遺伝子レベルでの研究が進められている．

ラットの実験う蝕モデルにおいて，FTF 欠損変異株は野生株に比べて低いう蝕の誘発性を示すことが報告されている．一方，2 種類の非水溶性グルカン合成酵素（GTF-I, -SI）をともに欠損させた変異株と，それに加えて FTF を欠損させた変異株ではう蝕誘発性の低下に差がなかったという報告もなされているように，FTF が *S. mutans* のう蝕病原因子であるかについてはいまだ議論の分かれるところである．FTF がう蝕病原因子であるとしても，その固着への寄与は明確ではなく，菌体内貯蔵多糖としてのイヌリンを合成する（それにより外部から糖の供給がない飢餓状態でも微生物が酸発酵を継続しうる）ことがう蝕発生と関連しているものと考えられている．☞ う蝕，う蝕病原性細菌，キシロシルフルクトシド，グルコシルトランスフェラーゼ，口腔細菌多糖類，デンタルプラーク，フルクタン，固着，ミュータンスレンサ球菌

❖**フルニエし　フルニエ歯　Fournier tooth**
［ムーン歯，ゴーシェ歯，桑実状臼歯］

フレームシフトとつぜんへんい　フレームシフト突然変異　frameshift mutation　遺伝子 DNA 上に 1 個または数個（3 の倍数でない）の塩基が挿入されたり，または欠失したりすることによって，3 の倍数からなる塩基の読み枠（リーディングフレーム）にずれを生ずるような点突然変異の 1 つである．タンパク質をコードするリーディングフレームをオープンリーディングフレーム（open reading frame；ORF）という．フレームシフト突然変異の結果として，DNA の遺伝情報がタンパク質のアミノ酸配列として読みとられるとき，野生型とは全く異なったアミノ酸配列からなるタンパク質を生じたり，途中に終始コドンが出現してポリペプチド合成が中断することもある．☞ 遺伝子，突然変異

ブレオマイシン　bleomycin［塩酸ブレオマイシン，ブレオ®］　梅沢浜夫らによって発見された DNA 合成を阻害する抗腫瘍性抗生物質で，放線菌 *Streptomyces verticillus* の培養液中に生産される．適応：皮膚癌，頭頸部癌，肺癌，食道癌，悪性リンパ腫．禁忌：重篤な肺機能・腎機能・心機能障害．副作用：間質性肺炎・肺線維症で不可逆的である．☞ 抗生物質

フレオン　Freon　フッ化炭化水素の商品名．冷媒に頻用される．

ブレンダー　blender　鋭利な刀を高速で回転することにより生物試料を細砕する器具．

フレンチプレス　French press　高圧をかけて組織，細胞を破壊する機器．

フロイントかんぜんアジュバント　フロイント完全アジュバント　Freund's complete adjuvant [FCA]　鉱物油と界面活性剤を主成分として結核死菌体を 1～2 mg 含んだものをいう．抗原を含む水溶液と等量にまぜ，油中水滴状に混合乳濁溶液を作成し免疫する．非特異的に免疫応答を増強させ，抗体産生を高める．☞ アジュバント

フロイントふかんぜんアジュバント　フロイント不完全アジュバント　Freund's incomplete adjuvant [FIA]　鉱物油と界面活性剤の混合物で，フロイントのアジュバントの結核菌を加えていないもの．フロイントのアジュバントとは毒性などが違うことから免疫する時期，回数によって使い分ける．細胞性免疫の誘導能が弱い．

アジュバント
フローシート　flow sheet　[手順一覧表，フローチャート]　作業の流れを表した図．
フローチャート　flow chart　[フローシート]　データ処理手順などを一定の記号で表した図．
プローブ　probe　[リボプローブ]　ハイブリッド形成実験に用いられる RNA プローブのこと．多くの場合，放射性物質や蛍光物質によって標識されて用いられる．☞ 遺伝子操作
❖**プロー・ワンサン　アンギーナ　Plaut-Vincent angina**
プロカイン　procaine　[塩酸プロカイン]
エステル型水溶性局所麻酔薬．適応は 0.5％注（浸潤麻酔），1％注（伝達麻酔），2％注（硬膜外麻酔，伝達麻酔）．毒性はコカインの 1/6〜1/10 で刺激も少ないため，コカインのかわりに用いられる．コカインのような血管収縮作用はないので，吸収防止による効力持続の目的でエピネフリンを加えることがある．
プロゲステロン　progesterone　主として黄体と胎盤から分泌される女性ホルモン．黄体ホルモン．製剤としてはプロゲホルモン®，ルテウム® がある．適応：機能性子宮出血，無月経，月経困難症，黄体機能不全による不妊症，習慣性および切迫性流産．重篤な肝障害患者には禁忌．☞ ホルモン
プロスタグランジン　prostaglandin　[PG]
細胞膜中のリン脂質を材料とするアラキドン酸カスケードは，プロスタグランジン，トロンボキサン，ロイコトリエンなどの生理活性物質を産生する．このなかで PG は，1930 年に精液中の子宮筋収縮物質として，その存在が発見され，生合成系の全体像は 1970 年代に明らかになった．生合成は，アラキドン酸から脂肪酸シクロオキシゲナーゼ（COX）によって PGG_2 が，さらにプロスタグランジンハイドロペリオキシダーゼによって PGH_2 が合成され，これが前駆体となって数種の PG が合成される．生成された PG は細胞内で作用するが，細胞外へも遊離されて細胞膜上の受容体に作用して局所のシグナル伝達物質となる．

個々の PG の血管透過性，昇圧作用，動脈平滑筋への作用，血小板凝固作用などはそれぞれに特徴的であるが，特に PGE_2 は血管拡張，血小板凝固阻止，発熱作用，痛覚過敏，胃酸分泌抑制などの作用をもち，炎症反応の修飾因子として重要である．また，細胞によっても生成する PG の種類が違うので，これによって各臓器での多彩な生理活性を示すこととなる．

歯科では，歯周疾患の炎症の増強作用とともに，骨芽細胞を介した破骨細胞の誘導の面で注目されている．この臨床応用として矯正治療時の歯の移動時における PG の使用が考えられる．アスピリンなどの非ステロイド系抗炎症薬は COX 阻害剤として作用し，PG の生合成を阻害して抗炎症作用があることが明らかとなった．ステロイド系抗炎症薬はアラキドン酸の生成を抑制することが報告されたが，詳細は不明である．また，炎症時に発現が上昇する COX のアイソザイムが報告され，この酵素を特異的に阻害する副作用のない抗炎症剤の開発が進んでいる．☞ 炎症反応
プロタミン　protamin　多くの脊椎動物の精子核に特異的に存在する塩基性タンパク質のこと．低分子量でアルギニンの含有量が多い．DNA と複合体を形成し，体細胞中のクロマチンと比べ，より凝集した精子核特有のクロマチン構造を形成するのに関与している．サケ精子のサルミン，ニシン精子のクルペイン，ニワトリ精子のガリン等がある．
❖**フロッシング　flossing**　[線掃法]
ブロッティング　blotting　[点染法]　電気泳動によって分離されたタンパク質や核酸を，アガロースゲルやポリアクリルアミドゲルからニトロセルロースなどの膜上に転写する方法のこと．転写されたタンパク質は抗原抗体反応によって，核酸はハイブリッド形成によって検出することができる．☞ ウェスタンブロット，ノーザンブロット，サザンブロット
ブロッホ・サルツバーガーしょうこうぐん　ブロッホ・サルツバーガー症候群　Bloch-Sulzberger syndrome　飛沫状色素沈着を起こす色素失調症．
プロテアーゼインヒビター　protease inhibitor
タンパク質分解酵素（ペプチダーゼ）によるペプチド結合の加水分解を特異的に阻害する物質の総称である．プロテアーゼインヒビターはプロテアーゼの活性制御に重要な役割を果たしている．活性阻害はインヒビターがプロテアーゼの活性中心のアミノ酸や金属と直接反応するか，基質類似体としてプロテアーゼの基質結合部位に強く結合して酵素ー基質複合体の形成を妨げることによる．プロテアーゼインヒビターには低分子量の合成インヒビター，ペプチド性インヒビターおよびタンパク性のインヒビターがあり，ペプチド性のインヒビターは放線菌の代謝産物から精製されたものが多い．タンパク性のインヒビターの中には大豆トリプシンインヒビター（Bowman-Birk 型）のように 1 分子のインヒビターが複数のプロテアーゼを同時に結合して阻害するものがあり，多頭型

は行

インヒビター（multi-headed inhibitor）と呼ばれている．すべての種類のプロテアーゼ活性を阻害できる単一のインヒビターは知られていないが，血清中の α_2-マクログロブリンは分類上異なる種類のプロテアーゼを非特異的に阻害する．

プロテアーゼインヒビターは，阻害するプロテアーゼの分類に対応して以下の4種に分類できる．1）セリンプロテアーゼインヒビター：合成インヒビターとしてはDFP（diisopropyl fluorophosphate），PMSF（phenylmethan sulfonyl fluoride），benzamidine，TPCK（tosyl‐L‐phenylalanyl chloromethylketone）やTLCK（tosyl-L-lysyl chloromethyl ketone）などがよく知られている．ペプチド性インヒビターであるロイペプチン（leupeptin）やキモスタチン（chymostatin）はセリンプロテアーゼとシステインプロテアーゼの両者を阻害する．タンパク性のインヒビターとしては，大豆由来のもの（Kunits型，Bowman-Birk型）や鳥類の卵に存在するオボムコイド，ウシ，ブタ膵臓［塩基性インヒビター：Kunits型，分泌性インヒビター：Kazal型］のものなどがよく研究されている．ヒト血清に存在するプロテアーゼインヒビターの大半はセリンプロテアーゼインヒビターであり，血液凝固線溶系，補体系，キニン遊離系などにおけるセリンプロテアーゼ類の制御因子として機能している．これら，血清のセリンプロテアーゼインヒビターを総称してセルピン（Serpins；serine proteinase innhibitors）という．

2）システインプロテアーゼインヒビター：チオール基と反応する水銀化合物であるPCMB（p-chloromercury benzoate）やアルキル化剤であるモノヨード酢酸などの化合物が阻害剤としてよく用いられる．ペプチドインヒビターとしてはエポキシコハク酸の誘導体であるE-64は特異性が高く，広く利用されているがロイペプチンやアンチパインも有効である．タンパク性のインヒビターであるシスタチン，カルパスタチン，高（低）分子量キニノーゲンなどは生体のシステインプロテアーゼの活性制御に重要である．

3）アスパラギン酸プロテアーゼ：DAN（diazoacetyl-DL-norleucin）やペプスタチン（pepstatin）で阻害されるが，タンパク性インヒビターは見つかっていない．

4）金属プロテアーゼインヒビター：金属を活性中心に含んでいるので，キレート剤であるEDTAやオルト‐フェナントロリン（o-phenanthroline）で強く阻害される．ペプチド性のインヒビターとしてはホスフォラミドンやタロペプチン（talopeptin）がある．TIMP（tissue inhibitor of metalloproteinases）はコラーゲナーゼやゼラチナーゼ，ストロムライシンなどのマトリックスメタロプロテアーゼの活性を阻害するタンパク性のインヒビターである．☞ タンパク質分解酵素，トリプシンインヒビター，タンパク質

プロテアソーム proteasome 基質特異性が広い多機能プロテアーゼ（MCP：multicatalytic protease）で，真核生物の細胞質に多数のサブユニット（分子量2～3万）から構成される巨大分子複合体（20Sと26S）として存在する．20Sプロテアソーム（分子量70万）を構成するサブユニット（分子量2～3万）はその一次構造から α（7種以上存在）と β（10種以上存在）の2つのファミリーに分類され，同じファミリー内のサブユニット7個で形成されるリング状構造体が（α7）（β7）（β7）（α7）と4層に積み重なった計28個のサブユニットからなる中空のシリンダー状構造をとる．

26Sプロテアソーム（分子量約200万）は20Sプロテアソームの両端に，6種のATPアーゼサブユニットファミリーと約15種のnon-ATPアーゼサブユニットファミリーからなる制御サブユニット複合体（分子量25～100万）1分子ずつが会合したダンベル型中空構造をとる．この会合はATPに依存するが，20S/26Sの相互変換の制御機構の詳細は不明である．

また，サブユニットのアイソマーの組合せによりプロテアソームに多様なアイソフォームが存在する．20SプロテアソームはATP非依存的にタンパク質分解活性（トリプシン様活性，キモトリプシン様活性，およびペプチジルグルタミルペプチド加水分解活性）を触媒できるコア複合体であり，β サブユニットのN末端トレオニン残基が活性部を構成するトレオニンプロテアーゼである．26Sプロテアソームはエネルギー依存的タンパク質分解反応であるユビキチン依存型タンパク質分解反応をつかさどり，ユビキチンの認識とATPの分解が制御サブユニットを介して行われる．

また，近年，インターフェロン γ の存在で20Sプロテアソームの β サブユニットのアイソマーの1つXがLMP 7（low molecular mass polypeptide 7）に，YがLMP 2に，ZがMECL-1（multicatalytic endopeptidase complex like protease 1）に，それぞれ分子内置換することが発見され，これら遺伝子がMHC遺伝子領域にコードされ細胞性免疫に関与することから，免疫プロテアソームと名付けられた．また同様に，インタ

ーフェロンγで誘導されるPA28/20S型プロテアソームはユビキチンの有無にかかわりなく未変性のタンパク質にはほとんど作用せず,小分子量のポリペプチドにのみ強い分解活性を示すことが報告されている．これら免疫プロテアソームはMHCクラスIにおける抗原提示に関与していると考えられている．☞ ユビキチン系,抗原提示,主要組織適合(性)抗原

❖**ブロディーこつのうよう ブロディー骨髄瘍**
Brodie abscess

プロテイン protein →タンパク質

プロテインA protein A 抗体の精製法の中で最も一般的で簡易な方法は,プロテインAなどのアフィニティクロマトグラフィーを用いた方法である．プロテインAは黄色ブドウ球菌(*Staphylococcus aureus*)の細胞壁を構成するタンパク質で,多くの種類のほ乳類のimmunoglobulin(特にIgG)のFc部分と強く結合する性質をもっている．分子量42,000の単一ポリペプチド鎖から成り,1分子あたり2個のIgG結合部位がある．IgGとの結合活性は動物種やIgGのサブクラスによって異なり,またpHやイオン強度に依存して変動する．ヒトのIgGでは,IgG1,IgG2,IgG4を結合するがIgG3は結合しない．このような性質を利用し,プロテインAを樹脂などに固相化したカラムにサンプルを通すだけで,サンプル中のIgGだけを結合画分として得ることができる．似た物質に,*Streptococci*由来のプロテインGがある．プロテインAとプロテインGのIgGとの結合特性は動物種により異なるが,一般的にプロテインAよりもプロテインGの方がIgGとの結合力が強い傾向にある．☞ 抗体

プロテインキナーゼ protein kinase [タンパク質リン酸化酵素] 真核生物に広く分布する酵素で,ATPのγ-リン酸基をタンパク質のセリン,スレオニン,チロシンのヒドロキシル基へ転移する反応を触媒する．細胞外部からの刺激を細胞内部に伝達し,これらの刺激に対する細胞の応答に関係する．☞ シグナル伝達

プロテーアゼネキシン protease nexin [PN] 特定のセリンプロテアーゼと強固に結合し,これを阻害するタンパク質性インヒビター．☞ プロテアーゼインヒビター

プロテーゼ protease →タンパク質分解酵素

プロテオース proteose タンパク質のアルカリ,無機酸あるいは酵素による部分分解物のうちで,煮沸による凝固性を失ったもの．培地の窒素源としても用いられる．

プロテオーム proteome タンパク質(PROTEins)と遺伝子の総体を表すゲノム(genOME)との合成語である．細胞の発生から死までの間にゲノムによって発現されるタンパク質の全体を表す．プロテオーム解析はタンパク質がいつ,どこで,どの程度,どのような翻訳後修飾を受けて,どのように機能しているのかを明らかにすることを目的としている．

プロテオグリカン proteoglycan [ムコ多糖タンパク質複合体] グリコサミノグリカン(ムコ多糖)とコアタンパク質の共有結合化合物の総称．グリコサミノグリカンが特異的なくり返し構造をもち,糖含量が著しく大きいことから,糖タンパク質とは区別されている．ヘパリンなどがその例である．

プロトプラスト protoplast [原形質体] 細菌や植物細胞を高張液中で細胞壁分解酵素で処理することにより得られる原形質膜(細胞膜)に包まれた原形質の塊(核を含む)をいう．細胞壁を除いた球形の全細胞内容を指し,低張液に移すと水を吸収して膨張し,破裂してしまう．適当な浸透圧条件下では細胞としての生理的活性を維持し,高分子物質の取り込みや細胞融合などの現象を示す．

プロトロンビン prothrombin 血漿中に存在するトロンビンの前駆体．活性化因子により限定分解されトロンビンに変換する．☞ 血液,凝固

プロトン proton [陽子] 原子番号1,質量数1の水素の原子核あるいは水素陽イオン(H^+)のことをいう．プロトンは生物学的にも非常に重要で,プロトンが細胞外に輸送されたことで生じた電気化学ポテンシャルがATP合成の駆動力になっている．

プロトンポンプ proton pump ATPの加水分解エネルギーを利用して,プロトン(H^+)を輸送する担体(carrierタンパク質)をプロトンポンプという．したがってこれをプロトン(H^+)ATPaseとも呼ぶ．プロトンATPaseには,i)ミトコンドリア内膜,葉緑体チラコイド膜,細菌の形質膜などに存在するF_0F_1またはF型ATPase,ii)酵母液胞,分泌顆粒,シナプス小胞,エンドソーム,リソソームなどオルガネラの膜上に存在するV型ATPase,iii)胃酸分泌酵素であるH^+/K^+-ATPaseなどのP型ATPaseがある．

i)およびii)など多くはプロトン(H^+)輸送により正味の電荷の移動があるので,内側が陰性の電気的ポテンシャル(膜電位差=$\Delta\psi$)とプロトンの化学的ポテンシャル(濃度勾配=ΔpH)が生

じる．そしてこの両者の和すなわち電気化学的ポテンシャルをプロトン駆動力（proton motive force＝$\Delta\mu H$）ともいう（$\Delta\psi + \Delta pH = \Delta\mu H$）．これらはいわゆる起電性（electrogenic）ポンプであるのに対し，iii）のH^+, K^+-ATPaseは非起電性である．またF型ATPaseの反応は両方向性である．すなわち，ATPase活性により$\Delta\mu H$を形成するし，形成された$\Delta\mu H$を利用してADPとPiからATPの生成も行う．

呼吸鎖をもたない口腔レンサ球菌のF型ATPaseは前者の例であり，これにより菌体内pHを菌体外よりアルカリに保っている．大腸菌やミトコンドリアのF型ATPaseは主として後者の例として機能しており，呼吸鎖により形成された$\Delta\mu H$を利用してATPをつくっている．また形成された$\Delta\mu H$は他の溶質の輸送のためのエネルギー源ともなっている．プロトンと共役した共輸送 synport 系，対向輸送 antiport 系の存在により，別の基質が輸送される．細菌の糖やアミノ酸の輸送系，シナプス小胞の神経伝達物質の輸送系など多くの例が認められる．これらの系は二次輸送系 secondary transport system といい，能動輸送と受動輸送の両者の性格をもっている．☞ 能動輸送，イオンポンプ，ナトリウム（Na）ポンプ，イオンチャンネル

プロトンゆそう　プロトン輸送　proton translocation［プロトン転移］　生体膜には膜両側のH^+の電気化学ポテンシャルに逆らってH^+の能動輸送を行う機能があり，これをプロトン輸送という．生体膜内外のH^+濃度の差をプロトン勾配というが，この勾配を調節しているのは主として生体膜に存在するH^+-ATPaseである．H^+-ATPaseはATPをADPとPに脱リン酸化して得たエネルギーを利用して細胞内からH^+を排出する．*Lactobacillus* や *S. mutans* など低pHに適応できる菌のH^+-ATPaseは酵素活性の至適pHが低いことが知られており，プロトン輸送は細菌の菌体内pH調節に重要な役割を果たしていると考えられている．☞ イオンポンプ，酸化的リン酸化

プロナーゼ　pronase　放線菌（*Streptomyces griseus*）の産生する各種のプロテアーゼの総称．分子量約20 kDaで，研究面ではタンパク質の低分子化などに使用される．臨床面では，消炎酵素剤（エンピナースPD）として，副鼻腔炎や術後の腫脹などの改善に内服される．☞ プロテアーゼ

プロピオンさんはっこう　プロピオン酸発酵　propionic acid fermentation　*Propionibacterium* 属の8種の細菌が行う，糖，有機酸，多価アルコールなどから嫌気的にプロピオン酸を生成すること．

プロファージ　prophage　テンペレートファージにおいて，宿主細菌染色体に組み込まれるかまたはプラスミドとしてファージ遺伝子が宿主と共存する状態．☞ 溶原化

プロフェッショナル オーラル プロフィラキシス　professional oral prophyraxis　スケーリング，ルートプレーニング，歯面の研磨による歯のクリーニング操作．☞ プラークコントロール

プロモーター　promoter　遺伝子が発現する際のRNAポリメラーゼが結合するDNA領域．真核生物では，TATA box近辺を指す．原核生物では，RNAポリメラーゼを構成するσ因子がプロモーター配列を認識する．多くの遺伝子において，転写開始点より，35塩基上流（－35領域；TTGACA）と10塩基上流（－10領域；TATAAT）にコンセンサス配列が知られている．両者の間隔はほぼ17塩基となっている．大腸菌，枯草菌などには，複数のσ因子が存在し，遺伝子発現の調節を受ける際には，特定のσ因子が異なったプロモーター配列を認識することが知られている．☞ TATAボックス

プロラクチン　prolactin［黄体刺激ホルモン，泌乳刺激ホルモン］　下垂体前葉の好酸性細胞から産生されるホルモンで，198個のアミノ酸で構成される単純タンパク（分子量約23 kDa）．成長ホルモンとアミノ酸配列に共通部分があり，視床下部による分泌調節を受け，乳汁分泌促進，卵巣黄体細胞刺激（肥大化）などの作用がある．☞ ホルモン

プロラミン　prolamin(e)　貯蔵タンパク質の1種，60～90％エタノール可溶，90％以上のエタノール，水，中性塩水溶液に不溶のタンパク質の総称で，単純タンパク質に属する．☞ タンパク質

プロリン　proline［ピロリジン-2-カルボン酸］$C_5H_9NO_2$．分子量115.13．略記はProまたはP（一文字表記）．L型はタンパク質を構成するアミノ酸（イミノ酸）の1つである．ヒトでは非必須アミノ酸．H. E. Fischer (1901年) によりカゼインの加水分解物から単離・命名された．ヒドロキシプロリンと同様にニンヒドリン反応では黄赤色を呈する．コラーゲンタンパク質やゼラチンに多く含まれる．生体内では，グルタミン酸から1-ピロリン-5-カルボン酸を経て生合成される．分解は，プロリンオキシゲナーゼによって酸化され，生合成の逆反応でグルタミン酸になる．コラーゲンタンパク質ではプロリン残基の一部がプロリン

ヒドロキシラーゼによりヒドロキシル化されヒドロキシプロリン残基となる．☞ アミノ酸，ヒドロキシプロリン

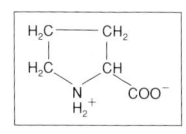

プロリン

ぶんか 分化 differentiation 受精卵が細胞分裂により多細胞になり，個々の細胞がある一定の特徴をもった細胞になる過程，あるいは幹細胞が細胞分裂し，1つの細胞は幹細胞に，もう1つの細胞がある一定の特徴をもった細胞になる過程を分化と呼んでいる．特に，表皮の幹細胞から分化を開始した細胞は最終的には死んでしまうが，このような分化過程を最終分化（terminal differentiation）と呼んでいる．分化においては，細胞のもつ全遺伝情報の中の，細胞を特徴づける遺伝子が発現していると考えられ，細胞の分化を特徴づける遺伝子やタンパク質を分化マーカーと呼んでいる．分化が生じた細胞でも，その核を受精卵の核と交換することにより，染色体を初期化でき，クローン動物を作製することが可能な場合もある．☞ 形態形成，腫瘍，脱分化，細胞表面マーカー

ぶんかこうげん 分化抗原 differentiation antigen リンパ球の分化の段階に発現する膜表面抗原で，特異的抗体によって検出される．B細胞の膜型免疫グロブリンなどが例である．モノクローナル抗体の普及に伴ってこれらは分化抗原群（cluster of differentiation：CD）を決定するとされ，数字で表示されるようになった．現在1～100の番号をもったCDが知られている．☞ 細胞表面マーカー

ぶんこうけいこうけい 分光蛍光計 spectrofluorometer 物質に種々の波長をあてたときの発光を測定する機器．

ぶんこうこうどけい 分光光度計 spectrophotometer 吸収スペクトルを測定する機器．

ぶんこうへんこうけい 分光偏光計 spectropolarimeter 偏光の回転角や偏光量を測定する器械．

ぶんし 分子 molecule 1つの物質がその特徴を失うことなく存在しうる最小の単位．

ぶんしいでんがく 分子遺伝学 molecular genetics 遺伝現象の基本的構築を分子のレベルで研究する学問分野．従来の遺伝学では遺伝子を最小単位として取り扱ってきたのに対し，分子遺伝学ではさらに踏み込んで分子のレベルで遺伝現象を解析しようとする点が特徴である．

ぶんせいぶつがく 分子生物学 molecular biology 生命現象を分子，特に生体高分子の構造と機能に基づいて解明しようとする生物学の1分野もしくは立場をいう．分子遺伝学と分子生理学の分野が含まれる．

ぶんしふるい 分子ふるい molecular sieve ゲル濾過などにより，分子をその大きさに基づいて分別するために用いられる物質．セファデックスなどがその例である．☞ クロマトグラフィー

ぶんしふるいクロマトグラフィー 分子ふるいクロマトグラフィー molecular sieve chromatography ［ゲル濾過クロマトグラフィー］ ゲル濾過の原理によって溶液中の高分子溶質と低分子溶質を分離する．タンパク質など生体高分子の研究において，精製，脱塩，分子量の推定，低分子リガンドとの結合定数の決定などに広く用いられている．☞ クロマトグラフィー

ぶんしめんえきがく 分子免疫学 molecular immunology 免疫現象を分子，特に生体高分子の構造と機能に基づいて解析しようとする学問．

ぶんしりょう 分子量 molecular weight [M, Mr, MW, mol wt] ある物質としての性質を示す最小の粒子が分子であり，分子は原子が結合したものである．原子の相対的な質量を原子量といい，質量数12の炭素原子の原子量を12として，これを基準にほかの原子の質量を表す．分子量は，分子の相対的な質量であり，分子を構成する原子の原子量の総和である．

ぶんぱいクロマトグラフィー 分配クロマトグラフィー partition chromatography ［PC，順相クロマトグラフィー］ 固定相にある溶質を含んだ溶液をスポットし，乾燥した後，ある展開溶媒に浸すと溶媒が移動する間に移動相の溶媒に対する溶質の溶解度の違いにより固定相に留まる確率が変わる．このことを利用して，多成分の混合物に含まれる各成分を分離分析することを分配クロマトグラフィーという．☞ クロマトグラフィー

ぶんぴつ 分泌 secretion 細胞で生成された物質が，細胞外に出ていくこと．腺組織で，生成された物質が，体内，または体外に出ていくこと．☞ シグナルペプチド

ぶんぴつがためんえきグロブリン 分泌型免疫グロブリン secretory immunogrobulin ［分泌抗体］ 唾液，涙腺，乳腺，鼻汁，腸管，気道上

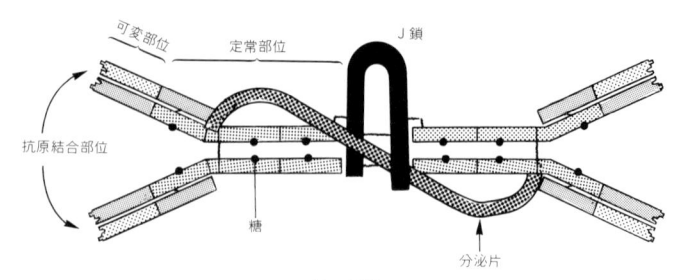

sIgA の構造

皮などの外分泌腺で産生,分泌される抗体で,分泌型 IgA (sIgA) が大部分を占める.分泌型抗体は,消化管粘膜や気道粘膜表面に存在して抗ウイルス,抗細菌,抗毒素,腸管の異物吸収抑制などの活性をもち,生体の局所免疫防御機構に重要な役割を果たしている.sIgA の構造は,分子量 390 kDa で IgA 二量体が J 鎖 (joint chain;分子量 15 kDa) と分泌片 (SC;secretory component;分子量 75 kDa) によって結合している (図参照).

sIgA はモノマーの IgA に比べて,粘膜,歯面に強い親和性をもち,プロテアーゼ抵抗性が高い特徴をもつ.補体系の古典経路は活性化しないが副経路は活性化する.ヒト腸管の Peyer 板に多く存在する未分化 B 細胞は経口由来の抗原に刺激されると腸管リンパ管,胸管を経て血中に入り消化管粘膜に帰巣して,IgA 産生形質細胞に分化する.そして外分泌腺の上皮組織基底膜直下に存在する形質細胞で産生され,J 鎖に結合して二量体となり,上皮基底膜を越えて上皮細胞の Ig 受容体 (SC と分子量 15 kDa の担体よりなる) に結合する.この複合体はトランスサイトーシスと呼ばれる細胞質内移動機構によって腺組織の内腔へ運ばれる.Ig 受容体は分解されて SC は IgA 二量体と結合して sIgA として上皮細胞を通過して内腔へと搬送されるのに働く.

母乳から分泌された sIgA は,新生児の腸管へ運ばれ自身で抗体産生ができるまで防御機構に働く.唾液の sIgA は,口腔免疫の主要抗体であることから口腔感染菌を中和できる唾液 sIgA 産生を促進させる免疫療法が試みられている.う蝕病原細菌抗原を経口ワクチンとして投与し粘膜免疫系の局所免疫を誘導すると,う蝕病原細菌に対するヒト唾液 sIgA の抗体価が上昇し,ラット動物実験レベルではカリエススコアーが低下する.鼻腔粘膜免疫も試みられており,sIgA の抗体価の上昇や有効性が認められている.☞ 粘膜免疫,抗体,唾液,免疫グロブリン,う蝕予防,う蝕ワクチン,抗う蝕免疫

ぶんぴつしょうほう 分泌小胞 secretory vesicle [チモーゲン顆粒]　分泌タンパクが細胞質膜外へ分泌される前に集められる小胞.

ぶんぴつしんけい 分泌神経 secretory nerve 外分泌腺に分布し,その分泌活動を支配する末梢神経.☞ 神経系

ぶんべつじょうりゅう 分別蒸留 fractional distillation　各成分の沸点,蒸気圧の差を利用して溶液中の成分を分離する手段.

ぶんべつちんでん 分別沈殿 fractional precipitation　物質の溶解度の相違を利用して混合物の各成分を分離する方法.

ぶんべつめっきん 分別滅菌 fractional sterilization　短い間欠的な加熱による滅菌.保温中に胞子を発芽させ,加熱で殺す.長い高温に耐えられない試料の滅菌に用いられる.

❖ぶんようぜつ 分葉舌 lobulated tongue [分葉裂舌]

ぶんるいがく 分類学 taxonomy　動物,植物,微生物などの生物を形態的,共通な性質,遺伝的相違に基づいて,種どうしの類縁関係や進化などを,一定の規則に従って整理し,系統的に分類する生物学の 1 分野.現在,細菌の分類は国際命名規約に従って行われる.新しい菌種,菌種名の変更などは国際命名委員会の機関誌上で議論される.

ぶんれつしゅうき 分裂周期 mitotic cycle 有糸分裂を行う細胞の細胞周期のうち,静止期から核分裂を経て次の静止期に至るまでをいう.☞ 細胞周期

ぶんれつそくしんいんし 分裂促進因子 mitogen →マイトジェン

へ

へいかつきん　平滑筋　plain muscle, smooth muscle　横紋筋でない筋肉，すなわち無紋筋の総称．脊椎動物では心臓筋以外の内臓筋．不随意筋．

❖**へいかつきんしゅ　平滑筋腫　leiomyoma**

❖**へいかつぜつ　平滑舌　bald tongue**

へいかつめんうしょく　平滑面う蝕　smooth surface caries　平坦なエナメル質上に発生するう蝕で，歯垢下に発症する．う蝕病原性細菌であるミュータンスレンサ球菌の関与が強い．自浄作用が期待できない隣接面，前歯部唇側歯頸部，義歯に接する歯面に好発する．エナメル小柱に沿ってう蝕が進行するのでう蝕円錐は表層が底となるが，表層エナメル質は再石灰化のため歯冠輪郭を保っている場合がある．臼歯部隣接面う蝕ではⅡ級インレー修復の適応となる．☞ う蝕

へいきんちせんりょう　平均致死線量　mean lethal dose　被爆すると死亡する放射線の平均量．

へいこう　平衡　equilibrium　力学的，熱的，化学的，相的，電気的につり合いがとれた状態．☞ 化学反応速度論

へいこうじょうすう　平衡定数　equilibrium constant　［へいこうていすう］　化学反応はほとんど可逆反応で，出発物質が反応して生成物を生じることもできれば，逆に生成物から出発物質に戻ることもできる．平衡定数Kは以下のように一般化した式で表される．

aA+bB⇌cC+dD　K=[C]^c[D]^d/[A]^a[B]^b

❖**へいこうそく　平衡側　balancing side**　［均衡側，非作業側］

❖**へいこうそくせっしょく　平衡側接触　balancing contact**

へいこうとうせき　平衡透析　equilibrium dialysis　半透膜を通過しない高分子物質（H）と自由に通過する低分子物質（T）の結合定数（K）を測定する方法．1つの系を半透膜でAとBとに仕切り，Aに濃度CHの高分子物質溶液を，他方にT溶液を入れ，平衡状態に到達させ，AとBとにおけるTの濃度CAとCBを測定する．HとTのKはK=（CA－CB）/CB［CH－（CA－CB）］で算出できる．

へいこうみつどこうばいえんしんぶんり　平衡密度勾配遠心分離　equilibrium density gradient centrifugation　タンパク質あるいは核酸などの分離・精製に用いられる方法である．例えば，ショ糖や塩化セシウムの溶液を遠心することにより濃度勾配を形成し，そこにある高分子物質の混合溶液を添加し，さらに遠心すると，それぞれの密度のところに各物質が分離して留まることを利用した方法という．

❖**へいさせいししずいえん　閉鎖性歯髄炎　closed pulpitis**　［慢性閉鎖性歯髄炎］

へいばんばいよう　平板培養　plate culture, plating　培養基を平板状につくり，表面に好気性微生物や多細胞生物の組織・器官などを培養すること．

ベイヨネラ　Veillonella　直径0.3～0.4 μm のグラム陰性小球菌で，口腔に V. parvula と V. alcalescens が定在する．☞ 口腔微生物叢

ベインかいろ　ベイン回路　Bain circuit　全身麻酔の一方法であり，ジャクソン・リース法を改良したもの．

β-がたようけつレンサきゅうきん　β-型溶血レンサ球菌　β-hemolytic streptococcus　血液寒天培地上で β-型溶血反応を示す溶血レンサ球菌，狭義に溶血レンサ球菌といった場合，β-型溶血レンサ球菌を指す．β-型溶血は完全溶血であり，コロニー周囲にはヘモグロビンを含まない無色透明の完全溶血環を生じる．β-型溶血レンサ球菌のうち，Lancefieldの血清学的分類でA群に属している菌は Streptococcus pyogenes（化膿レンサ球菌）と呼ばれ，ヒト感染症からの分離頻度が高い．☞ レンサ球菌

βガラクトシダーゼ　β-galactosidase　［β-ガラクトシドガラクトヒドロラーゼ］　β-結合されているガラクトースを加水分解する酵素．☞ ラクトースオペロン

βガラクトシドパーミアーゼ　β-galactoside permease　β-結合をしたガラクトース配糖体の生体膜の通過を触媒する酵素．☞ ラクトースオペロン

βグルコシダーゼ　β-glucosidase　［β-D-グルコシドグルコヒドロラーゼ］　アグリコン，または糖鎖と β-D-グルコースとの β-グルコシド結合を加水分解する酵素で，真核生物のみならず，原核生物にも広く分布する．細菌などでは，セロルースやセロビオースを分解する．動物組織では，糖脂質の代謝に関係するものもある．

βこうぞう　β構造　β-structure　［ベータ・シート］　タンパク質の二次構造の1つ，少なくとも2本のポリペプチド鎖が平行に配置し，その鎖間で水素結合で固定された構造．☞ α-ヘリックス，タンパク質の構造

βさんか　β酸化　β-oxidation　［脂肪酸酸化経

路］　脂肪酸が酸化的に分解され，アセチルCoAを生ずるまでの一連の代謝過程．この過程で脂肪酸からATPが生成され，エネルギー産生系として機能する．動物ではミトコンドリアとペルオキシソームで，植物ではペルオキシソームのみで反応が行われる．細菌では全く別の系が存在する．☞ 脂肪酸分解

βしゃだんやく　β遮断薬　β-adrenergic blocker, β-blocker ［βブロッカー］　アドレナリン作動性受容体のうちβ受容体を介する情報伝達を特異的に遮断する物質．β受容体は，β1～3に細分されており，それぞれ遮断薬がある．非選択的β遮断薬としては，プロプラノロール，β1遮断薬はアテノロール，メトプロロール，β2遮断薬には，ブトキサミンが知られている．高血圧症，虚血性心疾患，不整脈などに用いられる．

βじゅようたい　β受容体　β-receptor, β-adrenergic receptor　アドレナリンやノルアドレナリンを受容するアドレナリン受容体にはαとβがある．β受容体は，β1～β3に細分類され，β1は，心機能亢進や脂肪分解促進をもたらし，代表的作動薬は，ドブタミン，遮断薬は，アテノロール，β2は，気管支や血管の拡張に関与し作動薬は，プロカテロール，遮断薬は，ブトキサミンがある．

βせん　β線　β-rays　放射性核種の出す放射線のうち，負の荷電をもつもの．☞ アイソトープ

βほうかい　β崩壊　β-decay　ある原子核または素粒子が電子または陽電子を放出して，他の原子核あるいは素粒子に変換すること．☞ アイソトープ

ベーチェットびょう　ベーチェット病　Behçet disease　膠原病の1つ．1937年にトルコの皮膚科医H.ベーチェットが報告した全身の炎症性疾患．口腔粘膜の再発性アフタ性潰瘍，結節性紅斑様皮疹などの皮膚症状，虹彩毛様体炎などが主症状，外陰部潰瘍が主症状，関節炎，消化器症状，精巣上体炎，運動障害なども伴う．成年男子に多く発症し，再発をくり返す．

ペーパークロマトグラフィー　paper chromatography ［濾紙クロマトグラフィー］　固定相に濾紙を用いた分配クロマトグラフィーをいう．溶質は濾紙に保持された極性の高い水と展開溶媒に用いる極性の低い水との間で分配される．アミノ酸，単糖などの分析に用いられていたが，現在では薄層クロマトグラフィーがおもに使用されている．☞ クロマトグラフィー

ヘキサクロロフェン　hexachlorophene　脱共役剤の1種．ビスフェノール系消毒剤で，高濃度では神経毒となる．☞ 殺菌剤

ヘキソース　hexose ［六単糖］　炭素原子が6個ある単糖をいう．そのなかにはグルコースのような-CHO基をもつアルドースとフルクトースのようなケトースも含まれている．☞ 単糖

ヘキソースいちりんさんけいろ　ヘキソース一リン酸経路　hexose monophosphate pathway, hexose monophosphate shunt　ブドウ糖の代謝経路の1つ．細胞質に可溶性に存在し，脂肪酸合成へのNADPH，核酸合成に必須のリボース5-リン酸の供給を行う．☞ ペントースリン酸回路

ヘキソースにりんさんけいろ　ヘキソース二リン酸経路　hexose diphosphate pathway　ブドウ糖がピルビン酸または乳酸にまで嫌気的に分解される経路．☞ 解糖，エムデン・マイヤホフ経路

ヘキソースホスホケトラーゼけいろ　ヘキソースホスホケトラーゼ経路　hexose phosphoketolase pathway　ヘキソース一リン酸分路に関連するグルコースの異化経路．ある種の細菌に存在する．

ヘキソサミン　hexosamine　ヘキソースのヒドロキシル基がアミノ基で置換された化合物の総称．☞ アミノ糖

ベクター　vector　遺伝子組換え実験において，DNA断片を運ぶための道具．遺伝子組換え実験では，注目している遺伝子をクローニングした後，塩基配列の決定，遺伝子発現，突然変異導入，また他の生物種への遺伝子導入などの操作を行うが，それぞれの目的に適したベクターが個々の研究者により構築され，さまざまなものが市販されている．DNAクローニングでは，数100 kbにおよぶ非常に大きな染色体断片はYAC (yeast artificial chromozome)に，40 kbまではコスミドに，20 kbまではλファージに，また5 kb程度ではプラスミドに導入するのが一般的である．この際，宿主としては大腸菌が使用されるが，YACの場合には酵母が宿主となる．

　遺伝子のクローン化以外にも次のような目的で種々のベクターが使用される．一本鎖ファージであるM13を改良したベクターはサンガー法による塩基配列の決定の他，合成DNAを用いた突然変異導入に使用される．また，アデノシンデアミナーゼ欠損による免疫不全では，レトロウイルスをベクターとしてアデノシンデアミナーゼcDNAを患者の末梢リンパ球に導入するという遺伝子治療がなされている．☞ シャトルベクター，プラスミド，遺伝子操作，DNAクローニング

ペクチン　pectin　$\alpha(1\to 4)$-D-ガラクツロン酸残基のカルボキシル基が一般には10%前後の割合でメチルエステル化した多糖で、そのエステル化度は3〜5%のものや約50%に達するものもある。Ca^{2+}やMg^{2+}塩となっているものもある。エステル化度の低いものはペクチン酸という。陸上植物一般の細胞間に充填多糖として存在する。機能性のある食物繊維となり、食品工業では安定剤、増粘剤、乳化剤、飲料の清澄剤などに使われ、化粧品にも使われる。また止血や抗凝結作用とか赤血球の沈降促進性などの性質で医薬品としても使われる。

ベクレル　becquerel　[Bq]　放射能の単位。単位時間に崩壊する原子核の数。1 Bqは毎秒1崩壊の放射能の強さ。$1 Ci = 3.7 \times 10^9 Bq$. ☞ アイソトープ

ペチジン　pethidine　合成麻薬の1つ。

ヘテロカリオン　heterocaryon　[異核共存体、異核接合体]　遺伝的に異なる単相核が同一の細胞内に共存し増殖している細胞、胞子、菌糸などで、遺伝的に同一の核をもつホモカリオンの対語。ヘテロカリオンはホモカリオンからの突然変異や、異なる細胞間の融合などにより生まれる。

ヘテログリカン　heteroglycan　数種類の単糖から構成されている多糖の総称。☞ 多糖

ヘテロクロマチン　heterochromatin　細胞周期の間期においても塩基性色素で濃染される異常凝縮クロマチン。

ヘテロにゅうさんはっこう　ヘテロ乳酸発酵　heterolactic fermentation　乳酸発酵のうち、乳酸以外の生成物としてエタノール、酢酸、グリセロール、二酸化炭素、などを生成するもの。途中の経路はヘキソース-1-リン酸経路を経ていると考えられている。☞ 乳酸発酵

❖**ベドナーアフタ　Bednar aphtha**　[偽ジフテリア]

ペニシリナーゼ　penicillinase　β-ラクタマーゼの1種。ペニシリンのβ-ラクタム環を開裂してその抗菌活性を失わせる加水分解酵素。☞ 薬剤耐性

ペニシリン　penicillin　アオカビ（*Streptomyces penicillium*）の産生する抗生物質でA. Flemingにより発見された。動物細胞に存在せず細菌の細胞壁中に存在するペプチドグリカンの合成を阻害するため、高い選択毒性を有し、おもにグラム陽性菌に効果をもつ。ベナム環をもつ抗生物質で、これから多数の半合成ペニシリンがつくられている。☞ 抗生物質

ヘパランりゅうさん　ヘパラン硫酸　heparan sulfate　[ヘパリチン硫酸]　グリコサミノグリカンの1種で、細胞膜、基底膜の成分として広く存在する。D-グルコサミン、D-グルクロン酸、L-イズロン酸を構成糖とする多糖で、N-硫酸化、O-硫酸化、N-アセチル化されている。分解酵素の欠損による遺伝的代謝異常症としてハーラー症候群、サンフィリポ症候群などがある。

ヘパリン　heparin　マスト細胞で産生され、細胞表面、特に血管壁に存在する強い抗凝固作用をもつプロテオグリカン。コアタンパク質はセリンとグリシンのみからなり、グルコサミンとウロン酸のくり返し構造からなる糖鎖が結合している。臨床面では、血栓塞栓症の治療や血液透析の際の血液凝固防止に用いられる。☞ 血液凝固

ペプシン　pepsin　[ペプシンA]　分子量34 kDaのリンタンパク質で、胃液に含まれる酸性プロテアーゼ。エンドペプチダーゼとしてタンパク消化の第一段階で大小のペプチド混合物を生成する。不活性型前駆体のペプシノーゲンが、塩酸によってN末端の44アミノ酸が脱離し、活性型(至適pH 2前後)として機能する。☞ プロテアーゼ

ペプシンインヒビター　pepsin inhibitor　[ペプシン阻害剤]　ペプシン活性の阻害物質の総称。放線菌由来のペプスタチンが有名で、ペプシンに非常に強く（約1:1）結合することでペプシンを失活させることができる。☞ プロテアーゼインヒビター

ペプスタチン　pepstatin　[イソバレリル-L-バリル-L-バリル-4-アミノ-3-ヒドロキシ-6-メチルヘプタノイル-L-アラニル-4-アミノ-3-ヒドロキシ-6-メチルヘプタン酸]　放線菌が産生する低分子量のアスパラギン酸プロテアーゼ阻害剤の総称、代表的な分子種はペプスタチンAで、ペプシン阻害活性が強力。レニン、カテプシンD、レンニン（キモシン）なども阻害する。胃潰瘍の抑制にも効果があるとされている。☞ プロテアーゼインヒビター

ペプチダーゼ　peptidase　[ペプチド(加水)分解酵素]　ペプチド結合を加水分解する酵素の総称で、エキソペプチダーゼとエンドペプチダーゼがある。前者は、N末端、もしくはC末端から1個のアミノ酸やジペプチドが遊離する。後者は、作用機序によってセリンプロテアーゼなどの4種に大別されている。☞ プロテアーゼ

ペプチド　peptide　2個、またはそれ以上のアミノ酸がペプチド結合によって連結したもので、通常分子量5 kDa以下のものを指す。アミノ酸が10個以下のものをオリゴペプチド、それ以上のも

のをポリペプチドと呼ぶ．ほとんどの天然ペプチドは，L-アミノ酸のみから成り立っている．

ペプチドグリカン　peptidoglycan　[ムコペプチド，ムレイン，ムコポリマー]　大部分の原核生物の細胞壁構成成分の1つ．N-アセチルグルコサミンとN-アセチルムラミン酸の反復構造をもつ多糖と，D-およびL-アミノ酸からなるオリゴペプチドが共有結合した高分子物質．グラム陽性菌ではタイコ酸などと，グラム陰性菌ではリポタンパク質と結合している．

ペプチドマップ　peptide map　[フィンガープリントマップ]　微量のタンパク消化物をポリアクリルアミドゲル電気泳動，高速液体クロマトグラフィー，シリカゲルなどで分離して得られたペプチド地図．一次構造が類似するタンパク質の同定や，突然変異タンパク質におけるアミノ酸配列の異なるペプチドの検出に用いられる．

ペプチドワクチン　peptide vaccine　病原体に対し防禦免疫を誘導する目的で用いられる抗原（ワクチン）がペプチドの場合をいう．通常，目的抗体のB細胞エピトープを含むペプチドが使用される．安全性に優れているが未解決の問題もあり，まだ実用には至らない．利点は，a）アミノ酸を材料とする合成標品であり，抗原成分が均一で化学的純度も高く，また，長期間安定．b）T細胞およびB細胞エピトープの最小単位で構成できるので，不必要あるいは不都合な抗体の誘導が避けられる．c）標的分子を抗原とした通常の免疫では優勢エピトープの存在により誘導できないような抗体も，単独エピトープのペプチド免疫で誘導可能となる．d）抗原のデザインが自在である，などである．

一方，弱点には，1）免疫原性が弱い．2）阻害抗体の誘導能が低い．3）抗体による阻害効果が弱化する．4）ヒトにより免疫原性に強弱がある．5）細胞性免疫の誘導能が低い，などがある．

1）は，ペプチドを抗原とするとT細胞およびB細胞エピトープの数や種類がきわめて限られるからであり，同一ペプチド内に複数種のエピトープを複数個連結もしくは重複させることにより免疫原性の増強が可能である．また，最近，種々の細胞結合タンパク質（フィブロネクチン，コラーゲン，ラミニン等）に共通の細胞結合もチーフ，例えばインテグリン結合もチーフであるRGDなどをペプチド抗原に附加することにより，著しく抗原性が高まることも報告されている．さらにヒトに実用可能な優れたアジュバントの開発も一方法である．

2）は，B細胞エピトープがアミノ酸の一次配列に限定されるペプチド抗原の場合，標的分子の高次構造を認識する抗体の誘導が不可能ゆえである．通常，高次構造認識抗体には阻害抗体も多いが，一次構造認識抗体でも阻害抗体は存在するので，そのような抗体に対する交叉反応性エピトープを含むペプチドを特定すればよい．

3）は，誘導される抗体の認識部位が限定されるからであり，必要に応じ複数種の阻害抗体誘導B細胞エピトープを連結または重複させればよい．

4）は，T細胞エピトープが限局されるため，短鎖ペプチドの免疫原性はヒト主要組織適合(性)抗原（HLA）に強く拘束されるからであり，ヒトによっては免疫不応答となる．ペプチド抗原最大の弱点である．体液性免疫におけるこの拘束は，MHCクラスII抗原による抗原提示に必要なアグレトープのアミノ酸が遺伝子型にあり，ペプチド上にそれぞれの遺伝子型に対応するアグレトープを重複およびシフトにより共存させればよい．実際マウスでは，アグレトープシフトによりデザインしたアミノ酸13残基ペプチドで，H-2の遺伝子型が異なる数種の個体で同一抗体の誘導に成功している．

5）は，生ワクチンやDNAワクチンと異なり，ヒト体内における投与抗原の *de novo* 合成がないためであるが，標的に対するキラーT細胞の認識部位に相当するアミノ酸配列を含むペプチドを用いて細胞性免疫の誘導が試みられている．

う蝕ワクチンに関しては，う蝕病原菌 *Streptococcus mutans* の歯面付着を阻害する抗体を誘導できる短鎖ペプチドとしてTYEAALKQYEADLが報告されており，口腔免疫の特殊性からペプチド抗原の弱点5）は回避できるので，他の弱点，すなわちその抗原性の増強方法やアグレトープシフトによるクラスII拘束の解除などについて研究されている．☞ う蝕ワクチン，う蝕免疫，主要組織適合(性)抗原，クラスII MHC抗原，抗原提示，カセットモデル，アミノ酸

ヘプトース　heptose　七炭糖の総称．☞ 糖質

ペプトン　peptone　牛乳カゼイン，獣肉，ダイズタンパク質などのタンパク分解酵素あるいは酸による部分加水分解物を乾燥させたもの．培地の窒素源として用いられる．

ヘペス　HEPES　2-[4-(2-ヒドロキシエチル)-1-ピペラジニル]エタンスルホン酸．グッドの緩衝液の試薬．pH 6.8〜8.2の緩衝液に使用される．☞ 生物緩衝液

ヘマトイジン　hematoidin　鉄を含有せず，ビ

リルビンと類似しているヘモグロビン由来の色素．

ヘマトクリット hematocrit 血液中の赤血球容積比（ヘマトクリット値）を測定するための目盛付きガラス管．

ヘマトポルフィリン hematoporphyrin ポルフィリンの1種．天然には鉄が配位した形でチトクロームなどのヘム部として存在する．象牙質とセメント質にこれが沈着すると歯がピンク色または暗赤色に着色する．☞シトクロム

ヘミセクション hemisection [分割抜歯] 半側切断．多根歯の1根およびに付随する歯冠部の外科的切除．

ヘミセルロース hemicellulose もともとは植物からアルカリ処理で抽出される多糖に付けた名称である．しかし現在では，植物の細胞壁内でセルロースと結合しており，アルカリで容易に抽出され，酸で加水分解するとペントースやヘキソース，ウロン酸などが生成される複合多糖のことをいう．したがって陸上植物の細胞壁からセルロースやペクチンを除いた後に残る不溶性の多糖がだいたいヘミセルロースということになる．海藻などの細胞壁では，陸上植物のヘミセルロースに相当する違った性質の多糖をもつものもある．なかにセルロースに代行して主要細胞壁となっているものもある．

ヘミン hemin Cl^-が1個配位したポルフィリンの三価鉄錯体の慣用名．

ヘム heme [プロトヘム] プロトポルフィリンと二価の鉄による錯塩のこと．広義に，ポルフィリン鉄錯塩の総称を指す場合もある．グロビンと結合して四量体をつくることでヘモグロビンとなる．肝ではチトクロームP450，ペルオキシダーゼ，カタラーゼなどの補欠分子族となっている．

ヘムタンパクしつ ヘムタンパク質 heme protein ヘムを構成成分とする色素タンパク質の1種．ヘムの種類，結合様式，タンパク質の構造などが異なる多種類のものが存在する．酸素運搬体として機能するもの，酵素として作用するもの，電子伝達系の構成成分として働くものなど，機能的にも多様である．例としてヘモグロビン，カタラーゼ，チトクロムなどがある．

ヘモグラム hemogram 血液像．血液検査所見の完全で詳細な記録．

ヘモグロビン hemoglobin [血色素] ほとんどの脊椎動物と一部の無脊椎動物の血液に高濃度に含まれている色素タンパク質．4分子のグロビンと1分子のヘムからなり，可逆的に酸素を鉄原子に脱着することによって，循環系における酸素運搬機能を担っている．

ヘモシアニン hemocyanin [血青素] 甲殻類，節足動物，軟体動物の血リンパに存在する細胞外呼吸色素（銅結合タンパク質）で，可逆的に酸素分子と結合する．酸素が結合すると銅が二価となって青色であるが，酸素が解離すると銅が一価となるために無色となる．分子量は，動物種によって400〜9,000 kDaとさまざまある．

ヘモシデリン hemosiderin 鉄貯蔵タンパク．フェリチンよりも鉄含有量が高く不溶性．

ヘモフラビンタンパクしつ ヘモフラビンタンパク質 hemoflavin protein 補欠分子族としてヘムとフラビンを含む複合タンパクの総称．☞金属酵素

ペラグラ pellagra [ニコチン酸欠乏症] ニコチン酸欠乏によって起きる複合症状．

ベラドンナ belladonna ナス科の多年草．アトロピンなどの鎮痛・鎮痙作用を有するアルカロイドが含まれる．

ペリオトロン Periotron 歯肉溝滲出液量を測定する機器．☞歯肉溝滲出液

ペリオドンタル ディジーズ レート periodontal disease rate [PDR] 歯周疾患を疫学的に解析する際に用いられる指数 $PDR = \frac{a}{a+b}$，a は罹患歯数，b は正常歯数．

ペリプラズムこうそ ペリプラズム酵素 periplasmic enzyme グラム陰性菌の内膜と外膜の間に存在する酵素群．

ベリリウム berylium [Be] アルカリ土類金属の1種．原子番号4，原子量9.01．鋳造性を向上させる目的で歯科用ニッケルクロム系合金に添加される．

ペルオキシソーム peroxisome, microbody [glyoxisome] 一重膜と顆粒状のマトリックスからなる細胞内小器官で，H_2O_2産生諸酵素が含まれている．

ペルオキシダーゼ peroxidase 過酸化水素の分解を触媒する酵素で，動物，植物，微生物に広く分布する．狭義には西洋ワサビ由来の酵素を指すが，広義には血球中のグルタチオンペルオキシダーゼをはじめとする類似の酵素群も含む．西洋ワサビペルオキシダーゼは，免疫組織化学などで標識酵素として用いられることが多い．☞ELISA

ペルオキシダーゼはんのう ペルオキシダーゼ反応 peroxidase reaction 過酸化水素と基質から基質を酸化し水を生成する酵素反応（$H_2O_2 + AH_2 \rightarrow 2H_2O + A$）．血液塗抹標本または切片組織標本で，骨髄系細胞か否かの判定に利用する．

❖ **ベルしょうこう　ベル症候　Bell symptom**

ヘルツ　hertz　[Hz]　振動数または周波数の単位.

ヘルトウィッヒじょうひしょう　ヘルトウィッヒ上皮鞘　Hertwig's epithelial sheath　歯胚の歯根形成を担う上皮性構造物. 歯冠の歯頸部（エナメル器の自由端）では外・内エナメル上皮が中間層とエナメル髄がなくなって接合し, 上皮鞘として歯根の外形と方向を決定しながら歯根側へ進展していく. 上皮鞘の内面の歯乳頭の細胞は象牙芽細胞に分化し歯根を形成する. 歯冠形成後は萎縮して, マラッセの上皮遺残として歯根膜内に残る.

ヘルパーいんし　ヘルパー因子　helper factors　抗原非特異的な活性化因子をいう. マクロファージから産生されるもの, ヘルパーT細胞から産生されるものなどがある. T細胞の増殖, B細胞の活性化, 分化促進のためのシグナルである. ☞抗体形成

ヘルパーTさいぼう　ヘルパーT細胞　helper T cell　[介助性T細胞, T_H細胞]　T細胞とB細胞との相互作用で起こる免疫応答および抗体産生において不可欠なT細胞. 産生されるサイトカインの違いによってTヘルパー1細胞（T_H1）とTヘルパー2細胞（T_H2）に分類される. T_H1はインターロイキン2やインターフェロンを, T_H2は, インターロイキン4, 5, 6などを産生する. ☞細胞性免疫, 体液性免疫, 抗体

❖ **ヘルパンギーナ　herpangina　[疱疹性アンギーナ, アフタ性咽頭炎]**

ヘルペスウイルス　herpesvirus　[疱疹ウイルス]　ヘルペスウイルス科のウイルスゲノムは二本鎖DNAである. DNAタンパク質複合体の核を内部に含む正20面体のヌクレオカプシド（直径100ナノメーター）が細胞核内で形成され, 核膜においてエンベロープに包まれる（核膜の一部分でパッチ状に細胞タンパク質がヘルペスウイルスタンパク質に置換され, それがエンベロープとなる）. ヌクレオカプシドと核膜の間にタンパク質から成る不定形の外被が存在する. ヘルペスウイルスは, ウイルス粒子の大きさ（直径がおよそ120～300ナノメーター）とゲノムサイズ（125～229 kbp）がともに, 現在ヒトに感染するウイルスの中で, 最大のウイルスである（撲滅された天然痘ウイルスよりは小さい）. ほとんどすべてのほ乳類に固有のヘルペスウイルスがある.

ヘルペスウイルスは, 生物学的性質に基づいて, アルファヘルプスウイルス, ベータヘルプスウイルス, ガンマヘルプスウイルス, の3つの亜科に分類される. ヒトのヘルペスウイルスには, アルファヘルペスウイルス亜科シンプレックスウイルス属の単純ヘルプスウイルス1型（human herpesvirus 1）と, 単純ヘルプスウイルス2型（human herpesvirus 2）, ヴァリセラウイルス属の水痘帯状疱疹ウイルス（human herpesvirus 3）, ベータヘルペスウイルス亜科サイトメガロウイルス属のサイトメガロウイルス（human herpesvirus 5）, ヒトヘルペスウイルス6（human herpesvirus 6, HHV6）, ヒトヘルペスウイルス7（human herpesvirus 7, HHV7）, ガンマヘルペスウイルス亜科リンフォクリプトウイルス属のエプスタイン・バールウイルス（human herpesvirus 4）とヒトヘルペスウイルス8（human herpesvirus 8, HHV8 カポジ肉腫関連ヘルペスウイルス Kaposi's sarcoma-associated herpesvirus）がある. HHV7とHHV8以外のヒトヘルペスウイルスは, 世界中のヒト社会に遍く存在し, わが国そして開発途上国においては既感染率が非常に高い. ヘルペスウイルスの特質は, 生涯続く潜伏感染, そしてその再活性化による疾患にある. 潜伏感染においては, ヘルペスウイルスの遺伝子のごく一部のみが発現され, それらの遺伝子を潜伏感染関連遺伝子と呼ぶ. 社会の高齢化や医療の高度化に伴う, ヘルペスウイルスの日和見感染症が先進国において重要な問題となっている. ヘルペスウイルス感染に対しては, アシクロビルなどの抗ヘルペスウイルス剤が使用されているが, これらの開発はまことに効果的で安全なウイルスの化学療法が可能であることを他のウイルスに先駆けて示したもので, 基礎ウイルス学と臨床ウイルス学両面での画期的な成果である.

ヘルペスウイルスワクチンに関しては, 細胞経代法で得られた弱毒VZV変異株をワクチンとする水痘帯状疱疹ウイルス生ワクチンが白血病患児などハイリスク小児をおもな対象としてわが国で開発されたのが最初である. 他のヘルペスウイルスに対する生ワクチンの開発も, 組換えDNA実験で得られた組換えウイルスの研究成果に基づいて進行中である. HSV1の初感染の典型的症例に歯肉口内炎がある. なお, ヘルペス脳炎は, HSV1（おもな潜伏感染部位は三叉神経節であるが潜伏HSV1 DNAは脳にも検出されている）の再活性によって起こり, 蚊媒介ウイルスによる脳炎がほぼ制圧されている先進国においては主要な感染性脳炎である. EBVは唾液で経口感染し, 咽頭上皮が一次感染部位でそこで増殖したEBVがBリンパ細胞に感染する. 水痘帯状疱疹ウイルスは気道から感染し（病院内で違う階に入院してい

感受性患者に感染するくらい伝染力が強い），ウイルス血症の後皮膚に水疱を生じる．性器ヘルペス（おもにHSV2）は，性行為感染症（STD）の1つである．CMVの感染は感染者の体液，血液，組織との接触によって起こり，感染性ウイルス粒子が唾液や尿中に排泄される．HHV7も唾液中に検出される．☞エプスタインバールウイルス，ウイルス

❖**べるまひ ベル麻痺 Bell palsy**

ヘロイン heroin ［ジアセチルモルヒネ］
モルヒネ様半合成鎮痛薬で鎮痛作用がモルヒネの4〜8倍もあり，呼吸抑制も強い．多幸感も著しく，強い依存性形成を生じ，その治療は困難とされている．麻薬のなかでもとりわけ厳重に規制されている．

ベロナール veronal ［バルビタール］ 催眠薬．緩衝液成分としても利用される．☞緩衝液

❖**へんえんけっせつ 辺縁結節 marginal tubercle** ［介在結節］
❖**へんえんしにく 辺縁歯肉 marginal gingiva** ［遊離歯肉］
❖**へんえんしんけいそう 辺縁神経叢 marginal plexus**
❖**へんえんせいししゅうえん 辺縁性歯周炎 marginal periodontitis**
❖**へんえんせいしにくえん 辺縁性歯肉炎 marginal gingivitis**
❖**へんえんりゅうせん 辺縁隆線 marginal ridge**
❖**へんけいせいこつえん 変形性骨炎 osteitis deformans**

へんこうけんびきょう 偏光顕微鏡 polarizing microscope, polarization microscope 偏光に対する試料の複屈折作用を偏光フィルタを用いることによって可視化できる顕微鏡．上下2つのフィルタをもち，この2つを変化させることで偏光の方向を調節できる．

❖**へんしょくし 変色歯 discolored tooth**
へんしょくしひょうはくほう 変色歯漂白法 bleaching method of discolored tooth 過酸化水素水などの酸化剤を用いて漂白する方法．

ベンス・ジョーンズタンパクしつ ベンス・ジョーンズタンパク質 Bence Jones protein 多発性骨髄腫の患者の尿および血清中にみられる免疫グロブリンのL鎖の二量体でできているグロブリンタンパク体．加熱によって沈殿を形成するが100℃では再度溶解する．

へんせい 変性 denaturation おもに，タンパク質や核酸に対して使用される用語である．タンパク質は溶液状態では水素結合，疎水結合，ファンデルワールス力などの一定の構造をとっているが，加熱が有機溶媒などにより，水素結合，疎水結合，ファンデルワールス力が破壊されると，無秩序な構造をとる．このことを変性という．核酸でいう変性は，加熱などにより二重らせん構造が一本鎖になることを意味する．

へんせいこうきせいせいぶつ 偏性好気性生物 obligate aerobe(s) 酸素の存在が生育に絶対的に必要な生物．

へんとう 扁桃 tonsil 口腔から咽頭の移行部粘膜にあるリンパ組織．舌根にある舌扁桃，その両横にあるアーモンド型の口蓋扁桃，咽頭側壁の耳管扁桃，咽頭上部の咽頭扁桃がある．多数のリンパ小節が集合したリンパ組織である．口，鼻から侵入する細菌，ウイルスに対する感染防御という働きがある．☞リンパ

❖**へんとうえん 扁桃炎 tonsillitis**
❖**へんとうしょうか 扁桃小窩 crypts of the tonsil**
❖**へんとうじょうか 扁桃上窩 supratonsillar fossa**
❖**へんとうどう 扁桃洞 tonsillar sinus**

ペントース pentose ［五単糖］ 一般分子式は$C_5H_{10}O_5$，分子量150.13．炭素数5個の単糖をいう．したがって-CHO基または>CO基を還元原子団としてもつ，アルドペントースとケトペントースがある．光合成の炭酸固定のカルビン回路とか，一般の細胞質中ミトコンドリア以外のゾル状の場所で行われるペントースリン酸回路という呼吸系などでは，アルドおよびケトペントース誘導体が電子の授受に役立っている．☞単糖，ペントースリン酸回路

ペントースさんかかいろ ペントース酸化回路 pentose oxidation cycle グルコース代謝経路の1つ．グルコース6-リン酸が6分子の二酸化炭素と12分子のNADPHを生じる代謝経路．途中で各種のトリオース，テトロース，ペントース，ヘキソース，ヘプトースのリン酸エステル生成を経る．☞ペントースリン酸回路

ペントースホスホケトラーゼけいろ ペントースホスホケトラーゼ経路 pentose phosphoketolase pathway ある種の細菌に存在するヘキソース-リン酸分解に関係する経路．

ペントースリンさんかいろ ペントースリン酸回路 pentose phosphate cycle ［ヘキソース-リン酸側路，ホスホグルコン酸回路］ グルコースの酸化経路の1つで肝臓，副腎，脂肪細胞，乳腺，赤血球などの細胞質でエムデン・マイヤホフ経路

の側路となっている．この経路は以下の2つの反応系に大別される．第一の反応系はグルコース6-リン酸からリブロース5-リン酸，二酸化炭素，NADPHを生成する．この系は非可逆的反応である．第二の反応系では第一の反応系でつくられたリブロース5-リン酸からリボース5-リン酸あるいはキシルロース5-リン酸を生じた後，セドヘプツロース7-リン酸，エリトロース4-リン酸，グリセルアルデヒド3-リン酸，フルクトース6-リン酸が相互転換をする．この系は可逆的反応である．

このようにグルコース6-リン酸がフルクトース6-リン酸とグリセルアルデヒド3-リン酸に変化することでエムデン・マイヤホフ経路の一部と回路を形成していることになる．第一の反応系で脂肪酸生合成などの還元的合成反応に必要なNADPHを供給する．第二の反応系は核酸生合成に必要なリボース5-リン酸の供給を行う． ☞ エムデン・マイヤホフ経路，グルコース，脂肪酸生合成

❖**へんぺいコンジローム　扁平コンジローム　flat condyloma**　[粘膜斑]

へんぺいじょうひ　扁平上皮　squamous epithelium　扁平な鱗状の細胞からなる上皮．

❖**へんぺいじょうひがん　扁平上皮癌　squamous cell carcinoma**　[類上皮癌]

へんぺいたいせん　扁平苔癬　lichen planus　[扁平紅色苔癬]　皮膚および粘膜における慢性の角化異常を伴う原因不明の炎症性病変をいう．口腔では頬粘膜に両側性に発生することが多く，患者は中年女性が多い．症状としては網状，環状，線状の白色病変の周囲に紅斑を伴い，しばしばびらん，潰瘍を形成する．組織学的には上皮層の錯角化亢進と，上皮直下の帯状のリンパ球浸潤が特徴的である．リンパ球浸潤は大多数がT細胞であり，本症の発生には細胞性免疫機構の関与が考えられている．

べんもう　鞭毛　flagella　細胞表面に突出する糸状の器官である．細菌，鞭毛類や原虫に認められ，細胞の運動性をつかさどる．菌種によって鞭毛の数や付着位置が異なる．鞭毛は基底小体，鉤，フィラメントからなる．鞭毛にはH抗原と呼ばれる抗原性があり，細菌の菌型や血清型の型別に用いられる．

ほ

ポアソンぶんぷ　ポアソン分布　Poisson distribution, Poisson's law　離散的確率分布の1つであり，試行回数が非常に大きくかつ起こる確率が非常に小さい場合に当てはまる．放射線によるDNA損傷などはこの分布に従うとされており，DNAの組換えをはじめとして遺伝学，さらに生物学において重要な役割を果たしている．

ポイツ・ジェガースしょうこうぐん　ポイツ・ジェガース症候群　Peutz-Jeghers syndrome　皮膚や粘膜のメラニン色素沈着を伴う腸管のポリポージスで，優性遺伝の疾患．

ボイドボリューム　void volume　容器内に固体粒子が充填されている場合などの間隙の容積． ☞ カラムクロマトグラフィー

ぼうあつ　膨圧　turgor pressure, turgor　緊張状態にある細胞膜の内と外の液相の浸透圧の不均衡により生ずる機械的弾性に対して，これを平衡を保つように細胞の外側に向かって働く圧力．

❖**ボウエンびょう　ボウエン病　Bowen disease**　[上皮内癌]

ほうかしきえん　蜂窩織炎　phlegmon　[フレグモーネ，蜂巣炎，結合織炎]　黄色ブドウ球菌，レンサ球菌の感染により生じる，疎性結合組織の化膿性炎症のこと．真皮から皮下組織に起こる例が多いが，時として筋間や臓器周囲の結合組織が侵されることもある．皮下蜂窩織炎では発赤・腫脹がびまん性に広範囲に現れ，疼痛・皮膚圧痛・熱感は著明であり，高熱・悪寒戦慄など全身症状も強い．口腔では咽頭，口腔底に生じることがある．

ぼうカビざい　防カビ剤　fungicide　カビの生育を抑制，あるいは死滅させるための薬剤．食品用保存剤としてソルビン酸カリウム，デヒドロ酢酸，プロピオン酸カルシウム，プロピオン酸ナトリウムなどが許可されている．柑橘類などの防カビ剤としてはジフェニル，チアベンダゾール，オルトフェニルフェノール，オルトフェニルフェノールナトリウムの4品目が指定されている．防カビ剤はおもに外国から輸入される柑橘類，バナナなどの長期の輸送中のカビの発生を防止するために使用する． ☞ 殺菌剤

❖**ほうけいしれつきゅう　方形歯列弓　square dental arch**

ほうこうぞくアミノさん　芳香族アミノ酸　aromatic amino acid　フェニルアラニン，トリプトファン，チロシンなどの芳香環を側鎖として含むアミノ酸．タンパク質の蛍光や呈色反応は，芳香族アミノ酸による反応である．必須アミノ酸のフェニルアラニンとトリプトファンは，生理活性物質の前駆体として重要である． ☞ フェニル

アラニン，トリプトファン，アミノ酸

❖**ぼうこつまくちゅうしゃほう　傍骨膜注射法**　paraperiosteal injection

❖**ほうさんせいしつう　放散性歯痛**　irradiating toothache

ほうし　胞子　spore　[芽胞]　微生物の形態の1種で，細菌ではグラム陽性桿菌において耐久細胞として出現する．菌種によって形や菌体内の形成場所が異なり，菌種の鑑別に利用される．生育条件が改善されれば発芽し栄養細胞になり増殖する．真菌では増殖の手段であり，減数分裂を伴うものを真正胞子，一部菌体がそのまま分裂したものを栄養胞子という．☞ 真菌

ほうしゃかぶんせき　放射化分析　redioactivation analysis, activation analysis　試料中の目的元素を放射化し，生成した放射性核種の放射能特性と強度の測定により元素の検出と定量を行う分析法．

ほうしゃせいたんそねんだいそくていほう　放射性炭素年代測定法　carbon-14 dating, radiocarbon dating　残留している半減期5,730年の放射性炭素14の量を，現在の大気中の量と比較して年代を測定する方法．

ほうしゃせいどういげんそ　放射性同位元素　radioactive isotope　→アイソトープ

ほうしゃせん　放射線　radiation　高速度で運動している α 線，β 線などの粒子線あるいはX線，γ 線などの電磁波を総称して放射線といい，物質を透過したりイオン化する性質をもち，生体に影響を与える．X線は，物質透過性があり写真フィルムを感光させるので口腔診断に用いられる．現在では，加速器の発展に伴い陽子線，電子線などの多くの放射線がある　☞ アイソトープ

❖**ほうしゃせんがくこつずいえん　放射線顎骨骨髄炎**　radioosteomyelitis of the jaw

ほうしゃせんかんじゅせい　放射線感受性　radiosensitivity　細胞の機能や分裂に対する放射線障害の起こりやすさ．

❖**ほうしゃせんこうないえん　放射線口内炎**　radiostomatitis

❖**ほうしゃせんこつえし　放射線骨壊死**　radioosteonecrosis, osteoradionecrosis

ほうしゃせんしょうがい　放射線障害　radiation hazard　放射線を被爆することにより生じる障害．

ほうしゃせんちりょう　放射線治療　radiation therapy　X線，γ 線，β 線，中性子線などの放射線を用いた治療．

❖**ほうしゃせんぼうご　放射線防護**　radiation protection　[放射線防御]

❖**ほうしゃせんゆうはつがん　放射線誘発癌**　radiation-induced cancer

ほうしゃせんりょう　放射線量　radiation dose　放射線が物質を通過するとき，物質中の分子または原子を励起，あるいは電離して与えるエネルギー．照射線量，吸収線量，線量当量の3つに大別される．☞ アイソトープ

ほうしゃのう　放射能　radioactivity　原子番号が高い元素，特に原子番号83のBi以上の原子番号の元素はすべて不安定であり，崩壊をくり返して安定な原子核になろうとする性質をもつ．その崩壊の際には放射線を放出し，このような性質を放射能という．放射能の強さはベクレル(Bq)で表す．☞ アイソトープ

❖**ほうしゅつ　萌出**　eruption　[出齦]

❖**ほうしゅつせいしにくえん　萌出性歯肉炎**　eruptive gingivitis, eruption gingivitis

❖**ほうしゅつちえん　萌出遅延**　delayed eruption, retarded eruption　[晩期萌出，晩期生歯]

❖**ほうしゅつねつ　萌出熱**　eruptive fever

❖**ほうしゅつのうほう　萌出嚢胞**　eruption cyst　[萌出性嚢胞]

ほうじゅん　膨潤　swelling　固体が溶媒を吸収してふくらむこと．

❖**ほうじょうき　帽状期〔歯胚の〕**　cap-shaped stage, crescent-shaped stage

❖**ほうしんせいこうないえん　疱疹性口内炎**　herpetic stomatitis　[ヘルペス性口内炎]

❖**ほうすい　苞錐**　paracona

ほうすいきん　紡錘菌　*Fusobacterium*　→口腔微生物叢

❖**ほうすいきんスピロヘータこうないえん　紡錘菌スピロヘータ口内炎**　fusospirochaetal stomatitis　[ワンサン口内炎]

ほうすいたい　紡錘体　spindle　真核生物の核分裂中に染色体の配列および移動に関与する微小管からなる構造体．

ほうせんきん　放線菌　*Actinomyces*　放線菌目〔*Actinomycetales*〕に属する細菌のうち，*Micobacterium*（結核菌・癩菌など）を除いた，分岐した糸状の細胞や菌糸をつくる一群の細菌を呼ぶ一般名．一般に，菌糸が放射状に伸長し，カビ（糸状菌）に似た外部形態を示す．菌糸が寸断して，運動をする，あるいは運動をしない球状・桿状の細胞を生じたり，分生子をつくるもの，通常の菌糸の上方に気（中）菌糸をつくってそこに多くの分生子をつくるもの，菌糸の先が膨らんで胞子嚢となり，その中に胞子（運動をするものとしない

ものがある)をつくるものなど多様である．しかし菌糸の幅は一般に1μm以下で，グラム陽性で，細胞内微細構造は明らかに原核細胞としての特徴をもち，細胞壁成分も細菌としての特徴を示す．DNAのGC含量は70 mol％以上で一般細菌より高い．土壌中から高頻度で分離されるが，動物・植物に寄生するものもある．1944年にS.A. Waksmanによって*Streptomyces griseus*から結核に効くストレプトマイシンが発見されて以来，今日までに抗生物質を含む微生物由来の低分子生理活性物質が約1万化合物得られている．その2/3は放線菌の生産物であり，応用微生物学上きわめて重要な菌群となっている．☞抗生物質

ほうせんきんしょう　放線菌症　actinomycosis
→アクチノミセス症

ホウソ　ホウ素　boron　[B]　原子番号5，原子量10.811．周期表13族に属する元素．黒灰色金属光沢を有する固体．

ぼうふ　防腐　antisepsis　腐敗するのを防ぐこと．

ぼうふざい　防腐剤　antiseptic　微生物による腐敗を防ぐため，微生物の発育，侵入，増殖を防止することを防腐といい，その目的に用いる物質を防腐剤という．防腐の方法には防腐剤のほか，加熱，乾燥，冷蔵，プラスチックフィルムなどによる密封(真空パック)，塩漬け，燻製などがある．特に，食品の腐敗を防止し，食品の保存性を高める目的で使用するものは保存料と呼ばれ，指定されている．保存料は使用できる食品とその使用料が規定されている．

安息香酸・安息香酸ナトリウム：対象食品：キャビア，マーガリン，清涼飲料，シロップ，醬油．オルトフェニルフェノール・オルトフェニルフェノールナトリウム：柑橘類．ジフェニル：グレープフルーツ，レモン，オレンジ類．ソルビン酸・ソルビン酸カリウム：チーズ，魚肉練り製品，鯨肉製品，ウニ・イカ燻製品，タコ燻製品，魚介乾燥品，煮豆，マーガリン，あん類，佃煮，みそ，果物酒，乳酸飲料など．チアベンダゾール：柑橘類，バナナ，バナナ果肉．デヒドロ酢酸ナトリウム：チーズ，バター，マーガリン．パラオキシ安息香酸イソプチル・パラオキシ安息香酸イソプロピル・パラオキシ安息香酸エチル・パラオキシ安息香酸ブチル・パラオキシ安息香酸プロピル：醬油，果肉ソース，酢，清涼飲料，シロップ，果実または果菜．プロピオン酸・プロピオン酸カルシウム・プロピオン酸ナトリウム：チーズ，パン，洋菓子．

ほうまつさいぼう　泡沫細胞　foam cell　空胞状，泡沫状の大型細胞で，物質代謝性，炎症性，外傷および腫瘍様疾患の際に認められる．

ほうわ　飽和　saturation　蒸気，電流，磁気，溶液などが一定条件の下で最大限度まで満たされていること．

ほうわきょくせん　飽和曲線　saturation curve　ある物質をもう1つの物質に最大限まで溶解するに至るまでの変化を示すグラフ．

ほうわしぼうさん　飽和脂肪酸　saturated fatty acid　分子内に不飽和結合をもたない脂肪酸の総称．直鎖脂肪酸は$C_nH_{2n+1}COOH$の化学式で示される．直鎖のもの以外に，分枝したものやヒドロキシル基，シクロプロパン環，ケト基を含むものもある．直鎖飽和脂肪酸の融点は鎖長が長くなるにつれて高くなり，室温では短鎖脂肪酸は液状，中鎖(炭素数5～10)は油状であり，炭素数11以上の長鎖脂肪酸は固体である．炭素数が奇数の飽和脂肪酸は炭素数が1個少ない偶数鎖の飽和脂肪酸より融点が低い．分枝鎖は融点を低下させ，ヒドロキシル基は上昇させる．動物の脂肪酸合成酵素によって合成されるのは飽和脂肪酸で，通常はパルミチン酸が主生成物で，ミリスチン酸やステアリン酸も生成する．動物脂肪中の最も一般的な飽和脂肪酸はパルミチン酸およびステアリン酸である．C_4～C_{12}の短鎖，中鎖脂肪酸は乳脂の，C_{10}～C_{12}の中鎖脂肪酸は種子油，ココナッツ油の成分である．☞脂肪酸

ほうわようえき　飽和溶液　saturated solution　一定条件下で溶質が最大限溶けている溶液．湿度低下や，衝撃などにより溶質が析出しやすい．

ポーリン　porin　グラム陰性菌外膜に存在するタンパク質で，*Omp F*などという遺伝子によってコードされている．分子量600 Da以下の低分子親水性物質の非特異的な透過に関与し，浸透圧の調節を行っている．ミトコンドリア外膜にも構造が類似したタンパク質が存在しており，分子量7,000以下の溶質の透過を行っている．☞イオンチャンネル

❖ボーンけっせつ　ボーン結節　Bohn nodules
[歯肉嚢胞]

ほきんしゃ　保菌者　germ carrier　[キャリア]　発病はしていないが体内に病原体を保持している人．

ホグネスボックス　Hogness box　→TATAボックス

ほこうそ　補酵素　coenzyme　[補欠分子族]　酵素の触媒作用に必須な非タンパク質性の成分．酵素のタンパク質部分をアポ酵素と呼び，これと可逆的に結合して酵素作用の発現に寄与する補欠

分子族のこと．多くの場合ホロ酵素部分から透析によって補酵素を解離させることができる．☞ 水溶性ビタミン

ホジキンびょう　ホジキン病　Hodgkin disease　悪性リンパ腫のなかで，単核（Hodgkin細胞）もしくは多核（Reed-Sternberg細胞）の腫瘍性巨細胞の増生を組織学的特徴とする疾患．頸部，腋窩，鼠径部のリンパ節腫脹で始まり，発熱，皮膚病変がみられる．免疫能力が低下し，感染症を起こしやすくなり，それが直接死因となることもある．☞ 腫瘍

❖**ほじゅうさいぼう　補充細胞　basal cell**　[基底細胞]

ほしょうてん　補償点　compensation point　植物で光合成と呼吸によるCO_2とO_2の出入りが見かけ上釣り合う光の強さ．またはCO_2の放出が始まるCO_2濃度をいう．☞ 光合成

ホスト　host　[宿主]　動・植物，微生物が寄生する相手の生物．移植片を受けとる個体もいう．

ホスファターゼ　phosphatase　[脱リン酸化酵素]　リン酸エステル結合を加水分解する酵素．リン酸化したタンパク質は，細胞内のシグナルとして働いているため，これを分解するプロテインホスファターゼはシグナル伝達の重要な役割をもっている．☞ アルカリ性ホスファターゼ，シグナル伝達

ホスファチジルイノシトールかいろ　ホスファチジルイノシトール回路　phosphatidylinositol cycle　[PI回路]　ホスファチジルイノシトールが分解され，ジアシルグリセロールとなった後リン酸化されホスファチジン酸となり，次いでホスファチジルイノシトールとなる経路．

ホスファチジルエタノールアミン　phosphatidylethanolamine　[PE]　動・植物，細菌に広く分布するリン脂質の1種．☞ リン脂質

ホスホエノールピルビンさん　ホスホエノールピルビン酸　phosphoenolpyruvic acid　[PEP]　糖代謝の重要な中間体で，高エネルギーリン酸結合を有する．☞ エムデン・マイヤホフ経路

ホスホグリセリンさん　ホスホグリセリン酸　phosphoglycerate　[PGA]　グリセリン酸三リン酸．解糖系の中間代謝物．☞ エムデン・マイヤホフ経路

ホスホグルコンさんけいろ　ホスホグルコン酸経路　phosphogluconate pathway　[ヘキソースモノリン酸経路]　→ペントースリン酸回路

ホスホケトラーゼけいろ　ホスホケトラーゼ経路　phosphoketolase pathway　細菌，特に乳酸菌においてみられるグルコース発酵の1つでヘテロ乳酸発酵の一部．

ホスホフルクトキナーゼ　phosphofructokinase　[PFK]　フラクトース6-リン酸とATPからフクトース1,6-ビスリン酸とADPを生じる反応を触媒する解糖系の調節酵素．☞ エムデン・マイヤホフ経路

ホスホリラーゼ　phosphorylase　[リン酸化酵素]　基質にリン酸を結合させリン酸エステル結合をつくる酵素．タンパク質のリン酸化を触媒する酵素はプロテインカイネースと呼ばれている．☞ シグナル伝達，タンパク質リン酸化酵素

ぼせいいでん　母性遺伝　maternal inheritance　遺伝形質が，雄性生殖細胞とは無関係に，雌性生殖細胞を通じてのみ遺伝する現象で，遅滞遺伝と細胞質遺伝の2つが区別される．☞ 細胞質遺伝

ほぞんはいれつ　保存配列　conserved sequence　進化の過程でDNAの配列（タンパク質のアミノ酸配列）は変化するが，生物機能に関係のない配列は変化しやすく（個体の生存が容易なため），逆に必須の生物機能を担う配列は変化しにくい．生物間で変化が少なく特定の機能をもつような配列を保存配列と呼び，ホメオボックスなどが知られている．☞ 突然変異，ホメオ（ティック）遺伝子

ほたい　補体　complement　補体についての最初の記述は今から約100年前にさかのぼる．新鮮な血清が細菌を溶解させることが観察され，後にそれが熱耐性タンパク質（抗体）と熱易性タンパク質の両者によって引き起こされることが明らかになり，1899年にEhrichによってこの熱易性タンパク質が補体（complement）と名付けられた．補体は脊椎動物の血液中に存在する約20種類の糖タンパク質成分の総称である（表参照）．補体の活性化により非自己タンパク質のオプソニン化，貪食，細胞傷害（溶解），殺菌，炎症反応の制御などの生体防御機構に重要な種々の反応が誘導される．☞ 補体活性化経路

ヒト補体系成分タンパク

成分	血中濃度 (mg-l)	分子量 (kD)	電気泳動移動度	酵素活性
C1q	180	410	γ-2	−
C1r	110	85	β	+
C1s	110	85	α	+
C2	25	110	β-1	+
C4	400	210	β-1	−
C3	1200	180	β-2	−
C3b	<0.1	170	β-1	−
C5	80	180	β-1	−
C6	60	128	β-2	+?
C7	55	121	β-2	−
C8	50	153	β-2	−
C9	60	79	β-2	−
D	2	24	α	+
B	200	93	β	+
P	20	160	γ-2	−
C1-INH	180	110	γ-2	−
I	50	90	β-2	+
H	500	150	β-1	−
C4bp	250	525	β	−
CFI	<10	310	α-1	+
S	200	80	α	−
C3a	0.6	11	(−)	−
C4a	1.5	12	(−)	−
C5a	0.01	11	(−)	−
Bb	0.6	60	γ	+

ほたいいぞんせいこうたいばいかいせいさいぼうしょうがいはんのう 補体依存性抗体媒介性細胞傷害反応 complement-dependent antibody-mediated cytotoxicity [CDAC] 細胞表面の抗原に特異的な抗体が結合することにより生じる抗原・抗体複合体が，補体の第一経路（古典経路）を活性化する．そしてその最終段階で，C5b・C6・C7・C8の複合体に複数のC9分子が結合することによってドーナツ状の分子（直径が約10ナノメーター）が形成される．それが細胞の脂質二重膜を貫通することにより細胞膜に穴を空け，そこを電解質液が自由に行き来することにより細胞破壊が誘導される．興味あることに，細胞傷害性T細胞が標的細胞を破壊する1つの方法として用いているパーフォリン分子も，やはりその複合体がドーナツ状の分子となって細胞膜に埋め込まれる．そしてこのパーフォリン分子と補体のC9成分と類似性があることが明らかになっている．
☞ 補体，補体活性化経路，抗体依存性細胞媒介性細胞傷害

ほたいかっせいかけいろ 補体活性化経路 complement pathway 補体活性化経路には2種類ある．1つは第一経路（古典的経路），そしてもう1つは第二経路（代替経路，副経路，別経路）である．両者とも各補体成分が一連の化学反応によりさまざまな生理活性をもつ因子を生成する過程を指し，その違いは活性化の最初の段階で抗体分子が関与する（第一経路）か，あるいは抗体が関与せずに血清中の少量のC3bが引金になる（第二経路）かである（図参照）．

第一経路：この経路は抗原抗体複合体が補体の第一成分であるC1に結合することから始まる．ただしすべてのクラスの抗体ではなくIgMおよびIgG抗体（そのなかでもヒトの場合はIgG1，G2，G3，マウスの場合はγ2a，γ2b，γ3）のみが関与する．活性化されたC1はC4を分解し，さらにC2を分解することにより生じるC4・C2複合体がC3コンベルターゼとしてC3を分解してC4・C2・C3複合体ができる．これがC5コンベルターゼとしてC5に作用し，順次C6，C7，

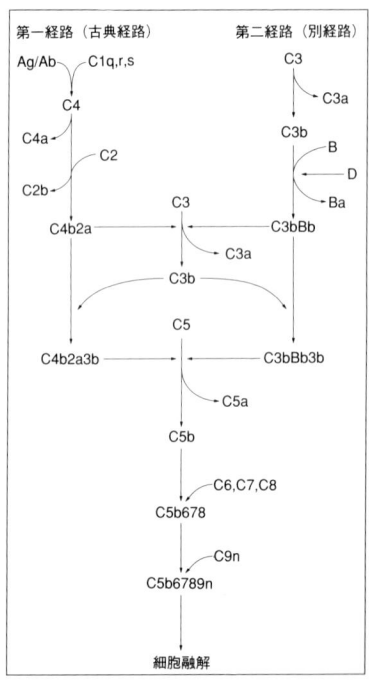

```
第一経路（古典経路）           第二経路（別経路）

Ag/Ab → C1q,r,s              C3
          ↓                    ↓ → C3a
         C4                    ↓
    ↓ → C4a                   C3b
         ↓                    ↓ ← B
         C2                   ↓   ↓ → Ba
    ↓ → C2b                   ↓ ← D
         ↓         C3
       C4b2a                  C3bBb
                 ↓ → C3a
                 ↓
                C3b
                 ↓
                C5
C4b2a3b ←                → C3bBb3b
                 ↓ → C5a
                 ↓
                C5b
                 ↓ ← C6,C7,C8
               C5b678
                 ↓ ← C9n
              C5b6789n
                 ↓
               細胞融解
```

補体活性化経路

C8, C9成分が重合した複合体（MAC：membrane attack complex）が形成され，細胞膜に穴を空けることによって溶血などの細胞融解を引き起こすのである．

第二経路：補体のC3成分から，上述の第一経路によって，あるいは自然分解によって生じた少量のC3bが第二経路を開始させる．C3bはMgイオンの存在下で補体成分の1つであるB因子と結合し，それによりB因子がD因子による酵素分解作用を受けやすくなる．こうしてB因子はBaとBbとに分解され，C3b・Bb複合体となりC3コンベルターゼとして働くことによりC3を分解する．このようにして生じた複合体（C3b・Bb・C3b）がC5コンベルターゼとして働く．これ以降の反応は第一経路と同様である．☞補体

ほたいけつごうはんのう　補体結合反応　complement fixation test　［補体結合試験，CFT］抗原–抗体複合体に補体成分が結合する反応を利用して，補体の消費から抗原抗体反応の成否を判定する検出法．沈降反応や凝集反応などが起こりにくいような場合に用いられる．例としてワッセルマン反応がある．☞補体

ボツリヌスしょう　ボツリヌス症　botulism　［ボツリヌス中毒症］　*Clostridium botulinum* が生成するボツリヌス毒素が，コリン作動性プレシナプス神経末端に働き，コリンの分泌を妨げることにより発生する中毒症．食中毒，乳児ボツリヌス症，創傷ボツリヌス症，成人乳児型ボツリヌス症が知られる．☞神経

ボデッカーうしょくしすう　ボデッカーう蝕指数　Bodecker dental caries index　う蝕罹患状態を表現する方法の1つ．全歯を180単位に区分し，それぞれの単位数の合計で1個体のう蝕罹患状態を表す．

ほにゅうびんうしょく　ほ乳びんう蝕　bottle caries, bottle feeding caries, nursing bottle caries　低年齢児ではほ乳びんで液体を飲用する場合があり，この際液体の長時間口腔内停滞による口腔内の不潔状態が乳歯う蝕を誘発する．年齢から上顎の乳前歯と第一乳臼歯に限局する場合が多く，飲料がう蝕誘発性である場合は，全歯面にわたり障害が及ぶ．母乳の場合も長期間授乳を続けると同様なう蝕をひき起こす危険がある．☞乳歯う蝕

❖**ぼはん　母斑　mole, nevus**

❖**ホフラートししゅうのうほう　ホフラート歯周嚢胞　Hofrath paradental cyst**　［下顎智歯嚢胞］

ホメオスタシス　homeostasis　［恒常性］

1932年に，アメリカの生理学者W.B. Cannonにより提唱された生体の一般的原理のことである．生体が，絶え間ない外的および内的変化に対して，ある範囲内で形態的かつ生理的状態を安定な状態に保持して，個体としての生存を維持する性質をホメオスタシスという．ここでいう安定な状態とは，物理化学的体系での安定とは異なるもので，動的あるいは不安定な安定を意味している．例えば，高等動物における体液や血液の化学的・物理的性状（温度，pH，イオン濃度，浸透圧，粘性）が一定に保たれる事象が代表例といえよう．さらに，高等動物は体温を一定に保つための調節機構を有している．外界の気温の上昇に対しては，皮膚の血管の拡張と発汗が促されて，それにより体熱の放散が増加する．逆に，気温が低下すると，皮膚血管が縮小して体熱の産生が亢進する．このような例は，生体機能の至る所で見出すことができ，外から生体内に侵入した異物や微生物に対する食作用や免疫応答まで多岐にわたっている．

生体の恒常性の基礎をなしているのが神経系と内分泌系であり，これまで，多くの研究者が交感神経・副腎髄質系の調節機構について詳しく調べている．生体は，外界からの刺激や環境の変化を感知すると，その情報を体の中の関係各所に伝達することが必要となる．その機能を担っているのが神経伝達系と内分泌系であり，両者は常に緊密な共同作業を行っている．近年の分子生物学の進歩に伴い，神経伝達機構および内分泌系におけるホルモンの作用機序が分子レベルで明らかにされている．

このように生体の恒常性を考えていくと，各器官・組織の活動が常に個体全体と深く関連していることがわかる．一方では，器官・組織を構成している細胞も生体の恒常性の維持に重要な役割を果たしている．骨代謝を例にあげると，骨では破骨細胞による骨吸収と骨芽細胞による骨形成が絶え間なく営まれ，一定の骨量と骨形態が維持されている．しかし，破骨細胞と骨芽細胞の両者の動的平衡状態が破綻するとさまざまな疾患が引き起こされる．骨代謝異常による骨粗鬆症や大理石病，リウマチにおける骨破壊や歯周炎における炎症性骨吸収などが代表的な疾患である．もちろん，その他の器官・組織での恒常性の破綻はとりもなおさず病的状態につながる．このように，ホメオスタシスは医学・歯学研究における病態の解明を考えるうえでもきわめて重要な生命現象である．☞神経系，ホルモン，内分泌系，自己認識

ホメオボックスいでんし　ホメオボックス遺伝子　homeobox gene　形態が大きく変化する突然

変異で，ある器官が別の器官に置き換わったような突然変異，例えばショウジョウバエの触覚が脚に変換されたアンテナペディアと呼ばれる突然変異などは，ホメオティック突然変異と呼ばれている．そのような突然変異の原因遺伝子を同定したところ，ヘリックス—ターン—ヘリックスのDNA結合ドメインをもつ転写因子をコードしていることがわかった．DNA結合ドメインは60個のアミノ酸から構成され，ホメオドメインと呼ばれている．対応する180個の塩基配列はホメオボックスと呼ばれている．ホメオボックスを含む遺伝子は現在まで百種類くらい発見されているが，この遺伝子産物は，多くの遺伝子の転写を直接，間接的に調節しているため，1つの遺伝子の突然変異により大きな形態変化が生じる．特に，ショウジョウバエで発見されたホメオボックス遺伝子の配列は，ほ乳類においても保存され，進化の歴史を担ってきたと考えられている．また，*Hox* と呼ばれるホメオボックス遺伝子のクラスターはショウジョウバエにもある．

ヒトやマウスの Hox クラスターは4本あり，それぞれに 9〜13 個の遺伝子が存在している．この *Hox* 遺伝子の種類は，偶然にもトランプのカードと類似している．これらの遺伝子のうち，3′ に属するものは早く前部で発現し，5′ 側の遺伝子ほど遅く，後部で発現する．これらの遺伝子群の発現パターンを Hox コードと呼ぶ．細胞がもっている Hox コードにより体の中の細胞の位置が決定されると考えられている．歯の発生にもさまざまなホメオボックス遺伝子が関与している．フィン

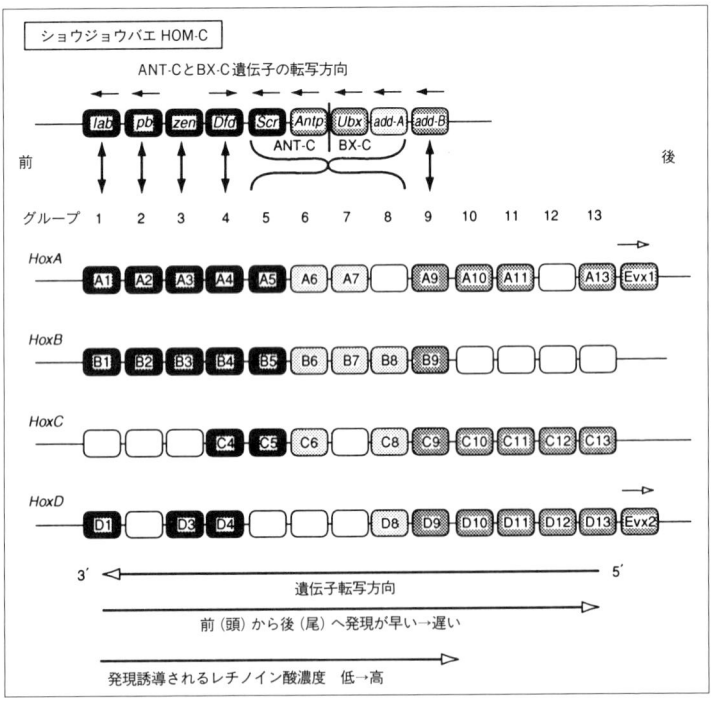

ショウジョウバエのホメオティック遺伝子群と対応するヒト（マウス）の遺伝子群 Hox の染色体上での配列

字のない四角は欠損しているか，まだ発見されていない遺伝子．遺伝子の重複によりクラスターが形成されたと考えられる．ヒト（マウス）の場合の，例えば A9, B9, C9, D9 はパラログ（paralogs）と呼ばれている．

ランドの University of Helsinki の Developmental Biology Programme から，Gene expression in tooth と名付けられたホームページ (http://honeybee.helsinki.fi/toothexp) にアクセスすると最新の情報が得られる．☞ 形態形成，アポトーシス，ソニックヘッジホッグ

ホモシステイン homocysteine 天然アミノ酸ではあるがタンパク質には含まれない含硫アミノ酸．☞ アミノ酸

ホモジナイザー homogenizer ［細胞破砕器］ 物理的に組織や細胞を破壊してホモジネート（細胞破砕懸濁液）をつくったり，乳化させるために用いる器具や装置の総称．

ホモジネート homogenate ［細胞破砕液］ 生物の組織を緩衝液や生理食塩水中ですりつぶし，細胞構造を破壊して得られる懸濁液．

ホモスルファミンかすいさんかカルシウムこざい
ホモスルファミン加水酸化カルシウム糊剤 calcium hydroxide and homosulfamine paste 水酸化カルシウム糊剤にホモスルファミンを加えた局所外用殺菌剤．

ホモセリン homoserin 非タンパク質性のアミノ酸．セリンの側鎖中に1つの余分な炭素骨格を含む．アスパラギン酸からスレオニンに変換される際の中間代謝物である．メチオニンへの変換も可能である．これらの酵素系をほ乳類はもっていない．

ポリアクリルアミドゲル polyacrylamide gel アクリルアミド（$H_2C=CHCONH_2$）を重合させて作製したゲル．アクリルアミドを空気を遮断した状態で架橋剤 N, N'-メチレンビスアクリルアミドを加え重合させる．ドデシル硫酸ナトリウム（SDS）を入れたポリアクリルアミドで電気泳動を行うと，タンパクの分子量のみにより移動度が決まるため簡単に分子量を推定できる．☞ SDS-PAGE

ポリアクリルアミドゲルでんきえいどう **ポリアクリルアミドゲル電気泳動** polyacrylamide gel electrophoresis ［PAGE］ → SDS-PAGE

ポリープ polyp ［茸腫，息肉腫，隆起性病変］ 新生物，炎症病巣，変性病変あるいは奇形により正常平面から外方あるいは十方に膨隆，突出しした組織集塊の総称．

ポリエチレン polyethylene エチレンの重合体．パラフィン類似の分子構造をもつ長鎖状高分子物質．

ポリエチレングリコール polyethylene glycol ［ポリエチレンオキシド］ エチレングリコールの縮合した重合物．細胞融合に用いられる．☞ 細胞融合

ポリジーン polygene ［小遺伝子］ 個々の作用はきわめて弱いが多数が同義的に補正し，量的な形質の発現に関係する遺伝子群をポリジーン系といい，その個々の遺伝子をポリジーンという．

ポリソーム polysome ［ポリリボソーム，エルゴソーム］ 細胞をきわめて温和な条件下で処理すると，数個から数十個のリボソームが1本のmRNAに結合した形のものが得られる．これをポリソームという．☞ リボソーム

ポリフェノール polyphenol ［多価フェノール］ 芳香族炭化水素の2個以上の水素がヒドロキシル基で置換された化合物の総称．ヒドロキシル基の数により二価フェノール，三価フェノールと呼ばれ，代表的なものにカテコール，レゾルシノール，ヒドロキノン，ピロガロール，フロログルシノールなどがある．生体中には，DOPAやクロロゲン酸など二価フェノールの1種であるカテコールの誘導体がしばしば存在する．

植物界に広く分布するタンニンやその前駆体であるカテキン類もポリフェノールに属する．緑茶，ウーロン茶，ココア，コーヒー，赤ワインなどの食品には多量のポリフェノールが含まれており，それらのもつ抗酸化作用，抗癌作用，抗う蝕作用などが注目されている．茶やココア豆由来のポリフェノールにはう蝕原因菌ミュータンスレンサ球菌の主要病原因子であるグルコシルトランスフェラーゼ（GTF）の活性を強く阻害する作用があり，一部は抗う蝕剤として実用化されている．緑茶中の抗う蝕成分はカテキン類であり，ウーロン茶やカカオマス中の成分はそれらが重合した高分子量ポリフェノールと考えられている．☞ グルコシルトランスフェラーゼ，う蝕予防

ポリマー polymer ［重合体］ 重合による生成物で，基本単位（単量体，モノマー）からなる．重合体のなかで，二重体，三重体などの低分子量のものをオリゴマーと呼び，高重合体（ポリマー）と区別することがあるが，その区別は明確ではない．一般的には重合度2〜20程度の重合体をオリゴマーと呼び，重合度が数十〜数万のものをポリマーと呼んでいる．

ポリミキシン polymyxin *Bacillus polymyxa* の産生するペプチド系抗生物質．A, B, C, D, Eのうち B が，毒性が弱いため臨床応用される．グラム陰性桿菌，緑膿菌に有効で，細菌の外膜，細胞質膜を破壊し殺菌的に作用する．副作用は強く腎障害や神経障害（知覚障害，運動失調）などが知られる．☞ 抗生物質

ポリリンさん **ポリリン酸** polyphosphate

リン酸基が酸無水結合によって連なった化合物. 細菌, 真菌, 藻類などにリン酸の貯蔵物質としてみられる.

ボルト volt [V]　電圧, 電位および起電力の単位.

ポルフィリン porphyrin　ピロール環4個がそれぞれメチン橋を介し結合し, 環状構造をとったテトラピロール化合物. 生物界に広く分布し, ポルフィリンに鉄の配位したものがヘムで, マグネシウムの配位したものがクロロフィルである.

ポルフィロモナスジンジバリス *Porphyromonas gingivalis*　口腔内, それも特に歯周ポケット内に生息する偏性嫌気性細菌の1種である. グラム陰性の小桿菌で, べん毛や芽胞は形成しないが, 特有の線毛をもっている. グルコースやスクロースなどの糖を利用できない非発酵性の細菌である. そのかわり, 強いプロテアーゼ活性をもち, 歯肉滲出液中のタンパク質やペプチドを分解し与えている. *Bacteroides asaccharolyticus* から1980年に *B. gingivalis* となり, 属名 *Bacteroides* の再整理により, 本菌名に落ち着いた. 成人性の歯周病の原因菌と疑われ, 歯科細菌学ではきわめて活発に研究されている. 本菌のW83株を使って米国の歯科研究所を中心に全ゲノムの塩基配列の解析が進行し, すでにインターネット上に決定された塩基配列が公開されており, 長い研究の歴史をもつ大腸菌や枯草菌とほぼ同時にポストゲノム時代の研究に入っている.

☞ 偏性嫌気性細菌, 嫌気培養, 口腔微生物叢, 歯周病原性細菌

ホルボールエステル phorbol ester　細胞内のシグナル伝達に関与する酵素であるプロテインキナーゼCに結合して直接活性化する植物成分. ジアシルグリセロールと同様の作用をすることから発癌プロモーターとしても用いられる. 代表例は, ホルボール12-ミリステート13-アセテート (PMA) でトウダイグサ科植物のハズの油の有効成分.

ホルマリン formalin　ホルムアルデヒドの水溶液. 消毒, 組織の固定に用いる. ☞ 消毒

ホルマリングアヤコール formalin-guaiacol [FG]　ホルマリンにグアヤコールを混合した根管消毒薬.

ホルマリンせいざい ホルマリン製剤 formalin preparation　ホルマリンを配合した根管治療薬の総称.

ホルムアルデヒドこざい ホルムアルデヒド糊剤 formaldehyde paste　ホルマリンまたはパラホルムを含んだ根管充填剤.

ホルムクレゾール formocresol [FC]　ホルマリンにトリクレゾールを加えた消毒薬. 浸透性が強いので感染根管の消毒用として用いられる.

ホルモン hormone　ホルモンとは"刺激する"を意味する言葉より由来する. 古典的概念では, ホルモンは生体の機能を調節するために内分

ホルモン

ホルモンの種類	代表的なホルモン
ペプチド・タンパク質ホルモン	視床下部ホルモン (下垂体前葉ホルモン放出ホルモン群), 下垂体ホルモン (性腺刺激ホルモン, 副腎皮質刺激ホルモン, 甲状腺刺激ホルモン, プロラクチン, 成長ホルモン, オキシトシン, バソプレッシン), 副甲状腺ホルモン, 膵島ホルモン (インスリン, グルカゴン), 消化管ホルモン (セクレチン, ガストリン, 脳・腸ペプチド), 甲状腺 (カルシトニン), 卵巣 (インヒビン, リラキシン), 胎盤 (絨毛性ゴナドトロピン), 腎臓 (レニン, エリスロポイエチン), 肝臓 (アンジオテンシノーゲン), 心臓 (ANP, BNP), 血管 (エンドセリン)
ステロイドホルモン	副腎皮質ホルモン (グルココルチコイド, ミネラロコルチコイド, アンドロゲン), 性ホルモン (アンドロゲン, エストロゲン, プロゲステロン)
アミン・アミノ酸	副腎髄質ホルモン (アドレナリン, ノルアドレナリン), 脳内アミン (ドーパミン), 甲状腺ホルモン (チロキシン, トリヨードチロニン)
エイコサノイド	プロスタグランジン, トロンボキサン, ロイコトリエン

泌腺という生体内の器官で生合成・分泌され，血流とともに運ばれて他臓器を刺激する微量有機化合物と定義される．しかし，現在ではこれに該当しない物質も多く，新しい概念が生まれている．新しい概念から，ホルモンはあらゆる組織や細胞で生合成され，血流を介して内分泌(endocrine)的に遠くに運搬されたり，傍分泌(paracrine)的，自己分泌 (autocrine)的，神経分泌 (neuroendocrine)的に局所に運ばれ作用するほとんどの有機化合物を含む．

　ホルモンのおもな生理機能は，生殖，成長と発育，恒常の維持，エネルギーの産生・消費・貯蔵などの調節である．その化学構造からホルモンは，(1)ペプチド・タンパク質ホルモン，(2)ステロイドホルモン，(3)アミン・アミノ酸類，(4)エイコサノイドの4種類に大別される（表）が，この分類からもホルモンと多くの細胞間の情報伝達物質とはほとんど区別されなくなっている．☞ ステロイドホルモン，脳ホルモン，性ホルモン，副腎皮質ホルモン

ホルモンせいしにくえん　ホルモン性歯肉炎　hormonal gingivitis　　性ホルモンのアンバランスにより生ずる歯肉炎．

❖**ほんたいせいけっしょうばんげんしょうしょう　本態性血小板減少症　essential thrombocytopenia**　[特発性血小板減少症]

ほんやく　翻訳　translation　　メッセンジャーRNA（mRNA）の情報をアミノ酸配列に変換し，タンパク質の生合成を行うこと．DNAから相補的に塩基配列を転写したmRNAは，リボソームと結合し，コドンに対応するアミノ酸と結合したトランスファーRNA（tRNA）によりアミノ酸が運ばれ，合成が行われる．☞ タンパク質合成，コドン

ほんやくちょうせつ　翻訳調節　translational regulation　　翻訳は，開始複合体を形成するイニシエーション反応，mRNAの情報に従ってペプナド鎖を合成するエロゲーション反応，完成したポリペプチド鎖を遊離するターミネーション反応により行われるが，これらの反応には，多くのタンパク質性因子やマグネシウムイオン，GTPなどが必要で，これらにより調節される．☞ タンパク質合成

は行

ま

マイクロインジェクションほう　マイクロインジェクション法　microinjection
卵などの1個の細胞にマニュピレーターを用いて，微小ガラス管を通じて核やタンパク質などの試料を直接注入する方法．近年，トランスジェニック動物作製時に用いられている．☞ 遺伝子操作

マイクロキュリー　microcurie　[μCi, μc]
放射能の強さの単位．1キュリーの百万分の一．1秒間に$3.7×10^4$個の原子核が崩壊するときの放射線量．☞ アイソトープ

マイクロメーター　micrometer
ネジを利用した微小な長さを測る測定器．またはμm, μ．

マイクロラジオグラフィー　microradiography　[ヒストラジオグラフィー]
組織の微細構造を軟X線撮影し，引き伸ばしのできる放射線写真をとること．

マイコトキシン　mycotoxin　[かび毒]
かびの二次代謝産物で，アフラトキシンのようにヒトや動物に毒性を示すもの．☞ 毒素

マイコバクテリア　mycobacteria
Mycobacterium 属の菌を指す．無芽胞好気性桿菌で，細胞壁にミコール酸を含むため酸，アルカリ，有機溶媒に抵抗性である．抗酸菌ともいわれる．代表的な菌は *Mycobacterium tuberculosis* (結核菌である)．☞ 結核

マイコプラズマ　mycoplasma
マイコプラズマは1898年に牛肺疫(pleuropneumonia)の病原体として発見されたことにはじまり，その後ヒト，動物，鳥類などから類似の微生物が発見され，pleuropneumonia-like organisms (PPLO)と呼ばれていた．1956年にマイコプラズマという名前が提案され，1967年にマイコプラズマ目(order *Mycoplasmatales*)が確立された．現在，次のように分類されている．

マイコプラズマは自己増殖可能な最小の微生物と考えられており，次の特性をもつ．1）細胞壁を欠き，一定の形態を有しない多形態性である．2）染色体DNAの大きさが大腸菌の1/6から1/5である．3）遺伝暗号が一部異なる．UGAがストップコドンではなく，トリプトファンをコードしている．4）アコレプラズマ(*Acholeplasma*)以外，発育にコレステロールを要求する．5）寒天培地上で，直径1mm以下の目玉焼き状のコロニーを形成する．6）特異抗体によって発育が抑制または阻止される．

マイコプラズマは動植物に種々の病気を起こすことが知られている．ヒトでは，*Mycoplasma pneumoniae* による原発性異型肺炎(primary atypical pneumoniae)，*Mycoplasma genitalium* ならびに *Ureaplasma urealyticum* による非淋菌性尿道炎(nongonococcal urethritis)が知られている．最近，エイズにおけるHIVのコファクターとして *Mycoplasma fermentans* ならびに *Mycoplasma penetrans* が，また，産褥熱や早産を起こす病原体として *Mycoplasma hominis* が注目されている．ヒト口腔で検出される代表的なマイコプラズマは *Mycoplasma salivarium* であり，歯垢ならびに歯肉溝をおもな生息部位としている．最近，泌尿生殖器がおもな生息部位であると考えられていた *Mycoplasma fermentans* がヒト口腔からPCR法で検出されている．このことは，*Mycoplasma fermentans* のエコロジーあるいは口腔感染症における病因的役割という観点から興味深い．

マイコプラズマの分類

Class(網)	Order(目)	Family(科)	Genus(属)	Species(種)
Mollicutes	Mycoplasmatales	Mycoplasmataceae	Mycoplasma	92
			Ureaplasma	5
		Spiroplasmataceae	Spiroplasma	11
	Acholeplasmatales	Acholeplasmataceae	Acholeplasma	12
	Anaeroplasmatales	Anaeroplasmataceae	Anaeroplasma	4
			Asteroplasma	1

マイコプラズマは細胞壁（cell wall）を有しないために，グラム陰性菌のリポポリサッカライド（LPS）あるいはグラム陽性菌のリポタイコ酸などは有していない．マイコプラズマの有する病原因子の1つとして，細胞膜に存在するリポプロテイン（lipoprotein）が注目されている．

マイトジェン　mitogen　[分裂促進因子]　細胞分裂を誘発する物質の総称であるが，特に，細胞周期G0期（静止期）にあるリンパ球をマルチクローン性に芽球化させ，さらに分裂増殖させる物質を指す．これらの中には，植物レクチン（コンカナバリンA concanavalin A, ConA；phytohemagglutinin, PHA；pokeweed mitogen, PWM）やグラム陰性桿菌のエンドトキシンであるリポ多糖 lipopolysaccharide（LPS）がある．ConAとPHAはT細胞を，LPSはB細胞を，PWMはT細胞とB細胞を刺激する．また，これら以外で特定の細胞の増殖を刺激するような成長因子，例えば上皮増殖因子（epidermal growth factor, EGF），血小板由来増殖因子（platelet derived growth factor, PDGF）なども，マイトジェンと呼ばれることがある．

マイトマイシンC　mitomycin C　*Streptomyces caespitosus* が生産する抗腫瘍抗生物質．抗菌活性も有する二本鎖DNAの開裂を阻止する．☞ 抗生物質

❖**マイナートゥースムーブメント　minor tooth movement**　[M.T.M., 歯の小移動]

❖**まいふくし　埋伏歯　impacted tooth, retained tooth**

❖**まいふくちし　埋伏智歯　impacted third molar**　[埋伏第三大臼歯]

マウスL さいぼう　マウスL細胞　mouse L cell　C3H系マウス皮下組織から樹立された細胞株．

まくこうぞう　膜構造　membrane structure　細胞や細胞内のさまざまなオルガネラは電子顕微鏡下では，暗明暗の厚さ約10 nmの三層構造からなる構造体により囲まれていることが観察され，この構造を膜構造または生体膜構造と呼ぶ．電子顕微鏡下の三層構造の中間の明るい層はリン脂質の疎水性部分に，両側の暗い層はリン脂質の親水性部分に相当することがX線解析法等により確かめられ，脂質二重層が膜構造の基本骨格であることが確立された．

膜にはリン脂質以外にタンパク質も含まれ，これらは膜タンパク質と呼ばれる．膜タンパク質はその存在状態により，表在性タンパク質と内在性タンパク質の2種類に分類される．前者は膜の表面に結合するタンパク質であり，抽出溶液のイオン強度やpHを変化させるなどの緩和な条件で膜からはずれてくる．一方，内在性タンパク質は，膜の中に固く組み込まれており，有機溶媒や界面活性剤などで膜構造を破壊した時にのみ膜から離れてくるタンパク質である．脂質二重層における脂質分子は膜の中で自由に動きうるものであり，それに伴ってタンパク質分子も膜上あるいは膜内を動きうることが多くの実験により確かめられている．膜の成分が動的な状態にあることを考慮して「膜の流動モザイクモデル」が提出され，現在，生体膜の基本構造として広く認められている．

マクサム・ギルバートほう　マクサム・ギルバート法　Maxim-Gilbert sequencing　硫酸ジメチルとヒドラジンを用いた分解反応を利用してDNAの塩基配列を決定する方法．4種の塩基それぞれに特異的な分解反応を行い，ポリアクリルアミドにより分解し，塩基配列を決定する．塩基配列決定法にはこのほかにDNAポリメラーゼを利用するサンガー法（酵素法）などがある．☞ DNA塩基配列決定法

まくでんい　膜電位　membrane potential　膜により隔てられた2種類の電解質溶液間に生じる電位差．

マグネシウム　magnesium　[Mg]　原子番号12，原子量24.312．アルカリ土類金属の1つ．周期表2(2 A)族に属する元素で，すべての生物の必須元素．

まくゆそう　膜輸送　membrane transport　生体膜を通しての物質の移動．リン酸化などのようなエネルギーを必要とするものと，濃度差などによるものがある．☞ 能動輸送，イオンポンプ

マクログロブリン　macrogloblin　分子量約40万以上のきわめて大きいグロブリン．☞ IgM

マクロファージ　macrophage　[Mφ]　大型の単核細胞で強い貪食能を有しガラスなどに粘着性の細胞．食作用のほか分泌，殺菌・殺ウイルス，腫瘍細胞傷害，脂質の代謝，骨の吸収と形成，抗原提示など多様な機能を有する．表面にCD14，Fcγレセプタ（FcγⅠ, Ⅱ, Ⅲ），補体のC3およびC3b1に対するレセプター（CR1およびCR3），マンノースレセプター，スカベンジャーレセプターA，CD36，Toll-likeレセプターなどが発現しており，貪食やそれに連動したサイトカイン，活性酸素，窒素酸化物などの産生に関与している．マクロファージの同定には，F4/80（マウス）やCD68（ヒト）などの特異抗原やエステラーゼ酵素活性が用いられる．

マクロファージは生体内に広く分布するが，それらが存在する組織により形態，表面抗原の発現，機能が異なるため，ミクログリア（脳），肺胞マクロファージ（肺），クッパー細胞（肝），破骨細胞（骨）などと異なる名前で呼ばれる．骨髄幹細胞に由来する血中単球あるいは単球より未熟なマクロファージ系の前駆細胞が組織に入りマクロファージに分化するが，破骨細胞や腹腔マクロファージの分化にはM-CSFが，肺胞マクロファージの分化にはGM-CSFが重要である．IFNγなどのマクロファージ活性化因子で活性化したマクロファージは，結核菌などの細胞内寄生菌に対する殺菌活性，腫瘍細胞傷害活性，iNOSの活性化などが誘導される．一方，動脈硬化巣でプラーク形成に関与する泡沫細胞化，結核やサルコイドーシスの肉芽腫形成など種々の疾患において活性化マクロファージが病気の進展と関わる． ☞ 抗原提示，食細胞，単球

マクロファージかっせいかいんし　マクロファージ活性化因子　macrophage activating factor［MAF］　マクロファージに作用してグルコース消費を高め，スーパーオキサイドアニオンの生成を高め，腫瘍細胞に傷害性を及ぼすように活性化させる因子の総称． ☞ リンホカイン，サイトカイン

マクロファージゆうそうそしいんし　マクロファージ遊走阻止因子　macrophage migration inhibitory factor［MIF］　抗原に感作されたリンパ球から産生されるマクロファージの遊走を阻止する因子．分子量20,000～40,000の糖タンパク質で，効果発現に8～16時間を有する． ☞ リンホカイン

マクロライドけいこうせいぶっしつ　マクロライド系抗生物質　macrolide antibiotic　多員環ラクトンに糖が結合する形の塩基性抗生物質の総称．細菌リボソーム50Sサブユニットに結合しタンパク合成を阻止する．エリスロマイシン，ジョサマイシンが属しグラム陽性・陰性球菌，嫌気性菌，一部のグラム陰性桿菌に有効．消化器症状の副作用が知られるが軽微であり，小児や妊婦にも使われる． ☞ 抗生物質

ましん　麻疹　measles, rubeola［はしか］　はしか．麻疹ウイルス感染により起きる疾病．

ますい　麻酔　narcosis, anesthesia　手術などの際，患者の疼痛を可逆的に取り除くため，薬剤を用い生体を保護する手段．意識の有無により，全身麻酔法と局所麻酔法がある．全身麻酔法には，吸入麻酔法と静脈麻酔法があり，後者は，全身麻酔の導入，吸入麻酔の補助に用いられる．また局所麻酔薬の投与方法としては，表面麻酔，浸潤麻酔，伝達麻酔，脊髄麻酔がある．

ますいやく　麻酔薬　anesthetic, narcotic(s)［麻酔剤］　中枢神経系の機能を抑制し，意識を消失させ，全身の知覚を鈍麻または消失させる薬物．

マススペクトル　mass spectrum［質量スペクトル］　質量分析で生じたイオンの相対強度を，質量数／電荷数の順序に並べたもの．

マストさいぼう　マスト細胞　mast cell［肥満細胞］　即時型アレルギー反応を誘起する細胞．膜表面にIgEの高親和性FCε受容体を有し，ヘパリンおよびヒスタミンなどを含有する顆粒を含む．

まっしょうけつ　末梢血　peripheral blood［PB］　末端の静脈血．分化したリンパ系細胞が得られる．

まっしょうけつたんきゅう　末梢血単球　peripheral blood monocyte［PBM］　末梢血にある単球．血管外に出るとマクロファージとなり，強い貪食能で異物を貪食する．通常は白血球中に約5～10％あり，絶対数は約1,000/μlである．その数は，感染症で増加する．

まっしょうしんけいけい　末梢神経系　peripheral nervous system［PNS］　中枢神経系から分かれて体表，深部組織，内臓器官に分布する神経全体． ☞ 神経系

まっしょうリンパきゅう　末梢リンパ球　peripheral blood lymphocyte［PBL］　末梢血中のリンパ球．通常は白血球中に約30～45％あり，絶対数は2,500～4,000/μlである．リンパ球数は感染症や血液疾患により変化する． ☞ リンパ球

マテリアアルバ　materia alba［白質］　プラークのうち，厚くてやわらかく，白いものをいう．微生物は比較的少ない． ☞ デンタルプラーク

マトリックス　matrix　ミトコンドリアの内部構造で，内膜に囲まれ，クリステの間を埋める部分をいう．ここにはクエン酸回路，脂肪酸のβ酸化系，アミノ酸代謝に関与する種々の酵素が存在する．

❖**まひせいぶんぴつ　麻痺性分泌　paralytic secretion**

❖**まもう（しょう）　摩耗（症）　abrasion**［磨耗症］

まやく　麻薬　narcotic, narcotic drug［麻薬］　連用した場合，精神的，身体的依存性が強く，使用を中止した場合，禁断症状を示す薬を指す．代表的なものに，アヘンやそのアルカロイド

類，コカインなどがある．免許をもったものでないと取り扱えず，施錠した専用の保管庫に保存する．

まやくきっこうやく　麻薬拮抗薬　narcotic antagonist　麻薬の作用を阻害あるいは中和する薬物．

マラッセじょうひいざん（ざんぞんじょうひ）　マラッセ上皮遺残（残存上皮）　Malassez epithelial rest, epithelial debries of Malassez, epithelial rests of Malassez　［マラセー残存上皮］　歯根膜中に存在するヘルトウィッヒの上皮鞘由来の島状や索状の上皮細胞の集団．ヘルトウィッヒの上皮鞘が歯根を誘導し，象牙質の形成が進行すると，上皮鞘は網目状構造となって象牙質表面を露出させ，周囲の歯小嚢の間質細胞は遊走してセメント芽細胞に分化する．以降萎縮したヘルトウィッヒの上皮鞘はマラッセ上皮遺残として残る．根尖性歯周炎の発症時に増殖して歯根膿胞の上皮成分となると考えられている．

マラリア　malaria　マラリア原虫の感染による伝染病．蚊により媒介される．

マリグラヌール　marigranule　柳川弘志と江上不二夫により海水中の遷移元素が化学進化の過程で触媒として重要な意味をもったという仮説の下に，修飾海水(遷移元素濃度を上げ，NaCl濃度を下げた)中でアミノ酸混合物を105℃，4週間反応させて，アミノ酸が重合した粒子をつくり，この構造体をマリグラヌール（マリ＝海，グラヌール＝粒子）と命名した．☞　生命の起源

マリソーム　marisomes　原始海洋スープ中での化学進化を再元する実験で合成されてくるエラスチン様の組織粒子．☞　生命の起源

マルチトール　maltitol　［マルナット］　マルチトール（$C_{12}H_{24}O_{11}$, mol wt 344.31）はマルトース（麦芽糖）を還元して得られるもので，ブドウ糖とソルビトールからなる二糖アルコールである．還元麦芽糖ともいう．マルチトールの甘味はショ糖の80％で，味質はショ糖に似ている．経口摂取されたマルチトールの一部は小腸のマルターゼによって加水分解され，大部分は大腸に到達して腸内細菌によって発酵される．一時に大量に摂取すると腹部の膨満感，軟便化，下痢などの副作用が起こる．マルチトールの栄養成分としての有効エネルギー値は2 kcal/gとされている．非う蝕誘発性の甘味料である．溶解度：固形分濃度：51％(20℃)．☞　糖アルコール，甘味料，代用甘味料，う蝕予防

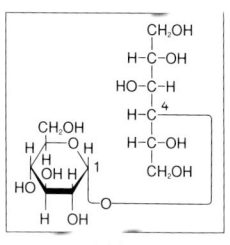

マルトース　maltose　［α-D-グルコピラノシル-(1-4)-D-グルコース，マルトビオース，麦芽糖］$C_{12}H_{22}O_{11}$，分子量342.30．融点，108℃（α形），102～103℃（β形）．比旋光度［α]$_D$+111.7°→+130°．二糖類の1つ．β-アミラーゼ(EC 3.2.1.2)の作用で，デンプンの非還元末端側から生成し，β形として得られる．また，古くからビールなどの醸造の過程でも生成していることが知られており，麦芽糖とも呼ばれる由縁である．スクロースの1/3程度の甘みを有し，水飴の主成分でもある．α-グルコシダーゼの作用でグルコースを生じる．

ミュータンスレンサ球菌によって資化され、有機酸を生成するが，非水溶性グルカンの合成を著しく阻害することも知られている．これは，グルコシルトランスフェラーゼのグルコースの受容体になり得るために，低分子の可溶性のグルカンがおもに生成してしまうためである．また，糖アルコールであるマルチトールは，マルトースを還元してつくられる．マルチトールの非水溶性グルカンの合成阻害作用はマルトースに劣るが，ミュータンスレンサ球菌によって資化されない．このマルチトールは甘味的にもスクロースに近く，非う蝕誘発性食品に好適に用いられている．☞　デンプン，グルコシルトランスフェラーゼ，代用甘味料

マルトース

マルファンしょうこうぐん　マルファン症候群　Marfan syndrome　［クモ状指趾症］　脊椎その他の骨格異常で，常染色体性優性遺伝をする．

マレインさん　マレイン酸　maleic acid　不飽和ジカルボン酸の1種でフマル酸の異性体．

マンガン　manganese　［Mn］　原始番号25，原子量54.938．周期表の7(7 A)族に属する金属

元素．動植物にとって不可欠な元素．

❖**まんじょうけっかんしゅ　蔓状血管腫**
racemose hemangioma

❖**まんせいいしゅくせいろうじんせいしにくえん
慢性萎縮性老人性歯肉炎**　chronic atrophic senile gingivitis

まんせいうしょく　慢性う蝕　chronic caries
進行が遅く間欠的であり，より成熟した歯を有する成人に多いう蝕で，軟化象牙質は皮革様の黒褐色を呈する．慢性う蝕の軟化開始点と着色部位は近接し，さらに細菌侵入は着色部位の前縁のすぐそばまで及んでいるので，修復時には着色部位を含めて削除する必要がある．☞ う蝕

❖**まんせいえしせいかいようせいしにくえん　慢性壊死性潰瘍性歯肉炎**　chronic necrotizing ulcerative gingivitis

❖**まんせいかのうせいこんせんせいししゅうえん
慢性化膿性根尖性歯周炎**　chronic purulent apical periodontitis

❖**まんせいこうかせいだえきせんえん　慢性硬化性唾液腺炎**　chronic sclerosing sialadenitis ［キュットネル腫］

❖**まんせいこんせんせいししゅうえん　慢性根尖性歯周炎**　chronic apical periodontitis

❖**まんせいさいはつせいアフタ　慢性再発性アフタ**　chronic recurrent aphthae

❖**まんせいさいはつせい（はんぷくせい）じかせんえん　慢性再発性（反覆性）耳下腺炎**　chronic reccurent parotitis

❖**まんせいしずいえん　慢性歯髄炎**　chronic pulpitis

❖**まんせいしそうのうよう　慢性歯槽膿瘍**
chronic alveolar abscess

❖**まんせいしんこうせいへんえんせいししゅうえん　慢性進行性辺縁性歯周炎**　chronic progressive marginal periodontitis

❖**まんせいたんじゅんせいしずいえん　慢性単純性歯髄炎**　chronic simple pulpitis

まんせいちゅうどくしけん　慢性中毒試験
chronic toxicity test　長期間（1～2年）にわたり，化学物質を投与し続け，その慢性毒性を試験する実験動物中毒試験．

❖**まんせいにくがせいしずいえん　慢性肉芽性歯髄炎**　chronic granulomatous pulpitis ［慢性増殖性歯髄炎］

❖**まんせいはくりせいしにくえん　慢性剝離性歯肉炎**　chronic desquamative gingivitis

マンナン　mannan　D-マンノースから構成される多糖体．コンニャクの成分．☞ 多糖

マンノース　mannose　［セミノース，カルビノース，Man と略記される］　$C_6H_{12}O_6$，分子量 180.16．融点，133（α 形），132（β 形）．比旋光度 $[\alpha]_D +29° \to +14°$（α 形），$-17° \to +14°$（β 形）．単糖類の1つ．D-グルコースの2-エピマーである．天然には，ホモ多糖としてヤシの実に β-1,4-マンナンが，酵母やアオカビに β-1,6-マンナンが存在しており，ヘテロ多糖としてコンニャクにコンニャクマンナン，大豆種皮や糸状菌にガラクトマンナンとして存在している．遊離では，リンゴやモモにわずかに存在している．酵母の細胞壁には，リン酸基のジエステル結合を含んだホスホマンナンも存在する．また，一部の酵母は分泌多糖としてホスホマンナンを分泌するものも知られている．さらに，マンノースは血清グロブリン，オボムコイドなどのタンパク質にも結合している．D-マンノースの還元体がマンニトールである．☞ 単糖，マンニトール

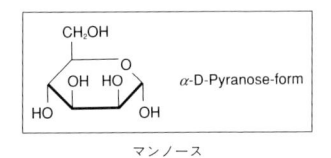

α-D-Pyranose-form

マンノース

み

ミイラか　ミイラ化　mummification　［乾性壊死］　死体が自然乾燥あるいは人工的処理により乾燥した状態になること．

ミオシン　myosin　ミオシンは筋肉のおもな構成タンパク質で，筋肉の太いフィラメントを形成しており，アクチンとの共同作用で筋肉の収縮を司どっている．分子量が 520 kDa で6本のポリペプチド鎖からなり，2本が 220 kDa の重鎖で，残りは2対の軽鎖で，1本の大きさは 20 kDa である．2個の球状の頭部が α ヘリックスの長い尾部につながった構造をしている．

ミオシンは次の3種類の重要な活性を有している．1）生理的なイオン強度と pH の溶液中で自発的にフィラメントを形成する．2）ATP（adenosine 5'-triphosphate）分解酵素（ATPase）活性をもっている．これにより筋肉の収縮のための自由エネルギーが供給される．3）F-アクチンと結合する．筋肉の細いフィラメントはアクチンからなっており，これに太いフィラメントを形成しているミオシンの頭部が結合し，ATP からエ

ネルギーを利用して筋肉を収縮する．☞ アクチン，ATPアーゼ

ミカエリスていすう　ミカエリス定数　Michaelis constant　ミカエリス・メンテンの式において Km で示され，V max の半分の初速度を与える基質濃度として定義される．多くの場合酵素基質複合体の解離定数にほぼ等しく，酵素の基質への親和性を表す尺度となる．また酵素阻害剤の阻害機構の研究においても有用である．☞ 酵素反応速度論

ミカエリス・メンテンそくどろん　ミカエリス・メンテン速度論　Michaelis-Menten theory　酵素分子（E）と基質分子（S）の反応が $E+S \rightleftarrows ES \rightarrow E+P$ の2段階で進み，$E+S \rightleftarrows ES$ は迅速平衡にあると仮定して Michaelis と Menten が導出した酵素反応速度論である．ミカエリス・メンテンの式で表され，初速度を基質濃度に対してプロットすると双曲線になる．☞ 酵素反応速度論

ミカエリス・メンテンのしき　ミカエリス・メンテンの式　Michaelis-Menten equation　ミカエリス・メンテンの速度論において酵素反応の初速度（v_0）と基質濃度（[S]）との関係を示す式であり，$v_0 = V \max[S]/(Km+[S])$ となる．ここで V max は最大初速度，Km はミカエリス定数である．この式は多くの酵素触媒反応に適用できる．☞ 酵素反応速度論

みかく　味覚　taste percepion, sense of taste, gustatory sense　動物が認識できる味覚は5つの基本味，甘味，苦味，酸味，塩味，旨味に大別される．甘味を呈する物質は，糖類，少数のタンパク質などであり，生理学的に甘味の受容は個体の維持に必要なカロリー源の識別という意義を有すると考えられる．苦味を呈する物質は多種多様であるが特に疎水性物質が多く，苦味の受容は個体にとって有害な物質の識別をつかさどる．塩味の呈味物質はアルカリ金属の塩で，ミネラル源の情報を意味し，酸味の呈味物質は水素イオンで，食物の腐敗を示し，旨味の呈味物質はグルタミン酸，イノシン酸，グアニル酸などで，タンパク性の栄養の情報を意味すると考えられる．一般に，生物にとって有用なものは快適な味を示して唾液の分泌を増加させ，栄養摂取を亢進させる．逆に，有害なものは不快な味を感じることで摂取が抑制され，これは生体防御の役割を果たしている．ただし，甘味以外では，味の快，不快は呈味物質の濃度に依存することが多い．

脊椎動物の味の受容器は咽頭や舌の乳頭に存在する味蕾である．舌の乳頭は4種類あるが，これらのうち糸状乳頭を除いた有郭乳頭，葉状乳頭，茸状乳頭が味蕾を有する．ヒトの成人の場合は味蕾の数は約9,000といわれ，加齢とともに減少する．味蕾は重層扁平上皮中に存在する蕾状の構造をした細胞集団であり，1つの味蕾のなかに50〜100個の味細胞がある．味細胞はさらに基底細胞と，顕微鏡で観察したときの明度をもとにⅠ型からⅢ型の4種類に分けられている．このうちⅢ型の味細胞はシナプス小胞を有し，求心性シナプスを形成している．舌の前3分の2に存在する味蕾は鼓索神経の，後ろ3分の1に存在する味蕾は舌咽神経の支配を受けている．

味刺激の化学情報は，最終的に電気的信号に変換されて脳に味として伝えられる．味物質は，甘み，苦味，旨みでは味細胞の細胞膜に存在する受容体を介して，細胞内情報伝達系を動員し，メッセレオチド依存性カリウムチャンネルに作用して細胞を脱分極させる．塩味，酸味ではイオンがイオンチャンネルを通って直接，細胞内に流入する．近年，分子生物学的手法を用いて，味細胞に特異的なGタンパク質αサブユニットであるガストデューシン，酸味受容に関するプロトンチャンネル，甘味，苦味の受容体として働くと考えられるGタンパク質共役7回膜貫通型レセプター，サイクリックヌクレオチド依存性チャンネルなどが単離され始めている．臨床的に報告される味覚異常は原因別にみると，食事性（亜鉛欠乏），薬剤性，心因性，風味障害，全身疾患，口腔疾患によるものが主である．また年齢別では高齢者に多い．
☞ 甘味料，シグナル伝達，シナプス，神経伝達物質

みかくき　味覚器　gustatory (taste) organ　味覚刺激の受容器官．ヒトの場合，舌粘膜にある味蕾．

❖**みかくしんけいせんい　味覚神経線維　gustatory nerve fiber**　[味神経線維]

❖**みかくでんどうろ　味覚伝道路　gustatory pathways**

❖**ミクリッツしょうこうぐん　ミクリッツ症候群　Mikulicz syndrome**

ミクリッツびょう　ミクリッツ病　Mikulicz disease　涙腺と唾液腺との対称性・無痛性腫脹をきたす原因不明の慢性炎症性疾患の総称．

ミクログロブリン　microglobulin　尿と血清中に存在する分子量30,000の糖タンパク質である α_1-ミクログロブリン，レチノール結合タンパク質である α_2-ミクログロブリン，MHCのクラスⅠ抗原の α_3 ドメインを構成する β_2-ミクログロブリンなどをいう．☞ 主要組織適合(性)抗原

ミクロソーム　microsome　組織のホモジネ

ートから遠心分離により，核，ミトコンドリア，リソソームを沈降させた上澄みを10万 g，1時間の超遠心分離によって沈殿する分画の名称で，A. Claude (1943) により命名された．細胞の破砕により小胞体がちぎれ小胞化したものが主成分で，ゴルジ装置の膜，ミトコンドリアの外膜など他の膜系の小胞や遊離リボソームも含まれる．☞ ミトコンドリア，リボソーム

ミクロトーム microtome 顕微鏡観察用に生物試料を薄く切る装置．

ミクロマニピュレーター micromanipulator 顕微鏡下で細胞など微小なものを取り扱う装置．

ミクロン micron [マイクロメーター] メートル法の長さの単位．1 mm の 1/1,000 が 1 ミクロン (μ)．

❖**みけん 眉間 glabella**

みさいぼう 味細胞 teste cell, gustratory cell 味蕾のなかに存在する知覚細胞．味孔と呼ばれる，舌，喉頭蓋，口蓋，咽頭上皮の穴に微細毛を伸ばし，さまざまな味を知覚する．☞ 味覚

ミサイルりょうほう ミサイル療法 missile therapy 標的とする身体内の病巣の組織や細胞に放射性アイソトープや薬剤を送り込み，正常な身体組織や細胞への影響を低く抑えながら，目的とする病巣の組織や細胞を破壊して疾患を治療する方法．

❖**みずはみがき 水歯磨き liquid dentifrice**

ミセル micelle 生体膜を構成している脂質，界面活性剤などは分子内に非極性原子団と極性原子団をもった両親媒性物質である．これらの両親媒性物質はある一定濃度（臨界ミセル濃度）以上では集合体を形成する．この集合体をミセルと呼ぶ．

みつど 密度 density 1) 単位体積当たりの物質の量．2) 単位面積当たりの生物の個体数．

みつどこうばいえんしんぶんり《ほう》 密度勾配遠心分離《法》 density‑gradient centrifugation ショ糖などの適当な媒体の密度勾配のなかで遠心分離を行い，試料の分離精製を行う方法．試料分子はそれぞれ自分の密度と同じ密度層に集積する．

ミトコンドリア mitochondrion, (pl.) mitochondria 真核細胞にみられるオルガネラの1つで，物質の酸化によるエネルギーを用いて ATP を合成する酸化的リン酸化を主要な役割としている．大きさは一般に長径 0.1～5.0 μm，短径 0.1～1.0 μm を示し，糸状，竿状，顆粒状を呈する．内外 2 枚の膜に包まれており，内膜は内部に向かってクリステ (crista, *pl.* cristae) と呼ばれる多くのひだ状突出を形成し，内膜やクリステの表面には直系約 10 nm の基本粒子が認められる．

1 個の細胞には 100～2,000 個程度のミトコンドリアが含まれているが，その数は同一種内でも器官や組織によって，また細胞の状態によって大きく変動する．例えば，横隔膜や心臓のような高エネルギーを必要とする細胞では，特に大型で数も多く，クリステ構造が複雑で緻密になっている．内膜に囲まれた空間はマトリックスといい，クエン酸回路，脂肪酸の β 酸化経路，アミノ酸代謝に関与する可溶性酵素が存在している．マトリックスにおける酸化過程で生じた NADH や FADH$_2$ は呼吸鎖を流れる電子のおもな供給源となる．クリステおよび内膜には電子伝達に関与する酵素と，それに共役した酸化的リン酸化に関与する ATP 合成酵素が存在する．基本粒子は ATP 合成酵素の一部で，電気化学的勾配に従って水素イオンがここを通過する際に ATP が合成される．マトリックスには核とは別に固有の DNA が存在し，独自の複製，転写，翻訳系によってミトコンドリアはあたかも生物単体のように分裂増殖を行う．分子遺伝機構は基本的には原核生物型であり，このようなことからミトコンドリアの起源は細胞内に共生した好気性細菌であると考えられている．☞ オルガネラ，呼吸，電子伝達系，酸化的リン酸化

ミトコンドリア・イブ mitochondrial Eve 現代人の共通の祖先がいつ頃どこにいたのかという疑問に答える仮説の1つとして，1987 年に世界中の現代人のミトコンドリア DNA の塩基配列を比較し，「現生人類の共通の祖先は 10～30 万年前にアフリカにいた女性」というイブ仮説が提唱された．ミトコンドリアは女性系譜であることから，彼女をミトコンドリア・イブ（ミトコンドリア・イブ）と命名した．☞ 細胞質遺伝

ミトコンドリア DNA mitochondrial DNA ミトコンドリアのおもな役割は，酸素呼吸を行い，ATP を合成することである．一方，ミトコンドリアには固有のミトコンドリア DNA が含まれており，その遺伝的変異を数量的に解析することによって，生物間の類縁関係が推定可能である．

ミネラルコルチコステロイド mineralocorticoid [鉱質コルチコイド] 副腎皮質で合成されるステロイドホルモンおよび類似の作用をもつ化合物で，塩類代謝の調節に関与するものの総称．☞ ホルモン

ミノサイクリン minocycline [塩酸ミノサイ

クリン］　テトラサイクリン系抗生物質（ミノマイシン®，ミノスタシン®）．タンパク質合成阻害剤．抗菌スペクトルはグラム陽性・陰性球菌，グラム陰性桿菌，マイコプラズマ，リケッチア，クラミジアなど広範囲である．相互作用として，内服時にカルシウム，マグネシウム，アルミニウムを含む胃腸薬や錠剤との併用により吸収が低下し効果が減弱するおそれがある．また血漿プロトロンビン活性を抑制することがあるので，抗凝血剤（ワルファリン）との併用に注意．新生児・乳幼児に投与すると歯の着色・エナメル質形成不全，骨発育不全を起こすことがある． ☞ 抗生物質

みもう　味盲　taste blindness 　味覚刺激を知覚できないこと．知覚低下から，全く知覚できないものまであり，降圧利尿剤のcaptoril，慢性関節リウマチの治療薬であるpenicillamine，亜鉛不足などさまざまな原因で起こりうる． ☞ 味覚

❖**みゃくあつ　脈圧　pulse pressure**
❖**みゃくかんしんけいげき　脈管神経隙〈歯根膜の〉　vasoneural space**
❖**みゃくしん　脈診　pulse diagnosis**　［脈拍触診］
❖**みゃくは　脈波　pulse wave**
❖**みゃくはく　脈拍　pulse**　［動脈拍動］

μさ　μ鎖　μ-chain　［ミュー鎖］　IgMクラスの免疫グロブリンのH鎖． ☞ 抗体

ミュータンスレンサきゅうきん　ミュータンスレンサ球菌　mutans streptococci　［*Streptococcus mutans* グループ］　代表的なう蝕病原性細菌．マンニトールなどの糖アルコールを発酵でき，ショ糖から粘着性の非水溶性グルカンを合成し平滑歯面に固着できる，動物にう蝕を誘発できる，などの共通の性質をもつデンタルプラーク内で生息する一群の口腔レンサ球菌の総称．本菌群は，*S. cricetus* (血清型 *a*)，*S. rattus* (*b*)，*S. mutans* (*c*/*e*/*f*)，*S. sobrinus* (*d*/*g*)，*S. downei* (*h*)，*S. ferus* (*c*) および *S. macacae* (*c*) の7菌種8血清型に分類されているが，人の口腔内に定住してう蝕症の原因となるのは *S. mutans* と *S. sobrinus* の2菌種である．両菌種は，染色体DNAのGC含量，細胞壁多糖の構造，糖の発酵性など，数多くの細菌学的性状を全く異にする別種の細菌である（表）．*S. mutans* は3種，*S. sobrinus* は4種の異なるグルコシルトランスフェラーゼを菌体外および菌体表層に産生分泌してショ糖から粘着性で非水溶性のα-グルカンを合成し，その合成を介して歯面上に固着集落化してう蝕誘発性のデンタルプラークをつくる能力をもつ．

　本菌群は，舌背や頬粘膜などの歯面以外の部位には定着できないため，無菌の乳幼児口腔からはほとんど検出されない．これは歯の萌出時以降に近親者（主として母親）の唾液由来で感染すると考えられている．人における *S. mutans* と *S. sobrinus* の分布状況は大きく異なっている．成人の場合，*S. mutans* が国や人種，う蝕罹患の有無に関わりなく大多数（9割以上）の人から検出されるのに対し，*S. sobrinus* の検出率は低く，1〜3割の人から検出されるに過ぎない．また *S. sobrinus* は，う蝕罹患経験の高い口腔からより高率に検出される傾向が認められている．しかし，*S. sobrinus* の口腔からの単離方法はまだ確立されておらず，実際の感染者数はもっと多いと考えられている．また *S. sobrinus* と *S. mutans* が混合感染している人はそれらが単独感染している人よりもう蝕リスクが高い傾向も認められている． ☞ う蝕，う蝕病原性細菌，グルコシルトランスフェラーゼ，選択培地

ミュートン　muton　遺伝学で突然変異が起こりうる染色体の最小単位． ☞ 突然変異

ミラーのじっけん　ミラーの実験　Miller experiment　［ユーリー・ミラーの実験］　メタン・アンモニアなどの還元的ガス混合物に放電するとアミノ酸などの有機物が合成されることを実証した実験．生命の起源の研究に貢献した．H. Urey の指導で S. Miller が実験した． ☞ 生命の起源

みらい　味蕾　taste bud, taste bulb　舌，喉頭蓋，口蓋，咽頭上皮に存在し，味細胞とその支持組織からなる．知覚する味覚の種類により，分布が異なる． ☞ 味覚

ミリキュリー　millicurie　［mCi, mc］　放射能の強さを表す単位．1/1,000 ci．

ミリスチンさん　ミリスチン酸　myristic acid　［テトラデカノイック・アシッド］　炭素数14の飽和直鎖脂肪酸． ☞ 脂肪酸

ミリポアフィルター　Millipore filter　気体，液体から微細粒子を濾別するメンブランフィルター．0.025〜10μmと種々のポアサイズがある．培地などの無菌化に用いられる．

ミリミクロン　millimicron, nanometer　［ナノメートル，ナノメーター，nm, nμm, mμ］　長さを表すメートル法の単位．10^{-9} メートル．1mm の 1/100,000．

む

むきえいようせいぶつ　無機栄養生物　lith-

otrophic organism, antotroph ［独立栄養生物］　無機化合物のみで生育する生物．無機化学反応から生育のためのエネルギーを得る化学合成独立栄養と，光エネルギーを利用する光合成独立栄養がある．☞ 光合成

むきょうせんマウス　無胸腺マウス　athymic mouse　→ヌードマウス

むきんどうぶつ　無菌動物　germfree animal　微生物および寄生虫を全くもたない実験動物をいう．ただし，一般にはウイルスは除去されていない．このような動物は自然には存在せず，帝王切開により母体から取り出し，無菌室等で無菌的な食餌により飼育する．または，無菌的な雌雄の交配により得られる．免疫応答，生理機能，発癌などの研究に使用される．

ムコイド　mucoid ［類粘素］　ムコ多糖とタンパク質が共有結合したものの総称．☞ プロテオグリカン

❖ムコールしょう　ムコール症　mucormycosis

ムコたとう　ムコ多糖　mucopolysaccharide　ヘキソサミンとウロン酸よりなる二糖のくり返し単位から構成される長鎖多糖の総称．☞ グリコサミノグリカン

ムコたとうしょう　ムコ多糖症　mucopolysaccharidosis ［ハーラー症候群，ガルゴイリスム］　リソソーム酵素の欠損症でムコ多糖の蓄積をもたらす疾病の総称．

ムコタンパクしつ　ムコタンパク質　mucoprotein　グリコサミノグリカン（ムコ多糖）とタンパク質が共有結合したものの総称．☞ プロテオグリカン

❖むこんし　無根歯　non-rooted tooth ［象牙質異形成症］

むさいぼうけい　無細胞系　cell-free system　細胞破砕液によって生物反応の一部を再現する系．未知の酵素の活性を検出する場合，細胞破砕液に基質や関与が予想される補酵素類を加える．

❖むさいぼうセメントしつ　無細胞セメント質　non-cell cementum ［一次セメント質，原生セメント質，第一セメント質］

むさいぼうタンパクしつごうせい　無細胞タンパク質合成　cell-free protein synthesis　細胞破砕液によってタンパク質合成を再現する系．通常分離したmRNAのタンパク質合成能力を知るために，赤血球破砕液に各種のアミノ酸を含む混合液ほかを加える．赤血球は分化の最後に脱核するため，遺伝子発現能を失いタンパク質合成ができない．☞ タンパク質合成

むさいぼうちゅうしゅつえき　無細胞抽出液　cell-free extract　細胞の構造を機械的に破壊し，不溶性を遠心などで除いた抽出液．

❖むしがく　無歯顎　edentulous jaw ［全部歯牙欠損症，完全無歯症］

❖むししょう　無歯症　anodontia

むしぶんれつ　無糸分裂　amitosis　細胞の核分裂の1種．静止核の内部に特別な構造上の変化を（紡錘糸など）伴わない核分裂．

❖むじょうけんはんしゃ　無条件反射　unconditioned reflex

❖むずいしんけいせんい　無髄神経線維　unmyelinated nerve fiber

ムスカリン　muscarin(e)　ベニテングタケに含まれるアルカロイド．キノコ中毒の原因物質．神経毒でアセチルコリンの作用に類似した作用をもつ．

むせいせいしょく　無性生殖　asexual reproduction　卵や精子などの生殖細胞を使わず，体細胞により新個体をつくっていく増殖様式をいう．☞ 生殖

むせいせだい　無性世代　asexual generation　世代交代を行う生物の生活環のなかで核相が2nの世代．胞子体やシダ類ではシダの本体がこれに当たる．☞ 生殖

むせきついどうぶつ　無脊椎動物　invertebrate　脊椎動物以外の動物の総称．脊椎動物とは異なり，きわめて多元的な諸門を含む．

❖むだえきしょう　無唾液症　aptyalism

ムタナーゼ　mutanase ［α-1,3-グルカナーゼ］　α-1,3-グルカンを分解する加水分解酵素の総称．プラーク中のグルカンは，初期の研究ではα-1,6結合のデキストラン様多糖と考えられていたが，その後の研究で，酵素の不均一性と多様性が知られ，これら酵素によってつくられる多糖は，α-1,3結合のグルコース残基の主鎖に短いα-1,6結合の側鎖がついている非水溶性で粘着性の多糖であることがわかった．*S. mutans*の産生する非水溶性グルカンは，*in vitro*でデキストラナーゼによって容易に分解されず，デキストラナーゼ投与によるヒトのプラーク除去効果は否定的であるため，ムタナーゼによる非水溶性グルカンの分解が試みられるようになった．

ムタナーゼは，真菌類（*Trichoderma harzianum*, *Streptomyces chartreus*, *Cladosporium resinae* など），細菌類（*Flavobacterium* sp., *Bacillus circulans*, *Bacteroides oralis*（口腔細菌）など），からの産生の報告がある．ムタナーゼにはエンド型（EC 3.2.1.59, 1,3-(1,3↑1,4)-α-d-glucan 3-glucanohydrolase）とエキソ型（EC 3.

2.1.84, 1,3-α-D-glucan 3-glucanohydrolase)が存在する．これらムタナーゼについては多くのものは精製が試みられ，S. mutans の産生する非水溶性グルカンに対する分解作用，プラーク合成抑制作用，動物におけるプラーク形成能およびう蝕の抑制効果，またヒトにおけるプラーク抑制効果などについて検討されたが効果的な結果を得られていない．☞ デキストラナーゼ，ムタン，グルコシルトランスフェラーゼ

ムタン mutan ミュータンスレンサ球菌によりスクロースからつくられる非水溶性のグルカンで，歯垢マトリックスの主成分である．α-1,3結合の主鎖と10〜40％ほどのα-1,6結合側鎖および数％のα-1,3,6分岐結合からなる白色粘着性ゲルで，3〜4種の菌体外グルコシルトランスフェラーゼ GTF の共同作用によりつくられる．

狭義で使われるときは，S. sobrinus ではそれらの酵素のうちの非水溶性グルカン合成酵素 GTF-I (mutansucrase, sucrose：1,3-α-D-glucan 3-α-glucosyltransferase) によりつくられる純粋なα-1,3-グルカンを意味し，S. mutans では GTF-I と GTF-IS (mutansucrase, sucrose：1,3-α-D-glucan 3-α-and 6-α-glucosyltransferase) によりつくられる15〜25％のα-1,6結合を含むα-1,3-グルカンを意味する．α-1,3-グルカンは分子量が10,000前後の多分散系で，ジメチルスルホキシドや0.5 M NaOH 水溶液にほぼ溶解し，中和すると再び非水溶性ゲルになる．三次元構造は二量体がくり返し単位のらせん構造で，直鎖が互いに水素結合しシート状となっていて，セルロース構造に似ている．

一方，水溶性グルカン合成酵素 GTF-S (dextransucrase, sucrose：1,6 α D-glucan 6-α-glucosyltransferase) によりつくられるのはおもにα-1,6結合からなるグルカン，すなわちデキストラン (dextran) である．現在，デキストラナーゼはα-1,6結合を加水分解するなどの作用によりムタンの形成を阻害するので，これを添加された歯磨剤が市販されている．また，ムタナーゼはα-1,3結合主鎖を分解するので製品化が期待されている．☞ う蝕予防，口腔細菌多糖類，グルカン，グルコシルトランスフェラーゼ，固着，シクロデキストラン，デキストラナーゼ，デンタルプラーク，ミュータンスレンサ球菌，ムタナーゼ

ムチン mucin［ムチン型糖タンパク質］ムチンは顎下腺唾液や小唾液腺から分泌され，高分子酸性糖タンパク質で粘性が高く，血清タンパク質がもつ規則的な構造になっていない．この種の糖タンパク質は報告によって差はあるが，典型的ムチンはタンパクのコア部に糖の側鎖をもつものと考えられる．末端には陰性荷電（シアル酸）が存在し，側鎖部分には硫酸塩をもち，分子量20万〜30万で硫酸化されている．このように負の帯電する分子グループで終わっており，これがムチンと細胞あるいはエナメル質との接着に重要である．これはヒドロキシアパタイトに対する親和性の高さから獲得被膜 (acquired pellicle) の形成にも関与していると考えられる．これまで２種類のムチンが確認されており，ヒト顎舌下腺からの高分子量のムチンを MG 1 とし，低分子を MG 2 としている．これらは口腔内の役割として，軟組織と外界の境界面における乾燥と外界刺激に対する障壁，咀嚼時の潤滑機能，細菌細胞の凝集と接着による抗菌活性をもつと考えられる．☞ 唾液

ムラミダーゼ muramidase → リゾチーム

ムラミルペプチド muramyl peptides ミコバクテリアの細胞壁から抽出されたペプチドで，ムラミルジペプチド(MDP)，ムラミルトリペプチドなど一連のムラミルオリゴペプチドの総称．アジュバント効果をもつ．作用機序は不明であるが抗原提示細胞の補助刺激活性の発現を刺激し，体液性および細胞性免疫の増強が起こる．☞ アジュバント

ムラミンさん ムラミン酸 muramic acid 分子式 $C_9H_{17}NO_7$，分子量251.24．この物質のアセチル体の N-アセチルムラミン酸はグラム陽性細菌の細胞壁のペプチドグリカン（ムレインともいう）の構成成分の１つで，N-アセチル-D-グルコサミンと交互に並んで分子をつくる．個々の N-アセチルムラミン酸残基には，９個のアミノ酸からなるポリペプチドが付いており，平行に並ぶペプチドグリカンどうしの間を繋いでいるという仮想構造も推定されている．

め

めいはんのう 明反応 light reaction 光生物学的反応のうち，光量子が生体色素に吸収されるごく短時間の過程をいう．光合成では光量子の吸収，励起エネルギー移動と捕捉から光化学反応までが明反応に対応する．☞ 光合成

❖**メインテナンスき メインテナンス期〈歯周治療〉 maintenance phase of periodontal treatment**

メートルほうれんけつがた メートル法連結形 metric combining forms エクサ (exa：10^{18}，記号 E)，ペタ (peta：10^{15}，記号 P)，テラ (tera：

10^{12}, T), ギガ (giga: 10^9, G), メガ (mega: 10^6, M), キロ (kilo: 10^3, K), ヘクト (hecto: 100, h), デカ (deca: 10, da), デシ (deci: 1/10, d), センチ (centi: 10^{-2}, c), ミリ (milli: 10^{-3}, m), マイクロ (micro: 10^{-6}, μ), ナノ (nano: 10^{-9}, n), ピコ (pico: 10^{-12}, p), フェムト (femto: 10^{-15}, f), アット (atto: 10^{-18}, a).

メサンギューム mesangium　糸球体間質．毛細血管の間の腎糸球体の中心部分．メサンギューム細胞は種々のサイトカインの他にコラーゲンやフィブロネクチンなどを産生する．また貪食能，抗原提示能をもつ．☞ 抗原提示

メソソーム mesosome　細菌の細胞質膜が内側にくびれ込んでいる構造をいう．小胞状，管状，重層状のものなどがある．特にグラム陽性菌と一部のグラム陰性菌に観察される．

メタサイクリン methacycline　テトラサイクリン系抗菌薬．テトラサイクリンに比べ吸収持続性が長い．☞ 抗生物質

メタノリシス methonolysis　[メタノール溶媒分解]　メタノール中で行われる加溶媒分解反応で，メチルアルコールとエステル間でのアルキル基の交換によりメチルエステルを生じる．脂肪酸などをガスクロマトグラフィーで分析する際にも前処理として用いられる．

❖メタルインプラントほう メタルインプラント法 metallic implant method

メタンはっこう メタン発酵 methane fermentation　微生物の発酵により，二酸化炭素を直接水素ガスで還元してメタンを生成すること．メタン細菌と呼ばれる一群の偏性嫌気性菌がこの反応を行い，これらの菌は泥沼や反芻動物の胃内に分布する．

メチオニン methionine　[2-アミノ-4-メチルチオ-n-酪酸]　$C_5H_{11}NO_2S$．分子量149.21．略記はMetまたはM(一文字表記)．L型はタンパク質を構成する含硫アミノ酸の1つである．ヒトでは必須アミノ酸．J. H. Mueller (1922年) によりカゼインの加水分解物から発見された．S-アデノシルメチオニンなどの形で生体内におけるメチル基供与体として重要である．メチオニンは真核細胞の，メチオニンの誘導体である N-ホルミルメチオニンは原核細胞のタンパク質合成 (翻訳) における開始アミノ酸である．システインやシスチンの前駆体．生体内では，S-アデノシルメチオニン，ホモシステイン，シスタチオニンを経てプロピオニル CoA に代謝分解される．Fusobacterium などの嫌気性細菌はメチオニンを分解し口臭の原因の1つであるメチルメルカプタンやアンモニア

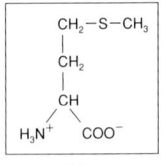

```
       CH₂-S-CH₃
       |
       CH₂
       |
       CH
      / \
  H₃N⁺   COO⁻
```
メチオニン

を産生する．☞ アミノ酸

メチルかぶんせき メチル化分析 methylation analysis　多糖を構成する糖残基間の結合の種類を決める手法の1つで，多糖のグルコシド結合していないすべての水酸基を完全メチル化 (exhaustive methylation) してから酸加水分解して単糖にし，還元剤で糖アルコールにしさらにアセチル化すると，例えばグルカンでは非還元末端グルコース残基は 2,3,4,6-テトラ-O-メチル-1,5-ジ-O-アセチル-D-グルシトール，1と3位がグルコシド結合しているグルコース残基は 2,4,6-トリ-O-メチル-1,3,5-トリ-O-アセチル-D-グルシトール，1,3,6位が結合したグルコース残基は 2,4-ジ-O-メチル-1,3,5,6-テトラ-O-アセチル-D-グルシトールになるので，ガスクロマトグラフィーで，必要ならばさらに質量分析器を用いて，それぞれを定性定量する．

ただし，これら一連の手法は労力を要するので近年はあまり用いられず，代わりに 5～15% の多糖水溶液を直接，ただし非水溶性のときはアルカリ性水溶液に溶解してから，^{13}C-NMR (核磁気共鳴) 装置に入れて記録された吸収シグナルを解析して，グルコシド結合の種類と量比を読み取る手法が主流である．さらに複雑な多糖で，糖残基の種類とそれらの結合順や結合の種類などの解明には，糖加水分解酵素などによる選択的加水分解や，得られたオリゴマーのクロマトグラフィーや質量分析装置による分析などがある．☞ 過ヨウ素酸酸化，グルカン，多糖，糖アルコール，クロマトグラフィー，質量分析法

メチレンブルー methylene blue　青色の酸化還元色素．酸化型で青，還元型で無色．

めっきん 滅菌 sterilization　病原性，非病原性を問わず，すべての微生物を完全に殺滅・除去させることを滅菌という．滅菌する手段によって加熱滅菌，化学的滅菌，照射滅菌，濾過滅菌法がある．濾過法は微生物除去に有効な手段である．加熱滅菌法には火炎，乾熱，高圧蒸気滅菌などがある．高圧飽和蒸気は，滅菌に必要な適当な温度が得られ，殺菌力が著しく強く，多孔性物質にも貫通・浸透しやすく，熱エネルギーが大きいなど

の利点があるので，幅広く使われている．化学的滅菌法のなかのガス滅菌では気体の状態で殺菌力を発揮し，ホルムアルデヒド，エチレンオキサイドなどが利用される．照射滅菌法において，X線，γ線などの電離放射線の場合には励起とともに電離を起こさせる作用がある．これらにより菌体構成タンパク質の損傷が起きて菌は死に至るとする経路が，殺菌作用と考えられている．濾過滅菌法はメンブランフィルターなどを用いて，細菌もしくは微小異物を除去する目的で濾過を行う．滅菌が完全に行われたかどうかを知るためには，滅菌する手段・方法に対して最も抵抗力の強い微生物が指標菌となる．胞子が死滅する加熱条件で変色する化学物質を紙に染み込ませた化学的インディケーターもいろいろ市販されている． ☞オートクレーブ，殺菌，殺菌剤，消毒

❖**メッケルなんこつ　メッケル軟骨　Meckel cartilage**

メッセンジャー RNA　messenger RNA
➔伝令 RNA

メトヘモグロビン　methemoglobin ［酸化ヘモグロビン］　ヘモグロビンの鉄が酸化され3価の鉄になったもの．

メナキノン　menaquinone ［ビタミンK_2］
血液凝固に必要なビタミンKの1種． ☞ビタミン

メナジオン　menadione ［ビタミンK_3］　ビタミンKの1種． ☞ビタミン

メビウスしょうこうぐん　メビウス症候群　Moebius syndrome　両側性末梢性顔面神経麻痺と両側性外転神経麻痺が，先天的に合併した症候群．

メフェナムさん　メフェナム酸　mefenamic acid　非ステロイド性抗炎症，鎮痛，解熱剤（ポンタール®）．プロスタグランジン生合成酵素阻害作用を有し，優れた鎮痛作用とアスピリンより強い解熱作用があるが，消炎作用は弱い．禁忌：消化性潰瘍，重篤な血液・肝・腎障害，心機能不全，高血圧症，アスピリン喘息．最近，本剤と乳幼児のインフルエンザ脳症との関連性を疑う報告がある．

メラーぜつえん　メラー舌炎　Moeller glossitis ［ハンター舌炎］　悪性貧血による粘膜症状の1つ．

メラニン　melanin　動物の皮膚に含まれる黒色の色素のこと．チロシンからつくられ，過剰な光線の吸収に寄与している．細胞内でメラニンは黒色色素胞に含まれ，細胞質内で多数の小顆粒として凝集や拡散を示す．

メラニンさいぼう　メラニン細胞　melanocyte ［メラノサイト］　メラニンを産生する色素細胞．

メラニンしきそ　メラニン色素　melanin pigment　メラニンは，チロシンまたはトリプトファンが酸化されてつくられる褐色ないし黒色の色素である．特に脊椎動物においては，メラノサイトでチロシンからチロシナーゼによる酸化と自動酸化により産生される．メラノサイト内のメラニン顆粒は周辺の細胞に移行して色素沈着の原因となる．また，皮膚や毛髪，歯肉などで認められる褐色ないし黒色の異常色素沈着は，主としてメラニンによるものと考えられている．メラニン産生性の細胞が悪性化したものを悪性黒色腫といい，皮膚，眼などにみられるが，ときに性器や肛門，口腔の粘膜にみられることもある．悪性黒色腫は転移しやすく，しばしば所属リンパ節，肺，脳などに早期に転移巣が認められるため，良性のメラノーシスとの鑑別診断が重要である．一方，歯科領域関連では，喫煙回数の増加につれて，歯肉におけるメラニン色素沈着の頻度が増すと報告されている．また，不良充塡物による刺激により，歯肉のメラニン沈着が誘導されるという報告もある．最近は，レーザー照射や冷凍外科的療法による歯肉のメラニン色素の除去が頻繁に行われており，良好な結果が得られているようである．

メラノーシス　melanosis ［黒皮症］　皮膚，粘膜におけるメラニンの異常沈着．

メラノーマ　melanoma ［悪性黒色腫］　メラノサイトの悪性腫瘍．

メラノサイト　melanocyte　➔メラニン細胞

メラノソーム　melanosome ［メラニン顆粒］　メラノサイト，黒色細胞内に多数存在するメラニン含有細胞小器官．

メリトリオース　melitriose ［ラフィノース］　ガラクトース，グルコース，フラクトースからなる三糖，ユーカリ，サトウダイコン，ワタの実などに分布する． ☞糖質

メルカーソン・ローゼンタールしょうこうぐん　メルカーソン・ローゼンタール症候群　Melkersson-Rosenthal syndrome　口唇の浮腫性腫脹と顔面神経麻痺，溝状舌を主症状とする症候群．

めんえき　免疫　immunity　ウイルス，細菌，かび，寄生虫などの感染性生物に対しての生体防御機構である．免疫系は自然免疫系と獲得免疫系の2つに分類される．自然免疫系は，感染初期の防御に当たり感染源の排除を行う．獲得免疫系は自然免疫系で防御しきれなかったときに発動し，

感染源に特異的な反応を起こし感染源の排除を行う。☞ 免疫応答

めんえきおうとう　免疫応答　immune response
生体がもっている機構によって、異物を認識し、やがてそれを排除する反応である。大きく、自然（非獲得）免疫応答と、適応（獲得）免疫応答の2つに分けられる。適応免疫系は自然免疫系と異なり、それぞれの異物に対して特異的に応答する特質に加え、一度ある異物にさらされるとそれを記憶するという特質をもつ。免疫応答は、主として食細胞系とリンパ球系の細胞によって担われている。食細胞（単球、マクロファージ、多形核白血球など）は、非特異的な認識に基づいて補食活動をすることにより、さまざまな微生物やその産物を取り込むことができるので、自然免疫応答の重要な担い手である。

一方、リンパ球は、特異的に異物を認識することにより、適応免疫を発現させる。リンパ球はさらに、異物と直接結合することによってそれらの排除に重要な働きをする抗体分子を産生するB細胞と、ほかのさまざまな働きをするT細胞に分けられる。すなわち、あるT細胞はサイトカインを介してB細胞の分化や抗体産生をコントロールするが、別のT細胞はほかのサイトカインを介して食細胞を活性化して取り込まれた病原体の破壊を助け、さらに別のT細胞はウイルスに感染した細胞を認識し破壊する。また、異物のT細胞による特異的認識には、食細胞により取り込まれた異物のプロセッシングと抗原提示が必要である。感染の初期には自然免疫の関与が大きいが、やがて適応免疫が機能するようになり、再度の感染に際しては特異的な免疫記憶の働きが大きな役割を果たす。☞ 食細胞,抗原提示,二次免疫応答,免疫記憶,リンパ球

めんえき《せい》かんよう　免疫《性》寛容
immunological tolerance　［免疫学的不応答］免疫（性）寛容とは、あらかじめある抗原に接触後に成立する、その抗原に対して特異的な無反応状態をいう。通常、自己抗原に対しては免疫寛容が成立しているため遺伝的に自己反応性リンパ球が完全に消失しているようにみえるが、免疫系は多様な抗原特異的レセプターを生成し、その中のあるものは自己反応性をもっている。したがって、自己抗原に対する免疫寛容も非自己抗原に対するものと同様に、むしろ発生の過程で獲得されるといえる。

一般に、生前ないし生後まもなくの免疫系の大部分の細胞は未成熟であるため、この時期に抗原に出会うとクローンの発達障害が起こり、自己抗原に対するのと同様に非自己抗原に対する免疫寛容が誘導されやすい（新生児免疫寛容；neonatal tolerance）。自己反応性リンパ球が寛容になる機構として、クローン消失、クローン発達障害、クローン機能抑制、抑制性細胞や抗イディオタイプ細胞による抑制などの機構が考えられる。一方、さまざまな方法で非自己抗原に対する免疫寛容を誘導することが可能であるが、その機構は自己反応性リンパ球が寛容になる場合と同様である。T細胞もB細胞も状況によっそれ独立に免疫寛容になるが、T細胞のほうがB細胞よりも低濃度の抗原量で免疫寛容を成立させ、かつそれを持続させる。☞ クローン,自己認識,イディオタイプネットワーク

めんえき《せい》きおく　免疫《性》記憶　immunological memory
免疫記憶は、生体が抗原に初めて接した際に、抗原と特異的に反応するTリンパ球やBリンパ球を増加させることによって準備される、二次刺激に対する待機状態である。その結果、抗原の二次刺激に対する免疫応答は、一次免疫応答に比較してより速くかつ強力に起こる。記憶を保持したB細胞（記憶B細胞）は刺激を受けていないB細胞と質的に異なり、抗原に対してより高い親和力のレセプターをもち、抗体をより速やかに産生する。記憶T細胞も、高い親和力の抗原レセプターをもっぱらにもち、細胞表面分子やサイトカインの分泌活性などが明らかに未刺激のT細胞とは異なると考えられている。したがって、免疫記憶は、ワクチンを用いた予防接種法の基礎原理である。

例えば、ジフテリアトキソイド（ジフテリア桿菌が産生する毒素をホルマリン処理することによって、その毒性を除去した物）で予防接種しておくことによって、ジフテリア毒素のもついくつかのエピトープ（抗原決定基）に対する一次免疫応答を誘導できる。その後自然感染などによって再同じ毒素に接触したとき、記憶B細胞が同じエピトープに反応して敏速かつ強力な二次免疫応答を誘導する。その結果、毒素は速やかに中和され、発症を免れる。☞ 免疫応答,二次免疫応答,ワクチン

めんえきクリアランス　免疫クリアランス
immune clearance　血液・体液中から粒子やタンパク質が、抗体によりすみやかに除去されること。IgG抗体が抗原と結合し免疫複合体を形成したものがマクロファージで処理されることによる。

めんえきグロブリン　免疫グロブリン　immunoglobulin
［Ig］　脊椎動物の血清、体液な

免疫グロブリンスーパーファミリー

	発現細胞	リガンド
LFA-2(CD 2)	T細胞,NK細胞	LFA-3
LFA-3(CD 58)	リンパ球,抗原提示細胞	LFA-2
CD 4	T細胞,単球	クラスII MHC
CD 8	T細胞	クラスI MHC
CD 28	活性化T細胞	CD 80, CD 86
ICAM-1(CD 54)	B細胞,活性化T細胞,単球,内皮細胞,上皮細胞,線維芽細胞	LFA-1
ICAM-2(CD 102)	内皮細胞	LFA-1
ICAM-3(CD 50)	抗原提示細胞	LFA-1
VCAM-1(CD 106)	活性化内皮細胞	VLA-4
NCAM(CD 56)	神経細胞,NK細胞,単球	NCAM

LFA : lymphocyte function-associated antigen
ICAM : intercellular adhesion molecule
VCAM : vascular cell adhesion molecule
VLA : very late antigen (β 1 integrin)
NCAM : neural cell adhesion molecule

どに存在する抗体機能を有するタンパク質の総称で構造を述べるときに汎用され,Igと略す.血清グロブリンのうちのγグロブリン画分に存在するタンパク質をいい,体液性免疫の主役をなす抗体の担い手で,正常人では10～20 mg/ml程度含まれる.これを多量に含む血清タンパク質画分は,免疫グロブリン製剤として臨床応用されている.また,B細胞の表層免疫グロブリンとして抗原レセプターとしても働く.Igは物理化学的,免疫学的性状からIgG, IgM, IgA, IgD, IgEの5つのクラスに分類され,IgGには4つ(ヒト),IgMとIgAにはそれぞれ2つ(ヒト)のサブクラスがある.いずれのIgも基本的には,すべてのクラスに共通なL鎖と各クラスで性状の異なるH鎖とからなり,2本のH鎖と2本のL鎖が互いにジスルフィド結合および非共有結合で結合する.一般にこの4本のポリペプチド鎖からなる単量体として存在するが,IgMは五量体を形成し,分泌型IgAは二量体を形成する.IgGは分子量約15万で半減期は23日,正常血清内には14 mg/ml程度存在する.IgMは,分子量約90万で半減期は5日,正常値は1.5 mg/ml. IgAは分子量約17万(分泌型,約40万)で正常値は3 mg/ml, IgDは分子量約18万, IgEは約19万できわめて微量しか存在しない.また近年,免疫グロブリンの定常部や可変部ドメインと相同性を有するドメインをもち細胞接着,輸送,情報伝達や認識に関与するさまざまな機能に関係するタンパク質が多数発見された.その遺伝子解析から免疫グロブリン遺伝子と進化上共通祖先をもつものと考えられる.これらは免疫グロブリンスーパーファミリーと呼ばれている. ☞ 抗体,免疫グロブリンスーパーファミリー

めんえきグロブリンスーパーファミリー 免疫グロブリンスーパーファミリー immunoglobulin superfamily 免疫グロブリンのアミノ酸配列と類似のドメイン構造をもつ分子は,免疫系,神経系,細胞間認識機構に関与するタンパク質に多く見出されており,細胞表面抗原をコードする遺伝子が免疫グロブリン遺伝子スーパーファミリーとして進化してできたと考えられている.これらの接着因子は,免疫応答の誘導や免疫担当細胞と標的細胞との相互作用に広く関わる.

めんえきけいこうけんていほう 免疫蛍光検定法 fluoroimmunoassay 抗原抗体反応を蛍光物質の助けで定量的に追跡し,抗原あるいは抗体を測定する方法.→蛍光抗体法

めんえきけっせい 免疫血清 Immune serum →抗血清

めんえきげん 免疫原 immunogen 抗体や感作リンパ球を産生させ,体液性免疫や細胞性免疫を誘導する物質の総称.

めんえきげんせい 免疫原性 immunogenecity [抗原性] 生体に抗体産生を起こす能力のある抗原をいう.タンパク質,炭水化物,脂質,核酸など高分子物質は一般に免疫原性が高い.低分子物質も免疫原性をもちうるが,分子量3,000以下の分子はそれらを大きなキャリアー分子と結合しないと免疫原性をもちにくい.

めんえきこうそけんていほう 免疫酵素検定法

enzyme immunoassay　酵素で標識した抗原や抗体を用いて抗原や抗体量を測定する方法. ☞ ELISA

めんえきたんとうさいぼう　免疫担当細胞 cells involved in immune system　リンパ球系細胞として, 抗原特異的レセプターを細胞表面に発現し, さまざまなタイプの適応(獲得)免疫を誘導するB細胞とT細胞, 抗原レセプターを発現せず細胞傷害作用をもつナチュラルキラー(NK)細胞, 特定のT細胞レセプターを発現しかつNKレセプターを発現するNKT細胞がある. B細胞はプラズマ細胞として抗体を産生分泌し, T細胞はキラーT細胞として細胞傷害作用を示したり, B細胞の抗体産生やキラーT細胞の分化を助けるヘルパーT細胞として作用する.

骨髄球形細胞に属する細胞は, 感染微生物を含むさまざまな粒子を貪食破壊する, 単球・マクロファージ・多形核白血球などの食細胞であり, 自然免疫および適応免疫の両方の反応に関与する. マクロファージやB細胞も, ある条件ではT細胞に抗原提示をするが, 抗原提示のプロフェッショナル細胞は樹状細胞であり, その分化段階や存在する場所によりランゲルハンス細胞, ベール細胞, 相互連結細胞, 濾胞樹状細胞などと呼ばれる.

多形核白血球は, 細胞内にある顆粒の染色性の違いにより, 好中球, 好塩基球, 好酸球の3つに分けられる. これらの細胞は, 脱顆粒現象により細胞外に放出した顆粒内に含まれる種々の物質の作用で, 微生物や寄生虫に対する免疫反応に一定の役割を果たしている. このほか好塩基球とほぼ同じ性質を示すが血中には全く存在せず体組織中にしか見出せないマスト細胞, 血液凝固や炎症反応に関与する血小板, リンパ球の再循環や分布を制御する血管内皮細胞も免疫応答に関与する細胞である. ☞ 免疫応答, 抗原提示, リンパ球, T細胞, B細胞, マクロファージ

めんえきちんこう　免疫沈降 immunoprecipitation　抗原とその抗体に対して特異的な抗体が等量域存在する場合, 抗原抗体反応の結果, 免疫複合体がつくられ沈殿物を形成する. この反応を免疫沈降と呼ぶ. ☞ オクタロニー法

めんえきふくごうたい　免疫複合体 immune complex　[抗原抗体複合体]　抗原と抗体が結合することによって生成される免疫複合体は, 免疫系が正常に働いていれば網内系によって体内から除去される. しかし, この排除機構が働かなかったり, 過剰の免疫複合体が生成された場合は, 過敏反応や, 炎症反応を起こす原因となる.

めんえきふぜんしょう　免疫不全症 immunodeficiency　[免疫不全症候群, 免疫欠損症]　病原体一般に対する易感染性を呈する疾患. 宿主が先天的または後天的に免疫による感染防御機構に破綻をきたすことが原因で起こる. ほとんどの免疫不全症は先天的なものといわれている. ☞ エイズ, SCIDマウス

めんえきよくせい　免疫抑制 immunosuppression　抗原に対する正常な免疫応答を抑制することをいう. 皮膚移植, 臓器移植などの成功には免疫抑制法が必須である. 免疫抑制を起こすための薬剤も開発されている. また広義にはサプレッサーT細胞などによる過剰免疫応答の抑制も指す. ☞ 移植免疫

免疫抑制剤

薬物の名称(総称)	特徴
サイクロスポリンA FK-506	・主としてT細胞機能を抑制する. ・臓器移植の際の拒絶反応の抑制に著明な効果がある. ・腎毒素がある.
プレドニソロン (副腎皮質ステロイドホルモン)	・末梢血中のリンパ球を骨髄, 脾臓, リンパ節に集積させ特にヘルパーT細胞の分布を変え, 免疫応答の感作誘導ばかりでなく, 効果発現も抑制する. また, マスト細胞, 顆粒球, マクロファージ, 細網内皮系にも作用する. ・すべてのアレルギー反応を抑制する. ・長期大量使用は危険.
サイクロフォスファミド (アルキル化剤)	・B細胞を強く抑制する. また, 抑制T細胞も感受性あり. 全身性エリテマトーデス, 慢性関節リウマチなどの治療薬. ・好中球抑制がある.
アザチオプリン (プリン類似体)	・増殖期の細胞を障害. T細胞, B細胞, 単球に作用. ・全身性エリテマトーデス, 慢性関節リウマチなど自己免疫疾患の異常な免疫反応を抑制する治療薬. ・骨髄抑制がある.
メトトレキセート (葉酸拮抗剤)	・増殖期の細胞を障害. ・全身性エリテマトーデス, 慢性関節リウマチなどの治療薬. ・骨髄抑制がある.
ハイドロキシウレア	・S期におけるリボヌクレオチド還元酵素阻害. ・慢性骨髄性白血病の治療薬. ・骨髄抑制がある.

めんえきよくせいざい　免疫抑制剤　immunosuppressant, immunosuppressive agent　生体の免疫反応を抑制する薬剤をいう．臓器移植における拒絶反応の緩和や自己免疫疾患の治療等に用いられる．

めんえきりょうほう　免疫療法　immunotherapy　免疫機能を修飾して疾患の治療を図る治療法．ワクチンなど特定の抗原に対する特異免疫療法と，サイトカイン投与など免疫系全体を修飾する非特異免疫療法がある．☞ ワクチン

メンデルのほうそく　メンデルの法則　Mendel's law　G. Mendel がエンドウを用いて行った交雑実験の結果から導かれた遺伝の基本的法則．1866 年に印刷刊行されたメンデルの論文"植物雑種に関する実験"は，発表当時はその真価が認められなかった．1900 年になって H. de Vries, C. Correns, E. Tschermak の 3 人の研究者がそれぞれ独自に同じような実験結果を得て，メンデルの法則が再発見された．メンデルの法則は一般には優劣の法則，分離の法則，独立遺伝の法則の 3 つにまとめられている．

メンデルはそれぞれの形質に対立する因子を仮定し，1 つの形質は 2 つの対立因子によって決まると考えた．優劣の法則は，対立形質を示す個体どうしをかけあわせると，雑種第一代（F_1）はしばしば対立形質の一方だけが現れ片方は現れてこない，つまり対立形質間に優性・劣性の関係があることを指している．しかしこのような完全優性はいずれの形質にも当てはまるというわけではなく，優劣が不完全な場合などがあり，法則としては不充分という理由でメンデルの法則から除外されることがある．F_1 どうしをかけ合わせた雑種第二代（F_2）では，優性が完全な場合には，優性形質を示す個体と劣勢形質を示す個体が 3：1 の比で生じる．F_2 におけるこのような表現型の分離は，それぞれの形質に対応する遺伝子があり，F_1 の生殖細胞ができるときに対立遺伝子がそれぞれの生殖細胞に分離することを指している．分離の法則はそのことを指しているのであって，これは（減数）分裂時の染色体の挙動そのものである．独立遺伝の法則は，2 つ以上の形質に関する遺伝について，もし問題とする遺伝子間に連鎖がなければ，それらの形質はたがいに独立に組み合わされた結果として表現されることを指している．しかし，実際には同一染色体上の密接に連鎖した遺伝子は全体が 1 つの遺伝子のように行動するため，これらの遺伝子間では独立遺伝の法則は成り立たない．遺伝学の進歩にともなって，ホルモンや温度などの環境因子によって遺伝子の発現が影響されるなど，メンデルの法則に従わない多くの例が知られるようになってきた．しかしながら，遺伝子を粒子ととらえるメンデルの考え方は，妥当性のあるものとして現在でも受け入れられている．☞ 減数分裂，遺伝子

メントフェノール　menthophenol　フェノールとハッカ油の混合液．根管消毒に用いられる．

も

もうこしょう　蒙古症　mongolism　→ ダウン症候群

もうさいけっかん　毛細血管　capillary vessel, capillary　内腔 5 μm，厚さ約 1 μm の微小な血管で，細動脈と細静脈の間を連絡する．管壁は 1 層の内皮よりなり，中枢神経系に存在する毛細血管以外は，直径 10 nm までのものを通過させるといわれている．血清タンパクなどさまざまなものを血管外に通すことができる．

❖**もうさいじっかんしゅ　毛細血管腫　capillary hemangioma**　［単純性血管腫］

❖**もうじょうこんかん　網状根管　reticular root canal**

❖**もうぜつしょう　毛舌症　hairy tongue**

もうないけい　網内系　reticuloendothelial system　［RES, 細網内皮系］　血流かリンパ流に直接接するところにあり，古い赤血球，細胞，病原菌，色素粒子を貪食し消化する基本的防御組織を構成する細胞系の総称．脾臓，肝臓，リンパ組織，骨髄などの組織の細網細胞，組織球，内皮細胞，マクロファージなどが含まれる．☞ 免疫担当細胞

❖**もうよういしゅく　網様萎縮〈歯髄の〉reticular atrophy**

モーリッシュしけん　モーリッシュ試験　Molish test　糖の呈色試験法．濃硫酸中で α-ナフトールまたはチモールと縮合し，糖をフルフラール誘導体に転化する．

❖**もくせい　木精　wood alcohol**　［メチルアルコール，メタノール］

もくとう　木糖　wood sugar　［キシロース］　五炭糖の 1 種．キシランの成分として植物界に広く分布する．→ キシロース

モジュール　module　15〜40 アミノ酸残基，平均 20 残基からなるタンパク質の構造単位である．モジュールは α ヘリックスや β 構造などの二次構造とは独立しており，モジュールが数個集まりドメインを形成していると考えられる．郷道子

はヘモグロビンのX線結晶構造解析の結果をもとにしたヘモグロビン遺伝子の距離地図の解析を行った。その結果一次構造上に空間的にまとまった領域が存在することを見出し、これをモジュールと呼んだ。ヘモグロビン遺伝子は2つのイントロンに分断された3つのエキソンによって構成されており、第1、第3エキソンはそれぞれ1つのモジュールに対応しているが、第2エキソンは2つのモジュールに分けられる。ところがヘモグロビンやミオグロビンの同じ祖先から分岐したレグヘモグロビン遺伝子は、第2、第3モジュールの間にイントロンがあることから、このイントロンは進化の過程で失われたものと考えられる。遺伝子のエキソンがモジュールの連結点に一致していることから、分子進化におけるエキソンのかき混ぜが生み出すタンパク質の多様性をモジュールという構造単位によって解析する試みがなされている。リゾチームなどの例では疎水性残基と親水性残基はモジュール上にそれぞれが局在しており、タンパク質分子を構成する部品とも考えられている。☞ ドメイン, タンパク質の構造, ペプチドワクチン

もどしこうざつ　戻し交雑　backcross　交雑により生じた雑種第一代（F_1）とその両親のいずれかとの交配。そのうち F_1 の遺伝子型の確認や組換え率を求めるために劣性ホモの親と交雑することを検定交雑という。

モニリアしょう　モニリア症　moniliasis
→カンジダ症

モネリン　monellin　砂糖の約10万倍の甘さをもつ塩基性単純タンパク質。4アミノ酸44個と50個のペプチド鎖2本からなる。☞ 代用甘味料

モノクローナルこうたい　モノクローナル抗体　monoclonal antibody　[単クローン抗体]
マウスやヒトの免疫系では、単一のB細胞はそれぞれが特有の単一の抗体を産生し、そのようなB細胞クローンの総数が 10^{11} にも及ぶ巨大なレパートリーを形成している。多発性骨髄腫症の患者血清中には、ミエローマタンパク質と呼ばれる免疫グロブリン（抗体）が大量につくられていることが古くから知られていた。ミエローマタンパク質のように、上記のB細胞レパートリーのなかのただ1つのクローンに由来する細胞（この場合は癌化したB細胞であるミエローマ細胞）が産生する抗体はモノクローナル抗体と呼ばれる。

1975年にケーラーとミルスタインによって開発された細胞融合法（ハイブリドーマ）によって、マウスの抗体産生B細胞と抗体（ミエローマタンパク質）を産生しなくなったマウスのミエローマ細胞を融合させて、クローン化することで、目的とするマウスのモノクローナル抗体を容易に作製することができる。モノクローナル抗体をコードする遺伝子は、機能的再編成を完了した免疫グロブリン遺伝子のなかからただ1つ選択されたH鎖とL鎖の遺伝子で構成されることから、一次構造が均一で、アイソタイプ、アロタイプ、イディオタイプなどの免疫グロブリンとしての構造やL鎖の型も均一な抗体分子の集合である。また、均一な抗体分子の集合であることから、モノクローナル抗体は抗原への結合の特異性が高いという特性がある。そしてハイブリドーマが産生することから高力価の抗体が、大量にかつ半永久的に得られるという利点がある。マウスのモノクローナル抗体は、免疫学だけでなく生命系科学全般と臨床検査において汎用されている。

臨床で使用できるヒトのモノクローナル抗体は、EBウイルス（EBV）によるヒトB細胞の不死化や、これと細胞融合を組み合わせたEBV-ハイブリドーマ法などでいくつかは作製されたが一般的な方法になるには至らなかった。現在では、組換えDNA技術によって、マウスのモノクローナル抗体の相補性決定部位だけを残してすべてをヒト型にしたヒト化抗体が作製され、臨床で用いられている。1990年代からは、ファージディスプレイによる組換えヒト抗体の作製が中心になっている。また、抗体遺伝子の一部をヒト由来の遺伝子に改変したマウスを用いたヒトモノクローナル抗体の作製も始まっている。☞ 細胞融合, 抗体, 受動免疫

モノマー　monomer　→単量体

モリブデンタンパクしつ　モリブデンタンパク質　molybdenium protein　モリブデン（Mo）を必須の成分として含んでいるタンパク質の総称（例モリブデン酵素、モリブドフェレドキシン）。☞ 金属酵素

モル　mole　[mol]　物質量の国際単位系基本単位。分子数で表現し、1モルはアボガドロ数 6.022×10^{23} 個の分子の集団をいう。

モルガンたんい　モルガン単位　Morgan unit
[交叉単位]　同一染色体上の遺伝子間の相対距離を示す単位で、2つの遺伝子間に1％の頻度で交叉が起こるとき、両遺伝子座の距離を1単位という。交叉率100％の距離を1モルガン、1％の距離を1センチモルガンという。

モルトンメタルしょうどくほう　モルトンメタル消毒法　sterilization by molten mental　簡易乾熱滅菌法の1つ。☞ 滅菌

モルのうど　モル濃度　molarity　［重量モル濃度］　溶液1リットル当たり，1グラム分子量の溶質が溶けているとき，これを1モルと表示する溶液の濃度の表示法．化学・生物学において頻用される濃度の単位．

モルパーセント　mole percent　［mol %，モル百分率］　そこにあるすべての分子の合計を100モルとしたときのある特定の分子のモル数．

モルヒネ　morphine　［モルフィン］　$C_{17}H_{19}NO_3$．ケシ科植物から得られるアルカロイド．麻薬性鎮静薬．鎮痛・鎮静，鎮咳，腸管蠕動運動の抑制，各種癌の鎮痛に用いられる．禁忌症は重篤な呼吸抑制・肝障害，気管支喘息発作中，心不全，痙れん状態，急性アルコール中毒，アヘンアルカロイド過敏症．連用による耽溺性が問題とされるため，短期使用を原則とするが，癌の疼痛が激しい場合は，硫酸モルヒネ徐放剤(MSコンチン®)が用いられる．

モレキュラーシーブ　molecular sieve　分子をふるいわける作用をもつ物質の総称．多孔性ゲル，膜など．➔分子ふるい

や

やきもどし 焼戻し tempering 焼入れした金属材料を、焼入れ温度より低い温度に加熱し調質すること.

やくざいたいせい 薬剤耐性 drug resistance
薬剤耐性とは本来感受性であったものが耐性化することを指しており、元々耐性であるものとは区別される. したがって、薬剤を使用しているところに耐性菌が出現し、院内感染問題を引き起こす. 基本的な耐性機構は、薬剤の不活性化、作用標的の変化、薬剤の排出、薬剤の流入阻害（膜透過性低下）であるが、ほとんどの菌種で薬剤不活性化による耐性化が先行する. その多くは伝達性プラスミドによるもので、多くのケースでトランスポゾンやインテグロンが耐性因子の伝播に関与する.

薬剤不活性化による耐性化では抗生物質が分解されるか修飾され、通常高度耐性となる. 分解は、β-ラクタム系（β-lactam；ペニシリン系、セファロスポリン系、カルバペネム系）やマクロライド系（macrolide；ML）などで知られている. 修飾は、アミノグリコシド系（aminoglycoside；AG）、ML系、ホスホマイシン（fosfomycin）で知られている. 作用点の変異による耐性化はどの菌でも低頻度である. 作用点の質的変異の例としては、ペニシリン結合タンパク質PBP（penicillin binding protein）の変異によるβ-ラクタム耐性、DNAジャイレースとトポイソメラーゼIVによるキノロン（quinolone）耐性があり、量的変異の例としては腸球菌のペニシリン耐性がある. 排出による耐性化は、多剤耐性となることが多いが耐性度は高くない. 緑膿菌のキノロン耐性、多菌種のテトラサイクリン耐性がその例である. 流入阻害の例としてはポーリン（porin）D2欠損による緑膿菌のカルバペネム（carbapenem）耐性や多菌種のホスホマイシン耐性がある.

薬剤耐性菌の問題は、細菌でも真菌でも深刻であるが、臨床で使用される抗生物質が多様であるため細菌において多様である. 1980年代に多剤耐性のMRSA（メチシリン耐性黄色ブドウ球菌）が院内感染の主要起因菌として全国的に深刻な問題を引き起こした. 現在ではMRSAの他、ペニシリン耐性肺炎球菌、バンコマイシン耐性腸球菌、薬剤耐性緑膿菌が感染症新法の四類感染症として取り扱われている. また、感染症新法とは別枠（結核予防法）で取り扱われている結核菌においても多剤耐性菌が大きな問題となっている.

MRSAはすべてのβ-ラクタム薬（ペニシリン系、セファロスポリン系、カルバペネム）をはじめ各種抗生物質に多剤耐性を示す. MRSAの治療薬としてはバンコマイシン（vancomycin；VCM）とアルベカシン（arbekacin；ABK）が1990年代初頭に認可され、繁用されている. これまでのところ、両薬剤に対するMRSAの耐性化は進んでいないが、低頻度に中等度耐性菌は報告されている. VCM（$8\,\mu g/ml$）耐性MRSAに関しては2つの機構が報告されている. 1つは、細胞壁のムレインモノマーが大量に合成されるために、細胞壁合成阻害に必要なVCM量が増大する結果として耐性となっている. もう1つは、新たなVCM結合部位の出現によりVCMがトラップされ、作用点に到達しにくくなっている例である. ABK（$12.5\sim25\,\mu g/ml$）耐性MRSAでは、アミノグリコシド系抗生物質のアセチル化とリン酸化の2つの機能をもつ修飾酵素によってABKが不活性化されることが、これまで唯一のABK耐性機構である.

ペニシリン耐性肺炎球菌（penicillin resistant *Streptococcus pneumoniae*；PRSP）では、5種類（1A、1B、2A、2B、2X）あるペニシリン結合タンパク質（PBP；penicillin binding protein）の変異によるペニシリン結合性の低下がペニシリン系抗生物質耐性の原因となっている. 例えば、セフォタキシムやセフトリアキソンなどに対する耐性（$16\,\mu g/ml$）菌株ではPB1Aと2Xの変異が知られている.

バンコマイシン耐性腸球菌（VCM resistant *Enterococcus*）では、VCM耐性遺伝子によってVCMの作用を受けない細胞壁合成が行われるために耐性が成立している. VCM感受性菌では、VCMは細胞壁合成中間体のペンタペプチドのD-Ala-D-Ala末端に結合し、細胞壁合成を阻害する. 一方、VCM耐性菌では、最末端のD-AlaがD-乳酸またはD-Serに置換されているため

VCMは結合できず，細胞壁合成が進行する．
　緑膿菌は，抗菌剤耐性や日和見感染性などから，グラム陰性菌では1970年代から問題になっている菌種である．その治療には，アミノグリコシド抗生物質，β-ラクタム剤，ニューキノロン剤が使用されてきたが，各種の修飾酵素によるアミノグリコシド抗生物質の不活性化，ポーリンD2欠損のため流入阻害によるカルバペネム耐性，排出によるキノロン耐性が薬剤耐性緑膿菌において報告されている．
　多剤耐性結核菌は，リファンピシン(rifampicin：RFP)，イソニアジド(isoniazid：INH)，ストレプトマイシン(streptomycin：SM)などに耐性を示す．RFPはRNAポリメラーゼをを阻害するが，耐性結核菌ではRNAポリメラーゼのβ-アブユニット遺伝子 rpoB の変異が起きている．INHは最も強力な抗結核薬で，細胞壁の主要成分のミコール酸の合成阻害が主たる作用機序である．INHの耐性化には，すなわちカタラーゼ-ペルオキシダーゼ遺伝子 katG，ミコール酸の合成に関与する遺伝子 inhA，酸化ストレスに感応するアルキル-ヒドロペルオキシドレダクターゼ遺伝子 ahpC の変異が関与している．SMは，アミノグリコシド抗生物質の1種，リボソームの16S rRNAに結合してタンパク質合成を阻害する．SM耐性化の要因としては，16S rRNA遺伝子 rrs あるいはリボソームタンパク質S12をコードする遺伝子 rpsL の変異が報告されている．
　真菌症にはフルコナゾール(fluconazole)などのアゾール(azole)系抗真菌剤がおもに使用されているが，Candida albicans ではアゾール剤耐性が問題となっている．これは，1990年代にエイズ患者などを中心に予防または治療の目的で長期にわたってフルコナゾールを投与するケースが増えたことによっている．それに伴って使用途中から薬剤が効かなくなる症例が相次ぎ，フルコナゾール単独または他のアゾール剤に交叉耐性の Candida が高頻度に分離された．Candida のアゾール剤に対する耐性化機構としては，1) アゾール剤の標的酵素(14α-ステロール剤メチル化酵素 P 450 14DM)の過剰生産による薬剤作用の低下，2) 標的酵素の変異による薬剤親和性の低下，3) 膜の変化による薬剤の透過性の低下，4) ポンプによる薬剤排出，などが知られている．しかし，いずれも単独では決定的な耐性化要因とはなってはいない．☞ 抗生物質，院内感染

❖**やくぶつせいこうないえん　薬物性口内炎**
stomatitis medicamentosa

やくりがく　薬理学　pharmacology　薬物の生体に対する影響を解明する基礎医学の一部門．

ヤコブソンきかん　ヤコブソン器官　Jacobson organ　[鋤鼻器]　嗅覚器の1種．

やっきょくほう　薬局方　pharmacopeia　国で一般に使用される主要な医薬品の品質・純度・強度の基準を決めた法令．日本薬局方の場合，薬事法に基づき，厚生労働大臣が中央薬事審議会の意見を聞いて，医薬品の規格などの基準を定めたもので，薬事法の付属文書でもあり法的強制力がある．

ゆ

ゆういせいけんてい　有意性検定　statistical significance test, significance test, test of significance　[有意性試験]　実験あるいは調査を行った結果が，統計的にも意味のある結果であるのかどうかを検定すること．例えば，2群の平均値に有意な差があるのかを検定する際には，まず2群の平均値には差がないと考えられる確率を計算し，その確率が非常に小さいと有意な差があると判断するという手順を取る．☞ 統計学

❖**ユーイングにくしゅ　ユーイング肉腫**
Ewing sarcoma　[内皮細胞肉腫]

UMP　uridine monophosphate　[ウリジル酸]　ウリジンを含むヌクレオチド．☞ 核酸

ゆうかい　融解　melting　ある物質が固体の状態から液体の状態に変わること．

ゆうかいおんど　融解温度　melting temperature, melting point　[融点]　一定圧力である物質が固相から液相に変わる温度．

❖**ゆうかくにゅうとう　有郭乳頭　circumvallate papillae**　[輪状乳頭]

ゆうかんエナメルしつ　有管エナメル質　tubular enamel　有袋類のエナメル小柱相当構造．

❖**ゆうかんぞうげしつ　有管象牙質**
canalicular dentin, tubular dentin　[真性象牙質]

❖**ゆうきょくさいぼう　有棘細胞　prickle cell**

ゆうごういでんし　融合遺伝子　fused gene, fusion gene　[人工融合遺伝子]　2個以上の遺伝子が合わさり，1個の遺伝子として機能するもの．☞ 遺伝子操作，融合タンパク質

ゆうごうタンパクしつ　融合タンパク質　fused protein, hybrid protein　遺伝子工学技術を応用して，異なる遺伝子を融合させて融合タンパク質を合成することができる．例えばう蝕原因菌 S.

mutans の歯面初期付着因子とグルコシルトランスフェラーゼの機能部位を融合させた多価ワクチンが試作されている。現在，作出されているモノクローナル抗体はマウス由来が多く，安全性の高い受動免疫抗体として，マウスモノクローナル抗体を産生するハイブリドーマからのV領域とヒトのC領域を融合させたキメラ抗体（chimera antibody）や，さらにV領域のCDR以外をヒト型にしたCDR-grafted抗体も作製されている。また，標的に対するFabとCD3（T細胞レセプターにMHC，抗原ペプチドが結合するとCD3分子を介してT細胞を活性化する）に対するFabを組み合わせた二重特異性抗体（bispecific antibody）が開発され，T細胞の機能発現を促進できる。☞ 遺伝子操作，抗体，多価ワクチン，受動免疫

❖**ゆうさいぼうセメントしつ　有細胞セメント質　cellular cementum**

ゆうしぶんれつ　有糸分裂　mitosis, mitotic division　[間接核分裂]　真核細胞の核の一般的な分裂様式をいう。有糸分裂は体細胞有糸分裂と減数分裂に大別される。ともに，分裂時に角膜は消失，核質は染色体に凝縮され，紡錘体により娘核に等分される。☞ 細胞周期

ゆうしょくたい　有色体　chromoplastid, chromoplast　[雑色体]　カロチンなどクロロフィル以外の有色色素を含む顆粒。

❖**ゆうずいしんけいせんい　有髄神経線維　medullated nerve fiber, myelinated nerve fiber**

❖**ゆうぜい　疣贅　wart, verruca**　[いぼ]

ゆうせいいでんし　優性遺伝子　dominant gene　対立形質をもつ両親の交配でF1世代に現れる形質を規定する遺伝子。☞ メンデル遺伝

❖**ゆうぜいじょういかくかしゅ　疣贅状異角化腫　warty dyskeratoma**

ゆうぜいじょうがん　疣贅癌　verrucous carcinoma　扁平上皮癌の亜型。

ゆうせいせいしょく　有性生殖　sexual reproduction　雌雄の性が分化し，両性の個体から生じた配偶子の合体，受精によって新しい個体をつくり出す生殖様式をいう。☞ 生殖，性

ゆうそうさいぼう　遊走細胞　wandering cell　組織内を自由に移動する細胞。リンパ球，好中球など。

UTP　uridine 5′-triphosphate　[ウリジン三リン酸]　ウリジンの5′位の水酸基にリン酸が3分子連続して結合したヌクレオチド。高エネルギーリン酸結合を2分子含む。☞ 核酸

UDP　uridine 5′-diphosphate　[ウリジン二リン酸]　ウリジンの5′位の水酸基にリン酸が2分子連続して結合したもの。高エネルギーリン酸結合を1分子含む。☞ 核酸

UDP-グルコース　uridine 5′-diphosphate glucose　[UDPG]　ヌクレオチド糖の1種で，例えば，UDPG-グルコシルトランスフェラーゼという酵素の働きで，特定の受容体へのグルコース残基（G）転移に始まり，同様の転移が何百何千回とくり返され，植物の細胞壁の主成分として骨格をなすセルロースがつくられる。このように同類の酵素によりα-系グルカンやアグリコンとしてフラボノイド，ポリアルコール，セミラド外特殊タンパク質，DNAなどのOH基にG残基を転移する基質としての役割をする。転移を行うためのエネルギーはUDPG分子中のP-O-P結合エネルギーが使われる。この類の転移酵素はすでに50種以上も知られている。

ゆうてん　融点　melting point　[融解温度]　固体が融解を始め，液体になる温度。融点時では固体と液体とが平衡を保って存在する。物質により固有であり，純度検定や同定に利用される。

ゆうどうこうそ　誘導酵素　induced enzyme, inducible enzyme　動物や細菌に刺激を与えることにより遺伝子発現が誘導される酵素。動物では薬物投与による肝臓内でのP450解毒酵素が誘導され，細菌ではグルコースの減少によるガラクトース代謝系酵素群の誘導されることがよく知られている。狭義にはインデューサーにより誘導されリプレッサーにより抑制される酵素。☞ ラクトースオペロン，リプレッサー

❖**ゆうりエナメルしつ　遊離エナメル質　free enamel**

❖**ゆうりしにく　遊離歯肉　free gingiva**　[辺縁歯肉]

❖**ゆうりょうぞうげしつ　有梁象牙質　trabecular dentin**　[梁柱象牙質]

ゆけつ　輸血　blood transfusion, transfusion　貧血，出血などで不足した血液成分の補充を目的として供血者の血液およびその成分を静注すること。同種血輸血；わが国で使用される輸血用血液（全血および成分製剤）のほとんどは日本赤十字血液センターが供給し，血液型，不規則抗体，輸血後感染症（HBV, HCV, HIV, HTLV-Ⅰ，梅毒等）関連検査等を経て適合した献血血液から製造される。成分輸血が主流で，全血輸血は限られた場合（例：急激な大量出血，新生児の交換輸血）に用いられる。この場合，1種の臓器移植と考えてよく，副作用として発熱，悪寒，蕁麻疹等のアレルギー反応，まれに輸血後感染症，アナフィラ

キシーショックおよび輸血後移植片対宿主病 (PT-GVHD) 等がある．PT-GVHD は発症すると死亡率がほぼ100％であるが輸血用血液の放射線照射処理により予防できる．自己血輸血；同種血輸血によるリスクの回避，まれな血液型の血液の確保を目的として全身状態が良好な外科系手術の患者で実施する．貯血式，回収式，希釈式の3種類があるが，貯血式が主流．K. Landsteiner によって人の ABO 血液型が発見（1901年）されて輸血治療が可能になった．☞ 血液，血液製剤，移植片対宿主病

ゆごうし　癒合歯　fused teeth　2本以上の歯が象牙質，エナメル質で結合したもの．

ゆちゃくし　癒着歯　concrescent teeth　2本以上の歯がセメント質で結合したもの．

ユビキチン　ubiquitin　[Ub]　真核生物に普遍的（ユビキタス）に存在する保存性の高い分子量8,600の熱安定性タンパク質（アミノ酸残基数76）で，ストレスタンパク質の1種．遺伝子は2種類の融合遺伝子として存在し，Ub の C 末が特定のリボソームタンパク質の N 末に連結したモノ *Ub* 遺伝子が構成遺伝子として，また数個の Ub が連結したポリ *Ub* 遺伝子がストレスによる誘導遺伝子として，酵母からヒトまで保存されている．

Ub は Ub ペプチダーゼ（アイソペプチダーゼ）による *Ub* 遺伝子産物のプロセッシングにより生ずる．Ub はエネルギー依存的なタンパク質分解系の主役であり，細胞内で損傷された異常なタンパク質に ATP 依存的に共有結合し，さらにマルチ Ub を形成することにより，このタンパク質を速やかに排除するための分解シグナルとなる．このときの結合は，標的タンパク質のリジン残基と Ub の C 末端グリシン残基のカルボキシル基間のイソペプチド結合であり，さらに Ub の C 末端と Ub 分子内の48番目のリジン残基間でイソペプチド結合をくり返し，枝状にマルチ Ub 鎖を形成する．☞ ユビキチン系，プロテアソーム

ユビキチンけい　ユビキチン系　ubiquitin system　細胞内の異常タンパク質をエネルギー依存的に分解排除するタンパク質分解系であり，ユビキチン(Ub)，ユビキチン活性化酵素(E1)，ユビキチン結合酵素(E2)，ユビキチンリガーゼ(E3)，プロテアソームから構成される．

(E1) は ATP 依存的に Ub を活性化する酵素で，分子量約11万のホモダイマーとして存在する．Ub の C 末端グリシンを活性化し，E1 のシステインにチオエステル結合させる．遺伝子（*UBA*：ubiquitin-activating enzyme）は酵母からヒトまで保存性が高く，ヒト・マウスでは X 染色体上にシングルコピーとして存在する．(E2) は活性化型 Ub を標的タンパク質に結合させる酵素群で，分子量約15,000（コムギ）．E2 のシステインにチオエステル結合で E1 より活性型 Ub を受け取る．遺伝子（*UBC*：ubiquitin-conjugating enzyme）は UBC ドメインをもつ遺伝子ファミリーとして存在し，出芽酵母からヒトまで多種類存在している．(E3) は Ub 化のために標的タンパク質を識別する多種多様な分子量10〜150万の酵素群の総称．いくつかの遺伝子ファミリー（*UBR*：ubiquitin recognition protein）が存在するが，E3 に共通の領域は不明である．ファミリーのなかには hect ドメインをもつ E3（hect：homologus to the E 6-AP carboxyl terminus）や，サイクリン B の Ub 化に関与する APC（anaphase promoting complex：分裂後期促進複合体）（サイクロソーム），また，転写因子の分解に関与する酵素群や，リゾチーム分解用 E3 が存在する．

ユビキチン系はユビキチン・プロテアソーム系ともいわれ，E1 により ATP 依存的に活性化された Ub が E2 に渡され，さらに E3 により特異的に識別された標的タンパク質に結合され，分子上でマルチ Ub を形成する．その後，26S プロテアソームにより ATP 依存的に標的タンパク質が分解され，同時にマルチ Ub 鎖はアイソペプチダーゼにより分解され Ub が再利用される系である．この系は不要タンパク質の細胞内からの除去機構の1つであるが，近年，受精，発生，アポトーシス，DNA 複製，転写，細胞周期，ストレス応答，癌増殖制御，タンパク質の細胞内輸送，免疫における MHC クラス I 拘束性の抗原提示のための内在性抗原タンパク質の限定分解など，さまざまな生命現象において作動タンパク質の量的調節機構として機能していることが明らかになりつつある．また，異常タンパク質やポリユビキチン化タンパク質の細胞内蓄積が発症原因にあるアルツハイマー病やプリオン病，パーキンソン病などとの関連も示唆されている．☞ ユビキチン，抗原提示，プロテアソーム

ゆみくらしょうじょう　弓倉症状　Yumikura symptom　弓倉繁家の提唱した急性下顎骨骨髄炎の初期症状．

よ

ようイオン　陽イオン　cation　[カチオン]　正に帯電した原子または原子群．

ようイオンかいめんかっせいざい　陽イオン界面

活性剤　cation surfactant, cationic detergent
→逆性石鹸

ようイオンこうかんたい　陽イオン交換体　cation exchanger　負荷電をもち陽イオンを捕捉するイオン交換体で，通常不溶性の担体とそれに共有結合した解離基から成り立つ．低分子の単離にイオン交換樹脂の Amberlite IR‐120, Dowex 50, 塩基性タンパク質などの単離に CM セルロースのほか，CM セファデックス，CM セファロースが生化学で用いられる．☞ クロマトグラフィー

ようえき　溶液　solution　液体状態にある均一な混合物．その成分中に溶けているものを溶質，溶かしている液体物質を溶媒といい，水が溶媒の場合は水溶液といい，水の分子と分子との間に溶質が入り込んだ状態をいう．

ようかいど　溶解度　solubility　溶質が溶媒中に溶解する量の上限値をいい，溶質が固体の場合は，溶媒 100 g に溶ける溶質量 (g) で表すことが多く，溶質が気体の場合は，普通，1 気圧のもとで溶媒 1 ml に溶ける気体の体積値で表す．

ようきんウイルス　溶菌ウイルス　lytic phage　宿主である細菌細胞に感染すると増殖し，溶菌をひき起こして細菌を殺すような生活環をもつファージの総称．☞ ビルレントウイルス

ようきんはん　溶菌斑　plaque　[プラーク]　ファージが細菌に感染し，菌を溶かしながら増殖する過程を，平板上で観察するときにみられる現象．円形の細菌増殖のみられない部分（溶菌により透明，または半透明）として観察される．

ようけつ　溶血　hemolysis　一般には赤血球からヘモグロビンが遊離する反応をいう．細菌毒素などによる非特異的溶血反応と，溶血抗体と赤血球が特異的に反応することにより生じる免疫溶血反応とに大別される．溶血毒素，溶血抗体の両方を総称して溶血素 hemolysin と呼ぶ．細菌性溶血毒素の代表的なものは溶血レンサ球菌のストレプトリシンである．溶血抗体としては溶血性貧血患者の自己溶血抗体が知られている．また，免疫溶血反応を利用すると，実験動物の脾臓，リンパ節などに存在する抗体産生細胞の数を算定することができる（イエルネプラーク試験 Jerene antibody plaque assay）．

ようげんか　溶原化　lysogeny　バクテリオファージには，感染した宿主を溶解して (lytic) ファージが増殖するもの（有毒性：virulent）と，宿主は殺さずにウイルス遺伝子を宿主のゲノムに挿入し，宿主バクテリアの増殖とともに子孫を維持するもの（無毒型：avirulent）がある．後者の過程を lysogeny といい，二重鎖 DNA をもつファージにのみ認められる．いったん lysogeny となったファージも，ある条件下では lytic になってファージを大量に産生し，宿主を溶解することがある．Lytic cycle と lysogeny の両方ある代表的なファージが，遺伝子クローニングによく用いられるラムダファージである．ラムダファージのもつ repressor gene（抑制遺伝子）から宿主の mRNA 合成・翻訳にともなって repressor タンパク質がつくられると，lytic cycle に必要なファージの遺伝子発現が抑制され，lysogeny となる．ラムダファージの int 遺伝子はバクテリアのクロモソームにファージ遺伝子を挿入する働きがあり，この状態のファージをプロファージ (prophage) という．☞ バクテリオファージ，オンコジーン

ようげんきん　溶原菌　lysogenic bacterium　溶原性ファージをもつ細菌．溶原性ファージがプロファージとして存在できる細菌．細菌に感染したファージゲノムが，宿主である細菌のゲノムに入り込んで，細菌とともに存在する状態．大腸菌に感染するラムダファージ，A 群溶血レンサ球菌の T 12 など溶原化ファージが多数知られている．

ようげんせいファージ　溶原性ファージ　lysogenic phage, temperate phage　[テンペレートファージ]　細菌に感染し，溶原状態になる，または，なっているファージ．マイトマイシン刺激，エチジウムブロマイド刺激，UV 刺激などにより，菌のなかで増殖を始め，溶菌サイクルに入るものがある．☞ 溶原化

ようさん　葉酸　folic acid　[F, プテロイルグルタミン酸]　B 群ビタミン，貧血用薬（フォリアミン®）．ホウレンソウから分離され folic acid（葉酸）と名付けられた．核酸の生成に補酵素として作用し，生体の組織細胞の発育および機能を正常に保つ働きをする．特に赤血球の正常な形成に関与するとされる．☞ ビタミン

ようし　陽子　proton　[p, プロトン]　素粒子の 1 つ．水素の原子核に相当する．

❖**ようじせいえんげ　幼児性嚥下　infantile swallow**

❖**ようじせいひしつせいこつぞうしょくしょう　幼児性皮質性骨増殖症　infantile cortical hyperostosis**

ようしつ　溶質　solute　[溶解物質]　溶液に溶けている成分

ようしめんえき　養子免疫　adoptive immunity　免疫状態にある動物からそのリンパ球懸濁液を採取し，同種の非免疫動物に移すこと．拒絶反応や

移植片対宿主反応に注意. ☞ 拒絶反応, 移植片対宿主反応

❖**ようじゃくえいきゅうし　幼若永久歯**　immatured permanent tooth

ようしゅつえき　溶出液　eluant, eluent ［溶離液, 解離剤］　支持体に吸着させた物質を溶かし出す溶媒. ☞ カラムクロマトグラフィー

ようしゅつぶつ　溶出物　eluate ［溶出液］　支持体固相から溶媒で溶出されたもの. またはそれを含む液.

❖**ようじょうにゅうとう　葉状乳頭**　foliate papillae

ようせいせっけん　陽性石鹼　invert soap, cationic soap ［逆性石鹼］　界面活性剤の長鎖アルキル基が水溶液中で陽イオンとして解離するものをいう. このように普通の石鹼とアルキル基の電荷が逆であることから逆性石鹼とも呼ばれる. 殺菌作用をもつために消毒薬として用いられている. ☞ 消毒

ヨウそ　ヨウ素　iodine ［I］　原子番号53, 原子量126.9044. ハロゲン元素の1つ. ヒトには必須元素.

ようでんし　陽電子　positron ［ポジトロン］　量子論では, 素粒子は粒子と反粒子の2つの状態をもつ. 反粒子は同じ質量, 同じ寿命をもち, 電荷が反対である. 陽電子とは電子の反粒子のことである.

ようでんしほうしゃおうだんだんそうさつえいほう　陽電子放射横断層撮影法　positron emission transaxial tomography ［PETT, ペット］　陽電子放出核種で標識された薬剤を用いて人体横断面の定量的な放射性同位元素の分布を画像化する核医学的診断法.

❖**ようでんしほうしゃだんそうさつえいほう　陽電子放射断層撮影法**　positron emission tomography ［PET］

ようばい　溶媒　solvent　溶液を構成する成分で溶質を溶かしている物質をいう. 溶液どうしの場合は多量に存在するほうの成分をいう.

ようりえき　溶離液　eluent, eluting agent ［溶出液］　固相に吸着された成分を溶かし出す溶媒. → 溶出液

ようりょうオスモルのうど　容量オスモル濃度　osmolarity　溶液1ℓ中に含まれる溶質のオスモル数. オスモルは溶液の浸透圧に関与する溶質量の尺度.

ようりょくそ　葉緑素　chlorophyll ［クロロフィル］　植物, 藻類, 細菌に含まれる緑色のポルフィリン系色素で光合成において中心的役割を果たす. ☞ 光合成

❖**ようりょくたい　葉緑体**　chloroplast ［クロロプラスト］　緑色植物から藻類に存在する細胞内小器官で, 光合成の全過程が行われる光合成器官の名称. ☞ 光合成

ヨーグルト　jogurt　牛乳などに乳酸菌を加えて発酵させたもの.

ヨード　iodine ［I, ヨウ素］　原子番号53. 原子量126.9044. ハロゲン元素の1つ. ☞ ヨウ素

ヨードグリセロール　iodo-glycerol　歯周炎の局所療法に使用されるヨードとヨード亜鉛, グリセリンの混合剤.

ヨードホア　iodophor　ヨウ素と界面活性物質との混合物. 皮膚の消毒薬として利用される.

ヨードホルム　iodoform　CHI_3. 黄色粉末で傷の消毒および創傷治療薬として用いる.

ヨードポンプ　iodide pump　甲状腺におけるヨード濃縮のための能動輸送機構.

❖**よくこうがいか　翼口蓋窩**　pterygopalatine fossa

❖**よくこうがいこう　翼口蓋孔**　pterygopalatine foramen

❖**よくこうがいこう　翼口蓋溝**　pterygopalatine groove

❖**よくこうがいしんけい　翼口蓋神経**　pterygopalatinal nerves

❖**よくこうがいしんけいせつ　翼口蓋神経節**　pterygopalatinal ganglion

❖**よくじょうとっき　翼状突起**　pterygoid process

❖**よくとつかがくげき　翼突下顎隙**　pterygomandibular space

❖**よくとつかがくヒダ　翼突下顎ヒダ**　pterygomandibular fold

❖**よくとつかがくほうせん　翼突下顎縫線**　pterygomandibular raphe

❖**よくとつかん　翼突管**　pterygoid canal ［ビディアン管］

❖**よくとつかんしんけい　翼突管神経**　pterygoid canal nerve ［ビディアン神経］

❖**よくとつきんか　翼突筋窩**　pterygoid fossa

❖**よくとつきんそめん　翼突筋粗面**　pterygoid tuberosity

❖**よくとつじょうみゃくそう　翼突静脈叢**　pterygoid plexus

よじこうぞう　四次構造　quaternary structure　タンパク質のサブユニット構造のことをいう. 同じサブユニットがいくつか会合したもの

もあれば，大きさの違うサブユニットが会合したものもある．例えば，同じサブユニットが2個会合したものをホモダイマー，大きさの違うサブユニットが2個会合したものをヘテロダイマーという．☞ タンパク質の構造

❖**よぼう《てき》きょうせい 予防《的》矯正 preventive orthodontics**

❖**よぼうじゅうてん 予防充塡 prophylactic filling**

よぼうせっしゅ 予防接種 vaccination
獲得免疫系の免疫機能を感染防御に積極的に取り入れた予防法．微生物などの毒素を，抗原性を保ったまま無毒化し接種することにより，予防効果の高い中和抗体の産生を誘導する．☞ ワクチン

❖**よぼうてんそく 予防塡塞 preventive sealing**

よんたんとう 四単糖 tetrose ［テトロース］
炭素4原子から成る単糖．☞ 糖質

よんりょうたい 四量体 tetramer ［テトラマー］ 4個の単一または複数種のサブユニットから形成されるタンパク質複合体．癌抑制遺伝子産物 p53 はそのカルボキシル末端側に oligomelization domain を有し，この部位で4個の p53 タンパク質が結合し，四量体を形成する．多くの癌ウイルスのもつタンパク質は，この四量体形成を阻害し，p53 の機能を障害することが知られている．

ら

らい 癩 leprosy →ハンセン病
❖らいじょうき 蕾状期〈歯胚の〉 bud-shaped stage [結節期]
❖らいじょうきゅうし 蕾状臼歯 bud molar
❖らいせいこうへんし 癩性紅変歯 leprotic red tooth
ライゼート lysate [溶菌液]　溶菌によって細胞が破壊されてできた懸濁液.
ライソソーム lysosome →リソソーム
ライテルびょう ライテル病 Reiter disease　皮膚・粘膜・眼症候群の1つ. 原因不明.
ライフサイエンス life science [生命科学]　欧米では1930年代頃から境界領域分野を含め細分化された生物学の各分野の知識を統合し, 生命の本質を明らかにしようという考えから, 生命科学という言葉が使われだした. 日本では1960年代以降から用いられるようになった.
ライフサイクル life cycle　生物個体が発生してから死ぬまでの生活道程.
ラインウィーバー・バークのプロット Lineweaver-Burk plot [二重逆数プロット]　グラフを利用してミカエリス・メンテンの式におけるKmとVmaxを決定するための方法の1つである. 基質濃度([S])を変えて反応の初速度(v_0)を測定し$1/v_0$(y軸)を$1/[S]$(x軸)に対してプロットすると, y切片は$1/V\max$, x切片は$-1/Km$の直線が得られることから計算する. ☞ 酵素反応速度論
ラウリルりゅうさんナトリウム ラウリル硫酸ナトリウム sodium lauryl sulfate, sodium dodecyl sulfate [SDS]　界面活性剤の1種. タンパク質に対し高い親和性をもち, 結合してタンパク質を変性させる. ☞ SDS-PAGE
らくさんはっこう 酪酸発酵 butylic acid fermentation　微生物の発酵によって酪酸を生成すること. 糖の分解によって生成したピルビン酸からアセチルCoAやブチリルCoAを経由して酪酸やブタノールが生成する. ☞ エムデン・マイヤホフ経路
ラクシャリーいでんし ラクシャリー遺伝子 luxury gene　細胞で発現している遺伝子のうち, 特定の細胞機能に関連しており, 限られた細胞のみで発現している遺伝子のこと. ラクシャリー遺伝子に対し, 基本的な細胞機能に関連し, すべての細胞に共通に発現しているものをハウスキーピング遺伝子と呼ぶ. ☞ 遺伝子
ラクチトール lactitol [ラクチット]　ラクチトール($C_{12}H_{24}O_{11}$, mol wt 344.31)は乳糖を還元して得られるもので, ガラクトースとソルビトールからなる二糖アルコールである. 還元乳糖ともいう. ラクチトールの甘味はショ糖の30〜40％で, 味質はショ糖に似ている. 経口摂取されたマルチトールの一部は小腸のラクターゼによって加水分解され, 大部分は大腸に到達して腸内細菌によって発酵される. 一時に大量に摂取すると腹部の膨満感, 軟便化, 下痢などの副作用が起こる. ラクチトールの栄養成分としての有効エネルギー値は2 kcal/gとされている. 非う蝕誘発性の甘味料である. 溶解度:固形分濃度:35％(20℃). ☞ 糖アルコール, 甘味料, 代用甘味料, う蝕予防

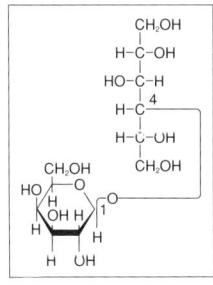

（ラクチトールの構造式）

ラクトース lactose [乳糖]　ガラクトースとブドウ糖が結合した二糖. ☞ 糖質
ラクトースオペロン lactose operon [*lac*オペロン]　ラクトースの分解に関与する一連の遺伝子群で, オペロンをなす. ラクトースまたは, ラクトースの代謝産物がこのオペロンの転写を誘導する. 大腸菌のラクトースオペロンでは, *lacZ*(βガラクトシダーゼ), *Y*(ガラクトシドパーミアーゼ), *A*(ガラクトシドアセチルトランスフェラーゼ)と表される構造遺伝子がこの順に並び,

その上流にオペレーター（o），さらにその先にプロモーター（p）が存在し1つのラクトースオペロンをなす．またpに隣接して調節遺伝子（i）が存在しリプレッサーの構造を決めている．

この系の研究を基礎とし，F. JacobとJ.L. Monodは1961年にオペロン説を提唱した．オペレーターはプロモーターと一部重複しており，オペレーターにリプレッサーが結合すると，このオペロンの転写が抑制される．イソプロピルチオガラクトシド（IPTG）やラクトースが細胞内で変化した異性体1，6アロラクトースがリプレッサーに結合すると不活性型になりオペレーターに結合できなくなり，転写が開始される．このようにリプレッサーにより負の制御を受け同調的に支配される．なお，このプロモーター領域にはサイクリックAMP受容体タンパク質の結合部位が含まれ，正の制御を受けている．☞ オペロン，プロモーター，リプレッサー

ラクトフェリン lactoferrin ［ラクトトランスフェリン，ラクトシデロフィリン，エンテロシデロフィリン］　ラクトフェリンは哺乳動物の乳汁から分離され，腺房細胞で生成され唾液にも存在する分子量76,000の鉄結合性タンパク質であり，抗菌活性を有する．この作用機構はFe^{3+}は微生物には不可欠な栄養であるが，ラクトフェリンがFe^{3+}と結合することにより，細菌がこれを利用できないということである．1分子あたり2個の鉄イオンを結合でき，血清中のトランスフェリンが血液のpHに近い中性域で鉄結合能をもつのに対して，ラクトフェリンは酸性下でも活性をもつ．分泌時には鉄をもたないタンパク（アポラクトフェリン）として分泌され，アポラクトフェリンは口腔常在の微生物 *Streptococcus mutans* を含むある種の細菌に対して直接的な殺菌作用をもっている．☞ 唾液，抗菌ペプチド

ラクトン lactone　環状エステル．オキシ酸分子内の水酸基とカルボキシル基との間で脱水縮合した分子内エステル．

ラジアン radian ［rad］　弧度．角度の単位．円の半径に等しい弧に対する中心核．

ラジウム radium ［Ra］　原子番号88．原子量226の放射性元素．

ラジウムりょうほう　ラジウム療法 radium therapy　ラジウムの崩壊により生じるα線，β線を治療用小線源として用いる治療．

ラジオアイソトープ radioisotope　→アイソトープ

ラジオイムノアッセイ radioimmunoassay ［RIA］　放射性同位元素で標識された抗原または抗体を用いて，これらが結合する抗体あるいは抗原量を定量する方法．感度が非常に高く，通常の方法では検出し難い微量の物質（抗原または抗体）を測定できる．

ラジオオートグラフィー radioautography　生物体に放射線標識化合物を与え，組織切片をつくるか，組織抽出物や反応物をゲルや濾紙などで分離したものをX線写真感光材上に密着させ適当な時間後現像し，試料中の放射能の分布を記録する方法．

ラジカル radical ［基］　分子に光，放射線，電子線などを照射したり，金属還元などによって生じる不対電子を有する遊離基（free radical）をいう．遊離基は非常に高い反応性をもつ．生体内で生じるスーパーオキシドアニオン（O_2^-），ヒドロキシルラジカル（OH・）などは非常に高い反応性をもっており，種々の障害を引き起こす．

ラジカルスカベンジャー free radical scavenger ［遊離基捕捉剤］　化学反応性の高い遊離基と反応して，反応性の低い遊離基や分子に変化させる物質をいう．

❖**ラシュコフしんけいそう　ラシュコフ神経叢 Raschkow plexus** ［象牙芽細胞下神経叢］

ラセミか　ラセミ化 racemization ［光学不活性化］　旋光性物質が他からの作用を受け旋光性を減少するか消失すること．

ラッセルしすう　ラッセル指数 Russell periodontal index ［P.I.］　歯周疾患の罹患指数の1つ．

ラッセルしょうたい　ラッセル小体 Russel bodies　慢性炎症性の細胞の原形質内に現れるフクシンに染まる硝子滴の小体．

ラテックスぎょうしゅうはんのう　ラテックス凝集反応 latex agglutination ［ラテックス凝集試験，ラテックス吸着試験］　ラテックス粒子の表面に化学的反応によって抗原または抗体を結合させ，抗原抗体反応によって起こる凝集反応．ラテックス粒子が不溶性のため肉眼的に容易に観察できるため，この反応を応用した抗体あるいは抗原の検出方法が多く開発されている．

ラテックスりゅうしどんしょくしけん　ラテックス粒子貪食試験 latex bead phagocytosis　ラテックス粒子を用いて行うマクロファージ等貪食細胞の顆粒取込み作用を調べる試験．

ラド radiation absorbed dose ［rad］　吸収線量の単位．物質1g当たり100ergのエネルギーが放射線から与えられた場合の吸収線量が1 rad．

❖**ラトケのう　ラトケ囊 Rathke pouch**

(pocket)
ラノリン lanolin ［羊毛のワックス］　羊毛を洗浄した廃液から得られる羊毛脂．
ラフィノース raffinose ［メリトース］　ガラクトース，ブドウ糖，果糖より成る三糖．☞ 糖質
ラミナリア *Laminaria*　褐藻類マコンブ属の属名．
ラミニン laminin　基底膜の主成分である非コラーゲン性の糖タンパク質．☞ タンパク質
λ鎖 λ鎖 λ chain　免疫グロブリン分子を構成するL鎖の1種．アミノ酸213残基より成るポリペプチド鎖．☞ 抗体
λファージ λ phage　大腸菌に感染するファージ．遺伝学的モデルとして，非常に多くの研究がなされた．その全ゲノム配列が，最初に，Sangerによって決められたことでも有名．
ラムノース rhamnose ［Rha, 6-デオキシマンノース］　6-デオキシ六炭糖の1つ．☞ 糖質
ラメラ lamella ［チラコイド，層板］　葉緑体内膜の単位構造．細胞内の扁平な嚢状の膜構造がいくつか平行に配列して層をなしている．
❖**らんえんこう** 卵円孔 oval foramen
ランゲルハンスさいぼう ランゲルハンス細胞 Langerhans' cells ［表皮樹状細胞］　皮膚上皮組織に存在する免疫系細胞．アレルゲンや化学物質に対する接触性過敏反応においてはランゲルハンス細胞は抗原提示細胞として働く．☞ 抗原提示
ランダムコイル random coil　タンパク質や核酸などは溶液状態では水素結合，疎水結合，ファンデルワールス力などで一定の構造をとっている．しかしながら，加熱などにより水素結合，疎水結合，ファンデルワールス力が破壊されると，無秩序な構造をとる．これをランダムコイルと呼ぶ．☞ α-ヘリックス
❖**らんぱくアルブミン** 卵白アルブミン egg albumin ［オボアルブミン，OVA］
ランパントカリエス rampant caries　比較的短期間に，広範囲の多数歯にわたりチョーク様白濁と進行性のう蝕が観察されるものをランパントカリエスと総称している．Masslarは小児に多くみられるこのようなう蝕をランパントカリエスと名付け（1945），「短期間に発現して広範囲に広がり，迅速に進行するう蝕で，早期に歯髄感染を生じ，通常う蝕に罹患しにくい下顎前歯部まで冒されるもの」と定義している．
その要因としては，哺乳びんにジュースなどの清涼飲料水やイオン飲料を入れて就寝前など頻繁に飲用させたり（哺乳びんう蝕，baby bottle caries），キャンディやガムなどの嗜好品によって砂糖漬けになった状態が最も危険であるとされている．また，乳幼児期の全身疾患や発育の問題を示唆する報告もある．さらに，近年ではSjögren症候群やSteven-Johnsson症候群などの，口腔乾燥を伴う疾患や，口腔内の放射線治療によって唾液の分泌機能が制限されたことによる成人のランパントカリエスも多く報告されている．また，老年者においても，服薬による唾液分泌の制限に伴う口腔乾燥，咀嚼機能の低下さらにはライフスタイルの変化による食習慣の悪化の結果生じたランパントカリエス（retirement caries）がみられる．☞ う蝕，乳歯う蝕
ランプブラシせんしょくたい ランプブラシ染色体 lampbrush chromosome　染色体の主軸に沿って多数のループ状の突起物がみられ，染色体全体がランプを磨くブラシのようにみえることから名付けられた．多くの動物の減数分裂前期における卵母細胞核の巨大な二価染色体やショウジョウバエの精母細胞核内のY染色体で観察される．☞ パフ
らんぼさいぼう 卵母細胞 oocyte　卵形成過程で卵原細胞が分裂を終了して肥大化したものをいう．☞ 減数分裂

り

リアーゼ lyase ［脱離酵素］　酵素の基質から特定の残基を取り去り二重結合を残す反応を触媒する酵素．逆反応では二重結合に特定の残基を付加する反応を触媒する．
リーダータンパクしつ リーダータンパク質 leader protein ［シグナルシーケンス］　→ シグナルペプチド
リーダーはいれつ リーダー配列 leader sequence　リーダーペプチドをコードする塩基配列．
リーダーペプチド leader peptide　遺伝子のプロモーターからアテニュエーターまでの領域にコードされている低分子のペプチドをいう．
リーディングフレームシフト leading frame-shift　DNA上に3の倍数でない塩基が挿入あるいは欠失することにより，当初のアミノ酸配列の読み枠にずれを生じ，異なったアミノ酸配列が生じるような変異．☞ 突然変異
リウマチ rheumatoid arthritis, rheumatism　慢性関節リウマチの一般語．リウマチ熱の意味で

は通常用いられない．慢性関節リウマチは全身の非特異的自己免疫性炎症性疾患で，特に，関節にその症状が現れる．☞ 自己免疫

リウマチいんし　リウマチ因子　rheumatoid factor　[リウマトイド因子]　変性免疫グロブリン G (IgG) の FC フラグメントにある抗原決定基に対する抗体．主として IgM．☞ 抗体，自己免疫

❖**リウマチせいがくかんせつえん　リウマチ性顎関節炎　rheumatoid mandibular arthritis**

リエルびょう　リエル病　Lyell disease　薬疹の1つ．

リガーゼ　ligase　[シンセターゼ，合成酵素]　別の分子どうしを結合させる酵素．通常 ATP や GTP のような高エネルギー物質のリン酸結合の加水分解と共役する．反応の結果，炭素と炭素，酸素，硫黄，窒素などとの結合やリン酸エステル結合がつくられる．

❖**リガ・フェーデびょう　リガ・フェーデ病　Riga-Fede disease**　[舌下線維腫]

リガンド　ligand　[配位子]　細胞表層の受容体や酵素タンパク質に結合する因子のことを指す．酵素の場合，基質や補酵素，さらに拮抗阻害剤がリガンドにあたる．

りきか　力価　titer　→抗体価

リグニン　lignin　維管束植物の木部に多量に含まれるヒドロキシフェニルプロパン単位を基本単位として重合した高分子物質．

❖**りじょうかんおう　梨状陥凹　piriform recess**

❖**りじょうこう　梨状口　piriform opening, anterior nasal aperture**

リジン　lysine　[2,6-ジアミノ-n-カプロン酸]　$C_6H_{14}N_2O_2$，分子量 146.19．リシンともいう．略記は Lys または K (一文字表記)．ε-アミノ基の pKa は 10.53(25℃)．L型はタンパク質を構成する塩基性アミノ酸の1つである．ヒトでは必須アミノ酸．E. Drechsel (1889 年) によりカゼインの加水分解物から単離・命名された．タンパク質中のリジン残基は生体内でアセチル化，メチル化，ヒドロキシル化していることがある．コラーゲンタンパク質ではリジン残基の一部はヒドロキシル化されたヒドロキシリジン残基になる．穀物タンパク質中の含有量は低く，かつて学校給食に補充された．

　分解は，サッカロピン，あるいは 2-オキソ-6-アミノカプロン酸を経てアミノアジピン酸になり，最終的にはアセトアセチル CoA に代謝される．*Fusobacterium* などの嫌気性細菌では L-β-リジンを経て酢酸，酪酸およびアンモニアに分解される．タンパク質分解酵素の1つトリプシンはペプチドのアルギニン残基 C-末端ならびにリジン残基 C-末端を切断する．ポルフィロモナスジンジバーリスのもつジンジパインはこれと類似した基質特異性を示す．☞ アミノ酸，ヒドロキシリジン

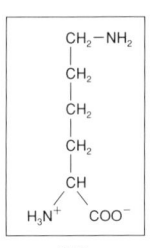

$$\begin{array}{c} CH_2-NH_2 \\ | \\ CH_2 \\ | \\ CH_2 \\ | \\ CH_2 \\ | \\ CH \\ H_3N^+ \diagup \quad \diagdown COO^- \end{array}$$

リジン

リソソーム　lysosome　[ライソソーム]　細胞内小器官の1つで，1枚のリン脂質二重膜で包まれ，そのなかには一群の加水分解酵素を含む小胞をいう．細胞内外の生体高分子を加水分解酵素により消化する器官で，白血球などでは殺菌の役割も有する．細胞内でゴルジ体から分かれて生成し，後にファゴソームや分泌顆粒と融合しそれの内容物を加水分解する．☞ 細胞内消化

リゾチーム　lysozyme　[ムラミダーゼ]　細菌細胞壁の主成分であるムレインを加水分解する酵素．細胞壁が完全に分解された細胞をプロトプラスト，部分分解された細胞をスフェロプラストと呼ぶ．グラム陽性菌はグラム陰性菌と比べ作用を受けやすい．動物の唾液をはじめ多くの分泌液や組織液，卵白などに広く分布する．唾液リゾチームとミュータンスレンサ球菌の菌体表層タンパク質との結合も知られている．

リックルスうしょくかつどうせいしけん　リックルスう触活動性試験　Rickles caries activity test　→う蝕活動性試験

りったいいせいたい　立体異性体　stereoisomer　[光学異性体]　化学式では同一であるが空間的な配列のみが異なる化合物のことをいう．生体成分のアミノ酸や糖にみられ，アミノ酸の場合自然界に広く分布するのはL型で，D型は一部の細菌の特殊な成分にのみ含まれる．

リットル　litre　[*l*]　体積を表す単位．1*l* は 1,000 m*l*，1 dm^3．

リドカイン　lidocaine　[塩酸リドカイン]　アミド型局所麻酔薬，抗不整脈薬 (キシロカイン®)．局所麻酔用注射薬および表面麻酔用製剤と

して，液，ゼリー，スプレー，ビスカスなどがある．本剤に血管収縮剤（エピネフリン）を配合することにより，麻酔薬の吸収を遅らせ作用を持続し，かつ毒性を減弱させる．また抗不整脈作用は心室の電気刺激閾値の上昇によるもので，特に拡張期に現れる．適応症：期外収縮，発作性頻拍，急性心筋梗塞時および手術に伴う心室性不整脈の予防．

りにょうざい　利尿剤　diuretic　腎臓での尿生成を盛んにし尿量を増やす薬物をいう．全身性浮腫や高血圧治療などに使われる．ヒドロクロロサイアザイドなどのサイアザイド系利尿薬は尿細管で Na^+，Cl^- および水の再吸収阻害により排泄を増加させる．フロセミド，エタクリン酸などのループ利尿薬は水の再吸収抑制による．そのほかカリウム保持性利尿薬，浸透圧性利尿薬がある．

リノールさん　リノール酸　linoleic acid
二重結合を2個もつ炭素数18の直鎖不飽和脂肪酸．☞ 脂肪酸

リノレンさん　リノレン酸　linolenic acid
二重結合を3個もつ炭素数18の直鎖不飽和脂肪酸．☞ 脂肪酸

リパーゼ　lipase　中性脂肪のエステル結合を加水分解してグリセロールと脂肪酸にする酵素．エステラーゼの1種である．動物の消化液，血清やいくつかの臓器にみられる．

リピドA　lipid A　リポ多糖を酸分解した時に生じる有機溶媒可溶性の分画に対して名付けられ，現在ではリポ多糖の脂質部分を表わす名称となっている．図に示すように，リピドAは，$\beta 1 \to$ 6結合の2分子のD-グルコサミンを基本骨格とし，この2位と2'位のアミノ基，3位と3'位のヒドロキシル基に β-ヒドロキシミリスチン酸を結合している．大腸菌のリピドAでは，2'位と3'位に結合した β-ヒドロキシミリスチン酸のヒドロキシル基にラウリン酸とミリスチン酸がそれぞれ結合し，1位と4'位にはリン酸が結合し，リピドAに陰性荷電を与えている．場合によってはこれらリン酸さらに4-アミノ-4-デオキシアラビノースやエタノールアミン，リン酸などが結合している．6'位に糖鎖が結合するが，腸内細菌では2-ケト-3-デオキシオクトン酸（KDO）が結合している．この結合は弱酸処理により容易に切断され，遊離のリピドAを得ることができる．リポ多糖は内毒素とも呼ばれ，発熱・致死活性・アジュバント活性・マクロファージ活性化など種々の生物活性を有するが，リポ多糖内毒素のこれらほぼすべての活性がリピドAで再現される．☞ リポ多糖，内毒素

リファマイシン　rifamycin　*Streptomyces mediterranei* の生産する抗生物質．グラム陽性菌に対し強い抗菌活性を示す．DNA依存性RNAポリメラーゼの阻害．☞ 抗生物質

リプレイスメントセラピー　replacement therapy　［置換療法］　リプレイスメントセラピーには，細菌に限らずさまざまなものがある．例えば，禁煙に対するニコチン置換療法，アルツハイマー病のホルモン（エストロゲン）置換療法などである．

　細菌を用いてリプレイスメントセラピー（細菌置換療法）を行おうという考えは古くから存在し，すでに腸内細菌叢の分野では実用化されている．う蝕予防の観点で最初のリプレイスメントセラピーは，アメリカ合衆国で提案され，さまざまな細菌がつくり出されている．これまでに作出された代表的な菌株は以下のとおりである．

　ⅰ）乳酸脱水酵素（LDH）欠損変異株；う蝕の発症には，細菌の嫌気的な糖代謝（発酵）の最終代謝産物として菌体外に排出される乳酸が大きく関わっている．そこで，Hillmanらは変異誘発剤の添加により乳酸脱水素酵素（LDH）活性が著しく低下したミュータンスレンサ球菌の変異株を作製し，このような変異株をう蝕予防のためのリプレイスメントセラピーに用いることができるだろうと述べた．

　ⅱ）バクテリオシン過剰産生株；バクテリオシンは細菌が産生するタンパク質性抗菌物質の総称であるが，他の菌株の発育を阻止し，自己の定着に有利に働くので，リプレイスメントセラピーに

リピドA

は非常に有効である．Hillmanらは，変異誘導剤を用いてミュータンスレンサ球菌からバクテリオシンを過剰に産生する変異株を作製した．

iii）アルギニンデイミナーゼシステムの導入；ロチェスター大学のBurneらはLDH欠損株作製とは全く異なるユニークなアプローチを提案している．すなわち，う蝕発症の直接の原因につながるミュータンスレンサ球菌の周囲環境のpH低下をアンモニア産生遺伝子の導入で防ごうという考えである．

iv）*S. salivarius* TOVE-R；Tanzerらによる一連の研究により*S. salivarius*によるリプレイスメントセラピーが隣接面や平滑面う蝕抑制には有効な手段であることが示された．

v）デキストラナーゼ遺伝子の導入；阪大の松代らは，*Streptococcus gordonii*にArthrobacter sp. CB-8株由来のデキストラナーゼ遺伝子を導入し，変異株を作製した．この変異株をミュータンスレンサ球菌と砂糖存在下で一緒に培養すると歯面付着能が失われた．

以上のように，う蝕予防手段としてリプレイスメントセラピー用の菌株が一部の研究者により開発されている．リプレイスメントセラピーは，口腔疾患の予防の分野では未知の領域であり，多くの可能性を秘めている．8020を達成するような人には，口腔衛生学的に優れた細菌が定着しているのかもしれない．☞ う蝕予防，う蝕

リプレッサー repressor 遺伝子の発現を抑制する働きをもつある種の調節遺伝子産物のこと．リプレッサーは，オペレーターと呼ばれる特定の塩基配列に結合し，そのオペレーターに連なる遺伝子群，つまりオペロンの発現を抑制する．オペレーターの配列は通常プロモーターの配列の近くにあり，重複することもある．リプレッサーは，ここに結合することでRNAポリメラーゼの働きを妨げ，mRNAの合成を阻止する．リプレッサーは，誘導物質（インデューサー）やコリプレッサーと呼ばれる小さい分子と結合し，それによりオペレーター部位への結合親和性が大きく変化する．

例えばラクトースオペロンの場合，リプレッサーは誘導物質であるラクトースまたはその代謝産物が存在しないと，オペレーターに結合するが，逆にラクトースなどが存在しリプレッサーと結合するとリプレッサーは，オペレーターから離れmRNAが合成されるようになる．また，トリプトファンオペロンの場合，トリプトファンは，この系のリプレッサーと固く結合して転写を阻害するが，トリプトファンが存在しないとリプレッサーはその機能を果たせない．この場合トリプトファンはコリプレッサーに当たる．☞ プロモーター，ラクトースオペロン

リブロース ribulose [Rul] 五炭糖の1種．そのリン酸エステルはペントースリン酸回路で生成される．☞ 糖質

リポイド lipoid [類脂質] 脂質に類似した化合物の総称．

リボース ribose アルドペントースの1種，通常D-リボースを指す．RNAに含まれるリボヌクレオシドの構成成分として，またATP, CoA, NAD, FADなど各種ヌクレオチドや補酵素の糖成分として広く生体に見出される．生体内ではペントースリン酸回路でリボース5-リン酸のような糖リン酸エステルとして生合成される．2位の水酸基が水素原子になったD-2-デオキシリボースはDNAの構成成分である．☞ 核酸，RNA，ペントースリン酸回路，糖質

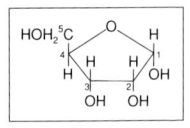

リボース（フラノース型）

リボソーム ribosome [リボ核タンパク質顆粒] すべての細胞質のほか，ミトコンドリア，葉緑体中に存在するほぼ球状のRNA-タンパク質複合体で，タンパク質合成の場となる細胞小器官である．1956年，Paladeによって発見されて，一時パラーディの顆粒と呼ばれた．真核生物のリボソームの多くは膜と結合して，粗面小胞体を形成し一部遊離で存在する．一般にタンパク質生合成をするリボソームは数個の粒子がmRNAと結合して，数珠状のポリゾーム（polysome）を形成し，小胞体に結合する．

リボソームは約60％のリボソーム（r）RNAと約40％のリボソームタンパク質から構成されている．リボソームサブユニットという，リボソームを構成する大小2つのサブユニットからなっており，原核細胞と葉緑体中および真核細胞のミトコンドリアのリボソームは沈降係数70S粒子（分子量約250万）で，50Sと30Sの2種類のサブユニットからなる．大腸菌の場合，50S（分子量約160万）は23S, 5Sの各1分子のRNAと約30種類のタンパク質からなり，30S（分子量約90万）は16S RNA 1分子と約20種のタンパク質との非共有結合により構成されている．真核細胞質のリボソームは沈降係数80S粒子（分子量約450万）で，

60Sと40Sの2種類のサブユニットからなる. 60Sは28S, 5.8S, 5Sの各1分子のRNAと約40種のタンパク質からなり, 40Sは18S RNA1分子と約30種のタンパク質から構成されている.

16S RNAの3′末端側にはコドンの解読に関与するデコーディングサイトが存在する. またmRNA上で翻訳が始まるとき, 開始部位の上流にある短いシャイン-ダルガルノ(Shine-Dalgarno, SD)配列に結合してから開始部位に至る. SD配列に相補的な領域がやはり3′末端に存在するからである. トランスファーRNA (tRNA) はアンチコドン部分でmRNAと, アミノ酸結合部位(P部位およびA部位)でサブユニットと結合する. 大サブユニットはペプチド鎖の形成反応の触媒(ペプチジルトランスフェラーゼ)活性をもち, タンパク質合成のプロセスはこの2つのサブユニットの会合面で起こると考えられている. P部位にはタンパク質合成途中のペプチド鎖の結合したペプチジル(peptidyl) tRNAが結合し, A部位にはアミノアシル (aminoacyl) tRNAが結合する. P部位のペプチジルtRNAのペプチドは, A部位のアミノアシルtRNAのアミノ酸へと転移する. P部位でペプチド鎖の遊離したtRNAは, リボソームから遊離する. ペプチド鎖の伸長, 終止コドンで終止因子が働いて完成されたペプチド鎖はリボソームから離れる. ☞ タンパク質合成, RNA

リボソームRNA　ribosomal RNA　[rRNA]
リボソーム粒子をタンパク質とともに構成するRNAで, 全RNAのおよそ80％を占め, 細胞内に最も豊富に存在するRNA種である. ☞ リボソーム

リボソームサブユニット　ribosome subunit
タンパク質生合成の場として働くリボ核タンパク質粒子を構成する基本粒子. 原核細胞・葉緑体では沈降計数50Sと30S, 真核細胞においては60Sと40Sのサブユニットから成る. ☞ リボソーム

リボソームタンパクしつ　リボソームタンパク質　ribosomal protein
リボソームの大小サブユニットを構成するタンパク質群. 大腸菌の30Sサブユニットの場合は21種類のタンパク質からなり, 50Sサブユニットの場合は34種類のタンパク質からなる.

リボソームDNA　ribosomal DNA (rDNA)
rRNAの遺伝子.

リボタイコさん　リポタイコ酸　lipoteichoic acid　[LTA]
グラム陽性細菌の細胞壁に存在し, リビトールまたはグリセロールがホスホジエステル結合によって鎖をつくっている高分子(タイコ酸)に脂肪酸側鎖が1つ付いた構造をしている. タイコ酸はペプチドグリカンに共有結合で連結している. グラム陰性菌におけるリポ多糖と同様に, リポタイコ酸はタイコ酸とともにグラム陽性菌による敗血症の際にみられる全身性および局所性の炎症性反応を引き起こす本体, すなわちグラム陽性菌における内毒素様物質と考えられているが異論もある.

リポ多糖同様, リポタイコ酸画分はマクロファージの活性化を引き起こし, インターロイキン-1β (IL-1β), TNFα, IL-6, IL-8, IL-12などのサイトカインを誘導する. 口腔ストレプトコッカスのなかでS. mitis とS. oralisは例外的にグリセロールリン酸によるタイコ酸やリポタイコ酸は存在しない. ☞ リポ多糖, レンサ球菌, サイトカイン

リポたとう　リポ多糖　lipopolysaccharide　[リポポリサッカリド, LPS]
グラム陰性菌外膜の主要構成成分 リピドAと呼ばれる脂質部分で外膜にアンカーされ, このリピドAにKDO(2-ケト-3-デオキシオクトン酸)を介してRコア多糖

R：D-AlaまたはH

リポタイコ酸

が共有結合し，さらにその外側にO抗原多糖が共有結合している．Rコア多糖は近縁の菌では比較的均一な構造をとっている．グラム陰性菌の外膜の最も重要な機能は細菌にとって有害な物質の透過を妨げる働きであるが，外膜の表面を覆っているリポ多糖は疎水性物質の透過性を障害しているものと考えられる．このことはLPS糖鎖を欠損して不完全な外膜を有するラフ型菌（R型菌）は，スムーズ型菌（S型菌）に比べて疎水性抗菌物質に対して感受性が高いことから示唆されている．LPSのO多糖の示す抗原性は多彩であり，古くから原因細菌の識別に利用されてきた．リポ多糖はファージのレセプターともなっている．さらに，リポ多糖は生体免疫系からの防御にも関与しており，R型菌はS型菌に比べビルレンス免疫性が弱く，免疫系により速やかに処理される．リポ多糖は内毒素の本体でもあり，多様な生物活性を有する．☞ 内毒素，リピッドA，毒素

リポタンパクしつ　リポタンパク質 lipoprotein　脂質とタンパク質の複合体．生体膜に含まれる成分と動物の血清中に含まれる成分がある．血清はHDLやLDLなど比重で区別される数種類のリポタンパク質を含む．非水溶性の脂質の運搬に関与している．

リボヌクレアーゼ ribonuclease [RNase]
RNA分子のリン酸エステル結合を加水分解する酵素．自然界に広く分布しほとんどの物質中に活性が認められ，このためRNAの分離の際には手袋を着用し，すべての器具はオートクレーブ処理を要する．☞ RNアーゼ

リボヌクレオシド ribonucleoside　ヌクレオシドの糖部分がD-リボースから成るもの．☞ 核酸

リボヌクレオチド ribonucleotide　糖部分がD-リボースから成るヌクレオチド．☞ 核酸

リボフラビン riboflavin [ビタミンB₂，フラニン®，強力ビスラーゼ®]　黄色の結晶で光によって分解する．ビタミンB₂は小腸や肝でリン酸化されてFMNとなり，さらにATPの作用によりFADを生成する．これがフラビン酵素の補酵素として細胞内の酸化還元反応に関与する．適応：ビタミンB₂欠乏症の予防・治療，口角炎，口唇炎，舌炎，肛門周囲のびらん，ペラグラ，結膜炎．☞ ビタミン

リボフラビンモノヌクレオチド riboflavin mononucleotide [FMN]　酸化還元酵素の補酵素の1つ．

りゅうあんぶんかく　硫安分画 ammonium sulfate fractionation [硫安沈殿]　タンパク質分画法の1つ．タンパク質のような高分子電解質は溶液の塩濃度が高くなると溶液中での溶解度が減少し沈殿する．このような塩濃度の上昇による析出を塩析という．硫酸アンモニウム（硫安）は溶解度が高くタンパク質の変性を起こしにくいため塩析剤として最もよく使用される．硫酸アンモニウムを用いた塩析によりタンパク質を沈殿分画させることを硫安分画という．通常，細菌の培養上清のようにカラムクロマトグラフィーの処理能力を超えるような大容量の試料の濃縮に用いられる．また，一般的に分子量の大きいタンパク質ほど低濃度で塩析されるため，タンパク質のおおまかな分離精製にも利用される．多くのタンパク質は80%飽和までで沈殿する．ミュータンスレンサ球菌が培養上清中に産生するグルコシルトランスフェラーゼやフルクトシルトランスフェラーゼを沈殿分画する場合は，通常50〜60%飽和硫安を用いる．☞ タンパク質

❖りゅうこうせいじかせんえん　流行性耳下腺炎 epidemic parotitis, mumps [おたふくかぜ]

りゅうさんアトロピン　硫酸アトロピン atropine sulfate　ベラドンナ根より遊離されたアルカロイド．副交感神経奏効器官にある受容体に対して，アセチルコリンと競合的に反応して神経伝達を遮断する．適応症：胃・十二指腸潰瘍の分泌・運動亢進，胃腸の痙れん性疼痛・便秘，有機リン系殺虫剤中毒．眼科では診断・治療を目的とする散瞳と調節麻痺に用いられる．禁忌：緑内障，前立腺肥大，麻痺性イレウス．

りゅうさんカルシウム　硫酸カルシウム calcium sulfate [CaSO₄]　硫酸のカルシウム塩．天然にはセッコウとして産出する．

りゅうさんストレプトマイシン　硫酸ストレプトマイシン streptomycin sulfate　ストレプトマイシンの硫酸塩．結核をはじめグラム陽性，陰性菌による感染症の化学療法剤．→ ストレプトマイシン

❖りゅうぜんしょう　流涎症 ptyalism [流唾症，よだれ症，唾液漏]

りょうし　量子 quantum　光は長い間波動と考えられてきた．しかし，高温の固体から放射される光は波動という考えでは説明ができなかった．そこで，プランクは，光エネルギーは粒子（量子）という考えで，熱放射による光の波長分布を説明した．すなわち，波数数νの光のエネルギーは最小単位 $h\nu$（hはプランク定数）の整数倍の値をもつと仮定して，熱放射による光の波長分布を説明した．

りょうしんばいせいししつ　両親媒性脂質 am-

phipathic lipid　極性，非極性の溶媒に対しともに親和性をもつ脂質．界面活性剤や生体膜を構成する．極性脂質などがその例．☞ 界面活性剤

❖**りょうせいこつがさいぼうしゅ　良性骨芽細胞腫**　benign osteoblastoma

❖**りょうせいセメントがさいぼうしゅ　良性セメント芽細胞腫**　benign cementoblastoma　［真性セメント質腫］

りょうせいでんかいしつ　両性電解質　ampholyte　水溶液中で酸性と塩基性の両方の性質を示しうる物質．アミノ酸や H_2O がその例である．

りょうせいねんまくるいてんぽうそう　良性粘膜類天疱瘡　benign mucous membrane pemphigoid

❖**りょうせいリンパじょうひせいしっかん　良性リンパ上皮性疾患**　benign lymphoepithelial lesion

❖**りょうせいリンパじょうひせいのうほう　良性リンパ上皮性嚢胞**　benign lymphoepithelial cyst　［鰓原性嚢胞］

リン　phosphorus　［P］　周期表15(15 B)族に属する元素．原子量30.9738．生体のすべての組織，細胞に不可欠な構成要素．

リンカー DNA　linker DNA　核酸の連結反応に際し，2つのDNAの結合部位に制限酵素認識部位をつくる目的でつなぎ目に挿入する制限酵素認識ヌクレオチド配列をもつオリゴデオキシヌクレオチドのこと．☞ 遺伝子操作

りんかいあつ　臨界圧　critical pressure　同一物質の液体と気体が共存して熱平衡状態にある状態（臨界点）のときの圧力．

りんかいおんど　臨界温度　critical temperature　臨界点の温度．それ以上では圧力だけで気体が液化しえない温度．

りんかいのうど　臨界濃度　critical concentration　［臨界ミセル濃度，限界ミセル濃度，cmc］両親媒性物質（界面活性剤や生体膜脂質など）のミセル生成が急に増加する濃度．

リンきん　淋菌　gonococcus　淋病の病原体グラム陰性．

リンゲルえき　リンゲル液　Ringer solution　［リンガー液］生理的塩類溶液の総称．イギリスの医学者Ringerが考案した，生理食塩水を改良し，塩化ナトリウムのほかに，塩化カリウムと塩化カルシウムを加えたもの．

製法は塩化ナトリウム8.6 g，塩化カリウム0.3 g，塩化カルシウム0.33 gに注射用蒸留水を適量加え，全量1,000 mlとする．血漿と等張であり，Na^+, Cl^- のほか K^+, Ca^{2+} を含有することで生理食塩液よりも血漿の電解質組成に近い．

循環血液量および組織間液の減少時における，細胞外液の補給・補正のために使用する電解質補液．

リンゴさん　リンゴ酸　malic acid　植物界に広く分布する有機酸．クエン酸回路の中間体．

リンゴさんアスパラギンさんシャトル　リンゴ酸アスパラギン酸シャトル　malate-aspartate shuttle　動物細胞の細胞質で解糖により生じたNADHの還元当量をミトコンドリア内に輸送しATP産生に利用し NAD^+ の再生産をする往復輸送系．☞ ミトコンドリア

リンコマイシン　lincomycin　［塩酸リンコマイシン］　*Streptomyces lincolnensis* の産生するリンコマイシン系抗生物質（リンコシン®）．ペプチジルトラスフェラーゼの阻害によりタンパク質合成を抑制する．

構造的には異なるが，マクロライド系抗生物質と似た抗菌スペクトルを有し，グラム陽性菌，グラム陰性球菌，嫌気性菌に有効で，細菌のタンパク合成を阻害し，静菌的に作用する．副作用：偽膜性大腸炎など．☞ 抗生物質

リンさん　リン酸　phosphate　リンの酸化物で生物に一般的に含まれる．リン酸塩以外にリン酸エステルとして核酸，脂質，タンパク質などと複合体の形で存在する．それぞれ遺伝情報の担体，生体膜の主要な成分，細胞内の情報伝達などの各種の重要な細胞機能を担う．ATPは高エネルギーリン酸結合を含みエネルギーの担体として機能する．

リンさんけつごうエネルギー　リン酸結合エネルギー　phosphate-bond energy　リン酸化合物の自由エネルギーとそのリン酸結合を加水分解した産物の自由エネルギーの差．その大きさにより低エネルギーリン酸結合と高エネルギーリン酸結合に分けられる．

リンさんジエステルけつごう　リン酸ジエステル結合　phosphodiester bond　オルトリン酸が2つのアルコール性ヒドロキシル基とエステルを形成して結合すること．

リンさんレギュロン　リン酸レギュロン　phosphate regulon　［ホウ・レギュロン］無機リン酸塩の欠乏に反応するレギュロンで，リン酸の代謝に属する酵素に対する構造遺伝子群が同一の調節支配下にある．

リンししつ　リン脂質　phospholipid　細胞膜，核膜，小胞体膜，ミトコンドリア膜，ゴルジ体膜，リソソーム膜など細胞の膜系に存在し，脂質二重膜構造を形成する上で基本となる脂質であ

る．また血清中のリポタンパク質や卵黄などにも含まれる．リン脂質は，グリセロールを骨核とするグリセロリン脂質と，スフィンゴシンを骨核とするスフィンゴリン脂質に分類される．さらにグリセロリン脂質は親水性部分残基の種類によりホスファチジン酸，ホソファチジルコリン，ホスファチジルエタノールアミン，ホスファチジルセリン，ホスファチジルイノシトール，フォスファチジルグリセロール，ジホスファチジルグリセロール（カルジオリピン）などに分類される．スフィンゴリン脂質の代表的なものはスフィンゴミエリンである．これらリン脂質の組成は，組織，細胞内オルガネラ，脂質二重膜の内外により異なっている．グリセロリン脂質のグリセロール骨核の1位と2位には数多くの種類の脂肪酸が結合しており，親水性部分の多様性を含めるとグリセロリン脂質は非常に多様性に富んだ分子種集団であるといえる．グリセロールの1位には飽和アシル基，アルケニルあるいは飽和アルキル基が結合し，2位には不飽和アシル基が結合することが多い．☞ 脂肪酸

りんしょうかがく　臨床化学　clinical chemistry　診断，治療の現場に存在する問題に目をむけた化学的研究．

❖**りんしょうてきしかん　臨床的歯冠　clinical crown of the tooth**

❖**りんしょうてきしこん　臨床的歯根　clinical root of the tooth**

❖**リンせいがくえし　リン性顎壊死　phosphorous necrosis of jaw**

❖**りんせつめん　隣接面　proximal surface**

りんせつめんうしょく　隣接面う蝕　proximal caries　隣接面に発生した平滑面う蝕．接触点の歯根側の不浄域や接触点の不備，義歯の鉤下などに発生する．乳歯では接触点が面状であるために不浄域が大きく，また輪状の蝕の形態のものも多い．さらに乳歯では歯髄腔が大きく髄角が高いために歯髄処置が必要になる症例が多い．予防は歯間が清掃できるフロスによる清掃が望ましい．☞ う蝕

リンタンパクしつ　リンタンパク質　phosphoprotein　リン酸基が結合しているタンパク質の総称．プロテインキナーゼの作用によりセリン，スレオニン，あるいはチロシン残基の水酸基にATPのγ-リン酸基が転移することによって生成するタンパク質で，一般にリン酸化タンパク質（phosphorylated protein）という．脱リン酸化反応はホスホプロテインホスファターゼ（phosphoprotein phosphatase）によって行われる．カゼインやホスホリラーゼなどが例である．☞ タンパク質リン酸化酵素

リンパ　lymphoid tissue　免疫反応に関与する細胞が効果的にその機能を発揮するように組織された構造をリンパ系と総称し，一次リンパ器官（中枢性）と二次リンパ器官（末梢性）に分けられる．胸腺と骨髄は一次リンパ器官で，それぞれT細胞およびB細胞の発育成熟部位である．二次リンパ器官は脾，リンパ節，粘膜固有層に存在する粘膜関連リンパ組織（mucosa associated lymphoid tissue；MALT）などを含み，リンパ球と抗原，抗原提示細胞が相互作用し免疫応答が開始される．

MALTは，部位により扁桃などの鼻咽頭関連リンパ組織（nasopharynx associated lymphoid tissue；NALT），気管支関連リンパ組織（bronchus associated lymphoid tissue；BALT），腸管関連リンパ組織（gut associated lymphoid tissue；GALT），泌尿生殖器関連リンパ組織（genitourinary associated lymphoid tissue；GUALT）などがあり，IgAクラスの抗体産生B細胞の分化に重要である．マウス腸管粘膜固有層のクリプトパッチ（cryptopatchs）は，上皮細胞間T細胞（intestinal intraepithelial T lymphocytes；IEL）と呼ばれる，胸腺由来T細胞とは異なるT細胞の発達分化局所と考えられている小リンパ組織である．☞ 粘膜免疫，免疫応答，T細胞，B細胞

❖**リンパいんとうかん　リンパ咽頭環　tonsillar ring**　［リンパ咽頭輪］

リンパえき　リンパ液　lymph　［リンパ］毛細管から組織間隙に滲出した血漿成分がリンパ管に入ったもの．液体成分と細胞成分（リンパ球）から成る．

❖**リンパがさいぼう　リンパ芽細胞　lymphoblast**　［リンパ芽球］

❖**リンパかん　リンパ管　lymph vessel**

❖**リンパかんしゅ　リンパ管腫　lymphangioma**

❖**リンパかんぞうえい《さつえい》ほう　リンパ管造影《撮影》法　lymphangiography**　［リンパ節造影法，リンパ造影法］

リンパきかん　リンパ器官　lymphatic organ　［リンパ性器官］　T細胞，B細胞を機能的に分化，成熟させる中枢リンパ系器官とこれらが末梢へ分布したリンパ節，扁桃，パイエル板脾臓等の末梢リンパ系器官がある．

リンパきゅう　リンパ球　lymphocyte　リンパ球を構成するおもなものは，T細胞とB細胞で

ある．これらの細胞は，免疫応答を誘導する第一の細胞であり，特定の抗原に対する特異性と免疫記憶という特性をもつ．T細胞は，胸腺(thymus)内で分化し，B細胞は骨髄(bone marrow)内で分化することからその名が付けられた．B細胞は，抗原レセプターとして免疫グロブリンを細胞表面に表出しており，このレセプターが抗原を認識すると分裂を始め，その後形質細胞に分化し，レセプターと同じ特異性を有する抗体分子を大量に合成分泌する．T細胞の抗原レセプター(TCR)は機能上も構造上もB細胞の抗原レセプターであるイムノグロブリンに類似しているが，B細胞と異なり抗原を直接認識できず，必ず自己の細胞表面の特定の標識分子(主要組織適合遺伝子クラスⅠ，クラスⅡ分子やCD1分子)とそれに結合した抗原の複合体のみを認識する．

TCRには，αβ型とγδ型の2種類が存在する．大部分のT細胞は，αβ型TCRを発現するが，一部の細胞はγδ型TCRを発現している．T細胞は，いくつかの機能的に異なるグループに分けられる．1つは，細胞傷害性T細胞あるいはキラーT細胞と呼ばれるもので，ウイルスや細胞内寄生病原体に感染した細胞や癌化した細胞を破壊する働きをもつ．第2のグループは，ヘルパーT細胞と呼ばれ種々のサイトカインを産生しB細胞の抗体産生やキラーT細胞の発現を補助したり，またマクロファージが病原体を破壊する作用を活性化させる．キラーT細胞はおもにCD8陽性であり，ヘルパーT細胞はおもにCD4陽性である．ヘルパーT細胞は，その産生するサイトカインのパターンから，Th1細胞とTh2細胞とに分けられ，前者は，IL-2, IFN-gを産生しキラーT細胞の誘導やマクロファージの活性化など，おもに細胞性免疫の誘導に関与し，後者は，IL-4, IL-5, IL-10, IL-13などを産生し液性免疫の誘導に関与する．

リンパ球には，このほか胸腺外分化T細胞，NK細胞，NKT細胞，リンホカイン活性化キラー細胞など互いに異なる役割をもつさまざまの種類の細胞があり，いずれも骨髄造血幹細胞に由来する．リンホカイン活性化キラー細胞は，リンパ球にIL-2などのリンホカインを作用させると出現してくる細胞で，NK細胞やT細胞の一部がリンホカインの作用で腫瘍細胞傷害活性を示すと考えられており，抗原特異性はない．☞ T細胞，B細胞，抗体形成，抗原提示，主要組織適合(性)抗原，細胞表面マーカー

リンパきゅうこんごうばいよう　リンパ球混合培養　mixed lymphocyte (leukocyte) reaction [MLR]　2種類のリンパ球を混合培養した場合におきる反応で，おもにMHC(組織適合性抗原)の相違を認識して誘導されるリンパ球の幼若化反応を指す．通常は同種異系(allogeneic)の動物から得られた細胞の混合培養を指すが，場合によっては同種同系(syngeneic)，あるいは異種(xenogeneic)の細胞の混合培養の場合もある．またMHC以外のマイナー抗原や，Mls抗原に対しての反応もこれに含まれる．通常は刺激細胞(stimulator)をマイトマイシンCや放射線照射によって幼若化できないようにしておき，反応細胞(responder)の幼若化反応のみをトリチウムで標識したチミジンの細胞内DNAへの取り込みを指標にして定量化する．☞ 主要組織適合(性)抗原

❖**リンパきゅうぞうたしょう　リンパ球増多症　lymphocytosis**

リンパけいさいぼう　リンパ系細胞　lymphoid cell　免疫反応に関与する細胞は，組織や器官を構成しておりリンパ系と総称される．リンパ系細胞は，リンパ球，上皮細胞および支持細胞からなっている．胸腺，脾臓，リンパ節などの細胞がこれに属する．

リンパしゅ　リンパ腫　lymphoma　[悪性リンパ腫]　リンパ・網内系組織の腫瘍．

❖**リンパしょうせつ　リンパ小節　lymphatic follicle**

❖**リンパじょうひしゅ　リンパ上皮腫　lymphoepithelioma**

❖**リンパじょうひせいのうほう　リンパ上皮性嚢胞　lymphoepithelial cyst**

❖**リンパせいはっけつびょう　リンパ性白血病　lymphatic leukemia**

リンパせつ　リンパ節　lymph node　[リンパ腺]　リンパ管とリンパ管の間に介在する末梢リンパ組織．

❖**リンパせつえん　リンパ節炎　lymphadenitis**

リンパせん　リンパ腺　lymph gland　[リンパ節]　リンパ管沿いにみられる直径1〜25 mmの小体．

リンパそしき　リンパ組織　lymphoid tissue　[リンパ性組織]　リンパ細網組織，リンパ球造血組織の総称．

❖**リンパにくが(げ)しゅしょう　リンパ肉芽腫症　lymphogranulomatosis**

❖**リンパにくしゅ　リンパ肉腫　lymphosarcoma**

リンホカイン　lymphokine　リンパ球由来のリンパ球の増殖分化を調節する生理活性物質という意味でリンホカインと呼ばれているが，TNF-α, -βやインターロイキンのほとんどが含まれ

る．リンパ球以外の細胞も産生したり作用を受けることが明らかになってきた．すなわち，サイトカインの古い別称といえる．☞ インターロイキン，サイトカイン
リンホトキシン lymphotoxin ［LT］　腫瘍壊死因子βとしても知られるサイトカイン．炎症性のT細胞から分泌され，ある種の細胞へ傷害性をもつ．☞ サイトカイン

る

❖**るいえんちょう　類猿徴** pithecoid symbol ［猴徴，祖先がえり］
❖**るいがん　類癌** cancroid
❖**るいけんけいせいせんいしゅ　類腱形成線維腫** desmoplastic fibroma
❖**るいこつこつしゅ　類骨骨腫** osteoid osteoma
❖**るいこつそしき　類骨組織** osteoid tissue ［骨様組織］
るいじたい　類似体 analogue　→ アナログ
❖**るいじょうひさいぼう　類上皮細胞** epithelioid cell
るいせきせいぞんりつ　累積生存率 accumulative survival rate　各年度の生存率を掛け合わせた値で，統計学的操作に伴って標準誤差が求められるので，各種治療法や治療機関における成績の比較ができる．☞ 生存率
❖**るいてんぼうそう　類天疱瘡** pemphigoid
❖**るいはっけつびょうせいはんのう　類白血病性反応** leukemoid reaction
❖**るいひのうほう　類皮囊胞** dermoid cyst
❖**るいひょうひのうほう　類表皮囊胞** epidermoid cyst
❖**るいぼはんきていさいぼうがんしょうこうぐん　類母斑基底細胞癌症候群** nevoid basal cell carcinoma syndrome
ルードビッヒアンギーナ Ludwig angina　口底部の急性化膿性蜂窩織炎．
ルートプレーニング root planing　プラーク，歯石，罹患セメント質を露出根面から取り除き，滑沢で組織の治癒を防げない歯根面を準備すること．スケーリングは細菌性プラークと歯石の除去が中心であるが，ルートプレーニングは健全セメント質あるいは健全象牙質を歯根表面にすることが目的であり，スケーラーやキュレットを用いて根面を清掃する．この際，露出セメント質に含まれる内毒素等は表層のみに存在するので，削除しすぎないように心がける．最近，プロフェッショナル・メカニカル・トゥース・クリーニング（PMTC）による歯の健康維持が注目されている．☞ プラークコントロール
ルーメン lumen　4室に分かれている反芻類の胃の第1室などの管状器官内の管腔．または，光束の単位．1ルーメン（lm）は1カンデラ（cd）の光源から1cm離れた1cm²に放出される光量に等しい．
ルゴールえき　ルゴール液 Lugol solution ［複方ヨードグリセリン］　ヨウ素，ヨウ化カリウムを水に溶解させた医薬品．うがい等に用いて殺菌や殺ウイルス作用を示す．
ルシフェラーゼ luciferse　生物発光を触媒する酵素系の総称．発光基質の総称をルシフェリンと呼び，反応にATPを必要とする酵素と不要の酵素がある．ATPの関与する反応ではルシフェラーゼを利用した微量成分の分析に利用されている．
ルシフェリン luciferin　ホタルなど発光生物の発光組織や発光細菌の熱水抽出物中に含まれる物質の総称．ルシフェラーゼの基質となり，酸化される．
❖**るちゅうのうよう　流注膿瘍** gravitation abscess ［沈下性膿瘍，遊走膿瘍］
❖**ルフォーこっせつ　ルフォー骨折** Le Fort fracture
ルミネセンス luminescence　物質がエネルギーを吸収したのちに，励起状態からのエネルギーの低い状態へ遷移する過程でしばしば光を放出する．この光をルミネセンスといい物質固有の性質を示すことが多く，生化学的研究に応用される．蛍光をルミネセンスと同義に用いることが多い．☞ 蛍光抗体法
ルンペル・レーデげんしょう　ルンペル・レーデ現象 Rumpel-Leede phenomenon ［ルンペル・レーデ試験］　上腕部を緊縛し，出血点が生じるか否かで表在性毛細血管の抵抗性をみる検査．

れ

レアギン reagin ［感作抗体］　IgE抗体でアレルギー反応を起こす抗体．☞ アレルギー
❖**れいあんぽう　冷罨法** cold cataplasm
❖**れいちょうくうげき　霊長空隙** primate space

れいちょうるい　霊長類　primate　脊椎動物門，ほ乳類綱，真獣類亜綱に属する目でヒトおよび類人猿類，原猿類を含む．

❖**れいのうよう　冷膿瘍　cold abscess**

レーザー　laser　laser は light amplification by stimulated emission of radiation の略で，励起された高エネルギー状態から低エネルギー状態に戻るときに出される光である．レーザーは単色性の光で，完全な平行光線であり，かつ干渉性である．歯科領域でもレーザーメスとして手術に使用されるほか，う蝕の予防や治療，歯科用金属の溶接などに応用されている．

レクチン　lectin　糖鎖に結合するタンパク質を総称してレクチンという．通常 1 分子あたり 2 つ以上の糖結合部位をもつため，細胞を凝集したり多糖を架橋して沈降させたりする．マメ科の植物由来のものが多いが動物由来のレクチン（動物レクチン）もある．歴史的には，19 世紀終わりごろにヒマ種子中に赤血球凝集タンパク質が見出されたのが最初の報告である．当初は血液型を決定する糖鎖の研究に用いられていたが，その後，リンパ球幼若化活性をもつレクチンなどが見出されている．赤血球の細胞表層には糖鎖が発現しており，そのいくつかは血液型に特異的である．インゲンマメ由来のレクチン PHA は赤血球表層の糖鎖 Man-GlcNAc-Gal と結合し，赤血球を凝集させる．

レクチンは当初，血液学の研究者の間で血液型の研究に用いられていた．しかし，コンカナバリン A などいくつかのレクチンが休止期にあるリンパ球の幼若化，増殖分化を引き起こすことが見出され，免疫応答のモデルとして免疫学でも注目を集めるようになった．さらに最近は，多細胞生物の発生，分化，癌化などにおいて細胞相互作用が重要であること，細胞相互作用には細胞表層の糖鎖が大きな役割を果たしていることが明らかになり，細胞表層糖鎖の研究が脚光を浴びるようになった．レクチンは，この細胞表層の糖鎖の微少な相違を認識することができるため，現在，細胞社会学の分野で，細胞表層の糖鎖の検索，細胞の分化や癌化に伴う糖鎖の変化などの研究に広く応用されている．☞ ABO 血液型，細胞接着，マイトジェン

レコン　recon　遺伝子の微細構造を示す単位の 1 つ．2 つのマーカー間で組換えの起こる最小距離．

レジオネラ　*Legionella*　グラム陰性，ブドウ糖非分解，好気性，長さ 2〜20 μm，幅 0.5〜0.7 μm の桿菌の 1 群で，ほとんどの菌種は運動性がある．*Legionella pneumophila* をはじめとして，現在 39 菌種を含む．*L. pneumophila* はさらに 3 亜種，14 血清型に分けられる．臨床事例から分離されるもののほとんどは *L. pneumophila* 血清型 1 である．

レジオネラは血液寒天やチョコレート寒天には発育せず，検体からの分離や培養には BCYEα (Buffered Charcoal Yeast Extract supplemented with 1% α-ketoglutarate, pH 6.9) 培地，環境水などからにはこれにグリシン，バンコマイシン，アンフォテリシン B，ポリミキシン B を加えた WYOα を用いる．それでも初代分離で集落を確認するには 5 日以上を要する．確定診断のためには，培養検査に加えて *L. pneumophila* 抗体価測定検査，PCR 法，尿中抗原検出法（ELISA）を併用して行う．

レジオネラ肺炎患者は高齢者や基礎疾患をもつ人また新生児に多く発生している．レジオネラ感染症は発熱を主徴とし，予後の良好なポンティアック熱（pontiac fever type）と肺炎型（pneumonia type）がある．ポンティアック熱：インフルエンザ様の熱性疾患で，肺炎像はみられず，軽症である．多くの患者は 5 日以内に無治療で回復し，死亡例はない．肺炎型：いわゆる"在郷軍人病"で急性肺炎の病型をとり，進行は早く，重篤な場合には呼吸器不全をきたし死亡する．1976 年，フィラデルフィアのホテルで開かれた在郷軍人のパーティー参加者の間で，原因不明の熱性疾患と重症肺炎の患者が集団発生した．この疾病はこの事件にちなんで"在郷軍人病"と呼ばれ，その後 *L. pneumophila* が原因菌であることが突き止められた．

レジオネラ菌種はいずれも水や土壌の常在菌で

主なレクチンと認識糖鎖

名称	起源	認識糖鎖，生物活性
ConA	タチナタマメの種子	α-マンノース，α-グルコース リンパ球へのマイトジェン活性
PHA	インゲンマメ	アスパラギン結合の 2, 6 分枝複合糖鎖を認識する
LCA	レンズマメ	α-マンノース，α-グルコース，α-N-アセチルグルコサミン
WGA	コムギ胚	β-N-アセチルグルコサミン
PNA	ピーナッツ	β-ガラクトース

自然界に広く分布する．ヒトへの感染はおもにクーリングタワー，シャワー，給湯系，循環式温泉などの水からの飛沫感染によって起こる．特にクーリングタワーや循環式24時間風呂は菌数が多く，その管理には十分な注意が必要である．

レシチン　lecithine　［ホスファチジルコリン］リン脂質の1つ．動物，植物，酵母，カビ類に広く分布する代表的グリセロリン脂質．☞ リン脂質

レジン　resin　［合成樹脂］　レジンとは歯科における通称名で一般には合成樹脂（プラスチック）と呼ばれる．合成樹脂には多くの種類があるが，熱硬化性樹脂と熱可塑性樹脂の2つに大別される．両者の違いは，その名の通り一度重合して高分子物質になって固まると加熱してもやわらかくならないか，加熱と冷却によってやわらかくなったり固くなったりするかである．分子構造から前者は網状高分子または三次元高分子であり，後者は線状高分子または一次元高分子である．また，これらの樹脂は重合方式により縮重合型と付加重合型に分類される．

合成樹脂の中で歯科ではおもにアクリルレジン（ポリメチルメタクリレート）が使用されている．これは義歯床，人工歯，トレー，副子など多くの用途に用いられる．多くあるレジンの中でアクリルレジンが用いられるのは，操作が簡便で簡単な装置ですむこと，口腔内で比較的安定しており必要な諸性質をそなえ，材質が無色透明で審美性にすぐれているためである．歯科での操作性を考えてアクリルレジンは粉（ポリマー）と液（モノマー）で提供され，両者を混合して加熱することにより重合する加熱重合型レジンと室温で重合を開始する常温重合（即時重合）型レジンがある．常温重合型レジンは練和して重合する化学重合型レジンと紫外線などの光照射による光重合型レジンに分けられる．アクリルレジンは熱可塑性の付加重合型である．義歯床や人工歯にはアクリルレジン以外にポリカーボネートやポリサルホン樹脂も用いられている．

コンポジットレジンのベースレジンにはメチルメタクリレートより分子量がはるかに大きく物性にすぐれた多官能性モノマーである 2,2-ビス(p-2-ヒドロキシ-3-メタクリロキシプロポキシフェニル)プロパン(Bis-GMA)やウレタン系樹脂が用いられている．このレジンは熱硬化性の縮重合型で修復用コンポジットレジンばかりでなく硬質レジン，合着用レジン，築造用レジン，シーラントなどのベースレジンにもなっており，他の成分と混合し主としてペーストで提供されている．この Bis-GMA の原材料となるビスフェノールAがいわゆる環境ホルモン（内分泌撹乱化学物質）であることが指摘されている．他に歯科材料の中でビスフェノールAを原材料としているものにはポリカーボネート樹脂，フタル酸エステル系物質がある．☞ 環境ホルモン，コンポジットレジン，ビスフェノールA

レセプター　receptor　→受容体

レチナール　retinal　ビタミンAのアルデヒド型．☞ ビタミン

レチノイド　retinoid　ビタミンA（レチノール）の骨格をもつ化合物の総称．

レチノール　retinol　［ビタミンA A_1 アルコール］→ビタミン

❖**れつがいし　列外歯　ectopic tooth**

❖**レックリングハウゼンびょう　レックリングハウゼン病　v. Recklinghausen disease**　［汎発性線維性骨異栄養症，神経線維腫症］

れっこううしょく　裂溝う蝕　fissure caries
臼歯の歯冠の石灰化は各咬頭頂から始まり，それぞれの発育葉が融合する部位が裂溝となる．この裂溝はエナメル質中に深く切れ込みをつくり，その底部の石灰化は低い．さらにこの部位は食物残渣やプラークが貯留し，う蝕の好発部位となる．予防は，十分な口腔清浄の他，フィッシャーシーラントなど裂溝そのものを封鎖する方法がある．平滑面う蝕と異なり，この場においてはミュータンスレンサ球菌のう蝕病原性は他の酸発酵性細菌と同等と考えられる．☞ う蝕

れっせいいでんし　劣性遺伝子　recessive gene
2つの対立遺伝子を異型接合の状態にした時発現しないほうの対立遺伝子．☞ メンデル遺伝

レッテル・シーベびょう　レッテル・シーベ病　Letterer-Siwe disease　［レットレル・ジーベ病，レットラ・シーベ病，原因不明性組織球増殖症，ヒスチオサイトーシス］

❖**れつにくし　裂肉歯　carnassial tooth**

レニン　renin　血管収縮作用をもつホルモンのアンジオテンシンをつくるプロテアーゼ．主として，腎臓の傍糸球体細胞で生合成される．前駆タンパク質のアンジオテンシノーゲンからペプチドを切断してアンジオテンシンIをつくり，さらに切断するとより強力な作用をもつアンジオテンシンIIをつくる．☞ プロテアーゼ

レプリコン　replicon　DNAが自律的複製するのに必要な最小単位．通常，細菌やウイルスの染色体やプラスミドは1つのレプリコンからなるが，真核細胞は複数のレプリコンの集合である．

レプレッサー　repressor　→リプレッサー

レブロース levulose　D-果糖のこと. ☞ フルクトース

レム rem　放射線量の線当量および生物学的効果比線量の単位の旧名. 現在はシーベルトを用いる. 1 Sv=100 rem. ☞ アイソトープ

れんさ　連鎖 linkage [連関]　2つまたはそれ以上の遺伝子が同じ染色体に位置し, 減数分裂の時行動を共にし, 同じ子孫に伝えられること.

レンサきゅうきん　レンサ球菌 *Streptococcus*　グラム陽性, 連鎖状に配列する球菌の一群で, 通性嫌気性ではあるが, 腸内細菌などの一般的な通性嫌気性菌とは異なって, 酸素の存在はその発育に影響しない. レンサ球菌は溶血性によってα, β, γレンサ球菌の3種に大別される.

α溶血レンサ球菌は血液寒天上で集落の周囲に緑色帯を形成し, 緑色レンサ球菌と呼ばれる. β溶血レンサ球菌は血液寒天上で完全溶血環を生じる. β溶血レンサ球菌は菌体表在性抗原(C多糖体)による沈降反応(ランスフィールドの分類)でA, B, C, Dなどの群に分けられる. ランスフィールドの各群は菌種および病原性や宿主域と密接な関係がある. β溶血レンサ球菌に含まれる菌種で最も重要なものは化膿レンサ球菌(*Streptococcus pyogenes*)で, ランスフィールドのA群に属し, 溶血毒(ストレプトリシン streptolysin), 発赤毒(erythrogenic toxin), 発熱毒(pyrogenic toxin), ストレプトキナーゼ(streptokinase)を産生する.

緑色レンサ球菌は上気道部の常在菌で, 亜急性心内膜炎, 抜歯後の菌血症の原因となる. 肺炎球菌(*S. pneumonia*)は気道に常在し, 肺炎, 髄膜炎, 敗血症などの原因となる. *S. agalactiae*は女性外性器の常在菌で, 乳幼児髄膜炎, 敗血症の原因となることがある. ☞ 口腔レンサ球菌, A群レンサ球菌

❖**れんしゅくせいかいこうしょうがい　攣縮性開口障害** spastic trismus

レンズ lens　1) ガラス等透明な物質の両面または片面を球面に加工したもの. 2) 水晶体.

レンズマメレクチン lentil lectin　レンズマメ(*Lens esculenta*)から単離されたマンノース特異的糖結合タンパク質. ☞ レクチン

れんせいたい　連生体 coenobium [細胞群体, 連結生活体]　単細胞生物が2個以上連結したもの. 群体の1種.

れんぞくきしゃく　連続希釈 serial dilution　試料を連続して(2あるいは10倍に)希釈すること. 薬剤の効果抗血清の力価, ウイルスの病原力などを測定する際頻用される.

れんぞくばいよう　連続培養 continuous culture　培養液の供給と排出を連続的に行い, 中断されることなく培養する方法.

レントゲン roentgen [r.R]　放射線の照射線量の1日単位. 1 R=2.58×10^{-4} C・Kg^{-1}. ☞ アイソトープ

❖**レントゲンかいよう　レントゲン潰瘍** roentgen ulcer

レントゲンせん　レントゲン線 roentgen rays [X線]　波長が1Å前後の電磁波.

ろ

❖**ロイコケラトージス** leukokeratosis [白板症]

ロイコトキシン leukotoxin　白血球毒素. 白血球の変性や壊死を起こす物質.

ロイコマイシン leucomycin　*Streptomyces kifasatoensis Hata*の産生するマクロライド系抗生物質. キタサマイシンの商品名. エリスロマイシンは14員環のラクトン環構造であるが, 本物質は16員環構造を有する. 細菌のタンパク質合成阻害剤. ブドウ球菌, マイコプラズマ, レンサ球菌, 肺炎球菌, ジフテリア菌, 梅毒トレポネーマのうち, 本剤感性菌による感染症に有効. ☞ 抗生物質

ロイシン leucine [2-アミノイソカプロン酸] $C_6H_{13}NO_2$. 分子量131.18. 略記はLeuまたはL(一文字表記). L型はタンパク質を構成する分枝アミノ酸の1つである. ヒトでは必須アミノ酸. M. Proust (1819年)により単離された. D型はグラミシジンD, ポリミキシン, エクタマイシンなどの抗生物質に含まれる. 生体内では, 分枝アミノ酸アミノトランスフェラーゼで脱アミノ後, 分枝2-オキソ酸脱水素酵素, 分枝アシル-CoA脱水素酵素によって酸化され, メチルクロトニルCoAに代謝分解される. この分解過程は他の分枝アミノ酸であるイソロイシンやバリンと類似してい

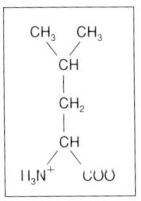

ロイシン

る．その後，数段階の反応を経てアセト酢酸とアセチルCoAに開裂する．先天性代謝異常の1つ楓糖尿症（メープルシロップ尿症）は，分枝2-オキソ酸脱水素酵素活性の低下によってロイシンなどの分枝アミノ酸やそれから由来する分枝2-オキソ酸が血中に蓄積することによって生ずる．☞アミノ酸

ロイヤルゼリー　royal jelly　働きバチが咽頭腺より分泌する物質で女王バチになる幼虫の食料．☞女王物質

❖**ろう　瘻　fistula**

ろう　蠟　wax　［ワックス］　長鎖脂肪酸と長鎖の第一級アルコールとのエステルからなる中性脂肪．

❖**ろういん　狼咽　wolf throat**　［唇顎口蓋裂］

ろうか　老化　senescence　老化とは，加齢（aging）に伴って起こる生理的機能の低下減退とそれに対応する構造の退行性変化のことであり，最終的には死に至る過程である．近年，医学の進歩によりヒトの寿命（life span）が延びたことで，老化に関する生物学的なさまざまな問題が生じてきた．老化現象の分子レベルでの機序についてはさまざまな学説があるが，未だ定説はない．その仮説として，おもなものに①プログラム説，②エラー破局説があげられている．①プログラム説は，細胞の有糸分裂能が遺伝子によって定まっており（細胞分裂の数はテロメア長によって決定されている），個体の寿命と関連しているという考え方である．②エラー破局説は，老化とともに細胞に不規則な変異が蓄積して最終的には細胞の分裂が止まるとの考え方である．これには遺伝子の変化によるもの，それ以降の代謝段階によるものが含まれる．しかし，いずれの説も老化のすべての現象を説明することはできない．

老化の細胞レベルでの変化の特徴としては，①細胞分裂能の低下，②細胞の減数，③ミトコンドリアの減数と巨大化，④変性物の蓄積，⑤コラーゲン，フィブロネクチンなどの細胞外基質タンパク質の増加などがあげられるが，特に β ガラクトシダーゼの発現やプラスミノーゲン活性化因子阻害因子1（PAI-1）の発現が，細胞老化マーカーとして用いられることが多い．さらに，DNA遺伝子の変化で，動物種に関係なく比較的広く報告されているもので，①異常塩基の生成，②8-ヒドロキシルグアノシン（8-OHdG）の生成，③テロメアの短縮，④染色体異常，⑤突然変異，⑥DNAのメチル化などがある．また，老化に伴い発現の変化する遺伝子のおもなものとして，①AP-1（activator protein-1, *c-fos*, *c-jun* 遺伝子）の発現低下，②熱ショックタンパク誘導合成能の低下，③p16/INK4およびp21/waf-1の発現の増加などが報告されている．

また，老化のモデルとしては，最もよく知られたものに，ウエルナー症候群（Werner's syndrome）がある．白髪化，脱毛，老人様顔貌をはじめ，骨粗鬆症，性腺萎縮，動脈硬化などの早老症を呈する常染色体劣性遺伝性の疾患である．動物モデルとしては，老化促進マウス（senescence accelerated mouse (SAM)）やクロソマウス（Klothomouse）などがあり，早期に白内障，骨粗鬆症，老化アミロイドーシスなどの老化現象を示すものとして，比較的広く用いられてきている．☞アポトーシス，骨粗鬆症，細胞周期，テロメア

❖**ろうこう　瘻孔　fistulous opening**　［フィステル］

❖**ろうじんせいいしゅく　老人性萎縮　senile atrophy**

❖**ろうぜつへき　弄舌癖　tongue thrusting habit**

ローダミン　Rhodamine　緑色蛍光色素の1種．☞蛍光抗体法

ローリングサークルふくせい　ローリングサークル複製　rolling circle replication　［シグマリプリケーション］　環状DNAの複製の仕方の1つ．一本鎖環状ファージの複製や，λファージなどテンペレートファージの複製の後期にみられる．☞DNA複製

ろかのうしゅく　濾過濃縮　filtration enrichment　濾過膜の孔径より小さい物質を濾過により除くことで溶液を濃縮すること．

ろかまく　濾過膜　membrane filter　［メンブランフィルター］　種々の孔径をもつアセテート，ニトロセルロース，ナイロン等の膜．膜を通すことにより孔径より大きいものと小さいものを分ける．

ロケットめんえきでんきえいどう　ロケット免疫電気泳動　rocket immunoelectrophoresis　［ロケット電気泳動法，ローレルロケット法，ロケット法，電気免疫拡散法，免疫電気拡散法］　免疫学的試験法の1つ．抗体を含むゲル内で抗原を電気泳動させ，ゲル内に現れるロケット状の沈降帯の高さで抗原量を定量する．

ろしクロマトグラフィー　濾紙クロマトグラフィー　paper chromatography　→ペーパークロマトグラフィー

❖**ろずい　露髄　exposed pulp, pulp exposure**

ロゼットほう　ロゼット法　rosette technique　免疫学的試験法の1つ．ある種のリンパ球は赤血

球に対してレセプターをもっているためリンパ球と赤血球を混合するとロゼットと呼ばれる凝集塊を形成する．これを濃度勾配のあるフィコール液を用いて遠心分離することによって，ある種のリンパ球だけが分離できる．

ロッシェルえん　ロッシェル塩　Rochelle salt
酒石酸ナトリウム・カリウムのなかで，L-体を特にロッシェル塩と呼び，種々の生化学的反応に使用されるだけでなく，下剤や利尿剤としても用いられている．ロッシェルの語源はフランスの地名である．

ロドプシン　rhodopsin　[視紅]　脊椎動物網膜の視細胞に含まれる視物質．膜を貫通する7本の α-ヘリックスに折りたたまれた膜タンパク質．

ろほうしげきホルモン　濾胞刺激ホルモン　follicle-stimulating hormone　[卵胞刺激ホルモン]　下垂体から分泌される性腺刺激ホルモン(ゴナドトロピン)の1つ．FSHと略される．もう1つの下垂体性ゴナドトロピン(黄体形成ホルモン，LH)とともに下垂体前葉のゴナドトロピン産生細胞(gonadotroph)で生合成される．FSHは α と β の2つのサブユニットから構成される分子量約35,000の糖タンパク質ホルモンである．α サブユニットは，LHや下垂体前葉から分泌される甲状腺刺激ホルモン(TSH)，胎盤性ゴナドトロピン(CG)の α サブユニットと共通で，ヒトでは92個のアミノ酸から構成される．一方，β サブユニットは固有で，ヒトFSHでは111個のアミノ酸からなる．α，β サブユニットの遺伝子は，それぞれ6番染色体短腕と11番染色体短腕上に座位している．FSHの主な標的器官は精巣と卵巣である．精巣では精細管の発育と精子形成を促進する．卵巣ではFSHとLHの両者が協同して卵胞の発育，成熟や月経周期を調節している．また，卵胞の顆粒膜細胞に作用しアロマターゼを活性化して，アンドロゲンからエストロゲンの変換を促進する．FSHの生理作用は，標的細胞上にあるGタンパク質共役型受容体ファミリーに属するFSH受容体を介して発揮される．☞ ホルモン，脳ホルモン，性ホルモン，エストロゲン

❖ろほうせいしのうほう　濾胞性歯囊胞　follicular dental cyst　[含歯性囊胞]

❖ろほうせいリンパしゅ　濾胞性リンパ腫　follicular lymphoma

わ

ワーリングブレンダー　Waring blender
鋭利な刃を高速回転させて組織を破砕する装置.

ワールブルグこうか　ワールブルグ効果　Warburg effect　光合成に対する酸素の阻害作用をいう. ドイツの O. Warburg (1920) はクロレラを用い, 強い光の下での光合成 (酸素発生) 能が気相中の酸素によって阻害されることを発見した. ワールブルグ効果は, 気相中の O_2 分圧を高めると, より大きくなり, これに対応して光合成産物のグリコール酸生成量が増す. 逆に, 気相中の CO_2 分圧を高めると, 効果が小さくなり, グリコール酸生成量も少なくなる. ☞光合成

❖**ワイエルスしょうこうぐん　ワイエルス症候群　Weyers syndrome**　［末端顔面異骨症］
❖**わいしょうし　矮小歯　microdont, dwarfed footh**　［痕跡歯］
❖**ワイルそう　ワイル層　Weil zone**　［細胞希薄層］

ワクチン　vaccine　感染症を予防するために免疫学的に特異的な抵抗力を能動免疫する目的で個体に投与される抗原製剤の総称. 1796 年 Jenner が痘瘡の予防に用いた牛痘にちなみ, Pasteur が牛痘痘苗にラテン語の雌牛 (vacca) から派生する言葉のワクチンと命名したことに由来する. ワクチンは, 病原性の弱い生きた病原体そのものを用いる生ワクチンと, ホルマリンなどで殺した病原体を用いる不活化ワクチンに大別される. 不活

現行ワクチン（日本）

病因分類	製法分類	ワクチン
細菌性感染症	弱毒生菌	BCG
	不活化死菌	コレラ ワイル病秋やみ
	コンポーネント	百日咳 肺炎球菌 インフルエンザ b 型菌 髄膜炎菌 DPT 三種混合（百日咳, ジフテリア, 破傷風）
	トキソイド	ジフテリア 破傷風
ウイルス性感染症	弱毒生ウイルス	ポリオ 麻疹 風疹 おたふくかぜ 水痘 黄熱
	不活化ウイルス	日本脳炎 狂犬病 A 型肝炎
	コンポーネント	インフルエンザ B 型肝炎
ハブ中毒症	トキソイド	ハブ毒

化ワクチンは病原体全体を含むものと，病原体の抗原成分を精製して用いるコンポーネントワクチンに分別される．破傷風やジフテリアなどでは菌体の産生する外毒素を不活化したトキソイドを用いるが，これもコンポーネントワクチンの1種である．

有効性という面では，一般的に生ワクチンが強力で長期間持続する免疫を賦与する．次いで不活化ワクチン，コンポーネントワクチンの順に効力は相対的に減弱する．そのため，免疫原性を高めるアジュバントを添加したワクチンを複数回接種することが多い．安全性では逆に，生ワクチンに重大な副反応を伴うことがあり，不活化ワクチン，コンポーネントワクチンと抗原精製度が高まると，安全性も高くなる．

ワクチン接種政策も予防効果に大きな影響を与える．痘瘡根絶計画の成功にみられたように，大きな流行を起こす感染症に対しては，集団の免疫力を高め，地域・社会における伝播を減少あるいは阻止・排除する集団接種が必要となる．外国旅行あるいは職業などで感染のリスクが高い人を対象とする場合では，個別接種で対応しうる．

日本における現行ワクチン（表）でもより安全性の高い，安価で有効な新ワクチン開発が続けられ，表に掲載されていないエイズ，C型肝炎，マラリア，デング出血熱，乳児嘔吐下痢症，虫歯など，ワクチンがないものについても開発が進められている．開発技術の発展も目覚ましく，B型肝炎ウイルス表面抗原（HBsAg）の遺伝子を酵母で発現させ，産生されたHBsAgを精製して用いたB型肝炎ワクチンが最初の遺伝子組換えワクチンとして実用化されている．その他，弱毒ウイルスベクターを用いる組換えワクチン，ペプチドワクチン，抗-イディオタイプワクチン，1990年代初めに登場したDNAワクチンなど，多くの可能性が追求されている．☞ アジュバント，う蝕ワクチン，感染症，抗原，抗体，細胞性免疫，DNAワクチン，伝染病，生ワクチン，BCG，病原体，ペプチドワクチン

ワセリン vaseline 石油から得た炭化水素類の混合物を精製したもので，黄色ワセリン，白色ワセリンがあり，後者は前者を脱色したもので，本質的には相違はない．本品は中性で刺激性がなく，ほとんどすべての薬物と変化なく配合が可能なため，軟膏基剤，化粧品基剤として広く用いられる．作用は表層性で創傷面，手足のひび，あかぎれなどの保護剤として有効である．

ワックス wax ［ろう］ ➔ 蠟

ワッセルマンしけん ワッセルマン試験 Wassermann test ［ワッセルマン反応］ 補体結合反応を原理とする梅毒の血清学的診断法．

ワッセルマンはんのう ワッセルマン反応 Wassermann test (reaction) Wassermannが考案した梅毒の血清診断法．

ワッハ・オドンネルうしょくかつどうせいしけん ワッハ・オドンネルう蝕活動性試験 Wach-O'Donnel caries activty test ➔ う蝕活動性試験

ワトソン・クリックがたDNA ワトソン・クリック型DNA Watson-Crick type DNA 1953年 J.D. Watson と F.H. Crick が提唱した DNA の構造モデル．ポリヌクレオチド主鎖が逆平行の右巻き二重らせん構造をとり，二本鎖はアデニンとチミン，グアニンとシトシン間の特異的水素結合で結びつけられている．このような構造をとる DNA をいう．☞ DNA

ワトソンさ ワトソン鎖 Watson strand ［W鎖，センス鎖］ DNA二本鎖の内のセンス鎖．

❖**ワルクホッフこうがいきゅう ワルクホッフ口蓋球 Walkhoff palatal ball** ［ワルクホッフ小球］

❖**ワルトンかん ワルトン管 Wharton duct** ［顎下腺管］

❖**ワンサン アンギーナ Vincent angina**

❖**ワンサンこうないえん ワンサン口内炎 Vincent stomatitis** ［急性壊死性潰瘍性口内炎，紡錘菌スピロヘータ口内炎］

❖**ワンサンしにくえん ワンサン歯肉炎 Vincent gingivitis** ［急性壊死性潰瘍性歯肉炎］

ワンリンしょうじょう ワンリン症状 Vincent symptome 下顎骨骨髄炎によるオトガイ神経分布領域の知覚麻痺．

索 引

A

α-chymotrypsin α キモトリプシン 18
α-helix α ヘリックス 18
α-hemolytic streptococcus α 型溶血レンサ球菌 17
ABO blood group ABO 式血液型 46
abrasion 摩耗〈症〉 364
abscess 膿瘍 297
abscess of the floor of mouth 口底膿瘍 144
abscess of tongue 舌膿瘍 228
absolute pocket 真性ポケット 210
absolute temperature scale 絶対温度目盛 227
absorbance 吸光度 96
absorption spectrum 吸収スペクトル 96
acanthosis nigricans 黒色表皮症 146
accessory cusp 副咬頭 330
accessory groove 副溝〈咬合面の〉 330
accessory ridge 副隆線 331
accessory root 副根 330
accumulative survival rate 累積生存率 398
acellular cementum 第一セメント質 239
acetate 酢酸 167
acetic acid 酢酸
acetylcholine アセチルコリン 9
Acetyl-CoA アセチル CoA 9
acid 酸 169
acid-base titration 酸塩基滴定 170
acid erosion 酸蝕症 172
acid etching 酸エッチング 169
acid hydrolysis 酸加水分解 170
acidic food 酸性食品 172
acidophilic bacteria 好酸性菌 138
acidosis アシドーシス 7
acid producing bacteria 酸産生菌 171
acid rain 酸性雨 172
acquired human immunodeficiency virus ヒト後天性免疫不全症候群ウイルス 321
acquired immunity 獲得免疫 77
acquired pellicle 獲得被膜 76
actin アクチン 6

Actinobacillus actinomycetemcomitans アクチノバシラス アクチノマイセテム コミタンス 4
Actinomyces 放線菌 5
Actinomyces 放線菌 353
Actinomyces viscosus アクチノミセス ビスコーサス 5
actinomycin アクチノマイシン 5
actinomycin D アクチノマイシン D 5
actinomycosis アクチノミセス症 5
actinomycosis 放線菌症 354
activated carbon 活性炭 79
activated macrophage 活性マクロファージ 79
activation analysis 放射化分析 353
active center 活性中心 79
active immunity 能動免疫 296
active transport 能動輸送 296
activin アクチビン 5
acute alveolar abscess 急性歯槽膿瘍 97
acute apical periodontitis 急性根尖性歯周炎 97
acute caries 急性う蝕 96
acute gangrenous pulpitis 急性壊疽性歯髄炎 96
acute marginal periodontitis 急性辺縁性歯周炎 97
acute maxillary sinusitis 急性上顎洞炎 97
acute necrotizing ulcerative gingivitis 急性壊死性潰瘍性歯肉炎 96
acute parotitis 急性耳下腺炎 97
acute pulpitis 急性歯髄炎 97
acute sialadenitis 急性唾液腺炎 97
acute sialoadenitis 急性唾液腺炎 97
acute simple periodontitis 急性単純性歯根膜炎 97
acute suppurative apical periodontitis 急性化膿性根尖性歯根膜炎 97
acute ulcerative gingivitis 急性潰瘍性歯肉炎 96
adaptaion 適応 266
adaptive enzyme 適応酵素 266
Addison disease アジソン病 7
adenine アデニン 9

adenoid　アデノイド　10
adenolymphoma　腺リンパ腫　233
adenoma　腺腫　231
adenomatoid odontogenic tumor　腺様歯原性腫瘍　233
adenosine　アデノシン　10
adenosine 5'-triphosphate　46
adenosine 5'-triphosphate　アデノシン三リン酸　10
adenosinetriphosphatase　ATPアーゼ　46
adenylate cyclase　アデニルシクラーゼ　9
adherence　付着　331
adhesion　付着　331
adhesion factor　接着因子　227
adjuvant　アジュバント　7
adoptive immunity　養子免疫　384
adrenal cortex　副腎皮質　330
adrenal cortical hormone　副腎皮質ホルモン　330
adrenalin　アドレナリン　10
adrenergic agent　アドレナリン作動物質　10
adrenergic blocker　アドレナリン作動性効果遮断薬　10
adrenergic drug　アドレナリン作動性薬物　10
adrenergic nerve　アドレナリン作動性神経　10
adrenocortical hormone　副腎皮質ホルモン　330
adult-onset diabetes　成人性糖尿病　222
Aerobacter cloacae　アエロバクタークロアカエ　4
aerobe　好気性《細》菌　131
aerobic bacteria　好気性《細》菌　131
aerobic glycolysis　好気的解糖　131
aerodontalgia　口腔性歯痛　133
aerogenes bacteria　アエロゲネス菌　4
aerosol　エアロゾル　40
affinity　親和性　211
aflatoxin　アフラトキシン　12
agar impression material　寒天印象材　90
agarose　アガロース　4
agarose gel electrophoresis　寒天ゲル電気泳動　90
age pigment　加齢色素　85
agglutination　凝集　97
agglutinin　アグルチニン　6
agonist　アゴニスト　6
agretope　アグレトープ　6
air syringe　エアシリンジ　40
air turbine　エアタービン　40

alanine　アラニン　15
alanine aminotransferase　175
albino　アルビノ　17
albumin　アルブミン　18
albumin/globulin ratio　A/G比　46
albuminuria　タンパク尿　251
alcohol　アルコール　17
alcohol dehydrogenase　アルコールデヒドロゲナーゼ　17
alcohol fermentation　アルコール発酵　17
aldolase　アルドラーゼ　17
aldose　アルドース　17
alginate impression material　アルギン酸塩印象材　17
alginate impression technique　アルギン酸塩印象法　17
alginic acid　アルギン酸　16
alkali　アルカリ　16
alkaline phosphatase　アルカリ性ホスファターゼ　16
alkaloid　アルカロイド　16
allele　対立遺伝子　242
allelomorph　対立遺伝子　242
allergen　アレルゲン　19
allergic cheilitis　アレルギー性口唇炎　19
allergic stomatitis　アレルギー性口内炎　19
allergy　アレルギー　18
allometry　相対成長　235
allosteric effect　アロステリック効果　19
allosteric enzyme　アロステリック酵素　19
alternation of generations　世代交代　225
alternative pathway　第二経路　241
ALUM　アラム　16
alumina　アルミナ　18
alveolar abscess　歯槽膿瘍　186
alveolar arch　顎堤弓　76
alveolar arteries　歯槽動脈　186
alveolar bone　歯槽骨　186
alveolar bone resorption　歯槽骨吸収　186
alveolar canal　歯槽管　186
alveolar crest　歯槽頂　186
alveolar foramen　歯槽孔　186
alveolar fossa　歯槽窩　186
alveolar hard line　歯槽硬線　186
alveolar juga　歯槽隆起　186
alveolar margin　歯槽縁　186
alveolar osteitis　歯槽骨炎　186
alveolar process　歯槽突起　186
alveolar pyorrhea　歯槽膿漏症　186

alveolar ridge　顎堤　76
alveolar ridge line　歯槽頂線　186
alveolar ridge projection　歯頸部（歯槽縁）投影　179
alveolars　歯茎音　179
alveolar septum　歯槽中隔　186
alveolus　歯槽　186
alveolus and palate　唇顎口蓋裂　205
alveoplasty　歯槽堤形成術　186
amalgam　アマルガム　13
amalgam filling　アマルガム充塡　13
ameloblast　エナメル芽細胞　**50**
ameloblastic fibroma　エナメル上皮線維腫　51
ameloblastic fibro-odontoma　エナメル上皮線維歯牙腫　51
ameloblastic fibrosarcoma　エナメル上皮線維肉腫　51
ameloblastic odontoma　エナメル上皮歯牙腫　51
ameloblastic odontosarcoma　エナメル上皮歯牙肉腫　51
ameloblastic sarcoma　エナメル上皮肉腫　51
ameloblastoma　エナメル上皮腫　51
amelo-dentinal junction　エナメル象牙境　51
amelogenin　アメロゲニン　15
amine　アミン　15
amino acid　アミノ酸　13
amino acid analysis　アミノ酸分析　14
amino acid sequence　アミノ酸配列　14
aminoglycoside antibiotics　アミノグリコシド系抗生物質　13
aminophylline　アミノフィリン　14
aminopterin　アミノプテリン　14
aminopyrine　アミノピリン　14
amino sugar　アミノ糖　14
amino terminal　アミノ末端　14
amitosis　無糸分裂　370
ammonia　アンモニア　20
ammoniacal silver nitrate solution　硝酸銀アンモニア溶液　200
ammonium sulfate fractionation　硫安分画　394
amoeba　アメーバ　15
amphipathic lipid　両親媒性脂質　394
ampholyte　両性電解質　395
ampicillin　アンピシリン　20
amylase　アミラーゼ　14
amyloidosis　アミロイドーシス　15
amylopectin　アミロペクチン　15

amylose　アミロース　15
anabolism　同化作用　**274**
anaerobe bacteria　嫌気性《細》菌　123
anaerobic cultivation　嫌気培養　124
anaerobic glycolysis　嫌気的解糖　124
anaerobic respiration　嫌気的呼吸　124
analgesia　アナルゲジア　11
analgesic　鎮痛薬　256
analog　アナログ　11
analogue　アナローグ　11
analogue　類似体　398
anamnesis　既往歴　91
anaphylaxis　アナフィラキシー　10
anasarca　浮腫　331
ancient dental caries　古代型う蝕　147
anemia　貧血　325
anergy　アネルギー　11
anesthesia　麻酔　364
anesthetic　麻酔薬　364
anesthetic test of pulp　歯髄麻酔試験　184
angina　アンギーナ　19
angiotensin　アンギオテンシン　19
angstrom unit　オングストローム単位　67
animal lectin　動物レクチン　278
anion　アニオン　11
anodontia　無歯症　370
anomalies in number of tooth　歯数異常　184
antagonist　アンタゴニスト　19
antagonistic tooth　対咬歯　240
anterior cheek tooth　小臼歯　200
anterior cranial fossa　前頭蓋窩　233
anterior fontanell　大泉門　241
anterior jugular vein　前頸静脈　231
anterior lacrimal crest　前涙囊稜　233
anterior lingual gland　前舌腺　232
anterior luxation of the temporomandibular joint　顎関節前方脱臼　75
anterior nasal aperture　梨状口　390
anterior palatine nerve　大口蓋神経　240
anterior superior alveolar arteries　前上歯槽動脈　231
anterior superior alveolar branches　前上歯槽枝　231
anterior superior alveolar veins　前上歯槽静脈　231
anterior tooth　前歯　231
anthocyan　アントシアン　20
anthrone method　アントロン法　20
antibacterial action　抗菌作用　131

antibacterial spectrum　抗菌スペクトル　131
antibiotics　抗生物質　139
antibody　抗体　141
antibody-dependent cellular cytotoxicity　抗体依存性細胞媒介性細胞傷害　143
antibody formation　抗体形成　143
antibody-mediated immunity　体液性免疫　239
antibody titer　抗体価　143
anti-caries agents　う蝕予防薬　39
anticariogenic immunity　抗う蝕免疫　127
anticariogenicity　抗う蝕原性　127
anti-chymotrypsin　抗キモトリプシン　131
anticoagulant　抗凝血物質　131
antiformin　アンチホルミン　20
antifungal agent　抗真菌薬　139
antigen　抗原　135
antigen-antibody reaction　抗原抗体反応　136
antigenic determinant　抗原決定基　136
antigen presentation　抗原提示　136
antigen presenting cell　抗原提示細胞　137
antihistamine drug　抗ヒスタミン薬　145
anti-idiotype antibody　抗イディオタイプ抗体　126
anti-inflammatory agent of nonsteroid　非ステロイド抗炎症剤　317
anti-inflammatory drug　抗炎症薬　128
anti-inflammatory enzyme preparation　消炎酵素剤　198
antilymphocyte serum　抗リンパ球血清　145
antimicrobial　抗菌物質　131
antimicrobial peptide　抗菌ペプチド　131
antimicrobial spectrum　抗菌スペクトル　131
antimony alloy　アンチモン合金　20
antineoplastic drugs　制癌剤　220
antioxidant　抗酸化剤　138
antiphlogistic therapy　消炎療法　199
antiplasmin agents　抗プラスミン剤　145
antipyretic　下（解）熱薬　122
antipyrine　アンチピリン　20
antisepsis　防腐　354
antiseptic　防腐剤　354
antiseptic root canal filling　制腐的根管充塡　223
antiserum　抗血清　135
antistreptolysin O　抗ストレプトリジンO　139
antitumor agent　抗癌剤　129
antitumor drugs　制癌剤　220
antiviral drug　抗ウイルス剤　127

antotroph　無機栄養生物　370
antral perforation　上顎洞穿孔　199
apatite　アパタイト　11
aperture of the mouth　口裂　145
apexification　アペキシフィケーション　12
aphthae　アフタ　12
aphthous stomatitis　アフタ性口内炎　12
apical abscess　根尖部膿瘍　155
apical foramen　根尖孔　154
apical granuloma　歯根肉芽腫　180
apically repositioned flap operation　歯肉弁根尖側移動手術　190
apical periodontitis　根尖性歯周炎　154
apical ramification　根尖分岐　155
apical seat　アピカルシート　11
apicoectomy　歯根尖切除術　180
apitest　アピテスト　12
aplastic anemia　再生不良性貧血　158
apoenzyme　アポ酵素　12
apoptosis　アポトーシス　12
application of drug in root canal　根管貼薬法　154
aptyalism　無唾液症　370
aqua regia　王水　62
aqueous solution　水溶液　213
aquired immune deficiency syndrome　エイズ　40
arabinose　アラビノース　16
arbekacin　アルベカシン　18
arginine　アルギニン　16
aromatic amino acid　芳香族アミノ酸　352
arrangement of artificial teeth　人工歯配列　209
arrangement of the teeth　歯列　204
arrested caries　停在性う蝕　262
arsenic　ヒ素　319
arsenic paste　亜ヒ酸糊剤　11
arsenic trioxyde　亜ヒ酸　11
arthritis of the temporomandibular joint　顎関節炎　75
arthrography of the temporomandibular joint　顎関節造影法　75
arthroplasty of the temporomandibular joint　顎関節形成術　75
arthrosis of temporomandibular joint　顎関節症　75
Arthus reaction　アルツス反応　17
articular　関節腔　89
articular capsule　関節包《嚢》　89

articular cartilage 関節軟骨 89
articular disc 関節円板 89
articular trismus 関節性開口障害 89
articular tubercle 関節結節 89
articulation 構音 128
articulation test 構音検査 128
articulation test in pronunciation 語音発語明瞭度((検査)) 146
articulator 咬合器 137
artificial tooth 人工歯 209
artificial tooth crown 人工歯冠 209
asbestos アスベスト 8
asbestos block アスベストブロック 8
asbestos ribbon 石綿帯 225
ascending palatine artery 上行口蓋動脈 200
ascending pulpitis 上行性歯髄炎 200
Ascher syndrome アッシャー症候群 9
Ascomycetes (*Ascomycetae*) 子囊菌類 190
ascorbic acid アスコルビン酸 7
asexual generation 無性世代 370
asexual reproduction 無性生殖 370
ASL-O アスロ 8
asparagine アスパラギン 7
aspartame アスパルテーム 8
aspartic acid アスパラギン酸 8
aspartic acid aminotransferase 173
aspergillosis アスペルギルス症 8
aspiration pneumonia 誤嚥性肺炎 145
assimilation starch 同化デンプン 275
assimilatory pigment 同化色素 274
asymmetric carbon 不斉炭素 331
athymic mouse 無胸腺マウス 370
atomic absorption analysis 原子吸光分析 125
atomic absorption spectrophotometry 原子吸光分析 125
atopy アトピー 10
ATP 46
ATPase ATPアーゼ 46
atropine アトロピン 10
atropine sulfate 硫酸アトロピン 394
attached epithelium 付着上皮 332
attached gingiva 付着歯肉 332
attachment level アタッチメントレベル 9
attrition 咬耗症 145
auditory tube 耳管 177
aureomycin オーレオマイシン 64
auricle 耳介 175
auriculotemporal nerve 耳介側頭神経 176

autacoid オータコイド 63
autoallergy 自己アレルギー 179
autoclave オートクレーブ 63
autocrine オートクリン 63
autoimmune disease 自己免疫疾患 180
autoimmunity 自己免疫 180
autolysis 自己消化 179
autonomic nervous blocking agents 自律神経遮断薬 204
autonomic nervous system 自律神経 204
autoradiography オートラジオグラフィー 63
autosome 常染色体 201
autosome 体染色体 241
autotroph 独立栄養生物 280
avidine-biotin complex technique アビジン・ビオチン結合法 11
avidity アビディティ 11
avitaminosis ビタミン欠乏症 320
azidothymidine アジドチミジン 7

B

β-adrenergic blocker β遮断薬 346
β-adrenergic receptor β受容体 346
β-blocker β遮断薬 346
β-decay β崩壊 346
β-galactosidase βガラクトシダーゼ 345
β-galactoside permease βガラクトシドパーミアーゼ 345
β-glucosidase βグルコシダーゼ 345
β-hemolytic streptococcus β-型溶血レンサ球菌 345
β-oxidation β酸化 345
β-rays β線 346
β-receptor β受容体 346
β-structure β構造 345
baby tooth 乳歯 291
bacille de Calmette-Guerin 315
bacillus 桿菌 87
bacillus acidophilus アチドフィルス菌 9
bacillus of gas (eous) gangrene ガス壊疽菌 78
bacitracin バシトラシン 305
backcross 退交雑 240
backcross 戻し交雑 378
back mutation 復帰突然変異 332
bacteremia 菌血症 99

bacteria 細菌 157
bacterial allergy 細菌性アレルギー 157
bacterial calcification 菌体石灰化 101
bacterial flora 細菌叢 157
bacterial photosynthesis 細菌型光合成 157
bacterial polysaccharide 細菌多糖類 157
bacterial toxin 細菌毒素 157
bactericidal action 殺菌作用 168
bactericidal agent 殺菌剤 167
bactericide 殺菌剤 167
bacteriochlorophyll バクテリオクロロフィル 303
bacteriocin バクテリオシン 303
bacteriology 細菌学 157
bacteriophage バクテリオファージ 303
bacteriostat 静菌的薬剤 220
bacteriostatic agent 静菌的薬剤 220
bacteriostatics 静菌的薬剤 220
bacterium バクテリア 303
Bain circuit ベイン回路 345
balance of articulation 咬合平衡 137
balance of occlusion 咬合平衡 137
balancing contact 平衡側接触 345
balancing side 平衡側 345
bald tongue 平滑舌 345
barbital バルビタール 310
barbituric acid derivatives バルビツール酸誘導体 310
barium バリウム 310
baroreceptor 圧覚受容器 9
baroreceptor reflex 圧受容器反射 9
barrel-shaped tooth 樽状歯 247
Bartholin duct バルトリン管 310
basal bone 基底骨 94
basal cell 基底細胞 94
basal cell 補充細胞 355
basal cell carcinoma 基底細胞癌 94
basal cell nevus syndrome 基底細胞母斑症候群 94
basal layer 基底層 94
basal metabolism 基礎代謝 93
basement membrane 基底膜 94
base of the mandible 下顎底 73
base of the skull 頭蓋底 274
basilar cell 基底細胞 94
basilemma 基底膜 94
basket cell 籠細胞 77
basophil 好塩基性白血球 128
basophilic leukocyte (leucocyte) 好塩基性白血球 128

bath of pulp cavity 髄腔洗滌 211
B cell B細胞 314
BCG 315
Bcl-2 family Bcl-2ファミリー 315
becquerel ベクレル 347
Bednar aphtha ベドナーアフタ 347
beet sugar ビート糖 315
Behçet disease ベーチェット病 346
belladonna ベラドンナ 349
Bell palsy ベル麻痺 351
bell-shaped stage (tooth germ) 鐘状期〈歯胚の〉 201
Bell symptom ベル症候 350
Bence Jones protein ベンス・ジョーンズタンパク質 351
benign cementoblastoma 良性セメント芽細胞腫 395
benign lymphoepithelial cyst 良性リンパ上皮性嚢胞 395
benign lymphoepithelial lesion 良性リンパ上皮性疾患 395
benign mucous membrane pemphigoid 良性粘膜類天疱瘡 395
benign osteoblastoma 良性骨芽細胞腫 395
benzalkonium chloride 塩化ベンザルコニウム 59
benzoyl peroxide 過酸化ベンゾイル 77
beryllium ベリリウム 349
bicuspid 小臼歯 200
Biermer anemia ビールメル貧血 316
bile 胆汁 248
bilirubin ビリルビン 324
bimaxillary protrusion 上下顎前突 199
binomial nomenclature 二名法 290
bioassay 生物学的検定法 223
bioassay バイオアッセイ 301
biocompatibility 生体適合性 222
biofilm バイオフィルム 301
biofilm infectious disease バイオフィルム感染症 302
Bio-Gel バイオゲル 301
biohazard バイオハザード 301
biohomeostacy 生体恒常性 222
biological buffer solution 生物緩衝液 223
biological clock 生物時計 223
biological clock 体内時計 241
biological evaluation (dental material) 生物学的評価法〈歯科材料の〉 223

biological oxidation　生体酸化　**222**
biological rhythm　生体リズム　**222**
biologic indirect pulp capping　生物学的間接覆髄　223
biorhythm　バイオリズム　**302**
biorhythm　生体リズム　**222**
biorhythm　生物リズム　**223**
biosynthesis　生合成　**221**
biotechnology　バイオテクノロジー　**301**
biotin　ビオチン　**316**
biotron　バイオトロン　**301**
bird face　鳥貌《相》　255
bismuth alloy　蒼鉛合金　233
bismuth line　蒼鉛縁　233
bismuth stomatitis　蒼鉛性口内炎　234
bisphenol A　ビスフェノールA　**318**
bite taking　咬合採得　137
bite wound　咬傷　138
biting force　咬合力　138
biting pressure　咬合圧　137
biuret reaction　ビウレット反応　**316**
bivalent antibody　二価抗体　**289**
black hairy tongue　黒毛舌　146
Blandin-Nuhn gland　ブランダン・ヌーン腺　**336**
Blandin-Nuhn mucocele　ブランダン・ヌーン腺嚢胞　**336**
blastomycosis　酵母菌症　145
bleaching method of discolored tooth　変色歯漂白法　**351**
bleeding　出血　195
blender　ブレンダー　**338**
bleomycin　ブレオマイシン　**338**
Bloch-Sulzberger syndrome　ブロッホ・サルツバーガー症候群　**339**
blood　血液　118
blood cell counting　血球計算　**120**
blood cells　血球　**120**
blood clot　血餅　122
blood coagulation　血液凝固　118
blood culture　血液培養　119
blood donor　給血者　96
blood group　血液型　118
blood pigment　血色素　**120**
blood pressure　血圧　118
blood products　血液製剤　119
blood sugar　血糖　122
blood transfusion　輸血　**382**
blotting　ブロッティング　**339**

blow out fracture　吹き抜け骨折　330
blue dextran　ブルーデキストラン　**337**
B lymphocyte　Bリンパ球　**315**
Bodecker dental caries index　ボデッカーう蝕指数　**357**
body of the mandible　下顎体　73
Bohn nodules　ボーン結節　354
boiling sterilization　煮沸滅菌　193
bond energy　結合エネルギー　**120**
bone　骨　147
bone age　骨年齢　149
bone canalicules　骨細管　148
bone cavity (lacuna)　骨小腔　148
bone graft　骨移植　147
bone marrow　骨髄　148
bone marrow cell　骨髄細胞　148
bone marrow of the jaw　顎骨骨髄　75
bone marrow puncture　骨髄穿刺　149
bone metabolism　骨代謝　149
bone morphogenetic protein　骨誘導因子　**150**
bone necrosis　骨壊死　147
bone resorption　骨吸収　148
bone transplantation　骨移植　147
booster　ブースター　**328**
boron　ホウ素　354
bottle caries　ほ乳びん蝕　**357**
bottle feeding caries　ほ乳びん蝕　**357**
botulism　ボツリヌス症　**357**
bouillon　ブイヨン　**328**
Bowen disease　ボウエン病　352
brain hormone　脳ホルモン　**297**
branchial arch　鰓弓　157
branchial cleft　鰓裂　166
branchial cyst　鰓嚢胞　162
branchial fistula　鰓瘻　166
branchial (pharyngeal) region of intestinal tube　鰓腸　159
branch to the tensor veli palatini muscle　口蓋帆張筋神経　129
bridge　橋義歯　97
brilliant cresyl blue　ブリリアントクレシルブルー　**337**
Brodie abscess　ブロディー骨膿瘍　341
brome　臭素　194
Brownian motion　ブラウン運動　**335**
Brownian movement　ブラウン運動　**335**
brown tumor　褐色腫　79
bruxism　歯ぎしり　**303**
buccal　頬側　98

buccal abscess 頬部膿瘍 98
buccal artery 頬動脈 98
buccal cusp 頬側咬頭 98
buccal fistula 頬瘻 98
buccal glands 頬腺 98
buccal groove 頬側溝 98
buccal lymph nodes 頬リンパ節 98
buccal muscle 頬筋 97
buccal nerve 頬神経 98
buccal nerve block 頬神経伝達麻酔 98
buccal ridge 頬側面隆線〈歯冠の〉 98
buccal tube 頬面管 98
buccopharygeal fascia 頬咽頭筋膜 97
bud molar 蕾状臼歯 387
bud-shaped stage 蕾状期〈歯胚の〉 387
buffer (solution) 緩衝液 88
buffer capacity test 唾液緩衝能試験 243
bulla 水疱 213
bullous pemphigoid 水疱性類天疱瘡 213
bullous stomatitis virus 水疱性口内炎ウイルス 213
bunodont 丘状歯 96
burette ビュレット 323
Burkitt tumor バーキット腫瘍 300
burn 熱傷 294
burning sensation 灼熱感 192
burn of the oral mucosa 口腔粘膜熱傷 134
bursa of Fabricius ファブリキウス囊 327
butanol fermentation ブタノール発酵 331
butylic acid fermentation 酪酸発酵 387

C

C3-cycle C3 回路 174
C3 plant C3 植物 174
C4-cycle C4 回路 174
C4 dicarboxylic acid cycle C4 ジカルボン酸回路 175
C4 plant C4 植物 175
CAAT box CAAT ボックス 173
cacao mass extract カカオマス抽出物 72
cachectin カケクチン 77
cadmium カドミウム 80
caffeine カフェイン 81
Caffey-Silverman syndrome カフェイ・シルバーマン症候群 81
^{14}C-age determination ^{14}C-年代決定 174

calciferol カルシフェロール 83
calcification 石灰化 226
calcifying epithelial odontogenic tumor 歯原性石灰化上皮腫 179
calcifying odontogenic cyst 石灰化歯原性嚢胞 226
calcitonin カルシトニン 83
calcium カルシウム 83
calcium-binding protein カルシウム結合タンパク質 83
calcium carbonate 炭酸カルシウム 247
calcium chloride 塩化カルシウム 59
calcium hydroxide 水酸化カルシウム 211
calcium hydroxide and homosulfamine paste ホモスルファミン加水酸化カルシウム糊剤 359
calcium pump カルシウムポンプ 83
calcium sulfate 硫酸カルシウム 394
calculus index 歯石指数 185
callus カルス 83
callus 仮骨 77
calmodulin カルモジュリン 85
calorie カロリー 85
calpain カルパイン 83
Calvin cycle カルビン回路 83
Calvin plant カルビン植物 85
camphophenique キャンフォフェニック 95
camphorated mono-parachlorophenol 173
camphor carbol カンフルカルボール 90
canal branches of root apex 根尖分岐 155
canalicular dentin 有管象牙質 381
cancer 癌腫 88
cancer gene 癌遺伝子 85
cancer-inducing virus 癌ウイルス 85
cancer juice 癌乳 94
cancer milk 癌乳 90
cancer ulcer 癌性潰瘍 89
cancroid 類癌 398
Candida カンジダ 87
candidiasis カンジダ症 87
canine 犬歯 125
canine fossa 犬歯窩 125
canine tubercle 犬歯結節 125
caninisation 犬歯化 125
canthus fistula 眼角瘻 86
capillary hemangioma 毛細血管腫 377
capillary vessel 毛細血管 377
capreomycin カプレオマイシン 81
cap-shaped stage 帽状期〈歯胚の〉 353

capsular polysaccharide　莢膜多糖　**98**
caramel　カラメル　**82**
Carbocaine　カルボカイン　**85**
carbohydrate　炭水化物　**248**
carbohydrate　糖質　**276**
carbohydrate　糖　**274**
carbolic acid　フェノール　**329**
carbondioxide assimilation　炭酸同化　**248**
carbon dioxide fixation　炭酸固定　**248**
carbonic anhydrase　カーボニックアンヒドラーゼ　**69**
carbon monoxide poisoning　一酸化炭素中毒　**25**
carbon-14 dating　放射性炭素年代測定法　**353**
carboxyl terminal　カルボキシル末端　**85**
carboxymethyl cellulose　CMセルロース　**173**
carcinoembryonic antigen　癌胎児性抗原　**90**
carcinogen　発癌物質　**306**
carcinogenic microorganism　発癌性微生物　**306**
carcinoma　癌腫　**88**
carcinoma of the base of tongue　舌根癌　**227**
carcinoma of the buccal mucosa　頬粘膜癌　**98**
carcinoma of the floor of mouth　口底癌　**144**
carcinoma of the gingiva　歯肉癌　**189**
carcinoma of the hard palate　硬口蓋癌　**137**
carcinoma of the lip　口唇癌　**139**
carcinoma of the lower jaw　下顎癌　**72**
carcinoma of the maxillary sinus　上顎洞癌　**199**
carcinoma of the oral cavity　口腔癌　**132**
carcinoma of the oral mucosa　口腔粘膜癌　**134**
carcinoma of the oropharynx　口峡咽頭癌　**131**
carcinoma of the palate　口蓋癌　**128**
carcinoma of the paranasal sinus　副鼻腔癌　**331**
carcinoma of the salivary gland　唾液腺癌　**243**
carcinoma of the soft palate　軟口蓋癌　**288**
carcinoma of the tongue　舌癌　**226**
carcinoma of the upper jaw　上顎癌　**199**
cardiac muscle　心筋　**205**
cardiolipin　カルジオリピン　**83**
caries activity　う蝕活動性　**35**
caries activity test　う蝕活動性試験　**35**
caries control　カリエスコントロール　**82**

caries detector　う蝕検知液　**37**
caries incidence (rate)　う蝕罹患率　**39**
caries incidence rate　う蝕発生率　**38**
caries index　う蝕指数　**37**
caries meter　カリエスメーター　**82**
caries of cementum　セメント質う蝕　**229**
caries of dentin　象牙質う蝕　**235**
caries of the deciduous tooth　乳歯う蝕　**291**
caries prevention with fluoride　フッ化物によるう蝕予防　**332**
caries risk test　う蝕活動性試験　**35**
(dental) caries vaccine　う蝕ワクチン　**39**
cariogenic bacteria　う蝕病原性細菌　**38**
cariogenicity　う蝕原性　**37**
cariogenicity　う蝕誘発性　**39**
cariogenic potential　う蝕原性　**37**
cariostat　カリオスタット　**82**
carious cavity　う窩　**34**
carious cone　う蝕円錐　**35**
carious tooth　う歯　**34**
carnassial tooth　裂肉歯　**400**
carotene　カロチン　**85**
carotenoid　カロチノイド　**85**
caroticotympanic nerve　頸鼓神経　**116**
carotid canal　頸動脈管　**117**
carotid gland　頸動脈小体　**117**
carotid sheath　頸動脈鞘　**117**
carotid triangle　頸動脈三角　**117**
carotin　カロチン　**85**
carrageenan　カラゲナン　**82**
cartilage　軟骨　**288**
cartilage of epiglottis　喉頭蓋軟骨　**144**
carzinophillin　カルチノフィリン　**83**
casamino acids　カザアミノ酸　**77**
casein　カゼイン　**79**
caspase family　カスペースファミリー　**78**
cassette theory　カセットセオリー　**79**
cast crown　鋳造冠　**253**
catabolism　異化　**22**
catabolite repression　異化代謝産物抑制　**22**
catalase　カタラーゼ　**79**
catalysis　触媒作用　**203**
catalyst　触媒　**203**
catarrhalic stomatitis　カタル性口内炎　**79**
catecholamine　カテコールアミン　**80**
catgut　腸線　**254**
cathelicidin　キャセリシディン　**95**
cathepsin　カテプシン　**80**
catheterization of the external carotid artery

外頸動脈内注射〈制癌剤の〉 69
cation カチオン 79
cation 陽イオン 383
cation exchanger 陽イオン交換体 384
cationic detergent 逆性石鹸 94
cationic detergent 陽イオン界面活性剤 384
cationic soap 陽性石鹸 385
cation surfactant 逆性石鹸 94
cation surfactant 陽イオン界面活性剤 384
caustics 腐蝕薬 331
cavernous hemangioma 海綿状血管腫 72
cavernous lymphangioma 海綿状リンパ管腫 72
cavernous sinus 海綿静脈洞 72
cavity of larynx 喉頭腔 144
cavity preparation 窩洞形成 80
CD4 174
cDNA cloning cDNA クローニング 174
cDNA library cDNA ライブラリー 174
CDP-sugar CDP 糖 174
Celite セライト 229
cell 細胞 162
cell adhesion 細胞接着 164
cell-cell adhesion molecules 細胞接着分子 165
cell count 細胞数計測 164
cell cycle 細胞周期 163
cell disruption 細胞破壊 165
cell division 細胞分裂 166
cell fractionation 細胞分画 166
cell-free extract 無細胞抽出液 370
cell-free protein synthesis 無細胞タンパク質合成 370
cell-free system 無細胞系 370
cell-free zone 細胞希薄層 162
cell fusion 細胞融合 166
cell harvester セルハーベスター 230
cell junction 細胞間結合 162
cell-mediated immunity 細胞性免疫 164
cell membrane 細胞膜 166
cellobiose セロビオース 230
Cellophane セロハン 230
cell organelle 細胞小器官 164
cell-rich zone 細胞稠密層 165
cells involved in immune system 免疫担当細胞 376
cell sorter セルソーター 230
cell strain L L 細胞 59
cell surface marker 細胞表層マーカー 165

cellular cementum 有細胞セメント質 382
cellular immunity 細胞性免疫 164
cellulase セルラーゼ 230
cellurose セルロース 230
cell wall 細胞壁 166
cementicle セメント((質))粒 229
cementifying fibroma セメント質形成((性))繊維腫 229
cementoblast セメント芽細胞 229
cementoblastoma セメント芽細胞腫 229
cementoclast 破セメント細胞 305
cementocyte セメント細胞 229
cementoma セメント質腫 229
cementum セメント質 229
cementum canaliculi セメント小管 229
cementum corpuscle セメント小体 229
cementum cuticle セメント小皮 229
cementum lacuna セメント小腔 229
cementum spur セメント小舌 229
center incisor 中切歯 253
center of deglutition 嚥下中枢 59
center of salivation 唾液分泌中枢 244
centimorgan センチモルガン 233
central carcinoma of jaw bone 中心性顎骨癌 253
central cusp 中心結節 253
central dogma セントラルドグマ 233
central fibroma 中心性線維腫 253
central ridge 中心隆線〈歯冠の〉 253
central trigeminal neuralgia 中枢性三叉神経痛 253
central venous pressure 中心静脈圧 253
centrifuge 遠心機 61
cephalexin セファレキシン 228
cephaloglycin セファログリシン 228
cephaloridine セファロリジン 228
cephalosporin セファロスポリン 228
cephalotin セファロチン 228
cephazolin セファゾリン 228
cephem antibiotics セフェム系抗生物質 228
ceramics セラミックス 230
cerebral anemia 脳貧血 297
cerebrospinal fluid 髄液 211
ceroid pigment 加齢色素 85
ceruloplasmin セルロプラスミン 230
cervical ansa 頸神経ワナ 116
cervical caries 歯頸部う蝕 179
cervical cystic hygroma 頸部嚢水腫 117
cervical hypersensitivity 歯頸部知覚過敏 179

cervical line 歯頸線 179
cervical lymphadenitis 頸部リンパ節炎 117
cervical nerves 頸神経 116
cervical plexus 頸神経叢 116
cervical vertebrae 頸椎 117
chalcone カルコン類 **82**
chalice cell 杯細胞 302
characteristic curve 特性曲線〈X線フィルムの〉 279
characteristic X-rays 特性X線 279
cheek 頬 97
cheilitis 口唇炎 139
cheilitis exfoliativa 剝離性口唇炎 304
cheilitis glandularis 腺性口唇炎 232
cheilitis granulomatosa 肉芽腫性口唇炎 289
cheiloplasty 口唇形成手術 139
chelate キレート **99**
chelating agent キレート剤 **99**
chemical dosimeter 化学線量計 **73**
chemical enlargement of root canal 化学的根管拡大法 **73**
chemical mediator of nerve activity 化学的伝達物質〈興奮の〉 **73**
chemical plaque inhibitor プラーク抑制剤 **335**
chemical transmitter 化学的伝達物質〈興奮の〉 **73**
chemiluminescence 化学発光 **73**
chemoautotrophic bacteria 独立栄養化学合成細菌 **280**
chemoreception 化学受容 **73**
chemoreceptor 化学受容体 **73**
chemotaxis 走化性 **234**
chemotherapy 化学療法 **74**
cherubism ケルビズム 123
chewing 咀嚼 **236**
chewing motion 咀嚼運動 **236**
chewing side 咀嚼側 237
Cheyne-Stokes respiration チェーン・ストークス型呼吸 **251**
chickenpox 水痘 212
chicle チクル **251**
chimaera キメラ **94**
chimera キメラ **94**
chimeric DNA キメラDNA **94**
chimeric mouse キメラマウス **94**
chimeric protein キメラタンパク質 **94**
chin オトガイ（頤） **64**
Chinese medicinal drug 漢方薬 **90**

Chinese restaurant syndrome チャイニーズレストランシンドローム **252**
chink of the mouth 口裂 145
chi-squared test χ^2検定 **70**
chitin キチン **93**
chloramine クロラミン **115**
chloramphenicol クロラムフェニコール **115**
chlorella クロレラ **115**
chlorhexidine クロルヘキシジン **115**
chloromycetin クロロマイセチン **115**
chlorophyll クロロフィル **115**
chlorophyll 葉緑素 **385**
chloroplast クロロプラスト **115**
chloroplast 葉緑体 **385**
cholera toxin コレラトキシン **153**
cholesterol コレステロール **153**
choline コリン **152**
cholinergic blocking drug コリン作動性効果遮断薬 **152**
chondronectin コンドロネクチン **155**
chondrocyte 軟骨細胞 **288**
chondroitin sulfate コンドロイチン硫酸 **155**
chorion 漿膜 202
chromatin クロマチン **114**
chromatofocusing クロマトフォーカシング **115**
chromatography クロマトグラフィー **114**
chromatography クロマトグラフ法 **115**
chromoplast 有色体 **382**
chromoplastid 有色体 **382**
chromosomal chimera DNAキメラ **259**
chromosome 染色体 **231**
chromosome map 染色体地図 **232**
chromosome puff 染色体パフ **232**
chronic alveolar abscess 慢性歯槽膿瘍 366
chronic apical periodontitis 慢性根尖性歯周炎 366
chronic atrophic senile gingivitis 慢性萎縮性老人性歯肉炎 366
chronic caries 慢性う蝕 366
chronic desquamative gingivitis 慢性剝離性歯肉炎 366
chronic granulomatous pulpitis 慢性肉芽性歯髄炎 366
chronic necrotizing ulcerative gingivitis 慢性壊死性潰瘍性歯肉炎 366
chronic progressive marginal periodontitis 慢性進行性辺縁性歯周炎 366
chronic pulpitis 慢性歯髄炎 366

chronic purulent apical periodontitis 慢性化膿性根尖性歯周炎 366
chronic reccurent parotitis 慢性再発性（反覆性）耳下腺炎 366
chronic recurrent aphthae 慢性再発性アフタ 366
chronic sclerosing sialadenitis 慢性硬化性唾液腺炎 366
chronic simple pulpitis 慢性単純性歯髄炎 366
chronic toxicity test 慢性中毒試験 **366**
chymotrypsin キモトリプシン 94
cilium (*pl.* cilia) 繊毛 **233**
cingulum 歯帯 186
circular caries 環状う蝕 88
circulatory collapse 循環虚脱 198
circulin サーキュリン 157
circumferential wiring 囲繞骨結紮 27
circumpulpal dentin 髄周象牙質 212
circumvallate papillae 有郭乳頭 381
cistron シストロン 185
citric acid クエン酸 102
citric acid cycle クエン酸回路 **103**
classical pathway 古典経路 150
clathrin クラスリン 108
clearance test クリアランステスト 109
cleatine clearance test クレアチンクリアランステスト 113
cleavability of enamel エナメル質の分離性 51
cleft of the lip 唇顎口蓋裂 205
cleft of the lip and alveolus 唇顎裂 205
cleft of the soft palate 軟口蓋裂 288
cleft palate 口蓋裂 129
cleft palate speech 口蓋裂音声 129
cleft tongue 舌裂 228
cleft uvula 口蓋垂裂 128
cleidocranial dysostosis 鎖骨頭蓋異骨症 167
cleoid クレオイド 114
clindamycin クリンダマイシン 110
clinical chemistry 臨床化学 396
clinical crown of the tooth 臨床的歯冠 396
clinical root of the tooth 臨床的歯根 396
clone クローン 114
cloning クローニング 114
closed pulpitis 閉鎖性歯髄炎 345
closed reduction 非観血的整復〈骨折の〉 316
clot 血餅 122

clotting 凝固 97
clove oil チョウジ油 254
CM-cellulose CMセルロース 173
CMCP 173
CO_2 narcosis CO_2 ナルコーシス 173
CO_2 response curve CO_2 応答曲線 173
coacervation コアセルベーション 126
coagulation 凝固 97
coat of the tongue 舌苔 227
cobalamin コバラミン 151
cobalt コバルト (Co) 151
code コード 145
coding 解読 70
codon コドン 150
coenobium 連生体 401
coenzyme 補酵素 354
coenzyme A コエンザイムA 145
cohort study コホート研究 151
col 歯間乳頭鞍部 177
colchicine コルヒチン 153
cold abscess 冷膿瘍 399
cold anesthesia 寒冷麻酔 91
cold cataplasm 冷罨法 398
colic 仙（疝）痛 233
collagen コラーゲン 152
collagenase コラゲナーゼ 152
collagen disease 膠原病 137
collagenous fiber 膠原線維 136
collodion コロジウム 153
collodium コロジウム 153
colloid コロイド 153
colloidal silica コロイダルシリカ 153
colloid protective agent コロイド保護剤 153
colony コロニー 153
colony 群体 115
colony 集落 194
colony-stimulating factor コロニー刺激因子 153
color index 色素計数〈血液の〉 177
colostralmilk 初乳 204
colostrum 初乳 204
Coltoflax コルトフレックス 153
columella 鼻橋 316
columnar epithelium 円柱上皮 61
column chromatography カラムクロマトグラフィー 82
comma bacillus 弧菌 146
common carotid artery 総頸動脈 234
common carotid plexus 総頸動脈神経叢 234

common nasal meatus 総鼻道 236
communicable disease 伝染病 272
compact bone 緻密骨 252
compensation point 補償点 355
competitive inhibition 競合阻害 97
competitive inhibition 拮抗阻害 93
complement 補体 355
complementary base pairing 相補塩基対合 236
complement-dependent antibody-mediated cytotoxicity 補体依存性抗体媒介性細胞傷害反応 356
complement fixation test 補体結合反応 357
complement pathway 補体活性化経路 356
complete anodontia 完全無歯症 90
complete cleft of the lip 完全口唇裂 89
complete denture 全部床義歯 233
complete fracture 完全骨折 89
complete impacted tooth 完全埋伏歯 90
complex 錯体 167
complex ion 錯イオン 166
complex odontoma 複雑性歯牙腫 330
compliance コンプライアンス 156
complicated fracture 複雑骨折 330
complicated fracture of the tooth 複雑歯牙破折 330
complicated pulp gangrene 複雑性歯髄壊疽 330
complication 合併症 80
component vaccine コンポーネントワクチン 156
composite resin コンポジットレジン 156
compound odontoma 集合性歯牙腫 194
compound periodontitis 複合性歯周炎 330
computerized axial tomography コンピュータ軸断層《撮影》法 155
concanavalin A コンカナバリンA 154
concrescent teeth 癒着歯 383
condensation 凝縮 97
condensation 縮合 195
condensing osteitis (osteomyelitis) 硬化性骨《髄》炎 129
conditioned reflex 条件反射 200
conduction anesthesia 伝達麻酔 272
condyloid process 関節突起〈下顎骨の〉 89
condyloma acuminatum 尖圭コンジローマ 231
cone-shaped tooth 円錐歯 61
confocal laser scanning microscope 共焦点レーザー走査蛍光顕微鏡 97
congelation 凍傷 276
congenic mouse コンジェニックマウス 154
congenital commissural fistula 先天性口角瘻 233
congenital epulis 先天性エプーリス 233
congenital fistula of the lower lip 先天性下唇瘻 233
congenital syphilis 先天《性》梅毒 233
congenital tooth 先欠歯 231
congenital unclean area 先天的不潔域 233
congestion うっ血 39
conjuctival reflex 結膜反射 122
conjugated enzyme 複合酵素 330
conjugated protein 複合タンパク質 330
conjugative pili 性線毛 222
connective tissue 結合組織 120
conserved sequence 保存配列 355
continuous culture 連続培養 401
contracting factor 血管収縮因子 120
control and prevention of dental caries う蝕予防 39
Coomassie brilliant blue (CBB) クーマシーブリリアントブルー 102
copillary 毛細血管 377
corium 真皮 211
corn-cob コーンコブ 145
corner of the mouth 口角 129
cornification 角化 74
corn sugar コーンシュガー 146
coronal 冠側〈歯の〉 90
coronal cementum 歯冠セメント質 177
coronal pulp 歯冠歯髄 177
coronoid process 筋突起〈下顎骨の〉 102
correlation coefficient 相関係数 234
cortical masticatory area 皮質咀嚼野 316
corticoid コルチコイド 153
cortisone コルチゾン 153
Costen syndrome コステン症候群 147
cough reflex 咳反射 225
Coulter counter コールターカウンター 145
count for bacterial number 細菌数算定法 157
coupling sugar カップリングシュガー 79
covalent bond 共有結合 98
covering bone 付加骨 329
cramp 痙攣 118
cranial nerves 脳神経 296
craniofacial dysostosis 頭蓋顔面異骨症 274

craniopharyngioma　頭蓋咽頭腫　274
C-reactive protein　C反応性タンパク　175
creatine phosphokinase　クレアチンホスフォキナーゼ　114
crescent of Ebner　エブネル半月　53
crescent-shaped stage　帽状期〈歯胚の〉　353
cresol　クレゾール　114
cretinism　クレチン病　114
cricking of the temporomandibular joint　顎関節雑音　75
critical concentration　臨界濃度　395
critical pressure　臨界圧　395
critical temperature　臨界温度　395
Crohn disease　クローン病　114
cross bite　交叉（差）咬合　138
cross bite arrangement　交叉（差）咬合配列　138
cross-reacting antibody　交叉（差）反応性抗体　138
cross-striated muscle　横紋筋　62
cross-striation　横紋〈エナメル小柱の〉　62
Crouzon disease　クルーゾン病　110
crowding　叢生　235
crown cementum　歯冠セメント質　177
crown of the tooth　歯冠　177
crust　痂皮　81
cryoprotectant　凍害防御物質　274
cryoprotectant　凍結保護剤　276
cryostat　クリオスタット　109
cryosublimation　凍結昇華　275
cryptococcosis　クリプトコックス症　110
crypts of the tonsil　扁桃小窩　351
crystal　結晶　120
crystal violet　クリスタルバイオレット　110
CTL　174
CTLL-2 cell　CTLL-2細胞　174
culture　培養　303
culture media　培地　302
curie　キュリー　97
Cushing syndrome　クッシング症候群　103
cusp　尖頭〈歯冠の〉　233
cusp　咬頭　144
cuspid　犬歯　125
cutaneous nerve of the neck　頸横神経　116
cuticle　表皮　324
cyanide resistant respiration　シアン耐性呼吸　173
cyanoacrylate　シアノアクリレート　173
cyanogen bromide reaction　臭化シアン反応　193
cyanosis　チアノーゼ　251
cyclamate　チクロ　251
cyclic adenosine 3′,5′-monophosphate　サイクリックAMP　157
cyclin　サイクリン　158
cyclodextran　シクロデキストラン　178
cyclodextrin　シクロデキストリン　178
cycloheximide　シクロヘキシミド　179
cyclopropane　シクロプロパン　179
cycloserine　シクロセリン　178
cyclosporin A　サイクロスポリンA　158
cylindroma　円柱腫　61
cyst　囊胞　297
cysteine　システイン　184
cystic ameloblastoma　囊胞性エナメル上皮腫　297
cystic lymphangioma　囊胞性リンパ管腫　297
cystic odontoma　囊胞性歯牙腫　297
cystine　シスチン　184
cyst of the jaw　顎囊胞　77
cyst of the papilla palatina　口蓋乳頭囊胞　129
cystoma　囊腫　296
cytochalasin　サイトカラシン　162
cytochrome　シトクロム　187
cytochrome　チトクローム　252
cytochrome system　シトクロム系　187
cytokine　サイトカイン　159
cytological diagnosis　細胞診　164
cytoplasmic inheritance　細胞質遺伝　163
cytoplasmic membrane　細胞膜　166
cytosine　シトシン　188
cytoskeleton　細胞骨格　162
cytotoxic T cell　細胞傷害性T細胞　163
cytotoxic T lymphocyte　174

D

3DS　スリーディーエス　219
dalton　ダルトン　247
dalton　ドルトン　284
database　データベース　264
dead tooth　死歯　181
DEAE-cellulose　DEAE-セルロース　257
DEAE sephadex　DEAE-セファデックス　257
debris index　歯苔指数　186

debris index (Green-Vermillion) 歯垢指数 179

decalcification-recalcification equilibrium 脱灰-再石灰化平衡 245

decay 腐敗 334

decayed cavity う窩 34

deciduous dental arch 乳歯列弓 292

deciduous tooth 脱落歯 246

decile デシル 267

decubital ulcer 褥瘡性潰瘍 203

decubitus 褥瘡 203

dedifferentiation 脱分化 246

deep auricular artery 深耳介動脈 209

deep caries 深在う蝕 209

deep cervical lymph nodes 深頚リンパ節 209

deep facial lymph nodes 深顔面リンパ節 205

deep facial vein 深顔面静脈 205

deep lingual artery 舌深動脈 227

deep overbite 過蓋咬合 72

deep pain 深部痛 211

deep petrosal nerve 深錐体神経 210

deep temporal arteries 深側頭動脈 210

deep temporal nerves 深側頭神経 210

deep temporal veins 深側頭静脈 210

deep therapy 深部治療 211

defect fracture 欠損骨折 122

defensin ディフェンシン 264

deficiency of plasma thromboplastin antecedent PTA 欠乏症 315

deficiency of plasma thromboplastin component PTC 欠乏症 315

deficiency of tooth number 歯数不足 184

def index def 指数 257

defluoridation フッ素除去 333

degassing 脱気 246

deglutition 嚥下 59

dehydration 脱水 246

deionized water 脱イオン水 245

delayed eruption 萌出遅延 353

delayed type hypersensitivity 遅延型過敏症 251

delipidation 脱脂 246

demineralization 脱灰 245

demineralization layer 脱灰層 245

demineralization-remineralization equilibrium 脱灰-再石灰化平衡 245

denaturation 変性 351

dendrite 樹状突起 195

dendritic cell 樹状細胞 195

de novo synthesis de novo 合成 268

dens in dente 歯内歯 189

dens invaginatus 重積歯 194

densitometer デンシトメーター 272

density 密度 368

density-gradient centrifugation 密度勾配遠心分離《法》 368

dental age 歯《牙》年齢 190

dental annular ligament 歯周靱帯 182

dental arch 歯列弓 205

dental bur バー〈歯科用〉 300

dental calculus 歯石 187

dental caries う蝕 34

dental cement 歯科用セメント 176

dental cervix 歯頚 179

dental consonant 歯音 175

dental cuticle 歯小皮 183

dental fistula 歯瘻 205

dental floss デンタルフロス 273

dental focal infection 歯性病巣感染 185

dental follicle 歯小嚢 183

dental formula 歯式 181

dental hard tissue 歯牙硬組織 176

dental papilla 歯乳頭 190

dental plaque デンタルプラーク 272

dental pulp 歯髄 183

dental resorption of tooth 歯根吸収 180

dental restoration 歯科修復物 176

dental sac 歯小嚢 183

dental socket 歯槽 186

dental space 歯隙 179

dental supporting apparatus 歯牙支持組織 176

dentaly bone 歯骨 179

denternination of bleeding time 出血時間測定 195

denticle 象牙粒 235

dentifrice 歯磨き粉 309

dentifrice containing fluoride フッ素入り歯磨き 333

dentigerous cyst 含歯性嚢胞 87

dentin 象牙質 234

dentinal fiber 象牙線維 235

dentinal lamella 象牙層板 235

dentinal tubule 象牙細管 234

dentin bridge デンティンブリッジ 273

dentin caries 象牙質う蝕 235

dentin(al) dysplasia 象牙質異形成症 235

dentin hyperesthesia 象牙質知覚過敏症 235

dentin matrix　象牙質基質　**235**
dentinogenesis imperfecta　遺伝性象牙質形成不全症　**27**
dentinogenic zone　象牙前質　235
dentinoma　象牙質腫　235
dentition　歯群　179
denture　義歯　**92**
denture brush　義歯用ブラシ　92
denture guidance　咬合誘導　138
denture sore mouth　義歯性口内炎　**92**
denture stomatitis　義歯性口内炎　**92**
deoxyadenosine　デオキシアデノシン　**265**
deoxyadenosine 5′-diphosphate　デオキシアデノシン 5′-二リン酸　**265**
deoxyadenosine 5′-triphosphate　デオキシアデノシン 5′-三リン酸　**265**
deoxyadenosine monophosphate　デオキシアデノシン一リン酸　**265**
deoxycytidine　デオキシシチジン　**265**
deoxycytidine 5′-diphosphate　デオキシシチジン 5′-二リン酸　**265**
deoxycytidine 5′-triphosphate　デオキシシチジン 5′-三リン酸　**265**
deoxycytidine monophosphate　デオキシシチジン一リン酸　**265**
deoxyguanosine　デオキシグアノシン　**265**
deoxyguanosine 5′-diphosphate　デオキシグアノシン 5′-二リン酸　**265**
deoxyguanosine 5′-triphosphate　デオキシグアノシン 5′-三リン酸　**265**
deoxyguanosine monophosphate　デオキシグアノシン一リン酸　**265**
deoxyribonucleic acid　**257**
deoxyribose　デオキシリボース　**265**
deoxythymidine　デオキシチミジン　**265**
deoxythymidine 5′-diphosphate　デオキシチミジン 5′-二リン酸　**265**
deoxythymidine 5′-triphosphate　デオキシチミジン 5′-三リン酸　**265**
deoxythymidine monophosphate　デオキシチミジン一リン酸　**265**
deoxyuridine　デオキシウリジン　**265**
depolarizing muscle relaxant　脱分極性筋弛緩薬　**246**
depressed fracture　陥没骨折　90
depressor anguli oris muscle　口角下制筋　129
depressor labii inferioris muscle　下唇下制筋　77
derma　真皮　211

dermal tooth　皮歯　316
dermatan sulfate　デルマタン硫酸　**268**
dermatitis herpetiformis　デューリング疱疹状皮膚炎　268
dermatomyositis　皮膚筋炎　322
dermatostomatitis　皮膚口内炎　322
dermoid cyst　類皮嚢胞　398
desalting　脱塩　245
descending palatine artery　下行口蓋動脈　77
desensitization　脱感作　245
desensitization of pulp　歯髄除痛法　184
desensitizer of hypersensitive dentin　象牙質知覚鈍麻剤　235
desetope　デセトープ　**267**
desmoplastic fibroma　類腱形成線維腫　398
desmosine　デスモシン　**267**
desmosome　デスモソーム　**267**
detergent　デタージェント　**267**
detergent　界面活性剤　71
determination of fluoride　フッ素定量法　333
Deuteromycetae　不完全菌類　**329**
Deuteromycotina　不完全菌類　**329**
developmental anomaly of the jaw　顎形成異常　75
developmental groove　歯の発育溝　308
developmental line　歯の発育線　308
developmental line of dental root　歯根発育線　180
developmental obe　歯の発育葉　308
developmental space of deciduous dentition　発育空隙〈乳歯列の〉　306
development of tooth　歯の発生　**308**
devitalization of pulp　歯髄除活法　184
dextran　デキストラン　**267**
dextranase　デキストラナーゼ　**266**
dextran sucrase　デキストランスクラーゼ　**267**
dextrin　デキストリン　**267**
dextrose　デキストロース　**267**
diabetes　糖尿病　**278**
diabetes milletus　糖尿病　**278**
diabetic stomatitis (gingivitis)　糖尿病性口内炎〈歯肉炎〉　278
diagnosis of incipient caries　初期う蝕の診断　**203**
diagnosis of pulpitis by Prader　プラーデル歯髄炎診断法　335
diagonal ridge　斜走隆線〈歯の〉　193
dialysis　透析　276
diammine silver fluoride　サホライド　169

diammine silver fluoride　フッ化ジアンミン銀　**332**
diastase　ジアスターゼ　**173**
diast(h)ema　正中離開　222
(median) diast(h)ema　正中離開　222
diazepam　ジアゼパム　**173**
dibucaine hydrochloride　塩酸ジブカイン　**60**
DIC　257
dicarboxylic acid cycle　ジカルボン酸回路　177
dichloramine　ジクロラミン　**179**
diet　食餌　203
differential count of the white blood cells　白血球百分率　307
differentiation　分化　**343**
differentiation antigen　分化抗原　**343**
difficult dentition　生歯困難　221
difficult dentition of the wisdom tooth　智歯難生　252
diffuse atrophy of alveolar bone　びまん性歯槽骨萎縮　323
diffuse lymphoma　びまん性リンパ腫　323
diffusion　拡散　75
diffusion hypoxia　拡散性酸素不足症　**76**
digastric branch　二腹筋枝　290
digastric muscle　顎二腹筋　77
digastric triangle　顎下三角　74
digestion　消化　199
digestive enzyme　消化酵素　**199**
dimer　二量体　293
dimercaprol　ジメルカプロール　**192**
dimer theory　二価元列説　289
2,4-dinitrophenol　2,4-ジニトロフェノール　190
dioxins　ダイオキシン　**239**
2-3 diphosphoglycerol　2-3 ジホスホグリセロール　192
diphtheria　ジフテリア　**191**
diphtheria bacillus　ジフテリア菌　**191**
diphtheric stomatitis　ジフテリア性口内炎　191
diphyodontia　複生歯類　331
diphyodonty　二生歯性　290
Diplococcus　双球菌　**234**
Diplococcus pneumoniae　肺炎双球菌　301
direct bone resorption　直接性骨吸収　255
direct fracture　直達性骨折　255
direct pulp capping　直接覆髄法　255
disaccharide　二糖　290

disarticulation of the temporomandibular joint　顎関節離断術　75
disc gel electrophoresis　ディスクゲル電気泳動　**264**
disclosing solution　歯垢染め出し液　**179**
discoid　ジスコイド　**184**
discolored tooth　変色歯　351
discrepancy　ディスクレパンシー　**264**
disinfectant　消毒薬　**202**
disinfection　消毒　**201**
disinfection of the oral mucosa　口腔粘膜消毒　134
dislocation (fracture)　骨折変位　149
disorders of articulation　構音障害　128
disseminated intravascular coagulation　257
distal　遠心　60
distal cusp　遠心咬頭　61
distal fossa　遠心窩　61
distal groove　遠心溝　61
distal movement　遠心移動　61
distal pit　遠心窩　61
distal proximal surface　遠心隣接面　61
distal triangular groove　遠心三角溝　61
distal trigonid crest　遠心三錐隆線　61
distillation　蒸留　**202**
distilled water　蒸留水　**202**
distobuccal cusp　遠心頬側咬頭　61
distobuccal groove (sulcus)　遠心頬側溝　61
distobuccal line angle　遠心頬側面（唇側面）稜角　61
distobuccal ridge　遠心頬側面隆線　61
distobuccal triangular groove　遠心頬側三角溝　61
distobuccal triangular ridge　遠心頬側三角隆線　61
distocclusion　遠心咬合　61
distoincisal angle　遠心切縁隅角　61
distolabial groove　遠心唇側面溝　61
distolingual cusp　遠心舌側咬頭　61
distolingual groove　遠心舌側溝　61
distolingual tirangular groove　遠心舌側三角溝　61
distolingual triangular ridge　遠心舌側三角隆線　61
distolinguoocclusal point angle　遠心（近心）舌（頬）側咬合面尖角　61
distomolar　臼後歯　**96**
distomolar cusp　臼後結節　96
distoversion　遠心転位　61

disulfide bond　ジスルフィド結合　185
disulfide bridge　ジスルフィド架橋　185
disuse atrophy　廃用《性》萎縮　303
diuretic　利尿剤　391
divalent antibody　二価抗体　289
dizygotic twins　二卵性双生児　293
DMF declaration　DMF 表記　262
DMF (dmf) index　DMF 指数　261
DMF rate　DMF 率　262
DMF tooth rate　DMF 歯率　262
DNA　257
DNA binding protein　DNA 結合タンパク質　259
DNA cloning　DNA クローニング　259
DNA-dependent DNA polymerase　DNA 依存性 DNA ポリメラーゼ　258
DNA-dependent RNA polymerase　DNA 依存性 RNA ポリメラーゼ　258
DNA-directed DNA polymerase　DNA 依存性 DNA ポリメラーゼ　258
DNA-directed RNA polymerase　DNA 依存性 RNA ポリメラーゼ　258
DNA library　DNA ライブラリー　261
DNA polymerase　DNA ポリメラーゼ　261
DNA probe　DNA プローブ　261
DNA repair　DNA 修復　260
DNA replication　DNA 複製　260
DNA restriction enzyme　DNA 制限酵素　260
DNA synthesizer　DNA シンセサイザー　260
DNA synthesizer　DNA 合成装置　260
DNA unwinding protein　DNA 巻き戻しタンパク質　261
DNA vaccine　DNA ワクチン　261
DNA vector　DNA ベクター　261
DNA virus　DNA ウイルス　258
domain　ドメイン　281
dominant gene　優性遺伝子　382
donor　ドナー　281
dopamine　ドーパミン　278
dorsum of tongue　舌背　228
dose equivalent　線量当量　233
dose-equivalent limit　線量当量限度　233
dose in air　空気中線量　102
double blind test　二重盲検法　290
double fracture　重複骨折　194
double helix　二重らせん　290
dowel crown　継続歯　116
dowel crown prosthesis　歯冠継続法　177
dowel crown with an interchangeable

porcelain facing　陶歯前装継続歯　276
Dowex　ダウエックス　242
Down syndrome　ダウン症候群　242
Dreizen test　ドライゼンテスト　281
drinking center　飲水中枢　28
droplet infection　飛沫感染　322
drug resistance　薬剤耐性　380
dry air sterilization　乾熱滅菌　90
dry caries　乾性う蝕　89
dry heat sterilizer　乾熱滅菌器　90
dry necrosis　乾性壊死　89
Dryopithecus pattern　ドリオピテクス型　283
dry shrinkage　乾燥収縮　90
dry socket　ドライソケット　281
dual bite　デュアルバイト　268
ductless glands　内分泌腺　286
dwarfed tooth　矮小歯　404
dynamic equilibrium　動的平衡　276
dysarthria　異常構音　23
dysphagia　嚥下困難　59

E

Eagle's medium　イーグルの培地　20
early eruption　早期萌出　234
early eruption of deciduous tooth　乳歯早期萌出　292
Ebner dentinal lamella　エブネル象牙質層板　53
Ebner fibril　エブネル線維　53
Ebner gland　エブネル腺　53
Ebner lunula　エブネル半月　53
ecchymosis　斑状出血　311
ecology　生態学　222
ectoderm　外胚葉　71
ectodermal dysplasia　外胚葉異形成症　71
ectopic sebaceous glands　異所性脂腺　24
ectopic tooth　列外歯　400
edema　水腫　212
edentulous jaw　無歯顎　370
edge-to-edge occlusion　切縁咬合　226
EDTA　20
EGF　20
egg albumin　卵白アルブミン　389
egg yolk antibody　3
eicosapentaenoic acid　エイコサペンタエン酸　40

eighty-twenty activity　8020運動　**305**
elastin　エラスチン　**57**
electrically elicited taste　電気性味覚　**270**
electric knife　電気メス　**271**
electric measuring of root canal length　電気的根管長測定法　**270**
electric pulp testing apparatus　電気診断器〈歯髄の〉　**270**
electric tooth brush　電動歯ブラシ　**273**
electroanesthesia　電気麻酔　**271**
electro-anesthesia of pulp　歯髄電気麻酔法　**184**
electroangulation　電気凝固　**270**
electrodialysis　電気透析　**270**
electroelution　電気溶出　**271**
electroencephalogram　脳波　**297**
electrofocusing　焦点電気泳動　**201**
electrofocusing　等電点電気泳動　**278**
electrofusion　電気融合　**271**
electrolyte　電解質　**269**
electrolytic water　電解水　**269**
electromyogram　筋電図　**102**
electron acceptor　電子受容体　**271**
electron donor　電子供与体　**271**
electron microscope　電子顕微鏡　**271**
electron transport system　電子伝達系　**271**
electrophoresis　電気泳動法　**270**
ELISA　エライザ　**56**
elongated styloid process syndrome　過長茎状突起症候群　**79**
elongated tooth　挺出歯　**264**
eluant　溶出液　**385**
eluate　溶出物　**385**
eluent　溶出液　**385**
eluent　溶離液　**385**
eluting agent　溶離液　**385**
Embden-Meyerhof pathway　エムデン・マイヤホフ経路　**56**
embolus　塞栓　**236**
embrassure　鼓形歯間狭隙　**146**
embryology　発生学　**307**
emphysema　気腫　**92**
empyema of the maxillary sinus　上顎洞蓄膿症　**199**
emulsifier　乳化剤　**290**
emulsifying agent　乳化剤　**290**
emulsion　乳濁液　**292**
emulsity　乳化　**290**
enamel　エナメル質　**50**

enamel biopsy　エナメル質生検法　**51**
enamel caries　エナメル質う蝕　**51**
enamel cavity　エナメル窩洞　**50**
enamel cord　エナメル索　**50**
enamel cuticle　エナメル小皮　**51**
enamel-dentin junction　エナメル象牙境　**51**
enamel drop　エナメル滴　**51**
enamel epithelium　エナメル上皮　**51**
enamel hatchet　エナメルハッチェット　**51**
enamel hypoplasia　エナメル質形成不全　**51**
enamel knot　エナメル結節　**50**
enamel lamella　エナメル葉　**51**
enamel navel　エナメル髄　**51**
enamel niche　エナメル陥凹　**50**
enamel organ　エナメル器　**50**
enamel pearl　エナメル真珠　**51**
enamel prism　エナメル小柱　**51**
enamel pulp　エナメル髄　**51**
enamel rod　エナメル小柱　**51**
enamel spindle　エナメル紡錘　**51**
enamel string　紐状エナメル質　**253**
enamel tuft　エナメル叢　**51**
enamerin　エナメリン　**50**
enchondral ossification　軟骨内骨化　**288**
endocarditis　心内膜炎　**211**
endocirine hormones　内分泌ホルモン　**286**
endocrine glands　内分泌腺　**286**
endodontic implants　エンドドンティックインプラント　**61**
endodontic meter　エンドドンティックメーター　**62**
endodontic stabilizer　エンドドンティックスタビライザー　**62**
endogenous infection　内因《性》感染　**286**
endogenous opioid peptides　内在性オピオイドペプチド　**286**
endoneurium　神経内膜　**209**
endoplasmicreticulum　小胞体　**202**
endorphin　エンドルフィン　**62**
endoskelton　内骨格　**286**
endotoxin　エンドトキシン　**61**
endotoxin shock　エンドトキシンショック　**61**
energy metabolism　エネルギー代謝　**52**
energy-rich compound　高エネルギー化合物　**127**
energy-rich phosphate bond　高エネルギーリン酸結合　**128**
Engelmann disease　エンゲルマン病　**59**
enkephalin　エンケファリン　**59**

enlargement of root canal　根管拡大　154
enolase　エノラーゼ　**52**
enostosis　内骨症　**286**
enrichment culture　増菌培養法　**234**
Entamoeba gingivalis　歯肉アメーバ　**189**
enterobacter　エンテロバクター　**61**
Enterobacteriaceae　腸内細菌　**254**
enterohemorrhagic *Escherichia coli* O-157　**62**
enthalpy　エンタルピー　**61**
entoderm　内胚葉　**286**
entropy　エントロピー　**62**
environmental hormones　環境ホルモン　**86**
enzyme　酵素　**140**
enzyme classification　酵素の分類　**140**
enzyme immunoassay　エンザイムイムノアッセイ　**59**
enzyme immunoassay　免疫酵素検定法　**376**
enzyme kinetics　酵素反応速度論　**141**
enzyme-linked immunosorbent assay　エライザ　**56**
enzyme nomenclature　酵素命名法　**141**
eosinophil　好酸球　**138**
eosinophilic granuloma　好酸球肉芽腫　**138**
eosinophilic granuloma of soft part　軟部《組織》好酸球肉芽腫　**289**
eosinophilic leucocyte　好酸性白血球　**138**
eosinophilic leukocyte (leucocyte)　好酸球　**138**
ephedrine　エフェドリン　**53**
ephedrine hydrochloride　塩酸エフェドリン　**60**
epicranial musculature　頭蓋表筋　**274**
epidemic parotitis　流行性耳下腺炎　**394**
epidemiology　疫学　**47**
epidermal growth factor　**20**
epidermis　表皮　**324**
epidermoid cyst　類表皮嚢胞　**398**
epidermolysis bullosa　表皮水疱症　**324**
epidermolysis bullosa hereditaria　先天性表皮水疱症　**233**
epiglottis　喉頭蓋　**144**
epignathus　上顎体　**199**
epimyoepithelial island　筋上皮島　**100**
epinephrine　エピネフリン　**53**
epineurium　神経上膜　**208**
epiphyseal cartilage　骨端軟骨　**149**
epiphyseal line　骨端線　**149**
episome　エピソーム　**52**
epistropheus　軸椎　**177**

epitaxy theory　エピタキシー説〈石灰化の〉　**52**
epithelial attachment　付着上皮　**332**
epithelial cells　上皮細胞　**202**
epithelial debries of Malassez　マラッセ上皮遺残（残存上皮）　**365**
epithelial diaphragm　上皮隔膜　**202**
epithelial dysplasia　上皮性異形成　**202**
epithelial pearls　上皮真珠　**202**
epithelial rests of Malassez　マラッセ上皮遺残（残存上皮）　**365**
epitheliated pulp polyp　上皮性歯髄息肉　**202**
epitheliated radicular granuloma　上皮(性)肉芽腫　**202**
epithelioid cell　類上皮細胞　**398**
epithelium　上皮　**202**
epithesis　エピテーゼ　**53**
epitope　エピトープ　**53**
epoxy resin　エポキシレジン　**53**
Epstein-Barr virus　EBウイルス　**20**
Epstein-Barr virus　エプスタイン・バールウイルス　**63**
epuilibrium density gradient centrifugation　平衡密度勾配遠心分離　**345**
epulis　エプーリス　**53**
equilibrium　平衡　**345**
equilibrium constant　平衡定数　**345**
equilibrium dialysis　平衡透析　**345**
erosion　糜爛　**324**
erosion of tooth　侵蝕症　**210**
eruption　萌出　**353**
eruption cyst　萌出嚢胞　**353**
eruption gingivitis　萌出性歯炎　**353**
eruptive fever　萌出熱　**353**
eruptive gingivitis　萌出性歯肉炎　**353**
erythema exsudativum multiforme syndrome　多形滲出性紅斑症候群
erythema multiforme　多形性紅斑　**244**
erythema nodosum　結節性紅斑　**122**
erythritol　エリスリトール　**58**
erythroblast　赤芽細胞　**225**
erythrocyte sedimentation reaction　赤血球沈降反応　**227**
erythrocytosis　赤血球増多症　**227**
erythromycin　エリスロマイシン　**58**
erythroplakia　紅板症　**144**
erythroplasia (queyrat)　紅色肥厚症　**139**
Escherichia coli　大腸菌　**241**
esophagus　食道　**203**

essential amino acids 必須アミノ酸 **320**
essential fatty acid 必須脂肪酸 **321**
essential thrombocytopenia 本態性血小板減少症 361
ester エステル **49**
esterase エステラーゼ **49**
esthesia 感覚 **86**
estrogen エストロゲン **49**
estrogens 女性ホルモン **204**
ethanol エタノール **49**
ethidium bromide エチジウムブロマイド **50**
ethmoidal sinuses (cellules) 篩骨蜂巣《洞》 179
ethmoid bone 篩骨 179
ethylenediaminetetraacetic acid **20**
ethylenediaminetetraacetic acid エチレンジアミン四酢酸 **50**
ethylene glycol エチレングリコール **50**
ethylene oxide gas エチレンオキシドガス **50**
ethyl ether エーテル **46**
etiology of dental caries う蝕病因論 **38**
eubacterium 真正細菌 **210**
eucaryote 真核生物 **205**
Eumycetes 真菌 **205**
evolution 進化 **205**
Ewing sarcoma ユーイング肉腫 381
excisional new attachement procedure 新付着獲得手術 211
excretory duct 導管〈腺の〉 275
exfoliative cytodiagnosis 剝離細胞診 **304**
exfoliative cytology 剝離細胞診 **304**
exocrine gland 外分泌腺 **71**
exodontia 抜歯 307
exogeneous infection 外因感染 **69**
exon エキソン **47**
exon shuffling エキソンシャフリング **47**
exophthalmos 眼球突出 **86**
exoskeleton 外骨格 **69**
exostosis 外骨症 **69**
exotoxin 外毒素 **70**
explorer エキスプローラー **47**
exposed pulp 露髄 402
expression vector 発現ベクター **307**
external acoustic pore 外耳孔 **69**
external auditory meatus 外耳道 **69**
external carotid artery 外頸動脈 **69**
external carotid nerve 外頸動脈神経 **69**
external ear 外耳 **69**
external genu 顔面神経膝 91

external juglar vein 外頸静脈 69
external occipital protuberance 外後頭隆起 69
external palatine vein 外口蓋静脈 69
external pterygoid nerve 外側翼突筋神経 70
external resorption 外部吸収〈歯根の〉 71
extirpation of dental pulp 抜髄 **307**
extrachromosomal inheritance 染色体外遺伝 **232**
extract 抽出物 **253**
extraction 抽出 **252**
extraction of tooth 抜歯 **307**
extranuclear inheritance 核外遺伝 **74**
extrinsic lingual muscles 外舌筋 **70**
extruded tooth 挺出歯 **264**
exudate 滲出液 210
exudation 滲出 **210**
exudative inflammation 滲出性炎 **210**
exudative macrophage 滲出性マクロファージ **210**

F

Fab fragment Fabフラグメント **325**
facet 咬合小面 137
facial (external maxillary) artery 顔面動脈 91
facial motor nucleus 顔面神経核 91
facial nerve 顔面神経 91
facial nerve canal 顔面神経管 91
facial pain 顔面痛 91
facial palsy 顔面神経麻痺 91
facial paralysis 顔面麻痺 91
facial skull 顔面頭蓋 91
facial vein 顔面静脈 91
facultative aerobe 好気性〈細〉菌 **131**
facultative anaerobe 通性嫌気性菌 **256**
Fahrenheit temperature scale 華氏温度目盛 **77**
fainting 失神 186
family history 家族歴 **79**
Fas antigen Fas抗原 **325**
fasciae of the neck 頸筋膜 116
fat 脂質 **181**
fat 脂肪 **191**
fatigue fracture 疲労骨折 325
fat marrow 脂肪髄 192

fat-soluble vitamin　脂溶性ビタミン　**201**
fatty acid　脂肪酸　**191**
fatty acid biosynthesis　脂肪酸生合成　**191**
fatty acid degradation　脂肪酸分解　**192**
fauces　口峡　131
Fc receptor　Fc レセプター　**53**
Fede disease　フェーデ病　328
feedback repression　フィードバック抑制　**327**
feeder cell　支持細胞　**181**
feeder culture method　フィーダー培養法　**327**
Fehling's test　フェーリング試験　**328**
female sex hormones　女性ホルモン　**204**
fermentation　発酵　**307**
ferredoxin　フェレドキシン　**329**
ferritin　フェリチン　**329**
fetal bovine serum　ウシ胎仔血清　**34**
fetal calf serum　ウシ胎仔血清　**34**
Feulgen reaction　フォイルゲン反応　**329**
fibrin　フィブリン　**328**
fibrinogen　フィブリノーゲン　**328**
fibrinogenopenia　フィブリノーゲン減少症　328
fibrinous inflammation　線維素性炎　231
fibroblast　線維芽細胞　**230**
fibrocartilage　線維軟骨　231
fibroide pulis　線維性エプーリス　231
fibroma　線維腫　**231**
fibromatosis　線維腫症　231
fibromatosis of the gingiva　歯肉線維腫症　190
fibromatous epulis　線維腫性エプーリス　231
fibronectin　フィブロネクチン　**328**
fibrosarcoma　線維肉腫　231
fibrous bone　線維骨　231
fibrous cartilage　線維軟骨　231
fibrous dysplasia of bone　線維性骨異形成症　231
fibrous epulis　線維性エプーリス　231
fibrous histiocytoma　線維性組織球腫　231
fibrous osteodystrophy　線維性骨異栄養症　231
fibrous polyp　線維性ポリープ　231
Fick's first law　フィックの第一法則　**327**
Fick's second law　フィックの第二法則　**327**
Ficoll　フィコール　**327**
fifth cusp　第五咬頭〈下顎大臼歯の〉　240
fight hormones　ファイトホルモン　**325**
filiform papilla(e)　糸状乳頭　183
film badge　フィルムバッジ　**328**

filtration enrichment　濾過濃縮　**402**
fimbriae　線毛　**233**
finger printing　フィンガープリント法　**328**
finger print method　フィンガープリント法　**328**
firm adherence　固着　**147**
first and second branchial arch syndrome　第一および第二鰓弓症候群　239
first branchial arch　第一鰓弓　239
first dentition　第一生歯　239
first law of thermodynamics　熱力学第一法則　**294**
first milk molar　第一乳臼歯　239
first molar　第一大臼歯　239
first premolar　第一小臼歯　239
tissural cyst　顔裂性嚢胞　91
fissure caries　裂溝う蝕　**400**
fissured tongue　溝状舌　139
fissure sealant　フィッシャーシーラント　**327**
fistula　瘻　402
fistulous opening　瘻孔　402
flagella　鞭毛　**352**
flagellin　フラジェリン　**335**
flap operation　歯肉剥離掻爬術　190
flat condyloma　扁平コンジローム　352
flavin adenine dinucleotide　フラビンアデニンジヌクレオチド
flavin coenzyme　フラビン補酵素　**336**
flavin enzyme　フラビン酵素　**336**
flavin-linked enzyme　フラビン酵素　**336**
flavin nucleotide　フラビンヌクレオチド　**336**
flavodoxin　フラボドキシン　**336**
flavoenzyme　フラビン酵素　**336**
flavoprotein　フラビンタンパク質　**336**
floor of oral cavity　口腔底　133
flossing　フロッシング　**339**
flow chart　フローチャート　**339**
flow sheet　フローシート　**339**
fluor　シンチレーター　210
fluorescence　蛍光　**116**
fluorescence microscope　蛍光顕微鏡　**116**
fluoride　フッ化物　**332**
fluoride ion electrode　フッ素イオン電極　**333**
fluoride-mouth wash　フッ素洗口薬　**333**
fluorine　フッ素　**332**
fluorine poisoning　フッ素中毒　**333**
fluoroapatite　フルオロアパタイト　**337**
fluoroimmunoassay　免疫蛍光検定法　**375**
fluorosis　フッ素症　**333**

fluorosis　フッ素中毒　**333**
foam cell　泡沫細胞　**354**
focal epithelial hyperplasia　巣状上皮性過形成症　235
focal infection　病巣感染　**324**
focal osteoporotic bone marrow defect　巣状骨多孔性骨髄欠損　235
focus of infection　原発巣　126
foliate papillae　葉状乳頭　385
folic acid　葉酸　**384**
Folin method　フォリン法　**329**
follicle-stimulating hormone　濾胞刺激ホルモン　**403**
follicular dental cyst　濾胞性歯嚢胞　403
follicular lymphoma　濾胞性リンパ腫　**403**
fontanel　泉門　233
food additive　食品添加物　**203**
food chain　食物連鎖　**204**
food impaction　食片圧入　**204**
foods for specified health use　特定保健用食品　280
foot-and-mouth disease　口蹄病　**144**
foot printing　フットプリント法　**333**
foot print method　フットプリント法　333
foramen cecum　舌盲孔　228
foramen magnum　大後頭孔　240
Fordyce granules (spots)　フォーダイス顆粒（斑点）　**329**
foregut　鰓腸　159
foremilk　初乳　**204**
formaldehyde paste　ホルムアルデヒド糊剤　**360**
formalin　ホルマリン　**360**
formalin-guaiacol　ホルマリングアヤコール　360
formalin preparation　ホルマリン製剤　360
formic fermentation　ぎ酸発酵　**91**
formocresol　ホルムクレゾール　**360**
fossa for sublingual gland　舌下腺窩　226
Fournier tooth　フルニエ歯　338
fourth molar　第四大臼歯　242
fractional distillation　分別蒸留　**344**
fractional precipitation　分別沈殿　**344**
fractional sterilization　分別滅菌　**344**
fraction collector　フラクションコレクター　335
fracture　骨折　**149**
fracture line　骨折線　149
fracture of dental crown　歯冠破折　177

fracture of dental root　歯根破折　180
fracture of the alveolar process　歯槽突起骨折　186
fracture of the base of skull　頭蓋底骨折　274
fracture of the condylar process　顎関節突起骨折　75
fracture of the coronoid process　筋突起骨折　102
fracture of the jaw　顎骨骨折　75
fracture of the mandible　下顎骨骨折　73
fracture of the tooth　歯牙破折　176
fracture of zygomatic bone　頬骨骨折　97
frameshift mutation　フレームシフト突然変異　**338**
Frankfort horizontal plane　フランクフルト水平面　336
Frankfort plane　眼耳平面　88
free air dose　空気中線量　**102**
free enamel　遊離エナメル質　382
free gingiva　遊離歯肉　382
free radical scavenger　ラジカルスカベンジャー　**388**
free-way space　安静空隙　**19**
freeze-drying method　凍結乾燥法　**275**
freeze-etching　フリーズエッチング　**336**
freeze-etching　凍結食刻　**275**
freeze-fracturing　凍結割断　**275**
freeze-substitution　凍結置換　**275**
freeze-thawing　凍結融解　**276**
French press　フレンチプレス　**338**
Freon　フレオン　**338**
Freund's complete adjuvant　フロイント完全アジュバント　**338**
Freund's incomplete adjuvant　フロイント不完全アジュバント　**338**
Frey syndrome　フライ症候群　335
frontal bone　前頭骨　233
frontal foramen　前頭切痕（孔）　233
frontal nerve　前頭神経　233
frontal notch　前頭切痕（孔）　233
frontal process　前頭突起　233
frontal sinus　前頭洞　233
front tooth　前歯　231
fructan　フルクタン　**337**
fructose　フルクトース　**337**
fructose　果糖　**80**
fructose 1,6-bisphosphate　フルクトース1,6-ビスリン酸　**338**
fructosyltransferase　フルクトシルトランスフ

ェラーゼ **338**
fruiting head　コーンコブ　145
fucose　フコース　**331**
fugu poison　フグ毒　**331**
full denture　全部床義歯　**233**
fumarate pathway　フマル酸経路　**334**
fungicide　防カビ剤　**352**
fungiform papilla(e)　耳状乳頭　183
Fungi Imperfecti　不完全菌類　**329**
furanose　フラノース　**336**
furcation involvement　根分岐部病変　156
furctose-6-phosphate　フルクトース6-リン酸　**338**
fused gene　融合遺伝子　**381**
fused protein　融合タンパク質　**381**
fused teeth　癒合歯　**303**
fusion gene　融合遺伝子　**381**
Fusobacterium　紡錘菌　**353**
fusospirochaetal stomatitis　紡錘菌スピロヘータ口内炎　353

G

γ-carboxyglutamic acid　γ-カルボキシグルタミン酸　85
γ chain　γ鎖　90
γ-globulin　γグロブリン　90
γ-glutamyl transpeptidase　γ-グルタミールトランスペプチダーゼ　90
γGTP　90
γ ray　γ線　90
galactan　ガラクタン　82
galactose　ガラクトース　**82**
galactose operon　ガラクトースオペロン　**82**
galactoside permease　ガラクトシドパーミアーゼ　**82**
galectin　ガレクチン　85
galvanic action　ガルバニックアクション　83
galvanic pain (shock)　ガルバニー疼痛　83
ganglion cell　神経細胞　208
gangrene　壊疽　49
gangrene of pulp　歯髄壊疽　184
gangrenous inflammation　腐敗性炎　**334**
gangrenous pulpitis　壊疽性歯髄炎　49
gangrenous stomatitis　壊疽性口内炎　49
gangrenous stomatitis　壊死性潰瘍性口内炎　48

Gardner syndrome　ガードナー症候群　**69**
gargles　含嗽薬　**90**
Garre osteomyelitis　ガレー骨髄炎　85
gas constant　気体定数　**93**
gas (eous) gangrene　ガス壊疽　**78**
Gasser ganglion　ガッセル神経節　79
GC-content　GC含量　**174**
Geiger-Mueller counter　ガイガー・ミューラー計数管　**69**
gel　ゲル　**123**
gel chromatography　ゲル濾過　**123**
gel electrophoresis　ゲル電気泳動　**123**
gel filtration　ゲル濾過　**123**
geminated tooth　双生歯　**235**
gene　遺伝子　25
genealogical tree　系統樹　117
gene bank　遺伝子バンク　**27**
gene cloning　遺伝子クローニング　**26**
gene cluster　遺伝子クラスター　**26**
gene engineering　遺伝子工学　**26**
gene library　遺伝子ライブラリー　**27**
gene locus　遺伝子座　**26**
gene manipulation　遺伝子操作　**26**
gene product　遺伝子産物　**26**
gene recombination　遺伝子組換え　**26**
gene symbol　遺伝子記号　**26**
gene technology　遺伝子工学　**26**
gene therapy　遺伝子治療　**27**
genetic map　遺伝子地図　**27**
genetic restriction　遺伝的拘束　**27**
genetic type　遺伝子型　**26**
gene walking　遺伝子歩行　**27**
genial tubercle　オトガイ棘　65
geniculate ganglion　膝神経節〈顔面神経の〉　186
genioglossus muscle　オトガイ舌筋　65
geniohyoid muscle　オトガイ舌骨筋　65
genome　ゲノム　**122**
genome analysis　ゲノム分析　**122**
genotype　遺伝子型　26
gentamycin　ゲンタマイシン　**128**
genuine anodontia　真性歯牙欠如症　210
geographic tongue　地図（状）舌　252
german measles　風疹　**328**
germ carrier　保菌者　**354**
germfree animal　無菌動物　**370**
germicidal agent　殺菌剤　167
germicide　殺菌剤　167
germinal layer　胚芽層　302

germ zone　胚芽層　302
giant cell epulis　巨細胞エプーリス　99
giant cell (reparative) granuloma　巨細胞《修復性》肉芽腫　99
giant cell of bone marrow　骨髄巨《大》細胞　148
giant cell tumor　巨細胞腫　**99**
giantism　巨人症　**99**
giantocyte　巨大赤血球　**99**
giant tooth　巨大歯　**99**
gibberellin　ジベレリン　191
gigantiform cementoma　巨大型セメント質腫　99
gill cleft　鰓裂　166
gingipain　ジンジパイン　**209**
gingiva　歯肉　**189**
gingival abscess　歯肉膿瘍　190
gingival atrophy　歯肉萎縮　189
gingival bleeding　歯肉出血　190
gingival bleeding index　歯肉出血指数　**190**
gingival cone　歯肉円錐　189
gingival crevice　歯肉溝　189
gingival crevicular fluid　歯肉溝滲出液　190
gingival cyst　歯肉嚢胞　190
gingival elephantiasis　歯肉エレファンチアージス　189
gingival enlargement　歯肉肥大　190
gingival hyperplasia　歯肉増殖症　190
gingival hyperplasia caused by phenytoin　フェニトイン歯肉増殖症　328
gingival hyperplasia due to diphenylhydantoin sodium　ヒダントイン歯肉増殖症　320
gingival hypertrophy　歯肉肥大　190
gingival index　歯肉炎指数　189
gingival margin　歯肉縁　189
gingival pocket　歯肉ポケット　**190**
gingival polyp　歯肉ポリープ　190
gingival reccession　歯肉退縮　190
gingival sulcus　歯肉溝　**189**
gingival sulens pocket　歯肉溝ポケット　**190**
gingivectomy　歯肉切除術　190
gingivitis　歯肉炎　**189**
gingivoplasty　歯肉整形手術　190
gingivosis　歯肉症　190
gingivostomatitis　歯肉口内炎　190
glabella　眉間　368
glandular fever　腺熱　233
glass ionomer cement　グラスアイオノマーセメント　**105**

glenoid fossa　下顎窩　72
glial cell　膠細胞　138
gliding bacteria　滑走細菌　**79**
globular process　球状突起　96
globulin　グロブリン　114
globulomaxillary cyst　球状上顎嚢胞　96
gloosalgia　舌痛症　228
glossitis　舌炎　226
glossitis exfoliativa　剝離性舌炎　304
glossodynia　舌痛症　228
glosso-epiglottic vallecula　喉頭蓋谷　144
glossopharyngeal nerve　舌咽神経　**226**
glossopharyngeal neuralgia　舌咽神経痛　226
glossospasm　舌痙攣　226
glottic edema　声門浮腫　225
glucan　グルカン　110
glucide　糖質　276
glucide　糖　**274**
glucosamine　グルコサミン　112
glucose　グルコース　111
glucose　ブドウ糖　**334**
glucoside　グルコシド　112
glucosyltransferase　グルコシルトランスフェラーゼ　112
glucuronate pathway　グルクロン酸経路　111
glucuronic acid　グルクロン酸　111
glutamic acid　グルタミン酸　113
glutamic-oxaloacetic transaminase　173
glutamic-pyruvic transaminase　175
glutamine　グルタミン　113
glutathione　グルタチオン　113
glycan　グリカン　109
glycan　多糖類　247
glycerate pathway　グリセリン酸経路　110
glycerol　グリセリン　110
glycine　グリシン　110
glycogen　グリコーゲン　109
glycolipid　糖脂質　276
glycolysis　解糖　70
glycoprotein　糖タンパク質　276
glycosaminoglycan　グリコサミノグリカン　109
glycosidase　グリコシダーゼ　109
glycoside　グリコシド　109
glycoside　配糖体　302
glycosyltransferase　グリコシルトランスフェラーゼ　109
glyoxisome　ペルオキシソーム　349
glyoxylate cycle　グリオキシル酸経路　109

gnathodynamometer 咬合圧測定装置 137
gnotobiosis ノトバイオシス 299
goblet cell 杯細胞 302
Goldberg–Hogness box ゴールドバーグ・ホグネスボックス 145
Golgi apparatus ゴルジ装置 152
gonococcus 淋菌 395
GOT 173
gouty arthritis 痛風性関節炎 256
GPT 175
grafting 移植 23
graft rejection 移植片拒絶反応 23
graft-versus-host reaction 移植片対宿主反応 23
gram equivalent グラム当量 109
Gram-negative bacteria グラム陰性菌 108
Gram-positive bacteria グラム陽性菌 109
Gram stain グラム染色 108
granular cell myoblastoma 顆粒細胞性筋芽細胞腫 82
granular cell tumor 顆粒細胞腫 82
granular endoplasmic reticulum 粗面小胞体 237
granulation tissue 肉芽組織 289
granuloma 肉芽腫 289
granulomatous epulis 肉芽腫性エプーリス 289
grape sugar ブドウ糖 334
graphite 黒鉛 146
gravitation abscess 流注膿瘍 398
great auricular nerve 大耳介神経 241
greater palatine artery 大口蓋動脈 240
greater palatine foramen 大口蓋孔 240
greater petrosal nerve 大錐体神経 241
greater supraclavicular notch 大鎖骨上窩 241
ground substance 細胞間質 162
group 集団 194
group A streptococcal M protein A群レンサ球菌Mタンパク質 46
group A *Streptococcus* A群レンサ球菌 45
group A type-specific streptococcal polysaccharide A群レンサ球菌多糖類 46
growth 成(生)長 223
growth hormone 成長ホルモン 223
growth of the jaw 顎発育 77
GTP-binding protein GTP結合タンパク質 174
guajacol グアヤコール 102

guanine グアニン 102
guanosine-5′-triphosphate グアノシン5′-三リン酸 102
gubernacular opening 導帯孔 276
gum 歯肉 189
gumma ゴム腫 151
gustatory nerve fiber 味覚神経線維 367
gustatory (taste) organ 味覚器 367
gustatory pathways 味覚伝道路 367
gustatory sense 味覚 367
gustratory cell 味細胞 368
gutter shaped root 樋状根 274

H

H-2 gene complex *H-2*遺伝子複合体 44
habitual aphtha 習慣性アフタ 193
habitual luxation of the tempolomandibular joint 習慣性顎関節脱臼 193
hairy tongue 毛舌症 377
halitosis 口臭 138
hand-foot-and-mouth disease 手足口病 257
handpiece ハンドピース 312
Hansen's disease ハンセン病 311
haplotype ハプロタイプ 309
hapten ハプテン 309
hard palate 硬口蓋 137
hard tissue 硬組織 140
harelip 兎唇 280
hashish ハシッシュ 305
HAT medium HAT培地 307
Havers bone lamellae ハバース層板 309
Haversian canal ハバース管 309
HB antigen HB抗原 45
H-chain H鎖 44
headstrom file Hファイル 45
healing with osteoid scar 骨性瘢痕治癒 149
heat shock protein 熱ショックタンパク質 294
heat shock response 熱ショック応答 294
heavy chain H鎖 44
heavy chain 重鎖 194
heavy hydrogen 重水素 194
heavy metals pollution 重金属汚染 193
heavy strand 重鎖 194
heavy water 重水 194
Hela cell ヒーラ細胞 315

helper factors　ヘルパー因子　**350**
helper T cell　ヘルパーT細胞　**350**
hemagglutination　血球凝集反応　**120**
hemagglutination　赤血球凝集反応　**227**
hemagglutinin　赤血球凝集素　**227**
hemangioendothelioma　血管内皮腫　120
hemangioma　血管腫　120
hemangiopericytoma　血管外皮腫　119
hematocrit　ヘマトクリット
hematogenous metastasis　血行性転移　120
hematogenous pulpitis　血行性歯髄炎　120
hematoidin　ヘマトイジン　348
hematoma　血腫　120
hematoporphyrin　ヘマトポルフィリン　349
hematuria　血尿　**122**
heme　ヘム　349
heme protein　ヘムタンパク質　**349**
hemicellulose　ヘミセルロース　**349**
hemin　ヘミン　**349**
hemisection　ヘミセクション　**349**
hemocyanin　ヘモシアニン　**349**
hemoflavin protein　ヘモフラビンタンパク質　**349**
hemoglobin　ヘモグロビン　**349**
hemogram　ヘモグラム　**349**
hemolysis　溶血　**384**
hemorrhage　出血　**195**
hemorrhage in pulp　歯髄出血　**184**
hemorrhagic bone cyst　出血性骨嚢胞　**195**
hemorrhagic diathesis　出血性素質　**195**
hemorrhagic shock　出血性ショック　**195**
hemosiderin　ヘモシデリン　**349**
hemostasia　止血　**179**
hemostasis　止血　**179**
hemostat　止血剤　**179**
hemostatic　止血剤　**179**
heparan sulfate　ヘパラン硫酸　**347**
heparin　ヘパリン　**347**
hepatitis　肝炎　**86**
hepatitis A　A型肝炎　**45**
hepatitis B antigen　HB抗原　**45**
HEPES　ヘペス　**348**
heptose　ヘプトース　**348**
hereditary dentin hypoplasia　遺伝性象牙質形成不全症　27
hereditary enamel hypoplasia　遺伝性エナメル質形成不全症　27
hereditary gingival hyperplasia　遺伝性歯肉過形成症　27

hereditary opalescent dentin　遺伝性乳白色象牙質　27
heroin　ヘロイン　**351**
herpangina　ヘルパンギーナ　350
herpes simplex　単純疱疹　248
herpesvirus　ヘルペスウイルス　**350**
herpes zoster　帯状疱疹　**241**
herpetic stomatitis　疱疹性口内炎　353
Hertwig's epithelial sheath　ヘルトウィッヒ上皮鞘　350
hertz　ヘルツ　350
hetelocaryon　ヘテロカリオン　**347**
heterochromatin　ヘテロクロマチン　**347**
heterocrine gland　異種分泌腺　23
heterodontia　異形歯類　23
heteroglycan　ヘテログリカン　**347**
heterolactic fermentation　ヘテロ乳酸発酵　347
heterotopic salivary glands　異所性唾液腺　24
heterotroph　従属栄養生物　**194**
hexachlorophene　ヘキサクロロフェン　**346**
hexosamine　ヘキソサミン　**346**
hexose　ヘキソース　**346**
hexose diphosphate pathway　ヘキソース二リン酸経路　346
hexose monophosphate pathway　ヘキソース一リン酸経路　346
hexose monophosphate shunt　ヘキソース一リン酸経路　346
hexose phosphoketolase pathway　ヘキソースホスホケトラーゼ経路　346
high-energy compound　高エネルギー化合物　127
high-energy phosphate bond　高エネルギーリン酸結合　**128**
high performance liquid chromatography　高性能液体クロマトグラフィー　**139**
hinge axis　ヒンジアキシス　**325**
histamine　ヒスタミン　**317**
histatin　ヒスタチン　**317**
histidine　ヒスチジン　**317**
histidine operon　ヒスチジンオペロン　**317**
histiocyte　組織球　**236**
histiocytosis X　ヒスティオサイトーシスX　317
histocompatibility antigen　組織適合(性)抗原　236
histogram　ヒストグラム　**318**
histone　ヒストン　**318**

histoplasmosis　ヒストプラズマ症　318
histotope　ヒストトープ　318
HLA antigen　HLA抗原　42
HLA gene complex　*HLA*遺伝子複合体　41
Hodgkin disease　ホジキン病　355
Hofrath paradental cyst　ホフラート歯周嚢胞　357
Hogness box　ホグネスボックス　354
homeobox gene　ホメオボックス遺伝子　357
homeostasis　ホメオスタシス　357
homocysteine　ホモシステイン　359
homodonty　同形歯性　275
homogenate　ホモジネート　359
homogenizer　ホモジナイザー　359
homologous chromosomes　相同染色体　235
homophilia　血友病　122
homoserin　ホモセリン　359
horizonal evolution　水平進化　213
horizontal infection　水平感染　212
horizontal overbite　オーバージェット　63
horizontal overlap　オーバージェット　63
horizontal position of the wisdom tooth　水平智歯　213
horizontal transmission　水平感染　212
horizontal transmission　水平伝播　213
hormonal gingivitis　ホルモン性歯肉炎　361
hormone　ホルモン　360
horn of pulp chamber　髄室角　211
horny layer　角質層　76
horny teeth　角質歯　76
host　ホスト　355
host　宿主　195
hot abscess　熱性膿瘍　294
housekeeping gene　ハウスキーピング遺伝子　303
Howship lacuna　ハウシップ窩　303
human genome project　ヒトゲノム解析プロジェクト　321
human immunodeficiency virus　ヒト免疫不全ウイルス　321
human T cell antigen　ヒトT細胞抗原　321
humoral immunity　体液性免疫　239
Hunter glossitis　ハンター舌炎　312
Hunter-Schreger bands　ハンター・シュレーゲル条　312
Hunt syndrome　ハント症候群　312
Hurler syndrome　ハーラー症候群　300
Hutchinson incisor　ハッチンソン切歯　307
Hutchinson tooth　ハッチンソン歯　307

hyaline dentin　硝子様象牙質　201
hyaluronic acid　ヒアルロン酸　313
hyaluronidase　ヒアルロニダーゼ　312
H-Y antigen　H-Y抗原　45
hybrid antibody　ハイブリッド抗体　302
hybrid cell　ハイブリッド細胞　302
hybridoma　ハイブリドーマ　303
hybrid protein　ハイブリッドタンパク質　302
hybrid protein　融合タンパク質　381
hydrochloric acid　塩酸　60
hydrofluoric acid　フッ化水素酸　332
hydrogen　水素　212
hydrogen acceptor　水素受容体　212
hydrogen bond　水素結合　212
hydrogen carrier　水素担体　212
hydrogen donor　水素供与体　212
hydrogen electrode　水素電極　212
hydrogen ion concentration　水素イオン濃度　212
hydrogen peroxide　過酸化水素　77
hydrogen peroxide solution　過酸化水素水　77
hydrogen transport system　水素伝達系　212
hydrolase　ヒドロラーゼ　322
hydrolase　加水分解酵素　78
hydrolysis　加水分解　78
hydrophilic group　親水基　210
hydrophilicity　親水性　210
hydrophobic bond　疎水結合　237
hydrophobic chromatography　疎水性クロマトグラフィー　237
hydrophobicity　疎水性　237
hydroxyapatite　ヒドロキシアパタイト　321
hydroxyl group　水酸基　211
hydroxylysine　ヒドロキシリジン　322
hydroxyproline　ヒドロキシプロリン　321
hyoglossus muscle　舌骨舌筋　227
hyoid arch　舌骨弓　227
hyoid bone　舌骨　227
hypercementosis　セメント増殖症　229
hyperchromic anemia　高色素性貧血　138
hyperemia　充血　194
hyperemia of pulp　歯髄充血　184
hyperkeratosis　過角化症　72
hypernasality　開鼻声　71
hyperodontia　過剰歯　77
hyperpituitarism　下垂体機能亢進症　77
hyperplasia of condyle　下顎頭過形成　73
hypersensitive dentin　象牙質知覚過敏症　235
hypersensitiveness　過敏症　81

hypersensitivity　過敏症　**81**
hypertension　高血圧　**135**
hypertensive encephalopathy　高血圧性脳症　135
hyperthyroidism　甲状腺機能亢進症　**139**
hypertrophy　肥大　**319**
hypertrophy of dental root　歯根肥大　180
hyperventilation syndrome　過換気症候群　**74**
hypha　菌糸　**100**
hypnotics　催眠薬　**166**
hypochlorite　次亜塩素酸塩　**172**
hypochromic anemia　低色素性貧血　**264**
hypodermic injection　皮下注射　**316**
hypoglossal nerve　舌下神経　226
hypoglossal nucleus　舌下神経核　226
hypophosphatasia　低ホスファターゼ症　**264**
hypopituitarism　下垂体機能低下症　**78**
hypoplasia of mental protuberance　オトガイ隆起発育不全症　65
hypoplasia of the condylar process　顎関節突起発育不全　75
hypoptyalism　唾液分泌減少症　**244**
hypoptyalism　唾液分泌不全　**244**
hypothalamus　視床下部　183
hypothyroidism　甲状腺機能低下症　**139**
hypoxanthine　ヒポキサンチン　**322**
hypoxia　酸素不足症　**172**
hypselodont　高位歯　126
hypsodont　高位歯　126

I

ICAM-1　アイカムワン　**2**
ICT　**3**
identical twins　一卵性双生児　**25**
idiopathic bone cavity　特発性骨空洞　280
idiopathic gingival hyperplasia　特発性歯肉過形成症　280
idiopathic resorption of tooth　特発性歯牙吸収　280
idiopathic thrombocytopenic purpura　特発性血小板減少性紫斑病　**280**
idiopathic trigeminal neuralgia　特発性三叉神経痛　280
idiosyncrasy　特異《体》質　279
idiotype　イディオタイプ　**25**
idiotype network　イディオタイプネットワーク　25
IgA　**2**
IgD　**3**
IgE　**2**
IgG　**3**
IgM　**3**
IgY　**3**
imino acid　イミノ酸　**27**
immatured permanent tooth　幼若永久歯　385
immediate (type) hypersensitivity　即時《型》過敏症　**236**
immovable joint　不動結合〈骨の〉　**334**
immune clearance　免疫クリアランス　**374**
immune complex　免疫複合体　**376**
immune response　免疫応答　**374**
immune serum　免疫血清　**375**
immunity　免疫　**373**
immunoassay　イムノアッセイ　**27**
immunodeficiency　免疫不全症　**376**
immunofluorescence technique　蛍光抗体法　116
immunogen　免疫原　**375**
immunogenecity　免疫原性　**375**
immunoglobulin A　**2**
immunoglobulin D　**3**
immunoglobulin E　**2**
immunoglobulin G　**3**
immunoglobulin M　**3**
immunoglobulin superfamily　免疫グロブリンスーパーファミリー　**375**
immunoglobulin　免疫グロブリン　**374**
immunological memory　免疫《性》記憶　**374**
immunological tolerance　免疫《性》寛容　**374**
immunoprecipitation　免疫沈降　**376**
immunosuppressant　免疫抑制剤　**377**
immunosuppression　免疫抑制　**376**
immunosuppressive agent　免疫抑制剤　**377**
immunotherapy　免疫療法　**377**
impacted fracture　嵌入骨折　**90**
impacted third molar　埋伏智歯　363
impacted tooth　埋伏歯　363
imperfect fungi　不完全菌類　**329**
implant denture　インプラント義歯　**32**
impression material　印象材　**27**
impression tray　トレー　**284**
inactivated vaccine　不活化ワクチン　**329**
inapparent infection　不顕性感染　**331**
inbred strain　近交系　**99**

inbred strain mice　近交系マウス　**100**
inbreeding　同系交配　**275**
incidence rate　発病率　**308**
incipient caries　初期う蝕　**202**
incisal angle　切縁隅角　**226**
incisal edge　切縁　**226**
incisal groove　切縁溝　**226**
incisive bone　切歯骨　**227**
incisive canal　切歯管　**227**
incisive canal cyst　切歯管嚢胞　**227**
incisive foramen　切歯孔　**227**
incisive papilla　切歯乳頭　**227**
incisive suture　切歯縫合　**227**
incisive tubercle　切歯結節　**227**
incisivization　切歯化　**227**
incisor　切歯　**227**
incomplete antibody　不完全抗体　**329**
incomplete antigen　不完全抗原　**329**
incomplete cleft of the lip　不完全口唇裂　**329**
incomplete dominance　半優性　**329**
incomplete dominance　不完全優性　**329**
incomplete fracture　不完全骨折　**329**
incomplete impacted tooth　不完全埋伏歯　**329**
incremental line　歯の発育線　**308**
incubation period　潜伏期　**233**
index of carious cavities　う窩指数　**34**
index of the dental arch　歯列弓指数　**205**
indirect fracture　介達骨折　**70**
indomethacin　インドメタシン　**31**
induced enzyme　誘導酵素　**382**
inducible enzyme　誘導酵素　**382**
infantile cortical hyperostosis　幼児性皮質性骨増殖症　**384**
infantile paralysis　小児麻痺　**202**
infantile swallow　幼児性嚥下　**384**
infected root canal　感染根管　**89**
infection　感染　**89**
infectious disease　感染症　**89**
infectious mononucleosis　伝染性単核症　**272**
inferior alveolar nerve　下歯槽神経　**77**
inferior alveolar nerve block　下顎孔伝達麻酔　**72**
inferior cervical ganglion　頸胸神経節　**116**
inferior dental artery　下歯槽動脈　**77**
inferior dental plexus　下歯槽神経叢　**77**
inferior genial tubercle　オトガイ舌骨筋棘　**65**
inferior labial artery　下唇動脈　**77**
inferior labial branches　下唇枝　**77**
inferior labial frenum　下唇小帯　**77**
inferior labial veins　下唇静脈　**77**
inferior laryngeal nerve　下喉頭神経　**77**
inferior longitudinal muscle　下縦舌筋　**77**
inferior nasal concha　下鼻甲介　**81**
inferior nasal meatus　下鼻道　**81**
inferior orbital fissure　下顎窩裂　**72**
inferior salivatory nucleus　下唾液核　**79**
inferior thyroid artery　下甲状腺動脈　**77**
inflammation of the floor of mouth　口底炎　**144**
inflammation of the sublingual salivary gland　舌下唾液腺炎　**226**
inflammatory cell infiltration　炎症性細胞浸潤　**60**
inflammatory edema　炎症性水腫　**60**
inflammatory granulation tissue　炎症性肉芽組織　**60**
inflammatory hyperemia　炎症性充血　**60**
inflammatory reaction　炎症反応　**60**
influenza virus　インフルエンザウイルス　**32**
infraalveolar pocket　骨縁下歯周ポケット　**147**
infrabony pocket　骨縁下歯周ポケット　**147**
infrahyoid muscles　舌骨下筋　**227**
infra-labio version of the canine　犬歯低位唇側転位　**125**
infraorbital abscess　窩窩下腫瘍　**86**
infraorbital artery　眼窩下動脈　**86**
infraorbital canal　眼窩下管　**86**
infraorbital foramen　眼窩下孔　**86**
infraorbital nerve　眼窩下神経　**86**
infraorbital sulcus　眼窩下溝　**86**
infrared spectrum　赤外スペクトル　**225**
inheritance　遺伝　**25**
inhibin　インヒビン　**32**
inhibitor of polymerization　重合抑制剤　**194**
initial caries　初期う蝕　**202**
initial preparation　初期治療〈歯周治療の〉　**203**
inlay　インレー　**32**
inner branchial groove　第二鰓嚢　**241**
inner dental lamina　内側歯堤　**286**
inner enamel epithelium　内エナメル上皮　**286**
inner enamel strand　内側歯堤　**286**
inosine　イノシン　**27**
inositol　イノシトール　**27**
insect hormone　昆虫ホルモン　**155**
insecticide　殺虫剤　**168**

in situ hybridization method　*in situ* ハイブリッド形成法　**28**
inspection　視診　**183**
instruction as to chew food　咀嚼指導　237
insulin　インスリン　**28**
insulin dependent diabetes mellitus　インスリン依存性糖尿病　**28**
integrin　インテグリン　**29**
integrin superfamily　インテグリンスーパーファミリー　**29**
integumentary tooth　皮歯　316
interalveolar crest line　歯槽頂間線　186
interalveolar septum　槽間中隔　234
intercellular bridge　細胞間橋　162
intercellular substance　細胞間質　**162**
intercuspal position　咬頭嵌合位　144
interdental brush　インターデンタルブラシ　**28**
interdental papilla　歯間乳頭　177
interdental septum　歯間中隔　177
interdental space　歯間三角　177
interferon　インターフェロン　**28**
interglobular dentin　球間象牙質　96
interglobular net　球間網〈象牙質の〉　96
interglobular space　球間区　96
interleukin　インターロイキン　**29**
intermaxillary space　顎間空隙　75
intermediate cementum　中間セメント質　252
intermedius nerve　中間神経　252
internal carotid artery　内頸動脈　286
internal carotid nerve　内頸動脈神経　286
internal carotid plexus　内頸動脈神経叢　286
internal dental fistula　内歯瘻　286
internal granuloma　歯内性肉芽腫　189
internal jugular vein　内頸静脈　286
internal maxillary artery　内顎動脈　286
internal oblique line　内斜線〈下顎骨の〉　286
internal pterygoid nerve　内側翼突筋神経　286
internal resorption　内部((性))呼吸　286
internal secretion of salivary gland　唾液腺内分泌　243
internal standard　内標準　**286**
interocclusal clearance　安静空隙　19
interprismatic substance　小柱間質　201
interproximal distance　歯間距離　177
interproximal space　歯間腔　177
interradicular septum　根間中隔　154
interstitial cusp　介在結節〈上顎第一小臼歯の〉　69
interstitial plasma cell pneumonia　カリニ肺炎　82
intertubular dentin　管間象牙質　86
intracellular adhesion molecules　細胞接着分子　**165**
intracellular digestion　細胞内消化　165
intracellular reserve polysaccharide　菌体内貯蔵多糖　102
intracutaneous injection　皮内注射　322
intracutaneous reaction　皮内反応　322
intradermal injection　皮内注射　322
intra-oral cariogenicity test　**3**
intraperitoneal injection　腹膜腔内注射　331
intrapulpal injection　歯髄内注射麻酔法　184
intravenous anesthesia　静脈麻酔法　202
intravenous sedation　静脈内鎮静法　202
intrinsic lingual muscles　内舌筋　286
intron　イントロン　**31**
intubation feeding　経管栄養法　116
inulin　イヌリン　**27**
invariant chain　インバリアント鎖　**31**
inversed tooth　逆生歯　94
invertase　インベルターゼ　**32**
invertebrate　無脊椎動物　370
inverted repeats　逆向き反復配列　95
inverted soap　逆性石鹸　94
invert soap　陽性石鹸　**385**
invert sugar　転化糖　270
in vitro　**31**
in vitro packaging　*in vitro* パッケージング　**32**
in vivo　**31**
iodide pump　ヨードポンプ　**385**
iodine　ヨード　**385**
iodine　ヨウ素　**385**
iodoform　ヨードホルム　**385**
iodo-glycerol　ヨードグリセロール　**385**
iodophor　ヨードホア　**385**
ion　イオン　**21**
ion channel　イオンチャンネル　**21**
ion exchanger　イオン交換樹脂　**21**
ionexchange resin　イオン交換樹脂　**21**
ionophore　イオノフォア　**21**
ion pump　イオンポンプ　**21**
ion-selective electrode　イオン選択性電極　**21**
iontophoresis　イオン導入法　**22**
irradiating toothache　放散性歯痛　353
irregular dentin　不規則象牙質　329
irreversible reaction　不可逆反応　329
irrigation of root canal　根管洗浄法　154

irritation dentin　刺激象牙質　179
isoelectric focusing　等電点電気泳動　278
isoelectric point　等電点　276
isoleucine　イソロイシン　24
isomer　異性体　24
isomerization　異性化　24
isotope　アイソトープ　3
isotope　同位元素　274
isotope　同位体　274
isozyme　アイソザイム　3
isozyme　イソ酵素　24

J

jacket crown　ジャケットクラウン　193
Jacobson organ　ヤコブソン器官　381
Japanese B encephalitis vaccine　日本脳炎ワクチン　290
jaw bone　顎骨　75
J chain　J鎖　175
jogurt　ヨーグルト　385
josamycin　ジョサマイシン　204
jugular foramen　頸静脈孔　116
jugular fossa　頸静脈窩　116
jugular ganglion　上神経節〈舌咽神経の〉　201
jugular trunk　頸リンパ本幹　118
jugular vein　頸静脈　116
jugulodigastric lymph node　頸静脈二腹筋リンパ節　116
juguloomohyoid lymph node　頸静脈肩甲舌骨節リンパ節　116
junctional epithelium　付着上皮　332
juvenile melanoma　若年性黒色腫　193
juvenile periodontitis　若年性歯周炎　193

K

kabwe man skull　カヴェマンの頭骨　72
kanamycin　カナマイシン　80
Kaposi sarcoma　カポジ肉腫　81
kasugamycin　カスガマイシン　78
Kawasaki disease　川崎病　85
keloid　ケロイド　123
keratan sulfate　ケラタン硫酸　123
keratin　ケラチン　123
keratinization　角化　74
keratoacanthoma　角化《性》棘《皮》細胞腫　74
ketamin hydrochloride　塩酸ケタミン　60
ketone body　ケトン体　122
ketose　ケトース　122
Keyes' three overlapping circles　カイスの3つの輪　69
killed vaccine　死菌ワクチン　177
killed vaccine　不活化ワクチン　329
killer cell　キラー細胞　99
kinetin　カイネチン　71
Kirschner wire　キルシュナー鋼線　99
Klestadt cyst　クレスタット嚢胞　114
knockout mouse　ノックアウトマウス　298
Koch postulates　コッホの原則　149
Koplik spots　コプリック斑　151
Korff fibres　コルフ線維　153
Korff fibrils　コルフ線維　153
Krause skin grafting　クラウゼ遊離植皮　105
Kupffer cell　クッパー細胞　103
Kuttner disease (tumor)　キュットネル病（腫瘍）　97

L

λ chain　λ鎖　389
λ phage　λファージ　389
labial angle　口角　129
labial commissure　唇交連　209
labial frenum　唇小帯　210
labial ridge　唇側面隆線　210
labial side　唇側　210
labial sound　唇音　205
labial surface　唇側面　210
labiodental lamina　唇溝堤　209
labio-version　唇側転位　210
lactate dehydrogenase　乳酸脱水素酵素　291
lactated Ringer solution　乳酸リンゲル液　291
lactic acid　乳酸　290
lactid acid fermentation　乳酸発酵　291
lactitol　ラクチトール　387
Lactobacillus　乳酸菌　290
lactobacillus count　乳酸菌数測定　291
lactoferrin　ラクトフェリン　388
lactone　ラクトン　388

lactose　ラクトース　**387**
lactose　乳糖　**292**
lactose operon　ラクトースオペロン　**387**
lamella　ラメラ　**389**
lamella of bone　骨層板　149
lamellar bone　層板骨　236
lamellated bone　層板骨　236
lamina dura　歯槽硬線　186
laminagraphy　断層撮影法　**248**
lamina propria　粘膜固有層　295
Laminaria　ラミナリア　**389**
laminin　ラミニン　**389**
lampbrush chromosome　ランプブラシ染色体　**389**
Langerhans' cells　ランゲルハンス細胞　**389**
lanolin　ラノリン　**389**
large fontanell　大泉門　241
large (major) salivaly glands　大唾液腺　**241**
laryhgeal prominence　喉頭隆起　144
laryngoscope　喉頭鏡　144
laryngospasm　喉頭痙攣　144
larynx　喉頭　144
laser　レーザー　**399**
latence　潜伏期　233
latent bone cavity　潜伏性骨空洞　233
latent infection　不顕性感染　331
latent period　潜伏期　233
lateral branch (root canal)　根管側枝　154
lateral cervical cyst　側頸嚢胞　236
lateral cervical fistula　側頸瘻　236
lateral condensation method　側方加圧法〈根管充填〉　236
lateral incisor　側切歯　236
lateral ligament　外側靱帯〈顎関節の〉　70
lateral lingual swelling　外側舌結節　70
lateral nasal process　外側鼻突起　70
lateral periodontal cyst　側方性歯周嚢胞　236
lateral pterygoid muscle　外側翼突筋　70
lateral tooth　側歯　236
latex agglutination　ラテックス凝集反応　**388**
latex bead phagocytosis　ラテックス粒子貪食試験　**388**
laughing gas　笑気　**200**
lavator labii superioris muscle　上唇挙筋　201
L cell　L細胞　**59**
L-chain　L鎖　58
LD50　**59**
leader peptide　リーダーペプチド　**389**
leader protein　リーダータンパク質　**389**

leader sequence　リーダー配列　**389**
leading frameshift　リーディングフレームシフト　**389**
lecithine　レシチン　**400**
lectin　レクチン　**399**
Le Fort fracture　ルフォー骨折　**398**
Legionella　レジオネラ　**399**
leiomyoma　平滑筋腫　345
lembert suture　結節縫合　122
length of the dental arch　歯列弓長径　205
lens　レンズ　**401**
lentil lectin　レンズマメレクチン　**401**
leprosy　ハンセン病　311
leprosy　癩　387
leprotic red tooth　癩性紅変歯　387
lesser occipital nerve　小後頭神経　200
lesser palatine canals　小口蓋管　200
lesser palatine foramina　小口蓋孔　200
lesser palatine nerve　小口蓋神経　200
lesser petrosal nerve　小錐体神経　201
lethal dose　致死量　252
lethal dose 50%　半致死量　**312**
lethal gene　致死遺伝子　251
lethality　致死率　252
Letterer-Siwe disease　レッテル・シーベ病　**400**
leucine　ロイシン　**401**
leucomycin　ロイコマイシン　**401**
leukemia　白血病　307
leukemic gingivitis　白血病性歯肉炎　307
leukemic stomatitis　白血病性口内炎　307
leukemoid reaction　類白血病性反応　398
leukocyte　白血球　306
leukocytosis　白血球増多症　**307**
leukoedema　白色水腫　303
leukokeratosis　ロイコケラトージス　**401**
leukopenia　白血球減少症　**307**
leukoplakia　白板症　**304**
leukotoxin　ロイコトキシン　**401**
levator anguli oris muscle　口角挙筋　129
levator labii superioris alaeque nasi muscle　上唇鼻翼挙筋　201
levator veli palatini muscle　口蓋帆挙筋　129
levulose　レブロース　**401**
L-form bacterium　L型菌　**58**
lichen planus　扁平苔癬　352
lidocaine　リドカイン　**390**
life　生命　224
life cycle　ライフサイクル　387

life science　ライフサイエンス　**387**
ligament　靱帯　210
ligand　リガンド　**390**
ligase　リガーゼ　**390**
light-chain　L鎖　**58**
light quantum　光量子　**145**
light reaction　明反応　**371**
lignin　リグニン　**390**
limit dextrin　限界デキストリン　**123**
lincomycin　リンコマイシン　**395**
linear calcification　石灰化条　226
line of enamel　エナメル質線条　51
Lineweaver-Burk plot　ラインウィーバー・バークのプロット　**387**
lingual apex　舌尖　227
lingual aponeurosis　舌腱膜　227
lingual artery　舌動脈　228
lingual cingulum　基底結節　94
lingual cusp　舌側咬頭　227
lingual follicles　舌小胞　227
lingual frenum　舌小帯　227
lingual glands　舌腺　227
lingual groove　舌側面溝　227
lingual lymph nodes　舌リンパ節　228
lingual nerve　舌神経　227
lingual of the mandible　下顎小舌　73
lingual papillae　舌乳頭　228
lingual radix　舌根　227
lingual root　舌根　227
lingual septum　舌中隔　228
lingual side　舌側　227
lingual thyroid　舌甲状腺　227
lingual tonsil　舌扁桃　228
lingual vein　舌静脈　227
lingual vertical muscle　垂直舌筋　**212**
linguofacial trunk　舌顔面動脈　226
linguogingival fissure　斜切痕〈歯の〉　193
linguo-gingival ridge　舌側面歯肉隆線　227
linguogingival (cervicomarginal) ridge　基底結節　94
linguogram　舌図　227
linguo-version　舌側転位　227
linkage　連鎖　**401**
linker DNA　リンカーDNA　**395**
linoleic acid　リノール酸　**391**
linolenic acid　リノレン酸　**391**
lip　口唇　139
lipase　リパーゼ　**391**
lip-furrow band　唇溝堤　209
lipid　脂質　**181**
lipid A　リピドA　**391**
lipid biosynthesis　脂質生合成　**181**
lipide　脂質　**181**
lipin　脂質　**181**
lip line　唇線　210
lipofuscin　加齢色素　**85**
lipogenesis　脂質生合成　**181**
lipoid　リポイド　**392**
lipoid　脂質　**181**
lipid proteinosis　皮膚粘膜硝子質症　322
lipoma　脂肪腫　**192**
lipopolysaccharide　リポ多糖　**393**
lipoprotein　リポタンパク質　**394**
liposarcoma　脂肪肉腫　**192**
lipoteichoic acid　リポタイコ酸　**393**
lip villus　口唇絨毛　139
liquid chromatography　液体クロマトグラフィー　**47**
liquid crystal　液晶　**47**
liquid culture　液体培養　**48**
liquid dentifrice　水歯磨き　368
liquid medium　液体培地　**48**
liquid scintillation counter　液体シンチレーションカウンター　**48**
lithotrophic organism　無機栄養生物　369
litre　リットル　**390**
live vaccine　生ワクチン　**287**
living being　生物　**223**
load test　負荷試験　329
lobulated tongue　分葉舌　344
local anesthesia　局所麻酔　**98**
local anesthetics　局所麻酔薬　**99**
locus　遺伝子座　**26**
longitudinal fracture　縦骨折　194
long lasting sulfonamide　持続性サルファ剤　186
loose connective tissue　疎性結合組織　237
lophodont tooth　皺襞歯　214
low cariogenic sweetener　低う蝕原性甘味料　**257**
lower canine　下顎犬歯　72
lower central incisor　下顎中切歯　**73**
lower dental arch　下歯列弓　77
lower first bicuspid (premolar)　下顎第一小臼歯　**73**
lower first molar　下顎第一大臼歯　**73**
lower incisor　下顎切歯　**73**
lower lateral incisor　下顎側切歯　**73**

lower lip 下唇 77
lower milk canine 下顎乳犬歯 73
lower milk incisor 下顎乳切歯 73
lower molars (posterior cheek teeth) 下顎大臼歯 73
lower premolar (bicuspid) 下顎小臼歯 73
lower second bicuspid (premolar) 下顎第二小臼歯 73
lower second molar 下顎第二大臼歯 73
lower third molar 下顎第三大臼歯 73
low-temperature heat method 低温加熱法 262
luciferin ルシフェリン 398
luciferse ルシフェラーゼ 398
Ludwig angina ルードビィッヒアンギーナ 398
Lugol solution ルゴール液 398
lumen ルーメン 398
luminescence ルミネセンス 398
lupus erythematosus 紅斑性狼瘡 144
lupus vulgaris 尋常性狼瘡 210
luxation of the temporomandibular joint 顎関節脱臼 75
luxation of tooth 脱臼〈歯の〉 246
luxury gene ラクシャリー遺伝子 387
lyase リアーゼ 389
Lyell disease リエル病 390
lymph リンパ液 396
lymphadenitis リンパ節炎 397
lymphangiography リンパ管造影《撮影》法 396
lymphangioma リンパ管腫 396
lymphatic follicle リンパ小節 397
lymphatic leukemia リンパ性白血病 397
lymphatic organ リンパ器官 396
lymph gland リンパ腺 397
lymph node リンパ節 397
lymphoblast リンパ芽細胞 396
lymphocyte リンパ球 396
lymphocytosis リンパ球増多症 397
lymphoepithelial cyst リンパ上皮性囊胞 397
lymphoepithelioma リンパ上皮腫 397
lymphogranulomatosis リンパ肉芽腫症 397
lymphoid cell リンパ系細胞 397
lymphoid tissue リンパ組織 397
lymphoid tissue リンパ 396
lymphokine リンホカイン 397
lymphoma リンパ腫 397
lymphosarcoma リンパ肉腫 397

lymphotoxin リンホトキシン 398
lymph vessel リンパ管 396
lyophilization method 凍結乾燥法 275
lysate ライゼート 387
lysine リジン 390
lysogenic bacterium 溶原菌 384
lysogenic phage 溶原性ファージ 384
lysogeny 溶原化 384
lysosome ライソソーム 387
lysosome リソソーム 390
lysozyme リゾチーム 390
Lyt antigen Lyt抗原 59
lytic phage 溶菌ウイルス 384

M

μ-chain μ鎖 369
macrocheilia 大唇症 241
macrodontia 巨大歯 99
macrogloblin マクログロブリン 363
macroglossia 大舌症 241
macrognathia 大顎症 240
macrolide antibiotic マクロライド系抗生物質 364
macrophage マクロファージ 363
macrophage 大食細胞 241
macrophage activating factor マクロファージ活性化因子 364
macrophage migration inhibitory factor マクロファージ遊走阻止因子 364
macrostomia 大口症 240
magnesium マグネシウム 363
magnetic resonance 磁気共鳴 177
maintenance phase of periodontal treatment メインテナンス期〈歯周治療〉 371
major histocompatibility antigen 主要組織適合《性》抗原 197
major histocompatibility complex 主要組織適合《性》遺伝子複合体 196
major histocompatibility complex class Ⅲ gene MHCクラスⅢ遺伝子 54
major sublingual duct 大舌下腺管 241
malar bone 頬骨 97
malaria マラリア 365
Malassez epithelial rest マラッセ上皮遺残（残存上皮）365
malate-aspartate shuttle リンゴ酸アスパラギ

ン酸シャトル **395**
male hormone 男性ホルモン **248**
maleic acid マレイン酸 **365**
malformations of the jaw and face 顎顔面奇形 75
malic acid リンゴ酸 **395**
malignant ameloblastoma 悪性エナメル上皮腫 **4**
malignant fibrous histiocytoma 悪性線維性組織球腫 **4**
malignant lymphoma 悪性リンパ腫 **4**
malignant melanoma 悪性黒色腫 **4**
malignant tumor 悪性腫瘍 **4**
malocclusion 不正咬合 331
maltitol マルチトール **365**
maltose マルトース **365**
maltose 麦芽糖 303
mamelon (papilla) of the incisal edge 切縁結節 226
mandible 下顎骨 **72**
mandibular angle 下顎角 72
mandibular arch 顎骨弓 75
mandibular canal 下顎管 72
mandibular foramen 下顎孔 72
mandibular fossa 下顎窩 72
mandibular head 下顎頭 73
mandibular movement 下顎運動 **72**
mandibular nerve 下顎神経 **73**
mandibular nerve block 下顎神経ブロック **73**
mandibular notch 下顎切痕 73
mandibular process 下顎突起 73
mandibular (lower) protrusion 下顎前突 73
mandibular ramus 下顎枝 73
mandibular synchondrosis 下顎結合 72
mandibular torus 下顎隆起 74
mandibular triangle 下顎三角 73
mandibulofacial dysostosis 下顎顔面異骨症 72
manganese マンガン **365**
mannan マンナン **366**
mannose マンノース **366**
mantle dentin 外套《被》象牙質 71
marble bone disease 大理石骨病 242
Marfan syndrome マルファン症候群 **365**
marginal gingiva 辺縁歯肉 351
marginal gingivitis 辺縁性歯肉炎 351
marginal periodontitis 辺縁性歯周炎 351
marginal plexus 辺縁神経叢 351

marginal ridge 辺縁隆線 351
marginal tubercle 辺縁結節 351
margin of safety 安全域〈薬物の〉 **19**
marigranule マリグラヌール **365**
marisomes マリソーム **365**
marrow cavity 骨髄腔 148
masseteric artery 咬筋動脈 131
masseteric fascia 咬筋筋膜 131
masseteric muscle 咬筋 131
masseteric nerve 咬筋神経 131
masseteric veins 咬筋静脈 131
mass number 質量数 **187**
mass spectrograph 質量分析器 **187**
mass spectrometry 質量分析法 **187**
mass spectrum マススペクトル **364**
mast cell マスト細胞 **364**
mast cell 肥満細胞 **323**
masticating surface 咀嚼面 237
mastication 咀嚼 236
masticatory efficiency 咀嚼能率 237
masticatory force 咀嚼力 237
masticatory movement 咀嚼運動 **236**
masticatory muscles 咀嚼筋 237
mastoid process 乳様突起 292
materia alba マテリアアルバ **364**
maternal inheritance 母性遺伝 355
matrix マトリックス **364**
matrix metalloproteinase **55**
mature swallow 成熟型嚥下 221
maturity-onset diabetes 成人性糖尿病 **222**
maxilla 上顎骨 199
maxillary alveolar veins 上歯槽静脈 201
maxillary artery 顎動脈 76
maxillary body 上顎骨体 199
maxillary fracture 上顎骨骨折 199
maxillary hiatus 上顎洞裂孔 199
maxillary labium 上唇 201
maxillary micrognathia 小上顎症 201
maxillary nerve 上顎神経 199
maxillary nerve block 上顎神経ブロック 199
maxillary premolar 上顎小臼歯 199
maxillary process 上顎突起 199
maxillary (upper) protrusion 上顎前突 199
maxillary sinus 上顎洞 199
maxillary sinusitis 上顎洞炎 199
maxillary tuberosity 上顎結節 199
maximal dose 極量 99
Maxim-Gilbert sequencing マクサム・ギルバート法 **363**

maximum permissible dose 最大許容《被曝》線量 **159**
mean lethal dose 平均致死線量 **345**
measles 麻疹 **364**
Meckel cartilage メッケル軟骨 **373**
medial 近心 **100**
medial pterygoid muscle 内側翼突筋 **286**
median alveolar cyst 正中歯槽嚢胞 **222**
median cervical cyst 正中頸嚢胞 **222**
median cervical fistula 正中頸瘻 **222**
median cleft of the lip 正中口唇裂 **222**
median cleft of the lower jaw 正中下顎裂 **222**
median cleft of the lower lip 正中下唇裂 **222**
median cleft of the upper lip 正中上唇裂 **222**
median effective dose 50％有効量 **147**
median frontal process 内側前頭突起 **286**
median glosso-epiglottic fold 正中舌喉頭蓋ヒダ **222**
median lethal dose 50％致死量 **146**
median lingual accessory cusp 舌側中間副結節 **227**
median lingual sulcus 舌正中溝 **227**
median mandibular cyst 正中下顎嚢胞 **222**
median maxillary cyst 正中上顎嚢胞 **222**
median nasal process 内側鼻突起 **286**
median palatine cyst 正中口蓋嚢胞 **222**
median rhomboid glossitis 正中菱形舌炎 **223**
median submandibular lymph nodes 中頸下リンパ節 **252**
medicinalherbs in east Asia 漢方薬 **90**
medullary carcinoma 髄様癌 **213**
medullated nerve fiber 有髄神経線維 **382**
mefenamic acid メフェナム酸 **373**
megakaryocyte 骨髄巨《大》細胞 **148**
megalocyte 巨大赤血球 **99**
meiosis 減数分裂 **125**
melanin メラニン **373**
melanin pigment メラニン色素 **373**
melanoameloblastoma 黒色エナメル上皮腫 **146**
melanocyte メラニン細胞 **373**
melanoma メラノーマ **373**
melanoma 黒色腫 **146**
melanosarcoma 黒色肉腫 **146**
melanosis メラノーシス **373**
melanosome メラノソーム **373**
melanosyte メラノサイト **373**
melanotic neuro-ectodermal tumor (of infancy) 黒色性神経外胚葉性腫瘍〈幼児の〉 **146**
melanotic precancerosis 黒色性前癌症 **146**
melanotic progonoma 黒色性プロゴノーマ **146**
melitriose メリトリオース **373**
Melkersson-Rosenthal syndrome メルカーソン・ローゼンタール症候群 **373**
melting 融解 **381**
melting point 融解温度 **381**
melting point 融点 **382**
melting temperature 融解温度 **381**
membrane bone 付加骨 **329**
membrane filter 濾過膜 **402**
membrane potential 膜電位 **363**
membrane structure 膜構造 **363**
membrane transport 膜輸送 **363**
menadione メナジオン **373**
menaquinone メナキノン **373**
Mendel's law メンデルの法則 **377**
meningeal branch 硬膜枝 **145**
meniscectomy of the temporomandibular joint 顎関節円板切除術 **75**
meno-gingivitis 月経性歯肉炎 **120**
mental artery オトガイ動脈 **65**
mental branches オトガイ枝 **65**
mental canal オトガイ管 **65**
mental fistula オトガイ瘻 **65**
mental foramen オトガイ孔 **65**
mentalis muscle オトガイ筋 **65**
mental nerve オトガイ神経 **65**
mental protuberance オトガイ隆起 **65**
mental triangle オトガイ三角 **65**
mental tubercle オトガイ結節 **65**
mentha oil ハッカ油 **306**
menthol ハッカ脳 **306**
menthophenol メントフェノール **377**
mentolabial groove オトガイ唇溝 **65**
mercurial stomatitis 水銀性口内炎 **211**
mesangium メサンギューム **372**
mesial 近心 **100**
mesial fossa 近心窩 **100**
mesial marginal ridge 近心辺縁隆線 **100**
mesial movement 近心移動 **100**
mesial pit 近心窩 **100**
mesial proximal surface 近心隣接面 **100**
mesial triangular groove 近心三角溝 **100**

mesiobuccal pit　近心頬側窩〈上顎大臼歯の〉　100
mesiobuccal ridge　臼歯結節　96
mesiodens　正中歯　222
mesiolingual cusp　近心舌側咬頭　100
mesioocclusion　近心咬合　100
mesioclusal line angle　近心咬合面線角　100
mesioversion　近心転位　100
mesoderm　中胚葉　253
mesosome　メソソーム　372
messenger RNA　メッセンジャー RNA　373
messenger RNA　伝令 RNA　273
metabolic regulation　代謝調節　241
metabolism　代謝　241
metaconule　後小錐　139
metal-activated enzyme　金属酵素　101
metal allergy　金属アレルギー　100
metal-containing enzyme　金属酵素　101
metallic implant method　メタルインプラント法　372
metallic stain　金属性沈着物〈歯の〉　101
metalloenzyme　金属酵素　101
metalloprotease　金属プロテアーゼ　101
metal protease　金属プロテアーゼ　101
metastasis　転移〈腫瘍の〉　269
methacycline　メタサイクリン　372
methane fermentation　メタン発酵　372
methemoglobin　メトヘモグロビン　373
methicillin resistant *Staphylococcus aureus*　53
methionine　メチオニン　372
method of blood collection　採血法〈実験動物の〉　158
methods for measurement of plaque pH　プラーク pH 測定法　334
methods of DNA sequencing　DNA 塩基配列決定法　258
methonolysis　メタノリシス　372
methylation analysis　メチル化分析　372
methylene blue　メチレンブルー　372
metric combining forms　メートル法連結形　371
MHC class I antigen　クラス I MHC 抗原　105
MHC class II antigen　クラス II MHC 抗原　107
MHC restriction　MHC 拘束　54
micelle　ミセル　368
Michaelis constant　ミカエリス定数　367
Michaelis-Menten equation　ミカエリス・メンテンの式　367
Michaelis-Menten theory　ミカエリス・メンテン速度論　367
microbial flora　細菌叢　157
microbial substitution　菌交代現象　100
microbody　ペルオキシソーム　349
microcephalia　小頭症　201
microcurie　マイクロキュリー　362
microdont　矮小歯　404
microgenia　小下顎症　199
microglobulin　ミクログロブリン　367
microglossia　小舌症　201
micrognathia　小顎症　199
microinjection　マイクロインジェクション法　362
micromanipulator　ミクロマニピュレーター　368
micrometer　マイクロメーター　362
micron　ミクロン　368
microorganism　微生物　318
microradiography　マイクロラジオグラフィー　362
microscope　顕微鏡　126
microsome　ミクロソーム　367
microstomia　小口症　200
microtome　ミクロトーム　368
middle cervical ganglion　中頸神経節　252
middle meningeal artery　中硬膜動脈　252
middle nasal concha　中鼻甲介　253
middle nasal meatus　中鼻道　253
middle palatinal nerve　中口蓋神経　252
middle superior alveolar branch　中上歯槽枝　253
middle superior dental artery　中上歯槽動脈　253
middle temporal artery　中側頭動脈　253
Mikulicz disease　ミクリッツ病　367
Mikulicz syndrome　ミクリッツ症候群　367
milk dental arch　乳歯列弓　292
milk tooth　乳歯　291
Miller experiment　ミラーの実験　369
millicurie　ミリキュリー　369
millimicron　ミリミクロン　369
Millipore filter　ミリポアフィルター　369
mimic muscles　表情筋　324
mineralization　石灰化　226
mineralocorticoid　ミネラルコルチコステロイド　368
mineral of the tooth　歯の無機質　308

minimum alveolar concentration　最小肺胞濃度　158

minimum growth inhibitory concentration　最小発育阻止濃度　158

minimum infecting dose　最少感染量　158

minocycline　ミノサイクリン　368

minor histocompatibility antigen　副(非主要)組織適合《性》抗原　331

minor salivary glands　小唾液腺　201

minor sublingual ducts　小舌下腺管　201

minor sublingual glands　小舌下腺　201

minor (lesser) supraclavicular notch (fossa)　小鎖骨上窩　200

minor tooth movement　マイナートゥースムーブメント　363

missile therapy　ミサイル療法　368

mitochondria(pl.)　ミトコンドリア　368

mitochondrial DNA　ミトコンドリア DNA　368

mitochondrial Eve　ミトコンドリア・イブ　368

mitochondrion　ミトコンドリア　368

mitogen　マイトジェン　363

mitogen　分裂促進因子　344

mitomycin C　マイトマイシンC　363

mitosis　有糸分裂　382

mitotic cycle　分裂周期　344

mitotic divison　有糸分裂　382

mixed dental arch　混合歯列弓　154

mixed dentition　混合歯列　154

mixed glands　混合腺　154

mixed infection　混合感染　154

mixed lymphocyte (leukocyte) reacton　リンパ球混合培養　397

mixed saliva　混合唾液　154

mixed salivary gland　混合唾液腺　154

mixed tumor　混合腫瘍　154

mixed tumor of salivary gland　唾液腺混合腫瘍　243

mixed vaccine　混合ワクチン　154

MMP　55

MN blood group　MN 式血液型　55

modern dental caries　近代う蝕　101

modified Stillman method　スティルマン改良法　215

modified Widman flap surgery　改良ウィドマン手術法　72

module　モジュール　377

Moebius syndrome　メビウス症候群　373

Moeller glossitis　メラー舌炎　373

moist gangrene　湿性壊疽　186

molar　大臼歯　240

molar glands　臼歯腺　96

molarity　モル濃度　379

molar tooth　臼歯　96

mole　モル　378

mole　母斑　357

molecular biology　分子生物学　343

molecular genetics　分子遺伝学　343

molecular immunology　分子免疫学　343

molecular sieve　モレキュラーシーブ　379

molecular sieve　分子ふるい　343

molecular sieve chromatography　分子ふるいクロマトグラフィー　343

molecular weight　分子量　343

molecule　分子　343

mole percent　モルパーセント　379

Molish test　モーリッシュ試験　377

molybdenium protein　モリブデンタンパク質　378

monellin　モネリン　378

mongolism　蒙古症　377

moniliasis　モニリア症　378

monoclonal antibody　モノクローナル抗体　378

monocyte　単球　247

monocytic leukemia　単球性白血病　247

monomer　モノマー　378

monomer　単量体　251

monomorphic adenoma　単形性腺腫　247

monophyodonty　一生歯性　25

monosaccharide　単糖　248

monozygotic twins　一卵性双生児　25

Morgan unit　モルガン単位　378

morphine　モルヒネ　379

morphine hydrochloride　塩酸モルヒネ　60

morphogenesis　形態形成　117

morphology　形態学　116

motoneuron　運動ニューロン　40

motor nerve fiber　運動神経線維　40

motor neuron　運動ニューロン　40

mottled tooth　斑状歯　311

mouse L cell　マウス L 細胞　363

mouth breathing　口呼吸　103

mouth breathing line　口呼吸線　103

mouth cleaning　歯口清掃　179

MRSA　53

MTT assay　MTT 法　55

MTT method　MTT 法　55
mucin　ムチン　371
mucobuccal fold　歯肉頬移行部　189
mucocele　粘液瘤　295
mucocutaneous lymph node syndrome　皮膚粘膜リンパ節症候群　322
muco-cutaneous-ocular syndrome　皮膚粘膜眼症候群　322
mucoepidermoid carcinoma　粘表皮癌　295
mucoepidermoid tumor　粘表皮腫　295
mucogingival junction　歯肉歯槽粘膜移行部　190
mucogingival surgery　歯肉歯槽粘膜形成手術　190
mucoid　ムコイド　370
mucopolysaccharide　ムコ多糖　370
mucopolysaccharidosis　ムコ多糖症　370
mucoprotein　ムコタンパク質　370
mucormycosis　ムコール症　370
mucosal immunity　粘膜免疫　295
mucosal immunization　粘膜免疫　295
mucous cell　粘液細胞　295
mucous cyst　粘液嚢胞　295
mucous gland　粘液腺　295
mucous membrane　粘膜　295
mucous membrane of oral cavity　口腔粘膜　134
mucous membrane of the palate　口蓋粘膜　129
mucous membrane pemphigoid　粘膜類天疱瘡　296
mucus　粘液　295
mulberry molar　桑実状臼歯　235
multifactorial disease　多因子性疾患　242
multilocular cyst　多胞性嚢胞　247
multiple allele　複対立遺伝子　331
multiple antigen peptide system　多抗原性ペプチドシステム　244
multiple genes　同義遺伝子　275
multiple jaw cysts　多発性顎嚢胞　247
multiple myeloma　多発性骨髄腫　247
multirooted tooth　多根歯　245
multitubercular tooth　多咬頭歯　245
mummification　ミイラ化　366
mumps　流行性耳下腺炎　394
muramic acid　ムラミン酸　371
muramidase　ムラミダーゼ　371
muramyl peptides　ムラミルペプチド　371
muscarin(e)　ムスカリン　370

muscle contraction　筋収縮　100
muscles of facial expression　表情筋　324
muscle spindle　筋紡錘　102
musculotubal canal　筋耳管管　100
mutan　ムタン　371
mutanase　ムタナーゼ　370
mutans streptococci　ミュータンスレンサ球菌　369
mutation　突然変異　280
muton　ミュートン　369
mycobacteria　マイコバクテリア　362
Mycobacterium tuberculosis　結核菌　119
mycoplasma　マイコプラズマ　362
mycosis　真菌症　206
mycotoxin　マイコトキシン　362
myelinated nerve fiber　有髄神経線維　382
myeloblast　骨髄芽細胞　148
myelogenous leukemia　骨髄性白血病　149
mylohyoid artery　顎舌骨筋枝〈下歯槽動脈の〉　76
mylohyoid groove　顎舌骨神経溝　76
mylohyoid line　顎舌骨筋線　76
mylohyoid muscle　顎舌骨筋　76
mylohyoid nerve　顎舌骨神経　76
myocardium　心筋　205
myoepithelial cell　筋上皮　100
myoepithelioma　筋上皮腫　100
myoma　筋腫　100
myosin　ミオシン　366
myristic acid　ミリスチン酸　369
myxoedema　粘液水腫　295
myxofibroma　粘液線維腫　295
myxoma　粘液腫　295

N

N-acetylgalactosamin　N-アセチルガラクトサミン　8
N-acetylglucosamine　N-アセチルグルコサミン　8
NAD　51
nanometer　ミリミクロン　369
narcosis　麻酔　364
narcotic　麻薬　364
narcotic(s)　麻酔薬　364
narcotic antagonist　麻薬拮抗薬　365
narcotic drug　麻薬　364

narrow dental arch 狭窄歯列弓 97
nasal bone 鼻骨 316
nasal cavity 鼻腔 316
nasal pit 鼻窩 316
nasal process 鼻突起 321
nasal septum 鼻中隔 320
nasal sinuses 副鼻腔 331
Nasmyth membrane ナスミス膜 286
nasoalveolar cyst 鼻歯槽嚢胞 316
nasolabial cyst 鼻唇嚢胞 317
nasolabial groove 鼻唇溝 317
nasopalatine duct 鼻口蓋管 316
nasopalatine duct cyst 鼻口蓋管嚢胞 316
nasopalatine nerve 鼻口蓋神経 316
nasopharyngeal closure 鼻咽腔閉鎖機能 316
nasopharyngeal meatus 鼻咽道 316
natural antibody 自然抗体 **185**
natural immunity 自然免疫 **186**
natural killer cell ナチュラルキラー細胞 **286**
natural selection 自然淘汰 **186**
natural tooth 天然歯 273
nebulizer ネブライザー **295**
neck dissection 頸部郭清術 117
neck line 歯頸線 179
neck of the mandible 下顎頸 72
necrosis 壊死 **48**
necrosis of pulp 歯髄壊死 184
necrosis of the jaw bone 顎骨骨疽 75
necrotizing ulcerative gingivitis 壊死性潰瘍性歯肉炎 **48**
necrotizing ulcerative stomatitis 壊死性潰瘍性口内炎 **48**
Nembutal ネンブタール **295**
neomycin ネオマイシン **294**
neonatal line 新産線《環》 209
neonatal maxillitis 新生児上顎炎 210
nerve 神経 207
nerve block 神経ブロック **209**
nerve block anesthesia 伝達麻酔 272
nerve cell 神経細胞 **208**
nerve ending 神経終末 **208**
nerve fiber 神経線維 **208**
nerve gas 神経ガス 207
nerve growth factor 神経成長因子 **208**
nerve plexus 神経叢 **208**
nerve terminal 神経終末 **208**
nervous system 神経系 **207**
Neumann sheath ノイマン鞘 **296**
neuralgic ear-ache 神経痛性耳痛 **208**

neuralgic toothache 神経痛性歯痛 **208**
neuraminic acid ノイラミン酸 **296**
neuraminidase ノイラミニダーゼ **296**
neurilemma 神経鞘 **208**
neurilemmal cell 神経鞘細胞 **208**
neurilemmoma 神経鞘腫 **208**
neurite 神経突起 **209**
neurocranium 脳頭蓋 **296**
neurofibroma 神経線維腫 **208**
neurofibromatosis 神経線維腫症 **208**
neurogenic shock 神経性ショック **208**
neurohormones 神経ホルモン **209**
neurolemma 神経鞘 **208**
neurolept analgesia ニューロレプトアナルゲジア **292**
neuroma 神経腫 **208**
neuron ニューロン **292**
neuropeptides 神経ペプチド **209**
neurosecretion 神経分泌 **209**
neurotic trismus 神経性開口障害 **208**
neurotoxin 神経毒 **209**
neurotransmitter 神経伝達物質 **208**
neutral amino acid 中性アミノ酸 **253**
neutral fat 中性脂肪 **253**
neutralization 中和 **253**
neutral sugar 中性糖 **253**
neutromuscular blocking agent 神経筋遮断薬 **207**
neutrophil 好中性白血球 **144**
neutrophilic leukocyte (leucocyte) 好中性白血球 **144**
nevoid basal cell carcinoma syndrome 類母斑基底細胞癌症候群 398
nevus 母斑 357
nicotinamide ニコチン酸アミド **289**
nicotinamide adenine dinucleotide 51
nicotinamide adenine dinucleotide ニコチンアミドアデニンジヌクレオチド **289**
nicotinamide mononucleotide ニコチンアミドモノヌクレオチド **289**
nicotine ニコチン **289**
nicotinic acid ニコチン酸 **289**
nicotinic acid amide ニコチン酸アミド **289**
nicotinic stomatitis ニコチン性口内炎 **289**
ninhydrin(e) reaction ニンヒドリン反応 **293**
nitrogen cycle 窒素循環 **252**
nitrous oxide 笑気 **200**
nitrous oxide anesthesia 笑気麻酔 **200**
nitrous oxide-oxygen inhalation sedation 笑

気吸入鎮静法 200
nocardiosis ノカルディア症 298
nodular fascitis 結節性筋膜炎 122
nojirimycin ノジリマイシン 298
noma 水癌 211
non-cell cementum 無細胞セメント質 370
noninsulin dependent diabetes mellitus インスリン非依存性糖尿病 28
non-polarisable electrode 不分極電導子 334
non-rebreathing method 非再呼吸式麻酔法 316
non-reducing end 非還元末端 316
non-reducing sugar 非還元糖 316
non-rooted tooth 無根歯 370
nonsense codon ナンセンスコドン 288
noradrenaline ノルアドレナリン 299
norepinephrine ノルエピネフリン 299
normal bacterial flora 常在菌叢 200
normality 規定度 94
normal occlusion 正常咬合 221
normal solution 規定液 94
northern blotting ノーザンブロット 297
nosocomial infection 院内感染 31
nostril 外鼻孔 71
notatin ノタチン 298
Novocaine ノボカイン 299
nuclear magnetic resonance 核磁気共鳴 76
nuclear magnetic resonant computer tomography 核磁気共鳴コンピュータ断層装置 76
nuclease ヌクレアーゼ 294
nucleic acid 核酸 75
nucleolus 仁 205
nucleoprotein 核タンパク質 76
nucleoside ヌクレオシド 294
nucleotide ヌクレオチド 294
nucleus 核 74
nucleus of the facial nerve 顔面神経核 91
nucleus of the hypoglossal nerve 舌下神経核 226
nucleus of the solitary tract 孤束核 147
nude mouse ヌードマウス 293
null cell ヌル細胞 293
nursing bottle caries ほ乳びんう蝕 357
Nylander test ニーランデル法 289
nylon ナイロン 286

O

O-157 62
obligate aerobe(s) 偏性好気性生物 351
obligate anaerobe 嫌気性((細))菌 123
oblique facial cleft 斜顔裂 192
oblique fracture 斜骨折 193
oblique ridge 斜走隆線〈歯の〉 193
obstruction by the tongue 舌根沈下 227
occipital artery 後頭動脈 144
occipital bone 後頭骨 144
occipital condyle 後頭顆 144
occipital lymph nodes 後頭リンパ節 144
occipital muscle 後頭筋 144
occipital vein 後頭静脈 144
occluding block オクルージングブロック 64
occlusal caries 咬合面う蝕 137
occlusal guidance 咬合誘導 138
occlusal pressure 咬合圧 137
occlusal rehabilitation オクルーザルリハビリテーション 64
occlusal side 咬頭側 144
occlusal surface 咬合面 137
occlusal trauma 咬合性外傷 137
occlusal wall (roof) of pulp chamber 髄室蓋 211
occlusion 咬合 137
occupational abrasion 職業性摩耗症 203
occupational dental diseases 職業性歯科疾患 203
oculodentodigital dysplasia 眼歯骨異形成症 87
odonto-ameloblastoma 歯牙エナメル上皮腫 176
odontoblast 象牙芽細胞 234
odontoclast 破歯細胞 305
odontodysplasia 歯牙異形成症 175
odontogenesis 歯の形成 308
odontogenic carcinoma 歯原性癌腫 179
odontogenic cyst 歯原性嚢胞 179
odontogenic fibroma 歯原性線維腫 179
odontogenic keratcyst 歯原性角化嚢胞 179
odontogenic maxillary (mandibular) inflammation 歯性顎炎 185
odontogenic maxillary sinusitis 歯性上顎洞炎 185
odontogenic myxoma 歯原性粘液腫 179
odontogenic peritonsillar abscess 歯性扁桃周

囲膿瘍　185
odontogenic peritonsillitis　歯性扁桃周囲炎　185
odontogenic sarcoma　歯原性肉腫　179
odontogenic tumor　歯原性腫瘍　179
odontoma　歯牙腫　176
OHI　63
old fracture　陳旧性骨折　256
oleandomycine　オレアンドマイシン　67
olfactory sensation　嗅覚　95
oligomycin　オリゴマイシン　67
oligoptyalism　唾液過少症　243
oligosaccharide　オリゴ糖　66
oligosialia　唾液過少症　243
oligosialia　唾液分泌減少症　244
omohyoid muscle　肩甲舌骨筋　125
oncocyte　オンコサイト　67
oncocytoma　オンコサイトーマ　67
oncogene　オンコジーン　67
oncogene　癌遺伝子　85
oncogenic virus　癌ウイルス　85
oncogenic virus　腫瘍ウイルス　196
oocyte　卵母細胞　389
opaque dentin　不透明象牙質　334
open bite　開咬　69
open fracture　開放性骨折　71
opening of carious cavity　う窩開拡　34
open reading frame　オープンリーディングフレーム　63
operator gene　作動遺伝子　168
operon　オペロン　66
ophthalmic artery　眼動脈　90
opioid peptide　オピオイドペプチド　65
opportunistic infectious disease　日和見感染症　324
opsonin　オプソニン　65
optical rotatory power　旋光性　231
optic canal　視神経管　183
optimal pH　至適pH　187
optimal temperature　至適温度　187
optimum pH　最適pH　159
optimum temperature　最適温度　159
oral actinomycetes　口腔放線菌　134
oral bacteria　口腔細菌　133
oral bacterial polysaccharides　口腔細菌多糖類　133
oral candidiasis　口腔カンジダ症　132
oral cavity　口腔　132
oral glands　口腔腺　133

oral hygiene　歯口清掃　179
oral hygiene index　63
oral hygiene in pregnancy　妊娠時口腔衛生　293
oral immunity　口腔免疫　134
oral immunization　口腔免疫　134
oral infectious diseases　口腔感染症　132
oral leukoplakia　口腔白板症　134
oral microbial flora　口腔微生物叢　134
oral mucosa　口腔粘膜　
oral rehabilitation　オーラルリハビリテーション　63
oral spirochetes　口腔スピロヘータ　133
oral streptococci　口腔レンサ球菌　135
oral treponema　口腔トレポネーマ　134
orbicularis oculi muscle　眼輪筋　91
orbicularis oris muscle　口輪筋　145
orbit　眼窩　86
orbital cellulitis　眼窩蜂巣炎　86
orbital phlegmon　眼窩蜂窩織炎　86
organelle　オルガネラ　67
organic component of the tooth　歯の有機質　309
organic sensation　臓器感覚　234
organism　生物　223
organizer　オーガナイザー　63
orifice of the mouth　口裂　145
original form　原始形〈歯の〉　125
origin of life　生命の起源　224
ornithine cycle　オルニチン回路　67
oroantral fistula　口腔上顎洞瘻　133
oroantral opening　上顎洞穿孔　199
oro-facial-digital syndrome　口腔顔面指趾症候群　132
oropharyngeal isthmus　口峡峡部　131
oropharynx　咽頭口部　30
orthodentin　真正象牙質　210
osazone　オサゾン　64
Osler syndrome　オスラー症候群　64
osmolarity　容量オスモル濃度　385
osmotic pressure　浸透圧　211
osmotic shock　浸透圧ショック　211
osseous nasal cavity　骨鼻腔　149
osseous palate　骨口蓋　148
ossification　骨化　147
ossification center　骨化点　148
ossification zone　骨化帯　148
ossifying fibroma　化骨性線維腫　77
osteitis deformans　変形性骨炎　351

448

osteoblast 骨芽細胞 **148**
osteoblastoma 骨芽細胞腫 **148**
osteocalcin オステオカルシン **64**
osteochondroma 骨軟骨腫 149
osteoclast 破骨細胞 **304**
osteoclast activating factor 破骨細胞活性化因子 **304**
osteoclastoma 破骨細胞腫 305
osteocyte 骨細胞 **148**
osteodentin 骨様象牙質 150
osteofluorosis 骨フッ素症 **149**
osteogenesis 骨形成 **148**
osteogenesis imperfecta 骨形成不全症 **148**
osteogenic sarcoma 骨原性肉腫 **148**
osteoid osteoma 類骨骨腫 398
osteoid tissue 類骨組織 398
osteoma 骨腫 **148**
osteomalacia 骨軟化症 149
osteomyelitis 骨髄炎 **148**
osteomyelitis of the jaw 顎骨骨髄炎 75
osteomyelitis of the mandible 下顎骨骨髄炎 73
osteomyelitis of the maxilla 上顎骨骨髄炎 199
osteonecrosis 骨壊死 **147**
osteoporosis オステオポローシス **64**
osteoporosis 骨粗鬆症 **149**
osteoporosis 骨多孔症 **149**
osteoradionecrosis 放射線骨壊死 353
osteosarcoma 骨肉腫 149
osteosclerosis 骨硬化症 **148**
otic ganglion 耳神経節 183
Ouchterlony method オクタローニー法 **64**
outer enamel band (strand) 外側歯堤 70
outer (external) enamel epithelium 外エナメル上皮 **69**
oval foramen 卵円孔 389
overbite オーバーバイト 63
overjet オーバージェット **63**
overlapping gene オーバーラップ遺伝子 **63**
overlapping occlusion 被蓋咬合 316
oxaloacetate pathway オキサロ酢酸経路 **64**
oxidant オキシダント **64**
oxidant 酸化剤 **170**
oxidation 酸化 **170**
oxidation-reduction enzyme 酸化還元酵素 **170**
oxidation-reduction potential 酸化還元電位 **170**

oxidative phosphorylation 酸化的リン酸化 **170**
oxide 酸化物 **171**
oxidoreductase 酸化還元酵素 **170**
oxydol オキシドール **64**
oxygen 酸素 **172**
oxygen dissociation curve 酸素解離曲線 **172**
oxygen intoxication (poisoning) 酸素中毒 **172**
oxygen saturation 酸素飽和度 **172**
oxyhydrogen flame 酸水素炎 **172**
oxyphilic adenoma 好酸性腺腫 138
oxytalan fiber オキシタラン線維 **64**
ozone オゾン **64**
ozone layer オゾン層 **64**

P

PAc 313
Paget disease of bone パジェット骨病 305
pain 痛み **24**
pain after exodontia 抜歯後疼痛 307
pain reaction 疼痛反応 276
palatal abscess 口蓋膿瘍 129
palatal fistula 口蓋瘻 129
palatalized articulation 口蓋化構音 128
palatals 口蓋音 128
palate 口蓋 128
palatinal 口蓋側 129
palatinal arch 口蓋弓 128
palatinal bone 口蓋骨 128
palatinal spine 口蓋棘 128
palatinal sulcuses 口蓋溝 128
palatine aponeurosis 口蓋腱膜 128
palatine canals 口蓋管 128
palatine foveola 口蓋小窩 128
palatine glands 口蓋腺 129
palatine muscles 口蓋筋 128
palatine nerve 口蓋神経 128
palatine process 口蓋突起〈上顎骨の〉 129
palatine raphe 口蓋縫線 129
palatine sail 口蓋帆 129
palatine tonsil 口蓋扁桃 129
palatine torus 口蓋隆起 129
palatinit パラチニット **309**
palato-gingival groove (of upper incisor) 口蓋部裂溝〈上顎切歯の〉 129

palatoglossal arch　口蓋舌弓　128
palatoglossus muscle　口蓋舌筋　129
palatogram　口蓋図　128
palatomaxillar suture　横口蓋縫合　62
palatopharyngeal arch　口蓋咽頭弓　128
palatopharyngeal sphincter　口蓋咽頭括約筋　128
palatopharyngeus muscle　口蓋咽頭筋　128
paleoprotein　原始タンパク質　**125**
palindrome　パリンドローム　**310**
palmitic acid　パルミチン酸　**310**
palpation　触診　203
panceatic juice　膵液　**211**
pancreas　膵臓　**212**
pancreatin　パンクレアチン　**310**
pandemic infection　汎発性感染　**312**
panning method　パンニング法　**312**
panoramic radiography　パノラマX線撮影法　**309**
pantothenic acid　パントテン酸　**312**
papain　パパイン　**309**
paper chromatography　ペーパークロマトグラフィー　**346**
paper chromatography　濾紙クロマトグラフィー　**402**
papillary cystadenoma lymphomatosum　乳頭状嚢腺リンパ腫　292
papillary hyperplasia　乳頭状過形成　292
papillary layer　乳頭層　292
papilloma　乳頭腫　292
Papillon-Lefevre syndrome　パピヨン・ルフェブル症候群　**309**
papule　丘疹　96
paracona　旁錐　353
paradental cyst　歯周嚢胞　182
paraffin wax　パラフィン蠟　**310**
paraformaldehyde　パラホルムアルデヒド　**310**
parakeratosis　錯角化症　**166**
paralysis of glossopharyngeal nerve　舌咽神経麻痺　226
paralysis of hypoglossal nerve　舌下神経麻痺　226
paralysis of soft palate　口蓋帆麻痺　129
paralysis of the tongue　舌麻痺　228
paralysis of trigeminal nerve　三叉神経麻痺　171
paralytic secretion　麻痺性分泌　364
paramolar　臼傍歯　97
paramolar cusp　臼傍結節　97

paranasal sinuses　副鼻腔　331
paranasal sinusitis　副鼻腔炎　331
paraperiosteal injection　傍骨膜注射法　353
parapharyngeal abscess　咽頭周囲膿瘍　30
parasympathetic nerve　副交感神経　**330**
parasympathetic nervous system　副交感神経系　**330**
parasympathetic saliva　副交感性唾液　330
parasympatholytic drug　コリン作動性効果遮断薬　152
parathion　パラチオン　**309**
parathyroid hormone　上皮小体ホルモン　**202**
paratonsillar vein　外口蓋静脈　69
paratope　パラトープ　**310**
parietal bone　頭頂骨　276
parietal eminence　頭頂結節　276
Parkinson disease　パーキンソン病　**300**
parotid branches　耳下腺枝　176
parotid duct　耳下腺管　176
parotidean plexus　耳下腺神経叢　176
parotid gland　耳下腺　**176**
parotid lymph nodes　耳下腺リンパ節　176
parotid papilla　耳下腺乳頭　176
parotid saliva　耳下腺唾液　**176**
parotin　パロチン　**310**
parotitis　耳下腺炎　176
Parrot syndrome　パロー症候群　310
parthenogenesis　処女生殖　**204**
parthenogenesis　単為生殖　**247**
partial hydrolysis　部分加水分解　**334**
partial impaction　半埋状（歯の）　312
partial pressure of carbon dioxide in the arterial blood　動脈血炭酸ガス分圧　278
partial pressure of oxygen in the arterial blood　動脈血酸素分圧　278
partition chromatography　分配クロマトグラフィー　**343**
passive immunity　受動免疫　**195**
passive immunization　受動免疫　**195**
Pasteur effect　パスツール効果　**305**
pasteurization　低温殺菌　262
Pasteur's pipette　パスツールピペット　**305**
patch test　パッチテスト　307
pathogen　病原体　**323**
pathogenicity　病原性　**323**
pathologic fracture　病的骨折　**324**
pathologic fracture of the tooth　病的歯牙破折　324
Patrick pain area　パトリック発痛帯　308

pearl tumor　真珠腫　210
pectin　ペクチン　347
peculiar oral becteria　固有口腔細菌　151
pedestal bone　歯足骨　186
peg-shaped tooth　栓状歯　231
pellagra　ペラグラ　349
pemphigoid　類天疱瘡　398
pemphigus　天疱瘡　273
pemphigus vulgaris　尋常性天疱瘡　210
pendulum of the palate　口蓋垂　128
penetrating caries　穿通性う蝕　233
penicillin　ペニシリン　347
penicillinase　ペニシリナーゼ　347
pentose　ペントース　351
pentose oxidation cycle　ペントース酸化回路　351
pentose phosphate cycle　ペントースリン酸回路　351
pentose phosphoketolase pathway　ペントースホスホケトラーゼ経路　351
peppermint oil　ハッカ油　306
pepsin　ペプシン　347
pepsin inhibitor　ペプシンインヒビター　347
pepstatin　ペプスタチン　347
peptidase　ペプチダーゼ　347
peptide　ペプチド　347
peptide map　ペプチドマップ　348
peptide vaccine　ペプチドワクチン　348
peptidoglycan　ペプチドグリカン　348
peptone　ペプトン　348
percentage of caries experienced person　う蝕罹患者率　39
percentage of caries experienced teeth　う蝕罹患歯率　39
percent solution　パーセント溶液　300
Percoll　パーコール　300
percussion　打診　245
perforation into pulp chamber　髄室穿孔　211
perforation of root canal　根管穿孔　154
perforation of sinus　上顎洞穿孔　199
periapical cemental dysplasia　根尖性セメント質異形成症　155
perichondral ossification　軟骨外骨化　288
perichondrium　軟骨膜　288
pericoronitis of the wisdom tooth　智歯周囲炎　252
perimaxillary (perimandibular) abscess　顎骨周囲膿瘍　75
perimaxillary (perimandibular) inflammation　顎骨周囲炎　75
perineurium　神経周膜　208
periodate oxidation　過ヨウ素酸酸化　81
periodic gingivitis　周期性歯肉炎　193
periodontal abscess　歯周膿瘍　182
periodontal disease　歯周病　182
periodontal disease index (PDI)　歯周疾患指数　182
periodontal disease rate　ペリオドンタル ディジーズ レート　349
periodontal diseases　歯周疾患　182
periodontal fiber　歯根膜線維　181
periodontal ligament　歯根膜　180
periodontal pocket　歯周ポケット　183
periodontal pocket curettage　歯周ポケット搔爬　183
periodontal polyp　歯根膜ポリープ　181
periodontal tissue　歯周組織　182
periodontitis　歯周炎　181
periodontitis simplex　単純性歯根膜炎　248
periodontium　歯周組織　182
periodontopathic bacteria　歯周病原性細菌　182
periodontosis　歯周症　182
periosteum　骨膜　150
periostitis　骨膜炎　150
periostitis of the jaw　顎骨膜炎　75
periostitis ossificans　化骨性骨膜炎　77
Periotron　ペリオトロン　349
peripheral blood　末梢血　364
peripheral blood lymphocyte　末梢リンパ球　364
peripheral blood monocyte　末梢血単球　364
peripheral nervous system　末梢神経系　364
periplasmic enzyme　ペリプラズム酵素　349
peritoneal macrophage　腹腔マクロファージ　330
peritubular dentin　管周象牙質　88
permanent dentition　永久歯列　40
permanent tooth　永久歯　40
permease　パーミアーゼ　300
permselective membrane　選択透過膜　232
pernicious anemia　悪性貧血　4
perniosis　凍瘡　276
peroxidase　ペルオキシダーゼ　349
peroxidase reaction　ペルオキシダーゼ反応　349
peroxisome　ペルオキシソーム　349
persistence of deciduous tooth　乳歯晩期残存

292
petechia 点状出血 272
pethidine ペチジン 347
petri dish シャーレ 192
Peutz-Jeghers syndrome ポイツ・ジェガース症候群 352
Peyer's patch パイエル板 300
phage ファージ 325
phagocyte 食細胞 203
phagocytosis 食作用 203
phagosome ファゴソーム 325
pharmacology 薬理学 381
pharmacopeia 薬局方 381
pharyngeal cavity 咽頭腔 30
pharyngeal constrictor muscle 上咽頭収縮筋 198
pharyngeal flap operation 咽頭弁移植術 30
pharyngeal membrane 口咽頭膜 127
pharyngeal opening of auditory tube 耳管咽頭口 177
pharyngeal plexus 咽頭神経叢 30
(venous) pharyngeal plexus 咽頭静脈叢 30
pharyngeal raphe 咽頭縫線 31
pharyngeal roof 咽頭円蓋 30
pharyngeal tonsil 咽頭扁桃 30
pharyngeal veins 咽頭静脈 30
pharyngitis 咽頭炎 30
pharyngopalatine arch 口蓋咽頭弓 128
pharynx 咽頭 30
phase contrast microscope 位相差顕微鏡 24
pH electrode pH電極 313
phenol フェノール 329
phenolated thymol 石炭酸チモール 225
phenol camphor フェノールカンフル 329
phenotype 表現型 323
phenotypic expression 形質発現 116
phenylalanine フェニルアラニン 328
phenylketonuria フェニルケトン尿症 328
pheromone フェロモン 329
philtrum 人中 210
pH indicator 酸塩基指示薬 169
phlegmon 蜂窩織炎 352
phlegmon of the cheek 頬部蜂窩織炎 98
phlegmon of the floor of mouth 口底蜂巣織炎 144
phlegmon of the neck 頸部蜂窩織炎 117
pH meter pHメーター 313
Phoenix abscess フェニックス膿瘍 328
phorbol ester ホルボールエステル 360

phosphatase ホスファターゼ 355
phosphate リン酸 395
phosphate-bond energy リン酸結合エネルギー 395
phosphate regulon リン酸レギュロン 395
phosphatidylethanolamine ホスファチジルエタノールアミン 355
phosphatidylinositol cycle ホスファチジルイノシトール回路 355
phosphodiester bond リン酸ジエステル結合 395
phosphoenolpyruvic acid ホスホエノールピルビン酸 355
phosphofructokinase ホスホフルクトキナーゼ 355
phosphogluconate pathway ホスホグルコン酸経路 355
phosphoglycerate ホスホグリセリン酸 355
phosphoketolase pathway ホスホケトラーゼ経路 355
phospholipid リン脂質 395
phosphoprotein リンタンパク質 396
phosphorous necrosis of jaw リン性顎壊死 396
phosphorus リン 395
phosphorylase ホスホリラーゼ 355
photon 光量子 145
photophosphorylation 光リン酸化 145
photoprotein 発光タンパク質 307
photosynthesis 光合成 137
photosynthetic pigment 同化色素 274
pH paper pH試験紙 313
pH-stat pHスタット 313
phycocyanin フィコシアニン 327
phycoerythrin フィコエリトリン 327
phylogenesis 系統発生 117
phylogenetic tree of oral streptococci 口腔レンサ球菌の系統発生樹 135
phylogeny 系統発生 117
physiological age 生理の年齢 225
physiological saline 生理的食塩水 225
physiological sodium chloride solution 生理食塩液 225
physiologic dead space 生理学的死腔 225
physiologic migration of tooth 生理学の歯牙移動 225
phytoagglutinin フィトアグルチニン 327
phytohemagglutinin 植物凝集素 203
phytohormone 植物ホルモン 204

phytotron　ファイトトロン　**325**
Pierre Robin syndrome　ピエール・ロバン症候群　**316**
pigmented nevus　色素性母斑　**177**
pili　ピリ　**324**
pili　線毛　**233**
Pindborg tumor　ピンドボルグ腫瘍　**325**
piriform opening　梨状口　**390**
piriform recess　梨状陥凹　**390**
pit and fissure caries　小窩裂溝う蝕　**199**
pithecoid symbol　類猿徴　**398**
pituitary gland　下垂体　**77**
pituitary gland　脳下垂体　**296**
pituitary hormone　下垂体ホルモン　**78**
placebo　偽薬　**94**
plain muscle　平滑筋　**345**
planchet　プランチェット　**336**
plant agglutinin　植物凝集素　**203**
plant lectin　植物レクチン　**204**
plant pigment　植物色素　**203**
plant virus　植物ウイルス　**203**
plaque　溶菌斑　**384**
plaque control　プラークコントロール　**334**
plaque index　歯垢指数　**179**
plasma　血漿　**120**
plasma　細胞質　**163**
plasma cell　プラズマ細胞　**335**
plasma cell　形質細胞　**116**
plasmacytoma　形質細胞腫　**116**
plasma expander　代用血漿剤　**242**
plasmagene　プラズマジーン　**335**
plasmagene　細胞質遺伝子　**163**
plasma membrane　細胞膜　**166**
plasmid　プラスミド　**335**
plasmin　プラスミン　**335**
plasmon　プラスモン　**335**
plastic closure of the oroantral opening　上顎洞穿孔閉鎖術　**199**
plastic operation of the skin　皮膚形成術　**322**
plastic repair of scar　瘢痕形成術　**311**
plate culture　平板培養　**345**
platelet　血小板　**121**
plating　平板培養　**345**
platinum loop　白金耳　**306**
platysma　広頸筋　**135**
Plaut-Vincent angina　プロー・ワンサン アンギーナ　**339**
pleomorphic adenoma　多形性腺腫　**244**
plicidentin　皺襞象牙質　**214**

plug　塞栓　**236**
Plummer-Vinson syndrome　プランマー・ビンソン症候群　**336**
pluripotential stem cell　多能性幹細胞　**247**
PMA index　PMA 指数　**313**
pocket probe　歯周ポケット測定器　**183**
point mutation　点突然変異　**273**
Poisson distribution　ポアソン分布　**352**
Poisson's law　ポアソン分布　**352**
polarization microscope　偏光顕微鏡　**351**
polarizing microscope　偏光顕微鏡　**351**
poliomyelitis　小児麻痺　**202**
polyacrylamide gel　ポリアクリルアミドゲル　**359**
polyacrylamide gel electrophoresis　ポリアクリルアミドゲル電気泳動　**359**
polyethylene　ポリエチレン　**359**
polyethylene glycol　ポリエチレングリコール　**359**
polygene　ポリジーン　**359**
polymer　ポリマー　**359**
polymerase chain reaction　PCR 法　**314**
polymerization　重合　**194**
polymorphnuclear leukocyte　多核白血球　**244**
polymyxin　ポリミキシン　**359**
polyol　糖アルコール　**274**
polyp　ポリープ　**359**
polyphenol　ポリフェノール　**359**
polyphosphate　ポリリン酸　**359**
polyphyodonty　多生歯性　**245**
polysaccharide　多糖類　**247**
polysaccharide　多糖　**246**
polysialia　唾液分泌過多症　**244**
polysome　ポリソーム　**359**
polyvalent vaccine　多価ワクチン　**244**
population　集団　**194**
porcelain faced dowel crown　陶歯前装継続歯　**276**
porin　ポーリン　**354**
porphyrin　ポルフィリン　**360**
Porphyromonas gingivalis　ポルフィロモナスジンジバリス　**360**
positron　陽電子　**385**
positron emission tomography　陽電子放射断層撮影法　**385**
positron emission transaxial tomography　陽電子放射横断断層撮影法　**385**
posterior auricular artery　後耳介動脈　**138**
posterior cheek tooth　大臼歯　**240**

posterior cranial fossa　後頭蓋窩　144
posterior cricoarytenoid muscle　後輪状披裂筋　145
posterior ethmoidal nerve　後篩骨神経　138
posterior ethmoidal sinus　後篩骨洞　138
posterior facial vein　下顎後静脈　72
posterior nasal aperture　後鼻孔　144
posterior nasal branches　後鼻枝　144
posterior nasal spine　鼻棘　316
posterior palatine arch　口蓋咽頭弓　128
posterior superior alveolar artery　後上歯槽動脈　139
posterior superior alveolar branches　後上歯槽枝《神経》　138
posterior triangle　外側頸三角　70
posteriory cheek tooth　後頬歯　131
postglenoid tubercle　関節後結節（突起）　89
postmolar　後臼歯　131
postoperative bacteriemia (bacteremia)　手術後菌血症　195
postoperative maxillary cyst　術後性上顎嚢胞　195
potassium cyanide　青酸カリ　221
potential decalcification efficiency　潜在脱灰能〈食品の〉　231
potentiation　相乗作用　235
prebiotic soup　原始スープ　125
precancerous lesions　前癌病変　231
precursor　前駆体　231
predentin　象牙前質　235
predilection sites of dental caries　う蝕好発部位　37
preemail　エナメル前質　51
pregnancy epulis　妊娠性エプーリス　293
pregnancy gingivitis　妊娠性歯肉炎　293
pregnancy tumor　妊娠腫　293
prelacteal tooth　前乳歯　233
prelacteal tooth band　前乳歯堤　233
premature loss of deciduous tooth　乳歯早期喪失　292
premaxillary (intermaxillary) bone　切歯骨　227
premolar　小臼歯　200
presenile alveolar atrophy　早発性歯槽骨萎縮　236
pressure atrophy　圧迫萎縮　9
preventive orthodontics　予防《的》矯正　386
preventive sealing　予防塡塞　386
prickle cell　有棘細胞　381

prilocaine　プリロカイン　**337**
primary caries　初期う蝕　**202**
primary dentin　原生象牙質　**126**
primary focus　原発巣　126
primary occlusion　乳歯咬合　292
primary oral cavity　一次口腔　24
primary palate　一次口蓋　24
primary structure　一次構造　**25**
primate　霊長類　**399**
primate space　霊長空隙　398
primer　プライマー　**335**
primitive atmosphere　原始大気　**125**
primitive nasal cavity　一次鼻腔　24
primordial cyst　原始性嚢胞　125
primordial soup　原始スープ　**125**
primosome　プライモソーム　**335**
prion　プリオン　**336**
prismatic root　プリズム状根　337
probe　プローブ　**339**
procaine　プロカイン　**339**
procaryote　原核生物　**123**
procaryote　前核生物　231
product inhibition　生成物阻害　**222**
professional oral prophyraxis　プロフェッショナル オーラル プロフィラキシス　**342**
progesterone　プロゲステロン　**339**
progressive facial hemiatrophy　進行性顔面半側萎縮症　209
progressive hemifacial atrophy　進行性顔面半側萎縮症　209
prokaryote　原核生物　**123**
prokaryote　前核生物　231
prolactin　プロラクチン　**342**
prolamin(e)　プロラミン　**342**
proline　プロリン　**342**
promoter　プロモーター　**342**
pronase　プロナーゼ　**342**
proper cavity of the mouth　固有口腔　151
prophage　プロファージ　**342**
prophylactic filling　予防充塡　386
propionic acid fermentation　プロピオン酸発酵　**342**
prostaglandin　プロスタグランジン　**339**
protamin　プロタミン　**339**
protease　タンパク質分解酵素　250
protease　プロテーゼ　341
protease inhibitor　プロテアーゼインヒビター　**339**
protease nexin　プロテアーゼネキシン　**341**

proteasome　プロテアソーム　**340**
protein　タンパク質　**248**
protein　プロテイン　**341**
protein A　プロテインA　**341**
protein antigen serotype c　**313**
protein kinase　タンパク質リン酸化酵素　**251**
protein kinase　プロテインキナーゼ　**341**
protein synthesis　タンパク質合成　**249**
protein synthesis inhibitor　タンパク質合成阻害剤　**249**
proteinuria　タンパク尿　**251**
proteoglycan　プロテオグリカン　**341**
proteome　プロテオーム　**341**
proteose　プロテオース　**341**
prothrombin　プロトロンビン　**341**
protocone　原錐　**125**
protoconule　原小錐　**125**
proton　プロトン　**341**
proton　陽子　**384**
proton pump　プロトンポンプ　**341**
proton translocation　プロトン輸送　**342**
protoplasm　原形質　**125**
protoplast　プロトプラスト　**341**
protozoa　原生動物　**126**
provisional tooth　乳歯　**291**
proximal caries　隣接面う蝕　**396**
proximal surface　隣接面　**396**
pseudoanodontia　仮性無歯症　79
pseudoarthrosis　偽関節　91
pseudomembrane　偽膜　**94**
pseudomembranous inflammation　偽膜性炎　94
pseudomembranous stomatitis　偽膜性口内炎　94
pseudopulpalgia　偽歯髄痛　92
pseudouridine　プソイドウリジン　**331**
psoriasis vulgaris　尋常性乾癬　210
psychosedation　精神鎮静法　222
pterygoid canal　翼突管　**385**
pterygoid canal nerve　翼突管神経　**385**
pterygoid fossa　翼突筋窩　**385**
pterygoid plexus　翼突静脈叢　**385**
pterygoid process　翼状突起　**385**
pterygoid tuberosity　翼突筋粗面　**385**
pterygomandibular fold　翼突下顎ヒダ　**385**
pterygomandibular raphe　翼突下顎縫線　**385**
pterygomandibular space　翼突下顎隙　386
pterygopalatinal canal　大口蓋管　**240**
pterygopalatinal ganglion　翼口蓋神経節　385

pterygopalatinal nerves　翼口蓋神経　385
pterygopalatine foramen　翼口蓋孔　385
pterygopalatine fossa　翼口蓋窩　385
pterygopalatine groove　翼口蓋溝　385
ptyalin　プチアリン　**331**
ptyalism　唾液分泌過多症　**244**
ptyalism　流涎症　**394**
puberty gingivitis　思春期性歯肉炎　**183**
puff　パフ　**309**
pulp abscess　歯髄膿瘍　184
pulp cavity　歯髄腔　184
pulp cell　歯髄細胞　**184**
pulp chamber　髄室　211
pulp exposure　露髄　**402**
pulp horn　髄角　211
pulp polyp　歯髄ポリープ　184
pulptitis　歯髄炎　**184**
pulse　脈拍　369
pulse diagnosis　脈診　369
pulse-field gel electrophoresis　パルスフィールドゲル電気泳動　**310**
pulse pressure　脈圧　369
pulse wave　脈派　369
pure culture　純培養　**198**
purine　プリン　**337**
puromycin　ピューロマイシン　**323**
purpura　紫斑病　**191**
pus　膿　**296**
pus discharge　排膿　302
pustule　膿疱　**297**
putrefaction　腐敗　**334**
putrid bacteria　腐敗菌　**334**
putrid inflammation　腐敗性炎　334
pyemia　膿血症　296
Pyle syndrome　パイル症候群　**303**
pyogenic coccus　化膿菌　81
pyogenic granuloma　膿原性肉芽腫　296
pyrenoid　ピレノイド　**325**
pyridine nucleotide　ピリジンヌクレオチド　**324**
pyridoxal　ピリドキサール　**324**
pyridoxine　ピリドキシン　**324**
pyrimidine　ピリミジン　**324**
pyrocondensation　熱縮合　**294**
pyrophosphate　ピロリン酸　**325**
pyrophosphoric acid　ピロリン酸　**325**
pyruvate　ピルビン酸　**324**
pyruvic acid　ピルビン酸　**324**

Q

quadratus labii superioris muscle 上唇方形筋 201
quantum 量子 394
quaternary structure 四次構造 385
queen substance 女王物質 202
quenching クエンチング 103

R

racemization ラセミ化 388
racemose hemangioma 蔓状血管腫 366
rachitis くる病 113
radian ラジアン 388
radiation 放射線 353
radiation absorbed dose ラド 388
radiation dose 放射線量 353
radiation hazard 放射線障害 353
radiation-induced cancer 放射線誘発癌 353
radiation protection 放射線防護 353
radiation therapy 放射線治療 353
radical ラジカル 388
radicular cyst 歯根嚢胞 180
radicular granuloma 歯根肉芽腫 180
radioactive isotope 放射性同位元素 353
radioactivity 放射能 353
radioautography ラジオオートグラフィー 388
radiocarbon dating 放射性炭素年代測定法 353
radiographic contrast 写真コントラスト 193
radioimmunoassay ラジオイムノアッセイ 388
radioisotope ラジオアイソトープ 388
radiolucency X線透過性 50
radioosteomyelitis of the jaw 放射線顎骨骨髄炎 353
radioosteonecrosis 放射線骨壊死 353
radiopacity X線不透過性 50
radiosensitivity 放射線感受性 353
radiostomatitis 放射線口内炎 353
radium ラジウム 388
radium therapy ラジウム療法 388
raffinose ラフィノース 389
rampant caris ランパントカリエス 389

rancidity 酸敗 172
random coil ランダムコイル 389
ranula ガマ腫 81
Raschkow plexus ラシュコフ神経叢 388
raspberry tongue 苺舌 24
rate of teeth decayed う歯率 39
Rathke pouch (pocket) ラトケ嚢 388
reaction shrinkage 反応収縮 312
reagin レアギン 398
receptor レセプター 400
receptor 受容器 196
receptor 受容体 198
recessive gene 劣性遺伝子 400
v. Recklinghausen disease レックリングハウゼン病 400
recombinant 組換え体 103
recombinant DNA technology 組換えDNA技術 103
recon レコン 399
recurrent aphthae 再発性アフタ 162
recurrent caries 再発う蝕 162
recurrent caries 二次う蝕 289
red blood cell 赤血球 226
red bone marrow 赤色骨髄 225
red halo 紅暈 127
redioactivation analysis 放射化分析 353
reducing sugar 還元糖 87
redundant DNA 重複DNA 194
reflex 反射 311
regeneration 再生 158
Reiter disease ライテル病 387
relative growth 相対成長 235
relative pocket 仮性ポケット 79
relaxation section 減張切開 126
relaxation suture 減張縫合 126
relieve tooth 交代歯 144
rem レム 401
remaining tooth 残存歯 172
remineralization 再石灰化 158
removal of air 脱気 246
removal of grease 脱脂 246
renin レニン 400
repair enzyme 修復酵素 194
repair gene 修復遺伝子 194
repeated gene 反復遺伝子 312
repetitive DNA 重複DNA 194
replacement therapy リプレイスメントセラピー 391
replacing bone 置換骨 251

replantation of the teeth　再植　158
replicon　レプリコン　**400**
repressor　リプレッサー　**392**
repressor　レプレッサー　**400**
reproduction　生殖　**221**
reserve protein　貯蔵タンパク質　**255**
reserve starch　貯蔵デンプン　**255**
residual cyst　残存囊胞　172
residual pulp　残髄　172
resin　レジン　**400**
resin　樹脂　**195**
respiration　呼吸　**146**
respiration with moving of the nose wings　鼻翼呼吸　324
respiratory center　呼吸中枢　**146**
respiratory inhibitor　呼吸阻害剤　**146**
respiratory pigment　呼吸色素　**146**
respiratory system　呼吸器系　**146**
respiratory tract　気道　**94**
resting saliva　安静時唾液　**19**
restriction enzyme　制限酵素　**220**
restriction map　制限地図　**221**
retained tooth　埋伏歯　363
retarded eruption　萌出遅延　353
retention cyst　貯留嚢胞　255
retention cyst of salivary gland　唾液腺停滞囊胞　243
reticular atrophy　網様萎縮〈歯髄の〉　377
reticular root canal　網状根管　377
reticuloendothelial system　細網内皮系　**166**
reticuloendothelial system　網内系　**377**
reticulosarcoma　細網肉腫　**166**
retinal　レチナール　**400**
retinoid　レチノイド　**400**
retinol　レチノール　**400**
retromolar triangle　臼後三角　**96**
retropharyngeal abscess　後咽頭膿瘍　127
retropharyngeal lymph nodes　咽頭後リンパ節　30
reversed phase chromatography　逆相クロマトグラフィー　**96**
reverse mutation　復帰突然変異　332
reverse transcriptase　逆転写酵素　**95**
reversible reaction　可逆反応　**74**
rhabdomyoma　横紋筋腫　**62**
rhabdomyosarcoma　横紋筋肉腫　**62**
rhamnose　ラムノース　**389**
Rh blood group system　Rh 式血液型　**1**
rheumatism　リウマチ　**389**

rheumatoid arthritis　リウマチ　**389**
rheumatoid arthritis test　RA テスト　**1**
rheumatoid factor　リウマチ因子　**390**
rheumatoid mandibular arthritis　リウマチ性顎関節炎　390
Rhodamine　ローダミン　**402**
rhodopsin　ロドプシン　**403**
riboflavin　リボフラビン　**394**
riboflavin mononucleotide　リボフラビンモノヌクレオチド　**394**
ribonuclease　RN アーゼ　**1**
ribonuclease　リボヌクレアーゼ　**394**
ribonucleic acid　**1**
ribonucleoside　リボヌクレオシド　**394**
ribonucleotide　リボヌクレオチド　**394**
ribose　リボース　**392**
ribosomal DNA (rDNA)　リボソーム DNA　**393**
ribosomal protein　リボソームタンパク質　**393**
ribosomal RNA　リボソーム RNA　**393**
ribosome　リボソーム　**392**
ribosome subunit　リボソームサブユニット　**393**
ribulose　リブロース　**392**
rickets　くる病　**113**
Rickles caries activity test　リックルスう蝕活動性試験　390
rifamycin　リファマイシン　**391**
Riga-Fede disease　リガ・フェーデ病　390
Ringer solution　リンゲル液　**395**
risorius muscle　笑筋　**200**
RNA　**1**
RNAase　RNA 分解酵素　**2**
RNA polymerase　RNA ポリメラーゼ　**2**
RNase　RN アーゼ　**1**
RNA virus　RNA ウイルス　**1**
Rochelle salt　ロッシェル塩　**403**
rocket immunoelectrophoresis　ロケット免疫電気泳動　**402**
rod　桿菌　**87**
roentgen　レントゲン　**401**
roentgenographic cephalometry　頭部 X 線規格写真分析法　278
roentgen rays　レントゲン線　**401**
roentgen ulcer　レントゲン潰瘍　**401**
rolling circle replication　ローリングサークル複製　**402**
root apex　根尖　154
root canal　根管　**154**

root canal treatment　根管治療法　154
root of the tooth　歯根　180
root planing　ルートプレーニング　398
root resorption　歯根吸収　180
root surface caries　根面う蝕　156
rosette technique　ロゼット法　402
rotation　捻転〈歯の〉　295
rough endoplasmic reticulum　粗面小胞体　237
rough ER　粗面小胞体　237
round canal　正円孔　220
round square dental arch　帯円方形歯列弓　239
round V-shaped dental arch　帯円V字形歯列弓　239
royal jelly　ロイヤルゼリー　402
RPMI1640　2
rubber　ゴム　151
rubella　風疹　328
rubeola　麻疹　364
rudimentary tooth　痕跡歯　154
Rumpel-Leede phenomenon　ルンペル・レーデ現象　398
Russel bodies　ラッセル小体　388
Russell periodontal index　ラッセル指数　388

S

saccharase　サッカラーゼ　167
saccharide　糖質　276
saccharide　糖　274
saccharin　サッカリン　167
saccharose　サッカロース　167
saccharose　ショ糖　204
saccharose　スクロース　215
saccule of the larynx　喉頭小囊　144
safety cabinet　安全キャビネット　19
Saforide　サホライド　169
sagittal　矢状　183
sagittal plane　矢状面　183
saliva　唾液　242
salivary amylase　唾液アミラーゼ　243
salivary antibody　唾液抗体　243
salivary buffering capacity test　唾液緩衝能試験　243
salivary chromosome　唾液腺染色体　243
salivary colic　唾液仙（疝）痛　243
salivary corpuscles　唾液小体　243
salivary duct　唾液管　243
salivary duct probe　唾液管ゾンデ　243
salivary fistula　唾液瘻　244
salivary gland chromosome　唾液腺染色体　243
salivary gland hormone　唾液腺ホルモン　243
salivary glands　唾液腺　243
salivary protein　唾液タンパク質　243
salivary secretion　唾液分泌　244
salivary secretion test　唾液流出試験　244
salivary stone　唾石　245
salivary substitute　代用唾液　242
salivation　唾液分泌　244
salivator　催唾剤　159
Salk vaccine　ソークワクチン　236
Salmonella　サルモネラ　169
salpingopharyngeus muscle　耳管咽頭筋　177
salvage pathway　サルベージ経路　169
salvage pathway　ピリジンヌクレオチド回路　324
sandwich ELISA immunoassay　サンドイッチエライザイムノアッセイ　172
saponification　鹼化　123
saponin　サポニン　169
sarcoidosis　サルコイドーシス　169
sarcoma　肉腫　289
SARS　サーズ　vi
saturated fatty acid　飽和脂肪酸　354
saturated solution　飽和溶液　354
saturation　飽和　354
saturation curve　飽和曲線　354
scab　痂皮　81
scald　熱傷　294
scaler　歯石除去器　185
scaling　歯石除去　185
scanning electron microscope　走査型電子顕微鏡　235
scanning tunneling microscope　走査型トンネル顕微鏡　235
scar　瘢痕　311
scarf skin　表皮　324
scarlatina　猩紅熱　200
scarlet fever　猩紅熱　200
Scatchard plot　スキャッチャードプロット　214
Schiff's reagent　シッフ試薬　187
Schimmelbusch boilsterilizer　シンメルブッシュ煮沸消毒器　211

Schonlein-Henoch purpura シェーライン・ヘノッホ紫斑病 175
Schreger bands シュレーゲル条〈象牙質の〉 198
Schreger line シュレーゲル条〈象牙質の〉 198
Schwann cell シュワン細胞 198
Schwannoma シュワン鞘腫 198
SCID/hu mouse SCID/hu マウス 214
SCID/hu mouse SCID/hu マウス 48
SCID mouse SCID マウス 48
scintigram シンチグラム 210
scintillation シンチレーション 210
scintillation counter シンチレーション カウンター 210
scintillator シンチレーター 210
scleroderma 強皮(鞏)症 98
scleroprotein 硬タンパク質 144
sclerosing osteitis (osteomyelitis) 硬化性骨《髄》炎 129
sclerotic dentin 硬化象牙質 129
scorbutic gingivitis 壊血病性歯肉炎 69
scrapie スクレイピー 214
scurvy 壊血病 69
SDS-PAGE 49
secondary caries 二次う蝕 289
secondary cementum 第二セメント質 242
secondary culture 二次培養 289
secondary dentin 第二象牙質 242
secondary immune response 二次免疫応答 290
secondary infection 二次感染 289
secondary metabolite 二次代謝物 289
secondary papillae 二次乳頭 289
secondary structure 二次構造 289
second dentition 第二生歯 241
second law of thermodynamics 熱力学第二法則 295
second messenger 二次メッセンジャー 289
second milk molar 第二乳臼歯 242
second molar 第二大臼歯 242
secondont tooth 切縁歯 226
second pharyngeal pouch 第二鰓嚢 241
second premolar 第二小臼歯 241
secretin セクレチン 225
secretion 分泌 343
secretion of saliva 唾液分泌 244
secretory immunogrobulin 分泌型免疫グロブリン 343

secretory leukocyte protease inhibitor スリッピー 219
secretory nerve 分泌神経 344
secretory vesicle 分泌小胞 344
sedimentation coefficient 沈降係数 256
sedimentation constant 沈降係数 256
sedoheptulose セドヘプツロース 228
selective medium 選択培地 232
selenodont 月状歯 121
selenodonty 半月歯形 310
self-cleaning action of the mouth 口腔自浄作用 133
self-fertilization 自家受精 176
self-recognition 自己認識 179
self-replication 自己増殖 179
self-reproduction 自己増殖 179
semiconservative replication 半保存的複製 312
semidominance 半優性 312
semilunar ganglion 半月神経節 310
semilunar hiatus 半月裂孔 310
semipermeable membrane 半透膜 312
senescence 老化 402
senile atrophy 老人性萎縮 402
senility pigment 加齢色素 85
sensation 感覚 86
sensation in the mouth 口腔内感覚 134
sense 感覚 86
sense of pain 痛覚 256
sense of pressure 圧覚 9
sense of taste 味覚 367
sense organ 感覚器 86
sense spot 感覚点 86
sensitivity test 感受性試験〈細菌の〉 88
sensory nerve fiber 感覚神経線維 86
sensory organ 感覚器 86
Sephadex セファデックス 228
Sepharose セファロース 228
sepsis 敗血症 302
sequestrum 腐骨 331
serial dilution 連続希釈 401
serine セリン 230
serine esterase セリンエステラーゼ 230
serine protease セリンプロテアーゼ 230
serologic test for syphilis 梅毒血清反応 302
serology 血清学 121
serotonin セロトニン 230
serotype 血清型〈細菌の〉 121
serous cell 漿液細胞 198

serous fluid 漿液 198
serous gland 漿液腺〈唾液の〉 198
serous inflammation 漿液性炎 198
serous membrane 漿膜 202
serous pulpitis 漿液性歯髄炎 198
serum 血清 121
serum albumin 血清アルブミン 121
serum hepatitis 血清肝炎 122
serum proteins 血清タンパク質 122
set of milk teeth 乳歯群 292
set of teeth 歯群 179
seventh cusp 第七咬頭 241
severe combined immunodeficiency 重症複合免疫不全症 194
sex 性 219
sex chromosome 性染色体 222
sex hormone 性ホルモン 224
sex-limited inheritance 限性遺伝 126
sex-linked inheritance 伴性遺伝 311
sex pili 性線毛 222
sex plasmid 性プラスミド 223
sexual reproduction 有性生殖 382
shafflon シャフロン 193
shake culture 振盪培養 211
Sharpey fiber シャーピー線維 192
sheath of Schwann シュワン鞘 198
SH group SH基 48
Shigella シゲラ 179
shuttle vector シャトルベクター 193
Shwartzman reaction シュワルツマン反応 198
sialadenosis 唾液腺症 243
sialagogic effect 唾液分泌促進効果 244
sialic acid シアル酸 173
sialism 唾液分泌過多症 244
sialoadenitis 唾液腺炎 243
sialoangiostenosis 唾液管閉塞 243
sialodochitis 唾液管炎 243
sialogogue 催唾剤 159
sialolith 唾石 245
sialolithiasis 唾石症 245
sialosis 唾液分泌過多症 244
sialosis 唾液腺症 243
sicca syndrome (complex) 乾燥症候群 90
sickle cell 鎌状赤血球 81
siderophore シデロホア 187
sievert シーベルト 175
signal peptidase シグナルペプチダーゼ 178
signal peptide シグナルペプチド 178

signal sequence シグナル配列 178
signal transduction シグナル伝達 177
significance test 有意性検定 381
silica gel シリカゲル 204
silver stain 銀染色 100
simian acquired immunodeficiency syndrome サル後天性免疫不全症候群 169
simple bone cyst 単純性骨嚢胞 248
simple fracture 単純骨折 248
simple-rooted tooth 単根歯 247
single nucleotidemorphism 一塩基多型 24
site-directed mutagenesis 部位特異的突然変異 327
sixth cusp 第六咬頭 242
Sjögren syndrome シェーグレン症候群 175
skeletal malocclusion 骨格性不正咬合 148
skeletal muscle 骨格筋 148
skeletal muscle relaxants 筋弛緩薬 100
skeletal pattern 骨格型 148
skin 皮膚 322
skin dose 皮膚線量 322
skin graft 皮膚移植 322
skin sensitization 皮膚感作 322
skull 頭蓋 274
skull bones 頭蓋骨 274
skull cap 頭蓋冠 274
SLPI スリッピー 219
smaller zygomatic muscle 小頬骨筋 200
small (lesser) palatine arteries 小口蓋動脈 200
smear preparation 塗沫標本 281
smelling examination 嗅診 96
Smith degradation スミス分解 219
smooth endoplasmic reticulum 滑面小胞体 80
smooth muscle 平滑筋 345
smooth surface caries 平滑面う蝕 345
Snyder test スナイダーテスト 218
sodium azide アジ化ナトリウム 7
sodium dodecyl sulfate ドデシル硫酸ナトリウム 281
sodium dodecyl sulfate ラウリル硫酸ナトリウム 387
sodium fluoride フッ化ナトリウム 332
sodium lauryl sulfate ラウリル硫酸ナトリウム 387
sodium pump ナトリウム (Na) ポンプ 287
softened dentin 軟化象牙質 288
soft fibroma 軟性線維腫 288

soft odontoma 軟性歯牙腫 288
soft palate 軟口蓋 288
soft water 軟水 **288**
soft X-rays 軟X線 **288**
sol ゾル **238**
solidification 凝固 **97**
solitary aphtha 孤立性アフタ **152**
solitary bone cyst 孤在（孤立）性骨嚢胞 146
solubility 溶解度 **384**
soluble starch 可溶性デンプン **81**
solute 溶質 **384**
solution 溶液 **384**
solvent 溶媒 **385**
somatic mutation 体細胞突然変異 **240**
Somogyi-Nelson method ソモギー・ネルソン法 **238**
sonication 音波処理 **68**
sonication 超音波処理 **253**
sonicator ソニケーター **237**
sonic hedgehog ソニックヘッジホッグ **237**
sorbitol ソルビトール **238**
sorbose ソルボース **238**
SOS response SOS応答 **48**
Southern blotting サザンブロット **167**
soybean trypsin inhibitor ダイズトリプシンインヒビター **241**
spasm 痙攣 **118**
spasm of masticatory muscles 咀嚼筋痙攣 237
spasm of trigeminal nerve 三叉神経痙攣 **171**
spastic trismus 攣縮性開口障害 401
species 種 **193**
specific activity 比活性 **316**
specific gravity 比重 **316**
specificity 特異性 **279**
specific pathogenfree animals SPF動物 **49**
specific radioactivity 比放射能 **322**
specific rotation 比旋光度 **319**
spectrofluorometer 蛍光光度計 **116**
spectrofluorometer 分光蛍光計 **343**
spectrophotometer 分光光度計 **343**
spectropolarimeter 分光偏光計 **343**
spectrum スペクトル **219**
speech disorder (disturbance) 言語障害 **125**
speech therapy 言語治療 **125**
spermatocyte 精母細胞 **223**
spermine スペルミン **219**
sphenoid bone 蝶形骨 **253**
sphenoid fontanel 前側頭泉門 232

sphenoid sinus 蝶形骨洞 **253**
sphenomandibular ligament 蝶下顎靱帯 253
sphenomaxillary suture 蝶上顎縫合 254
sphenopalatine artery 蝶口蓋動脈 **254**
sphenopalatine foramen 蝶口蓋孔 **253**
sphenopalatine incisura 蝶口蓋切痕 **253**
spheroplast スフェロプラスト **218**
spindle 紡錘体 **353**
Spirochaete スピロヘータ **218**
spleen 脾臓 **319**
spleen cell 脾細胞 **316**
splice スプライシング **218**
splicing スプライシング **218**
splintered fracture 破砕骨折 **305**
spongy bone 海綿質（骨の） **72**
spontaneous mutation 自然突然変異 **186**
spore 胞子 **353**
spur スパー **218**
squama of the temporal bone 側頭鱗 236
squamous cell carcinoma 扁平上皮癌 352
squamous epithelium 扁平上皮 **352**
square dental arch 方形歯列弓 352
stab culture 穿刺培養 **231**
standard curve 標準曲線 **323**
standard deviation 標準偏差 **323**
standard error of the mean 標準誤差 **323**
standing culture 静置培養 **222**
Staphylococcus ブドウ球菌 **333**
Staphylococcus aureus 黄色ブドウ球菌 **62**
starch デンプン **273**
starch phosphorylase デンプンホスホリラーゼ **273**
statherin スタセリン **215**
static culture 静置培養 **222**
statistical significance test 有意性検定 **381**
statistics 統計学 **275**
steam sterilizer 蒸気滅菌器 **200**
stearic acid ステアリン酸 **215**
stellate gangilon 星状神経節 **221**
stellate gangilon block 星状神経節ブロック 221
stem cell 幹細胞 **87**
stenosis of the auditory tube 耳管狭窄 **177**
Stensen duct ステンセン管 **216**
Stephan curve ステファン曲線 **216**
stereoisomer 立体異性体 **390**
sterilization 滅菌 **372**
sterilization by molten mental モルトンメタル消毒法 **378**

sternocleidomastoid muscle 胸鎖乳突筋 97
sternohyoideus muscle 胸骨舌骨筋 97
sternothyroideus muscle 胸骨甲状筋 97
steroid ステロイド **216**
steroid hormone ステロイドホルモン **216**
Stevens-Johnson syndrome スチーブンス・ジョンソン症候群 **215**
stevia ステビア **215**
stiffness (rigidity) of the neck 項部強直 145
stiratified squamous epithelium 重層扁平上皮 194
stomatitis medicamentosa 薬物性口内炎 381
stomodeum 口窩 128
storage protein 貯蔵タンパク質 **255**
storage starch 貯蔵デンプン **255**
strawberry tongue 苺舌 24
Streptococcus ストレプトコッカス **217**
Streptococcus レンサ球菌 **401**
Streptococcus anginosus ストレプトコッカス・アンギノーサス **217**
Streptococcus pneumoniae 肺炎レンサ球菌 **300**
Streptococcus pyogenes 化膿レンサ球菌 81
Streptococcus salivalius ストレプトコッカス・サリバリウス **218**
streptomycin ストレプトマイシン **218**
streptomycin sulfate 硫酸ストレプトマイシン **394**
stress proteins ストレスタンパク質 **216**
stricture of root canal 根管狭窄 154
stroma (pl. stromata) 間質 88
stromatitis 口内炎 **144**
stromatolite ストロマトライト **218**
strontium ストロンチウム **218**
structural gene 構造遺伝子 **140**
structure of protein タンパク質の構造 **249**
struggle for existence 生存競争 **222**
strychnine ストリキニーネ **216**
Sturge-Weber syndrome スタージ・ウェーバー症候群 **215**
styloglossus muscle 茎突舌筋 117
stylohyoid branch 茎突舌骨筋枝 117
stylohyoid ligament 茎突舌骨靱帯 117
stylohyoid muscle 茎突舌骨筋 117
styloid process 茎状突起 116
stylomandibular ligament 茎突下顎靱帯 117
stylomastoid foramen 茎乳突孔 117
stylopharyngeus muscle 茎突咽頭筋 117
subclavian artery 鎖骨下動脈 167

subclavian vein 鎖骨下静脈 167
subcrestal pocket 骨縁下歯周ポケット **147**
subcultivation 継代培養 117
subculture 継代培養 117
subcutaneous fracture 皮下骨折 316
subcutaneous injection 皮下注射 316
subgingival calculus 歯肉縁下歯石 **189**
sublimation 昇華 **199**
sublingual artery 舌下動脈 226
sublingual caruncle 舌下小丘 226
sublingual ganglion 舌下神経節 226
sublingual gland 舌下腺 **226**
sublingual plica 舌下ヒダ 226
sublingual ranula 舌下型ガマ腫 226
sublingual saliva 舌下腺唾液 **226**
sublingual vein 舌下静脈 226
subluxation of the temporomandibular joint 顎関節不全脱臼 75
submandibular abscess 顎下膿瘍 75
submandibular duct 顎下腺管 74
submandibular fossa 顎下腺窩 74
submandibular ganglion 顎下神経節 74
submandibular (submaxillary) gland 顎下腺 **74**
submandibular lymph nodes 顎下リンパ節 75
submandibular ranula 顎下型ガマ腫 74
submandibular saliva 顎下腺唾液 **75**
submandibular sialadenitis 顎下唾液腺炎 75
submandibular space 顎下隙 74
submandibular trigon 顎下三角 74
submental abscess オトガイ下膿瘍 65
submental artery オトガイ下動脈 65
submental lymphnodes オトガイ下リンパ節 **65**
submental spatium オトガイ下隙 65
submental triangle オトガイ下三角 66
submental vein オトガイ下静脈 65
submucous cleft palate 粘膜下口蓋裂 295
submucous fibrosis 粘膜下線維症 295
submucous tissue 粘膜下組織 295
subperiosteal abscess 骨膜下膿瘍 150
substrate 基質 **92**
substrate-binding site 基質結合部位 **92**
substrate inhibition 基質阻害 **92**
substrate specificity 基質特異性 **92**
subunit サブユニット **168**
succedaneous permanent tooth 後継永久歯 135

succedaneous tooth 交代歯 144
successional dental lamina 代生歯堤 241
successional tooth 代生歯 241
successory tooth 交代歯 144
succinate コハク酸 151
sucking 吸い込み 211
sucrase スクラーゼ 214
sucrose ショ糖 204
sucrose スクロース 215
Sudan black B スーダンブラックB 214
sugar 糖質 276
sugar 糖 274
sugar alcohol 糖アルコール 274
sugar control (restriction) 砂糖摂取制限 168
superantigen スーパー抗原 214
supercoil スーパーコイル 214
superconductor 超伝導体 254
superficial caries 表在性う蝕 323
superficial cervical fascia 浅頸筋膜 231
superficial cervical lymph nodes 浅頸リンパ節 231
superficial pain 表在痛 323
superficial temporal artery 浅側頭動脈 232
superficial temporal vein 浅側頭静脈 232
superhelix スーパーヘリックス 214
superhelix 超らせん 255
superior alveolar arteries 上歯槽動脈 201
superior alveolar nerves 上歯槽神経 201
superior cervical ganglion 上頸神経節 200
superior deep cervical lymph nodes 上深頸リンパ節 201
superior dental plexus 上歯槽神経叢 201
superior ganglion 上神経節〈舌咽神経の〉 201
superior genial tubercle オトガイ舌筋棘 65
superior labial artery 上唇動脈 201
superior labial frenum 上唇小帯 201
superior labial tubercle 上唇結節 201
superior labial vein 上唇静脈 201
superior laryngeal artery 上喉頭動脈 200
superior laryngeal nerve 上喉頭神経 200
superior longitudinal muscle 上縦舌筋 201
superior nasal concha 上鼻甲介 202
superior nasal meatus 上鼻道 202
superior orbital fissure 上眼窩裂 200
superior salivatory nucleus 上唾液核 201
superior thyroid artery 上甲状腺動脈 200
superior thyroid vein 上甲状腺静脈 200
supernatant 上清〈澄〉 201

supernumerary cusp 過剰咬頭 77
supernumerary number of tooth 歯数過剰 184
supernumerary root 過剰根 77
supernumerary tooth 過剰歯 77
supersaturated solution 過飽和溶液 81
supplementary tooth 加生歯 79
supporting bone 支持骨〈歯槽骨の〉 181
suppressor gene サプレッサー遺伝子 168
suppressor T cell サプレッサーT細胞 169
suppressor tRNA サプレッサーtRNA 169
suppurative arthritis of the temporomandibular joint 化膿性顎関節炎 81
suppurative (purulent) inflammation 化膿性炎 81
suppurative ostomyelitis 化膿性骨髄炎 81
suppurative periostitis 化膿性骨膜炎 81
suppurative pulpitis 化膿性歯髄炎 81
suprabony periodontal pocket 骨縁上歯周ポケット 147
supraclavicular nerves 鎖骨上神経 167
suprahyoidal triangle オトガイ下三角 65
suprahyoid muscles 舌骨上筋 227
supraorbital notch (foramen) 眼窩上切痕 86
suprasternal notch 頸窩 116
supratonsillar fossa 扁桃上窩 351
surface active agent 界面活性剤 71
surface caries 表在性う蝕 323
surface caries 表面う蝕 324
surface protein antigen 菌体表層タンパク質抗原 102
surfactant 界面活性剤 71
survival rate 生存率 222
suspension 懸濁液 126
swallowing 嚥下 59
swallowing habit 異常嚥下癖 23
swallowing reflex 嚥下反射 59
swallowing tongue 古根沈下 227
sweetner 甘味料 91
sweetness 甘味 90
swelling 膨潤 353
swing rotor スイングローター 214
sympathetic nerve 交感神経 130
sympathetic trunk 交感神経幹 131
symptomatic stomatitis 症候性口内炎 200
symptomatic thrombocytopenia 症候性血小板減少症 200
symptomatic trigeminal neuralgia 症候性三叉

神経痛 200
symptomless infection 不顕性感染 331
synapse シナプス 189
synchronized culture 同調培養 276
synergism 相乗作用 235
synergy 相乗作用 235
synovia 滑液 79
synovial bursa 滑液包 79
synovial membrane 滑膜 80
syphilid 梅毒疹 302
syphilis 梅毒 302
syphilis of the oral cavity 口腔梅毒 134
syphilitic angina 梅毒性アンギーナ 302
syphilitic arthritis of the temporomandibular joint 梅毒性顎関節炎 302
syphilitic cheilitis 梅毒性口唇炎 302
syphilitic glossitis 梅毒性舌炎 302
syphilitic leukoplakia 梅毒性白板症 302
syphilitic lymphadenitis 梅毒性リンパ節炎 302
syphilitic osteitis 梅毒性骨炎 302
syphilitic ulcer 梅毒性潰瘍 302
systematic name 系統名 117

T

tablet タブレット 247
tactile sense 触覚 204
Takaamylase タカアミラーゼ 244
Takadiastase タカジアスターゼ 244
tartar 歯石 187
taste blindness 味盲 369
taste bud 味蕾 369
taste bulb 味蕾 369
taste percepion 味覚 367
TATA box TATA ボックス 257
taurine タウリン 242
taxonomy 分類学 344
TCA cycle TCA 回路 263
T cell T細胞 262
T cell mitogen T細胞マイトジェン 263
T cell receptor T細胞受容体 262
TEAE-cellulose TEAE-セルロース 257
tear of cementum セメント質破折 229
Teflon テフロン 268
teichoic acid タイコ酸 240
telomere テロメア 268

temperate phage 溶原性ファージ 384
temperature sense 温度感覚 68
temperature sensitive mutation 温度感受突然変異 68
tempering 焼戻し 380
temporal bone 側頭骨 236
temporal fascia 側頭筋膜 236
temporal fossa 側頭窩 236
temporal line 側頭線 236
temporal muscle 側頭筋 236
temporary tooth 乳歯 291
temporomandibular joint 顎関節 75
tendon organ 腱器官 123
tendon reflex 腱反射 126
tendon (synovial) sheath 滑液鞘〈腱の〉 79
tendon spindle 腱紡錘 126
tension receptor 張力受容器 255
tension ridges テンションリッジ 272
tensor veli palatini muscle 口蓋帆張筋 129
teratoma 奇形腫 91
terminal sulcus 舌分界溝 228
terramycin テラマイシン 268
tertiary structure 三次構造 171
test cross 検定交雑 126
teste cell 味細胞 368
test of significance 有意性検定 381
testosterone テストステロン 267
tetracycline テトラサイクリン 268
tetramer 四量体 386
tetrodotoxin テトロドトキシン 268
tetrose テトロース 268
tetrose 四単糖 386
TGF-β superfamily TGF-β スーパーファミリー 263
theory of reaction rate 化学反応速度論 74
thermalite サーマライト 157
thermochemistry 熱化学 294
thermodynamics 熱力学 294
thermoplastic polymer 熱可塑性ポリマー 294
thermosetling polymer 熱硬化性ポリマー 294
thiamine チアミン 251
thin-layer chromatography 薄層クロマトグラフィー 303
third dentition 第三生歯 241
third law of thermodynamics 熱力学第三法則 295
third molar 第三大臼歯 241

threonine　トレオニン　284
threshold　閾値　22
thrombin　トロンビン　285
thromboasthenia　血小板無力症　121
thrombocyte　血小板　121
thrombocytopenia　血小板減少症　121
thrombocytopenic purpura　血小板減少性紫斑病　121
thrombokinase　トロンボキナーゼ　285
thromboplastin　トロンボプラスチン　285
thrush　鵞口瘡　77
thymectomy　胸腺切除　98
thymidine　チミジン　252
thymidine incorporation　チミジン取込み反応　252
thymidine uptake　チミジン取込み反応　252
thymine　チミン　252
thymocyte　胸腺細胞　98
thymus　胸腺　98
thymus independent antigen　胸腺非依存性抗原　98
thyreocervical trunk　甲状頸動脈　138
thyroarytenoideus muscle　甲状披裂筋　139
thyroepiglotticus muscle　甲状喉頭蓋筋　138
thyroglossal duct　甲状舌管　139
thyroglossal duct cyst　甲状舌管囊胞　139
thyroglossal duct fistula　甲状舌管瘻　139
thyrohyoideus muscle　甲状舌骨筋　139
thyroid cartilage　甲状軟骨　139
thyroid hormones　甲状腺ホルモン　139
TIMP　ティンプ　264
tin　スズ　215
tincture　チンキ剤　255
tip　尖頭〈歯冠の〉　233
tipping　傾斜〈歯の〉　116
tissue culture　組織培養　236
tissue inhibitors of metalloproteinases　ティンプ　264
titer　力価　390
titration　滴定　267
tobacco mosaic virus　タバコモザイクウイルス　247
Tomes fiber　象牙線維　235
Tomes granular layer　トームス顆粒層　278
Tomes process　トームス突起　278
tomography　断層撮影法　248
tongue　舌　226
tongue habit　舌習癖　227
tongue muscles　舌筋　226

tongue pain　舌痛症　228
tongue plaque　舌苔　227
tongue thrusting habit　弄舌癖　402
tonsil　扁桃　351
tonsillar ring　リンパ咽頭環　396
tonsillar sinus　扁桃洞　351
tonsillitis　扁桃炎　351
tooth　歯　300
toothache　歯痛　186
tooth axis　歯軸　181
tooth band　歯堤　187
tooth bud　歯胚　190
Toreponema　トレポネーマ　285
torus palatinus　口蓋隆起　129
total anodontia　完全無歯症　90
toxemia　毒血症　279
toxic dose　中毒量　253
toxicity　毒性　279
toxicity of mercury　水銀毒性　211
toxicity of nickel　ニッケル毒性　290
toxin　毒素　279
toxoid　トキソイド　278
trabecular dentin　有梁象牙質　382
tracer　トレーサー　284
trachea　気管　91
tracheotomy　気管切開　91
tranquilizer　精神安定剤　221
transcription　転写　272
transcriptional control　転写調節　272
transcriptome　トランスクリプトーム　281
transduction　トランスダクション　282
transduction　形質導入　116
transfection　トランスフェクション　282
transfer RNA　転移リボ核酸　269
transfer RNA　257
transfer RNA　転移 RNA　269
transformation　トランスフォーメーション　282
transformation　形質転換　116
transfusion　輸血　382
transgenic mouse　トランスジェニックマウス　282
transgenic plant　トランスジェニック植物（プラント）　281
transglycosidation　グリコシル転移　109
transient bacter(i)emia　一過性菌血症　25
transition elements　遷移元素　230
translation　翻訳　361
translational regulation　翻訳調節　361

transmembrane protein　貫膜タンパク質　**90**
transmission electron microscope　透過型電子顕微鏡　**274**
transparent dentin　透明象牙質　278
transparent zone (layer)　透明層〈う蝕の〉　278
transplantation　移植　23
transplantation antigen　移植抗原　23
transplantation immunity　移植免疫　24
transplantation of the tooth　歯牙移植　175
transposon　トランスポゾン　**283**
transverse cervical artery　頸横動脈　116
transverse facial artery　顔面横動脈　91
transverse fracture　横骨折　62
transversely striated muscle　横紋筋　**62**
transverse muscle of tongue　横舌筋　62
transverse palatine ridges　横口蓋ヒダ　62
transverse ridge　横走隆線　62
transversus menti muscle　オトガイ横筋　65
traumatic apical periodontitis　外傷性根尖性歯周炎　69
traumatic arthritis of temporomandibular joint　外傷性顎関節炎　69
traumatic bone cyst　外傷性骨嚢胞　69
traumatic fracture of tooth　外傷性歯牙破折　69
traumatic hypoplasia of tooth　外傷性形成不全歯　69
traumatic occlusion　外傷性咬合　69
traumatic red discoloration of tooth　外傷性紅変歯　69
traumatic shock　外傷性ショック　**69**
Treacher Collins syndrome　トリーチャー・コリンズ症候群　**283**
trehalose　トレハロース　**284**
tremor　振戦　210
triangular groove　三角溝　170
triangular muscle　三角筋　170
triangular ridge　三角隆線　170
tricarboxylic acid cycle　TCAサイクル　**263**
tricarboxylic acid cycle　トリカルボン酸回路　**283**
trichloroacetic acid　トリクロロ酢酸　**283**
Trichomonas tenax　口腔トリコモナス　**133**
tricuspid tooth　三錐歯　172
trigeminal ganglion block　三叉神経節ブロック　171
trigeminal impression　三叉神経圧痕　171
trigeminal main sensory nucleus　三叉神経主知覚核　171
trigeminal mesencephalic tract nucleus　三叉神経中脳路核　171
trigeminal motor nucleus　三叉神経運動核　171
trigeminal nerve　三叉神経　**171**
trigeminal neuralgia　三叉神経痛　171
trigeminal spinal tract nucleus　三叉神経脊髄路核　171
trigeminovagal reflex　三叉神経迷走神経反射　171
triose　トリオース　**283**
triplet　トリプレット　**284**
tris　トリス　**283**
trismus　開口障害　69
trismus due to scar　瘢痕性開口障害　311
trismus due to tumors　腫瘍性開口障害　196
trisomy syndrome　トリソミー症候群　**283**
tritium　トリチウム　**283**
tRNA　257
troche　トローチ　**285**
Trojan horse inhibitor　トロイの木馬阻害剤　**285**
true fungi　真菌　205
true tooth　真歯　209
true trigeminal neuralgia　真性三叉神経痛　210
trypsin　トリプシン　**283**
trypsin inhibitor　トリプシンインヒビター　**283**
trypsinogen　トリプシノーゲン　**283**
tryptophan　トリプトファン　**284**
tube feeding　経管栄養法　116
tubercle　結核結節　119
tuberclosis　結核　**119**
tubercular tooth　結節歯　122
tuberculin　ツベルクリン　**256**
tuberculin reaction　ツベルクリン反応　**257**
tuberculous arthritis of the temporomandibular joint　結核性顎関節炎　119
tuberculous cervical lymphadenitis　頸部リンパ節結核　117
tuberculous lymphadenitis　結核性リンパ節炎　119
tuberculous ulcer　結核性潰瘍　119
tuberosity of masseter muscle　咬筋粗面　131
tubular dentin　有管象牙質　381
tubular enamel　有管エナメル質　**381**

tumor　腫瘍　195
tumor antigens　腫瘍抗原　196
tumor necrosis factor　腫瘍壊死因子　196
tumors of the jaw　顎骨腫瘍　75
tumors of the salivary glands　唾液腺腫瘍　243
tumors of the temporomandibular joint　顎関節腫瘍　75
tumor virus　癌ウイルス　85
tunicamycin　ツニカマイシン　256
turbidity　濁度　244
turgor　膨圧　352
turgor pressure　膨圧　352
Turkish saddle　トルコ鞍　284
Turner syndrome　ターナー症候群　239
Turner tooth　ターナー歯　239
Tweed diagnostic facial triangle　ツイード三角　256
tympanic nerve　鼓室神経　146
tympanic plexus　鼓室神経叢　146
type B hepatitis　B型肝炎　313
type C hepatitis　C型肝炎　173
tyrosine　チロシン　255

U

ubiquitin　ユビキチン　383
ubiquitin system　ユビキチン系　383
UDP　382
ulcer　潰瘍　72
ulcerative gingivitis　潰瘍性歯肉炎　72
ulcerative pulpitis　潰瘍性歯髄炎　72
ulcerative stomatitis　潰瘍性口内炎　72
ulcer of the lingual frenum　舌小帯潰瘍　227
ulceromembranous stomatitis　潰瘍性偽膜性口内炎　72
ultracentrifugation　超遠心分離《法》　253
ultrafiltration　限外濾過　123
ultrasonication　超音波処理　253
ultrasonographic diagnosis　超音波診断　253
ultraviolet spectrum　紫外スペクトル　175
UMP　381
uncalcified dentine　象牙前質　235
uncoded amino acid　非コードアミノ酸　316
unconditioned reflex　無条件反射　370
undermining bone resorption　穿下性骨吸収　231

undermining caries　潜在性う蝕　231
unmyelinated nerve fiber　無髄神経線維　370
unpaired tubercle　正中舌結節　222
unsaturated fatty acid　不飽和脂肪酸　334
upper bicuspid　上顎小臼歯　199
upper canine (cuspid)　上顎犬歯　199
upper (maxillary) central incisor　上顎中切歯　199
upper first molar　上顎第一大臼歯　199
upper (maxillary) first premolar　上顎第一小臼歯　199
upper incisor　上顎切歯　199
upper (maxillary) lateral incisor　上顎側切歯　199
upper lip　上唇　201
upper (maxillary) milk canine　上顎乳犬歯　199
upper (maxillary) milk incisor　上顎乳切歯　199
upper (maxillary) molar　上顎大臼歯　199
upper second molar　上顎第二大臼歯　199
upper (maxillary) second premolar　上顎第二小臼歯　199
upper third molar　上顎第三大臼歯　199
uracil　ウラシル　39
urea　尿素　292
urea cycle　尿素回路　292
urease　ウレアーゼ　40
uremic stomatitis　尿毒症口内炎　293
uric acid　尿酸　292
uridine　ウリジン　40
uridine 5′-diphosphate　382
uridine 5′-diphosphate glucose　UDP-グルコース　382
uridine 5′-triphosphate　382
uridine monophosphate　381
urine　尿　292
urobilinuria　ウロビリン尿　40
urokinase　ウロキナーゼ　40
uronic acid　ウロン酸　40
UTP　382
uveoparotitis　ブドウ膜耳下腺炎　334
uvula　口蓋垂　128
uvular muscle　口蓋垂筋　128

V

vaccination 予防接種 **386**
vaccine ワクチン **404**
vacuole 液胞 **48**
valine バリン **310**
vanadium バナジウム **308**
vancomycin バンコマイシン **310**
van der Waals force ファンデルワールス力 **327**
van't Hoff equation ファントホッフの式 **327**
variegation 斑入り **328**
varix 静脈瘤 **202**
vascular nevus 血管性母斑 **120**
vasculogenesis factor 血管形成誘導因子 **119**
vaseline ワセリン **405**
vasodentin 血管象牙質 **120**
vasodilator material 血管拡張因子 **119**
vasoexcitor material 血圧上昇因子 **118**
vasoneural space 脈管神経隙〈歯根膜の〉 **369**
vector ベクター **346**
Veillonella ベイヨネラ **345**
vein 静脈 **202**
veronal ベロナール **351**
verruca 疣贅 **382**
verrucous carcinoma 疣贅状癌 **382**
vertebrates 脊椎動物 **225**
vertical evolution 垂直進化 **212**
vertical infection 垂直感染 **212**
vertical overbite 垂直被蓋 **212**
vertical overlap オーバーバイト **63**
vertical transmission 垂直感染 **212**
vesicle 小胞 **202**
vesicle 水疱 **213**
vestibular band 前庭堤 **233**
vestibular side 前庭側 **233**
vestibule of the mouth 口腔前庭 **133**
Vincent angina ワンサンアンギーナ **405**
Vincent gingivitis ワンサン歯肉炎 **405**
Vincent stomatitis ワンサン口内炎 **405**
Vincent symptome ワンサン症状 **405**
virulent virus ビルレントウイルス **325**
virus ウイルス **32**
viscous saliva 粘滑唾液 **295**
visual sensation 視覚 **176**
vitamin ビタミン **319**
vitamin antagonists ビタミン拮抗体 **320**
vitamin B complex ビタミンB複合体 **320**
vitamin D ビタミンD **320**
vitamin E ビタミンE **320**
vitamine A ビタミンA **320**
vitamine B_1 ビタミンB_1 **320**
vitamine B_2 ビタミンB_2 **320**
vitamine B_6 ビタミンB_6 **320**
vitamine C ビタミンC **320**
vitamine K ビタミンK **320**
vitamine P ビタミンP **320**
vitrodentin 硝子様牙質 **201**
vocal fold 声帯ヒダ **222**
void volume ボイドボリューム **352**
volatile buffer 揮発性緩衝液 **94**
volt ボルト **360**
vomer 鋤骨 **204**
vomeronasal organ 鋤鼻器 **204**

W

Wach-O'Donnel caries activty test ワッハ・オドンネルう蝕活動性試験 **405**
Walkhoff palatal ball ワルクホッフ口蓋球 **405**
wandering cell 遊走細胞 **382**
Warburg effect ワールブルグ効果 **404**
Waring blender ワーリングブレンダー **404**
wart 疣贅 **382**
Warthin tumor ウォーシン腫瘍 **34**
warty dyskeratoma 疣贅状異角化腫 **382**
Wassermann test ワッセルマン試験 **405**
Wassermann test (reaction) ワッセルマン反応 **405**
water-soluble vitamin 水溶性ビタミン **213**
Watson-Crick type DNA ワトソン・クリック型DNA **405**
Watson strand ワトソン鎖 **405**
wax ワックス **405**
wax 蠟 **402**
weak electrolyte 弱電解質 **192**
Weber-Fechner law ウェーバー・フェヒナーの法則 **34**
Weil zone ワイル層 **404**
Werlhof purpura ウェルホーフ紫斑病 **34**
western blotting ウェスタンブロット **34**
Weyers syndrome ワイエルス症候群 **404**
Wharton duct ワルトン管 **405**

wheat germ agglutinin　コムギ胚芽凝集素　151
whey protein　乳漿タンパク質　**292**
whistling face syndrome　笛吹き症候群　329
white sponge nevus　白色海綿状母斑　303
winging　対称捻転〈歯の〉　241
wisdom tooth　智歯　251
wolf throat　狼咽　402
wood alcohol　木精　**377**
wood sugar　木糖　**377**
wound healing　創傷治癒　**235**
wound of the tooth extraction　抜歯創　307
woven bone　線維骨　231

X

xanthoma　黄色腫　**62**
X chromosome　X染色体　**50**
xerostomia　口腔乾燥症　**132**
XO-type　XO型　**50**
X-ray　X線　**50**
X-ray diffraction　X線回折　**50**
X-ray film　X線フィルム　**50**
X-ray image　X線像　**50**
xylan　キシラン　**92**
xylitol　キシリトール　**92**
xylocaine　キシロカイン　**93**
xylose　キシロース　**92**
xylosylfructoside　キシロシルフルクトシド　**93**
xylulose　キシルロース　**92**

XY-type　XY型　**50**

Y

yeast　酵母菌　**145**
yellow bone marrow　黄色骨髄　62
yield　収率　**194**
Yumikura symptom　弓倉症状　**383**

Z

zeolite　ゼオライト　**225**
zeroth law of thermodynamics　熱力学第零法則　**295**
zinc polycarboxylate cement　カルボキシレートセメント　**85**
zippering　ジッパーリング　**186**
zone electrophoresis　ゾーン電気泳動　**236**
zygomatic arch　頰骨弓　97
zygomatic bone　頰骨　97
zygomatic nerve　頰骨神経　97
zygomaticofacial nerve　頰骨顔面神経　97
zygomatico-orbital artery　頰骨眼窩動脈　97
zygomaticotemporal nerve　頰骨側頭神経　97
zygomatic process　頰骨突起　97
zygomaticus major muscle　大頰骨筋　240
zymogen granules　チモーゲン顆粒　**252**

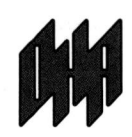

分子生物学歯科小事典

2003 年 6 月 30 日　第 1 版・第 1 刷発行

監　修　西澤俊樹

編　集　花田信弘／今井　奨／西原達次

発　行　財団法人　口 腔 保 健 協 会

〒170-0003　東京都豊島区駒込 1-43-9
振替 00130-6-9297　Tel 03-3947-8301
Fax 03-3947-8073
http://www.kokuhoken.or.jp/

乱丁・落丁の際はお取り替えいたします．　　　印刷・教文堂／製本・榎本製本

©Toshiki Nishizawa, et al., 2003. Printed in Japan ［検印廃止］

ISBN 4-89605-191-2　C3047

本書の内容を無断で複写・複製・転載すると，著作権・出版権
の侵害となることがありますので御注意下さい．